— 全国高等职业教育口腔医学 / 口腔医学技术专业新形态规划教材 —

口腔护理技术

（供口腔医学、口腔医学技术、护理、
口腔卫生保健等专业使用）

主　编　刘泽念　李文杰　黄春静

U0823711

中国协和医科大学出版社
北　京

内容提要

本教材是“全国高等职业教育口腔医学/口腔医学技术专业新形态规划教材”之一，系根据本套教材的编写指导思想和原则要求，结合专业培养目标和本课程要求的教学目标编写而成，内容涵盖了理论和实训指导两部分。理论篇介绍了口腔四手操作技术和橡皮障隔离技术、口腔颌面及牙体牙周组织解剖生理、龋病、牙周病、牙体缺损等口腔常见疾病患者的护理等内容。实训篇中重点讲解临床常见护理操作的流程，配以丰富详细的操作流程图和视频以供参考。此外，本教材还有丰富的数字资源，包括教学视频、微课、课件、思维导图、岗位对标考试等知识点总结、能力测试等，丰富了教材内容，增强了线上和线下教学的联动性，以提升学生学习的主动性和积极性。

本教材主要供口腔医学、口腔医学技术、护理、口腔卫生保健等专业师生使用，也可作为新进口腔临床护士、助理医生及口腔医学院校师生的教学参考用书。

图书在版编目（CIP）数据

口腔护理技术 / 刘泽念，李文杰，黄春静主编. -- 北京：中国协和医科大学出版社，2025. 7.
--（全国高等职业教育口腔医学、口腔医学技术专业新形态规划教材）. -- ISBN 978-7-5679-2626-4
Ⅰ. R473.78
中国国家版本馆 CIP 数据核字第 2025GC2533 号

主　　编　刘泽念　李文杰　黄春静
策划编辑　张秋艳
责任编辑　魏亚萌　赵艺萌
封面设计　邱晓俐
责任校对　张　麓
责任印制　黄艳霞
出版发行　**中国协和医科大学出版社**
（北京市东城区东单三条 9 号　邮编 100730　电话 010-65260431）
网　　址　www.pumcp.com
印　　刷　三河市龙大印装有限公司
开　　本　889mm×1194mm　1/16
印　　张　39.5
字　　数　1030 千字
版　　次　2025 年 7 月第 1 版
印　　次　2025 年 7 月第 1 次印刷
定　　价　128.00 元

全国高等职业教育口腔医学/口腔医学技术专业新形态规划教材建设指导委员会

编者名单

主　　编　刘泽念　李文杰　黄春静

副 主 编　管婷婷　陈　颖

编　　者（按姓氏笔画排序）

刘泽念（遵义医药高等专科学校）

李　莎（红河卫生职业学院）

李文杰（山东医学高等专科学校）

李美静（菏泽医学专科学校）

宋胜玉（湖南省人民医院）

张　林（遵义红花岗橄榄郡门诊部）

陈　颖（菏泽医学专科学校）

敖　铃（贵阳市口腔医院）

高秋爽（山东医学高等专科学校）

黄春静（菏泽家政职业学院）

崔丹梅（陕西能源职业技术学院）

蔡成莲（遵义医药高等专科学校）

管婷婷（深圳市儿童医院）

数字教材编者名单

主　　编　刘泽念　李　莎　吴　宣

副 主 编　丁珊珊

编　　者（按姓氏笔画排序）

丁珊珊　（中国医学科学院北京协和医院）

刘泽念　（遵义医药高等专科学校）

李　莎　（红河卫生职业学院）

吴　宣　（中国医学科学院北京协和医院）

张　林　（遵义红花岗橄榄郡门诊部）

黄春静　（菏泽家政职业学院）

程丽何　（红河卫生职业学院）

出版说明

随着我国人口老龄化进程的加速和居民口腔健康意识的显著提升，口腔医疗行业正迎来前所未有的发展机遇与挑战。人工智能辅助诊断系统、口内扫描仪、3D 打印技术等创新工具的应用，正在重塑传统诊疗模式。然而，很多基层医疗机构虽配备了先进设备，却面临专业人才短缺的困境。在此背景下，系统化培养掌握数字化技术、熟悉新型材料与设备操作的专业人才，是填补供需缺口、提升医疗服务质量的核心路径。作为衔接前沿技术与临床实践的核心纽带，新型教材体系将成为破解“技术迭代快于人才培养”困局、实现“数字技术下沉”与“基层能力提升”双向奔赴的核心支撑。

本套教材以实践科学发展观为指导思想，以服务教学、指导教学、规范教学、适应我国医学教育改革为宗旨，立足高等职业教育教学实际，以胜任能力培养为目标，使课程设置与理论实践紧密衔接，突出教材内容的实用性、先进性、科学性和通用性。本套教材为新形态教材，具体体现为：体现教育改革精神与职业教育特色；注重产教融合，突出实践教学；以实际操作技能为导向，融入新技术、新方法；融合思政，强化价值引领；以学生为中心，丰富模块设计；纸质教材与数字教材融合；教材编写在贯彻职业教育理念的同时，亦充分体现现代化的教育思想和方法，以全面提升学生的创新精神、人文素养、胜任能力等综合素质，培养适应医疗卫生体制改革的复合型和应用型人才。

同时，本套教材的编写遵循教材编写的基本规律，秉持“三基、五性、三特定”的原则，注重基础理论、基本知识和基本技能的培养，内容深度和广度适应全国高等职业教育的需求。教材编写以口腔医学 / 口腔医学技术专业的培养目标为导向，着重培养学生的职业技能，满足职业岗位需求、学生学习需求和社会需求。教材内容涵盖了口腔医学 / 口腔医学技术领域工作岗位所需的知识、技能和素质，帮助学生全面理解工作岗位，培养学生科学的临床思维和学习方法，以满足社会对学生知识和技能的要求，强调培养学生的创新能力、信息获取技能和终身学习能力，确保教材的启发性。在编写过程中，我们充分考虑到高等职业教育的多样性，确保教材既能适应不同院校的需求，又能满足学生毕业时的知识和技能要求。

本套教材涵盖口腔内科学、口腔颌面外科学、全口义齿工艺技术、数字化口腔修复技术等 16 门课程，定位清晰、特色鲜明，具有以下特点。

一、构建高质量、互动性强的创新形态教材体系

本系列教材为创新形态教材，教材所有内容，均实现数字化呈现；同时，为纸质教材提供配套教学视频、微课、思维导图、教学课件、在线练习等丰富教学资源，学生可直接获取与教材内容相关联的课程资源；支持多媒体资源嵌入与实时更新；配套的数字教材平台，支持在线教学、资源共享、数据分析等功能，实现教学全流程数字化管理，满足多样化教学需求。这种创新的学习方式，不仅提高了教学效果，也丰富了学习体验，使学习更加便捷，提升了学生的学习积极性和主动性。

二、强化价值引领，助推专业教育与思政教育相融合

本套教材以专业知识为载体，以思政教育为引领，深度挖掘专业课程蕴含的思政资源，巧妙融入教材内容，全方位助推专业教育与思政教育深度交融，培育德技兼修人才。在教材编写中，我们注重以口腔案例为切入点，将社会主义核心价值观、医者仁心的职业精神、中华优秀传统文化等思政元素自然融入专业知识点。引导学生树立正确的职业价值观，具备社会责任感，在实践教学环节强化人文关怀培养，使学生在掌握专业技能的同时，自觉践行“健康所系，性命相托”的医者担当。

三、体现教育改革精神与职业教育特色

本套教材深入贯彻国家职业教育改革精神，坚持以人为本、能力为重，强调实践操作和技能培训，注重培养学生的职业素养和实际工作能力。内容贴近职业实践，力求使学生能够顺利进入职业领域，成为胜任基层医疗机构或口腔医学 / 口腔医学技术相关岗位的高级技术型专业人才。编写过程中，我们注重教材内容与实际工作岗位匹配，确保教材内容符合基层实际工作的需求。

四、注重产教融合，突出实践教学

高等职业教育强调产教深度融合，创新培养模式，这是职业教育的重要发展方向。本套教材的建设始终把提高人才培养质量放在首位，密切联系实际，突出实践教学，将专业内容设置与行业需求对接；推动教学与行业技术发展同步，使课程内容与职业标准对接；完善职业教育教学过程机制，使教学过程与实际工作过程对接。

五、贴合考试，对接行业需求

本教材严格遵循《国家职业教育改革实施方案》及职业教育规划教材建设要求，以口腔医疗及相关行业职业标准为核心，将岗位技能、职业技能竞赛、职业资格考试内容有机融入教材，实现“岗课赛证”融通，助力学生无缝对接行业需求。

六、以学生为中心，丰富模块设计

考虑到职业教育学生的年龄和学习特点，本套教材的模块设置丰富多样，包括案例导入、思维导图、考试知识点总结、习题等模块。这种结构不仅有助于学生理解和记忆知识点，还能提高学生的学习兴趣和学习效果。每个模块设计精细，既有理论讲解，又有实践应用，旨在全面提升学生的综合素质。

希望本套教材的出版，能够推动高质量口腔医学 / 口腔医学技术专业人才的培养，促进我国口腔医学 / 口腔医学技术专业领域的教材建设与教育发展，为促进我国口腔医疗事业的发展和保障人民健康作出积极贡献。

前　言

口腔健康是人体健康的重要组成部分，口腔健康不仅影响口腔的咀嚼、发音等生理功能也与脑卒中、糖尿病等全身系统性疾病密切相关。近年来，随着人们对口腔健康维护意识的提升及口腔疾病发病率的不断上升，口腔护理技术这门专注口腔健康维护与疾病预防的学科，重要性日益凸显。随着我国经济高速发展，人民群众对拥有健康口腔的意愿不断提升，口腔护理的工作也不再仅仅是单纯的医护配合，而是需要完成从基础的口腔清洁到综合的口腔健康管理的转变。

本教材紧紧围绕本套教材建设指导精神，力求体现口腔护理技术学科特点，将新理论、新技术融入教材编写。按照本套教材编指导思想和原则要求，结合本课程教学大纲，由全国10所院校门诊中从事教学或临床一线的教师、医生悉心编写而成。

本课程是口腔护理专业学生的专业核心课程，学习本课程可为学生将来从事口腔护士工作奠定理论基础和技能基础。本教材以四手操作基本技术为主线，将口腔疾病预防、诊疗护理、健康指导贯穿全书。将必要的口腔护理基本技术、牙及牙周组织解剖、常见口腔疾病护理、口腔放射护理、口腔常见急救护理、口腔诊疗中的感染管理等相关理论知识精简后形成口腔护理技术理论篇；将各科室临床医生常用的口腔诊疗护理技术医护配合流程进行归纳总结后形成口腔护理技术实训篇。

本教材在内容和形式上有所创新，每章设置学习目标、案例导入、思维导图式本章小结及拓展练习，前后呼应，便于学生复习和掌握主要知识点。同时实训篇当中有大量的口腔护理操作流程图片和视频展示，指导学生自主学习。通过对本教材的学习，学生能够掌握必要的口腔护理学基础理论、护理评估、诊疗流程四手操作、基本预防方法等，并在实践中有效地应用，以促进患者的口腔基本康复和口腔健康维护。本教材以口腔护理基础理论为主，兼顾教学与临床中实际的就诊流程和护理配合、医护患沟通，按照先基础后应用、先理论后实训的顺序进行编排，特色鲜明，内容贴近口腔临床实际工作。

本教材主要供高等职业教育口腔医学、口腔医学技术、护理、口腔卫生保健等专业使用，又可作为新进口腔临床护士、助理医生及口腔医学院校师生的教学参考用书。

本教材的编者均是口腔护理学、口腔医学教学或临床的一线教师或医生，在教材编写、互审过程中，各位编者认真负责、努力工作，在此对所有编者深表谢意。

本书的全体编者都以高度负责的工作态度参与了编写，尽管力求完善，但教材中难免存在疏漏和不足，敬请读者和同行不吝指正，及时提出宝贵意见与建议，以期再版时改进和完善相关内容。

编　者

2025 年 4 月

目　录

上篇　口腔护理技术—理论篇

下篇 口腔护理技术—实训篇

上　篇

口腔护理技术—理论篇

第一章　绪　　论

教学课件

学习目标

素质目标

（1）具有诚实守信、爱岗敬业、救死扶伤、大爱无疆的职业精神。

（2）具有尊重患者、保护隐私、患者利益至上的服务精神。

（3）具有以患者为中心的服务理念。

知识目标

（1）掌握：口腔四手操作技术、口腔术野隔离技术。

（2）熟悉：口腔门诊患者就诊流程、口腔门诊基本检查、口腔门诊常用材料。

（3）了解：口腔护理的意义及工作特点。

能力目标

（1）能够配合医生完成口腔内科常见器械的四手传递与交换、口腔橡皮障隔离技术。

（2）能够引导口腔门诊患者完成就诊流程、配合口腔门诊基本检查的护理。

（3）能够独立进行口腔门诊常用材料的调拌。

案例导入

【案例】

患者，女，15岁。自诉晨起时口腔异味明显，两侧后牙半年前开始经常刷牙时牙龈出血，患者对自己的口腔情况十分担忧，不知道刷牙出血是否正常，也不知道该怎么办，遂来我院就诊。

【问题】

1．应如何与患者沟通口腔临床诊疗护理的流程？

2．患者需要的基本口腔检查有哪些？

3．应如何配合医生进行四手操作技术和橡皮障隔离技术为患者提供舒适的医疗服务？

·核心知识拆解·

随着人民对美好生活的要求不断提高，口腔疾病的预防和保健也变得越来越重要，口腔护理工作已经从医院扩展到社区和家庭，从患者个体扩展到社会人群，从注重疾病、患者护理扩展到关注健康、提供全生命周期的口腔健康全程护理，护士成为向社会提供初级卫生保健的主要力量。口腔护士的工作内容包括患者的接待和登记、协助口腔医生进行诊疗、记录和整理患者信息、口腔器械的清洗和消毒灭菌、口腔卫生宣教和健康教育等。口腔护士凭借专业知识和技能的应用，为患者提供全面的医疗和护理服务。他们的工作不仅能够帮助患者解决口腔问题，还能促进公众口腔健康意识的提高，为健康中国事业贡献力量。

口腔护理通过几十年的实践，已形成了一套从理论到实践的具有专科特色的口腔护理基础知识与专科技能，口腔护士的工作内容不再是单纯的器械准备与传递，而是在以“四手操作”技术为基础的医护配合和“以人的健康为中心”的护理模式下对人群进行全生命周期的口腔健康管理，从而更好地助力我国口腔健康水平的提升。

第一节　口腔护理工作的概述

随着社会经济的不断提高与发展，我国人民对口腔健康医疗服务的需求越来越高，专业的口腔护理人员成为口腔日常诊疗当中不可或缺的重要组成部分，培养符合时代需要的高级口腔护理人才，将成为必然的选择。为适应护理事业的发展，1984 年 1 月教育部、卫生部联合召开了全国高等护理专业教育座谈会，提出开展多层次、多规格的护理教育要求。从此口腔专科护理教育提上了议事日程，多层次、多元化的护理教育体系相继出现，形成以高等护理教育为主流的口腔护理中专、大专、本科、硕士等专科护理教育体系，口腔护理继续教育也应运而生。口腔护理学是一门年轻的学科，作为临床护理学的一个分支。本学科从护理学的角度观察口腔健康状况和疾病状态，紧密联系临床护理实践，运用护理程序及护理学的理论与技术，协同医生做好各种口腔防治及护理工作，促使其从疾病状态向健康状态转化。

一、口腔护理工作的主要任务

作为口腔护士，除了能够在口腔医生在治疗过程中对患者进行全程护理，还应具备对患者进行口腔健康教育，帮助患者建立正确的口腔健康观念和口腔健康保健意识，建立口腔保健行为，从而获得更好的治疗效果，起到预防口腔疾病、促进口腔健康的目的。通过口腔护理工作，可以使人群口腔健康素养水平和健康行为形成率提升，口腔健康服务覆盖全人群、全生命周期，更好满足人民群众口腔健康需求。总体来说，口腔护理工作的主要任务包括以下几个方面。

1. 心理护理　患者进入医疗机构以后接触的第一个专业人员往往是口腔护士，在分诊、治疗配合、健康指导等环节都离不开与护士的交流与沟通。现代社会经济的高速发展，使得人们的生活压力随之加大，部分患者虽然深受口腔疾病的困扰，但因为缺乏时间、经济条件，可能因此出现一系列心理方面的问题。这就需要口腔专科护士运用所掌握的口腔护理专科知识和心理护理知识为患者提供心理方面的咨询、疏导和治疗，解除患者的痛苦，从而满足患者的健康需求。

2. 减轻痛苦 口腔专科护士应以整体观评估、分析和满足患者生理、心理和社会的需求，帮助各类人群减轻口腔疾患带来的身心痛苦，确保他们得到及时、必要的诊治。

3. 维护健康 向社区各类人群提供不同年龄阶段的口腔预防保健服务，实施健康教育，以帮助人们改变不良行为，达到良好的口腔健康功能，有效保存健康牙列，维持口腔结构；宣传普及口腔预防保健知识，让人们充分认识口腔健康在维持机体健康中的作用，帮助人们取得并维护最佳程度的口腔健康状态，达到控制口腔疾病、促进健康的目的。

4. 预防疾病 随着医学模式的转变，护理模式也发生了相应的变化。世界卫生组织（WHO）对现代人的 10 条健康标准中，对口腔健康的要求是“牙齿清洁，无龋洞，无疼痛，牙龈颜色正常，无出血现象。”因而，口腔护理的服务应延伸至个人、家庭、人群和社会，口腔护理工作的任务将扩大到对患者群体、个体、社会，乃至从疾病到健康的全过程。护士作为医生及其他保健人员平等的合作者，应同心协力提高全民的口腔健康水平。

5. 促进康复 口腔专科护士应用自己所学的专业知识及技能，为患者提供口腔保健及服务，开展健康教育，纠正患者不良的口腔卫生习惯及生活方式，有针对性地采取口腔护理干预措施，提供综合性的整体口腔保健医疗，达到促进口腔健康、预防口腔疾病和恢复口腔功能的目的。

二、口腔护理的工作特点

口腔护理学是口腔医学与临床护理学的有机组合，除了口腔疾病临床治疗的护理配合，还涉及口腔疾病的预防及口腔健康的维护，需要医生、护士与患者密切配合，最终才能达到促进和维护口腔健康的目的。其特点如下。

1. 口腔护理工作贯穿患者就诊的全过程 从分诊、导诊、术前准备、术中护理配合到术后健康指导，口腔专科护士以患者为中心，实行全程全方位的护理服务。

2. 口腔护理工作具有很强的专业性 口腔疾患位于头颈、颌面及口腔内，其邻近解剖结构复杂，若有颌面部损伤及口腔疾患易致呼吸道阻塞，甚至窒息，危及患者生命。口腔门诊诊疗工作需借助多种设备和器械，使用不同种类的修复材料及消毒药品。因此，护士除需掌握普通的基础护理知识及技能以外，还需掌握口腔专科基础理论及口腔专科护理技能，才能与医生密切协作，为患者提供满意的护理服务。

3. 口腔专科护士在医院物流管理中承担着重要作用 口腔治疗时所需的卫生耗材品种繁多，性质各异、大小不一，使用的仪器和材料件小，但价格高，部分仪器和材料除常规保养外还需要特殊保养。保证治疗所需的卫生耗材的齐备、到位及设备物资的性能良好，是确保治疗完成与保证治疗质量的前提。护理人员应强化管理意识，加强责任心，做好护理工作中的物流管理。

4. 口腔诊疗工作中医护配合紧密 在口腔疾患的诊治中，护士不但要保证治疗所用的器械、药物、设备、材料到位，而且更需与医生配合默契，保证材料、药物、器械的准确平稳快速的传递。同时，在治疗过程中护士需密切观察患者的心理及生理状况，从而为口腔医生的治疗决策提供第一手资料。

5. 口腔医院感染的预防和控制贯穿于护理活动的全过程 由于口腔临床工作的特殊性，口腔疾患的各项治疗操作均在口腔内完成，患者流量大，仪器、器械使用频繁，许多精细、价格昂贵的牙科器械材料的消毒灭菌受到一定限制，病原体可经医护人员的手、空气、污染后溅出的碎屑、污染的诊疗环境进行传播。如果处理不当，极易导致经血液传播疾病的发生，直接影响医疗质量和患者的安全，造成医院内感染。因此，口腔医院感染的预防与控制渗透在护理工作的每一个环节。

三、口腔护理的发展历程

1928 年，华西医科大学牙医学院建立了我国第一幢牙科楼。我国近代史上第一部由民间编著的《齿科医学全书》于 1929 年 1 月出版。1930 年《家庭口腔卫生学》出版，这是我国最早的现代牙医学科普读物，为我国口腔医学护理奠定了实践的理论基础。但是，鸦片战争之后，我国在很长一段时间内处于帝国主义侵略和内部战乱的境况，牙医学的发展极为缓慢，口腔护理学的发展几乎停滞。

新中国成立以来，随着口腔医学的发展，口腔护理学亦有了相应的发展。20 世纪 50 年代初，我国对口腔医学教育机构进行了调整，先后在四川、北京、上海等地的有关医学院校成立了口腔医学系，使口腔学科的设置更趋向合理，口腔专科医生、口腔专科护士陆续出现，此时为牙医学师资积累阶段和口腔专科护士培养阶段。

1954 年我国出版了第一套口腔教材，并确定了我国口腔医学的培养目标。20 世纪 50 年代后期，我国采用苏联的口腔医学教学模式，将一些相关的口腔临床学科合并，并重新划分为口腔内科、口腔外科和口腔矫形三大临床学科。随着口腔医学专业的分科及发展，口腔护理专业的分科也作了相应调整，出现口腔内科、口腔外科和口腔矫形科的专科护士，并在临床护理实践中制订和补充了口腔专科护理常规，推动了口腔护理事业的发展。

1963 年，中华医学会在成都召开了首届全国口腔科学术会议，此次会议的内容除涉及口腔治疗的内容外，还涉及口腔预防及护理内容。1978 年以来，随着国家的对外开放，口腔医学进入了快速发展时期，同时口腔护理也得到了相应的发展。1982 年，由饶立本、熊志忠主编的《口腔护理》一书正式出版，从而确立了我国口腔专科护理的雏形。目前，WHO 把龋齿列为世界范围内重点防治的疾病之一，我国卫健委把每年 9 月 20 日定为全国爱牙日。以此为契机，各口腔门诊、科室在全国开展广泛的口腔健康教育活动，对人们的口腔健康意识与行为培养起到重要作用。为了提高口腔专科护士的理论与技能，保证口腔护理事业不断发展，北京大学口腔医院、四川大学华西口腔医院等院校开设了口腔护理大专班、中专班，为口腔护理事业培养了一批专科护理人才。

1990 年，中华护理学会口腔专业委员会正式成立，结合专科发展要求，制订了远期和近期学术活动计划，使口腔专科护理学术活动能够有计划、有目的地开展。2007 年第一批口腔临床护理方向的护理硕士研究生毕业于吉林大学、四川大学。目前，我国已形成了多层次、多渠道的口腔护理学历教育体系。

第二节 口腔门诊就诊流程及术后回访

口腔患者就诊流程指从患者进入口腔门诊就诊到治疗完毕后的全过程。良好的就诊流程可以提高医疗服务的质量和效率，提升患者的满意度。优化就诊流程可以减少患者的等待时间和重复检查的次数，减少患者医疗费用降低医疗成本。合理的就诊流程有助于医院资源的合理配置，提高医疗资源的利用效率，通过设置自助挂号机、使用就诊卡、建立门诊医务人员电子工作站、分散患者就诊时段等多种方式合理地安排患者的就诊过程，简化就诊流程的各个环节，减少患者在门诊停留时间，达到科学管理，提高门诊整体服务水平。

一、门诊就诊流程

（一）初步分诊

若患者未进行提前预约，初次来医院就诊的患者，可通过导医咨询台进行初次分诊。目前大多数医院都已在门诊大厅设置导诊咨询台，配有专职的导诊咨询护士，导诊咨询护士应熟练掌握各类常见病的症状、诊疗流程和口腔各科的诊疗范围，能够为患者提供诊治前的咨询服务；同时具备良好的语言表达和沟通能力，能运用普通话、方言及简单的英语获取患者的关键信息，充分理解和分析判断患者的就诊需求，能根据患者的病情准确地安排患者就诊科室和顺序。

（二）挂号送诊

经初步咨询后，咨询台护士引导患者到挂号窗口挂号，并指引正确的路线帮助患者能够按时到达诊室，对年老体弱患者，可护送进入相应的科室就诊，安排就近就诊。

（三）科室接诊

患者到候诊区护士站进行报到，领取候诊号码，等待呼叫号码就诊。护士应衣帽整洁、仪表端庄，主动起身迎接患者，接待过程中应态度和蔼，耐心解释，语速不宜过快，吐字清晰。如遇听力下降的老年患者，可适当提高音调或重复解释，也可借助图片等为患者讲解相关口腔疾病的治疗及预防知识。根据患者病情轻重缓急合理安排候诊顺序，告知患者前面等待的人数及就诊医生的诊室，嘱患者耐心、安静地等待就诊，同时维持好候诊区的就诊秩序和安全。患者在各科候诊厅内候诊时，护士可以利用候诊时间为患者播放口腔健康宣教的科普视频或诊疗流程中的注意事项。若发现患者病情不属于本科室的诊疗范围时，应尽快协助转诊至其他科室，以避免不必要的纠纷。

（四）诊室接诊

无论是口腔医院还是口腔诊所，在口腔护士人员足够的情况下，都应该注重患者的心理护理，时刻体现出对患者的尊重、关心和爱护。温柔的语言和细心的照护，能为后续的诊疗及护理过程中的医护患配合打下坚实的基础，增加彼此的信任，提高工作效率。

1. 接诊的礼仪 患者在候诊室时，诊室护士主动走到距离患者大概一米远的地方停下来，鞠躬，面带微笑地问好，然后确认患者基本信息："您好，请问您是某某女士或先生吗？"。确认无误后说："不好意思让您久等了，您这边请！" 同时用右手指引方向，手的姿势要规范，手臂伸直，手掌展开，手指伸直，五指并拢，并且停留 1～3 秒。护士在患者的前方带路时，应保持 1 米左右距离，并且不时地微微回头，确认患者有没有跟上。如果遇到台阶，应该对患者说"请您小心台阶"。到达诊室门口后，护士站在门口迎接，做出请的姿势，待患者进入诊室后，护士再进去。然后护士帮助患者挂好衣服或是放置好行李物品。

2. 诊疗护理的步骤

（1）术前准备：引导患者躺在准备好的牙科综合治疗椅上，并准备好水杯和水，嘱咐患者漱口。然后护士开始洗手消毒并戴口罩、手套，当面贴上一次性防护膜，打开一次性检查治疗盘，为患者围好胸巾，戴好护目镜，调节合适的治疗椅和灯光的角度。

（2）物品准备：查阅患者病历，初步了解患者资料和既往就诊情况，提前准备检查所需物品。

（3）术中配合：协助医生进行初步检查、诊断和治疗建议。护士跟患者说："您好！我们马上为您进行口腔检查，若有疼痛请立即举左手示意，我们会立即停止操作，请您放松，尽量配合，不要随意移动头面部，以免触碰检查器械，对您造成伤害。"

（4）特殊患者的接诊：①对于年幼患者，应主动指导观看口腔预防保健的图片或动画视频，可在家长陪同下先进入诊室了解诊室环境，也可给予牙齿的模型玩具等消除儿童及家长的焦虑和恐惧。治疗中，多采取鼓励和安慰的方式，以取得患儿的配合，不能进行恐吓和训斥；对于不合作的患儿，应在得到家长支持和理解的前提下适当使用约束带等方法完成治疗。②对于老年或病重患者，应优先安排就诊。就诊过程中，应耐心解答他们提出的每一个问题，对于听力下降的老年患者，应放慢语速，适当提高音量。在进出牙科综合治疗椅的过程中，注意移开遮挡物，防止撞伤；患者躺下或起身时，及时给予搀扶，防止跌倒。为行走不便的患者提供轮椅或拐杖。③对于急诊患者，如急性牙髓炎疼痛剧烈的患者、急性颞下颌关节脱位、受外伤后颌骨骨折的患者等可经导医咨询中心直接到急诊科就诊。有明显手术指征的患者应直接送入病房，立即安排手术或住院治疗。同时注意做好患者及家属的解释和安抚工作。

3. 接诊注意事项

（1）在整个接诊过程中，护士一定要面带微笑，说话语气柔和。必须当着患者的面打开消毒器械包，以免产生误会。要做到"四轻"：说话轻、走路轻、开关门轻、操作轻。在大厅或是走廊与患者相向而行时，护士需在距离患者四五步的地方停下，面带微笑跟患者点头示意问好，并侧身让患者经过后再继续前行。如果遇到比较难以沟通的患者，一定不能发生冲突，可以请求护士长进行协调处理。也不能当着患者的面，和医生发生正面冲突，有任何问题待治疗结束后再处理。

（2）治疗过程中，医护人员手机设为震动或静音；接诊期间禁止大声喧哗，不讲与工作无关的事情，不询问患者隐私。

（3）在开始治疗前应向患者解释其病情、治疗过程，可能会出现的并发症及大概费用，经患者同意并签署知情同意书后方可进行治疗。

（4）操作中严格按照临床操作技术规范进行治疗，不能对患者造成医源性伤害。

（5）操作中执行医院感染防控原则，避免交叉感染的发生。

（6）全程注意疼痛护理，在治疗过程中若患者出现疼痛，应采取措施减轻疼痛。例如，拔牙前提前服用布洛芬止痛，术后准备好冰袋给患者及时冰敷，减少术后肿胀疼痛。通过局部麻醉保障患者在无痛的情况下接受口腔诊疗服务，提高患者的就诊体验。

（7）每个患者具体病情不同，应制定个性化的健康指导，认真仔细解释其中的内容，并打印出来与病历本一起交予患者，以便患者回家后可以按照要求进行术后保养。

（五）预约复诊

若患者需复诊，应在治疗结束后和医生协商复诊时间，在病历本上进行记录。同时护士也需要将复诊时间做好登记，以便后期电话提醒患者复诊。复诊挂号具体流程同初诊，复诊患者持病历可直接到挂号窗口挂号，也可以提前网上预约挂号复诊。接诊台护士核对病历，核实预约时间和医生正确后，引导患者候诊。根据预约记录，备好复诊所需的用物。

二、术后回访

随着护理模式的不断更新，患者对护理需求有了更高的要求，口腔护士的工作已经不仅仅是以配合手术为主的单纯技术操作，对患者进行口腔卫生健康宣传教育，帮助患者更好康复，维护患者口腔健康也是口腔护理的重要工作。现代口腔护理要求以人为本，护士应与患者建立良好的护患关系，为了使患者在生理、心理、精神上处于满足而舒适的状态，减少或降低不适程度，得到完整、系统、连续的整体优质口腔护理服务，高质量的术后回访便是口腔诊疗中提升患者满意度的不可或缺的一环。

（一）回访形式

常见的回访方式有：电话、微信、短信等回访。电话回访亲切直接，护患可以直接进行互动交流，而且能够直观感受来自医院人员的关心，效果最好。电话回访是一种开放式的健康教育形式，使口腔护理服务从医院内部延伸到家庭之中。巧妙合理的电话回访流程可以为患者提供连续性医疗服务，能够指导患者更好地开展口腔自我保健，提高患者对口腔健康知识的理解和应用。但电话回访也有一定的缺点，例如：患者由于各种原因未能及时接听，就造成信息无法及时传达。随着互联网的普及，大多数患者都会使用智能手机和微信，口腔护士也可以添加患者的微信，将回访的内容发送到患者的微信。也可以发送手机短信，提醒术后患者注意事项。推荐尽量使用电话回访为主，微信、短信相结合的方式进行术后回访。

（二）回访时间

治疗结束后，护士应根据患者具体情况确定回访时间和回访内容。如拔除阻生牙当天应电话回访询问是否疼痛、出血等，并提醒患者 24 小时内冰敷；术后 2 天内再次进行微信、短信回访，询问患者是否疼痛、有无肿胀；术后 7 天可通过微信、短信提醒复诊拆线。拨打回访电话以不打扰患者的正常生活秩序、给患者造成困扰为前提，通常以上午 9 点左右或下午 3 点左右为宜，避开患者及家属休息、假期等时间。

（三）回访前准备

拨打回访前，一定要仔细核对患者病历，了解在诊疗中有无特殊事情发生，不能出现错误，并随时准备好记录患者的术后反馈。最好提前列举回访内容，尽量一次性将问题询问清楚。如术后有无不适、有无遵医嘱用药、对医护人员服务态度的意见等，针对患者的诉求，给予个性化的健康指导等，以便有效引导患者表述并适时调整回访节奏和思路确保获取有效的回访信息。

（四）回访注意事项

1．回访的时候，注意首先进行自我介绍，并使用恰当的称呼，用语简单、语气平和，能敏锐捕捉患者心理及情绪变化，及时应对，安抚患者，缓解其担忧与焦虑。拔牙患者回访时应该说：您好，某某先生 / 女士，这里是某某口腔医院，请问您拔牙后有什么不舒服的吗？您拔牙后一天内口水里有点血丝，有点肿胀都是正常的，不用害怕，24 小时内不要刷牙漱口，可以继续冷敷。不打扰您啦，有任何问题随时联系我们。

2．不说与患者病情无关的事情，不随便承诺，与回访无关内容应委婉拒绝，巧妙避开。

3．患者或家属对医院表现出不友好的态度和情绪时要高度重视，积极拉近与患者及其家属的心理距离，竭力为患者解决诉求，取得患者的理解。

4．访后的信息应及时整理记录并反馈给相关人员，及时改正不当之处。

▶知识拓展

牙拔除术后的健康指导

牙拔除术后当天和 1 ～ 2 天均需要对患者是否出血、疼痛、肿胀等情况进行详细询问。根据患者所描述的问题及时给予解答指导，全程需要耐心和对患者的关心。术后当天出现轻微暗红色出血属于正常情况，只要不是活动性鲜红色血液的情况下不需要回医院处理。术后 1 ～ 2 天唾液中混有淡红色血丝为牙拔除后常见现象。如有大块血块或伤口处可见活动性出血应到医院复诊。24 小时内禁止刷牙、漱口，可以适当冰敷患侧面颊，减轻肿胀，肿胀在第 3 天最为明显，然后逐渐恢复。每个人术后疼痛程度不同，术后 3 天疼痛较为剧烈，然后逐渐减轻，如第 3 天后疼痛加剧并常向耳颞部放射时，可怀疑干槽症，建议患者及时到医院复诊。如有缝线，术后 1 周复诊拆线。术后 2 ～ 3 个月可进行修复或种植。

第三节　口腔科患者的护理概述

口腔颌面部的疾病不但影响患者的咀嚼、吞咽、语言功能，还与患者的颌面部美观息息相关。口腔科患者常常以牙齿疼痛、牙龈出血、牙齿松动、口腔异味、牙列不齐等原因就诊，且由于大部分患者缺乏口腔疾病的相关知识，对口腔科器械及治疗感到十分恐惧，因此，患者不但有解除痛苦、恢复咀嚼功能、矫正牙列错颌畸形及面部美观缺陷等需求，还期待在治疗中能够享有无痛舒适的体验。因此，通过对口腔科患者进行全面的护理评估及辅助检查可以得到准确的护理诊断，从而保证制订合适的护理措施、健康指导等，并且在良好有效的医患沟通后应确保护理措施的及时实施。

一、护理病史

口腔检查是正确诊断口腔颌面部疾病的重要手段，检查前应详细询问病史，既要对局部病变进行认真检查，又要有整体护理观念。在进行口腔检查时，护士应配合医生准备好检查所需的各种物品。常见的检查方法包括问诊、望诊、触诊、叩诊等，也可以根据口腔病情的不同来选择合适患者的检查。

1. 现病史 接诊时护士简单了解患者病情、诉求，可以提前与医生交流患者就诊目的、要求，帮助医生更好地与患者进行病情的沟通。主要询问患者本次疾病的发生、发展及诊疗经过，发病有无明显诱因，初次发病的时间及主要症状，发病的部位、性质、程度、病情加重或缓解时有无明显原因，以及疾病的就诊及治疗情况。

2. 既往史 患者过去的健康和疾病情况，包括一般健康状况、食物及药物过敏史、有无高血压及糖尿病等重大疾病史、手术史、外伤史、输血史、传染史等。

3. 生活史 包括年龄、职业、有无吸毒、烟酒嗜好、有无放射线接触、有无冶游等个人史；患者刷牙方法、刷牙次数、刷牙时间、使用牙线等个人口腔卫生习惯；口腔内牙菌斑、牙石、软垢、食物嵌塞、口腔异味等个人口腔卫生状况。

4. 家族史 父母、兄弟姐妹的健康状况；有无家族遗传倾向的疾病。

二、身心状态评估

（一）心理－社会评估

在进行护理评估时，不仅要了解患者的全身及局部健康状况，还应掌握患者的就医心理、文化背景及经济状况等，这样才能做出全面正确的评估。

1. 心理状态 了解口腔疾病给患者生活、学习、工作带来的影响，大多数患者对牙科器械及治疗有恐惧心理，极度害怕疼痛，不愿及时就医，延迟就医的现象十分常见。患者往往到了疼痛严重影响日常生活质量时才不得不进行治疗，并且对牙钻充满恐惧，因此，常导致患者表现为十分焦虑烦躁和极度的不安全感，此时，护士应该及时掌握患者心理，进行有效的心理安慰及心理疏导，缓解患者紧张情绪，增强患者的信心。

2. 社会支持 了解患者的家庭人员构成、经济状况、受教育程度、社会地位等，患者家人及朋友对其所患口腔疾病的认识和理解程度，以及对患者的就医关怀程度。尤其是青少年儿童及老年人，他们自身对疾病认识不足，惧怕疼痛，常常不愿就医，此时家人对患者的支持和理解在很大程度上将影响患者的就医行为。

3. 疾病知识 了解患者对疾病的病因、治疗过程、预防、自我护理、治疗费用及治疗效果的认知程度，是否有不正确的认知，是否有超出医学规范的美容治疗要求。部分患者平时对待口腔疾病能拖则拖，牙痛发作，疼痛难忍，一到医院则要求立即解除疼痛，十分烦躁、焦虑，此时护士应该积极心理疏导并尽快安排其优先就医。

（二）症状评估

1. 牙痛 是口腔科患者最常见的就诊原因，急性牙髓炎、急性根尖周炎、牙外伤、牙周脓肿、智齿冠周炎、急性龈乳头炎、干槽症等均能引起牙痛。牙邻近组织疾病也可引起牙痛，如：三叉神经痛、颌骨骨髓炎、急性化脓性上颌窦炎、口腔癌等。

2. 牙龈出血 是口腔患者常见的症状，引起牙龈出血的原因有很多，局部因素有妊娠期龈炎、牙周炎等，全身因素有白血病、血友病及服用抗凝药物等。患者表现为不同程度的牙龈自发性或刺激后出血，伴或不伴牙龈疼痛，轻者在刷牙或咀嚼食物时唾液中有淡红色血丝，且有自限性，易于止血；重者为自发性出血，唾液中见鲜红色血液，且无自限性，此时应进行血液检查，排除全身性因素。

3. 牙齿松动 牙齿正常情况下只有极轻微的生理性动度，松动幅度大于 1mm 时即为牙松动。牙周炎、颌骨肿瘤、牙外伤、急性根尖周炎、颌骨骨髓炎等都可以引起牙齿松动。

4. 张口受限 开口度指患者大张口时，上下颌中切牙近中切角之间的距离。正常开口度平均为 3.7cm，小于 3.7cm 则为张口受限。口腔颌面部外伤及感染、颞下颌关节肿瘤、颞下颌关节强直等均可能引起张口受限。

5. 口腔溃疡 指口腔黏膜表面坏死或缺损所形成的凹陷，其表面渗出物多形成黄白色假膜。若溃疡形成有明显诱因，有周期性规律且有自现性则多为复发性口腔溃疡；若溃疡深大呈菜花样、发展迅速且经久不愈则应考虑是否为癌性溃疡。

6. 牙齿着色或变色 正常牙齿呈光滑的瓷白色或黄白色，若长期抽烟、喝咖啡、浓茶、牙石沉积等则可能导致牙齿外源性着色；若外伤后牙髓坏死则牙冠变色，则为内源性着色；牙齿发育期间受外界和全身因素影响，可导致大部分甚至全口的牙齿变色，如四环素牙和氟斑牙。

7. 咀嚼功能障碍 牙列缺失、严重的牙周炎、颞下颌关节脱位、口腔颌面部间隙感染等导致牙齿咬合力减弱或张口受限，从而导致咀嚼功能下降。

8. 口腔异味 指口腔呼出的气体中有令人不愉快的气味。口腔牙石沉积、食物嵌塞、龋病、牙周炎、残根、口腔癌、鼻咽部疾病（慢性化脓性扁桃体）、长期抽烟、消化道疾病及进食某些食物（大蒜、洋葱）或饮料（含酒精）等均可能引起口腔异味。

9. 其他表现 牙龈肥大、牙龈萎缩、楔状缺损、口干、颌面部肿痛、修复后疼痛、口腔黏膜及皮肤窦道和瘘管、口腔黏膜红白色斑纹等。

微课：口腔基本检查

（三）口腔检查

1. 口腔颌面外科检查

（1）表情与意识神态检查：根据面部表情变化，判断是口腔颌面外科疾病的表现，还是全身疾病的反映。同时可了解意识状态、体质和病情轻重。

（2）颌面部外形与色泽检查：观察与比较颌面部的外形，如左右是否对称，如比例是否协调、有无突出和凹陷。以及皮肤的色泽、质地和弹性变化等。

（3）面部器官检查：观察眼、耳和鼻等情况。如用尺或目测瞳孔大小、用尺测量瞳孔是否位于同一平面，用电筒测对光反射是否存在等，观察眼球的上下左右运动、视力及有无复视等；检查耳、鼻有否液体渗出、畸形及缺损等。

（4）病变的部位和性质：检查病变的部位、大小、范围、深度、形态及有无移动度、触痛、波动感、捻发音等体征，另外还需进行面部左右对称部位的棉丝拂诊试验及“扳机点”检查。

（5）语音及听诊检查：检查有无病理语音，如舌根部肿块的含橄榄语音、动静脉畸形的吹风样杂音、颞下颌关节的弹响等。

（6）颈部检查：包括一般检查和淋巴结检查。①一般检查时，注意观察颈部的外形、色泽、轮廓、活动度、有否肿胀、畸形、斜颈、溃疡及瘘管。②淋巴结检查时应明确淋巴结扪诊的重要性，了解淋巴结的引流解剖区；扪诊手法应注意轻柔，医生可站在患者的右前方或右后方；扪诊顺序为环行淋巴结、枕部、耳后、耳前、腮腺、面颊部、下颌下、颏下；纵行淋巴结、颈深上、中、下淋巴结及锁骨上淋巴结；扪诊时注意使患者肌肉放松，如检查下颌下三角时嘱患者低头偏向患侧，以示指、中指轻扪下颌下区，如检查颈深淋巴结群时应请患者头偏转向患侧，以示指、中指及环指置于胸锁乳突肌前缘，向后及深部触摸，自上而下仔细检查；记录各区淋巴结的数目、大小、性质、硬度、活动度等情况。

（7）颞下颌关节检查：以两手小指伸入外耳道内，向前方触诊。以两手拇指分别置于两侧耳屏前关节外侧，嘱患者作张闭口运动，检查髁状突的动度及有无弹响、摩擦音等；各关节区及咀嚼肌群有否压痛；张口度及侧向运动度；另外还需检查面部左右是否对称、下颌骨各部位有否畸形、上、下颌中线及切牙中线是否居中，下颌运动是否偏斜及咬合关系是否良好。

（8）张口度检查：检查张口度情况，以确定其是否张口受限，并分析影响张口运动的因素。张口受限常表示咀嚼肌群（升颌肌）或颞下颌关节受累，也可因骨折移位阻挡（如颧弓骨折移位阻挡下颌喙突运动）或瘢痕挛缩等原因所致。检查张口度时以上下中切牙的切缘之间距离为标准，正常人的张口度大小约相当于自身的示、中、环三指合拢时三指末节的宽度。

（9）唾液腺检查：腮腺触诊一般以示、中、环三指平触为宜，忌用手指提拉触摸；下颌下腺及舌下腺的触诊则常用双手合诊法检查。另外还需检查各腺体的大小、形态、有无肿块，口内的导管有无充血、肿块、变硬、有无结石，以示、中、环三指进行平触诊并由后向前检查腮腺及下颌下腺的分泌液是否清亮，有无脓液流出、有无阻塞等情况。

2. 口腔内科检查

（1）口腔前庭检查：依次检查唇、颊、牙龈黏膜、唇颊沟及唇颊系带情况。观察有无颜色异常、瘘管、溃疡或新生物，腮腺导管乳头有无异常（红肿、溢脓等），检查唇颊沟时应注意有无肿胀、压痛、糜烂，有无角化异常。检查唇颊系带时应注意其数目、形状、位置及其附着情况，对牙的位置及口腔功能有无影响。例如，重金属中毒者牙龈边缘可有色素沉着（铅、汞中毒时出现蓝黑色线状色素）；慢性骨髓炎或根尖周炎症可见瘘管；溃疡性龈炎可致龈乳头消失；化脓性腮腺炎可有腮腺导管口红肿、溢脓。

（2）牙齿及咬合检查：检查时常需结合探诊和叩诊以检查牙体硬组织、牙周和根尖周等情况，如有无龋坏、缺损、探痛、叩痛及牙齿松动等。检查咬合关系时，应观察咬合关系是否正常，以确定有无骨折、颌骨畸形、颌骨肿瘤和颞下颌关节病等病变。牙齿的检查方法主要有问诊、视诊、探诊、叩诊、扪诊及牙齿松动度检查。具体如下。

1）问诊：询问患者疾病发生、发展、治疗经过，既往史、家族史等，如发病部位、疾病时间、有无放射痛等。

2）视诊：依一定顺序进行，通过视诊观察患者的面部表情、神态、颜色、发育及营养等。首先应检查患者主诉部位，然后观察牙齿的数目、形态、色泽、牙位置、牙萌出情况、松动度、排列及关系。

3）探诊：利用探诊检查和确定病变部位，探明龋的部位、深浅、牙髓反应及是否暴露、有无继发龋，充填牙的密合程度及牙周袋深度，龈下结石的分布及瘘管的方向。

4）叩诊：利用口镜或镊子柄端轻轻叩击牙齿，应先叩诊正常牙为对比，以观察患者反应，叩痛的程度用轻（+）、中（++）、重（+++）表示，有根尖炎及牙周炎的患牙多有不同程度叩击痛。

叩诊是用平端的手持器械，如口镜、平端镊子的柄端叩击牙齿，根据牙齿对叩击的反应进行检查；根据叩击的方向分为垂直叩诊，水平叩诊或侧方叩诊。先叩正常对照牙再叩患牙。叩诊力量先轻后重。垂直叩诊痛提示急性根尖周炎（图 1-1）。水平或侧方叩诊痛提示根侧牙周膜炎（图 1-2）。

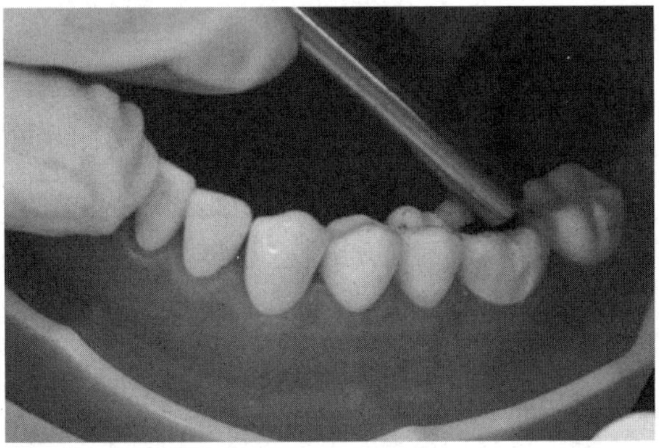

图 1-1　垂直叩诊

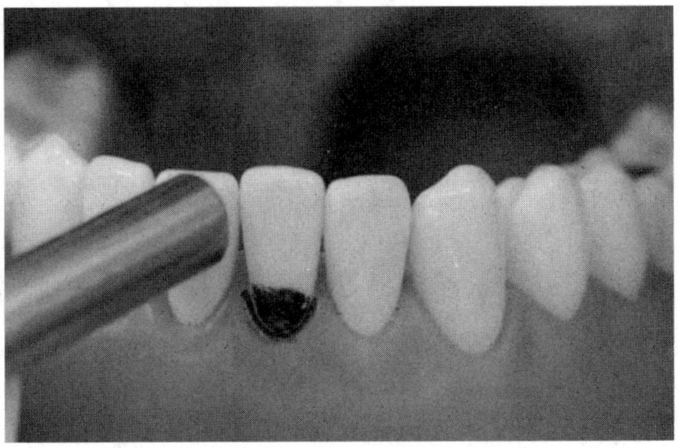

图 1-2　水平叩诊

5）扪诊：用手指或器械轻压牙周组织，观察龈缘处有无溢脓，以了解牙周袋炎症情况；触诊根尖部牙龈，注意检查是否有压痛或波动感。

6）牙齿活动度的检查：是检查牙周膜和牙槽骨健康状况的重要指标。牙齿的松动度是以牙齿向唇（颊）舌（腭）侧移动幅度的总和而定。正常牙齿可以有 1mm 幅度的活动度，超出此幅度为病理性松动。牙松动记录方法如下：①Ⅰ度松动指仅有唇（颊）舌向松动，松动幅度＜ 1mm。②Ⅱ度松指唇（颊）舌向及近远中向均有松动，松动幅度 1 ～ 2mm。③Ⅲ度松动指（颊）舌（腭）向、近远中向及垂直向均有松动，松动幅度＞ 2mm。

（3）固有口腔及口咽检查：依次检查舌、腭、口咽、口底等部位的颜色、质地、形态和大小。注意有无溃疡、新生物和缺损畸形。注意观察舌质和舌苔变化。舌、软腭、腭垂（悬雍垂）、腭舌弓、腭咽弓的运动情况需特别注意，必要时还应检查舌的味觉功能，咽侧壁、咽后壁及腭咽闭合情况是否异常。检查口底时应注意舌系带和下颌下腺导管开口等情况。对唇、颊、舌、口底、下颌下区的病变，可行双手口内口外双合诊进行检查，以便准确地了解病变的范围和性质。双合诊可用一手的拇、示指，或双手置于病变部位的上下或两侧进行。前者适用于唇、舌部的检查，后者则在口底、下颌下检查时常用。双合诊应按“由后往前”的顺序进行。

（4）口腔黏膜检查：注意观察口腔黏膜有无颜色异常，质地改变，有无瘘管、新生物及溃疡，腮腺导管乳头有无红肿、溢脓，有无瘘管等。做口腔检查时，对白假丝酵母（白念珠菌）感染、坏死性牙周炎和口炎、牙龈线形红斑要引起足够重视，以利于对艾滋病作出早期诊断，必要时做血清学检查，以便明确诊断。

3. 口腔特殊检查

（1）牙髓活力电测试：正常牙髓对 20 ～ 50℃的温度水平无明显反应，低于 10℃为冷刺激，高于 60℃为热刺激，牙髓发生病变时，对冷、热刺激可表现为敏感、迟钝或无反应。冷刺激源为冷水、小冰棒，检查时按由后至前的顺序；热刺激源常用热牙胶。若患者无反应则提示牙髓已坏死，若出现短暂的不适或疼痛则牙髓正常，若产生疼痛但刺激源去除后立即缓解则牙髓为可复性炎症，若产生疼痛但刺激源去除后仍然持续一段时间则牙髓为不可复性炎症。

（2）牙髓活力温度测试：通过牙髓活力电测仪来测验牙髓神经对电刺激的反应（图 1-3），帮助判断牙髓状态。因电测仪可干扰心脏起搏器，故禁用于安装有心脏起搏器的患者。检查时必须有正常牙作为对照牙才能有诊断价值，若两者反应一致则牙髓正常，若无反应则牙髓坏死。

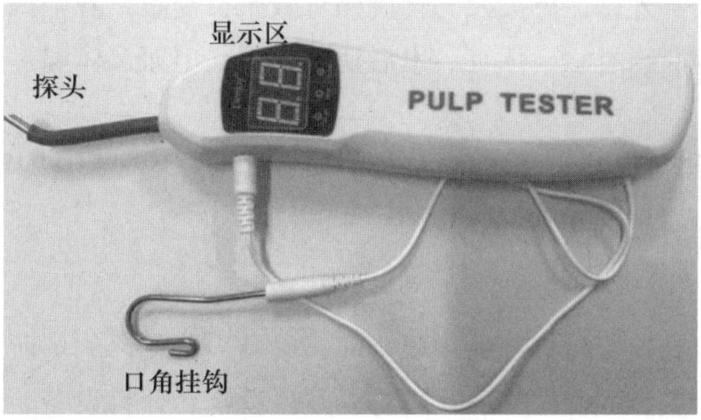

图 1-3　牙髓活力电测试仪

（3）影像学检查：能为口腔疾病的治疗及功能恢复提供有价值的信息。影像学检查类型包括 X 线片、曲面断层片（图 1-4）、锥形束 CT（Cone beam CT, CBCT）、头颅侧位片（图 1-5）、咬合片、下颌横断片、下颌侧位片、唾液腺造影等。根尖片用于检查牙体缺损情况、龋病的深度、髓腔状态、根管数目、粗细、长度及分布、根尖及牙槽骨吸收破坏情况、有无阻生牙；曲面断层片用于检查颌骨、牙体及牙槽骨的大致情况、有无未萌牙、有无阻生智齿。锥形束 CT 则是从三维方向对颌骨、颞下颌关节、牙等的解剖结构进行标记、定位及测量，在埋伏阻生牙的拔除、种植牙手术等很多方面应用非常广泛。

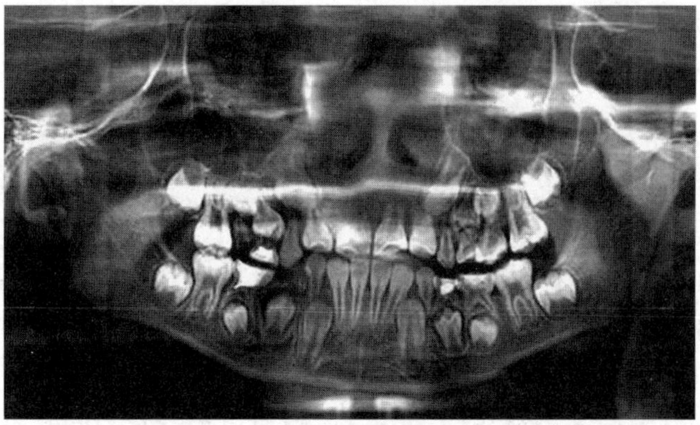

图 1-4　全颌曲面断层片

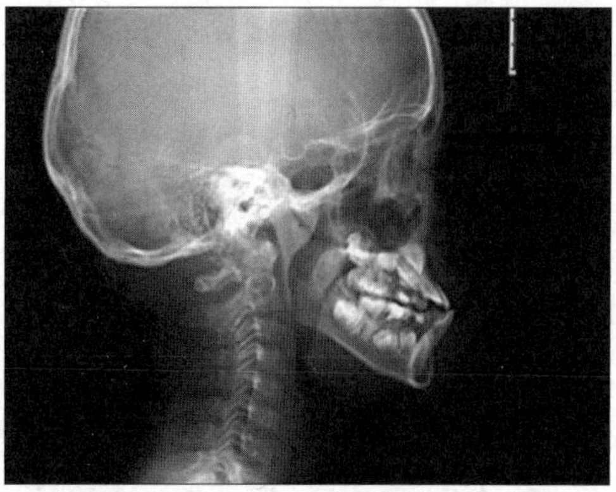

图 1-5　头颅侧位片

三、口腔科常见护理诊断

1. 疼痛 与急性牙髓炎、根尖化脓性炎症、牙周炎、牙外伤、颌面部软组织损伤及骨折、口腔溃疡等有关。

2. 知识缺乏 缺乏对口腔疾病的病因、发生发展、治疗经过及预防的知识。

3. 焦虑 与对口腔科器械及治疗过程的恐惧、担心器械消毒不合格导致感染传染性疾病、担心疾病的预后等有关。

4. 口腔黏膜改变 与外伤、手术及口腔溃疡等有关。

5. 语言沟通障碍 与颌面部外伤、颞下颌关节疾病、唇腭裂患者语言发育障碍及口腔颌面部多间隙感染等导致张口受限。

6. 自我形象紊乱 与颌面部外伤、恶性肿瘤、炎症、面瘫等有关。

7. 营养失调 与颌面部外伤、感染及恶性肿瘤等致张口受限、吞咽困难有关。

8. 潜在并发症 麻醉药物过敏、休克、术后切口感染、出血及体温过高等。

四、口腔疾病的护理

（一）口腔诊室环境要求

1. 口腔诊室 作为口腔诊疗与护理的主要空间，以及患者就诊的场所，应符合以下要求。

（1）口腔诊室应有足够空间放置洗手、储物、办公设施和牙科设备，应便于医护人员使用牙椅进行移动及各种操作，还应考虑行动不便的残障人员，以及发生紧急情况时的应急空间。

（2）诊室内应设立手卫生设施（水池、皂液、手消毒液、干手设施等）。诊室内应根据牙科综合治疗台的数量合理配备洗手设施，至少每两台牙科综合治疗台配备 1 套手卫生设施。洗手设施宜配置在医务人员操作体位后侧或右侧。

（3）口腔种植治疗应为独立诊室，使用面积符合国家有关规定。

2. 口腔诊疗区域 内部通风、采光良好，每个诊疗单元建筑面积≥ 25m^2；应根据季节、室外风力和气温，适时进行通风，保持空气清新，每天应开窗换气 2 ～ 3 次，每次不少于 30 分钟。自然通风效果不佳时，应增加排风扇等辅助通风设备，使空气流通。室内温度控制在夏季 24 ～ 27℃，冬季 18 ～ 22℃，空气湿度应控制在 40% ～ 70%；每个区域设施简洁，地面、墙壁采用不易积灰，易于擦拭、消毒的材料；不宜在室内、走廊铺设地毯。

（二）设备与器械

微课：口腔基本检查器械

1. 口腔综合治疗台 是用于口腔诊疗的基本设备，适用于各种牙齿疾病的检查诊断和治疗，由治疗灯、患者椅、吸引装置、痰盂、操作面板、电动机、电器开关、连接诊疗器械、水路、气路及管路接口等组成（图 1-6），有些治疗台所带的内窥镜是一种口内照相系统，可清晰地显示口腔内各个部位，便于医生准确诊断及患者自我了解疾病的轻重，使医患交流变得更为容易，个别治疗台还自带光固化机或洁牙机，使医生治疗更方便。

2. 移动器械柜（图 1-7） 在口腔治疗中很容易引起交叉感染，因此，应尽量选用环保、耐化学反应的材料，确保移动柜兼具防腐、防潮、防火、防霉、防感染等功能。根据口腔科不同材料和器械的尺寸规格，选择合适的口腔医疗专用移动器械柜，确保物品容易保管、取出与放置，科学有序地放置大小规格不同的牙科器械，便于护士在四手操作中能够准确取放牙科专用医疗器械，提高工作效率。

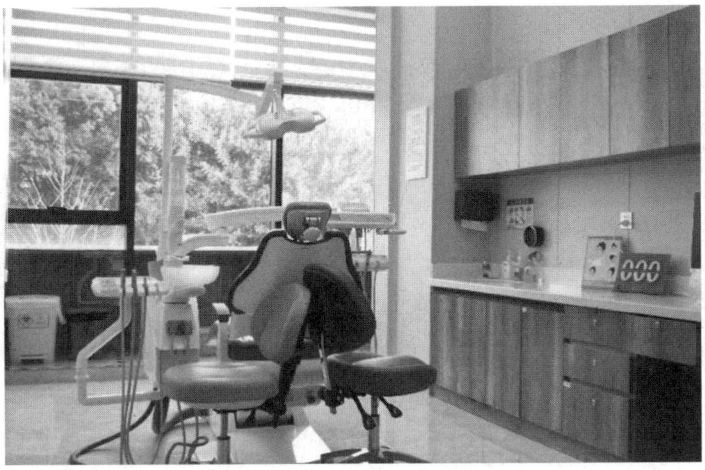

图 1-6　口腔综合治疗台

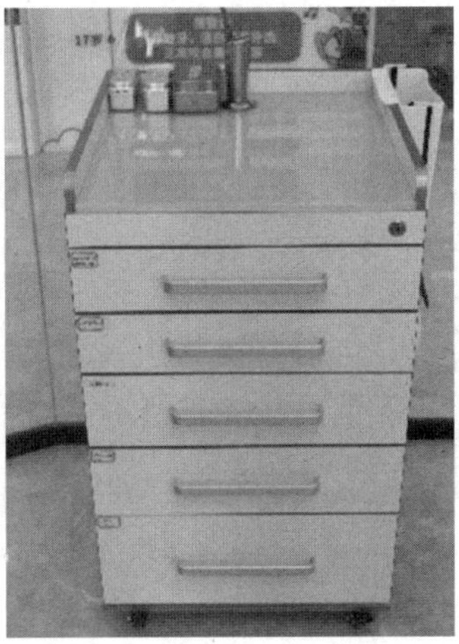

图 1-7　移动器械柜

3. 口腔常用检查器械

（1）口腔治疗盘：分为塑料材质的一次性口腔治疗盘和可以反复消毒灭菌的金属口腔治疗盘（图 1-8、图 1-9）。若无法严格消毒灭菌，反复使用的口腔治疗盘可能造成交叉感染，因此，临床建议使用一次性口腔治疗盘，可有效防止交叉感染。口腔治疗盘中装有口镜、探针、镊子、围兜、棉球。其中口镜、探针、镊子是口腔诊疗中最常用的器械（图 1-10），具体如下。

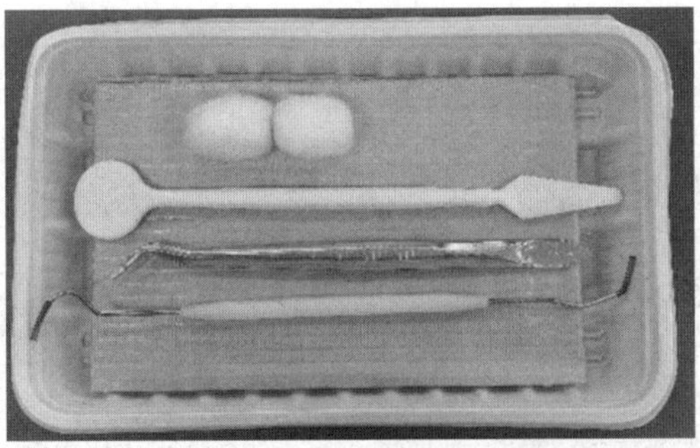

图 1-8　一次性口腔治疗盘

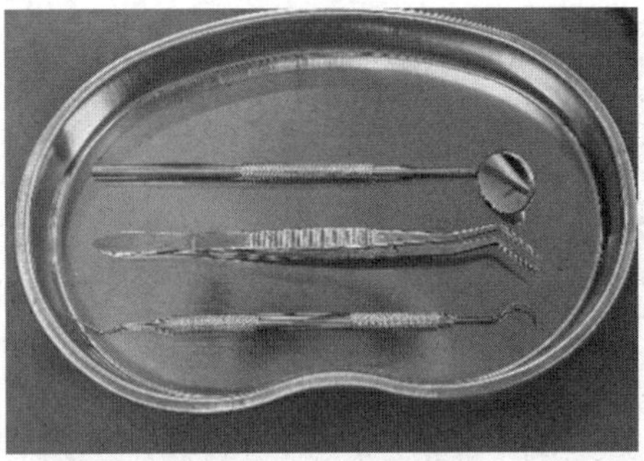

图 1-9　金属口腔治疗盘

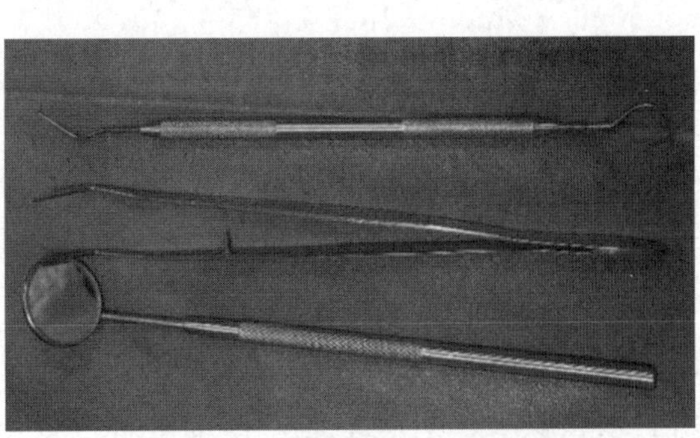

图 1-10　口镜、探针、镊子

1）口镜：分为镜头、颈与柄 3 个部分，利用口镜反光与影像作用观察直视不到的部位，如牙的远中面、舌腭面等，通过口镜反光增强视野照明（图 1-11）。此外，还可牵拉唇、颊及推压舌体，镜柄可以叩诊牙齿。

2）镊子：分为工作头与镊柄两部分，可夹持敷料、药物、异物、器械，亦可夹持牙齿，测定其松动度（图 1-12）。

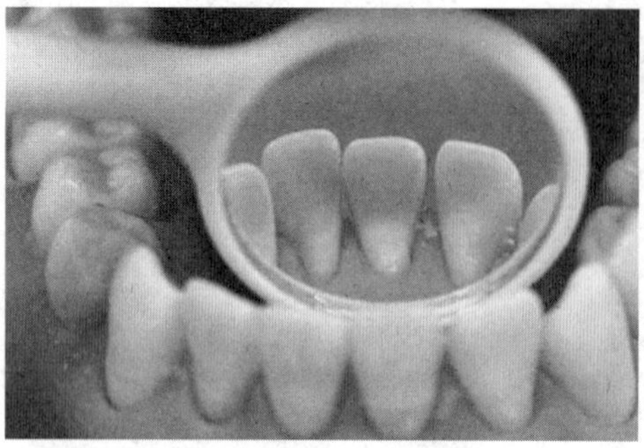

图 1-11　口镜反光

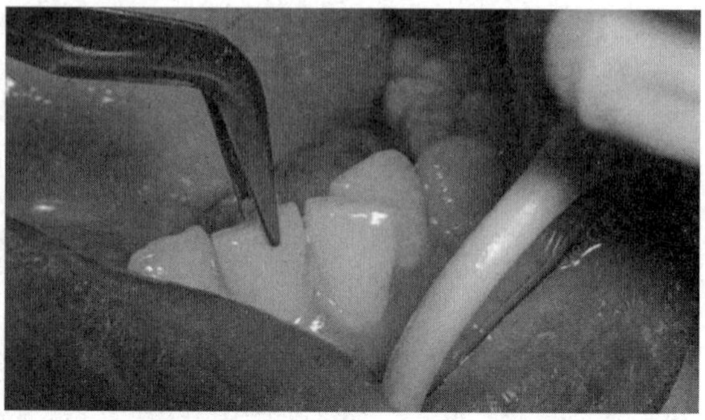

图 1-12　测定牙齿松动度

3）探针：弯曲的工作端有两种不同的形状，一端呈弧形，另一端呈尖角形，可检查牙体点、隙、裂沟、龋洞及牙体的感觉（图 1-13），也可用于检查皮肤或黏膜的感觉功能。牙周探针为带有刻度的探针可测量牙周袋的深度（图 1-14）。

牙周探针是牙周器械的一种，类似一种微型的尺子，以毫米为单位。主要用于探查和测量牙周袋及附着水平，同时评估牙龈探诊出血及溢脓等情况。其顶端为钝头，顶端直径约 0.5mm，探针上有刻度。有刻度端是扁的。牙周探针分为三代，第一代：普通带毫米刻度的钝头牙周探针；第二代：压力敏感牙周探针；第三代：与计算机相连的压力敏感电子牙周探针。

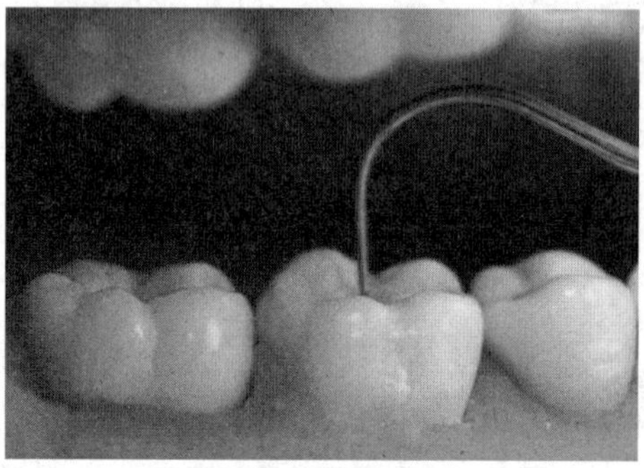

图 1-13　检查牙体

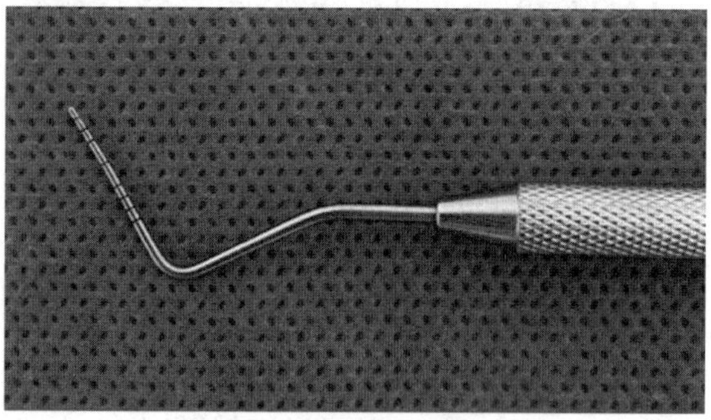

图 1-14　牙周探针

（三）患者准备

1. 心理护理　通过与患者积极交流与沟通，了解患者病情，提前告知在检查或治疗过程中可能出现的不适，随时注意患者的疑惑或担忧并及时给予解释，给患者更多的关怀，缓解患者对牙科治疗的恐惧。

2. 引导就位　引导患者坐上牙椅，调整患者体位与头托的位置，确保患者处于舒适的体位；调节治疗灯光，避免光线直接照射患者双眼，引起不适；仔细讲解检查与治疗中的注意事项，并嘱患者耐心等待医生；在等待间歇可以播放患者喜欢的音乐，或准备一些口腔科普的视频以供患者了解相关疾病知识，同时也可缓解患者的紧张。

3. 感染预防 在上一个患者治疗结束后，应将手机头部浸入盛有净化水的口杯内排水20～30秒，冲洗手机和水路管道；吸取净化水冲洗吸引器管道，清洁并消毒痰盂；用消毒纸巾擦拭消毒无影灯表面及拉手、控制开关表面、手机、三用枪与连接线的连接处、口腔综合治疗台表面，并贴上一次性防护蓝膜。以上操作根据患者要求不同，可以提前准备，也可以当着患者的面进行消毒处理，让患者了解诊室的感染控制十分严格，提高患者对医疗安全的信心。检查前嘱患者使用氯己定漱口液或饮用水进行漱口，减少口内细菌数量和去除食物残渣。医生检查操作过程中护士利用强弱吸唾器减少飞沫扩散，降低引起交叉感染的风险。检查结束后用三用枪冲洗患者口腔，用强弱吸唾器吸净唾液，擦净患者口腔颌面部污物，嘱患者漱口，避免患者将污染源带出诊室，引起交叉感染。

▶知识拓展

电子牙周探针

牙周病是一种慢性细菌感染性疾病，全球成人牙周病的患病率高达80%，是成人失牙的主要原因。在牙周病的诊断、治疗和疗效判断过程中，常常需要用到牙周探诊技术，其中牙周探针被认为是评估牙周状况和评估牙周治疗结果的最重要的诊断工具之一。传统的探诊方法受诸多因素影响，如所用探针的设计、操作者的探诊力量、探诊方向、探诊位置及触觉误差、视觉误差、记录误差等，可能导致结果出现偏差。电子牙周探针将恒定的探诊压力（15g）、精确的电子化测量、语音交互、物联网监控、储存数据于电脑等特点融为一体，可直观地将探针深度、附着水平、出血化脓、菌斑分布、全口牙列、根分叉病变、松动程度、膜龈联合等牙周病等级划分的指标全部展现给医患。

医学的进步往往离不开科技的革新，互联网、云储存是现代口腔护理人员可以随时利用的广阔资源，新技术、新器械可以更好地助力提升患者的口腔健康质量。

第四节 口腔四手操作技术

随着我国经济高速发展，人们的生活水平逐渐提高，对口腔医疗服务的要求也更加严格。现代口腔诊疗当中必不可少的是医生与护士的通力合作和默契配合。口腔护士的主要职责是协助医生进行临床诊疗和口腔护理工作，经过专业培养的口腔护士不仅能够提高医生的工作效率，还能让患者拥有更好的就诊体验。在口腔诊疗过程中，医生长时间保持一种身体向前屈曲的姿势，可能会导致颈部、腰部损伤。时间一长，易引发颈椎病、腰椎病等脊柱疾病。口腔医生在使用高速手机、三用枪、超声波洁牙机时，如果没有护士及时吸净唾液，患者口中形成的飞沫可经牙医的呼吸道进入支气管中，将会导致医生感染传染性疾病的风险增加。同时，口腔材料复杂、精细，治疗流程繁杂，如果口腔护士与医生没有准确、快速地进行器械材料的传递，将会大大降低工作效率，延长治疗时间，不仅仅会增加医生患职业病的风险，也容易导致患者就诊体验感下降。

早在1945年，美国医生就已提出“四手操作”，但受当时经济形势及工业技术等原因的影响，未能付诸实践。20世纪50年代初，牙科设备及器械进行了革新，随着平卧位牙科综合治疗台、高速涡轮手机和强力吸引器的出现，口腔科的治疗效果得到显著提升，治疗时间也大幅降低。为了适应这种改革，1960年，美国牙科医生Beach提出“平衡的家庭操作位”，并付诸实践，改变了牙科医生长期处于弯腰、扭颈的工作姿势，减少了牙科医生颈椎、腰背部疾病及精神疲劳的发生，既缩短了患者诊疗时间，又提高了工作效率及质量，提升了患者的就诊体验。

1985年，Beach在“平衡的家庭操作位”基础上提出了“固有感觉诱导”（proprioceptive derivation, PD）理论，其核心观点为“以人为中心，以零为概念，以感觉为基础”。这种操作原理是通过人的本体感觉诱导，使人体的各个部位处于最自然、最舒适的状态，在这种姿势与体位下进行精细操作，既保护了医生免受不良姿势造成的损害，又保证了护士的工作效率，使治疗达到最高的效率。经过长期临床实践，Beach将这种由PD理论指导的牙科四手操作称为PD操作，从而为口腔医护人员正确的操作姿势和体位提供了理论基础。目前，PD理论已经成为指导口腔医生正确诊疗操作和口腔护士进行诊疗流程配合的理论体系，也是操作口腔设备、器械设计的指导思想。

一、概念

四手操作是在口腔治疗的全过程中，医生和护士采取舒适的坐位，患者采取放松的仰卧位，医生和护士双手（四只手）同时在口腔治疗中完成各项操作。护士平稳而迅速地传递所用器械、材料和药物，从而提高工作效率和治疗的一项常用操作技术。其目的是通过医生和护士之间的流畅、高效地配合，增加患者的舒适度，提高工作效率及医疗质量，最大限度地减轻医护的压力和疲劳。

二、诊疗环境及医护人员要求

（一）诊室布局

根据每个口腔诊所或医院开展诊疗的项目，对建筑布局进行合理设计，至少应包括诊疗区（诊室、放射室等）、器械处理区、医疗辅助区（压缩空气设备区、负压吸引设备区、医疗废物暂存区和/或污水处理区，如需自行灌制石膏模型的诊所应有独立的模型灌制打磨区）、清洗区、消毒灭菌区（由消毒供应中心集中处理的，不需设立）、医务人员休息区、候诊区、医务人员办公区等。

口腔诊室应符合以下要求：①每个诊疗区域需配备治疗用的口腔综合治疗椅、治疗边柜、洗手设施、医疗垃圾桶。②治疗边柜作为医生开具处方和书写病历的办公桌，表面应光滑，易于擦拭。③水龙头宜采用脚控开关，医疗垃圾桶必须有盖子，且为脚控开启。

（二）设备要求

1. 口腔综合治疗台 为方便四手操作，对口腔综合治疗台的安装有一些基本要求：头枕部距最近障碍物不低于800mm，患者扶手距最近障碍物不低于900mm，痰盂距最近障碍物不低于500mm。若两台牙科综合治疗台设置物理隔断，要求物理隔断高度不低于1800mm（图1-15）。若两台口腔综合治疗台之间无物理隔断，两台牙科综合治疗台（头枕部）中线相距不低于2400mm（图1-16）。

2. 患者椅 尽管平卧位是患者最稳定和舒适的诊疗体位，但长时间保持同样的体位依然会导致患者感觉不适，因此建议使用较厚的软垫支撑患者身体。患者椅的头托可多个方向调节，以便于医生对不同牙位的治疗。

3. 医生椅 口腔医生座椅由坐垫、靠背、脚踏圈、滑轮等组成（图 1-17）。作为口腔医生在检查过程中必不可少的基础设施，应采用人体工学设计，贴合人体脊柱的靠背，坐垫和靠背的高度和角度可以根据需要自由调节，有利于改善腿部血液循环，降低腰椎和脊柱的压力，可减轻长时间工作时的肌肉疲劳和不适感。传统医生椅大部分需要手动进行坐垫高度调节，操作中进行高度调节不利于感染控制，现在有可以通过脚踏圈控制坐垫高度的新型医生椅，便于临床实际应用。

4. 护士椅 口腔护士椅子由扶手、坐垫、脚踏圈、滑轮等组成（图 1-18）。扶手可以放置护士的左手肘，缓解护士手疲劳；坐垫高低能自由调节，以适应不同身高的护士；脚踏圈可以帮助减轻护士的双腿压力。

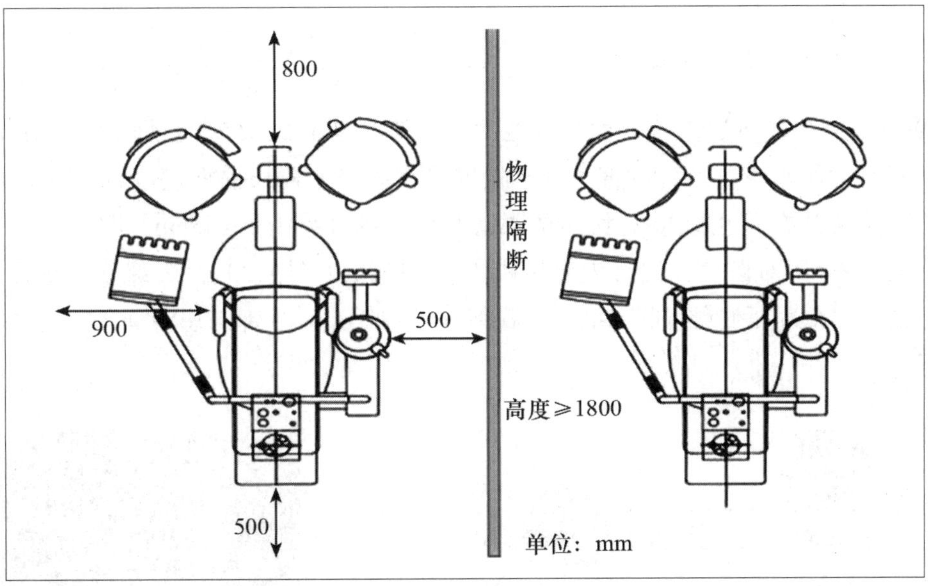

图 1-15 设置物理隔断示意图

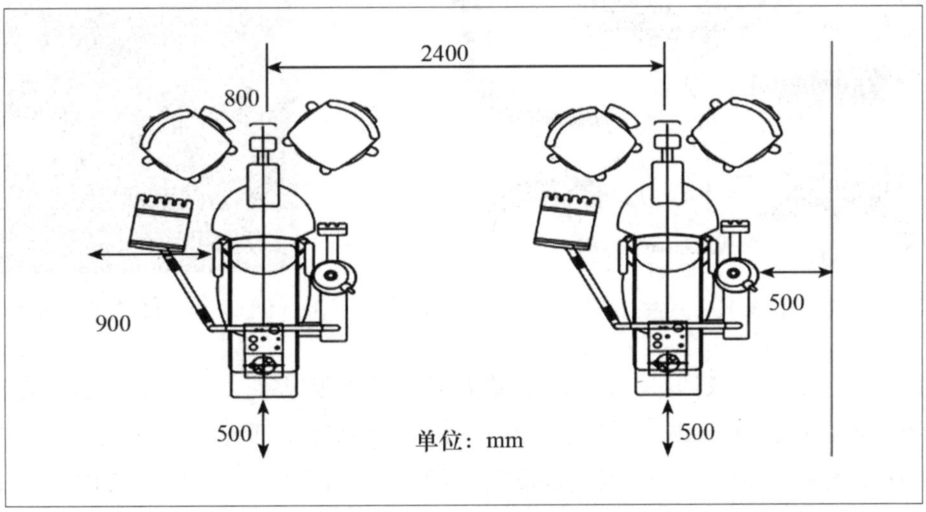

图 1-16 无物理隔断示意图

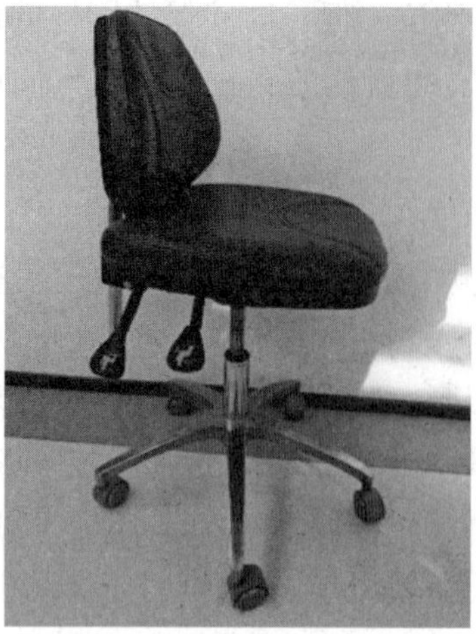

图 1-17　医生椅

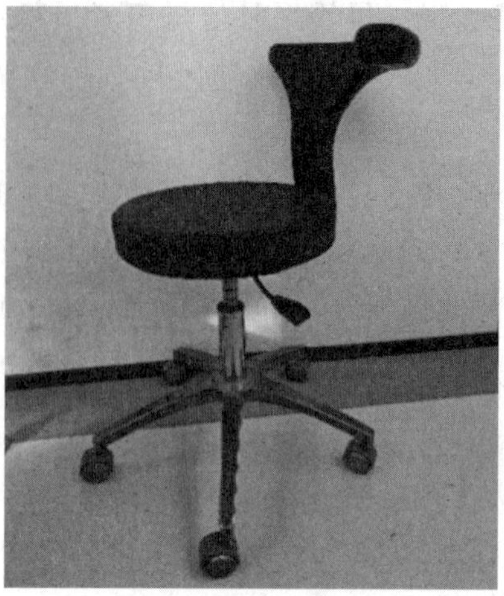

图 1-18　护士椅

（三）医生、护士、患者的体位

1. 医生的体位　采用舒适坐位，大腿与地面平行或与地面成 15°，全脚掌平放在地板上，两腿自然分开，小腿与地面垂直。后背挺直，颈椎腰椎呈直线，上臂长轴垂直地面，肘部靠近躯体与患牙等高。头部向前倾斜约不超过 20°，医生的眼睛距离患者口腔 35 ～ 45cm（图 1-19）。

2. 护士的体位　面对医生，比医生座椅高 10 ～ 15cm（图 1-20），头部垂直地面，后背挺直，扶手位于肋下区，肘部靠近身体（图 1-21），双脚置于脚托上。髋部与患者肩部平齐（图 1-22），大腿与地面平行。

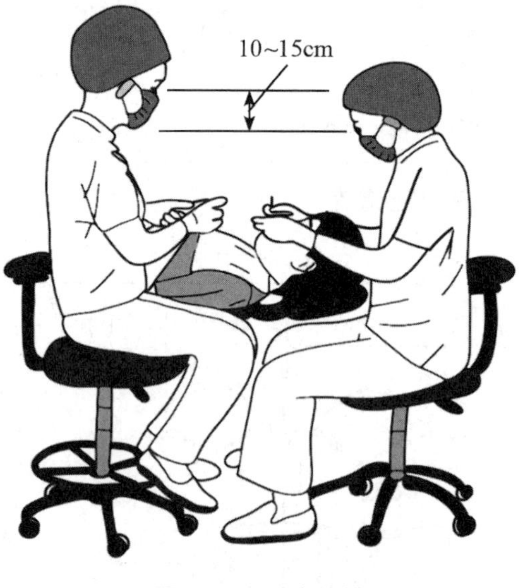

图 1-19　医生体位

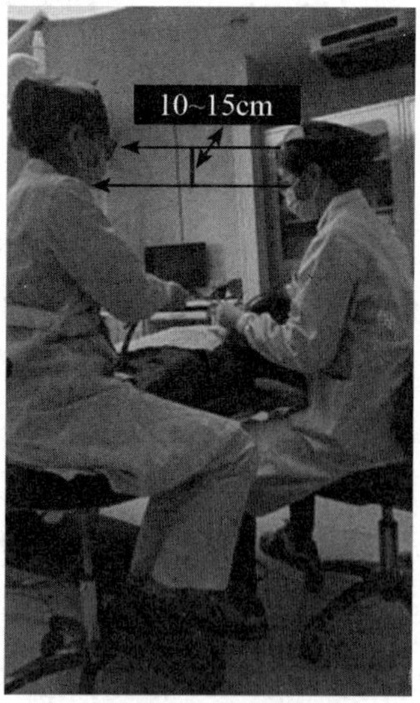

图 1-20　医护视线关系

3. 患者的体位　呈平卧或仰卧位，头部位置舒适，头与腿应处于同高度，全身放松。椅位垂直高度的变化应调至与医生的高度相适应，一般升高 15 ～ 25cm，使医生的大腿完全平放在椅背下。长发患者应将长发束起，避免散开滑落到扶靠手边缘，污染器械或妨碍医生工作。对于儿童、老年体弱者，护士应协助其处于舒适体位。

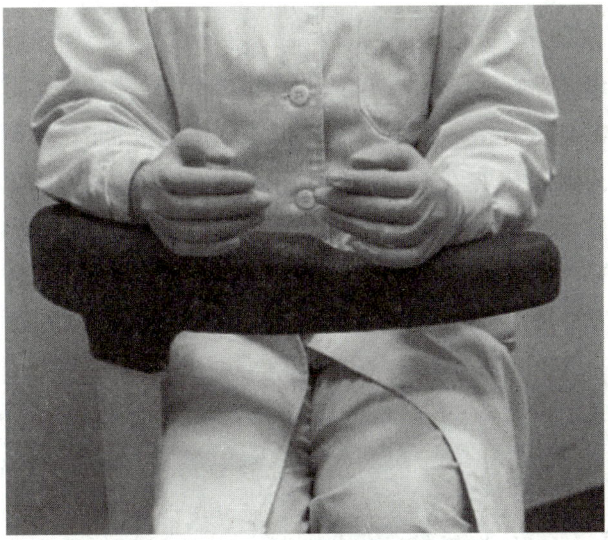

图 1-21 肘部靠近身体

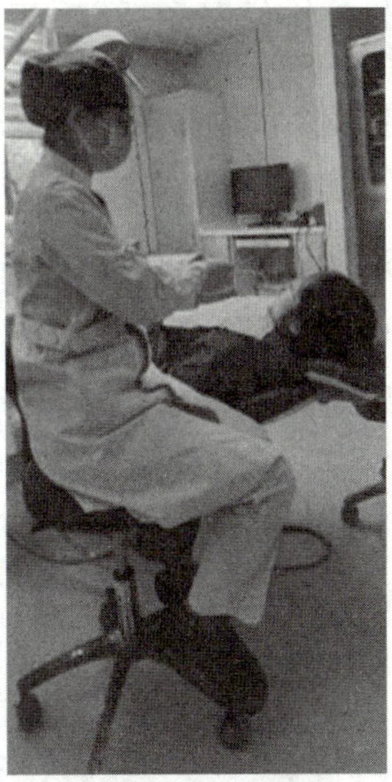

图 1-22 护士体位

（四）医生、护士、患者的位置关系

在临床诊疗中，医生、护士或助手、患者及设备有各自的工作区域和空间，互不干扰，用时钟的数字表示其位置关系，将患者额部中点定为 12 点，脚底处为 6 点，可将口腔综合治疗台周围诊疗活动区域分为 4 个区：静止区、护士工作区、传递区和医生工作区（图 1-23）。

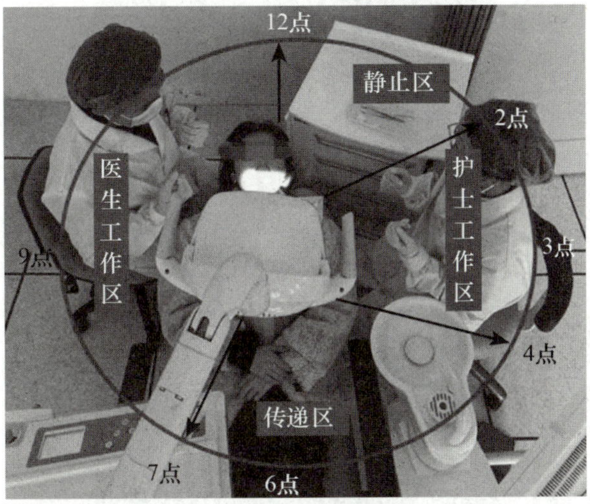

图 1-23 医生、护士、患者的位置关系

1. 静止区 位于 12 ～ 2 点，此处可放置器械移动柜。

2. 护士工作区 位于 2 ～ 4 点，护士或助手通常保持在 3 点的位置。

3. 传递区 位于 4 ～ 7 点，最靠近患者口腔部位，是医生和护士传递材料和器械的区域，也是安放牙科设备最适宜的位置。

4. 医生工作区 位于 7 ～ 12 点，通常在 9 ～ 12 点。术者在右下后牙区工作时，多选用 7 ～ 9 点位置；在前牙区工作时，多选用 12 点位置。通常为患者到达和离开椅位时经过的区域。

（五）患者体位及灯光调节

1. 患者体位 通常采取平卧位，诊疗椅靠背呈水平位或与地面成 7°～ 15°，脊柱放松，头顶部与口腔综合治疗台头托顶部相平（图 1-24）。患者上颌的咬合面与地面垂直，头部左右转动的幅度不应超过 45°。下颌平面与医生面部相对，患者口腔在医生眼睛的下方。垂直位指（图 1-25）将椅背呈垂直地面的 90°，一般用于患者诊疗前、诊疗结束后、拍摄照片或印模制取等情况。过仰位时，患者头低于脚，一般用于患者意识丧失等紧急情况，也叫急救体位。

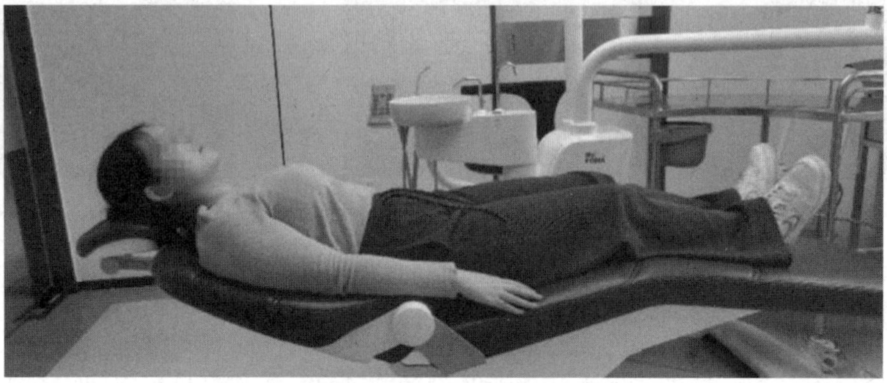

图 1-24　患者平卧位

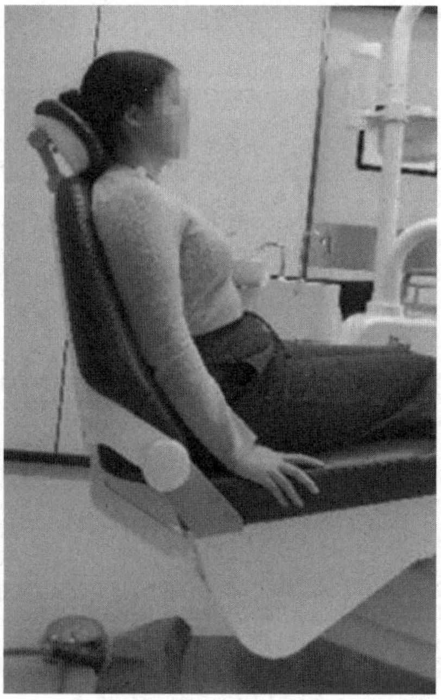

图 1-25　患者垂直位

2. 灯光调节 在保证医生术野清晰的同时避免灯光照射到患者的眼部，且不应出现医护手部、头部等躯体的投射阴影。检查时的基本位置为头托调节到与地面平行，灯光到口腔的焦点距离宜为 60 ～ 80cm。上颌操作时头托稍向后倾斜，灯光直接照射到殆平面上，或者灯光调至与地面垂直的位置，通过口镜反射照射在牙面上；下颌区诊疗时，抬起头托，使殆平面向前下方倾斜，灯光调至与地面约成 60°的位置，灯光直接照射在牙面上。

三、四手操作基本原则

1. 节力原则　医生的手在患者口周，护士主动传递器械，传递时应空出医生握持部位，护士握持托盘边缘，把手柄留给医生，传递的器械工作端面向医生操作的牙面或牙弓，以便医生拿到器械直接使用。

2. 安全原则　尽量一方动（护士），医生拿住器械后护士再松手，采用胸前传递，避免面部传递，防止刺伤。

3. 身体动作分级原则　第一级只涉及手指的动作，第二级涉及手指及手腕的动作，第三级涉及手指、手腕及手肘的动作，第四级涉及手指、手腕、手肘及手臂的动作，第五级涉及上身的转动动作。

4. 器械传递原则

（1）所需物品宜按照操作顺序依次摆放与传递。

（2）宜左手传递或根据需要双手传递，右手吸唾及准备下一步治疗材料和器械。

（3）应避开医生握持部位并施加一定的力进行传递。

（4）应将物品的工作端朝向操作的牙面或牙弓。

（5）交换时宜遵循先接后递的原则。

（6）器械交换应平行进行，保证无污染，无碰撞。

（7）尽量减少四级以上动作。

四、器械的传递与交换

微课：器械交换与传递

1. 器械的传递　器械传递时要求及时准确、位置恰当、传递无误确保工作效率。最常用的传递方法为握笔式直接传递法，即护士以左手握持器械的非工作末端传递器械，医生以拇指和示指以握笔方式接过器械。医生需要更换器械时，护士左手保持在传递区，随时接过已用完的器械，接过器械的部位依然是在非工作端。禁止在患者头面部传递器械，防止对患者造成损伤。

2. 器械的交换　交换器械时护士必须提前了解患者病情及治疗程序，准确、及时交换医生所需器械。当医生结束一个步骤的治疗时，可将器械离开患者口腔 2cm 左右，示意护士准备交换下一步治疗所需器械。常用器械交换法为护士左右手同时使用，左手接过医生传递器械的非工作端，右手传递医生所需器械，注意握持时不要触碰或污染器械工作端。所有器械交换均应在传递区平行进行，尤其是沾满唾液和血液的锐利器械必须格外注意，避免损伤患者面部或造成医护人员的感染。

3. 医生握持方法　器械的传递与交换应方便医生进行器械的握持与使用，医生握持方法因用物类型、使用方式及口内诊疗区域位置不同包括三种方法。①执笔式握持法：将器械如握笔一样拿在手中（图 1-26）。②掌式握持法：用手掌将器械牢固握于手中（图 1-27）。③掌－拇式握持法：将器械握于手掌之中，拇指稳定器械，引导方向（图 1-28）。

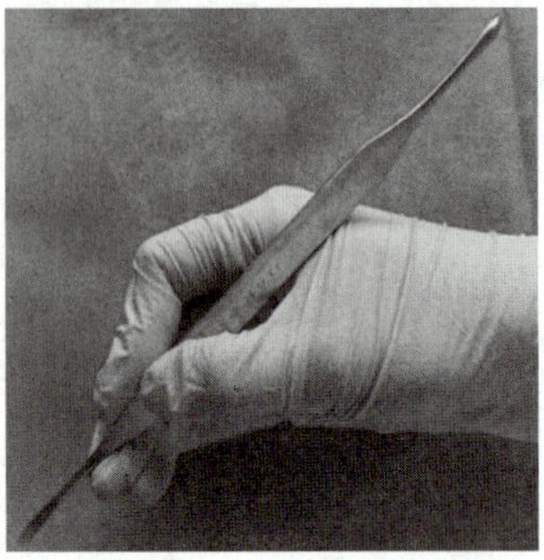
图 1-26　执笔式握持法

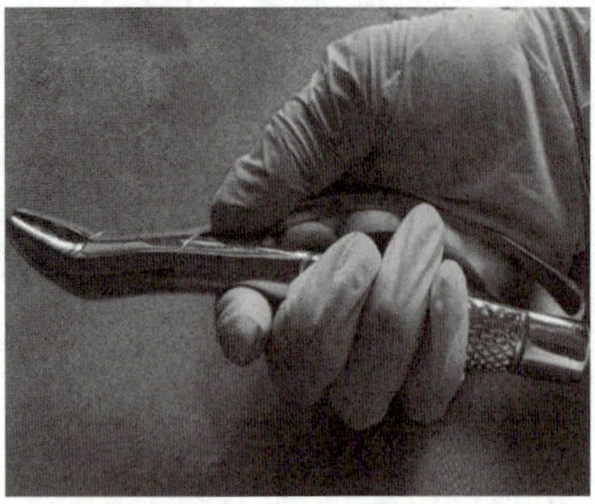
图 1-27　掌式握持法

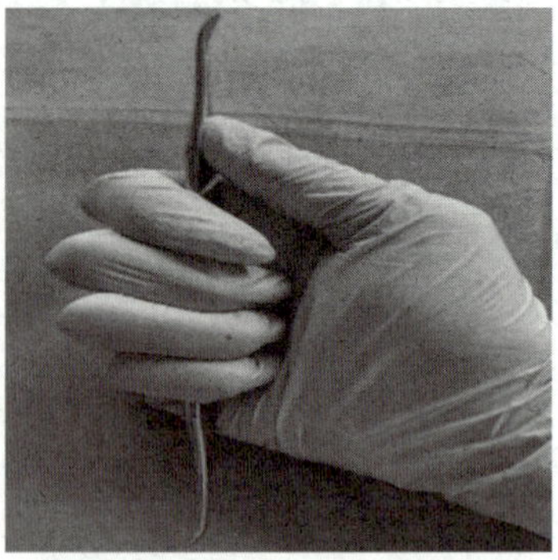
图 1-28　掌 - 拇式握持法

4. 护士器械传递方法　根据医生握持器械方法不同，护士传递方法有三种。

（1）执笔式握持传递法：护士左手拇指、示指和中指握持器械非工作端（图 1-29），将医生握持部位递予其拇指、示指和中指指腹处（图 1-30），确认医生握住后松手。

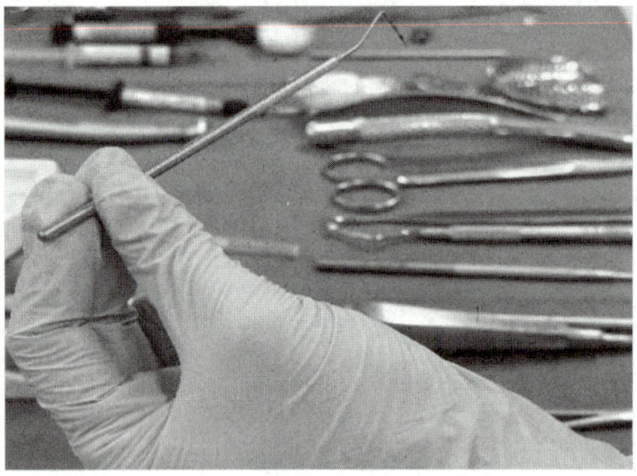
图 1-29　左手拇指、示指和中指握持非工作端

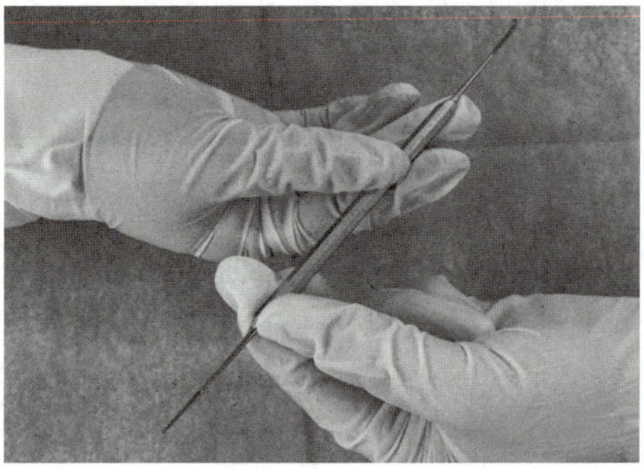
图 1-30　递予医生拇指、示指和中指指腹处

（2）掌式握持传递法：将医生握持部位递予其手掌中，确认医生握住后松手（图 1-31）。

（3）掌 - 拇式握持传递法：将医生握持部位递予其手掌和拇指中，确认医生握住后松手（图 1-32）。

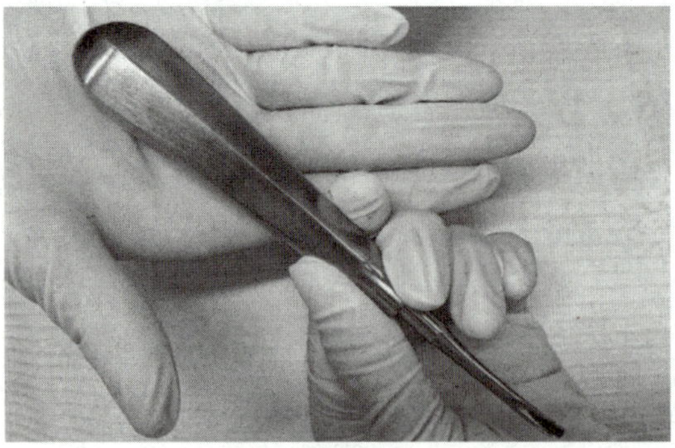
图 1-31　将医生握持部位递予其手掌中

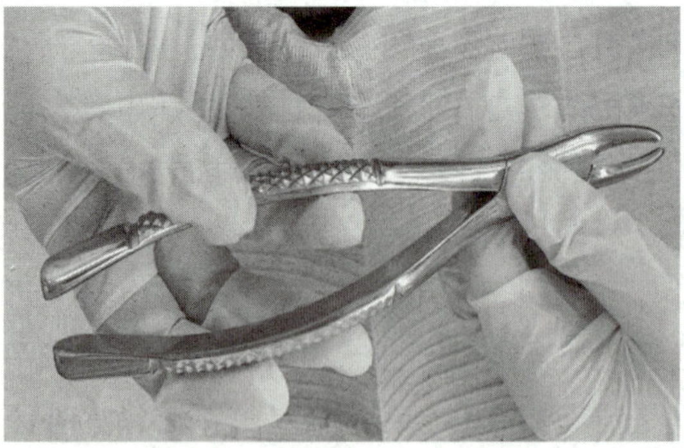
图 1-32　递予医生手掌和拇指中

护士在传递口镜和探针给医生检查时（图 1-33），常用双手同时传递。

5. 护士器械交换方法　有单手交换法和双手交换法（图 1-34）两种。

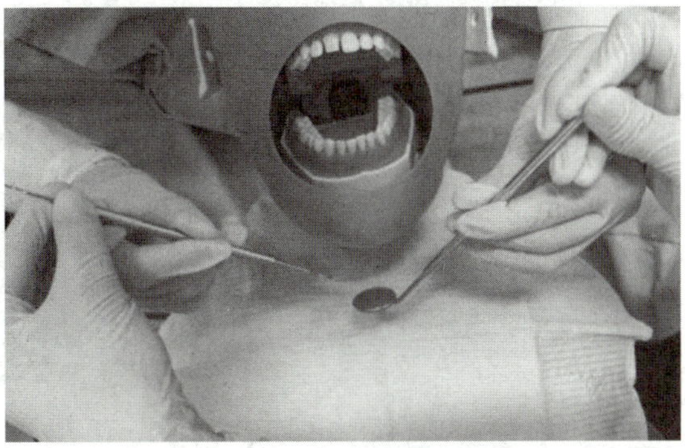

图 1-33 传递口镜和探针

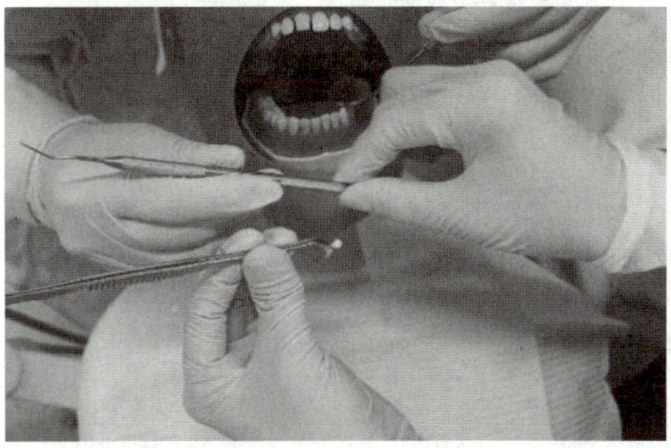

图 1-34 器械交换

（1）单手交换法：左手小指或环指伸出去，触及医生使用后的器械非工作端（图 1-35），左手小指或环指顺势勾回器械（图 1-36），拇指、示指、中指传递下一步治疗所需器械至医生手中（图 1-37）。

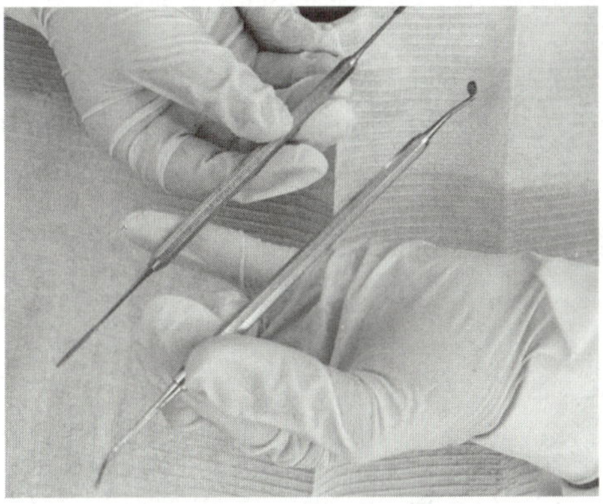

图 1-35 左手小指触及器械非工作端

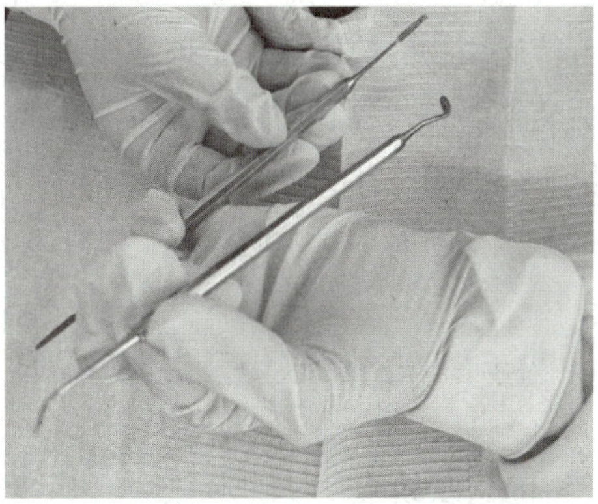

图 1-36 左手小指勾回器械

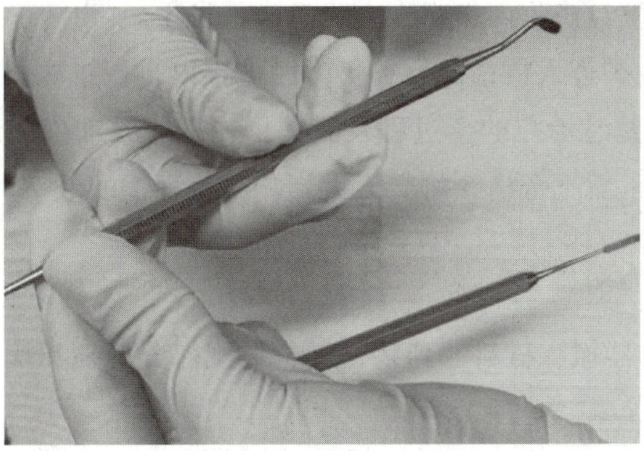

图 1-37 拇指、示指、中指传递器械

（2）双手交换法：一只手取回医生使用后的器械（图 1-38），另一只手传递待用器械（图 1-39）。

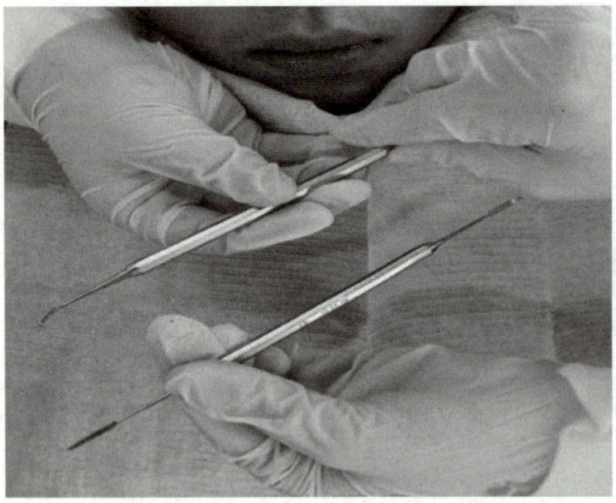

图 1-38　取回医生使用后的器械

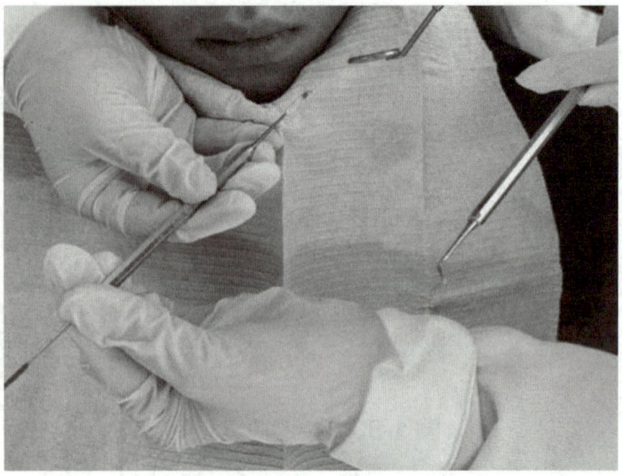

图 1-39　传递待用器械

6. 器械传递与交换注意事项

（1）传递范围在传递区内靠近患者口腔范围，位置不可过高，避开患者面部，遵循安全原则。

（2）传递用物时应确认医生握持稳固后方可松手。

（3）交换、传递器械时要注意器械握持的部位及方法，保证无污染、无碰撞。传递时注意勿被锐利部位，如刀锋、针尖等刺伤。

（4）器械交换时尽量单向运动，护士移动，医生不动，禁止双向移动。

五、四手操作的优缺点及注意事项

（一）优点及缺点

1. 优点　四手操作在提高工作效率的同时也能保证质量；减轻医护劳动强度、缩短患者就诊时间，增加就诊人数，提高医院经济收入；减少交叉感染的发生。

2. 缺点　需要培训专业护理人员；没有护士时医生难以自行拿取器械；四手操作技术对护士综合素质的要求高，护士必须熟悉治疗的全过程及具体操作程序并准确无误地提前准备好物品，操作中及时传递，一旦护士综合素质不合格，将会大大影响四手操作的效率。

（二）注意事项

1. 物品准备　将常用的器械、材料、药物、耗材按规律分门别类摆放整齐，需要使用时，能够迅速准确地找到所需物品。

2. 感染防控　所有医生或护士的手经常触碰的部位，都需要进行隔离防护，如光固化灯柄、三用枪、吸引器管等，各种开关、按键表面贴防护膜，医生侧治疗台面、护士侧台面等都要使用一次性铺巾进行覆盖防护。注意椅旁清洁，随时保持器械干净。

3. 准确传递　要多学习适应医生的操作流程和习惯，提前准备好常用检查治疗器械、材料、药品，平时多加练习，操作中才能够迅速、平稳、准确地将器械传递到医生手中。传递时注意器械使用的先后顺序及器械工作端的方向。

4. 数据记录　及时记录医生测量的工作长度，调整光固化灯时间，严格计时，提醒医生，以防固化不完全或过度。

5. 材料调拌　根据使用目的不同，调整调拌的状态。如将玻璃离子水门汀作为粘接剂时需要调拌成有流动性的、拉丝的奶油状；若用作窝洞充填，则需要调拌至面团状，并在金属色泽消失前嵌入窝洞。材料取量应适中，避免浪费，才能保证最佳的诊疗效果。

6. 舒适体位　在治疗过程中，医生、护士默契配合，始终以轻松自然不扭曲的体位进行操作，即以人类正常的生理活动为基础的操作位。

7. 身心护理　注意观察患者反应，发现异常情况及时向医生报告并协助处理。术后进行刷牙指导和口腔健康宣教，协助医生维护好医护患的和谐关系，提高患者就诊体验。

六、吸唾器

1. 目的　减轻水雾、粉尘等可能给患者带来的不适，同时也可避免患者吞咽血液等引起呕吐；保持操作区域无水、无唾、无碎屑，确保手术野清晰；也用来牵拉、推开口内软组织，协助医生操作；缩短治疗时间，提高工作效率；维持诊室空气清洁，降低医生、护士及患者感染的可能。

2. 类型　根据吸唾器的材质的不同，可以分为塑料吸唾器和金属吸唾器（图 1-40）；根据吸唾器吸引力大小不同，可以分为强吸和弱吸；根据吸唾器是否可以消毒，可以分为一次性使用的塑料吸唾器和重复使用的不锈钢吸唾器。安装在弱吸引器的塑料吸唾器一般是一次性使用，由吸头、排液管和铜丝组成；吸头主要用来过滤大块牙结石和食物碎屑，防止管道的堵塞；铜丝主要是用于调节弯曲角度，便于吸唾（图 1-41）。

3. 吸唾器的握持方法　包括执笔式握持法（图 1-42）、掌指式握持法（图 1-43）和掌 – 拇式握持法（图 1-44）。

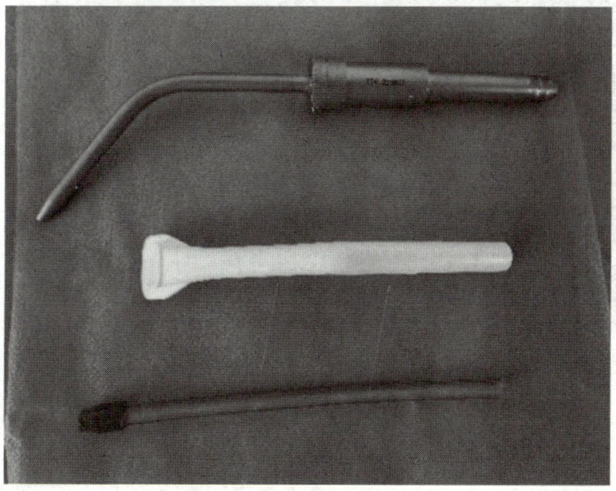

图 1-40　吸唾器

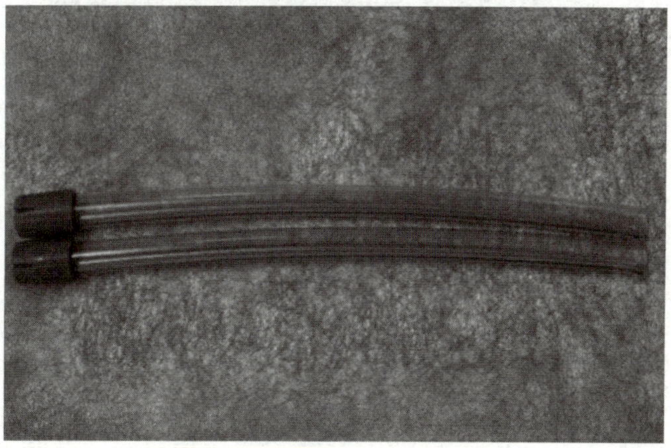

图 1-41　一次性塑料吸唾器

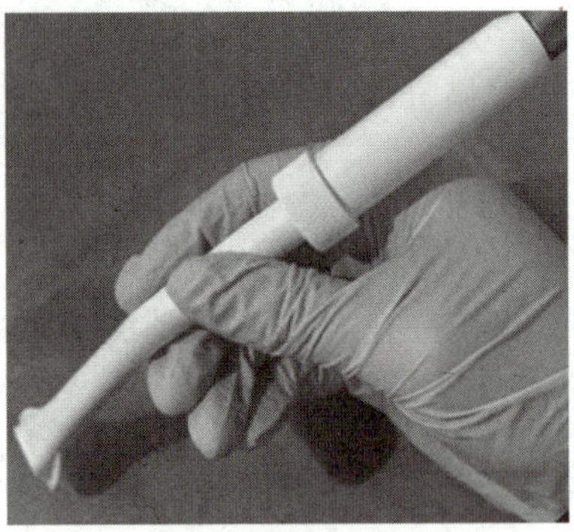

图 1-42　执笔式握持法

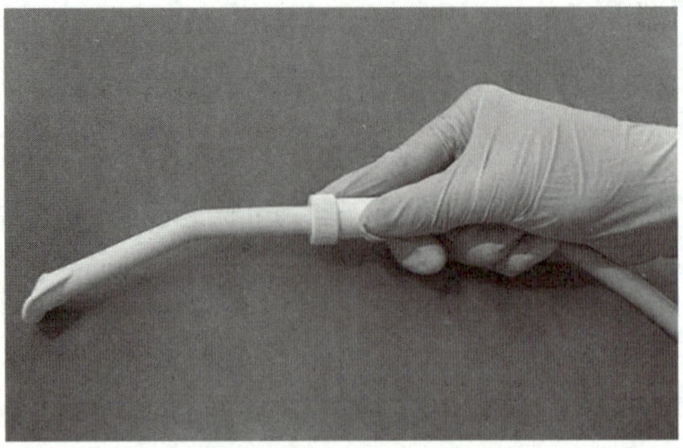

图 1-43　掌指式握持法

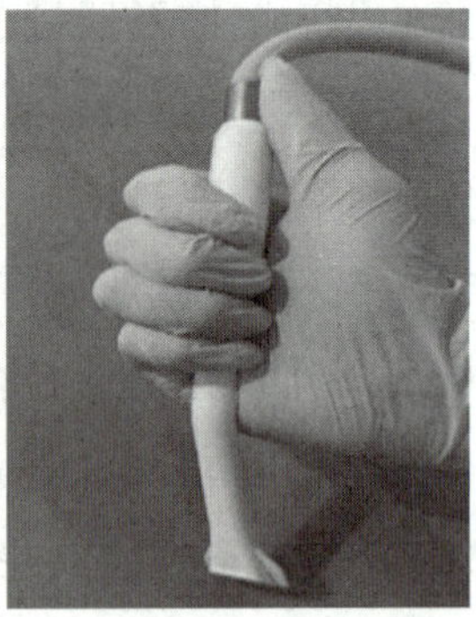

图 1-44　掌 - 拇式握持法

4. 吸引器的放置　治疗上前牙区宜放在诊疗牙的切端或对侧面（图 1-45），治疗下前牙区宜放在诊疗牙的根部（图 1-46），治疗左侧上下颌磨牙区宜放在颊侧（图 1-47），治疗右侧上下颌磨牙区宜放在舌侧（腭侧）（图 1-48）。

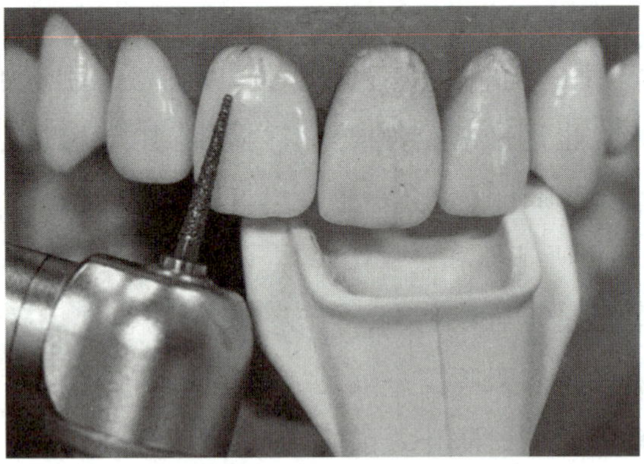

图 1-45　上前牙区吸引器位置

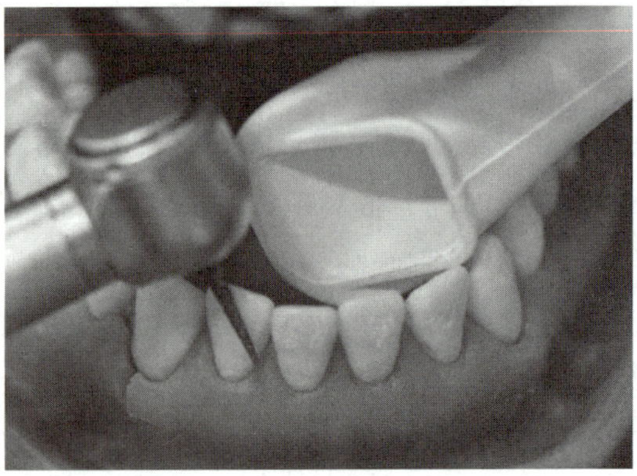

图 1-46　下前牙区吸引器位置

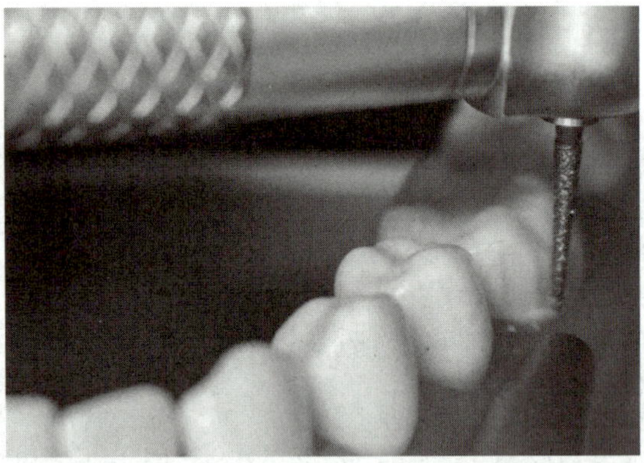

图 1-47　左侧上下颌磨牙区吸引器位置

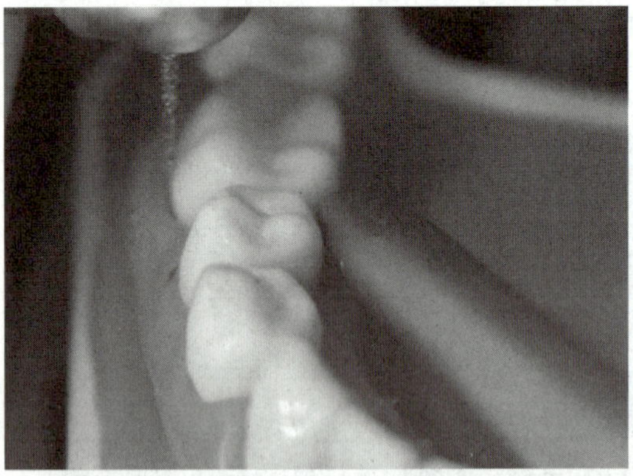

图 1-48　右侧上下颌磨牙区吸引器位置

5. 注意事项

（1）护士宜用右手握持吸引器，左手持三用枪或传递用物。

（2）吸引器放置位置不能影响医生操作或遮挡医生视线。

（3）吸引器斜面朝向牙列的方向，以达到最大吸引效果。

（4）吸引器与冷却水保持一定距离，避免冷却水被吸走，导致高速切割牙体时温度过高刺激牙髓。

（5）不可将吸唾器紧贴口腔内黏膜，以免黏膜封闭管口，损伤黏膜组织和减弱吸唾器的吸引力，避免引起患者不适或产生黏膜血肿。

（6）吸唾器切勿放置在口咽部、舌根、软腭等敏感处，避免引起患者恶心不适，确保安全舒适。

（7）不应让患者闭嘴包住吸引器，以免造成吸引器内污水反流入口内。

第五节　口腔橡皮障隔离技术

在日常口腔诊疗工作中，患者口中的唾液、血液在手机等高速旋转器械的作用下会形成喷溅物、飞沫与气溶胶，可能会溅射至医护人员的眼、口、鼻黏膜，口罩、护目镜等部位，不但会影响医生的操作视野，增加传染性疾病交叉感染的风险，同时也会降低修复体粘接和根管治疗的成功率。传统口腔诊疗中可以通过棉卷隔湿和吸唾器吸引来降低口腔中血液和唾液对术区的影响，但频繁更换棉卷不仅增加护士工作量，同时也会影响医生的操作，因此，需要一个能够隔离患者口腔内体液，同时不影响医生操作视野的工具进行隔湿，提高医生工作的效率和患者的就诊舒适度。

橡皮障隔离技术是美国口腔医生 Sanford Christie Barnum 于 1864 年发明的，在欧美牙科学校教育中一直是必修课程。随着我国口腔医学的发展和临床技术的进步，橡皮障隔离技术的使用也越来越普遍。成套的橡皮障隔离装置刚开始使用的时候比较繁杂，但在实际临床操作时一般都有口腔护士与医生共同完成橡皮障的安装和拆卸。有了护士的配合，橡皮障使用的便利程度大幅提升，医生一旦熟练使用此项技术，便会形成习惯，大大节约患者的就诊时间，提高医生工作效率。

一、概念

橡皮障隔离技术是应用橡皮障隔离系统提供干燥、清晰及整洁术野的技术。其原理是利用橡皮布的弹性，打孔后套在牙颈部作为屏障，使患牙的牙冠与口腔隔离的一种方法。目前，橡皮障广泛应用于复合树脂粘接修复、活髓切断术、根管治疗、修复体的粘接等操作中。

二、组成

橡皮障隔离系统主要由橡皮布、橡皮障夹、打孔器、定位打孔模板、橡皮障钳、橡皮障架等组成（图 1-49）。辅助材料包括润滑剂、牙线、楔线、暂封材料、吸引器、剪刀、充填器、咬合垫、开口器、屏障树脂等，根据情况不同选择使用。

1. 橡皮布　一般由扁平的可高压灭菌的乳胶片压制而成（图 1-50），厚薄不一，厚度有多种规格，薄型（0.15mm）、中型（0.20mm）、厚型（0.25mm）、超厚型（0.30mm）、特厚型（0.35mm）。橡皮布越薄，进入牙间隙的阻力越小，但抗撕裂性能则会下降。根管治疗最好选厚型或超厚型，因为较厚的材料能够较好地包绕牙颈部，提供一个不需使用牙线结扎的密闭区。另外较厚的材料不易扯掉。由于具有一定厚度，可以有效地保护其下方的软组织。中、厚橡皮障具有弹性较强和操作简单等优点，易于撕开，压迫软组织较轻，更易于安装。

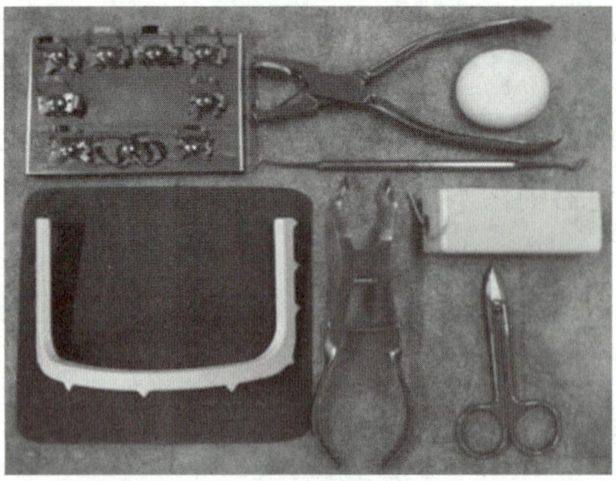

图 1-49　橡皮障隔离系统

图 1-50　橡皮布

橡皮障形状常为方形，成人多使用 150mm×150mm 大小的橡皮布，儿童多使用 125mm×125mm 大小的橡皮布。橡皮障布有多种颜色，如绿色、黑色、灰色和紫色、蓝色等。深色橡皮布可以增加手术视野的对比度，浅色橡皮布的半透明性则便于 X 线胶片的放置。颜色较暗的橡皮布能提供视觉差，减轻眼部疲劳，口腔医生可根据个人爱好和治疗牙的特殊条件选择，因与牙齿颜色接近，一般不推荐使用象牙白色，颜色较亮的橡皮障最为常用。

一般将橡皮布的暗面朝向手术者，以减轻眼部疲劳和增强对比度，光滑面朝向患者。无论选用哪一类橡皮布，都应远离热源和光源存放，以防干燥降低其柔韧性。一旦橡皮布发生折裂，说明橡皮布已干燥，应予舍弃。将其冷冻贮藏可以延长使用期。对橡胶过敏者，需要选择非橡胶类的橡皮布。

2. 打孔器　由一个硬质的打孔盘和打孔针组成（图 1-51），分为单孔径型和多孔径型两种。后者可以打出不同直径的孔，较为常用。打孔盘（图 1-52）的五个孔径由小到大分别对应的牙齿为：第一个下颌切牙，第二个上颌切牙，第三个尖牙和前磨牙，第四个磨牙，第五个特殊类牙。打完孔后应仔细观察孔的边缘是否连续光滑，避免孔边缘的微小撕裂或打孔不完全，否则容易在安装时撕裂。根据所需隔离的牙位，可利用打孔定位模板（图 1-53），在橡皮布上标记打孔的位置进行打孔。也可将橡皮布分为四个象限，依照上下颌牙，确定患牙所在位置并做记号，留出足够的边缘。患牙越位于远中，打孔越靠近橡皮布的水平中线。打孔要求边缘整齐，大小合适。

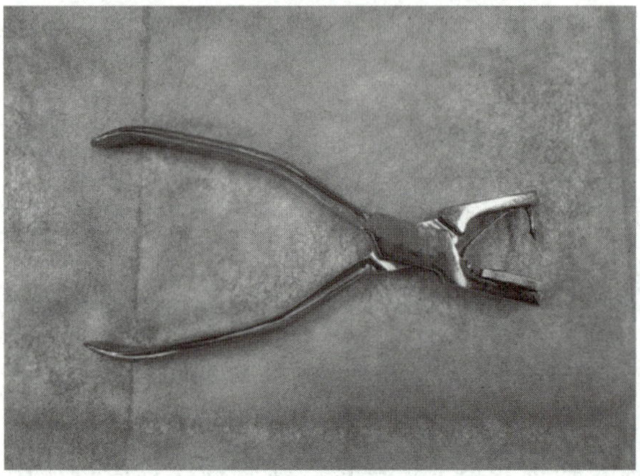

图 1-51　打孔器

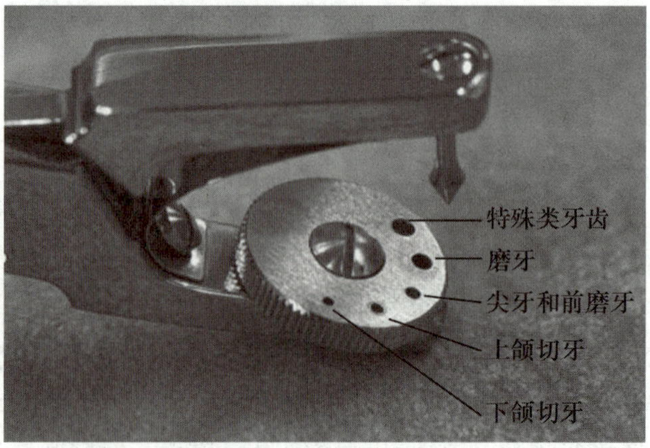

图 1-52　打孔盘

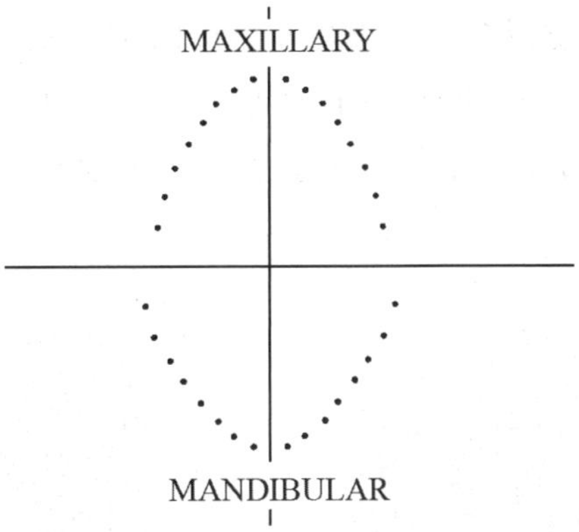

图 1-53　打孔定位模板

3. 橡皮障夹　用于固定套在隔离牙上的橡皮布，由夹臂、弓部构成。夹臂向外伸展的部分称为翼，根据有无翼的结构可以将橡皮障夹分为有翼夹和无翼夹两类，有翼的橡皮障夹有利于牵拉软组织，更好地暴露视野。翼又可分为前臂和中央臂，夹臂卡抱牙齿的部分称为喙（图 1-54），夹臂上有孔，便于安放橡皮障夹钳进行夹持。

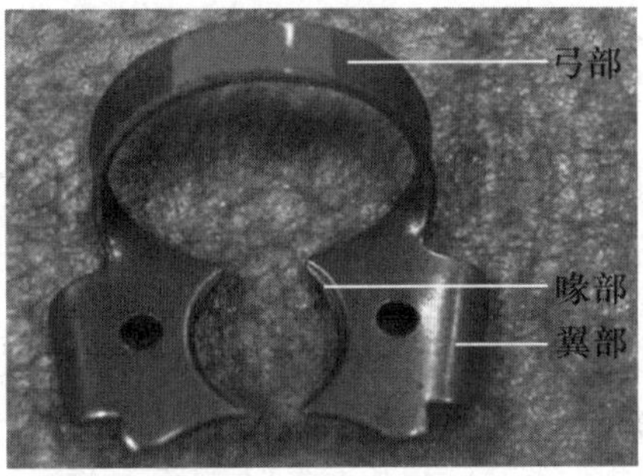

图 1-54　橡皮障夹

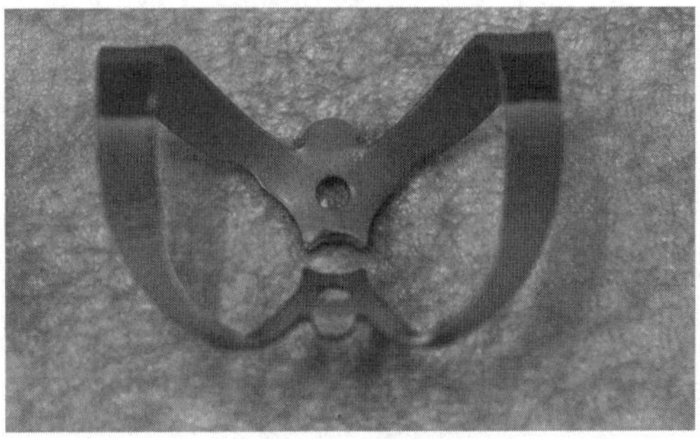

图 1-55　蝴蝶夹

按照橡皮障夹所适用的牙位，又分为前牙夹、前磨牙夹和磨牙夹。前牙夹有两个弓，形似蝴蝶，故又称为蝴蝶夹（图 1-55）。前磨牙夹和磨牙夹外形相似，但后者的喙较长，与所夹持牙齿的颈部直径相适应。此外，还有一些特殊类型的橡皮障夹，如喙部呈锯齿状的橡皮障夹用于残冠的固位。

4. 橡皮障夹钳　用于安装或拆除橡皮障时撑开橡皮障夹，由柄、喙和定位器组成（图 1-56）。其喙部可以伸入有翼夹的翼部孔中，撑开夹子。手柄中部有定位器，可以控制橡皮障夹撑开的程度并锁定（图 1-57），以利于握持和安装，并且方便医生和护士或助手间的传递。

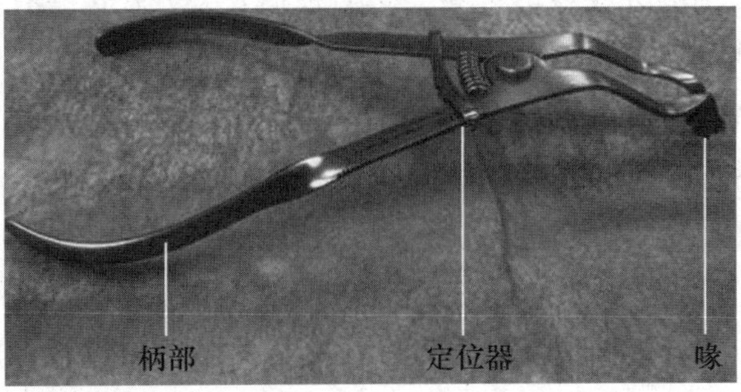

图 1-56　橡皮障夹钳

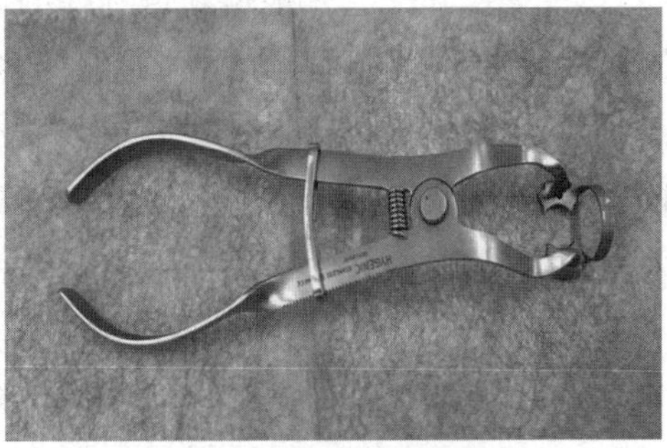

图 1-57　锁定后的橡皮障夹钳

5. 橡皮障支架 用于在口外支撑并固定橡皮布，同时可以抬高橡皮布，使橡皮布不至于完全贴在患者面颊皮肤上。支架形状有“U”形和环形两种，材质又可分为塑料（图 1-58）和不锈钢（图 1-59）两类。不锈钢支架上有小钉突（塑料支架上为三角突起）用于固定橡皮障。不锈钢支架结构轻巧，较为常用。

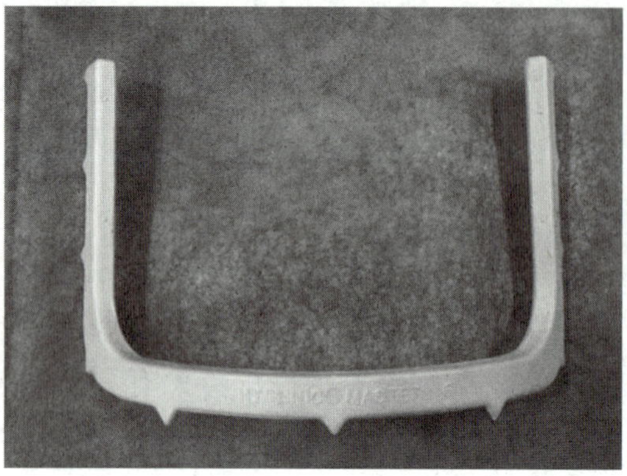

图 1-58　塑料支架

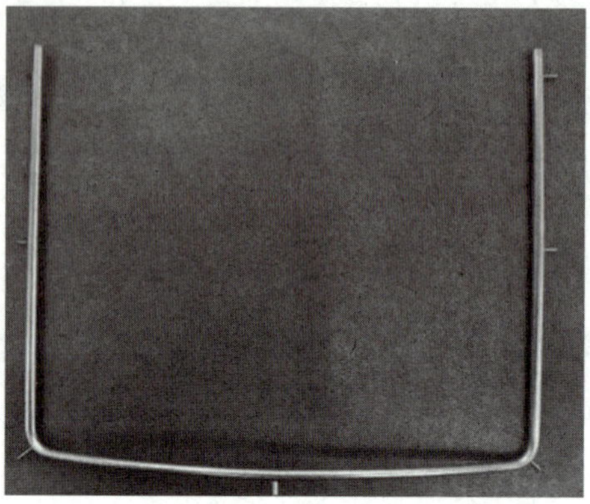

图 1-59　不锈钢支架

三、主要操作步骤

橡皮障隔离术的基本步骤为术区准备、选择橡皮布、打孔、选择橡皮障夹、放置橡皮障和拆卸橡皮障等。

1. 术区准备 结合治疗需要和患者口腔条件，选择固位牙的牙位和数目，达到视野清楚、固位可靠的目的。清洁需隔离的牙齿，除去牙石。用牙线检查接触点，并使邻面光滑。牙间隙过紧、牙线不能通过时，应先分离牙齿获得间隙。锐利的牙齿边缘应适当调磨，以免导致橡皮布撕裂。

2. 选择橡皮布 根据牙位和治疗内容选择橡皮布。牙髓病治疗多选用不易撕裂的中、厚型橡皮布；前牙或刚萌出的牙则宜用薄型橡皮布。浅色为半透明，便于在橡皮布下放置 X 线胶片；深色可以增加手术视野的对比度，但易造成术者视觉疲劳。橡皮布暗面朝向术者，以减少反光。橡皮布的大小要能完全盖住口腔。

3. 打孔 根据所需隔离的牙位，可利用打孔模板，在橡皮布上标记打孔的位置进行打孔。也可将橡皮布分为四个象限，依照上下颌牙，确定患牙所在位置并作记号，留出足够的边缘。患牙越位于远中，打孔越靠近橡皮布的水平中线。打孔要求边缘整齐，大小合适。

4. 选择橡皮障夹 先根据牙位选择前牙夹、前磨牙夹或磨牙夹，然后根据安装方式选择有翼或无翼的橡皮障夹，再根据剩余牙体组织的多少选择喙的形态（有 A 或无 A 标识）。

5. 放置橡皮障 临床上橡皮障安装方法有翼法、橡皮布优先法、弓法、橡皮障夹优先法等。医生可根据隔离牙齿的位置、形态和治疗需要灵活选择。其中以翼法和橡皮布优先法最为常用。翼法在口内操作时间最短，只需暴露一颗患牙，因此是必须熟练掌握的橡皮障放置方法。

（1）翼法：常用于单颗牙隔离。采用翼法安装橡皮障必须选择有翼的橡皮障夹。其步骤为：①口外将橡皮障夹的翼部套入已打好孔的橡皮布，露出橡皮障夹体部。②用橡皮障夹钳撑开橡皮障夹，连同橡皮布一起夹在牙颈部，夹的弓部位于牙的远中，然后移除橡皮障夹钳。③用水门汀充填器的扁铲端或手指将翼上方的橡皮布推至翼下牙颈部，使橡皮布紧贴隔离牙齿的颈部。④用牙线通过与相邻牙的接触点，向下压橡皮布，使橡皮布通过接触点完全就位。⑤用橡皮障支架将橡皮布游离部分在口外撑开固定。

（2）橡皮布优先法：常用于多颗牙隔离。其步骤为：①双手撑开已打好孔的橡皮布，按打孔部位套入牙齿并推向牙颈部，邻面不易滑入时，可用牙线帮助橡皮布通过接触点完全就位；若有两个以上的牙和孔，应从远中向近中逐一对应套入。②选择合适的橡皮障夹，并用橡皮障夹钳将橡皮障夹固定到牙颈部。也可以不用橡皮障夹，直接用弹性固定楔线固定橡皮布。③用橡皮障支架将橡皮布游离部分在口外撑开固定。

（3）弓法：此法的优点为直视下操作，容易掌握。其步骤为：①口外撑开橡皮布，将橡皮障夹的弓套入橡皮布孔中。②左手收拢并抓住橡皮布，右手用橡皮障夹钳夹持住带有橡皮布的夹子，并将其安放到需要被隔离的牙齿上。③展开橡皮布，从牙齿的咬合面用水门汀充填器的扁铲端将橡皮布拉开翻转到翼的下方，使橡皮布紧贴牙颈部。④用牙线通过与相邻牙的接触点，向下压橡皮布，使橡皮布通过接触点完全就位。⑤用橡皮障支架将橡皮布游离部分在口外撑开固定。

（4）橡皮障夹优先法：此法适用于无翼的橡皮障夹。其步骤为：①将选好的橡皮障夹安置到隔离牙上。②将打好孔的橡皮布撑开，穿过橡皮障夹的弓部。在助手的帮助下，用水门汀充填器的扁铲端将橡皮布撑开并向下翻转，将橡皮障夹完全暴露。③用牙线通过隔离牙齿的近远中接触点，向下压橡皮布，使其通过接触点完全就位。④用橡皮障支架将橡皮布游离部分在口外撑开固定。

6. 橡皮障拆卸 治疗完毕，若是单个牙齿，先用橡皮障夹钳取下橡皮障夹，再将橡皮障支架和橡皮布一并取出即可；若是多个牙齿或邻面洞，则需用剪刀剪除牙间的橡皮布，再除去橡皮障夹，将支架和橡皮布一并取出。

四、适应证及禁忌证

适用于龋洞充填、根管治疗、牙体预备、瓷贴面、桩核及嵌体冠的粘接。患者有唇部疱疹、口角开裂、口腔溃疡、重度牙周炎、颞下颌关节紊乱等疾病时不宜使用橡皮障。

五、优点

隔离牙龈、舌及口腔黏膜软组织，避免操作过程中受到牙钻、手术刀等尖锐器械的损伤；防止患者吸入或吞咽器械、牙齿、药物或冲洗液；创造不受唾液、血液等污染的独立操作空间，保持术者视野清晰；保持操作区域的干燥，隔离唾液污染粘接界面，利于粘接，节约反复更换隔湿棉卷的时间，提高工作效率；避免使用热牙胶充填时烫伤患者软组织；防止医源性交叉感染。

第六节 口腔门诊常用材料

口腔医生的临床诊疗工作离不开口腔材料的使用，口腔医生需要合理选用恰当的口腔材料来治疗患者的口腔疾病、恢复口腔咀嚼功能。因此，口腔护士也必须掌握口腔门诊常用的材料种类、性能及用途，才能更准确地配合医生进行材料的调拌与传递。

口腔材料按材料性质分类主要有有机高分子材料、无机非金属材料和金属材料。有机高分子材料包括印模材料、基托材料、复合树脂和塑料牙；无机非金属材料包括陶瓷材料、模型材料、水门汀和包埋材料；金属材料包括贵金属和非贵金属等。按材料用途分类有印模材料、模型材料、义齿材料、充填材料、粘结材料、种植材料和预防保健材料等。下面将介绍几种临床诊疗中常用的材料，包括印模材料、模型材料、充填材料等。

一、印模材料

在口腔修复中，口腔印模是用于记录或重现各种口腔软硬组织外形及关系的阴模。制取口腔印模所用的材料称为印模材料。口腔印模的用途包括：用于制取与口腔、颌面部软、硬组织相应的模型；用于检查上下颌牙齿的咬合接触情况；作为上下牙列间的中介物，用于固定上下颌模型间的对位关系；观察修复体的组织面是否与口腔组织相贴合。制取印模是传统口腔修复中十分重要的一环，制取准确的印模才能让最终的修复体达到更好的功能性和适配性，这不但需要医生拥有熟练的操作技术，还必须能够根据患者的自身情况个性化选择最佳的印模材料，同时，口腔护士对印模材料的种类、性能、用途及调拌技术的熟练程度也十分关键。

理想的印模材料应该具备以下性能：良好的生物安全性，对口腔软硬组织无毒害、无刺激、无异味、无致敏性；良好的流动性和可塑性，有助于取得精准、清晰的印模，同时容易完整从患者口中取出而不造成患者口腔软组织撕裂；良好的弹性和机械强度，可以确保印模材料在灌注模型时不被挤压变形；良好的尺寸稳定性，可避免印模材料制取中的体积膨胀和收缩；合适的凝固时间，可以让医生和护士拥有足够的临床操作时间；良好的化学稳定性，让印模材料不与模型材料发生化学反应，不粘连，易于分离；便于清洁、消毒、操作简单、价廉，利于临床上推广使用。根据印模材料在温度或化学等作用下会逐渐失去可塑性而变成有弹性或无弹性物质的这一特点，将印模材料分为弹性印模材料和非弹性印模材料两种类型。根据是否可以重复使用分为可逆性印模材料和不可逆性印模材料。口腔印模材料种类虽多，但目前临床应用较多的是藻酸盐类和硅橡胶类两类（表 1-1）。

表 1-1　口腔印模材料的分类

类型	不可逆性印模材料	可逆性印模材料
弹性印模材料	藻酸盐类 硅橡胶类 纤维素醚类	琼脂
非弹性印模材料	印模石膏 氧化锌丁香酚印模糊剂	印模膏 印模蜡 印模油泥

（一）藻酸盐印模材料

藻酸盐印模材料是一种弹性不可逆的印模材料，本质上是一种天然藻酸盐大分子微粒分散于水中形成的水胶体，因此又称为不可逆水胶体印模材料。藻酸盐印模材料价格便宜，操作简便，凝固后具有适度的柔软性和弹性，不与模型材料发生化学反应，短时间内尺寸稳定，是目前口腔临床应用最广泛的印模材料。藻酸盐印模材料有两种剂型，即粉剂型和糊剂型，前者使用时与水调和，后者与胶结剂半水硫酸钙混合使用，目前最常用的为粉剂型。

1. 粉剂型印模材料组成　粉剂型印模材料包括藻酸盐、硅藻土、碳酸钙等（表 1-2）。主要成分为藻酸盐，藻酸盐是海藻酸与氢氧化钠或氢氧化钾反应形成的盐。不溶于乙醇乙醚等有机溶剂，是印模材料产生弹性的基本物质，包括藻酸钠、藻酸钾和藻酸铵三种。藻酸钾印模材料比藻酸钠印模材料性能优越，具体表现为其粒度细，制取的印模精确度高，使用方便，取模时只要将粉剂与水按比例混合即可使用，印模尺寸稳定；且藻酸钾相对于藻酸钠凝胶强度增加，反应速度加快，印模表面光洁，与模型分离方便，印模粉保存期长，携带方便，便于临床使用。该材料可用于各类修复的印模制取。

表 1-2　粉剂型印模材料成分及用途

组成	成分	百分比	作用
藻酸盐	藻酸钠 / 藻酸钾	12% ～ 15%	产生弹性
缓凝剂 / 迟缓剂	无水碳酸钠 / 草酸钠 / 磷酸钠	2% ～ 4%	延缓反应速度，延长凝固时间
填料	氧化锌 / 滑石粉 / 碳酸钙 / 硅藻土	60% ～ 70%	调节强度和赋形，增加强度，提高抗压强度
胶结剂 / 促凝剂	二水硫酸钙（石膏）	8% ～ 16%	加速印模材料的凝固
表面固定液	氟钛酸钾	3% ～ 10%	使印模材料凝固后呈轻度酸性，提高凝胶体的回弹性；加快石膏模型凝固，使其表面致密、光洁
防腐剂	甲醛 / 麝香草酚		延长存储和使用时间
矫味剂	香精 / 薄荷 / 留兰香		改变印模材料海腥味，增加患者舒适度

2. 性能

（1）凝固时间：指藻酸盐粉剂与水混合开始到凝固为固体的时间，我国医药行业标准规定室温为 20 ～ 22℃时，藻酸盐印模材料的凝固时间为 2 ～ 5 分钟。影响凝固时间的因素包括缓凝剂的量、混合水粉比例和温度。缓凝剂的量越多，凝固时间越长，反之亦然；水较多时凝固时间慢，水较少时凝固时间快；温度高则凝固快，温度低则凝固慢；在临床工作中，调拌材料时可通过改变温度的方法来调整印模材料的凝固时间。

（2）流动性、弹性及强度：藻酸盐在调拌合适时，在溶胶状态具有良好的流动性、弹性，可以从口腔内顺利取出而不发生变形。影响流动性、弹性及强度的因素包括材料的组成与比例，以及调和时间的长短。调拌时必须严格按照说明书进行取粉和加水，粉剂过多时流动性会降低；调和时间过长会破坏凝胶结构，时间过短，水胶体未完全形成，两种情况均会降低材料的弹性和强度。

（3）尺寸稳定性：水胶体具有遇水膨胀，失水收缩的特点，因此其体积不稳定，要求在制取完藻酸盐印模后 15 分钟内尽快灌注模型，防止材料脱水变形。若不能立即灌注时，需使用密闭容器保存或使用湿纸巾进行包裹放置；也可以置于固定液中减少印模失水，促进石膏凝固，常用固定液为1% ～ 2% 硫酸钾或硫酸锌等。

3. 应用及注意事项 应用适当比例的粉剂与水进行直接调拌，调拌时间为 30 ～ 45 秒。使用过程中的注意事项：①调拌工具必须清洁。②调拌比例应严格按照材料说明书推荐的比例，使用量勺和量杯进行取粉和取水，且水温要适宜。③调和时间应适当，不宜过长或过短。④均匀调拌，调拌方向要一致，减少气泡产生。⑤制取印模时操作应规范。⑥印模制取后应立即灌注模型或置于固定液中。⑦因粉剂中的硫酸钙非常容易吸水导致材料凝结，故在使用后应拧紧盖子，密封保存于干燥、阴凉处，材料贮存期通常不能超过一年。⑧制取印模后用流水冲洗 10 秒，在 2% 戊二醛溶液中浸泡 10 分钟；或用 10% 次氯酸钠喷雾喷洒，用流水冲洗，再用 10% 次氯酸钠喷雾喷洒，最后用浸湿次氯酸钠的纱布包裹放置 10 分钟。

（二）硅橡胶印模材料

硅橡胶属于高分子人工合成橡胶，近年来在医学领域应用广泛。硅橡胶印模材料是一种弹性不可逆印模材料。硅橡胶印模具有良好的弹性、韧性、强度及良好的流动性、可塑性、体积收缩小等优点，制取的印模精确度高、化学稳定性好，与模型材料不发生化学反应，容易脱模，是目前口腔印模材料中最理想的一类。硅橡胶主要用于对修复体精确度要求高的印模制取（图 1-60），如烤瓷冠桥、精密附着体、可摘局部义齿的整铸支架、种植义齿等。

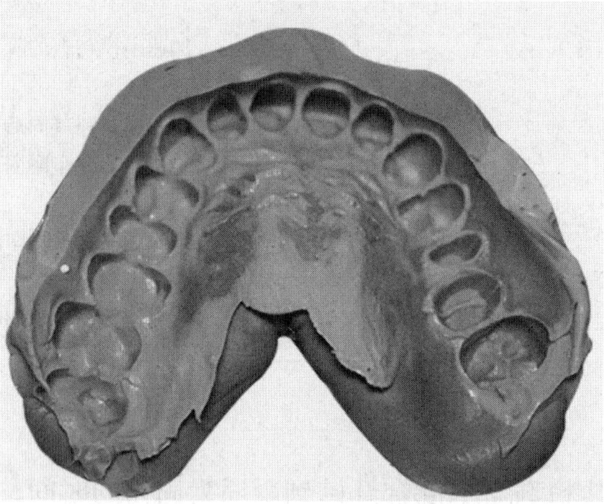

图 1-60　硅橡胶印模材料

根据聚合后是否产生小分子副产物，将硅像胶印模材料分为缩合型和加成型。其中加成型硅橡胶较缩合型硅橡胶性能更优越，操作时间较短，在口腔内凝固快凝固后尺寸更加稳定，24 小时尺寸变化率为 0.1%，印模精确度更高，操作性能更好。下面主要介绍加成型硅橡胶印模材料的组成、性能和应用。

1. 加成型硅橡胶印模材料组成 一般由双糊剂型，由基质糊剂和催化剂糊剂组成。基质糊剂主要成分为端乙烯基聚二甲基硅氧烷、含氧硅油（交联剂）和补强填料，催化剂糊剂主要成分为端乙烯基聚二甲基硅氧烷、铂络合物（催化剂）。

2. 性能

（1）工作时间及凝固时间：工作时间为 1.5 ～ 3.0 分钟，口腔内凝固时间为 2 ～ 4 分钟，凝固时间受催化剂多少、温度及材料稠度的影响。含硫化合物可使含铂催化剂中毒，影响加成型硅橡胶的凝固。乳胶手套中硫黄残留物会转移到牙齿及相邻软组织，因此操作中不能使用乳胶手套，以防材料凝固迟缓或不能凝固。使用聚乙烯手套则不会影响材料凝固。

（2）物理、力学性能：强度好、弹性高、永久变形率小。

（3）化学性能：耐高温、耐酸、耐碱，有良好的化学稳定性。

（4）尺寸稳定性：因其无副产物出现，凝固过程中体积收缩小，尺寸稳定性好，是目前印模材料中最好的材料，可以是延时灌注或再次灌注。

（5）润湿性：具有疏水性，对口腔组织润湿性差，需要加入表面活性剂，使其具有亲水性、润湿性，取模时能将口腔细微结构显示清晰。

3. 应用及注意事项

（1）可用于冠桥、贴面、嵌体、各类义齿和咬合记录的印模制取，但价格较高。

（2）使用时建议戴一次性聚乙烯塑料手套进行操作，勿使用天然橡胶或乳胶手套，滑石粉和硫磺残留物都会影响材料凝固。

（3）使用中基质和催化剂严格按照产品说明书推荐用量，否则将缩短或延迟工作时间和凝固时间。

（4）量取基质和催化剂糊剂时注意不要调换量匙，以免造成基质与催化剂糊剂的污染。

（5）采用标准消毒液进行消毒。不要将印模材料与有机溶剂或包含相同成分的液体接触，以避免导致材料膨胀。

（6）对硅橡胶类材料过敏者应慎用，取模中个别患者如出现变态反应，应立即取出。

（7）加成型硅橡胶不能与缩合型硅橡胶或聚醚类印模材料混合使用。

（8）置于干燥阴凉处密封保存。存贮温度在 5 ～ 25℃。为避免环境污染，取模后废弃的硅橡胶应收集后集中处理。

二、模型材料

口腔模型是由口腔印模（阴模）灌注成的模型（阳模），灌注阳模的材料称为模型材料。常见的模型材料包括石膏类模型材料、耐高温模型材料和蜡型模型材料。理想的模型材料应有以下基本性能。

1. 良好的流动性及可塑性 良好的流动性能保证灌注过程中材料充满印模的细微部位，良好的可塑性能使材料在印模中成型并固化，复制出与印模完全吻合的模型。

2. 适当的凝固时间 从材料调和到材料流动性消失这段时间能保证灌模等操作从容完成；从灌注开始到模型脱出印模的时间一般在 30 ～ 60 分钟为宜。

3. 尺寸稳定性好、精确度高 要求材料凝固过程中和凝固后模型体积变化小，尺寸稳定、不变形，能精确复制出口腔组织的解剖形态和结构。

4. 能耐热，压缩强度大，表面硬度高 要求模型材料在修复体的制作过程中，能耐受高温、高压而不破碎，模型表面的硬度能经受修复体制作中的磨损。

5. 不与印模材料发生化学反应 只有模型材料不与印模材料发生化学反应，才能保证模型容易从印模中脱出，并使模型表面光滑、精确。

6. 便于应用 操作简便，来源丰富，价格低，贮存方便，便于广泛应用。

口腔石膏模型是将调好的石膏类模型材料灌注到口腔印模中而形成的阳模。石膏类模型材料主要用于制作口腔各种修复体或矫治器的工作模型、对颌模型和研究模型，在其他修复工艺技术中，如固定咬合记录上𬌗架、全口义齿、可摘局部义齿装盒等也有广泛的使用。我国医药行业标准把口腔用石膏按类型分为五型：Ⅰ型为印模石膏；Ⅱ型为模型石膏，又称普通石膏；Ⅲ型为模型人造石，又称硬质石膏；Ⅳ型为高强度、低膨胀代型人造石，又称超硬石膏；Ⅴ型为高强度、高膨胀代型人造石，它们均是由生石膏加工制成的。

生石膏是一种天然矿物质，主要成分为二水硫酸钙，生石膏在一定条件下经煅烧脱水生成熟石膏，即半水硫酸钙，不同的煅烧工艺可生成不同相态的半水硫酸钙，即α-半水硫酸钙和β-半水硫酸钙。不同相态的半水硫酸钙，决定了石膏材料的产品性能。普通石膏主要由β-半水硫酸钙组成，其结晶颗粒松散，排列紊乱，力学强度较低，主要用于可摘局部义齿修复模型、固定义齿对颌模型、研究模型、记存模型的制取。人造石、高强度人造石则由α-半水硫酸钙组成，其结晶颗粒致密、形状规则、力学强度高，主要用于冠、桥修复的模型制取。

石膏类模型材料，在口腔修复工艺中应用广泛，其性能关系到口腔修复体的精确性。因此，口腔护士应充分了解石膏模型材料的性能、临床操作及应用，并具有熟练的模型材料调拌操作技术。

（一）性能

1. 凝固强度 石膏粉100g加水45～50ml，水粉比例会影响模型强度，水分越多，凝固后强度越低。不同类型石膏的水粉比例各不相同，应严格按照产品说明书进行调拌。

2. 凝固时间 熟石膏的凝固过程一般可以分为初凝和终凝两个阶段。从调和开始计算，初凝的时间一般为8～16分钟，这一阶段石膏表面失去光泽，不易破碎，但可用刀切削；终凝的时间一般为40～60分钟，这时石膏固体已经比较坚硬，不易被器械修整。影响凝固时间的因素有：①熟石膏的质量。②水粉比例。③搅拌时间和速度。④水温。⑤加速剂/缓凝剂：硫酸盐/硼砂。

（二）应用

石膏模型在使用前至少应干燥1～2小时，最好隔夜干燥后再使用，以提高石膏的表面硬度。普通石膏因其低廉的价格，在临床仍广泛使用，主要用于全口义齿、可摘局部义齿初模型、对颌模型、研究记存模型、工作模型的底座部分，以及冠、桥修复的模型制取、固定义齿、复杂可摘局部义齿修复的模型灌注。

（三）临床操作及注意事项

1. 调和材料 先将适量的水放入干净的橡皮碗内，按40～50ml∶100g的水粉比逐渐加入石膏粉。临床操作中以石膏粉浸入水中表面无过多的水为准，这样可以将水粉混合时产生的气泡量降到最低。如果有条件，也可用量筒和天平称量材料，以保证材料的性能最佳。在调和过程中，若发现水粉比例不合适，不能再加入水或粉，因为这样操作会降低石膏强度。临床应用时不能为延长凝固时间而增大水的比例，因为这样操作会导致石膏模型强度的下降。用调拌刀紧贴橡皮碗同向匀速调拌，以免带入气泡或形成过多的结晶中心，导致石膏膨胀加大、强度下降。调拌时间40～60秒，直至材料表面光滑、均匀、无气泡且流动性好，方可灌注。

2．灌注模型　在振动状态下，将石膏缓慢注入印模及时灌注模型，应从印模的一侧逐渐加到另一侧，并从高处或边缘开始，在缓慢振荡下排除气泡，使石膏从高处流入印模各个微细部位。

3．脱模　石膏模型在 15 分钟内产生初凝，1 小时基本凝固，24 小时完全凝固，强度达最高。初凝阶段能用刀切削，但终凝时，则不易用器械修整。脱模应在石膏终凝后即灌注 1 小时后左右进行，模型在灌注 24 小时后使用为宜。

4．贮存　石膏粉应在密封、干燥的环境下保存。受潮的石膏粉不能使用。

三、充填材料

用于牙体缺损修复的汞合金是一种历史悠久的口腔充填材料，李时珍所著的《本草纲目》对此进行了详细的描述。除银汞合金外，在口腔临床诊疗活动中，常需要对患者缺损的牙体进行形态的恢复，因此如何选用不同类型的充填材料是口腔医生的必备技能。口腔护士作为助手也需要掌握材料的机能性能和特点，以便帮助患者选择适合自己病情的材料。随着口腔材料新技术的发展，水门汀、复合树脂等操作简单又美观的材料越来越受广大医生和患者的喜爱。本文将重点介绍复合树脂、水门汀、根管充填材料。

（一）复合树脂

复合树脂是树脂基复合材料，是一类以可聚合树脂为主体和经过表面处理的无机填料及引发体系组合而成的牙体修复材料，广泛应用于各类牙体缺损的直接和间接修复。由于其颜色美观，呈半透明状，抛光后具有光泽感，表面光滑，利于牙菌斑的清除，抗压缩强度较好，因此，在口腔美学修复中应用广泛。

1．分类

（1）按固化方式可分为：化学固化型、光固化型和光 - 化学固化型三种类型。①化学固化型即采用室温氧化还原引发体系引发树脂聚合固化。②光固化型指采用光照射引发树脂聚合固化，又分为紫外光固化和可见光固化型。③双固化型指同时采用氧化还原引发体系和光照射引发树脂聚合固化。

（2）按填料粒度可分为：传统型大颗粒型、小颗粒型和超微型三种类型。①传统型或大颗粒型：填料粒径范围为 40 ～ 50μm。②小颗粒型：填料粒径范围为 3 ～ 10μm。③超微型：填料粒径范围为 0.04μm 以下。④混合型填料粒径范围为 3.0μm 左右。

（3）按操作特性可分为：流动性复合树脂和可压实复合树脂两种类型。①流动性复合树脂：黏度小、无机填料少、受外力时流动性好，适合充填较小的窝洞及倒凹。②可压实复合树脂：无机填料多（70% ～ 87%），受力时容易压实，不黏附器械，塑形后不易变形，能形成良好的后牙邻面接触点，常用于后牙大面积缺损的修复。

（4）按应用部位可分为：前牙复合树脂、后牙复合树脂、通用型复合树脂、冠核复合树脂、临时性冠桥复合树脂五种类型。①前牙复合树脂：具有优良的色泽、半透明性和抛光性能，以满足前牙的美学需求，超微填料复合树脂也属于此类型。②后牙复合树脂：应用于后殆面较大缺损，固化后抗折裂强度高，弹性模量大，有优良的耐磨性能，能较好地承受咀嚼压力，不易断裂，能维持修复体边缘的完整性，是一种可压实复合树脂。③通用型复合树脂：多为混合填料复合树脂，兼顾前牙和后牙修复的要求，具有较好的力学性能和抛光性。④冠核复合树脂：含大量无机填料，具有较高的压缩强度和弯曲强度，一般为双固化型或化学固化型复合树脂，以满足桩核冠修复的要求。⑤临时性冠桥复合树脂：用于制作临时冠、桥、嵌体等修复体，填料少、流动性好，通常为双组分的化学固化型复合树脂。

2. 组成 复合树脂是一种由有机树脂基质、无机填料、引发体系及阻聚剂组合而成的高分子牙体修复材料（表 1-3）。

表 1-3 复合树脂成分及作用

组成	组分	作用
树脂基质	多官能团甲基丙烯酸酯单体，如 Bis-GMA、UDMA	可塑性、固化特性和强度
无机填料	石英、二氧化硅、玻璃粉	强度和耐磨性
引发体系	过氧化物 + 叔胺，如 BPO + DHET（用于化学固化）；樟脑醌 + 叔胺（用于光固化）	引发单体聚合固化
阻聚剂	酚类，如对苯二酚	保证有效使用期
颜料	钛白、铬黄	赋予天然牙色泽
稀释剂	低黏度的甲基丙烯酸酯类稀释性单体	降低黏度

（1）有机树脂基质：是复合树脂的主体，由含有多官能团的甲基丙烯酸酯类树脂组成。常见树脂基质有：双酚 A 甲基丙烯酸缩水甘油酯（bisphenol A-Glycidyl，Bis-GMA）、二甲基丙烯酸二异氰酸酯（Urethame Dimethacrylate，UDMA），其作用是使材料具有固化特性，能够将复合树脂的各组分聚集在一起，是决定复合树脂物理、力学性能的主要成分。

（2）无机填料：不同类型复合树脂的无机填料含量不一，一般在 35% ～ 85%，其主要作用是提高材料的物理、力学性能，增加耐磨性，减少树脂的聚合收缩、减少线性膨胀系数。最常用的无机填料有石英、气相二氧化硅及含有钡、锶、锆的玻璃粉和陶瓷粉，此外还有氮化硅、羟基磷灰石等。

（3）引发体系：可以分为化学引发体系、光固化引发体系和热引发体系。①化学固化引发体系一般由氧化还原引发体系引发固化，常用的引发剂（氧化剂）是过氧化苯甲酰（dibenzoyl peroxide，BPO），促进剂（还原剂）是叔胺类化合物如 *N*，*N*- 二羟乙基对甲苯胺（p-tolylimino diethanol，DHET）。②可见光固化引发体系常用的光敏引发剂是樟脑醌，促进剂是甲基丙烯酸二甲氨基乙酯等。③热引发体系：热引发剂为过氧苯甲酰。

（4）阻聚剂：常用对羟基苯甲醚、酚类化合物等作为阻聚剂，其主要作用是阻止单体聚合而获得足够的有效贮存期。

（5）颜料：为获得与天然牙相匹配的颜色，需要在复合树脂中加入着色剂和遮色剂，如钛白、铬黄、氧化铝等。

（6）稀释剂：加入低黏度的稀释剂的目的是降低树脂基质的黏度，以便加入更多的无机填料。常用稀释剂为甲基丙烯酸酯类稀释性单体。

（7）紫外线吸收剂：在阳光下，尤其是紫外线照射和氧气的作用下高分子材料迅速发生老化变性的现象，称为高分子材料的光氧老化。光氧老化后材料强度下降，光泽、颜色改变，因此加入UV9、UV327等具有吸收紫外线作用的紫外线吸收剂，将紫外线的能量转变成无害能释放，延缓复合树脂光氧老化现象的发生。

3. 性能

（1）固化原理：光固化复合树脂最常用的光敏剂为樟脑醌，敏感波长为400～500nm；化学固化复合树脂在常温下3～5分钟固化，同时产生聚合热；热固化复合树脂在60～80℃时发生聚合固化。

（2）固化时间：我国医药行业标准规定，室温下化学固化复合树脂的固化时间在90秒到5分钟之间。实际临床操作中受温度、阻聚剂和调和比例的影响较大，酚类制剂对复合树脂有阻聚作用。在临床充填治疗中，不建议用酚类制剂进行窝洞消毒，以及用含酚类的水门汀作垫底材料。

（3）固化深度：我国行业标准规定，照射20秒，光固化复合树脂的固化深度不低于1.5mm，一般为2～3mm；较深的窝洞需要进行分层充填固化，每层不超过2mm，大体积充填复合树脂的有效固化深度不低于4mm，光源与材料表面之间的距离为1～2mm。一般来说，临床操作对固化深度的影响因素包括材料透明度、光源光照强度、照射时间、光源离材料表面的距离，光固化引发体系含量越多、填料颗粒越细、填料含量越多、树脂颜色越深，固化深度越小。主要影响包括，①光照时间：延长光照时间可以非正比例地增加固化深度。根据不同产品，光照时间从20秒延长到60秒，固化深度可增加5%～82%。②光源位置：光源端部与树脂表面的距离越近，固化深度越大。难以接近的部位或被牙体组织遮挡的区域，均会减小固化深度，需延长2～3倍光照时间。可见光固化复合树脂为确保树脂尽可能完全固化，应选用高强度光固化器，光照时间不得少于40～60秒，树脂层厚度不超过2.0～2.5mm，且工作头应尽量接近树脂表面，其距离不得超过3mm。当树脂太厚时，可分层固化，保证有足够的固化深度。

（4）热膨胀性能：复合树脂热膨胀系数明显大于牙体组织，遇冷时收缩明显大于牙体硬组织，这样会在粘接界面产生一种收缩力，使粘接力下降，导致微渗漏产生。细菌及其代谢产物、色素、食物残渣因此进入缝隙内，出现充填体边缘变色、术后敏感甚至发生继发龋。无机填料含量越多，材料的热膨胀系数越小。

（5）粘接性能：复合树脂本身黏稠度较大，在牙齿表面润湿性较差，因而复合树脂对牙齿的粘接性能较差，需要与粘接剂配合应用。

（6）审美性能：复合树脂的审美性能通常指表面色泽、透明度、可抛光性和表面光洁度。前两者主要由着色剂和填料类型决定，后两者主要取决于填料的粒度和抛光手段。所有复合树脂在口腔中使用一段时间之后都会发生轻微变色，主要原因是复合树脂被磨耗后表面粗糙，易沉积菌斑、食物色素而着色。另一原因是复合树脂与牙体之间存在边缘裂缝，有色物沿边缘沉积，从而出现线条状染色。

（7）体积收缩：现有复合树脂均存在一定的聚合体积收缩，其收缩率一般为1.7%～3.7%，体积收缩将导致树脂与牙体之间形成数微米的边缘裂缝，并产生5～8MPa的收缩应力，最终导致食物残渣、各种微生物等向裂缝中的渗透，形成边缘微渗漏。这是复合树脂的一个主要缺陷。聚合收缩与树脂的种类没有明显关系，但收缩方向与树脂的种类有关，化学型向材料的中心收缩，而可见光型则向光源方向收缩。

（8）生物学性能：未固化的复合树脂有一定的细胞毒性，偶尔可见过敏现象。固化后的复合树脂具有良好的生物相容性，可安全应用于牙体修复。复合树脂充填修复后患者牙齿可能出现敏感症状或牙髓炎反应，目前原因尚未完全明了，但多数研究认为是复合树脂边缘微渗漏所致，而非复合树脂固化后残余单体对牙髓刺激导致。渗入充填体缝隙里的细菌及其代谢产物对牙髓有刺激性，可使牙髓充血、水肿，出现术后敏感或牙髓炎症状。

4. 复合树脂的应用 目前使用最多的是光固化复合树脂，具体应用包括，①直接充填修复：纳米复合树脂（美学修复），后牙复合树脂，混合型复合树脂，流动树脂。②间接充填修复（修复体修复）：嵌体，高嵌体，树脂贴面。③复合树脂核修复：前牙全瓷冠的桩核复合树脂。

（二）水门汀

微课：水门汀材料

水门汀又称粘固粉或粘固剂，通常指用金属盐或其氧化物作为粉剂，与专用液体调和凝固而成的无机非金属材料。用于各种修复体及正畸附件的粘接，牙体治疗中的盖髓、护髓、垫底、暂时充填或永久充填、根管充填等。常见水门汀的种类包括：磷酸锌水门汀、聚羧酸锌水门汀、玻璃离子水门汀等（表 1-4）。

表 1-4　水门汀的种类和用途

种类	主要用途
磷酸锌水门汀	修复体的粘固，中龋衬层垫底、充填
聚羧酸锌水门汀	修复体的粘固，衬层垫底、乳牙充填
玻璃离子水门汀	修复体的粘固，衬层垫底、充填、窝沟封闭
氧化锌丁香酚水门汀	修复体的暂时粘固，暂封、深龋衬层垫底
氢氧化钙水门汀	深龋盖髓、保髓、根充、脱敏

1. 磷酸锌水门汀 由粉剂和液剂两组分构成，粉剂是以氧化锌为主的混合物，液剂则以正磷酸水溶液为主。粉剂中可以加入氟化物，以预防继发龋的形成。其性能特点如下。

（1）粘接性能：主要为机械嵌合力，牙釉质粘接力为 2MPa，牙本质粘接力为 1.5MPa。

（2）具有较好的机械强度：压缩强度约为 130MPa，拉伸强度约为 15MPa，若粉液比例不当，调和速度过快，被水和杂质污染，均可导致强度下降。

（3）溶解性：磷酸锌水门汀几乎不溶于水，但可被酸性物质所溶解。长期在口腔环境中它将逐渐被溶解，一般不做永久充填。

（4）生物学性能：磷酸锌水门汀在凝固时及凝固后将释放出游离磷酸，刺激牙髓，粘接修复体时不用于活髓牙。

（5）传导性：是不良导体，不导电、不导热，绝缘性好，当充填厚度 1mm 以上，可隔绝热、电对牙髓的刺激。

（6）凝固时间：一般为 5 ～ 8 分钟，受温度和粉液比例的影响，环境温度越高凝固越快。

（7）应用：修复体的粘固，衬层垫底、暂时充填，深龋不宜直接用该水门汀垫底。

2. 聚羧酸锌水门汀 由粉剂和液剂两组分构成，粉剂是以氧化锌、氧化镁、氟化钙、氟化亚锡、氧化铝为主的混合物，液剂则以聚丙烯酸溶液为主。其性能特点如下。

（1）粘接性能：主要依靠机械嵌合力与化学结合实现，牙釉质粘接力为 3 ～ 10MPa，牙本质粘接力为 2 ～ 6MPa，强于磷酸锌水门汀。

（2）物理、力学性能：机械强度不高，1 天后压缩强度约为 80MPa，拉伸强度约为 8MPa，低于磷酸锌水门汀。

（3）溶解性：微溶于水和唾液，可释放氟离子，预防龋病。

（4）生物学性能：对牙髓及牙龈的刺激很轻，不能促进继发性牙本质形成。与氧化锌丁香酚水门汀相似。不能用于直接盖髓。

（5）应用：修复体的永久性粘固，冠、桥粘接固位，深龋的直接垫底，衬层垫底、暂时充填，乳牙龋洞充填。

3. 玻璃离子水门汀 由二氧化硅、氧化铝及氟化钙粉末和聚丙烯酸溶液发生酸碱反应生成，具有释放氟的特性。将以上原料粉碎、混合，经过 1400 ～ 1600℃高温熔融成玻璃，在水中骤冷后研磨而成 45μm 以下（粘接用时 25μm 以下）的硅酸铝氟玻璃粉末。其性能特点如下。

（1）粘接性能：牙釉质粘接强度为 3 ～ 5MPa，牙本质粘接强度为 2 ～ 4MPa，介于磷酸锌与聚羧酸锌之间。

（2）固化性能：凝固 24 小时后，其压缩强度约为 170MPa，拉伸强度约为 16MPa，有较好的耐磨性。优于其他水门汀，但低于复合树脂和银汞合金。

（3）色泽：与天然牙色接近，呈半透明状，能保持稳定，比较美观。具有 X 线阻射性。

（4）传导性：是热和电的不良导体，不导电、不导热，绝缘性好。

（5）溶解性：在人工唾液中有轻度溶解，低于其他水门汀。

（6）抗龋性能：作为“氟库”的长期释氟功能，这对修复体周围的牙齿结构及邻牙均有影响，可起到防止继发龋产生的作用。

（7）生物学性能：对牙髓所产生的刺激性略强于改进的氧化锌丁香酚水门汀和聚羧酸锌水门汀，而明显低于磷酸锌水门汀。牙本质的有效厚度大于 1.5mm 时，对牙髓无影响。深洞近髓时最好用氢氧化钙类材料垫底以保护牙髓。

（8）边缘适合性：良好的边缘适合性减少了边缘微漏。玻璃离子水门汀的热胀系数和牙体组织比较接近，并且与牙齿具有化学粘接性能，这是边缘适合性好的根本原因。

（9）应用：牙体缺损，龋洞充填，冠桥粘接剂，垫底材料，窝沟封闭剂。对洞型要求不严，较深的洞应使用氢氧化钙垫底。

4. 氧化锌丁香酚水门汀 以氧化锌为主要成分的粉剂，液剂主要为丁香酚或其改性物。其性能特点如下。

（1）粘接性能：粘接力主要是机械嵌合力，粘接强度较低。

（2）阻聚性能：对自由基聚合反应有阻聚作用，当采用复合树脂充填修复窝洞，以及准备用牙本质粘接剂修复窝洞时，不宜直接用含丁香酚的水门汀作衬垫。

（3）传导性：是热和电的不良导体，不导电、不导热，绝缘性好。

（4）生物性能：对牙髓的刺激作用很小，对发炎的牙髓具有一定的镇痛和安抚作用。

（5）阻射性：有一定的 X 射线阻射作用。

（6）溶解性：溶于水和唾液，机械强度较差，不能做永久充填和粘接，垫底一般需要双层垫底。

（7）应用：主要应用于暂时粘固、暂时充填和垫底。

5. 氢氧化钙水门汀 由基质和催化剂组成。常配成双糊剂，多用于盖髓，故又称为氢氧化钙糊剂或盖髓剂。生物相溶性好，能促进牙本质再矿化和修复性牙本质的形成，为最常用的盖髓剂。其性能特点如下。

（1）粘接性能：湿度对凝固影响很大，水或加速剂（如硬脂酸锌）可加速固化，不宜做粘接剂。

（2）物理、力学性能：强度较低，压缩强度约 20MPa，固需第二层垫底，且不宜太厚。

（3）溶解性：在口腔环境中溶解度较大，强度低，不宜作粘接剂。

（4）生物性能：pH ＞ 12，呈碱性，可杀灭或抑制细菌生长，能促进洞基底钙化和形成继发牙本质。生物性能好，特别适用于深龋保髓和盖髓，还可以用于根管充填和脱敏。

（三）根管充填材料

根管治疗是牙髓病和根尖周病主要的治疗方法，包括根管预备、根管消毒和根管充填三个部分，其中根管充填是非常关键的一步。根管治疗后封闭根管和髓腔的材料称为根管充填材料。作为口腔护士，必须掌握常见根管充填材料的类型和特点。理想的根管充填材料应具备以下性能：生物安全性好，不刺激根尖周组织；在凝固过程中体积不收缩，凝固后与根管壁无间隙，严密封闭根管；具有 X 线阻射性，便于检查是否充填完善；操作简便，用简单方法即可将根管充填完满，必要时能从根管中取出；能长期保存在根管中而不被吸收；不使牙体变色；价廉，利于推广；具有一定的抗菌性能。临床所用根管充填材料分固体类根管充填材料、根管封闭剂和液体类根管充填材料三类。

1. 固体类根管充填材料 主要是牙胶尖，由于牙胶尖难以紧密贴合根管壁，因此牙胶尖与根管充填糊剂联合使用是根管治疗的常规方法。牙胶尖是以天然树脂为主要成分的细锥形固体充填尖，在牙齿根管充填中应用历史悠久，是目前临床应用最广泛的根管充填材料。用于根管充填的牙胶尖分为标准尖和非标准尖。标准牙胶尖锥度为 2%，尖部圆钝，与国际标准化组织根管锉的大小一致，从 15 号到 40 号（10# 紫色、15# 白色、20# 黄色、25# 红色、30# 蓝色、35# 绿色、40# 黑色）；非标准尖的锥度较标准牙胶尖大，如 4% 或 6%，部分非标准牙胶尖尖部呈锥形。

（1）组成：主要由古塔胶（10% ～ 20%）、氧化锌（61% ～ 75%）、蜡或松香（1% ～ 4%）、硫酸钡（10%）组成，有的产品还添加氢氧化钙、碘仿等抗菌物质。古塔胶是一种天然橡胶，常温下是硬而似革的树脂状物质，呈黄白色或棕红色。60℃开始软化，一般将古塔胶熔化后混入各种填料，加工制成牙胶尖。氧化锌为填料成分，蜡或松香可增加牙胶尖的可塑性，硫酸钡作为重金属盐可使牙胶尖具有 X 线阻射性。

（2）性能：①口腔温度下具有一定的可塑性，通过充填器施压可使其塑性变形而充入主根管，但是难以充入侧副根管。②填压后有一定的回弹性，但是弹性低，难以通过弹性变形进入较弯曲根管。③可被氯仿桉油醇、氟烷等溶剂软化、溶解，溶解使其具有流动性，因此根管充填后，如有必要，可以溶解取出。应避免用丙酮或乙醇浸泡，否则材料会吸收溶剂发生溶胀。④具有 X 线阻射性。⑤对根管壁牙本质缺乏粘接性，根管封闭性不佳，需要与根管封闭剂联用。⑥具有良好热塑性，加热至 60℃时开始软化，软化后用注射器注入根管内，容易进入弯曲及侧副根管，但操作不当容易超充，可能会对根尖周组织有一定的刺激性。牙胶尖在 60 ～ 65℃时变软化，并于约 100℃时左右熔化，因此它不能通过用热灭菌法来灭菌加热方法消毒，可使用5%次氯酸钠溶液对其进行浸泡灭菌。⑦具有良好的生物相容性和安全性，对根尖周组织无刺激、无毒。⑧当牙胶尖暴露于日光下，会氧化并发脆，因此，在使用前应检查是否保持韧性。

（3）应用：一般情况下使用冷牙胶侧方加压充填牙胶尖，而对于狭窄、弯曲、形态复杂、有器械折断的根管可采用热牙胶充填技术、连续波充填技术。热牙胶充填法的根管封闭性能优于一般牙胶根管充填法，前者根充后可形成一致密的整体。热牙胶与根管糊剂类材料联合使用，可封闭热牙胶与管壁间不规则间隙及侧副根管，还可润滑管壁，有助于热牙胶的流动。但是，热牙胶充填也存在一些不足，例如易超充填、加热或充填压力不当损害根尖周组织或引起牙周损伤。

2. 根管封闭剂　主要用于封闭已预备消毒完善的根管，防止根管内的炎症向根尖周围组织扩散，可以单独应用，也可与牙胶尖一起使用。它的主要作用是：用作充填材料，将牙胶尖与根管壁粘结在一起，充填牙胶尖与根管壁之间的间隙；作为润滑剂，可提高牙胶尖的就位性；用作杀菌剂，具有防腐、防臭、减少渗出及抗菌、抑菌作用，可促进根尖周病灶的修复与根尖闭合；用作定位剂，可以给副根管、牙内吸收、根折及其他固体材料无法进入的间隙定位。

将根管封闭剂放置于牙胶尖与根管壁之间的缝隙中，可以进入弯曲、狭窄的根管、副根管、根分叉及根分歧等复杂的根管系统内，弥补了牙胶尖即使经过加压或加热变形后也难以完全进入弯曲、狭窄根管的缺点，起到固定牙胶尖、封闭根管、促进根尖周病变愈合的目的。常用的根管封闭剂种类较多，一般由粉与液调拌而成糊状，充填后可硬化，也有双糊剂型的材料。常用的材料有氧化锌－丁香酚类封闭剂、氢氧化钙类封闭剂、树脂类封闭剂、硅酮基类封闭剂、硅酸钙类封闭剂、玻璃离子类封闭剂、碘仿糊剂等。

（1）氧化锌－丁香酚封闭剂：氧化锌作为基质，具有一定的消毒和收敛作用，丁香酚对多种细菌具有杀灭作用，凝固后对根管封闭作用良好，少量超出根尖孔时可被缓慢吸收，但因其对根尖周组织有一定刺激性，超充填会使根尖周组织发生轻微炎症，导致疼痛、愈合缓慢。临床上多用于年轻恒牙、乳牙、根尖无病变的根管。

（2）氢氧化钙封闭剂：由含氢氧化钙、碘仿和抗菌药的粉剂与含丙二醇、蒸馏水和丁卡因的液剂调拌而成；单糊剂型常用比塔派克斯（Vitapex）糊剂。氢氧化钙封闭剂作用机理如下：①氢氧化钙类根管封闭剂含有强碱性的氢氧化钙，充填根管后可以释放大量的OH^-，形成强碱性环境，既可以水解细菌内毒素；又对细胞膜和蛋白质结构产生破坏作用，因此该材料具有较强的抗菌、抑菌作用。②氢氧化钙可促进根尖周感染病灶的修复与根尖闭合，尤其适合年轻恒牙的根尖诱导成形术；氢氧化钙还具有促进根尖周骨缺损愈合的功能。③有些封闭剂含有碘仿，而碘仿具有良好的防腐、除臭、减少渗出作用，因而含有碘仿的氢氧化钙类糊剂可以用于脓性渗出性感染根管。此外，还赋予封闭剂X线阻生性。④单糊剂型氢氧化钙类封闭剂含有硅油，在根管内不凝固，有利于氢氧化钙的缓慢释放，但也容易被吸收。⑤粉液型和双糊剂型封闭剂凝固过程中体积收缩小，有些产品吸水后有轻微的体积膨胀。该材料凝固后水溶解性较大，容易被组织溶解吸收，可能降低其封闭性能。

临床上可用作根管暂时性充填，起消毒、消炎及促进根尖周组织愈合的作用；也可与牙胶尖及其他封闭剂联合使用，用于年轻恒牙根尖诱导成形术及乳牙根管永久性充填。

（3）树脂类封闭剂：由环氧树脂组成，与引发剂混合后可缓慢固化。树脂类封闭剂特点如下：固化时间较长，有足够操作时间，流动性好，加压充填后容易渗入侧副根管；固化后聚合收缩小，根管密封性好；固化后不易溶于水，体积稳定；密封性、粘接性及抗菌性较好。临床上常与牙胶尖联合应用于根管永久性充填，也可单独应用。需要注意的是：过氧化氢与环氧树脂相遇时会产生气泡，应确保根管内无残留过氧化氢；若患者对环氧树脂过敏则禁止使用；操作中应尽量避免眼睛、口腔黏膜和皮肤接触未固化的材料；避免吞咽材料；不宜超出根尖孔。

（4）硅酸钙类封闭剂：三氧化矿物凝聚体（mineral trioxide aggregate，MTA），是近年来出现的具有牙体硬组织穿孔修补、活髓保存治疗、根管充填等多种用途的材料。主要由硅酸三钙、硅酸二钙、铝酸三钙、铁铝酸四钙及硫酸钙硅组成，而且含有射线阻射物三氧化二铋。MTA 的凝固反应过程非常复杂，主要是在潮湿条件下发生的水化反应，钙硅酸盐水合物凝胶聚合硬化，形成具有一定微孔和强度的固体。其基本性能特点包括：① MTA 具有良好的生物相容性，能更好地诱导根尖周组织的愈合反应。② MTA 与水调和后，凝固时间较长，达 2 小时 45 分钟，便于医生护士操作。③ MTA 水中溶解率较小，凝固后 24 小时压缩强度为 40MPa，21 天后压缩强度为 67MPa。④凝固过程中伴有轻微的体积膨胀，充填根管后有优良的边缘封闭性能。⑤凝固反应中会产生氢氧化钙晶体，反应产物呈强碱性，因此具有良好的抑菌作用和盖髓效果，MTA 对感染根管中常见的兼性厌氧菌具有较强抑菌作用，但对厌氧菌无效。⑥加入三氧化二铋后具有 X 线阻射性，且其阻射性明显高于牙本质和牙胶尖，使其在 X 线片上很容易辨别。⑦用 MTA 盖髓，钙桥形成与传统氢氧化钙相同，但它对牙髓的刺激性较小。

一般与牙胶尖联合应用，也可单独应用。主要用于直接盖髓、活髓切断、根尖诱导成形术、修复根管侧壁穿孔、根管充填、根尖倒充填等，不适用于保留滞留的乳牙。调拌注意事项：使用 MTA 时，将粉与蒸馏水调和成粒状、砂状混合物后，用特制的充填器械充填入根管中；此材料难以操作，正确的粉液比将使粉剂获得良好的水合作用，需严格按照产品说明书规定的粉液比进行调拌；MTA 的固化需要在有水的环境进行，必要时将湿棉球直接放置于材料表面使其固化，一般需要 4 小时才能达到完全固化。

四、粘接材料

两个同种或异种的固体物质，由于介于两者表面的另一物质的作用而产生牢固结合的现象称为粘接或粘合。能将某种或多种固体材料粘合起来的物质，称为粘接剂或粘合剂。将修复体或修复材料粘接到口腔硬组织表面的物质，称为口腔粘接剂。被粘接的固体物质，则称为粘接体或被粘物。被粘接的部分称为粘接面或粘接界面。

1. 粘接材料的种类和组成

（1）分类：按被粘物分类分为牙釉质粘接剂、牙本质粘接剂、骨粘接剂、软组织粘接剂；按应用方式分类分为充填修复粘接剂、固定修复粘接剂、正畸粘接剂和颌面缺损修复粘接剂等。

（2）组成：由底漆和粘接树脂组成。①底漆：又称底涂剂、处理剂，是含有机溶剂（丙酮或乙醇）的亲水单体。由双性树脂单体组成，渗入脱矿的牙本质，聚合成混合层。其中溶剂挥发后可以置换牙本质表面和胶原网中的水及空气，使树脂单体渗入。亲水单体对牙本质湿润性较好，是良好的树脂助渗剂，促进疏水树脂对牙本质的湿润。高效底漆含有疏水单体，使亲水牙本质变成疏水，以利于粘接剂渗入暴露的胶原纤维网。②粘接树脂：树脂基质、稀释剂、粘接性单体等。

2. 表面处理技术

（1）牙釉质表面处理：一般采用 30%～50% 磷酸液或凝胶（又称釉质表面处理剂或酸蚀剂），

常用37%磷酸液或凝胶。酸蚀机制：提高釉质表面能，增强粘接剂表面润湿效果；粗糙化牙面，提高机械嵌合力。牙釉质表面酸蚀时间一般为15～30秒，乳牙和氟牙症需要延长酸蚀时间至1～2分钟。牙釉质距离牙髓腔较远，不会对牙髓组织产生刺激。

（2）金属粘接面处理：金属粘接面的处理主要包括表面粗糙化和表面改性。①表面粗糙化可以增加粘接面积，有利于粘接剂在表面形成机械嵌合固位力。表面粗糙化处理也能去除表面污染物，提高粘接面的表面粘接能力。表面粗糙化包括：打磨、喷砂、化学蚀刻和电解蚀刻等，打磨和喷砂都可以去掉金属表面污染物和松散的氧化膜，喷砂能形成更细致的微观结构，有利于提高表面润湿性，最好在实施粘接前在椅旁进行喷砂操作，以获得最佳粘接效果。②表面改性常采用表面镀锡和表面形成二氧化硅涂层的方式。

（3）陶瓷粘接面处理：主要有两个方面，即表面粗糙化和表面改性。常用的表面粗糙化处理方法有打磨、喷砂及氢氟酸蚀刻，表面改性有二氧化硅涂层技术。打磨、喷砂对所有的陶瓷都有效，其中喷砂的效果明显优于打磨。喷砂所用的一般为50μm的氧化铝粉，喷气压力为0.4MPa左右。氢氟酸蚀刻对硅酸盐类陶瓷（如长石质瓷、白榴石陶瓷、铸造陶瓷）效果良好，而对氧化铝陶瓷和氧化锆陶瓷等非硅酸盐类陶瓷效果一般，这是因为氢氟酸能溶解硅酸盐陶瓷中的二氧化硅，使表面形成有利于粘接的沟纹和小孔，而非硅酸盐类陶瓷则无此种作用。临床上常将喷砂、酸蚀结合起来应用。氢氟酸蚀刻剂一般使用3%～10%的氢氟酸水溶液，蚀刻时间大多为2～7分钟。

修复体的化学粘接流包括：①瓷表面处理，玻璃陶瓷使用氢氟酸酸蚀，冲洗，吹干，涂布硅烷偶联剂；氧化锆陶瓷采用氧化铝颗粒喷砂，涂布锆底漆。②牙面涂布粘接剂（通用型粘接剂）。③使用双固化或光固化树脂水门汀。

3. 粘接剂的应用

（1）牙釉质粘接剂：主要用于仅涉及牙釉质的粘接修复，包括正畸托槽粘接、牙釉质树脂贴面的修复、牙釉质缺损修复等。注意事项：①牙釉质酸蚀后应当充分冲洗，冲洗后吹干酸蚀面，酸蚀后的牙釉质一般为无光泽的白垩色，代表酸蚀成功。②涂布粘接剂后应当用气枪吹均匀在进行光固化。③若酸蚀面被唾液污染，需重新进行酸蚀、冲洗和吹干。

（2）牙本质粘接剂：既可以用于牙本质粘接，也可以用于牙釉质粘接，因此又称为牙齿粘接剂，目前大多数牙本质粘接剂都是需要光固化进行聚合的。主要分为酸蚀－冲洗粘接剂和自酸蚀粘接剂；前者在使用单独的酸蚀剂之后能去除玷污层，需要进行彻底冲洗；后者不需要使用单独的酸蚀剂，粘接剂本身含有酸性单体可以溶解玷污层，不需要进行冲洗，操作简便。由于牙本质富含水分，其粘接难度远大于牙釉质粘接。

迄今为止，牙本质粘接剂已经从经典的第四代粘接剂，发展为第八代粘接剂（表1-5）。第四代粘接系统提出全酸蚀理论和牙本质湿粘接概念，全酸蚀理论指用一种酸蚀剂同时处理牙釉质和牙本质；第四代粘接系统为三步法全酸蚀三组分（酸蚀剂、底漆和粘接剂）粘接系统。第五代粘接系统两步法酸蚀粘接系统，将底漆和粘接剂合为一体。第六代粘接系统为自酸蚀粘接系统，不需要进行酸蚀。第七代粘接系统为将酸蚀剂、底漆和粘接剂合为一瓶，一步操作即可完成酸蚀、预处理及粘接。近年来出现新型通用型粘接剂，普遍适用于全酸蚀技术、自酸蚀技术及选择性酸蚀技术，能够和所有的水门汀兼容，还能用于贵金属、非贵金属、氧化锆、硅酸盐陶瓷等修复材料的粘接，并且无需特殊的表面处理剂，操作简单，粘接效果良好，广泛应用于直接修复和间接修复，因此被认为是第八代牙本质粘接剂。

表 1-5　牙本质粘接剂的分类及特点

粘接剂	组分	玷污层	特点
第四代 三步法 酸蚀－冲洗	酸蚀剂 底漆 粘接剂	去除	三组分、全酸蚀技术湿粘接技术
第五代 两步法 酸蚀－冲洗	酸蚀剂 底漆＋粘接剂合为一瓶	去除	单瓶系统、全酸蚀技术、湿粘接技术、操作简单，节省时间
第六代 两步法 自酸蚀	底漆 粘接剂	溶解渗透	改性的玷污层、牙本质脱矿层和底涂剂共同形成混合层，粘接强度和边缘封闭性能好
第七代 一步法 自酸蚀	底漆＋粘接剂合为一瓶	溶解渗透	“多合一”，改性的玷污层、牙本质脱矿层和底涂剂共同形成混合层
第八代 一步法 通用型	底漆＋粘接剂合为一瓶	溶解渗透	全酸蚀技术、自酸蚀选择性酸蚀

五、窝沟封闭剂

窝沟封闭剂又称防龋涂料，是 21 世纪 60 年代发展起来的一种新型的口腔高分子材料。将它涂布于牙面的窝沟处，固化后形成一个屏障，能有效地封闭牙齿𬌗面的点隙裂沟，隔绝口腔环境中的致龋因素对牙齿的侵害，从而达到防止龋病的发生。它的问世，为口腔预防医学开辟了新的防龋途径。窝沟封闭剂作为目前常见的窝沟封闭剂有四种。

1. 树脂类封闭剂　含有氨基甲酸乙酯或双酚 A- 二甲基丙烯酸缩水甘油酯单体，可被化学催化剂、引发剂或特殊强度的光及波长的光照聚合。可为不含填料、无色或着色的透明材料，也可为含有填料、不透明的牙色或白色材料。

（1）树脂类封闭剂的组成：封闭剂通常由有机高分子树脂、稀释剂、引发剂和促进剂及一些辅助剂（如溶剂、填料、氖化物、涂料等）组成（表 1-6）。

1）树脂基质：为封闭剂主要成分，目前广泛使用的是 Bis-GMA，占总质量的 30% ～ 50%。

2）稀释剂：常在树脂基质中加入一定量活性单体作为稀释剂，以降低树脂黏度。一般有双甲基丙烯酸二缩三乙二醇酯，占总质量的 50% ～ 70% 丙烯酸缩水甘油酯等。

3）引发剂和促进剂：可分为自凝固化型与光固化型两种，前者常由引发剂 BPO 和促进剂 DHET 组成；光固化引发剂中，常采的光敏剂为樟脑醌和促进剂甲基丙烯酸二甲氨基乙酯。光敏剂经过一定波长的照射，在光敏促进剂的作用下，通过光学反应产生活性自由基，进而引发树脂基质交联固化。

表 1-6　树脂类封闭剂的组成

组成	成分	作用
树脂基质	双酚 A- 二甲基丙烯酸缩水甘油酯	赋予可塑性、固化特性和强度
无机填料	石英、二氧化硅、玻璃粉	增加强度、硬度和耐磨性
稀释剂	双甲基丙烯酸二缩三乙二醇酯	降低树脂黏度
引发剂	BPO、樟脑醌	引发单体聚合固化
促进剂	DHET、甲基丙烯酸二甲氨基乙酯	引发单体聚合固化
颜料	钛白粉	使材料呈乳白色
阻聚剂	对苯二酚、对羟基苯甲醚	防止储存中发生聚合

（2）树脂类封闭剂的类型与特点：依照固化方式可以分为光固化与自凝固化两种，其中有些封闭剂添加了一定量的填料或染料，或两者兼有之。

光固化封闭剂目前常用的光源为 430 ～ 490nm 的可见光。光固化封闭剂的优点是：①抗压强度较大且封闭剂表面光滑，可在医生认为适当的时间使封闭剂固化，且花费时间较少（10 ～ 20 秒）。②操作方便，容易掌握，不需调拌，克服了自凝固化时易产生气泡及固化过快或太慢的缺点，但操作需要特殊设备可见光固化机，可见光固化机的波长、光密度可影响固化深度和硬度，应注意其性能。

自凝固化的方法不需要特殊设备，花费较少。但由于涂布前调拌混合树脂基质与催化剂，材料经聚合反应在 1 ～ 2 分钟内即固化，因此调拌后医生须及时涂布，在规定时间内完成操作过程，否则就会由于操作时间长，在未涂布时就开始固化，或增加污染的机会而影响到封闭的质量。此外，调拌过程也可能产生气泡。

为了提高封闭剂的压缩强度、硬度和耐磨性，有的封闭剂中还会加一定量的填料，其粘接强度、固化时间和保留率不受影响。有专家认为，加填料的光固化封闭剂较无填料的封闭剂更好，但加入填料后，封闭剂的流动性会受到一些影响。封闭剂可以是无色透明的，但为了便于检查识别保存率，可在封闭剂中加入少量染料。常为白色、红色、粉色、蓝色等，加入染料后其防龋效果与保留率无明显区别。

2. 玻璃离子封闭剂　由二氧化硅、氧化铝及氟化钙粉末和聚丙烯酸溶液发生酸碱反应生成，具有释放氟的特性。长时间释放氟离子可以增加牙釉质、牙骨质含氟量，预防早期龋；通过释放氟离子和玻璃离子凝固早期酸性作用，可使细菌数量减少。

3. 树脂改性玻璃离子封闭剂　是加入了树脂成分的玻璃离子封闭剂。该封闭剂既保持了玻璃离子释放氟的特性，又比传统玻璃离子封闭剂的工作时间更长，受水的影响更小。

▶知识拓展

银汞合金

银汞合金是汞与由银、锡、铜等组成的合金粉发生反应生成的一种特殊合金。银汞合金具有优良的性能，曾被广泛应用于口腔临床。但因其颜色灰黑，不美观；与牙体组织无粘接性，要求医生窝洞制备必须具有固位性；汞对人体的危害性等问题限制了它的使用，目前仅在经济不发达地区偶有使用。银汞合金虽然在局部可导致极个别人变态反应，但发生率小于1%，对牙髓和牙龈的毒副作用更为罕见，银汞合金充填物中残余的汞导致患者中毒的风险极低。因此，世界卫生组织认为，用银汞合金充填修复牙齿缺损是安全的。

—• 考试知识点总结 •—

—• 本章小结 •—

—• 协和云课堂…… 拓展练习及参考答案 •—

（刘泽念　蔡成莲）

第二章　口腔颌面及牙体牙周组织解剖生理

教学课件

学习目标

素质目标

（1）具有诚实守信、爱岗敬业、救死扶伤、大爱无疆的职业精神。

（2）具有尊重尸体、保护隐私的服务精神。

（3）具有患者利益至上、以患者为中心的服务理念。

知识目标

（1）掌握：口腔前庭、固有口腔的解剖结构，牙的名称、数目、记录符号。牙萌出的生理特点及顺序及牙的组成、牙体组织结构。

（2）熟悉：唇、颊的解剖标志点和牙冠、牙弓或牙列的概念、腮腺导管的开口、切牙孔、腭大孔的位置。

（3）了解：颈外动脉、颈内动脉的主要分支及走向，面部浅、深静脉的主要分支、三叉神经和面神经的分布特点及支配区域和主要功能。

能力目标

（1）能够运用口腔颌面部解剖生理特点，增强对口腔护理特殊性的理解。

（2）能够说出口腔颌面解剖结构名称。

（3）能够进行牙位记录。

案例导入

【案例】

患者，男，7岁。半年前发现右下磨牙部分牙齿发黑，咀嚼食物时疼痛不适，门牙还没有开始替换，看到同龄儿童都更换了新门牙，患者父母很担心，不知道如何处理，是否需要去医院进行治疗，还是属于正常情况，继续观察等待即可？

【问题】

1．患者的情况是正常的吗？如何有效培养儿童良好的口腔卫生习惯，并鼓励家长参与其中？

2．应如何与家长沟通导致这种情况的原因，安抚家长不要过度担心？

·核心知识拆解·

口腔与颌面颈部统称为口腔颌面部，上界至额部发际线，下至颈部，右边界为颞骨乳突连线，但不包括眼、耳、鼻、咽喉等器官在内。口腔颌面部位于消化道和呼吸道的起始端，向前经口裂与外界环境相通，向后经咽峡与耳、鼻、咽、喉相通。口腔颌面部解剖特点：一方面，该区域内的解剖结构极其复杂，而且范围相对狭小，湿度及温度都非常适宜细菌繁殖生长，同时由于其位置外露，易受外伤，且容易感染，但口腔颌面部血运丰富，抗感染力强，伤口愈合快；另一方面，该区域结构是否完整常直接影响面部美观与否，故与多个临床学科密切相关，如头颈部外科、耳鼻喉科、整形外科及神经外科等。在临床上，口腔颌面部以发际、眉心、鼻底为界，将面部分为上、中、下三等分。在临床上，口腔颌面的疾病多发生于面中和面下两部分。口腔护士要掌握口腔颌面部及牙体牙周组织的基本解剖结构及生理特点，才能更好地理解后续口腔常见疾病的病因及护理措施，同时也能更好地配合医生进行患者病历资料的整理，以及更准确地向患者讲解口腔疾病的特点和预防措施，有利于医护患的沟通。

第一节　口腔颌面部解剖生理

口腔作为消化道的起始部分，参与消化的过程，具有咀嚼、吞咽、味觉、辅助呼吸的功能，此外，唇、齿、舌、腭等是构音的重要器官，具有协助发音的作用。临床上，以上下牙列、牙龈及牙槽黏膜为界，将口腔分为口腔前庭和固有口腔两部分（图 2-1）。

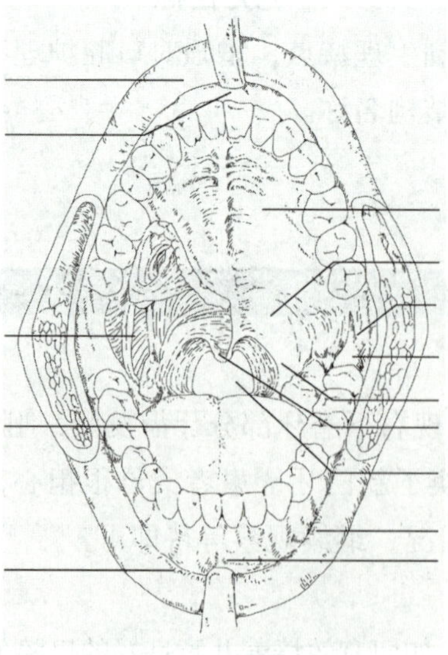

图 2-1　口腔表面解剖

一、口腔前庭

口腔前庭指位于上下牙列、牙龈及牙槽黏膜与唇、颊部之间的“U”形间隙（图 2-2）。上下牙列咬合时，口腔前庭与固有口腔可通过最后磨牙远中面的空隙相连通，在临床上，牙关紧闭或者颌间固定的患者可通过该空隙进食流体食物。口腔前庭表面解剖标志包括口腔前庭沟、颊系带、唇系带、腮腺管乳头、磨牙后区、翼下颌皱襞和颊脂垫尖等。其中口腔前庭沟黏膜下组织松软，是口内局部浸润麻醉常用的穿刺及手术切口部位。

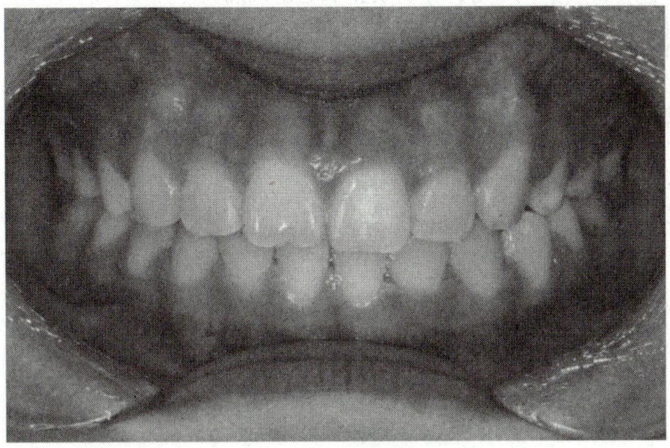

图 2-2　口腔前庭唇

（一）唇

唇的上界为鼻底，下界为颏唇沟，两侧为唇面沟，上、下唇之间的横向裂隙为口裂，将唇分为上唇和下唇。口裂两侧上下唇交界处为口角，静止状态下其位置对应尖牙与第一前磨牙之间。

上、下唇解剖标志包括唇红缘、唇珠、唇峰、人中点、人中嵴（图 2-3）。唇红指上、下唇的游离末端，是皮肤和黏膜的移行区。与皮肤的交接处称为唇红缘，上唇的唇红缘呈“M”形，称唇弓。唇红分为干性唇红（皮肤角化层较厚）和湿性红唇（受唾液滋润）。唇红缘以上的唇部皮肤为白唇。人中是鼻小柱根部向下至唇红缘的纵形浅沟，其与唇弓的交点为人中点。人中两侧稍隆起的皮肤嵴称人中嵴，其向下延伸与唇峰相接。

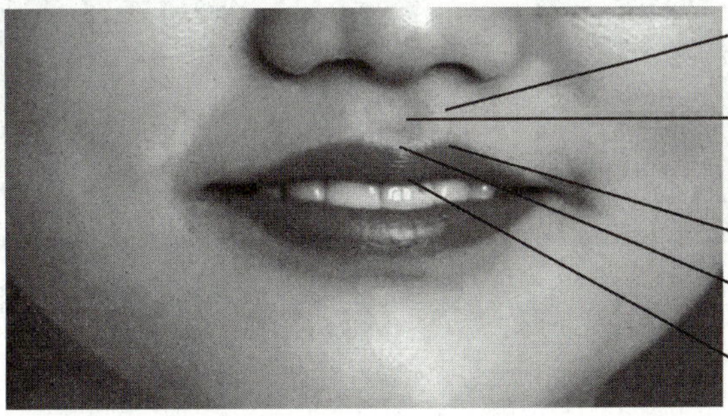

图 2-3　唇的解剖标志点

唇部组织由外向内分为皮肤、皮下组织、肌肉（口轮匝肌为主）、黏膜下层和黏膜。手术时，唇部组织应分层对位缝合，尽量减少疤痕形成，以免造成畸形。唇部皮肤内有丰富汗腺、皮脂腺和毛囊，正常毛囊内有细菌存在，皮肤不洁或剃须等引起皮肤损伤，易诱发疖痈，病原菌主要是金黄色葡萄球菌。黏膜下层有黏液腺，分泌黏液润滑口腔，当不自觉咬下唇使腺体受损时，容易形成黏液囊肿。在内侧口角区黏膜下有颌外动脉，唇部手术时压迫此血管可以止血。

（二）颊

颊部位于面部两侧，为口腔前庭外侧部。上界至颧骨下缘，下界至下颌骨下缘，前界至唇面沟，后界至咬肌前缘。颊由皮肤、皮下组织、颊筋膜、颊肌、黏膜下层和颊黏膜构成。颊部含有丰富的脂肪组织及颊脂垫，有面神经分支及腮腺导管通过。若颊部受外伤时，应仔细检查面神经及腮腺导管损伤情况，以免引起面瘫和涎瘘。若颌面部感染波及颊脂垫时，可能会导致炎症发展迅速，肿胀波及整个颊部，并可向周围间隙扩散，形成面部多间隙感染。

二、固有口腔

固有口腔是口腔的主要部分，上界为硬腭和软腭，下界为舌和口底，前界和两侧均为上、下牙弓，后界为咽峡。

（一）牙弓

上、下颌牙齿按一定顺序、方向和位置分别排列在上、下颌牙槽骨上，形成连续的弓形，称为上、下牙弓或牙列。上牙弓（图 2-4）大于下牙弓（图 2-5），便于下颌进行咀嚼运动时保护唇颊侧软组织，防止咬伤。人类一生中有两副牙列，恒牙列共 28 ～ 32 颗牙，乳牙列共 20 颗牙，左右对称，上下对应。根据牙的功能及形态不同，可分为切牙、尖牙、前磨牙和磨牙；根据牙的部位可分为前牙和后牙。

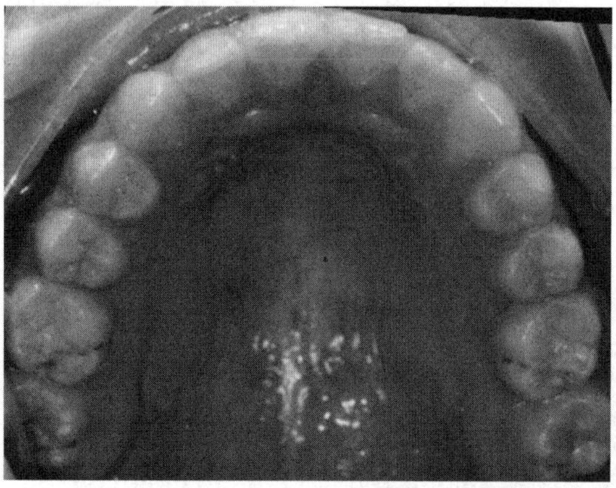

图 2-4　上牙弓

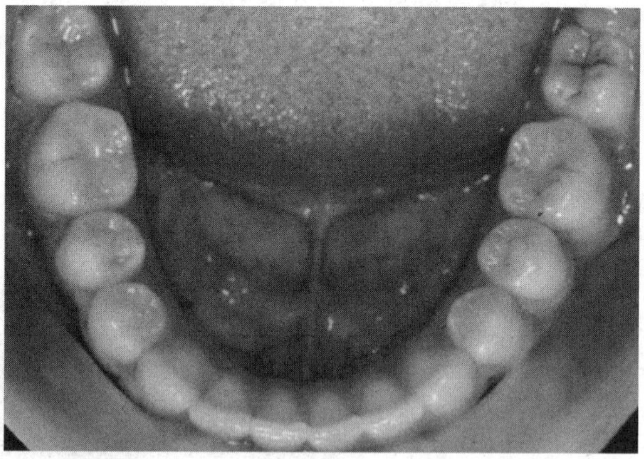

图 2-5　下牙弓

（二）腭

腭又名口盖，是口腔的顶部，将口腔与鼻、咽部隔开，由硬腭和软腭组成，参与吞咽、语音构音及声音共振等活动。腭的前 2/3 为硬腭，后 1/3 为软腭。硬腭呈穹隆状，周围有牙弓围绕，其口腔面可见以下具有临床意义的表面标志（图 2-6）。

1. 腭中缝　硬腭中线上纵向的黏膜隆起。

2. 切牙乳头　位于腭中缝前端，上颌中切牙间之间的腭侧的黏膜突起。其深面为切牙孔，有鼻腭神经及血管通过此孔，且是鼻腭神经阻滞麻醉进针的标志。

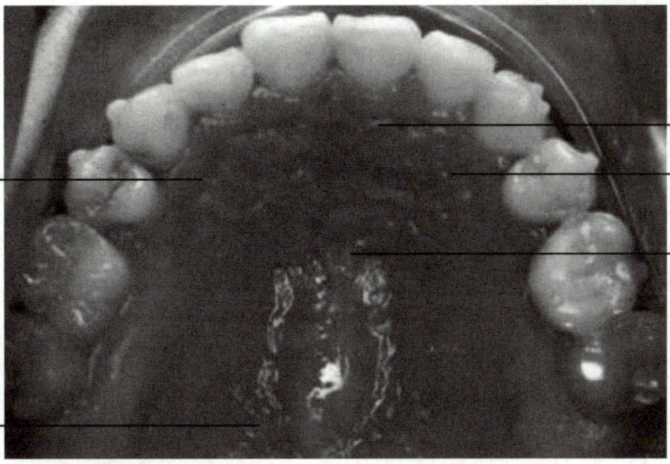

图 2-6　硬腭的表面标志

3. 腭皱襞　位于前部腭中缝两侧的不规则软组织隆起。

4. 腭大孔表面解剖位置　在上颌第三磨牙腭侧，相当于腭中缝到龈缘之外中 1/3 交界处，硬腭后缘前方约 0.5cm 处，可见左右各有一处凹陷的黏膜，其深面为一骨孔，称腭大孔，有腭前神经及腭大血管通过此孔，凹陷的黏膜处为腭前神经麻醉的表面标志。

软腭为硬腭向后的延伸，软腭后缘的中央向下呈指状突起，称为悬雍垂（亦称腭垂）；软腭后缘游离，斜向后下，称为腭帆；软腭后部向两侧形成两条前后向的弓形皱襞，前方的弓形皱襞向下移行于舌板，称为腭舌弓，后方的弓形皱襞移行于咽侧壁，称为腭咽弓。腭舌弓与腭咽弓之间的凹陷为扁桃体窝，可容纳腭扁桃体，左右各一个。

（三）舌

舌为口腔内重要器官，具有协助咀嚼、吞咽、吸吮、参与语言及味觉等重要功能。由舌背和舌腹两部分组成。

舌背是舌的上面，倒“V”形界沟将其分为舌前 2/3（舌体部）和舌后 1/3（舌根部）。舌背黏膜（图 2-7）上有许多乳头状突起称为舌乳头，舌乳头主要包括丝状乳头、菌状乳头、轮廓状乳头和叶状乳头四种。舌背前 2/3 布满刺状细小突起，上皮有角化呈白色，称为丝状乳头，数量最多；菌状乳头为红色、大而圆、散布于丝状乳头间；在界沟前方有 8 ～ 10 个轮廓乳头，乳头周围有深沟环绕，体积最大，含有味蕾以司味觉；在舌侧缘的后部为数条叶状乳头皱襞。舌后 1/3 无舌乳头，但有淋巴组织结节，称为舌扁桃体。

舌腹（图 2-8）是舌的下面，表面黏膜平滑而薄，正中返折处与口底黏膜相连，称为舌系带。舌主要由横纹肌组成，肌纤维呈纵横交错排列，使舌能向前伸、后缩、卷曲等多方向灵活运动。舌系带过短或其附着点前移，均可导致舌运动受限，表现为舌不能前伸运动，勉强前伸时舌尖呈“W”形（图 2-9），出现卷舌音发音障碍。乳牙未萌出前，舌系带发育是否过短难以判断，一般在 1.5 岁时行舌系带矫正术为宜。

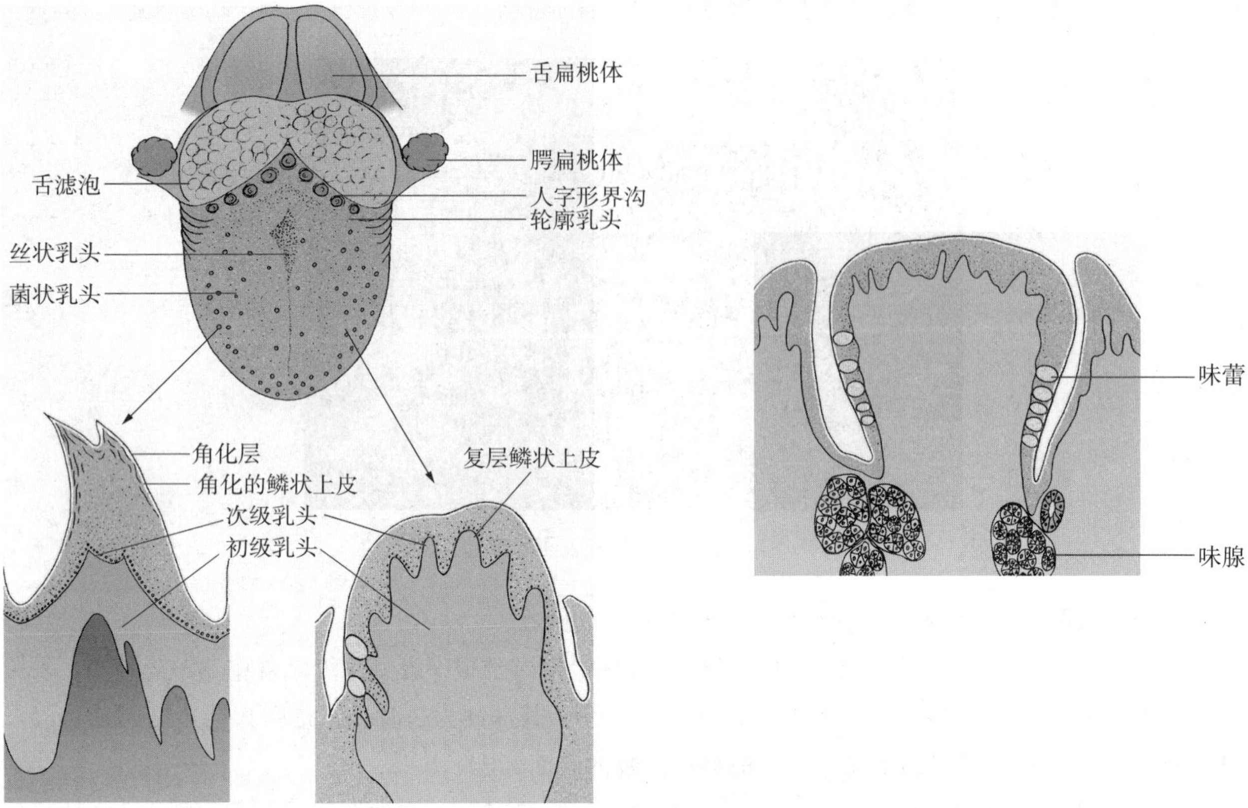

图 2-7　舌背黏膜示意图

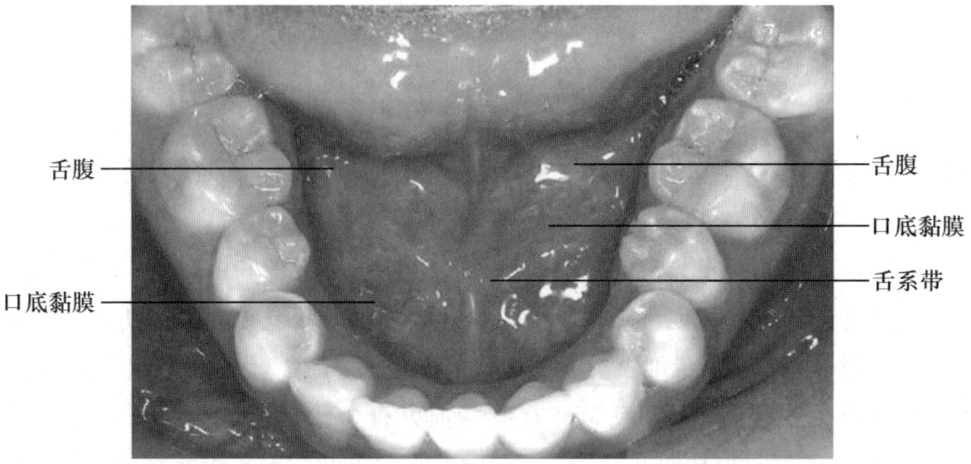

图 2-8　舌腹、舌系带、口底

舌部解剖结构里有轮廓乳头、菌状乳头、叶状乳头等乳头状突起，这些部位及软腭、会厌等处的黏膜上皮中含有味蕾，为味觉感受器，有感受酸甜苦、咸等味觉的功能。由于丝状乳头中无味蕾，故无味觉功能。舌尖部对甜、辣、咸味敏感，舌缘对酸味敏感，舌根部对苦味敏感（图 2-10）。

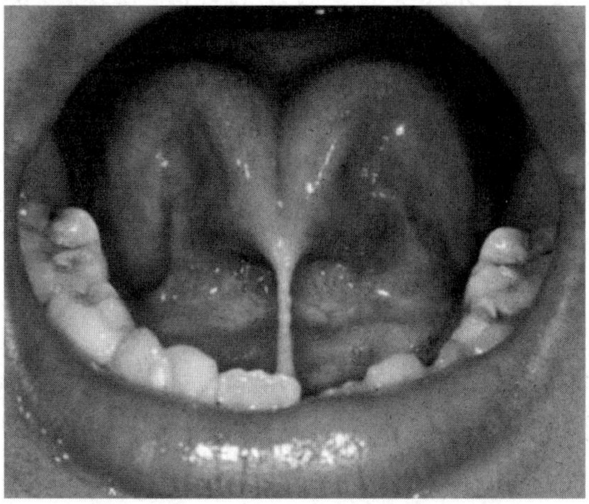

图 2-9　舌尖呈“W”形

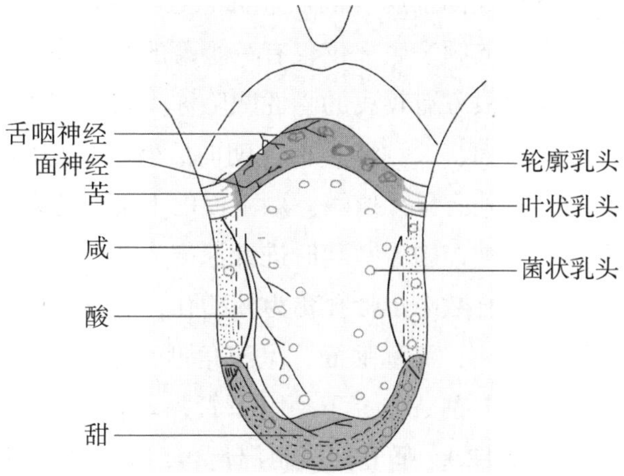

图 2-10　舌头味觉分布示意图

（四）口底

口底指舌根之前，下颌骨体前侧、方内面，下颌舌骨肌和舌骨舌肌之上的区域，表面为黏膜覆盖，又称为舌下区（图 2-8）。在舌系带两侧口底黏膜上的小突起，称为舌下阜，舌下腺和下颌下腺的导管共同开口于此。舌下阜斜向后外的皱襞称为舌下襞，是舌腺小导管开口，其下有颌下腺导管和舌神经行走其间，手术时应避免损伤导管和神经。该区域血管丰富，组织疏松，在外伤或感染时，易形成较大的血肿、脓肿，引起口底肿胀、舌体抬高及舌体活动度变差，易造成呼吸困难，严重时甚至导致患者休克，危及生命。

三、颌骨

口腔颌面部骨由上颌骨、下颌骨、鼻骨、泪骨、颧骨、下颌骨、犁骨、舌骨、腭骨及下鼻甲等形态各异的骨组成，起到支持和保护口腔、鼻腔与眼眶等结构的作用。以上构成颌面部的基本轮廓，并作为软组织的支架。其中以上颌骨与下颌骨和颌面部的关系最为密切。

（一）上颌骨

上颌骨位于面中部，是最大的口腔颌面部骨，左右各一，相互对称，参与构成眼眶底部、口腔顶部、鼻腔侧壁和底部等（图 2-11）。可分为一体（上颌骨体）四突（额突、颧突、腭突、牙槽突）。

1. 上颌骨体　略呈锥体形，分为前、后、上、内四面，中央有上颌窦与鼻腔相通。

（1）前面：又称脸面，其上界为眶下缘，下界移行于牙槽突，内界为鼻切迹，后界为颧突及颧牙槽嵴。在眶下缘中点的下方 0.5 ～ 1.0cm 处有椭圆形的孔称为眶下孔（图 2-11），其内有眶下神经及血管通过，是临床

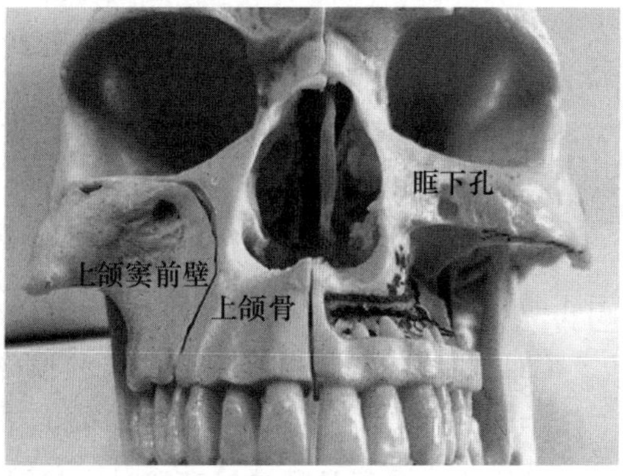

图 2-11　上颌骨

上行眶下神经阻滞麻醉的注射标志点。在眶下孔下方上方前磨牙根尖有一较深的骨性凹陷称为尖牙窝，通常与上颌窦底部仅仅有一很薄的骨板相隔，是提口角肌的起始处。在尖牙窝靠近面中线一侧，上颌切牙的根方有较浅的骨性凹陷称为切牙窝。

（2）后面：又称颞下面，朝向后外，参与颞下窝及翼腭窝前壁的构成，上颌体颞下面与前面在外侧的移行处有颧牙槽嵴。颞下面的下部有比较粗糙的圆形隆起称为上颌结节，其后方有翼静脉丛，行上牙槽后神经阻滞麻醉时进针深度为 2.0 ～ 2.5cm，若进针过深或过上易刺破静脉丛引起血肿。上颌结节上方有数个小骨孔称为牙槽孔，有上牙槽后神经、血管通过。

（3）上面：又称眶面，呈三角形，是构成眶下壁的主要部分。前缘是眶缘的一部分，后缘中部有眶下沟，向前、内、下通眶下管，该管向前连通眶下孔。眶下管有上牙槽前神经、上牙槽中神经通过（图 2-12）。眶下神经阻滞麻醉时将麻醉剂注射入眶下孔内，可以麻醉上牙槽前神经、上牙槽中神经和眶下神经，眶下管长约 1.5cm，进针不可过深，以免针尖刺伤眼球。

（4）内面：又称鼻面，构成鼻腔外侧壁，内面后上方经中鼻道通向鼻腔。

（5）上颌窦：位于上颌骨体内，有五个壁：上颌窦前壁（图 2-11）中央为薄而凹陷的尖牙窝，是常用的上颌窦手术入路；后外壁有翼内肌、翼腭窝，上颌窦癌时可致开口受限；顶壁构成眼眶底壁，上颌窦癌时可出现眼球突出、复视、眶下区麻木等眼部症状；底壁即上颌骨牙槽突，根尖周组织炎症可引起牙源性上颌窦炎；内侧壁即鼻腔外侧壁下部，上颌窦癌时可有鼻塞、鼻出血、鼻泪管阻塞导致的溢泪等症状。

2. 上颌骨四突 包括额突、颧突、腭突和牙槽突（图 2-12）。

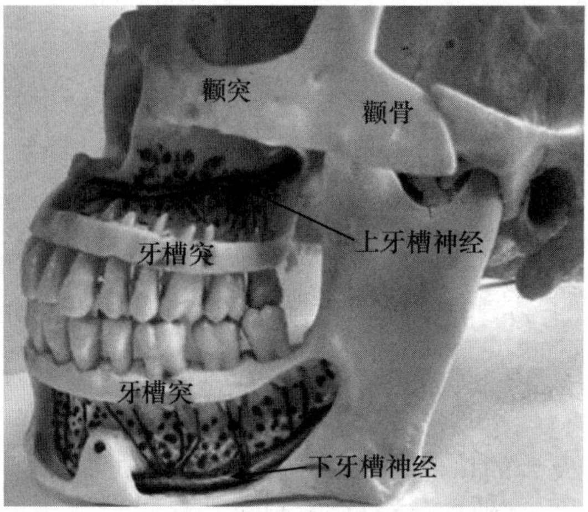

图 2-12　颧突、腭突和牙槽突

（1）额突：位于上颌体的内上方，参与泪沟的构成，上颌骨骨折累及此处时，复位操作应保证鼻泪管的通畅。

（2）颧突：由上颌体的前面、上面、后面聚集形成的锥状突起，与颧骨相接，与第一磨牙形成颧牙槽嵴，是行上牙槽后神经阻滞麻醉的标志点。

（3）腭突：参与鼻腔底部与口腔顶部的构成，为水平骨板，构成硬腭的前 3/4。腭突的下面在上颌中切牙的腭侧、腭中缝、与两侧尖牙连线的交点上有切牙孔，又称腭前孔，有鼻腭神经、血管从此处穿出。在行鼻腭神经麻醉时麻醉剂可注入切牙孔。腭突下面后外侧靠近牙槽突处有纵行的沟，腭前神经及腭大血管由此处走行。

（4）牙槽突：又称牙槽骨，是上颌骨包绕牙根的突起部分。牙槽突由均是骨密质构成的内、外骨板和夹在中间的松质骨组成，唇颊侧骨板较薄，有许多小孔通向骨松质，临床上可采用局部浸润麻醉。上颌牙槽突与腭骨水平部共同构成腭大孔，有腭前神经通过。腭大孔的表面标志位于上颌第三磨牙腭侧牙龈缘至腭中缝连线的中外 1/3 的交点上，距离硬腭后缘约 0.5cm，在行腭前神经阻滞麻醉时麻醉剂可经此注入腭大孔。

上颌骨与咀嚼关系密切，在承受压力较大的部位，骨质较厚，以利于将咀嚼压力传导至颅底，由此形成三对支柱，均为下起上颌骨牙槽突，上达颅底。尖牙支柱主要承受尖牙区的咀嚼压力，颧突支柱主要承受第一磨牙区的咀嚼压力，翼突支柱主要承受磨牙区的咀嚼压力。

（二）下颌骨

下颌骨是颌面部骨中唯一可以活动的骨骼，位于面部最下方，其下颌支的髁突与颞骨的关节窝和关节结节共同构成颞下颌关节。下颌骨分为下颌体和下颌支，下颌体下缘与下颌支后缘交界处称为下颌角（图 2-13）。

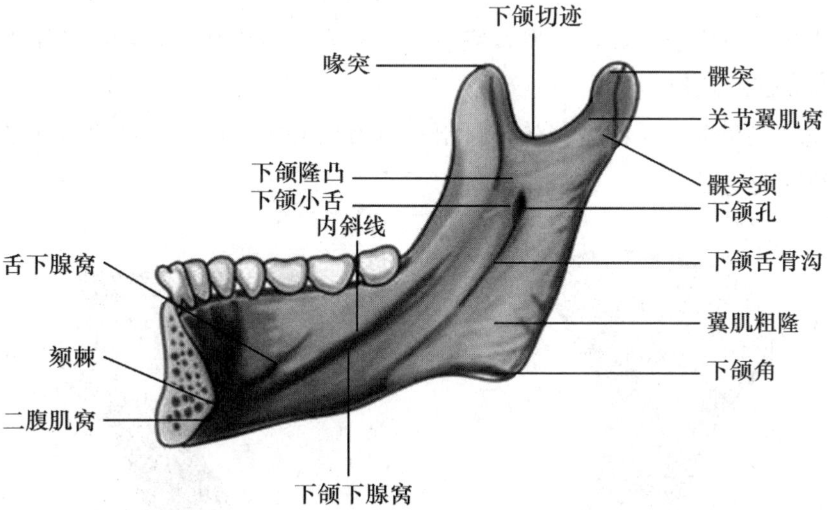

图 2-13　下颌骨

1．下颌体　呈弓形，分为牙槽突、下颌体下缘、内面和外面。

（1）牙槽突：位于下颌体的上缘，围绕牙根的突起部分，下颌牙槽突与上颌牙槽突结构相似，但比相应位置上的上颌牙槽窝小。下颌牙槽突内、外均为较厚的骨密质，下颌切牙区外，很少有小孔连通骨松质。临床上除切牙区可以采用局部浸润麻醉外，其余部位一般采用阻滞麻醉。

（2）下颌体下缘：为下颌骨最下端，外形圆钝，是下颌骨骨质最致密之处，又称下颌下缘。下颌下缘是颈部的上界，同时也是下颌下区手术切口定位的标志。

（3）内面：近中线处有两对突起，称为上颏棘和下颏棘，颏舌肌起于上颏棘，颏舌骨肌起于下颏棘。由颏棘向后上方斜行至下颌支前缘的骨嵴称为内斜线，其走行与外斜线相应，为下颌舌骨肌起点，故又称下颌舌骨线。内斜线上方，颏棘两侧有舌下腺窝；内斜线下方靠近中线下颌下缘处有卵圆形凹陷，称为二腹肌窝，是二腹肌前腹的起点。在二腹肌窝后上方有下颌下腺窝，与下颌下腺及下颌下淋巴结相邻。

（4）外面：在中线处有正中联合，其两侧近下颌下缘处有一隆起称为颏结节，左右各一。在下颌体上下缘之间稍偏上方，下颌第二前磨牙或第一、第二前磨牙之间的下方处有一小孔，称为颏孔，其内有颏神经、血管通过，成年人颏孔多朝后上外的方向，麻醉剂注入此孔可进行颏神经麻醉。从颏结节经颏孔之下向后上延伸至下颌支前缘的骨嵴，称为外斜线，与内斜线走行相一致，有降下唇肌和降口角肌附着。

2. 下颌支 又称为下颌升支，左右各一，相互对称，有内、外两面，髁突和喙突（图 2-13）。

（1）内面：中央偏后上方处有呈漏斗状的下颌孔，开口朝向后上方，下颌孔前方有下颌小舌。下颌孔后上方有下颌神经沟，下牙槽神经、血管通过此沟孔进入下颌孔。行下牙槽神经阻滞麻醉时应避开下颌小舌的阻挡，注射器针尖应到达下颌孔上方约 1cm 处。下颌孔前上方有下颌隆突，此处由前向后分别有颊神经、舌神经及下牙槽神经通过。

（2）外面：接近下缘处骨面粗糙称为咬肌粗隆，是咬肌附着处。

（3）髁突：又称髁状突（图 2-14），其上方为关节面，与颞下颌关节盘相邻，故又称为关节突。关节面上的横嵴将其分为前斜面和后斜面。髁突向下缩小处称为髁突颈部，其前上方有凹陷，为翼外肌下头附着处，称为关节翼肌窝。髁突与喙突之间的连接处称为下颌切迹或下颌乙状切迹。髁突是下颌骨的主要生长发育中心，如在未发育完成之前受损伤或破坏，将会导致下颌骨的发育迟缓或异常发育，导致颌面部的畸形。

（4）喙突：呈扁三角形，又称为冠状突；由于有颞肌和咬肌附着，故又称为肌突。颧骨骨折压迫喙突时导致下颌运动受限。

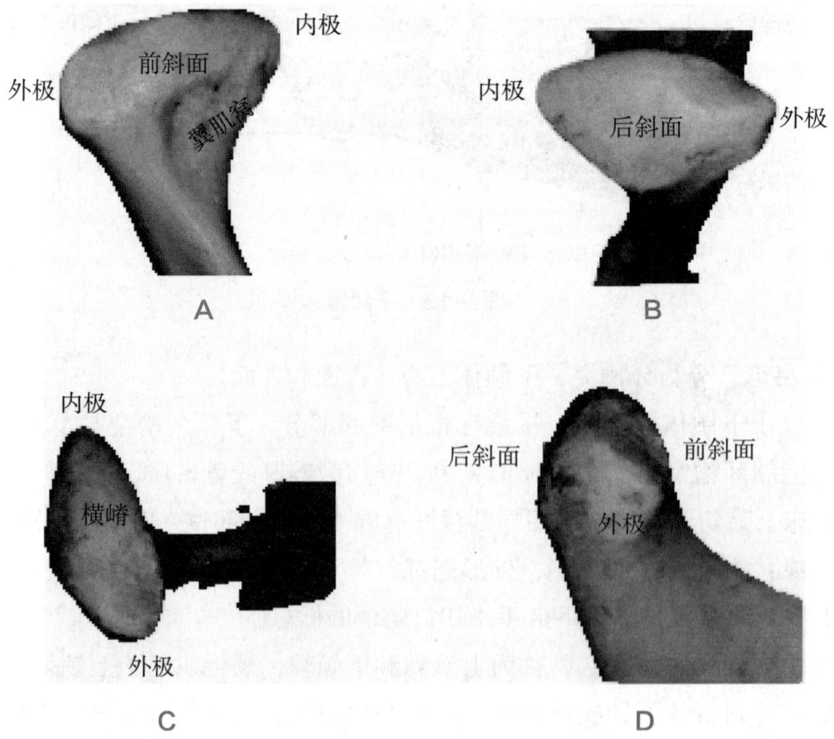

图 2-14　下颌髁突

注：A. 前面观；B. 后面观；C. 上面观；D. 侧面观。

四、颞下颌关节

颞下颌关节又称颞颌关节、下颌关节、颌关节或颅下颌关节（图 2-15）。下颌骨将左、右侧颞下颌关节连为一体，是全身唯一的双侧联动关节。颞下颌关节可以在矢状方向和冠状方向运动，参与单纯转动、单纯滑动和滑动兼转动运动，运动形式既稳定又灵活，主要功能是参与咀嚼、吞咽、言语及表情。颞下颌关节由下颌骨髁突、颞骨关节窝及关节结节、关节盘及外侧包绕的关节囊和囊内外韧带等部分所构成（图 2-16），颞骨关节窝及关节结节合称颞骨关节面。

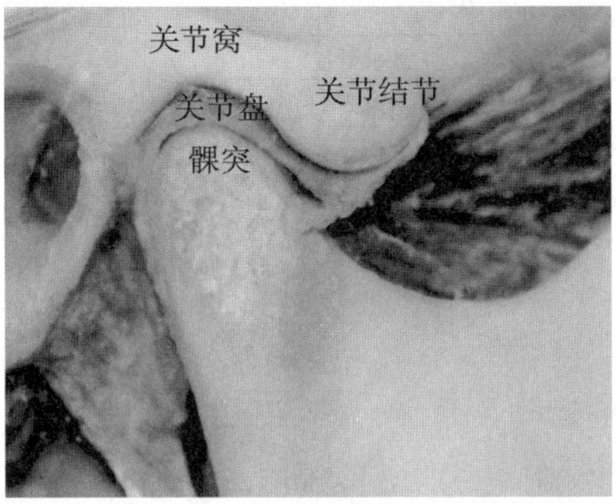

图 2-15　颞下颌关节

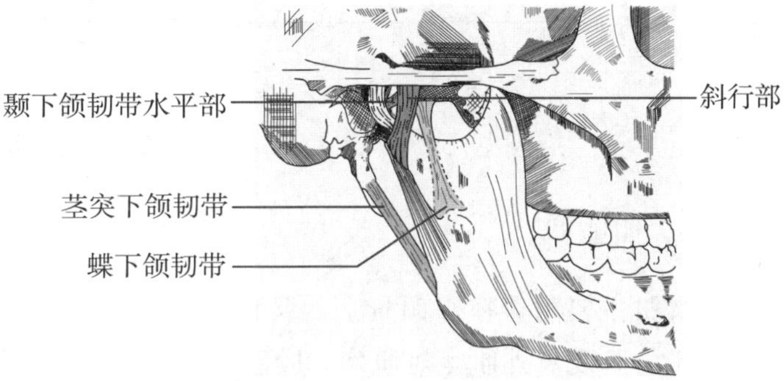

图 2-16　颞下颌关节韧带示意图

韧带可限制关节活动，从而防止关节半脱位和脱位，是关节的稳定性装置。人体活动负重关节两侧都有强有力的侧副韧带以增加关节的稳定性。颞下颌关节外侧仅有相似于侧副韧带的颞下颌韧带，和其他关节的侧副韧带比较，相对薄弱，其内侧则无明确的侧副韧带。如果把双侧关节看作一个颅下颌关节，那么颞下颌韧带才和其他关节的侧副韧带相似。侧副韧带的不完整，使颞下颌关节活动灵活性增加，以适应这个关节的复杂运动。

人体活动关节的关节囊十分完整地包裹整个关节，关节囊由致密的结缔组织组成，厚而坚韧，成为关节的稳定装置。颞下颌关节的关节囊不是包裹在整个关节结构之外，而且关节囊的腹侧由于有翼外肌插入关节盘，使此处关节囊不完整。关节囊的下部分形成关节下腔，比较致密，关节囊的上部分形成关节上腔，比较松弛。整个关节囊薄而松弛，使得关节活动更有灵活性，以致没有外力颞下颌关节也可发生半脱位甚至完全脱位。

五、肌肉

口腔颌面部肌肉包括面颈部的表情肌、咀嚼肌、颈部肌、口腔内的舌肌等。

（一）表情肌

表情肌主要指位于口、鼻、眶、耳、颅顶浅筋膜内的肌肉，多起于面部骨面或筋膜，止于皮下。主要包括笑肌、口轮匝肌、提上唇肌、提口角肌、降口角肌、颊肌等（图 2-17），肌纤维走向多与皮肤皱纹垂直，收缩时使面部皮肤形成皱纹和凹陷，以表达不同的表情。面部表情肌的运动多由面神经支配，除参与面部表情外，在咀嚼、吞咽、吸吮及语言等生理活动中也有一定作用，若面神经受损伤则出现鼻唇沟消失、口角下垂、鼓气漏气、眼睑闭合不全等面瘫症状。

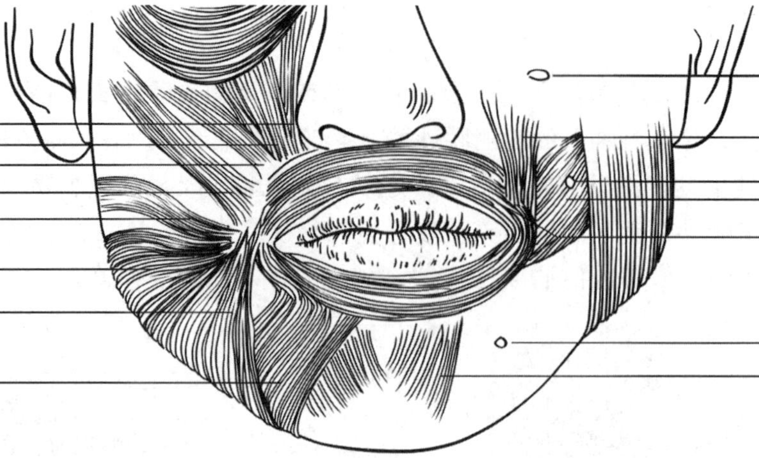

图 2-17　表情肌

（二）咀嚼肌

咀嚼肌主要附着在下颌骨上，又称为颌骨肌，与下颌骨的运动关系最为密切，主要包括咬肌、颞肌、翼内肌及翼外肌 4 对肌肉。咬肌、颞肌及翼内肌的下颌骨附着点低，收缩时上提下颌，参与闭颌运动；翼外肌位于水平方向，参与前伸和开颌运动。咀嚼肌的运动由三叉神经下颌支支配。

1. 咬肌　位于下颌支外侧，呈四方形，起于颧骨和颧弓，止于下颌角咬肌粗隆和下颌支外侧面和喙突，位于皮下，当其收缩时易于触及并可从体表观察到（图 2-18）。双侧咬肌收缩可使下颌向前上运动，单侧收缩使下颌向收缩侧方运动，主要作用是产生咬合力，咬肌受下颌神经的咬肌神经支配。

2. 颞肌　位于颞窝部皮下的扇形肌肉，起于颞窝及颞深筋膜深面，穿过颧弓深面，止于下颌支前缘和喙突，位置表浅，收缩时可在体表触及（图 2-19）。颞肌收缩时上提下颌骨，产生咬合力，维持下颌的位置。颞肌主要作用是运动下颌骨。颞肌受下颌神经的颞深神经支配。

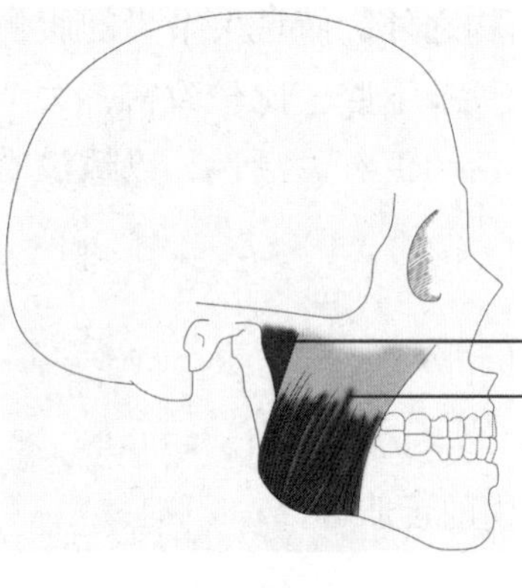

图 2-18　咬肌

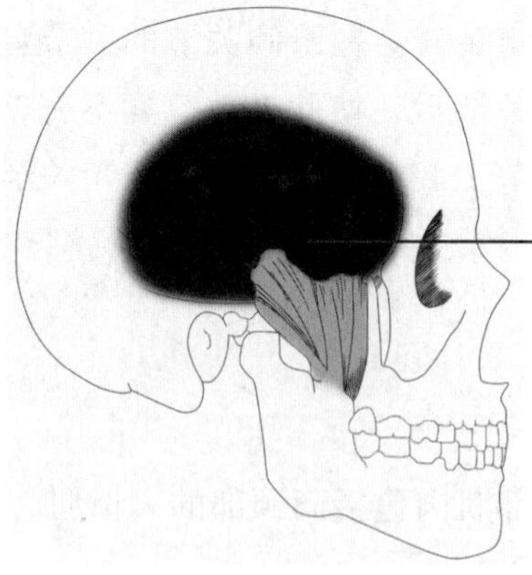

图 2-19　颞肌

3. 翼内肌　位于颞下窝和下颌支的内侧面，呈四边形，位置较深，有深浅两个头，深头起自翼外板的内面和腭骨锥突，浅头起自腭骨锥突和上颌结节，止于下颌角内面的翼肌粗隆。主要作用是上提下颌骨，并辅助下颌前伸和侧方运动。

4. 翼外肌　位于颞下窝，翼内肌的上方，呈三角形，起于颞下面和翼外板的外侧面，止于颞下颌关节的关节囊前内面、关节盘前缘和髁突颈部的关节翼肌窝（图 2-20）。翼外肌主要作用是牵引髁突和关节盘向前下运动，双侧收缩使下颌向前下运动，单侧收缩使下颌向对侧运动。同时可在开、闭颌过程中稳定和协调颞下颌关节的运动。

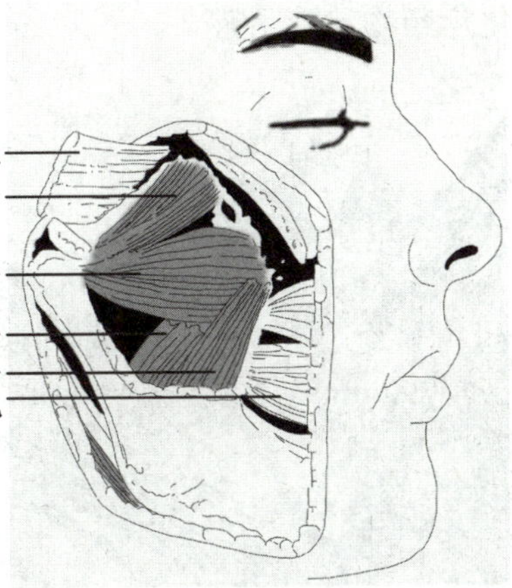

图 2-20　翼内肌及翼外肌

六、血管

颌面部的血运丰富，动、静脉血管纵横交错，其动脉来源于颈总动脉和锁骨下动脉，颈总动脉在颈部分支为颈内动脉与颈外动脉。

（一）颈外动脉

颈外动脉有舌动脉、面动脉、上颌动脉、颞浅动脉等分支（图 2-21）。

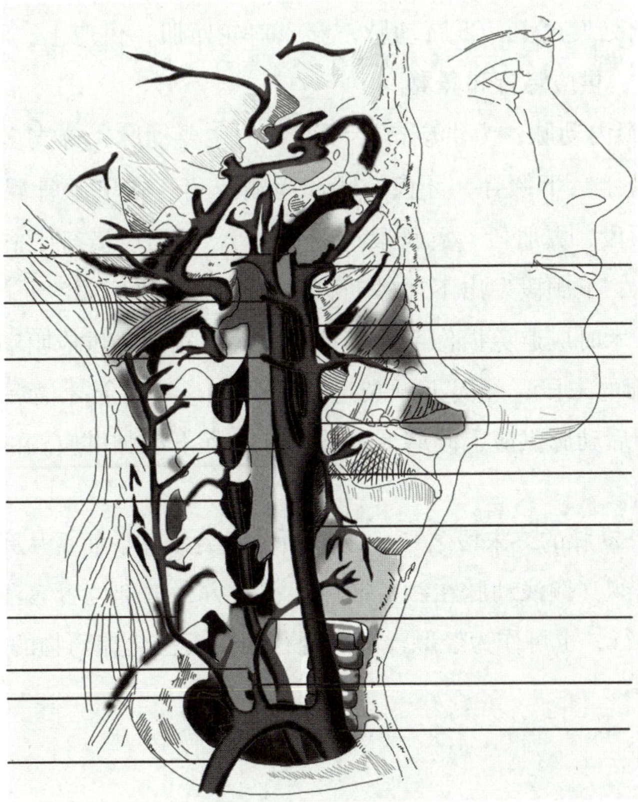

图 2-21　颈外动脉

1. 舌动脉 于平舌骨大角尖处，颈外动脉前壁发出，以舌骨舌肌为界分为舌背动脉、舌下动脉、舌深动脉（图 2-22），供应舌、口底、舌下腺，临床上将舌动脉起始处作为结扎颈外动脉的标志，也可以行舌动脉插管灌注化疗药物治疗舌癌。

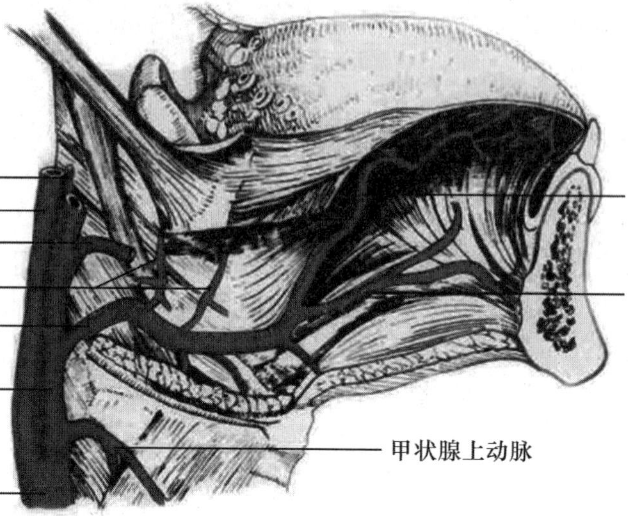

图 2-22　舌动脉

2. 面动脉 又称颌外动脉，在舌骨大角的稍上方，颈外动脉前壁发出，向前内上方走行。面动脉在越过下颌骨下缘时位置表浅，在体表能扪及搏动，当颜面部出血较多时，可压迫咬肌附着处前缘面动脉，达到止血的目的。面动脉主要分支为：在下颌骨体下方发出颏下动脉，供应舌下腺、颏部肌肉与皮肤；在近口角处发出上、下唇动脉，穿入口轮匝肌，供应上、下唇黏膜、腺体和肌肉；内眦动脉为面动脉的末端，供应鼻背和鼻翼。

3. 上颌动脉 又称颌内动脉，为供应口腔颌面部的主要动脉，分支多，位置深，彼此相互交通吻合，血供丰富，供应上、下颌骨、牙齿、腭和咀嚼肌等。在下颌骨髁突颈部的内后方颈外动脉发出，分为三段：下颌段、翼肌段、翼腭段（图 2-23）。下颌段横行于髁突颈部深面，在髁突手术时应注意保护该段动脉，下颌段发出下牙槽动脉供应下颌骨、下颌磨牙、前磨牙、牙槽突、牙周膜及牙龈，行下颌升支手术时应避免损伤下牙槽动脉。翼肌段主要供应咀嚼肌、颊肌及颞下颌关节囊等。翼腭段是上颌动脉的末段，经翼上颌裂进入翼腭窝，发出上牙槽后动脉、眶下动脉、腭降动脉、蝶腭动脉，上牙槽后动脉供应上颌磨牙及前磨牙；眶下动脉供应颊的前部、上唇根部及唇侧牙龈。

4. 颞浅动脉 是颈外动脉的终末段之一，在下颌骨髁突颈部平面，从颈外动脉分出，与腮腺上缘穿出，供应颅顶部软组织。颞浅动脉在颧弓颞侧根部上方，解剖位置表浅且恒定，体表可触及动脉搏动，常有颞浅静脉伴行，也可作为经颞浅动脉逆行插管灌注化疗药物的常选部位。

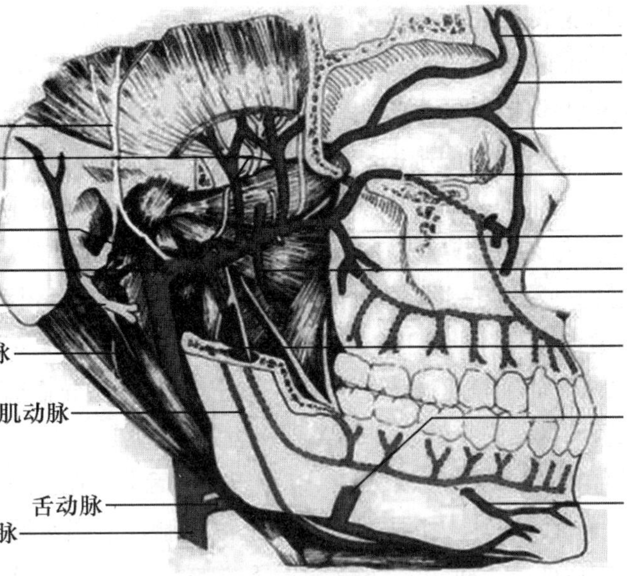

图 2-23　上颌动脉

（二）静脉

口腔颌面部的静脉分为浅静脉和深静脉。浅静脉汇集颌面部浅层组织的血液汇入深静脉，最终经颈内静脉和颈外静脉向心脏回流。面部静脉分布多与动脉一致，但分支更多，彼此交通吻合也更丰富，常呈网状分布，可称为静脉丛。主要包括由面静脉与颞浅静脉构成的颌面部浅静脉，以及由翼静脉丛、上颌静脉、下颌后静脉、面总静脉构成的颌面部深静脉（图 2-24）。

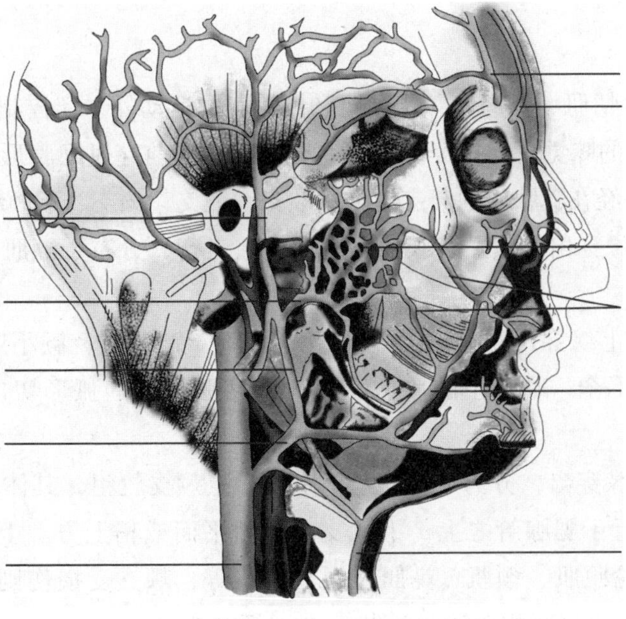

图 2-24　口腔颌面部的静脉

1. 面静脉　又称面前静脉，起始于内眦静脉，与下颌后静脉的前支汇合成面总静脉，在舌骨大角处注入颈内静脉。可接纳由面深静脉引流自翼丛的面深部的静脉血。面静脉行走于肌肉中，静脉瓣膜少而薄弱，难以抵挡血液逆流，当面部发生化脓性感染，容易在面静脉内形成血栓，若挤压感染部位，栓子可经内眦静脉逆行至颅内海绵窦，从而导致颅内海绵窦化脓性、血栓性静脉炎。因此，在临床上将两侧口角至鼻根部连成的三角区称为面部危险三角区。

2. 颞浅静脉 起始于头皮内的静脉网，与颞浅动脉伴行，于下颌骨髁突颈部后方与上颌静脉汇合成下颌后静脉。

3. 翼静脉丛 又称翼丛，位于颞下窝内，相当于上颌结节后上方，由脑膜中静脉、颞深静脉、腭降静脉、上下牙槽静脉、咬肌与翼肌静脉等共同构成。翼丛向后汇聚成上颌静脉，在行上牙槽后神经阻滞麻醉时，应正确把握进针的方向、深度及位置，避免损伤翼从而发生血肿。翼丛经上颌静脉汇入下颌后静脉，向前经面深静脉通入面静脉，向上经破裂孔导血管或卵圆孔网与海绵窦交通，若颌面部发生感染，翼丛可将感染扩散至海绵窦，引发颅内感染。

4. 上颌静脉 又称颌内静脉，位于颞下窝，起始于翼丛后端，在下颌支后缘附近汇入下颌后静脉。

5. 下颌后静脉 又称面后静脉，由颞浅静脉和上颌静脉在下颌骨髁突颈部后方合成，在腮腺下端穿出。在下颌角处分前后两支，前支在下颌角后下方与面静脉汇合成面总静脉，后支与耳后静脉汇合成颈外静脉。

6. 面总静脉 是一短而粗的静脉干，在下颌角后方，由面静脉和下颌后静脉的前支汇合而成，在平舌骨大角处汇入颈内静脉。

七、神经

与口腔颌面部相关的神经有面神经、三叉神经、舌咽神经等。三叉神经是最大的一对脑神经，是以感觉为主的混合性神经；面神经是以运动为主的混合性神经。

（一）面神经

面神经除支配面部表情肌、耳周肌、颈阔肌和镫骨肌的运动外，还控制舌下腺、下颌下腺和泪腺的分泌，并传递舌前 2/3 的味觉。面神经主干出茎乳孔后，向前穿过腮腺形成腮腺丛，终末支呈扇形分布于面部表情肌。面神经在腮腺内的分支包括：颞支、颧支、颊支、下颌缘支和颈支（图 2-25）。

1. 颞支 从腮腺上缘穿出，紧贴骨膜表面，向前上走行，分布于额肌、眼轮匝肌等，受损伤则同侧额纹消失。

2. 颧支 从腮腺前上缘穿出，分布于上下眼轮匝肌，颧大肌、颧小肌及提上唇肌等，受损伤则眼睑不能闭合或闭合不全。临床上腮腺区手术时以紧贴耳前的弧形切口为宜，避免损伤颞支及颧支。

3. 颊支 从腮腺前缘穿出，分为上颊支与下颊支。上颊支较粗，其体表投影约在耳屏前切迹与鼻翼下缘的连线上，平行于腮腺管之上；下颊支在口角平面或稍上方。上、下颊支分布于颧大肌、颧小肌、提口角肌、口轮匝肌、颊肌、鼻肌及提上唇肌等，颊支受损伤则出现鼻唇沟变浅或消失、鼓腮无力、口角歪斜及前庭沟存积食物等症状。由于颊支与腮腺导管走行一致，临床上腮腺手术时可以腮腺导管为标志，寻找面神经颊支。

4. 下颌缘支 从腮腺下前缘穿出，支配降口角肌、降下唇肌等表情肌的运动。下颌缘支紧贴下颌后静脉表面，行于下颌骨下缘之上，若受损伤则可出现口角下垂及流涎。临床上，下颌下区手术时，为避免损伤面神经下颌缘支，应在下颌骨下缘之下 1.5cm 处切口。

5. 颈支　从腮腺下缘穿出，分布至颈阔肌，受损伤则颈部皮纹消失。

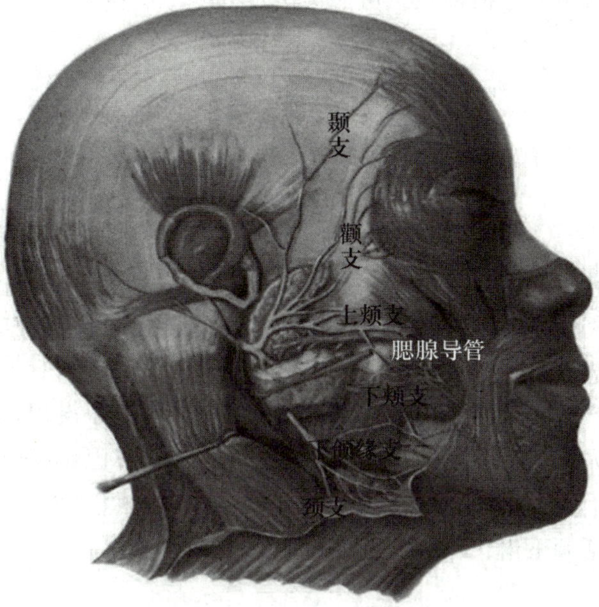

图 2-25　面神经左腮腺内分支

（二）三叉神经

三叉神经主要传递口腔黏膜、舌、牙及头面部皮肤的感觉，并控制颞肌、咬肌、翼内肌和翼外肌的运动。可分为眼神经、上颌神经和下颌神经三大支（图 2-26）。

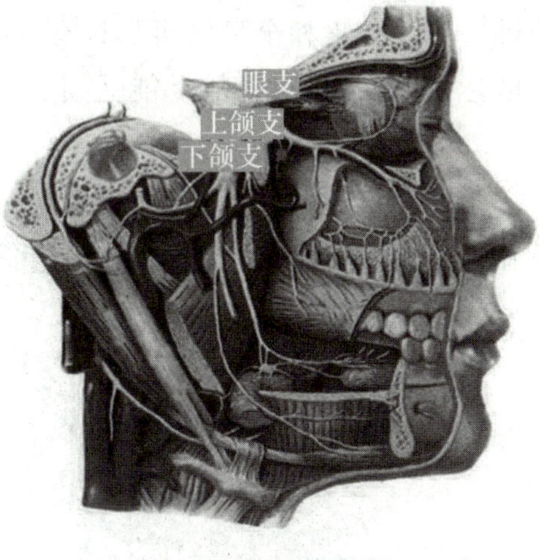

图 2-26　三叉神经

1. 眼神经　属于感觉性神经，三叉神经中最细小的一支，主要分布于眼球、额、鼻部。

2. 上颌神经　属于感觉性神经，经圆孔达翼腭窝，由眶下裂入眼眶后更名为眶下神经，经眶下沟、眶下管、眶下孔达面部。上颌神经分支包括颧神经、翼腭神经、上牙槽后神经、眶下神经等，支配颧、颞部皮肤，上唇皮肤和黏膜、上颌牙、牙槽突、牙龈及黏膜。

3. 下颌神经 是三叉神经最大的分支，是以感觉神经为主的混合性神经。包括翼内肌神经、咬肌神经、翼外肌神经、颊神经、舌神经及下牙槽神经等。下牙槽神经行走于下颌管内，在第三磨牙根尖处距离下颌管很近，在行阻生智齿拔除时一定要拍摄 X 线片，分析损伤下牙槽神经的风险，并认真与患者沟通，说明术中若损伤下牙槽神经，可能会出现同侧下唇麻木等症状，患者知情并签署手术同意书后才可继续治疗。

八、淋巴组织

口腔颌面部淋巴结和淋巴管较为丰富，淋巴结的主要功能是产生淋巴细胞、滤过淋巴并参与机体的免疫反应。淋巴管彼此吻合成网，收集淋巴液，汇入淋巴结，构成颌面部的重要防御系统。

正常情况下，淋巴结体积较小，质地较软，周围有脂肪组织和结缔组织包裹，体表很难触及。当局部组织有炎症时，相应淋巴结就会出现疼痛或肿大；若为肿瘤转移则淋巴结呈无痛性肿大，质地由软变硬，固定不动且可触及。掌握淋巴结的部位、收集范围、淋巴液流向及淋巴结状态对炎症和肿瘤的鉴别、诊断、治疗及预后判断均有极为重要的意义。淋巴结按部位可分为头面部淋巴结和颈部淋巴结，均沿血管走行的方向排列。头颈部淋巴结包括枕淋巴结、耳后淋巴结、腮腺淋巴结和面淋巴结；颈部淋巴结包括颏下淋巴结、下颌下淋巴结等。

九、唾液腺

唾液腺由腮腺、下颌下腺、舌下腺三对大唾液腺和位于口腔黏膜下的小唾液腺共同构成（图 2-27）。唾液腺可分为浆液性腺、黏液性腺和混合性腺。唾液腺分泌唾液，成人每天唾液分泌量为 1000 ～ 1500ml。唾液中的淀粉酶可以分解淀粉和麦芽糖，帮助消化食物；唾液也可以湿润食物，使其易于嚼碎、吞咽；唾液还有润滑，保护口腔黏膜，杀菌、抗菌等作用。总之，唾液在人体中具有多种重要的作用和功能，对于维持口腔健康和全身健康都具有重要的意义。因此，应该重视唾液的分泌和保护作用，避免由不良的生活习惯导致唾液腺功能受损。

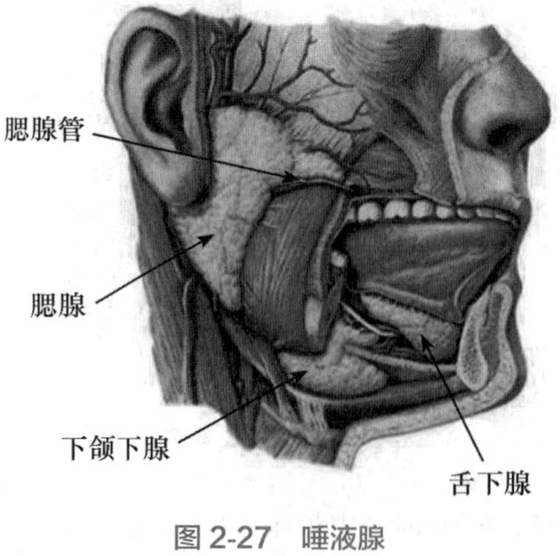

图 2-27 唾液腺

（一）腮腺

腮腺是人体最大的一对唾液腺，属于浆液性腺，在面部两侧左右各一，位于外耳道前下方，颧弓下方，下颌支后外方，呈底朝外，尖朝内的不规则锥体形。在腮腺内有面神经穿过，在面神经以上的腮腺组织称为腮腺浅叶，在面神经深面的腮腺组织称为腮腺深叶。腮腺被深、浅两层致密的腮腺咬肌筋膜所包裹，急性化脓性腮腺炎时，腺体内形成多个脓肿，但体表很难扪及波动感，在行切开引流时必须将所有脓腔间隔穿通，才能充分引流。

腮腺分泌的唾液经腮腺管排入口腔，腮腺管从腺体前缘约颧弓下缘1.5cm处穿出，走行与颧弓基本平行，越过咬肌表面，在咬肌前缘以直角向内穿过颊肌和颊脂垫，在上颌第二磨牙牙冠颊面对应的黏膜处连通口腔，该开口处黏膜隆起，称为腮腺管乳头。正常情况下，挤压腮腺时可见到腮腺导管口有清亮液体流出。在面部手术时要避免损伤腮腺导管，以免造成涎瘘。

（二）下颌下腺

下颌下腺是以浆液性为主的混合性腺，位于下颌下三角内，呈扁椭圆形。下颌下腺管起于下颌下腺深面，经下颌舌骨肌向前上方走行，中间有舌下腺管汇入，最后开口于舌系带两侧的舌下肉阜。下颌下腺管走行距离长而弯曲，且是由深向浅走行，同时导管开口较大，位置较低，口腔内异物易进入管内沉积为钙盐，形成结石。临床上，下颌下腺是最容易发生结石的唾液腺。

（三）舌下腺

舌下腺是三对唾液腺中最小的一对，为黏性液为主的混合腺。位于舌下区，呈细长扁平状，腺体表面仅有口底黏膜覆盖。舌下腺管分为舌下腺大管和舌下腺小管，大部分分泌物汇入大管，开口于舌下肉阜，或与下颌下腺管汇合后共同开口于舌下肉阜；舌下腺小管多数直接开口于口腔，少部分汇入下颌下腺管。舌下腺管细小易发生阻塞、分泌物外渗等，导致舌下腺囊肿的发生。

▶知识拓展

神奇的唾液

唾液的主要作用如下。①消化和营养作用：唾液中含有多种消化酶，如唾液淀粉酶、唾液酯酶和唾液蛋白酶，这些酶能够直接参与食物的消化。咀嚼时，唾液的分泌有助于将食物转化为食糜，便于吞咽和进一步消化。此外，唾液还能作为食物的溶剂，使食物与味蕾充分接触，提升味觉的感受性，从而增强食欲。当机体脱水时，唾液流量会下降，人体会感觉口干，提醒人们增加饮水。②润滑作用：唾液覆盖在口腔黏膜表面，其中的黏蛋白起到润滑剂的作用，有助于呼吸、语言、咀嚼和吞咽等口腔运动。这种润滑作用不仅保护了口腔黏膜免受机械性损伤，还使得这些口腔运动更加顺畅。③清除作用：唾液的流动和冲刷作用能够清除口腔内的食物残渣和代谢产物，保持口腔的清洁。④缓冲作用：唾液具有一定的酸碱缓冲能力，能够部分中和进食后牙菌斑产生的有机酸。这种缓冲作用有助于维持口腔内的酸碱平衡，减少牙齿脱矿的风险，从而降低患龋齿的危险性。⑤抗微生物作用：唾液中含有多种抗菌物质，如溶菌酶、过氧化酶和免疫球蛋白等。这些物质能够共同形成口腔抵御致病微生物入侵的主要防线，维持口腔的生态平衡。

第二节　牙体解剖生理

人的一生有两副天然的牙齿，即恒牙和乳牙。健康的牙体及牙周组织是牙齿行使咀嚼功能的基本保障，牙体由牙釉质、牙本质、牙骨质及牙髓组织构成，牙周组织由牙龈、牙槽骨和牙周膜构成。

一、牙齿的结构

（一）外部形态

在口腔中肉眼可以直接观察到每颗牙都由牙冠、牙根、牙颈三部分组成（图 2-28）。

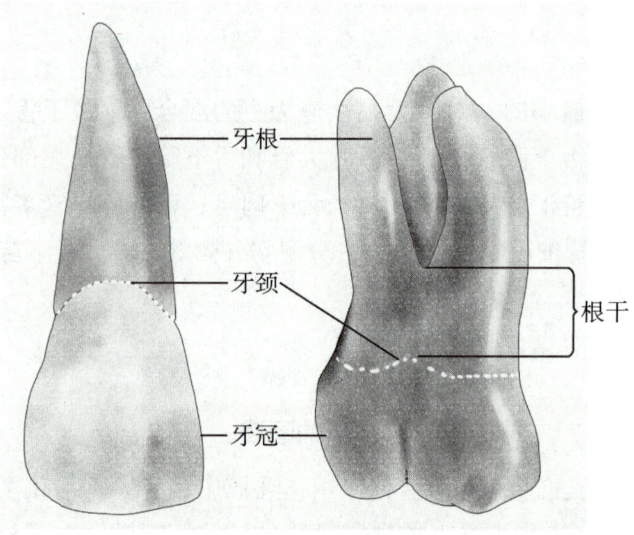

图 2-28　牙体外部形态示意图

1. 牙冠　口腔内可直接看到的部分为临床牙冠，与牙根以牙龈为界；牙体外层被牙釉质覆盖的部分称解剖牙冠，与牙根以牙部为界。每个牙冠均有四个面和一个𬌗面或切嵴。牙冠的外表形态除了牙冠的五个面外，还有沟窝、点隙等标志（图 2-29）。

（1）唇面和颊面：前牙牙冠靠近唇黏膜的一面称为唇面，后牙牙冠靠近颊黏膜的一面称为颊面。

（2）舌面或腭面：无论前牙还是后牙，牙冠靠近舌侧一面都称为舌面，因上颌牙牙冠舌面更接近腭侧，亦可称为腭面。

（3）邻面：同一牙弓内相邻两牙相互接触的面，称为邻面。每个牙都有两个邻面，即一个近中面和一个远中面。靠近面中线的邻面为近中面，远离面中线的邻面为远中面。

（4）𬌗面或切嵴：上、下颌后牙相对咬合，发生咀嚼作用的一面称为𬌗面。前牙切端有切咬功能的嵴，称为切嵴。

（5）面中线：平分颌面部为左右两等分的一条假想线。

（6）窝：牙冠舌面及殆上的不规则凹陷，如中切牙的舌窝，第一磨牙的殆面窝。

（7）发育沟：牙生长发育时两生长叶相融合所形成的浅沟。钙化不全的沟称为裂，是龋齿的好发部位。

（8）点隙：3 条或 3 条以上发育沟汇合处形成的点状凹陷，此处牙釉质覆盖不全时易发生龋坏。

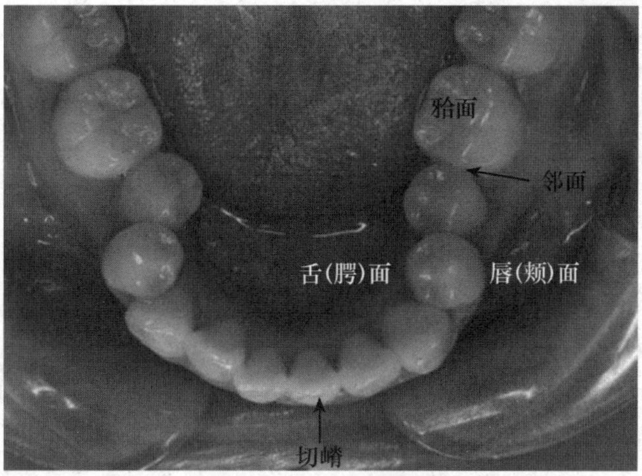

图 2-29　牙冠表面形态

2. 牙根　口腔中生长在牙槽骨内，肉眼不可见的部分为临床牙根；牙体外层被牙骨质覆盖的部分称为解剖牙根。前牙多为单根，磨牙多为 2 ～ 3 个牙根（图 2-30）。每个牙根的根尖有一小孔，称根尖孔，牙髓的神经血管由此通过以供营养。

3. 牙颈　位于牙冠与牙根交界处。

（二）牙髓腔

牙髓腔位于牙体中部，与牙齿外形大致相似，除根尖孔外，周围均被牙本质包绕，其内充满牙髓。

1. 髓腔　位于牙冠及牙颈的部分称为髓室，其形态与牙冠外形相似（图 2-31）。

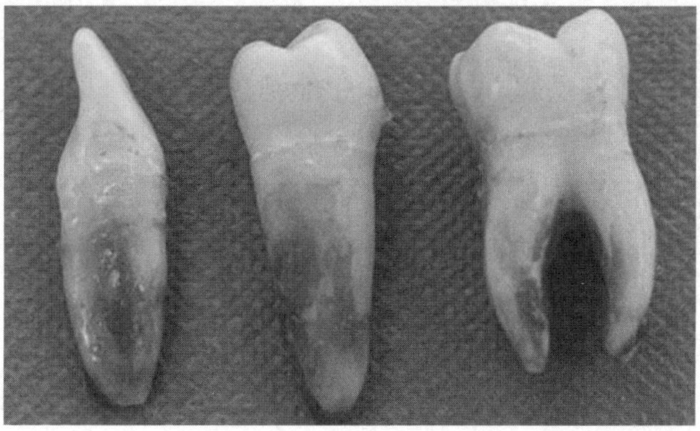

A　B　C

图 2-30　牙根

A. 前牙；B. 前磨牙；C. 磨牙。

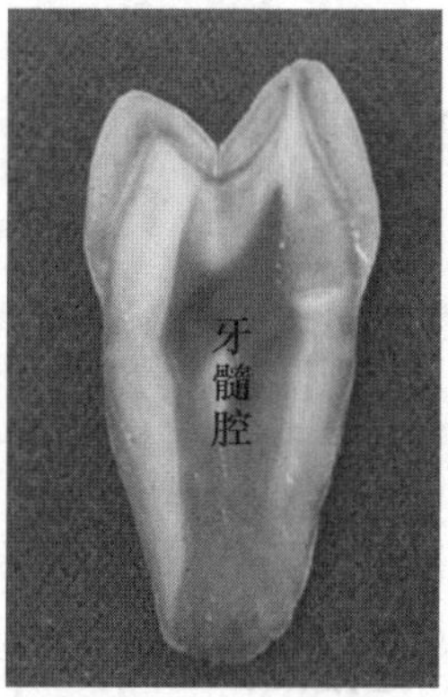

图 2-31　牙髓腔

2. 根管系统　是髓腔除髓室以外的管道部分，包括根管、管间吻合、根管侧支、根尖分叉及副根管等（图 2-32）。根管为位于牙根内的大部分髓腔，其形态与牙根相似。弯曲的根管进行根管预备时容易造成根管侧穿；根尖孔大者，药物、器械或充填物易超出根尖孔，刺激根尖周组织引起根尖周炎；重度牙周炎时根尖周围炎症也容易从根尖孔逆行感染牙髓，形成逆行性牙髓炎。

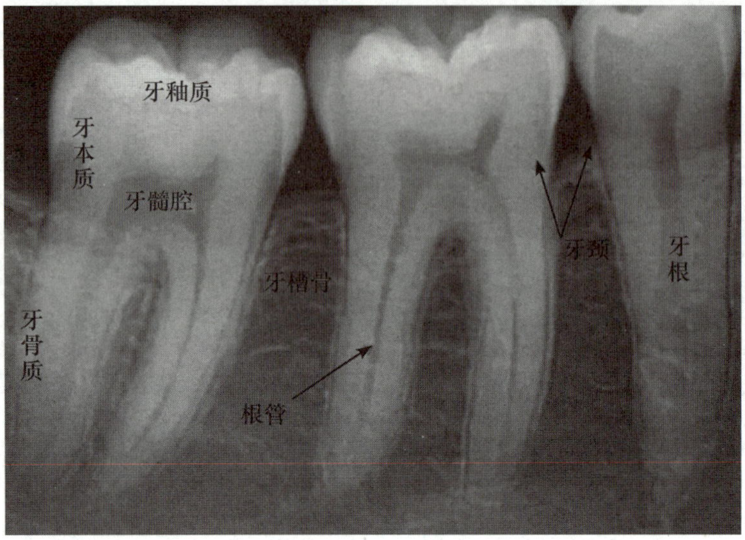

图 2-32　根管

（三）牙体组织

从组织学上，牙体可以分为硬组织（牙釉质、牙本质、牙骨质）和软组织（牙髓）（图 2-33）。

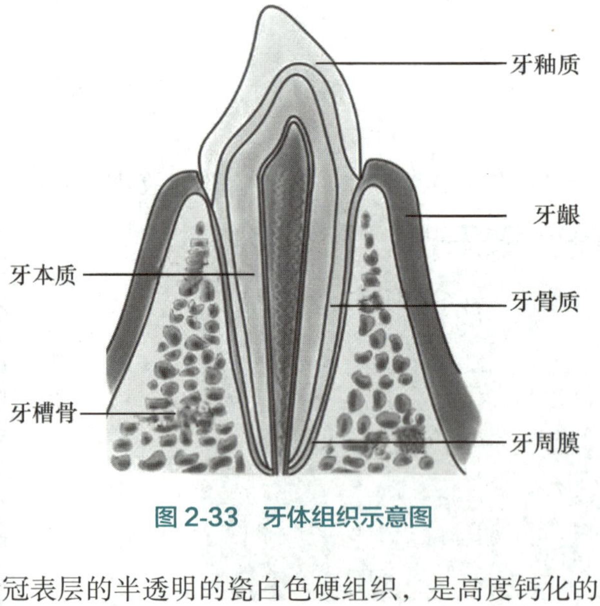

图 2-33　牙体组织示意图

1. 牙釉质　指覆盖牙冠表层的半透明的瓷白色硬组织，是高度钙化的牙体组织，是全身最坚硬的组织。其化学成分包括 96% 的无机物和 4% 的有机物及水。也是全身矿化程度最高的组织，可以耐受较大的咀嚼压力和摩擦力，保护牙本质和牙髓。牙齿萌出后的牙釉质无细胞、无血管、无神经组织，一旦发生缺损，没有自我修复的能力，是不可再生的组织。牙釉质的颜色与其矿化程度相关，矿化程度越高，釉质越透明，就越容易显露其深层牙本质的黄色，从而使牙齿呈淡黄色；当牙釉质矿化不良时，牙釉质透明度差，牙齿则呈现出乳白色。乳牙的矿化程度较恒牙低，因此乳牙常显得更白，同时抗龋能力也更差，较恒牙更容易发生龋坏。

2. 牙本质 位于冠部牙釉质和根部牙骨质下方，是构成牙体的主要硬组织，呈淡黄色，主要功能是保护牙髓和支撑牙釉质及牙骨质。牙本质中 70% 为无机物，30% 为无机物和水，牙本质硬度比牙釉质低，但比牙骨质高。牙本质在我们的一生当中都可以持续生成，在牙髓腔内侧壁不断形成继发性牙本质，随着年龄增长，牙本质不断增厚髓腔逐渐缩小，甚至闭锁，这是一种增龄性变化。临床上，老年患者进行根管治疗时常常由于根管钙化和闭塞，导致无法彻底清除里面的牙髓神经，从而出现根管治疗后疼痛。

牙本质具有一定的弹性，当牙冠受承受过大的咀嚼压力时，牙本质能起到良好的缓冲作用，以此来保护牙釉质不发生破碎。由于牙本质内含有大量牙本质小管和成牙本质细胞，当牙釉质完整性受到破坏，牙本质暴露于外界环境时，有可能导致牙本质出现变态反应；若有细菌侵入牙本质小管，感染牙髓，若未能得到及时治疗，最后就可能导致牙髓炎，引起牙髓损伤和坏死，并可进一步发展成根尖周组织的炎症。

3. 牙骨质 指覆盖在牙根最表面的一层硬组织，其下方除根尖孔外均由牙本质支撑覆盖，在牙颈部最薄。由于其组织结构与密质骨相似，故呈淡黄色，比牙本质颜色略深，但其硬度低于牙本质。牙骨质中 45% ～ 50% 为无机盐，主要是钙和磷，以羟基磷灰石的形式存在，其余 50% ～ 55% 为水和有机物。牙骨质和牙周膜联系紧密，使牙稳固于牙槽窝内，承受和传递𬌗力。牙骨质和牙釉质在牙颈部交界处称为釉牙骨质界，此处是解剖牙冠与牙根的分界线。此处有 3 种连接方式：① 60% ～ 65% 为牙骨质覆盖牙釉质。② 30% 为端端相接。③ 5% ～ 10% 为二者不相接，当牙龈退缩时牙本质暴露，可能出现牙本质敏感症状。

牙骨质内无神经和血管，依靠牙周组织中的血运扩散来提供营养。牙骨质通过牙周韧带将牙齿牢固地锁定在牙槽窝内。位于根尖和根分叉处的牙骨质属于细胞牙骨质，可以持续生长，以此来抵消牙冠因磨耗而造成的损失，维持牙齿的正常高度。当遭受外力时，牙骨质不断增生沉积形成继发性牙骨质，以此来适应牙周韧带的改建和附着，确保牙冠不会松动脱落。此外，当根管治疗、根尖手术后，牙骨质持续生长能覆盖根尖孔，重建牙体与牙周的联系。

4. 牙髓 是牙体组织中唯一的软组织（图 2-34），是一种疏松结缔组织，位于由牙本质围成的牙髓腔中，由成牙本质细胞、成纤维细胞、胶原纤维等组成。牙髓具有形成牙本质、向牙髓牙本质复合体提供营养、传导痛觉、形成修复性牙本质等功能。牙髓的神经主要来源于三叉神经的上颌支和下颌支，伴随血管有根尖孔进入髓腔。由于牙髓神经为无髓鞘纤维，对外界刺激异常敏感，是疼痛感受器，但无本体感受器，无定位能力，任何有害刺激作用于牙髓，机体只能感受到痛觉，而无法判断出具体疼痛的牙位。由于牙髓周围均是牙本质包绕，只有狭窄的根尖孔是唯一向外的通道，一旦发生炎症，局部组织水肿，髓腔内的压力增高，压迫牙髓神经即可引起疼痛，且炎症介质可使痛觉感受器的痛阈下降，使其对环境变化更为敏感，故牙髓炎常为剧烈自发性疼痛、牵涉痛，难以定位。

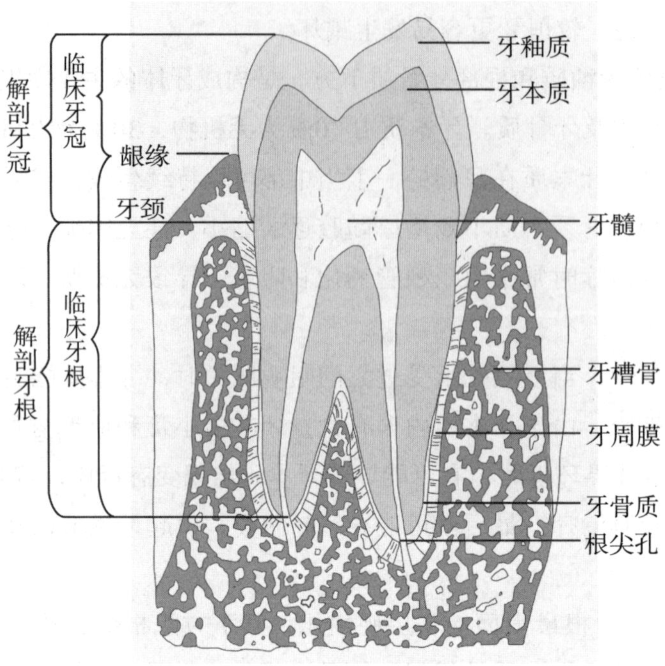

图 2-34　牙髓示意图

（四）乳牙的解剖生理特点

1. 乳牙钙化程度比恒牙低，且邻面接触面大，容易嵌塞食物，造成菌斑滞留，多发生邻面龋；龋病发展快，一旦发现多为深龋。

2. 乳牙体积小，硬组织薄，髓腔大，髓角高，龋坏感染易进入牙髓，引起牙髓炎或根尖周炎。临床治疗制备洞形时易穿通髓角。

3. 乳牙牙髓组织疏松，细胞成分多，血管分支多，血运丰富，活力旺盛，对感染有较强的抵抗力。

4. 乳牙根尖组织活力旺盛，修复能力强，根尖病经过完善根管治疗后修复较快。

5. 乳磨牙髓室底较恒牙薄，侧支根管和副根管多，并与牙周膜相通。牙髓感染往往易从侧、副根管扩散到根分叉，影响继承恒牙胚的发育。

6. 乳牙根尖下方有恒牙胚，治疗及拔除乳牙时应避免对其造成损伤。

（五）年轻恒牙的解剖生理特点

年轻恒牙指牙已萌出，但形态和结构尚未发育完全的恒牙。其特点如下。

1. 因萌出时间不长，牙体几乎无磨损，前牙切迹明显，后牙牙尖高而锐，窝沟较深。有些磨牙远中面有龈瓣覆盖。

2. 萌出过程中的恒牙龈缘位置不稳定，随牙萌出不断退缩。

3. 年轻恒牙的牙体硬组织较成年恒牙薄，矿化度低，渗透性强，且髓腔大，髓角高，根管粗大。因此，一旦发生龋病，进展速度快，并且容易波及牙髓组织。

4. 年轻恒牙的牙髓组织较成年恒牙疏松，细胞成分多，血运丰富，活力旺盛，因此，抵抗感染能力和组织修复能力较强，有利于控制感染，为保存活髓治疗提供了条件；年轻恒牙的根尖孔大，根尖组织疏松，牙髓感染易向根尖扩散，形成根尖周炎。

5．年轻恒牙的牙根尚未发育完全，根尖孔常呈喇叭状，其下方为牙乳头。牙乳头是形成牙髓、牙本质和牙根的重要组织。如牙乳头被破坏，牙根就会停止发育。因此，年轻恒牙的治疗，应尽可能地保存活髓；牙髓已坏死者，治疗时应避免损伤牙乳头，以免影响根尖发育。

二、牙齿的分类

微课：牙齿的功能

（一）按形态和功能分类

恒牙从前向后分为切牙、尖牙、前磨牙和磨牙四组。

切牙和尖牙位于口腔前部，临床上统称为前牙。前牙从中线向远中排列分别是中切牙、侧切牙、尖牙（图 2-35），其唇、舌面呈梯形，邻面呈楔形，牙根多为单根，主要功能是切割、穿透和撕裂食物，影响发音，同时对美观有较大影响，其中尖牙在运动静止状态下位于口角处，对于支撑唇、面部外形具有重要意义。

前磨牙紧邻尖牙，其牙冠呈立方体形，颊、舌面呈五边形，邻面呈四边形，𬌗面由 2 ～ 3 个牙尖组成，牙根为单根或双根，主要功能是捣碎食物。磨牙紧邻前磨牙（图 2-36），其牙冠呈立方体形或长方形，𬌗面有 4 ～ 5 个牙尖，2 ～ 3 个牙根，主要功能为磨细食物，是咀嚼功能最强的牙。

乳牙从前向后分为乳切牙、乳尖牙和乳磨牙三组，其形态及功能与对应的恒牙相似。

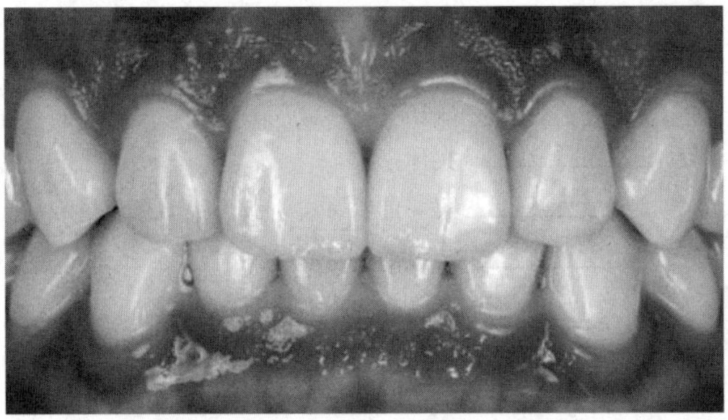

图 2-35 中切牙、侧切牙、尖牙

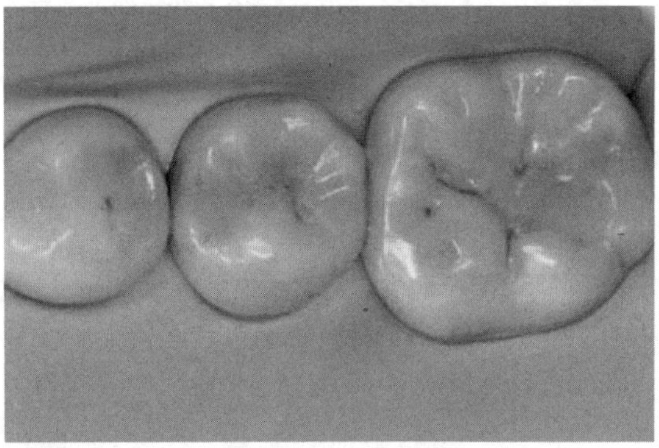

图 2-36 前磨牙和磨牙

（二）按牙齿存在时间分类

1．乳牙 婴儿出生 5 ～ 7 个月乳牙开始萌出，至 2 岁半左右 20 颗乳牙全部萌出。6 ～ 7 岁至 12 ～ 13 岁期间，乳牙逐渐脱落，被恒牙替代。乳牙分为乳切牙、乳尖牙、第一乳磨牙、第二乳磨牙（图 2-37）。乳牙在口腔内行使功能的时期，正是儿童生长发育的快速期，所以保护乳牙，预防龋病发生，对于保障消化和营养的吸收、引导新生恒牙的正常萌出、刺激颌面部的正常生长发育，都极为重要。

2．恒牙 是替换乳牙后长出的第二副牙列，一旦脱落则再无新牙替代。恒牙一般 6 岁左右开始萌出，至 12 ～ 13 岁可长出中切牙、侧切牙、尖牙、第一前磨牙、第二前磨牙、第一恒磨牙、第二恒磨牙（图 2-38）。18 ～ 30 岁萌出的第三磨牙又称为智齿，若有阻生或萌出不全则容易引发智齿冠周炎，造成局部肿胀疼痛、张口受限等，应该择期拔除。

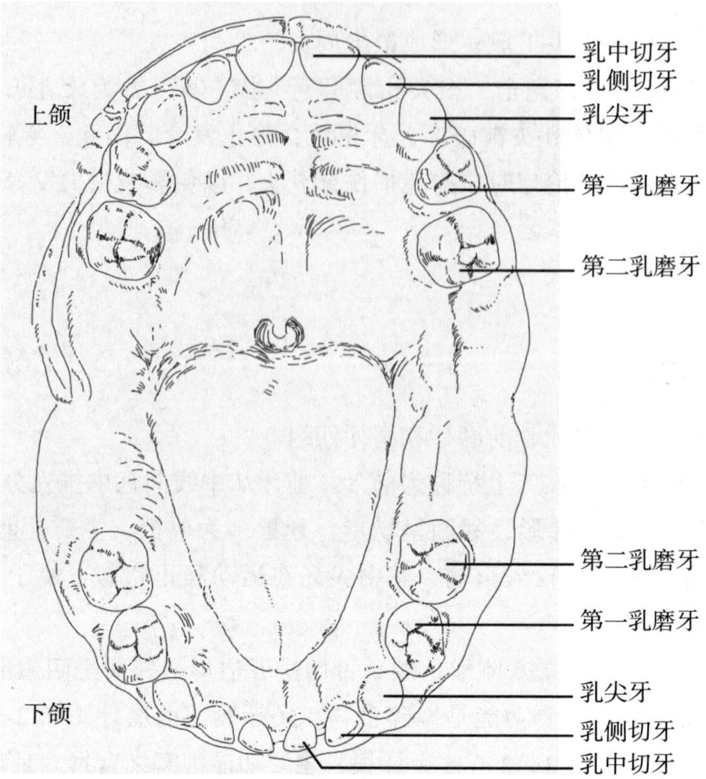

图 2-37　乳牙

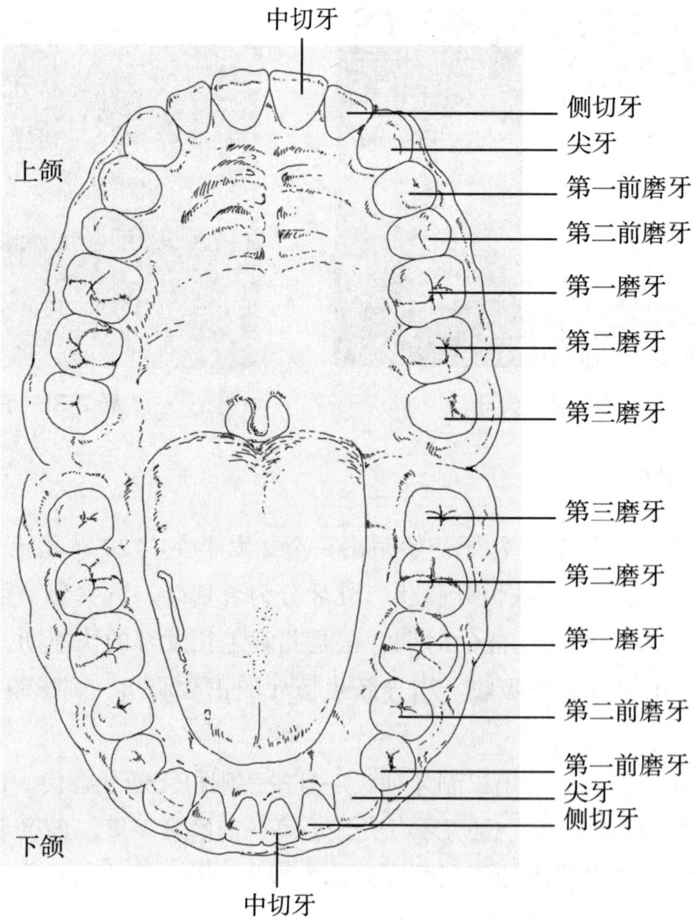

图 2-38　恒牙

3. 儿童时期乳牙、恒牙的替换过程

（1）乳牙列阶段：6 个月～6 岁，第一颗乳牙萌出后至第一颗恒牙萌出前，口内只有乳牙。

（2）混合牙列阶段：6～12 岁，第一颗恒牙萌出后至最后一颗乳牙脱落前，口内既有乳牙，又有恒牙（图 2-39）。

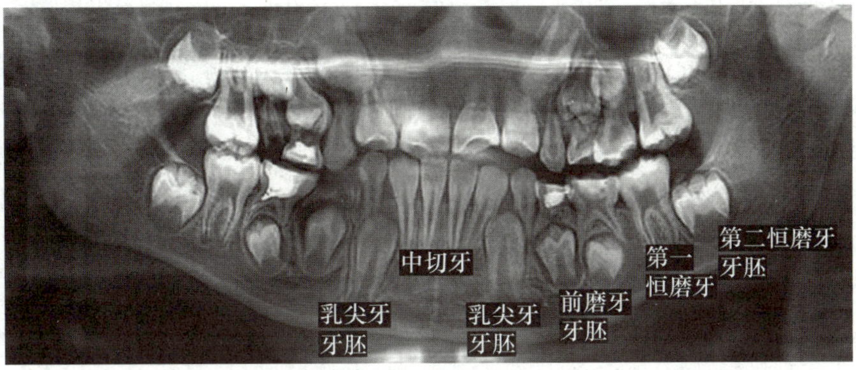

图 2-39　混合牙列

（3）恒牙列阶段：最后一颗乳牙脱落，口内仅存有恒牙，一般在 12 岁以后（图 2-40）。

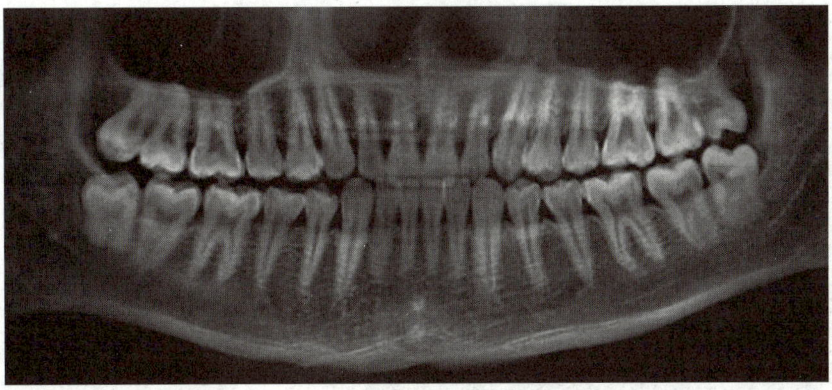

图 2-40　恒牙列

三、牙齿的功能

人类的牙齿不仅仅是行使咀嚼功能的器官，而且在言语、外观及神经传导等方面都具有重要的作用。

1. 咀嚼功能　牙齿是咀嚼器官之一，是咀嚼的主要工具。食物进入口腔后，首先经过切牙、尖牙的切割、撕裂，然后是磨牙的捣碎、磨细，并与唾液充分混合，对食物进行初步消化。通过上下牙齿的咀嚼运动，还可刺激儿童颌骨、面部的正常发育；咀嚼运动能兴奋牙体和牙周组织的神经、血管和细胞，促进牙体和牙周组织的血液循环，增强其抗病能力，促进牙周组织的健康；如果不正确使用牙齿，如咬瓶盖、咬笔等，可能会造成牙齿损伤。

2. 发音和言语功能　发音和言语需要有声带、喉腔、牙、唇和舌等的共同参与。牙齿的位置限定了发音时舌的活动范围，牙、唇、舌之间的位置关系，对发音的准确性与言语的清晰程度有着重要的影响。口腔中与言语关系比较大的有：舌、上下唇、牙齿和软硬腭。当出现唇、腭、牙齿等缺

损畸形时，发音准确性会有所下降。如先天性唇腭裂畸形时，患儿会出现发音不清和鼻音，需要手术矫正和语音训练才能恢复。

3. 保持面部的正常形态 牙齿生长在上下颌骨的牙槽窝内，分别连续排列成弧形上牙弓和下牙弓。在牙弓内的牙齿紧密相连成为一个整体，互相支持，可以保持牙在颌骨上的稳定性，还可以支持颌面部软组织，维持面部的丰满。牙齿缺失后，牙槽骨丰满度降低，唇颊部软组织失去支持而内陷，特别是上下后牙缺失较多时，面下部垂直距离变短，面部皱纹增加，人便显得衰老，如缺牙较多的老年人的面容。牙弓及咬合关系异常者，面形也会受到影响。如上颌后缩（图 2-41）或下颌前突（图 2-42）的反殆面形，面中部凹陷，老百姓俗称“地包天”。上颌前突或下颌后缩（图 2-43）往往造成面中部突出，表现为开唇露齿，老百姓俗称“天包地”。这些都需要通过正畸或手术的恢复正常的咬合，才能恢复患者的健康和美观。

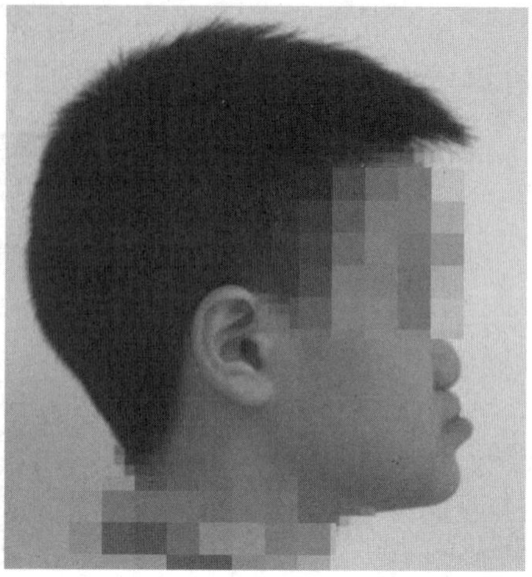

图 2-41　上颌后缩“地包天”

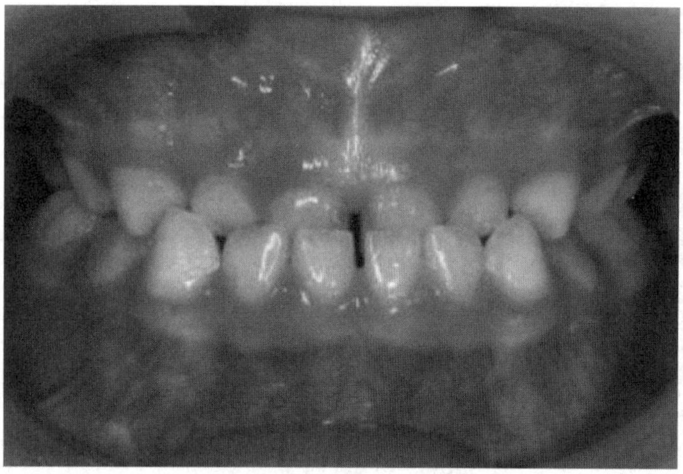

图 2-42　下颌前突反殆

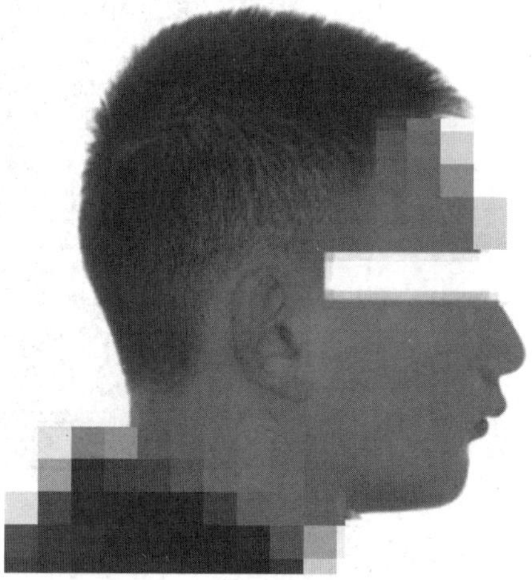

图 2-43　下颌后缩“天包地”

四、牙齿的发育

牙齿的发育包括生长期、钙化期和萌出期三个阶段。牙胚包埋于上下颌骨内，随着颌骨生长发育，牙胚穿透牙龈显露于口腔的现象为出龈（图 2-44），从牙冠破龈而出到上下牙达到咬合接触的全过程为萌出，此时新生牙形成（图 2-45）。牙冠萌出时，牙根的发育尚未完成。正常情况下，牙根发育到根长 2/3 时牙齿初萌到口内。牙根继续发育，牙齿不断向殆面方向萌出直到与对殆牙接触，此时牙根发育也接近完成。从牙齿萌出到牙根发育完成，乳牙约需要 1 年，恒牙需要 2 ～ 3 年。牙萌出时间的规律如下：①一般下颌牙萌出早于上颌牙。②在一定时间内按一定顺序，左右对称性萌出。③女性牙萌出稍早于男性。

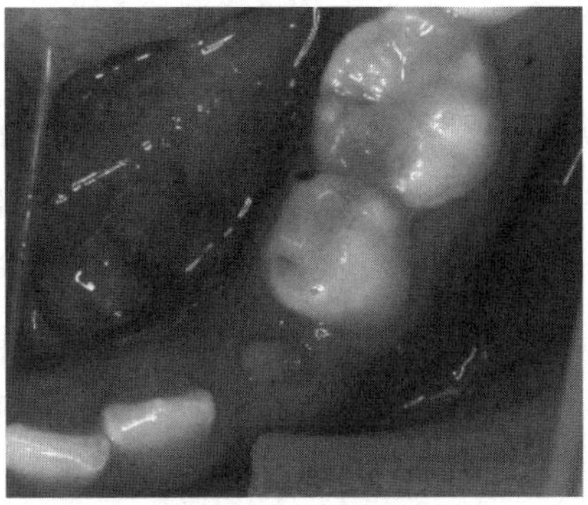

图 2-44　出龈

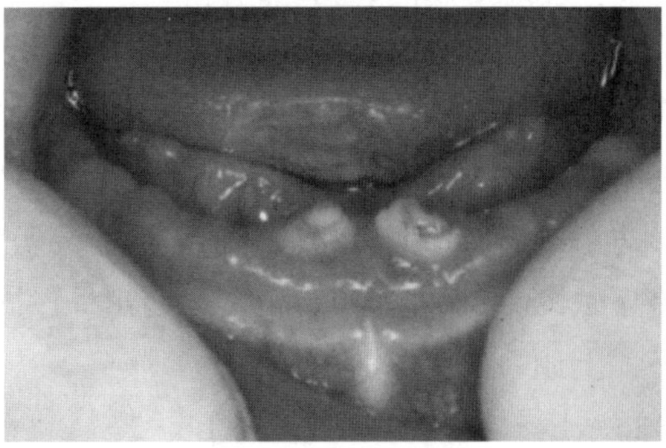

图 2-45　新生牙

（一）乳牙的萌出时间及顺序

乳牙胚在胚胎 2 个月时开始形成，胚胎 5 ～ 6 个月开始钙化。在此期间，若母亲遭受病毒感染、创伤或乱用药物、缺乏营养等，均会影响到胎儿的牙齿发育、钙化，甚至造成发育、钙化的停止，导致牙釉质或牙本质发育不全（图 2-46），将来乳牙萌出后更容易发生龋坏。新生儿的上下颌骨内就已经有 20 颗乳牙胚。在婴儿约 6 个月时乳牙开始萌出，至两岁半左右全部萌出（表 2-1）。一般情况下，乳牙萌出顺序为：乳中切牙（Ⅰ）→乳侧切牙（Ⅱ）→第一乳磨牙（Ⅳ）→乳尖牙（Ⅲ）→第二乳磨牙（Ⅴ）。如果新生恒牙已经萌出，但是相应的乳牙仍然未脱落，则称为乳牙滞留（图 2-47）。

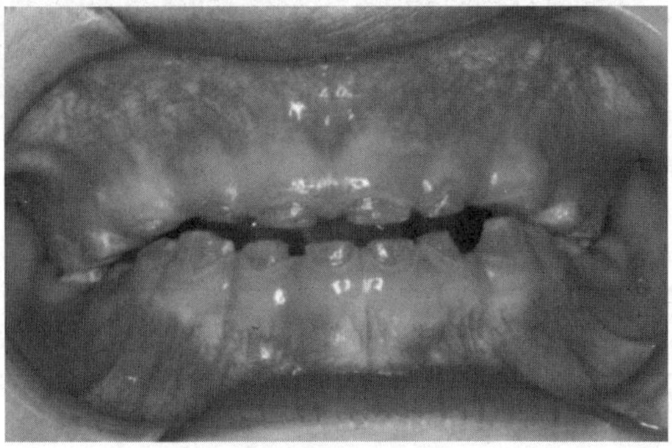

图 2-46　牙本质发育不全

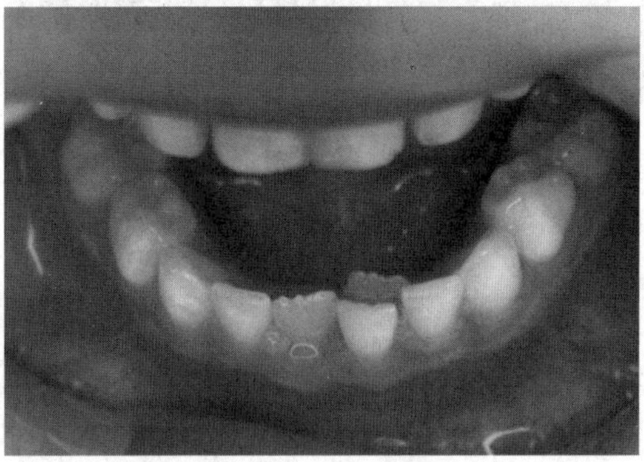

图 2-47　乳牙滞留

表 2-1　乳牙萌出时间

上颌	萌出年龄（月）	牙根形成年龄（岁）	下颌	萌出年龄（月）	牙根形成年龄（岁）
乳中切牙	7	1.5	乳中切牙	6	1.5
乳侧切牙	9	2	乳侧切牙	10	1.5
乳尖牙	18	3.25	乳尖牙	16	3.25
第一乳磨牙	14	2.5	第一乳磨牙	12	2.25
第二乳磨牙	24	3	第二乳磨牙	20	3

（二）恒牙的萌出时间及顺序

第一恒磨牙是恒牙中最早发育的牙，在胚胎4个月时就已经发生。在儿童6岁左右，在第二乳磨牙的远中萌出第一恒磨牙，常称其为“六龄齿”，是口腔中最早萌出的恒牙，不替换任何乳牙。因其外形与第二乳磨牙非常相似，龋坏后容易被家长忽略，误以为是乳牙，并不会及时治疗，错过最佳治疗时机。6岁左右第一恒磨牙萌出，12～13岁以后，恒牙全部萌出（表2-2）。恒牙萌出顺序如下：上颌一般为6→1→2→4→5→3→7或6→1→2→4→3→5→7，下颌一般为6→1→2→4→3→5→7或6→1→2→3→4→5→7。由于第三磨牙多数在18～35岁萌出，故俗称“智齿”，第三磨牙的发育因人而异，可终生不萌出或先天缺失。如果乳牙脱落以后，相应的恒牙未按时萌出，则称为迟萌（图2-48）。需要经过外科手术切开牙龈，帮助下方的恒牙及时萌出（图2-49）。

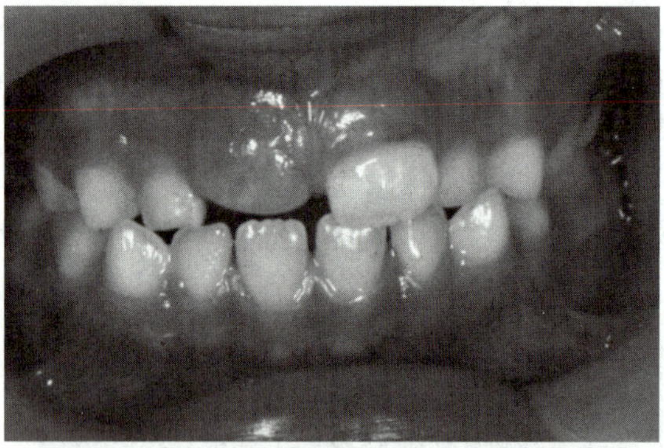

图2-48　迟萌

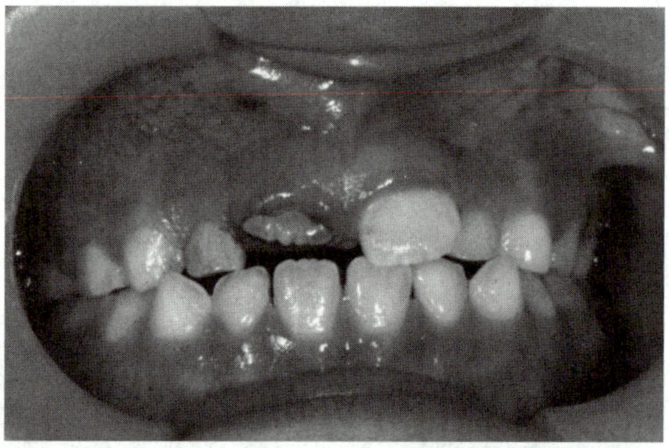

图2-49　切开助萌

表2-2　恒牙萌出年龄

下颌	年龄（岁）	上颌	年龄（岁）
中切牙	6～7	中切牙	7～8
侧切牙	7～8	侧切牙	8～9
尖牙	9～10	尖牙	11～12
第一前磨牙	10～12	第一前磨牙	10～11
第二前磨牙	11～12	第二前磨牙	10～12
第一磨牙	6～7	第一磨牙	6～7
第二磨牙	11～13	第二磨牙	12～13
第三磨牙	17～21	第三磨牙	17～21

五、牙位记录

1. 临床牙位记录法　临床中为了方便描述及病历书写，常用特殊的符号记录牙的位置及名称，最常用是部位记录法。记录牙位时首先要将牙弓进行分区，以“十”符号将上、下牙弓分为四个区，水平线代表殆面以区分上下，垂线代表中线以区分左右；A 区表示患者的右上区，B 区表示患者的左上区，C 区表示患者的右下区，D 区表示患者的左下区（图 2-50）。

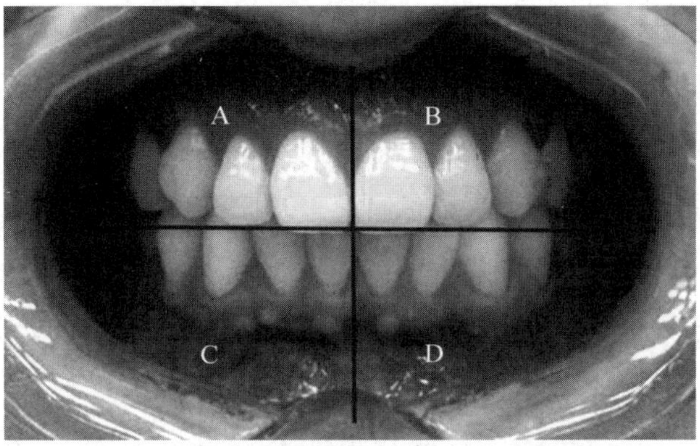

图 2-50　部位记录法

用阿拉伯数字 1 ～ 8 分别代表恒牙的中切牙至第三磨牙，牙位靠近中线则数字小，牙位远离中线则数字大，如中切牙为 1，第三磨牙为 8（图 2-51）。用罗马数字Ⅰ～Ⅴ分别代表乳中切牙至第二乳磨牙，如乳中切牙为Ⅰ（图 2-52）。

右上区								上								左上区
8	7	6	5	4	3	2	1		1	2	3	4	5	6	7	8
8	7	6	5	4	3	2	1		1	2	3	4	5	6	7	8
第三磨牙	第二磨牙	第一磨牙	第二前磨牙	第一前磨牙	尖牙	侧切牙	中切牙	下								
右下区																左下区

图 2-51　恒牙临床牙位记录

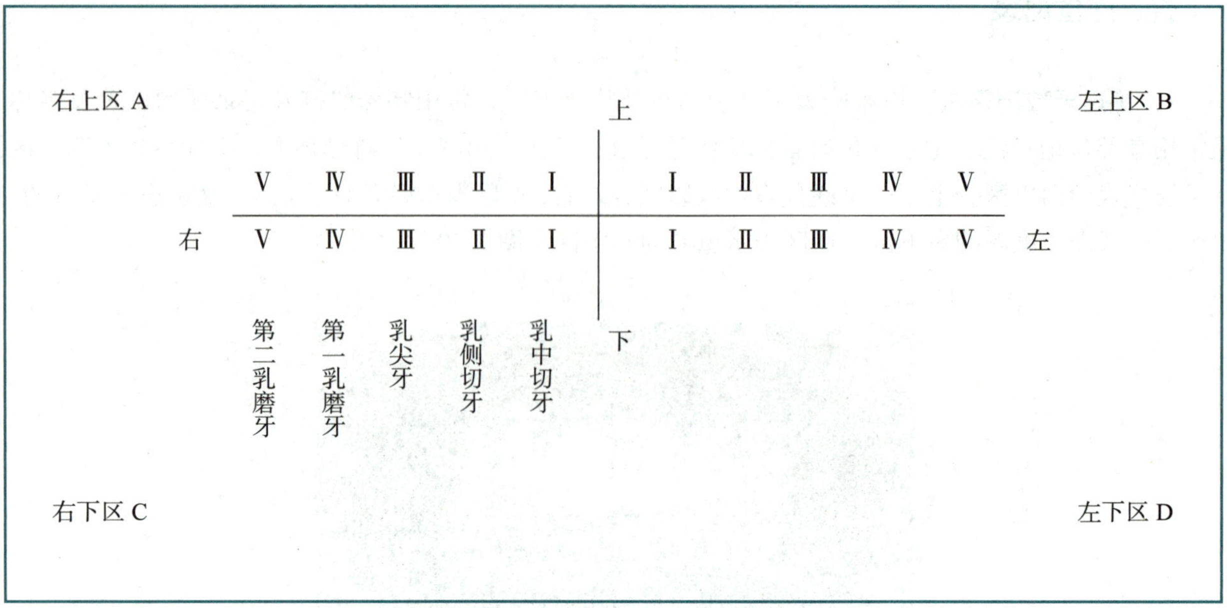

图 2-52　乳牙临床牙位记录

2. Palme 记录系统　与部位记录法相似，恒牙用阿拉伯数字 1 ～ 8 表示，乳牙用英文字母 A ～ E 表示，A 表示乳中切牙，B 表示乳侧切牙，C 表示乳尖牙，D 表示第一乳磨牙，E 表示第二乳磨牙（图 2-53）。

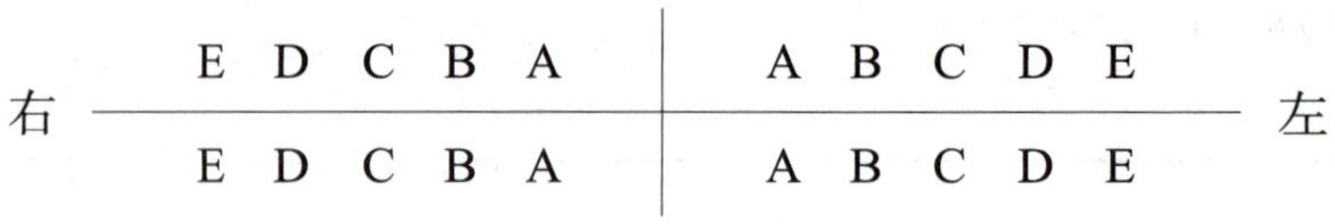

图 2-53　乳牙 palmer 记录系统

第三节　牙周组织解剖生理

牙周组织由牙龈、牙周膜两种软组织和牙槽骨、牙骨质两种硬组织共同构成（图 2-54）。尽管牙骨质属于牙体组织，但它与牙龈、牙周膜和牙槽骨共同将牙牢固地附着于牙槽，承受和传递咬合力，同时参与了牙周病的发生与修复，且牙骨质的新生也来源于牙周膜细胞，故习惯上将上述四种组织合称为牙周组织。

一、牙龈

牙龈是覆盖在牙槽突表面和牙槽骨周围的口腔黏膜，由游离龈、附着龈和龈乳头三部分共同组成（图 2-55）。

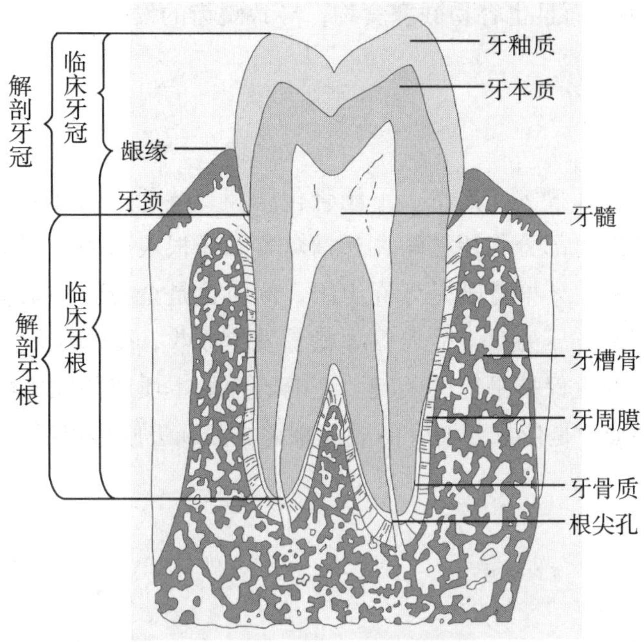

图 2-54　牙周组织示意图

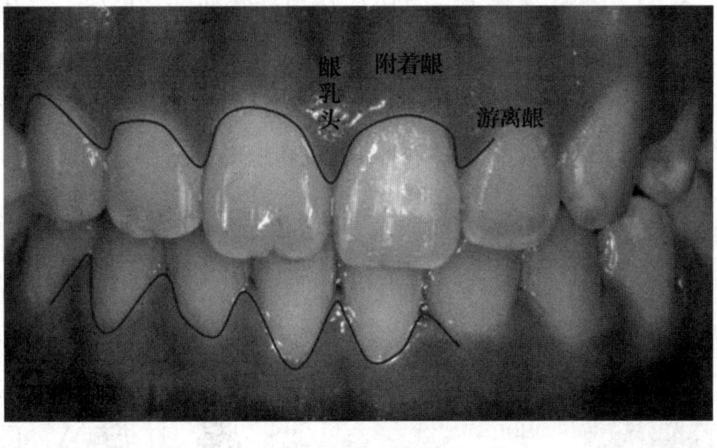

图 2-55　牙龈

1．游离龈　又称边缘龈，呈 360°包绕牙颈部，宽约 1mm。健康时呈粉红色，质地轻薄，呈扇贝状紧贴牙面。游离龈与牙面之间形成的间隙，称龈沟。正常情况下，牙齿完全萌出后，龈沟的底部位于釉牙骨质界，正常的龈沟不超过 2mm。临床上，健康的龈沟组织学深度平均为 1.8mm。

2．附着龈　与游离龈相延续，质地坚韧有弹性，游离龈与附着龈均是角化的口腔上皮，临床上合称为角化龈。由于附着龈缺乏黏膜下层，故不能移动。附着龈的表面有橘皮样的点状凹陷，称为点彩，是健康牙龈的特征，上皮角化程度越高，点彩越明显。附着龈的根方为牙槽黏膜，两者之间的界限称为膜龈联合。牙槽黏膜的上皮无角化，且上皮菲薄，其下方结缔组织疏松，血管丰富，故牙槽黏膜颜色深红，可移动度大。膜龈联合至正常龈沟的距离为附着龈宽度。附着龈的宽度对牙周组织的健康具有重要的临床意义。

3．龈乳头　又称牙间乳头，充满于相邻两牙接触区根方的间隙中。其两侧和顶部由相邻牙的游离龈延续而成，中央部分由附着龈构成。当龈乳头不能充满邻间隙时，在两牙间便会出现“黑三角”，直接影响牙齿的美观，而且也容易嵌塞食物，导致龋齿的发生。

二、牙槽骨

牙槽骨（图 2-56）又称牙槽突，是上、下颌骨包绕和支持牙根的部分，包绕牙根的凹陷部分称牙槽窝，牙槽窝在冠方的游离部分称牙槽嵴，牙槽窝紧贴牙根表面的内侧壁称为固有牙槽骨，相邻两牙间的牙槽骨称牙槽间隔。牙槽骨既是牙周组织，同时也是全身骨骼系统中代谢和改建最活跃的部分，主要表现为在受到侧方压力时，受压侧牙槽骨发生吸收，受牵拉侧发生骨新生。生理范围内的咬合力是牙槽骨吸收和新生保持平衡的关键。正畸治疗的本质就是在力的作用下，使牙齿向正确方向和位置移动，这种移动正是依靠牙槽骨的改建来完成。牙齿脱落以后，由于没有咬合力的刺激，牙槽骨很容易发生吸收。

三、牙周膜

牙周膜又称牙周韧带，是围绕在牙根周围并连结牙根和固有牙槽骨的致密结缔组织，其纤维束一端嵌入牙骨质，另一端嵌入牙槽骨和牙颈部的牙龈内，将牙齿悬吊固定在牙槽窝内（图 2-57）。牙周膜的平均宽度约为 0.2mm，在 X 线片上，呈围绕牙根较窄的一条黑线。牙周膜由纤维、血管、神经等组成，牙周膜纤维可以缓冲机械外力的创伤，调节牙齿所受的咀嚼压力，保护血管和神经，将咬合力传导至牙槽骨，避免牙根的损伤。牙周膜通过血管输送营养到牙槽骨、牙骨质和牙龈，同时牙周膜有丰富的感觉神经纤维，通过三叉神经传导触觉压力和疼痛。

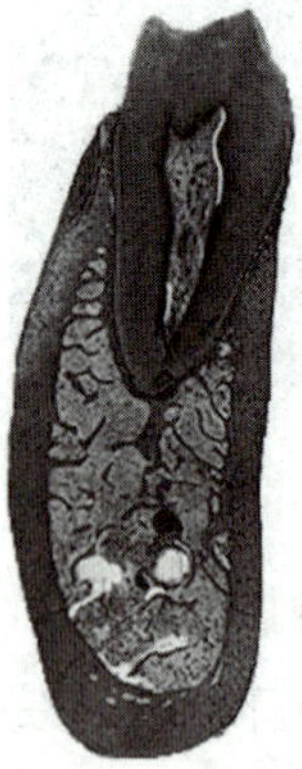

图 2-56　牙槽骨示意图

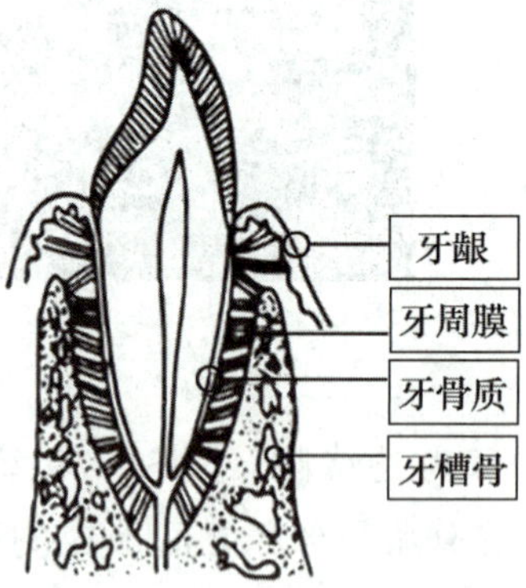

图 2-57　牙周膜示意图

▶知识拓展

特纳牙

个别恒牙的釉质发育不全，常与其对应的乳牙有关。在牙齿发育期间，由于全身疾病、营养障碍或严重的乳牙根尖周感染，导致的釉质结构异常称为釉质发育不全。因前磨牙的牙胚处在乳磨牙牙根分歧下方，难以避免乳磨牙根尖周炎症的影响，故个别牙的釉质发育不全，多见于前磨牙。遗传因素、严重营养障碍、内分泌失调、婴儿和母体的疾病及局部因素均可引发釉质发育不全。常见于乳牙根尖周严重感染，影响继承恒牙釉质发育不全。这种情况往往是个别牙，以前磨牙居多，个别前磨牙釉质形成和矿化障碍的现象首先由特纳（Turner）报道，故又称特纳牙。

考试知识点总结

本章小结

协和云课堂……　拓展练习及参考答案

（刘泽念　蔡成莲）

教学课件

第三章　口腔预防保健

学习目标

素质目标

（1）具有诚实守信、爱岗敬业、救死扶伤、大爱无疆的职业精神。

（2）具有尊重患者、保护隐私、患者利益至上的服务精神。

（3）具有以患者为中心的服务理念。

知识目标

（1）掌握：自我口腔保健的方法、口腔预防适宜技术。

（2）熟悉：口腔健康教育和全生命周期口腔健康保健。

（3）了解：口腔健康教育的方法意义和技巧。

能力目标

（1）能够对患者进行自我口腔保健方法的指导。

（2）能够对患者进行口腔健康教育。

（3）能够根据患者年龄阶段制定个性化口腔预防保健措施。

案例导入

【案例】

患者，男，7 岁。因牙齿发黑求治。查 55 㕮面龋坏，探诊酸痛，叩诊（－），牙髓活力检测正常。四颗第一磨牙已萌出。诊断：55 中龋。

【问题】

1．为防止新生恒牙患龋，应该给家长建议怎样的方法？

2．如何对患者及家属进行口腔健康教育？

3．口腔疾病预防适宜技术的物品准备及操作护理步骤有哪些？

·核心知识拆解·

口腔健康作为全身健康的重要组成部分，与全身健康关系密切。口腔健康是居民身心健康的重要标志，口腔疾病也是影响居民健康的常见病、多发病，它不仅影响口腔的咀嚼、发音等生理功能，还与脑卒中、心脏病、糖尿病、消化系统疾病等全身系统疾病密切相关。

随着社会生活环境的改变和城市化进程的加剧，全球主要口腔疾病的患病率不断上升。根据2022年《全球口腔卫生状况报告》，全世界近35亿人患有口腔疾病，其中3/4的口腔疾病患者来自中等收入国家。在全球范围内，估计共有20亿人患恒牙龋齿，5.14亿儿童患有乳牙龋齿。其主要原因包括人们对氟化物接触量不足，容易买到且买得起高糖食品及难以在社区获得口腔保健服务。高糖食品和饮料及烟草和酒精的营销促使那些容易导致口腔卫生问题和其他非传染性疾病的产品的消费日益增长。

《中国防治慢性病中长期规划（2017—2025年）》提出，要控制慢性病的危险因素，加强健康教育，强化规范诊疗，促进医防协同，推动实现人民全生命周期健康。其中，以龋病、牙周病等口腔感染性疾病为代表的口腔慢性病，特别是儿童、老年人等重点人群口腔疾病的综合干预是慢性病防治的重要内容。本章节将重点介绍自我口腔保健方法和龋病适宜预防技术，以及全生命周期口腔保健和口腔健康教育的方法。

第一节　自我口腔保健

口腔健康的标准是“牙齿清洁、无龋洞、无疼痛感、牙龈颜色正常、无出血现象”。龋病和牙周疾病是最常见的口腔疾病，主要是由附着在牙齿上的牙菌斑引起，因此清除牙菌斑是维护口腔健康的基础。预防口腔疾病需要自我口腔保健和专业口腔维护相结合。自我口腔保健包括有效刷牙、科学使用氟化物、定期口腔检查、平衡膳食等；专业口腔维护包括氟化物应用、窝沟封闭及洁治等。由于我国地广人多，医疗资源分布不均，大多数国民口腔预防的知识不足，并没有养成定期口腔检查和口腔洁治的习惯，因此，自我口腔保健在维护口腔健康和预防口腔疾病方面有很重要的作用。自我口腔保健的方式包括漱口、刷牙、使用牙间隙刷、牙签等，常见的口腔保健用品包括菌斑显示剂、牙刷、牙膏、牙线、牙间隙刷等（图3-1）。

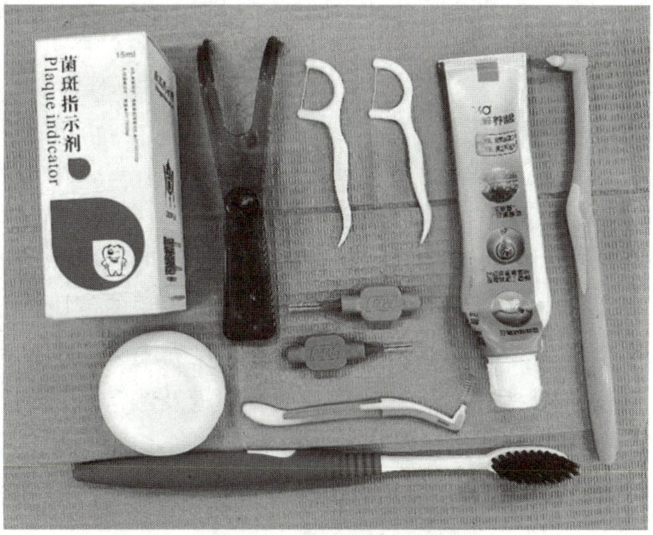

图3-1　口腔保健用品

一、漱口

《礼记》记载：“子事父母，鸡初鸣，咸盥漱”。其意为儿子侍奉父母，应该在晨起鸡初鸣时就侍奉父母洗手、漱口。孙思邈在《千金要方·道林养性》中指出：“食毕当漱口数过，令人牙齿不败，口香。”意为坚持饭后漱口，能够清除食物残渣，既可防止产生龋齿，又能清新口气。由此可见，漱口是有着悠久历史的口腔预防保健方式。虽然漱口是日常生活中应用最广泛的口腔保健方法，但漱口并不能清除牙菌斑。

1. 漱口的作用 清除口内食物残渣和部分松动的软垢，使用含特殊药物成分的漱口液含漱时可减少口内致病性微生物。

2. 漱口液种类 含氟漱口液具有防龋作用，如0.05%～0.20%的氟化钠含漱液，以及0.12%～0.20%氯己定含漱液，氯己定漱口液为广谱抗菌剂（图3-2），能有效防止菌斑形成，有效防止感染，促进创口愈合，但有苦味，建议饭后和睡前使用，长期使用可口内黏膜着色。

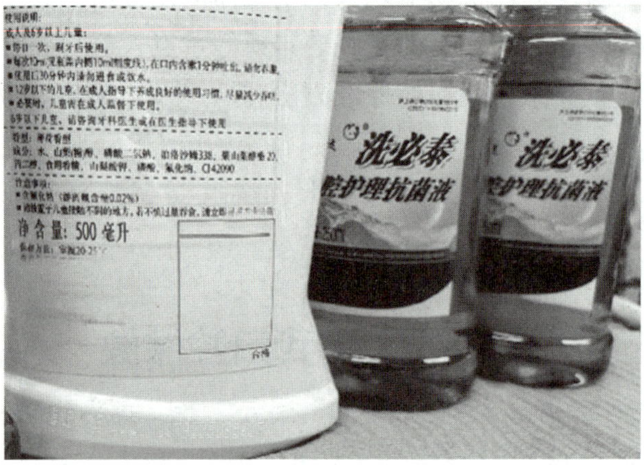

图3-2 氯己定含漱液

3. 注意事项 饭后可用清水漱口，可清除食物残渣；口内手术前后可用药物漱口液，但药物漱口液不可长期使用，以免引起口腔内菌群失调。

二、刷牙

刷牙可清除牙面和牙间隙的菌斑、软垢与食物残屑，减少口腔细菌和其他有害物质，防止牙石的形成。并可借助牙刷的按摩作用增进牙龈组织的血液循环和上皮组织的角化程度，有助于增强牙周组织对局部刺激的防御能力，维护牙龈的健康，是最主要的个人口腔维护方法。若刷牙方法不正确会导致牙龈退缩、楔状缺损等，世界卫生组织推荐的成年人刷牙方法是巴氏刷牙法，又名水平颤动法（图3-3），能有效清除龈缘附近及龈沟内菌斑，其不足在于暴力的刷牙可以使短距离颤动变成强力摩擦而损伤龈缘，因此建议使用软毛牙刷刷牙。

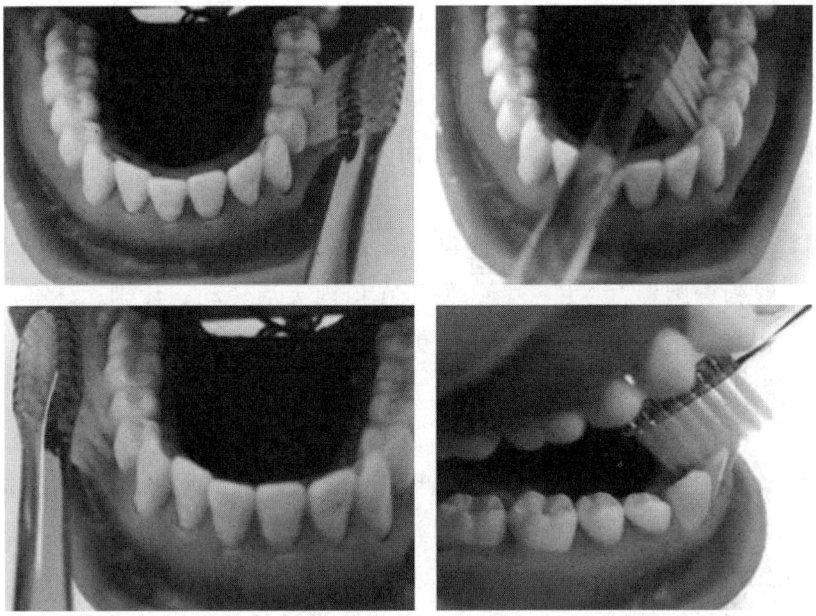

图 3-3 巴氏刷牙法

1. 巴氏刷牙法

（1）刷毛角度：刷上、下颌牙弓的唇（颊）、舌（腭）面时手持刷柄，刷毛指向根尖方向（上颌牙向上，下颌牙向下），与牙长轴成 45°，但通常对患者来说较容易和较安全的是先与牙长轴平行，然后稍作旋转，与龈缘成 45°。把牙刷刷毛端放在直指龈沟的位置，刷毛约与牙长轴成 45°(图 3-4)。轻度加压勿使刷毛屈曲，使刷毛端进入龈沟。

（2）水平颤动：颤动牙刷 2 ～ 3 颗牙为一组，以短距离来回颤动牙刷，勿使毛端离开龈沟，5 ～ 10 次，颤动幅度为 1 ～ 2mm。

（3）重新放置牙刷：将牙刷移至下一组 2 ～ 3 颗牙，注意上一组牙有部分重叠。

（4）重复颤动：在上、下颌牙弓的唇、舌面的每个部位重复颤动。

（5）刷前牙的舌面、腭侧面位置：将牙刷竖放在前牙舌、腭侧牙面，使刷毛垂直并指向和进入龈沟。

（6）刷牙齿𬌗面：将牙刷毛垂直放置，轻轻加压，使刷毛部分进入窝沟（图 3-5），前后水平颤动，颤动 5 ～ 10 次。

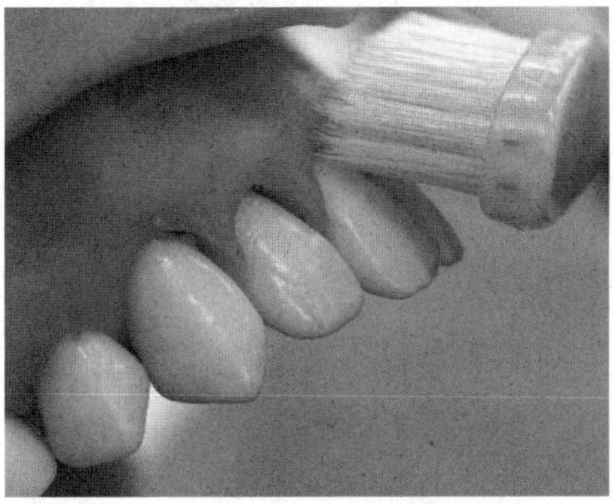

图 3-4 刷毛约与牙长轴成 45°

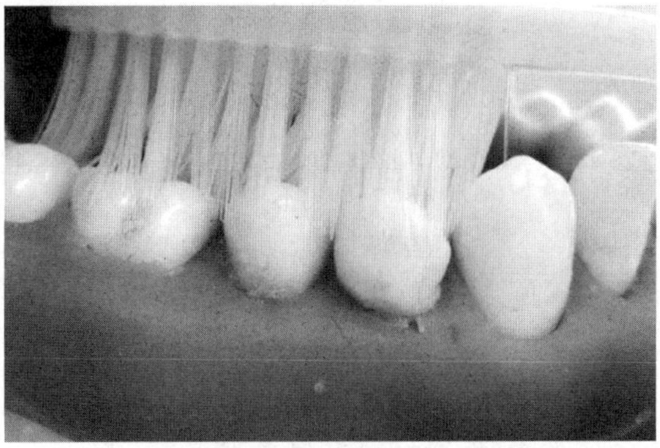

图 3-5 轻轻加压使刷毛部分进入窝沟

2. 儿童的刷牙法 推荐圆弧刷牙法，又称Fones刷牙法，最易为年幼儿童学习理解和掌握。建议配合单丝直径较细的软毛牙刷进行刷牙。具体方法是：在闭颌时，牙刷进入颊间隙，刷毛轻度接触上颌最后磨牙的牙龈区，用较快、较宽的圆弧动作，较小的压力从上颌牙龈拖拉至下颌牙龈。前牙切端对切端接触，做连续的圆弧形颤动，舌侧面与腭侧面需往返颤动，由上颌牙弓到下颌牙弓连续进行拂刷。

3. 牙刷的选择 牙刷刷毛的材质应选择尼龙丝，软硬适中；刷头的毛束横着3～4排，竖着10～12排，刷头一般为椭圆形，尽量小巧，便于在口内灵活转动；牙刷、牙杯应一人一用，以防大量细菌滋生繁殖。若牙刷毛发生弯曲变形则应更换，否则容易损伤牙龈，且清洁能力大幅度下降，2～3个月更换一把新牙刷。

牙刷的种类选择一般根据个人手灵活度、牙齿排列情况、牙周健康状况和个人喜好而决定。一般来说电动牙刷的设计更适合生活不能自理的智障儿童、手功能障碍人群、需要别人帮助刷牙的人群，但由于大多数人并不能进行正确的巴氏刷牙法，因此，相对来说电动牙刷对菌斑的清洁能力更强。若能够熟练使用巴氏刷牙法进行刷牙，普通牙刷和电动牙刷都可有效进行菌斑控制。

4. 牙膏的选择 牙膏作为刷牙的辅助用品，已成为人类日常生活的必需品。牙膏主要的成分是摩擦剂，借助牙刷的机械摩擦的作用清洁牙齿表面的菌斑，对牙齿及其龈缘进行清洁，保持口腔清洁。牙膏的主要成分、含量及功能见表3-1。

牙膏的主要作用：①增加牙刷的去污作用，由于牙膏中含有摩擦剂和洁净剂，刷牙时牙面的污渍更容易被洗刷掉。②牙膏既可以去除牙面污渍，又含有香味剂，使口腔清新。③牙膏中加入矫味剂和表面活性剂，刷牙时会产生泡沫，有助于提高儿童对刷牙的兴趣，主动刷牙。④牙膏中加入某些药物，如氯己定、氟化钠、氯化锶等，有抑菌、灭菌、消除菌斑，防止龋坏，降低敏感，预防口腔疾病的作用。

牙膏的用量因人而异，成人每次刷牙使用的牙膏剂量为1g（长度约1cm）。儿童由于其吞咽功能尚未完全形成，在3岁之前不建议使用含氟牙膏，以免误吞。6岁以下儿童使用含氟牙膏刷牙时，每次使用剂量为0.5g（长度约0.5cm）。

表3-1 牙膏的主要组分类别、成分及功能

组分类别	代表性成分	功能
摩擦剂	硅石、磷酸氢钙、碳酸钙等	除去被玷污的牙表膜
保湿剂	山梨醇、甘油等	作为香味剂、摩擦剂和药物的载体
增稠剂	羧甲基纤维钠、硅石粉、卡波姆、黄原胶等	使牙膏结构稳定
表面活性剂	月桂醇硫酸酯钠、月桂酰肌氨酸钠、聚山梨醇酯类衍生物等	使用时产生泡沫
香味剂（香精）	椒样薄荷、留兰香、肉桂、水杨酸甲酯等	赋香
治疗功效药物	氟化物、氯己定、锌化合物、锌盐等	治疗功效

三、牙签

1. 牙签的作用　剔除嵌塞在牙齿邻间隙的食物残渣及牙菌斑，同时也有按摩牙龈的作用，尤其适用于牙间隙较大或龈乳头退缩的情况。

2. 使用方法　将牙签的尖端朝向牙齿𬌗面方向，抵紧牙齿颊面，以45°角滑行至牙间隙内，贴紧牙缝内侧牙面，向外向𬌗方剔除食物残渣。

3. 注意事项　使用牙签时用力不可过大，不可损伤牙龈或强行刺入牙间隙，无龈乳头退缩者，不可使用牙签。

四、牙线

1. 牙线的作用　牙线是清洁牙齿邻面最有效的工具，可去除80%的邻面菌斑从而显著降低龋病和牙周病的患病率。牙线可有效去除牙间隙的食物残渣、软垢和牙菌斑，彻底清洁牙齿，正确使用不会损伤牙龈，尤其适用于牙龈无退缩的牙间隙。

2. 使用方法　取40cm左右的牙线，两端缠绕于双手中指，中间留15cm长距离；双手示指或拇指将牙线绷紧，从𬌗方拉锯式加压通过两牙邻接点；进入邻间隙后牙线紧贴牙颈部牙面上下刮动，并进入牙龈缘以下清除邻面菌斑和龈下菌斑，如此重复，将全口牙邻面菌斑全部清除，并彻底漱口。

3. 注意事项　当牙线沾满血渍或软垢时，可用清水冲洗后继续使用或者更换新的牙线；不可使用暴力将牙线压入牙龈缘下，以免导致牙龈退缩；清除邻面菌斑时尽量让牙线与牙面接触面积更大，做上下刮动，每个牙间隙邻面牙体4～6次，直到牙面发出“吱吱”声，表示牙齿已彻底清洁。

五、牙间隙刷

1. 牙间隙刷的作用　用于清除邻面菌斑，尤其是暴露的根分叉、龈乳头已经丧失的邻间区及排列不齐的牙齿邻面；还可清洁固定修复体、种植牙、固定矫治器等牙刷难以到达之处的牙菌斑、软垢及食物残渣等。

2. 使用方法　根据邻间隙的大小选择合适的牙间隙刷，牙间隙刷过小不能有效清除菌斑，牙间隙刷过大或刷毛过硬则损伤牙面；从牙冠颊面进入间隙，做颊舌向来回刷动，每个牙面往复刷动不超过4次，避免损伤牙龈。

3. 注意事项　牙间隙刷不是一次性用品，每次使用完后可用清水冲洗干净，干燥后保存于通风处，但一般应1周更换一次，以免菌斑堆积影响清洁效果。

▶知识拓展

口腔健康的重要性

党中央、国务院一直以来高度重视口腔健康工作，1983年开始，每10年左右开展一次全国口腔健康流行病学调查。1989年，将每年的9月20日确定为全国“爱牙日”，从2008年起，中央财政设立专项，在全国范围开展儿童口腔疾病综合干预项目，并将健康口腔纳入

《“健康中国 2030”规划纲要》，提出了明确任务和目标要求。为科学制订口腔疾病的防治策略，我国于 1983 年、1995 年、2005 年和 2015 年分别开展了四次口腔健康流行病学调查。2019 年 2 月国家卫生健康委办公厅印发的《健康口腔行动方案（2019—2025 年）》文件中指出：充分发挥中华口腔医学会、中国牙病防治基金会的专业资源和人才优势，加强口腔健康教育、口腔疾病防治和口腔护理等实用型、复合型人才培养培训。

第二节 口腔健康教育

口腔健康与全身健康密切相关。口腔中的感染和炎症因子可能会导致心脑血管疾病、糖尿病等慢性病的发生或加重，危害全身健康，影响生命质量。龋病和牙周病会破坏牙齿硬组织和牙齿周围支持组织，不仅影响咀嚼、言语、美观等功能外，还会造成社会交往困难和心理障碍。孕妇的口腔感染是早产和婴儿低出生体重的危险因素之一。

一些全身疾病可能在口腔出现相应的表征。如糖尿病患者的抗感染能力下降，常伴发牙周炎、拔牙伤口难以愈合，艾滋病患者早期会出现口腔病损、口腔念珠菌病等。维护口腔健康是防控全身性疾病的重要手段，防治全身性疾病同样有利于促进口腔健康。口腔疾病与糖尿病、心脑血管疾病等慢性病存在着共同的危险因素，如吸烟、酗酒、不合理膳食、精神压力等。

第四次全国口腔健康流行病学调查显示：居民口腔健康知识知晓率为 60.1%，84.9% 的人对口腔保健持积极态度。12 岁儿童恒牙龋患率为 34.5%，比 10 年前上升了 7.8 个百分点。5 岁儿童乳牙龋患率为 70.9%，比 10 年前上升了 5.8 个百分点，农村高于城市，儿童患龋情况呈现上升态势。5 岁和 12 岁儿童每天两次刷牙率分别为 24.1%、31.9%，含氟牙膏使用率分别为 42.1%、55%，因预防口腔疾病和咨询检查就诊的比例分别为 40%、43.2%。成人每天两次刷牙率为 36.1%，含氟牙膏使用率为 61.0%。各年龄组女性每天两次刷牙率均高于男性，城市高于农村。由此可见，我国的口腔医疗现状受经济文化等因素的影响，社会大众的口腔保健意识低，口腔健康水平差。然而，随着社会经济的发展，居民生活质量的不断改善和提高，大众对口腔医疗的总体需求处于一个增长和发展的状态。

中共中央、国务院于 2017 年发布了《中国防治慢性病中长期规划（2017—2025 年）》，将口腔疾病和心脑血管疾病、糖尿病、癌症及肺部疾病一起纳入慢性病的管理中，并在该规划中明确了慢性病管理的途径，包括：健康教育、早诊早治、规范诊疗、医防协同、控制危险因素、统筹社会资源和增强科技支撑。口腔健康教育在口腔预防医学领域越来越受到重视。通过政府部门和全社会的力量，营造有益于口腔健康的环境，传播口腔健康的信息，提高人们口腔健康的意识和自我口腔保健的能力，改变不健康的行为和生活方式，从而达到提高全民口腔健康水平，预防和控制口腔疾病，增进全身健康的目的。

一、口腔健康教育的概念

口腔健康教育是通过口腔保健知识和技术的传播，鼓励人们建立正确的口腔健康意识，提高自我口腔保健能力，主动采取有利于口腔健康的行为，终生维护口腔健康。

二、口腔健康教育的原则

1. 高度的思想性　口腔健康教育内容要符合党和政府的路线、方针、政策，有利于社会主义物质文明和精神文明建设，要以我国卫生工作方针、卫生法规为依据，规划口腔保健项目和开展健康教育活动，要结合爱国主义教育，促进爱国卫生运动的健康发展。为了迅速发展我国的口腔卫生事业，满足人民群众的医疗、预防、保健需求，1988 年 12 月卫生部成立了全国牙病防治指导组，由卫生部等九个部委联合发起，从 1989 年起把每年的 9 月 20 日定为“全国爱牙日”。2024 年 9 月 20 日是第 36 个“全国爱牙日”，活动主题是“口腔健康全身健康”，副主题是“全生命周期守护　让健康从‘齿’开始”，旨在贯彻落实《健康中国行动（2019—2030 年）》和《健康口腔行动方案（2019—2025 年）》的指导方针和政策，提升群众口腔健康素养，促进形成良好的口腔健康行为。

2. 严格的科学性　口腔健康教育内容应有科学依据，概念表达准确，引用的资料、数据正确无误，应体现最新科学成果，特别是在借助大众传播媒介传播口腔健康知识时，更应慎重，防止不准确的信息误传、误导。例如，在进行窝沟封闭剂术后依然要对患者进行刷牙指导，并告知定期复查，以免患者误以为做了窝沟封闭就万事大吉，不用认真刷牙也不会患龋。

3. 完美的艺术性　根据不同人群口腔疾病特点，制作形式多样、充满趣味性的教育资料。例如，讲解牙周病时可以将牙齿比喻成骨头，将牙周组织比喻成骨头周围的韧带、肌肉组织，牙周病就好比是“骨肉分离”，很难健康地行使牙齿的咀嚼功能，更难以维持口腔的美观。

4. 强烈的针对性　进行口腔健康教育之前必须进行问卷调查，了解健康教育对象所关心的问题，根据其心理特点、生活环境和受教育程度等，制定适合不同群体的口腔健康教育计划。例如，针对青年群体重点讲解智齿冠周炎、龋病、𬌗畸形等疾病的预防；针对残疾人及生活不能自理的老人，应该重点对其护理人员讲解牙周病、口腔癌的预防及义齿修复的方式；针对孕妇则应该多讲解孕期口腔保健知识和婴幼儿的口腔预防保健知识；针对幼儿园和小学生则多讲解龋病和牙外伤的预防。

5. 广泛的群众性　口腔健康教育是全民性的教育活动，必须发动群众，有广泛的群众参与，依靠群众传播健康信息，既迅速又直观，才能取得满意效果。例如，在幼儿园进行口腔健康教育，首先应该使校方、教师和家长认识口腔健康的重要性，并积极参与对学生进行口腔检查及口腔健康信息的传播。其次，利用同学之间互相交流，促进口腔健康信息的传播及不良口腔卫生习惯的矫正。又如社区口腔健康促进是以社区为立足点，以社区人群为对象，建立并逐步发展县、乡、村或区、街道、居委会或与之相应的三级口腔卫生保健网。

三、口腔健康教育的任务

1. 提高全民口腔预防保健的知识水平，增强口腔保健意识和自我保健能力，养成口腔健康行为。

2．争取各级行政领导与卫生行政领导的支持，以便合理分配有限的资源，制定方针、政策，推动防治方案顺利进行。

3．深化口腔健康教育内容，扩大教育面。增强卫生、医疗人员的口腔预防知识，强化口腔健康教育意识，提高口腔健康教育的能力。

4．引起社会各方人员对口腔健康问题的关注，为寻求口腔预防保健资源做准备。

5．传递最新的科学信息，积极应用、推广新的口腔保健措施。

四、口腔健康教育的方法

针对不同情况，口腔健康教育一般采取以下四种方法，各有优势和不足，不能互相取代。应根据不同的环境和情况选择不同的方法，才能取得较好的教育效果。

1．借助大众传媒 通过报刊、杂志、电视、电影、广播、网络、街头展板与宣传橱窗等方式传播口腔健康信息，反复强化公众已有的口腔卫生知识，干预不健康的行为。大众传媒的优点是覆盖面大，能较快地吸引公众注意力。随着网络传播媒介的发展、升级，公众号、短视频、直播等多种掌端平台在口腔健康教育中也起到越来越重要的作用。在历年全国爱牙日活动中，通过发挥大众传播媒介的作用，不同宣传主题的口腔健康教育活动都取得了良好效果。

2．组织社区活动 以街道、乡镇、社会团体和单位（企业、学校、机关）为单位开展活动，可以根据参与者的共同特点，进行有针对性的口腔健康教育，提高人们对口腔健康的认识，产生关注和改善口腔健康的愿望，强化口腔健康服务资源的利用。

3．组织小型讨论会 包括社区座谈会、专家研讨会、专题讨论会、听取群众意见会等形式，既是健康教育的方式，也是调查研究的方式。参加者除口腔专业人员、决策者之外，应广泛吸收不同阶层的群众。如在学校开展某项口腔保健项目，应邀请校长、教师、家长与学生代表共同参加讨论。

4．个别交谈 口腔专业人员就口腔健康问题和预防保健问题与就诊患者、儿童家长、社区保健人员等进行交谈、讨论。此方式是双向的信息交流，交谈的针对性强，讨论比较深入，效果也好。例如，患者就医时的椅旁教育，不只是医生单向传授知识，而是有问有答的交流。在交谈中，医生或保健人员应该是他们的良师益友，而不是以教育者自居。

五、口腔健康教育的步骤

开展口腔健康教育前，需要明确口腔健康教育面向的人群、针对的问题、预期达到的目标、计划通过何种形式进行。

1．确定与口腔健康有关的问题 可以从五个方面发现问题：①调查有关的社会问题（如个人收入、文化教育率与教育水平等）。②分析流行病学调查资料和病案材料（如发病率、患病率、有关口腔健康问题的分布和范围）。③确定有关的文化背景和社会行为问题（如目标人群的一般状况资料；关于自我保健措施与疾病症状的知识，态度与实践等）。④确定口腔健康教育的问题。⑤确定有关口腔健康的管理问题。

2．制定口腔健康教育的目标 要切合实际以便检查评估。如进行有关自我保健措施的口腔健康教育，包括如何选择牙刷、牙膏、邻面清洁工具，正确的刷牙方法，正确的邻面清洁方法等内容。口腔保健知识的掌握情况可以通过知识知晓率、得分等指标进行评估，口腔保健行为的实施情况可以通过口腔健康状况改善情况等指标来评估。

3．选择实现目标的策略　确定需要教育内容和教育方法及规范科学的教材，让组织者与教育对象一同学习。根据目标人群的不同，选择适合的教育方法。若面向幼儿，要选择卡通化、活泼、趣味性高的内容，辅以动画片、卡通剧等形式；若面向学生，可以采用统一、规范、科学的指导用书；若面向社会大众，就要善于利用大众传媒。

▶知识拓展

口腔卫生技师

2024 年 7 月 31 日，国家人力资源和社会保障部、国家市场监督管理总局、国家统计局联合发布生物工程技术人员等 19 个新职业，其中包括口腔行业翘首以盼多年的口腔卫生技师一职。口腔卫生技师定义：从事口腔疾病预防、卫生保健、疾病辅助诊疗等口腔卫生服务工作的专业人员。主要工作任务：①使用洁治器、刮治器等器具进行口腔洁治或刮治。②使用菌斑指示剂、牙刷、洁治器等清除口腔牙菌斑。③使用防龋涂料、窝沟封闭剂等材料进行口腔防龋和窝沟封闭。④使用漂白剂等对口腔牙齿进行漂白。⑤使用筛查指示剂等对口腔癌症进行筛查。⑥进行牙颌畸形矫治和人工种植牙修复后的口腔卫生维护。⑦协助口腔医生进行口腔疾病诊疗。⑧参与口腔流行病学调查。⑨进行口腔健康咨询和口腔保健科普宣教。总之，口腔卫生技师的工作范围非常广泛，不仅包括洁治、抛光、窝沟封闭等技术操作，还涉及儿童、孕妇、老年人及特殊人群的口腔保健，以及口腔疾病预防、早期检测、数据记录、健康教育等。在正畸和种植领域，也可负责患者的后续卫生保健工作。

第三节　龋病预防适宜技术

龋病俗称虫牙、蛀牙，是在以细菌为主的多因素作用下，发生在牙体硬组织的慢性进行性破坏性疾病。龋病一旦形成龋洞，不可逆转，若不及时治疗，病变继续发展可以引起牙髓炎、根尖周炎及牙槽骨和颌骨炎症。龋病造成牙冠、牙根缺损甚至完全破坏消失，最终导致牙齿丧失，影响患者的咀嚼功能和美观。龋病发病率高，是口腔常见病，也是人类最普遍的疾病之一。全球 90% 以上的人患有龋病，世界卫生组织已将其与肿瘤和心血管疾病并列为人类三大重点防治的三大慢性非传染性疾病之一。

我国第四次全国口腔健康流行病学调查结果显示，3 岁儿童的龋患率为 50.5%，4 岁为 63%，5 岁为 70.9%，年龄每增加 1 岁，龋患率上升 10% 左右。随着年龄的增加，龋病在学龄前儿童中的覆盖面越来越大。从 3 ～ 5 岁，龋补充填比（充填的牙齿在龋坏牙齿中占的百分比）即便是最高的

5岁年龄组儿童，也只有4.1%。可见，我国儿童家长对于儿童口腔健康的关注和维护远远不够。

由国家卫生健康委办公厅于2019年1月31日印发实施的《健康口腔行动方案（2019—2025年）》指出：坚持以人民健康为中心，坚持预防为主、防治结合、突出重点、统筹资源，以提高群众口腔健康水平为根本，以健康知识普及和健康技能培养为基础，以口腔疾病防治适宜技术推广为手段，以完善口腔卫生服务体系为支撑，全面提升我国口腔健康水平，助力健康中国建设。本节将对龋病风险评估、窝沟封闭、氟化物防龋等常见龋病预防适宜技术进行重点介绍。

一、龋病风险评估

龋病风险评估指对患者在一定时期内龋病发生的可能性（如新发龋洞数或初期脱矿白斑）进行评估，辨别出最有可能患龋的人群，给这些人群提供合适的预防和治疗方法，以阻止龋病的发生和发展。龋病风险评估的意义在于，如果口腔卫生保健提供者能够及时发现牙釉质脱矿形成白斑，便可有效预防龋病在未来造成牙体缺损。具体意义包括：①重点关注如何控制和消除导致龋齿发生的四联因素。②根据个人具体情况，制定个性化预防保健措施，尤其是针对高危因素。③制定个性化的患者预防性措施及修复治疗的频率和方法。④评估某一个体未来患龋的可能性。

确定适当的龋病管理措施时，必须进行风险评估。预测未来患龋的最佳指标是曾经的患龋经历。如果发现活动性病损，应将患者视为有患龋风险，并采取一级和二级预防措施。在曾经的患龋经历基础上，其他几个因素可能会对判断患龋风险有帮助，包括菌斑控制情况、是否有高糖饮食和唾液缓冲能力。如果牙齿或牙面有下列情形，则存在患龋风险：①牙列拥挤，自我口腔保健难以彻底清洁牙菌斑。②有固定或活动矫治器、有牙釉质发育不良、不良修复体或牙根面暴露。若患者有使用氟化物或曾进行窝沟封闭则可以降低患龋风险。通常根据患者近期患龋经历进行风险评估，然而患者虽然近期未患龋，也可因为其他因素如新发的唾液分泌功能障碍而被认为中度或高风险。风险评估在龋病防治计划中具有十分重要的指导意义，能为制订个性化预防措施和龋病的管理提供有效证据，还可帮助理解特殊人群中危险因素与患病经历的关系及帮助实施个性化的、有针对性的预防和管理方案。

（一）龋病风险指标

1. 直接风险因素 牙菌斑、高糖饮食、低唾液流率、唾液缓冲能力弱和唾液pH值异常。长期低唾液流率被认为是预测龋病高危人群的最有效的唾液指标。

2. 其他因素 社会经济地位因素等。

（二）龋病风险评估系统

龋病风险评估于2004年提出，主要用以帮助口腔科医生评估患者发生龋病的风险性，美国牙医协会（American dental association，ADA）龋病风险评估主要包括三方面，即促进因素、一般健康情况和临床情况。

1. 促进因素 指可以影响龋病发生和发展的外来因素。包括氟暴露情况、甜食嗜好情况、家人患龋情况等。氟的广泛性使用能显著降低龋病发病率和龋损进展速度。因此，氟暴露情况是评价患龋风险的重要组成部分，也是对患龋的一个重要保护因素。在考虑氟暴露情况时，应考虑到氟的使用频率及所用氟的形式，如饮水加氟、含氟牙膏、含氟漱口水、定期专业局部用氟等。当患者的患龋风险增加时，氟的应用频率也需相应增加。

2. 一般健康情况 指患者的身体状况包括放、化疗及药物使用。有些全身性疾病如干燥综合征或放化疗术后会累及唾液腺，使其功能降低、唾液分泌量减少，从而增加患龋风险。

3. 临床情况 与龋病直接相关，包括过去一段时间及现在患龋情况、菌斑情况、矫治器的使用情况等。有患龋经历和现在病损活跃性是最强的风险指征。需口腔科医生通过对患者的检查获得，可根据患者具有的危险因素情况，决定患者的龋病风险等级。

促进因素和一般健康情况可通过对患者的询问得出。

（三）实验室检测评估

以致龋菌及酸性产物为指标，检测龋发生危险因素的试验称为龋活性试验（caries activity test，CAT）。目前较成熟的方法如下：Dentocult SM 试验、刃天青纸片法、定量聚合酶链式反应（polymerase chain reaction，PCR）方法是检查唾液中变形链球菌数量来判断龋的活性；Dentocult LB 试验是观察唾液中乳杆菌的数量来判断龋的活性；Cariostat 龋态检测术是检测牙菌斑内细菌的产酸能力来判断龋的活性。

Cariostat 龋态检测技术已广泛应用于日本、欧美等国家和地区，有五十多年的临床应用历史。在国内同样有多家知名医院将该技术应用于临床，其安全、准确率高、无创提取样本、儿童适应性好、重复率高、易操作、结果易判定；Cariostat 龋态检测技术是目前唯一临床广泛使用的龋病风险评估手段。Cariostat 龋态检测术技术原理：以蔗糖为碳源，胰蛋白为氮源，溴甲酚为酸性显示剂，牙菌斑为样本，通过龋病形成过程在体外的完美再现，对被检查者口腔内致龋菌群的产酸能力进行科学的分度量化，进而对新龋的形成风险进行早期预测。

二、窝沟封闭

微课：
窝沟封闭

（一）概念

窝沟封闭又称点隙窝沟封闭，指不去除牙体组织，在牙齿　面、颊面或舌面的点隙窝沟涂布一层粘结型树脂或玻璃离子材料，保护牙釉质不受细菌及代谢产物侵蚀，达到预防龋病发生的一种有效防龋方法。窝沟封闭使用的具有黏性的高分子材料，包括树脂、玻璃离子水门汀等称为窝沟封闭剂，又称为防龋涂料。

（二）儿童窝沟解剖及患龋情况

儿童牙　面的点隙裂沟处容易滞留菌斑，用自我口腔保健措施难以彻底清除菌斑，从而导致龋病发生。我国 2015 年开展的第四次全国口腔健康流行病学调查资料显示，约有 1/3 的儿童在 3 岁时即发生龋病，而在这个年龄窝沟龋占 67%。12 岁年龄组儿童龋好发的牙位依次是下颌第一磨牙、下颌第二磨牙、上颌第一磨牙，提示防止窝沟龋发生是龋病预防的关键。

窝沟易患龋与很多因素有关：①点隙窝沟包括浅宽“V”形沟和深窄的“I”型沟，其中“I”型沟沟裂狭窄而长，类似瓶颈，底端膨大朝向釉牙本质界。这类沟裂可有大量分支，它为细菌生长定植、菌斑集聚提供了一个微生态环境，漱口刷牙很难使窝沟清洁。②窝沟的深度不能直接被自我与专业人员清洁达到。③窝沟口被有机填塞物阻挡，阻止局部用氟的进入。④点隙窝沟接近釉牙本质界，甚至在一些特殊情况下，可能实际位于牙本质内，牙釉质层较薄或缺如，因此窝沟龋的发生，较平滑面龋早且进展迅速。

（三）窝沟封闭的适应证与非适应证

1. 窝沟封闭的适应证 ①窝沟较深的牙齿，可以插入或卡住探针（包括可疑龋）。②有患龋倾向或对侧同名牙已经患龋的牙齿。

窝沟封闭最佳时机，乳磨牙在 3 ～ 4 岁，第一恒磨牙在 6 ～ 7 岁，第二恒磨牙在 11 ～ 13 岁。

2. 窝沟封闭的非适应证 ①𬌗面无深的沟裂点隙、自洁作用好。②患较多颌面龋损者。③牙萌出 4 年以上未患龋。④患者不合作，不能配合正常操作。⑤被牙龈覆盖，未完全萌出。⑥已作充填的牙齿。

（四）窝沟封闭的操作方法与步骤

窝沟封闭的操作可分为牙面清洁、酸蚀、冲洗和干燥、涂布封闭剂、固化、检查六个步骤。严格按照顺序操作每一个步骤是窝沟封闭成功的关键。

1. 牙面清洁 是窝沟封闭成功的基础，特别是𬌗面窝沟点隙处应该做彻底清洁。在低速手机上装好锥形小毛刷或抛光橡皮杯，醮上抛光膏来回擦洗牙面，抛光膏不能含氟或含油。清洁牙面后应用探针清除窝沟中残留的抛光膏，再彻底冲洗漱口，并吹干牙面。

2. 酸蚀 放置棉卷或棉球进行隔湿，将牙面吹干后涂上酸蚀剂。酸蚀剂为 35% ～ 37% 磷酸液或凝胶，酸蚀面积一般为牙尖斜面 2/3。恒牙的酸蚀时间一般为 20 ～ 30 秒，乳牙酸蚀时间为 60 秒。注意酸蚀过程中不要擦拭酸蚀牙面，避免产生气泡，放置酸蚀剂时要注意酸的用量适当，不要溢出到口腔软组织。

3. 冲洗和干燥 酸蚀后用水彻底冲洗牙面，通常冲洗 10 ～ 15 秒，边冲洗边吸干液体，避免唾液污染酸蚀后的牙面。若使用磷酸凝胶酸蚀牙面，冲洗时间应加倍。冲洗后立即更换棉球或棉卷隔湿，随后用无油无水的压缩空气吹干牙面约 15 秒。涂布封闭剂前保持牙面干燥是窝沟封闭成功的关键。使用棉卷可做到有效隔湿，使用橡皮障隔湿则更理想。酸蚀成功的牙面呈白垩色，如果酸蚀后的牙釉质没有这种外观，应重新酸蚀。操作中要确保酸蚀牙面不被唾液污染，如果发生唾液污染，则应彻底冲洗牙面，干燥后再次进行酸蚀。

4. 涂布封闭剂 光固化封闭剂不需调拌，直接取出涂布在牙面上，然后使用光固化机固化。由于光固化封闭剂在自然光下也会逐渐凝固，如连续封闭多颗牙，注意不宜取量过多或避免已取出的封闭剂暴露。涂布方法：用细刷笔、小海绵或制造厂家的专用供应器，将封闭材料涂布在酸蚀的窝沟点隙处。注意使封闭剂渗入窝沟，使窝沟内的空气排出。在不影响咬合的情况下尽可能让涂层有一定的厚度，如果涂层太薄就会缺乏足够的抗压强度，容易被咬碎，导致封闭剂脱落。

5. 固化 自凝封闭剂涂布后 1 ～ 2 分钟即可自行固化。光固化封闭剂涂布后，立即用可见光源照射。照射距离离牙尖约 1mm，照射时间要根据采用的产品类型与可见光源性能决定，一般为 20 ～ 40 秒。照射的部位要大于封闭剂涂布的部位。

6. 检查 封闭剂固化后，用探针进行全面检查，了解固化程度，粘接情况，有无气泡存在，寻找遗漏或未封闭时窝沟并重新进行封闭，观察有无过多封闭材料及是否需要去除，如发现问题应及时处理。如检查发现𬌗面有咬合高点，应调整咬合。封闭后还应3个月、半年或1年复查，观察封闭剂保留情况，若有脱落应根据脱落的情况做相应处理或重新封闭。

三、氟化物防龋

（一）氟在自然界的分布与人体氟来源

氟是自然界固有的化学物质，在自然界中的分布十分广泛。土壤中水溶性的氟对生物体是最有价值的。各种植物普遍含有一定量的氟，植物中的氟多数来源于土壤。植物中含氟量最高的是茶树，据报道有的茶树含氟量每千克高达几百毫克。工业大气污染时，植物可通过吸收沉积在树叶表面的氟和大气中的氟而使自身的含氟量升高。

机体可从饮水和食物中摄入氟，饮水约占人体氟来源的65%，食物约占人体氟来源的25%。高氟地区的农作物和饮水中含氟量很高，摄入过量的氟对人体会产生一系列危害。有关工业中的三废处理不当，常造成氟污染水源和农作物，损害农作物并引起牛、羊和人中毒。

（二）人体氟代谢

1. 吸收　氟可以通过消化道、呼吸道和皮肤接触等途径进入人体。通常氟随饮水、食物或借助一种氟载体被摄入。氟吸收是一个简单扩散过程，氟在胃、肠道均可被吸收。当胃肠道中有较多的钙、镁存在时，则结合成不溶性氟盐，减少氟吸收。呼吸道、皮肤和口腔黏膜也能吸收部分氟。气态或粉尘状的氟化物大多经呼吸道进入体内。氟离子可与皮肤组织中蛋白质结合，经皮肤吸收量极少，但氟化氢可灼伤皮肤并被吸收。

2. 分布　人体血液中75%的氟存在于血浆中，其余的主要存在于红细胞。母体内的氟化物可通过胎盘进入胎儿体内，胎儿血氟水平约为母体血氟水平的75%，说明胎盘起到了部分屏障作用。脑的氟含量最低，提示氟不易通过血脑屏障。成人体内约99%的氟沉积在钙化组织中，氟以氟磷灰石或羟基氟磷灰石的形式与骨晶体相结合。牙的氟蓄积是随着年龄增长和摄氟量的增加而增加。氟在牙形成、矿化时期及矿化后进入牙组织，牙釉质的氟主要聚积在表层，其含量在牙釉质表层较深层高5～10倍。唾液中的氟浓度约为血浆中氟浓度的2/3。菌斑中氟含量为5～10mg/L（湿重），为全唾液的100～200倍。其含量取决于外源性氟化物的使用频率和氟浓度的高低。在非氟化地区，菌斑中的氟主要来源于食物、唾液和龈沟液。

3. 排泄　肾脏是排泄体内氟的主要器官，一般成人摄氟量的40%～60%通过尿液排出。尿氟的排泄速度在摄入氟的最初4小时最快，24小时内可排出摄入氟的50%以上。12.6%～19.5%的氟由粪便排出，由汗腺排出的氟占7%～10%。还有微量的氟可由泪液、头发、指甲等排出。

（三）氟化物与人体健康

氟是人体必不可少的微量元素，对于牙齿和骨骼的生长发育及钙化尤为重要，氟是人体骨骼组织中的一种成分。但氟摄入过量也会影响骨骼和牙齿发育，从而影响对食物的咀嚼和消化，对骨骼健康不利。在合适范围内，氟具有维护机体正常生理功能和预防疾病的作用，一旦超过安全剂量则会导致机体急慢性中毒情况的发生。

1. 氟的总摄入量及生理作用

（1）氟的总摄入量：包括两个含义，一是适宜总摄氟量，简称适宜摄氟量，指预防龋病和维护其他正常生理功能的生理需要量；另一个是安全总摄氟量，简称安全摄氟量，指人体可最大接受量。当机体长期摄入超过安全摄氟量的氟化物时将会导致慢性氟中毒。每千克体重每天的摄氟量在0.05～0.07mg为宜，一般不应超过上限。目前认为5mg/kg的摄入剂量为氟化物（氟离子）的可能中毒剂量，这个剂量是很可能引起中毒症状和体征（包括致死），且应立即进行治疗性干预和住院治疗的最低剂量。

（2）氟的生理作用：适宜剂量的氟化物可维持人体生理功能的需要，对机体的代谢产生一定的积极影响，起到预防疾病发生的作用。在唾液中维持一定浓度的氟化物可有效预防和减少龋病的发生。临床上应用氟化物治疗骨软化和骨质疏松有一定的效果，实验发现骨折后补充适量氟能加速骨折愈合。

2. 氟化物的毒性作用 当人体摄入过量氟后，可能会出现氟中毒，甚至死亡。氟中毒可分为一次性大量误服氟化物造成的急性氟中毒，如服毒（农药）或误吞误咽大剂量的含氟牙膏等；或长期摄入过量的氟导致的慢性氟中毒。

（1）急性氟中毒及急救处理原则：一次性大量误服氟化物，可造成急性氟中毒，主要症状是恶心、呕吐、腹泻，甚至肠道出血等；重者引起心、肝、肾器质性损害，以致昏迷。患者通常可在4小时内死亡或康复，这一关键时期是非常短的。

急救处理的原则：催吐、洗胃、口服或静脉注射钙剂、补糖、补液及对症治疗。可根据摄入剂量的不同分别采取以下救治方案：①当氟摄入量在5mg/kg以下时，可服用一定量钙、铝、镁作为解毒剂。②当摄入氟量达到或超过5mg/kg，应先迅速采用急救措施，然后住院观察。③当服用氟量接近或超过15mg/kg，应采取紧急措施，立即将患者收入医院急诊室进行急救处理、心脏监护。

（3）慢性氟中毒及预防：机体长期摄入过量的氟可导致慢性氟中毒。根据氟来源的不同，慢性氟中毒可分为地方性氟中毒和工业氟中毒。地方性氟中毒又可分为饮水型氟中毒和生活燃煤污染型氟中毒。氟中毒时机体的受损程度主要取决于摄入氟的剂量，不同来源的氟对机体的影响无明显差异。大量资料指出，饮水氟浓度达到3mg/L以上可导致氟骨症。生活燃煤污染型氟中毒指某些地区居民以高氟煤为生活燃料，煤燃烧时释放出大量的氟，污染室内空气和烘烤中的粮食和蔬菜等。机体长期进食被污染的粮食和蔬菜，吸入被污染的空气，导致摄入过量的氟，引起氟中毒。工业氟中毒主要指从事冰晶石或矾土作业的工人，每日通过吸入、食用或饮水摄入的氟可达20～80mg，这种状况持续10～20年，骨中的氟可导致骨硬化症。慢性氟中毒可引起氟牙症、氟骨症。氟骨症主要表现为骨质硬化和骨旁软组织骨化。

（2）预防慢性氟中毒：①寻找适宜氟浓度的饮水来源和对含氟浓度较高的水源采取除氟措施。②消除因生活燃煤带来的氟污染。③预防工业氟污染。

4. 氟牙症 又称氟斑牙或斑釉症，是在牙发育矿化时期机体摄入过量的氟所引起的一种特殊的牙釉质发育不全，是地方性慢性氟中毒最早出现的体征。

（1）临床特点：①氟牙症多发生在恒牙，乳牙较少。这是因为乳牙牙釉质的发育主要在胚胎期和哺乳期，胎盘对由母体进入胚胎的氟有部分屏障作用，而母乳氟含量也很低且较恒定。②牙发育矿化时期在高氟区生活时间的长短，影响了患氟牙症牙齿的数目，如出生后一直在高氟区居住，可使全口牙受侵害；如2岁前生活在高氟区，以后迁移至非高氟区，恒牙氟牙症可仅累及前牙和第一恒磨牙；如果6～7岁以后再迁入高氟区，则不会出现氟牙症。③受损牙釉质可出现白色斑纹，甚至整个牙为白垩样牙釉质；暴露于口腔后可有色素沉着，部分条纹或斑块呈黄褐色；严重者出现牙实质性缺损，以致牙失去整体外形，其严重程度取决于过量摄入氟的程度。④牙釉质和牙本质变脆，耐磨性差，但对酸蚀的抵抗力较强。

（2）防治

1）预防：预防氟牙症的基本原则是在牙齿的生长发育和矿化期避免摄入过量的氟，如选择新的含氟量适宜的水源，应用活性矾土或活性骨炭去除水源中过量的氟，以及消除其他致摄氟量高的影响因素。

2）治疗：①对无实质性缺损的氟牙症，前牙可采用脱色法，后牙可不予处理。②对有实质性缺损的氟牙症，前牙适合用光固化复合树脂修复，重者可用贴面、烤瓷冠或全瓷冠修复；后牙影响咀嚼功能者，可采取充填法或全冠修复。

（四）氟化物的防龋机制

局部用氟时，直接给唾液提供了大量的氟离子，这些氟离子一部分与唾液中的钙离子结合形成氟化钙，沉积于菌斑、牙齿和黏膜表面；一部分以氟磷灰石的形式进入细菌体内，使菌斑或菌斑液中的氟化物在短时间内达到较高的浓度，并滞留其中，这一过程在短时间（1～4分钟）内即可完成。

无论是储存于牙齿和黏膜表面，还是进入细菌或菌斑中的氟化钙均可在酸性环境下释放再矿化所需要的氟离子。当口腔环境中的pH下降时，牙齿和黏膜表面、细菌或菌斑中的氟化钙溶解，释放出氟离子和钙离子。一方面可结合因为牙釉质溶解而游离的羟基磷灰石，重新沉积在脱矿的牙釉质表面，形成新的晶体表层，即再矿化。另一方面氟离子也可直接进入晶体形成氟化羟基磷灰石或与牙釉质中羟离子交换形成氟磷灰石。富含氟离子的氟磷灰石晶体溶度积低于羟基磷灰石，降低了牙釉质的溶解度。因此，氟化物的防龋机制可归结为抑制牙釉质的脱矿和促进早期脱矿区域的再矿化作用。牙釉质的溶解性降低和局部pH升高，终止和预防了龋病的发生，而再矿化过程可使牙釉质早期脱矿的区域得到修复。

（五）局部用氟

局部用氟是将氟化物直接用于牙表面，通过局部作用预防龋病的技术。目的是抑制牙齿表面的溶解脱矿和促进再矿化，以提高牙齿的抗龋力。局部用氟根据操作方式可以分为个人自我使用和口腔专业人员操作使用两种类型。口腔专业人员操作使用的氟化物浓度相对较高，需要严格按操作规范使用。局部用氟的途径包括使用含氟牙膏、含氟漱口液、含氟凝胶、含氟泡沫与含氟涂料等。其中含氟牙膏可由个人直接使用，含氟漱口液需要在学校医务人员的帮助和督促下使用，含氟凝胶、含氟泡沫与含氟涂料等应由经过培训的专业人员实施。局部用氟适用于大多数人群，尤其多用于儿童和青少年。

1. 含氟牙膏 含氟牙膏中的氟化物有氟化钠、单氟磷酸钠及氟化亚锡等。由于含氟牙膏的使用方法简便，群众易于接受，效果显著，无不良反应，是值得大力推广的一种理想的口腔保健措施，能有效预防龋病。对于6岁以上的儿童和成人，每天用含氟量高于1000mg/kg的牙膏刷牙两次，每次用量约 1g（约 1cm 长度）的牙膏量，可达到有效的预防效果。3 ～ 6 岁的儿童，每次牙膏用量约为“豌豆”大小，同时，应在家长监督与指导下使用。含氟浓度高（1500mg/kg）的牙膏其防龋效果高于含氟浓度低（1000mg/kg）的牙膏。为避免儿童吞咽牙膏而导致氟牙症的发生，可使用含氟浓度较低（500mg/kg）的牙膏作为替代品。中国的国家标准要求牙膏中的总含氟量应为 500 ～ 1500mg/kg（适用于成人）或 500 ～ 1100mg/kg（适用于儿童）。

2. 含氟漱口液 是一种使用方便、容易掌握、价格较低、适用性广（低氟区及适氟区的多种人群均可使用）的口腔公共卫生措施之一，尤其适用于学校儿童的龋病预防。含氟漱口液指用中性或酸性氟化钠、氟化亚锡、氟化胺或氟化铵等配成的漱口液。含氟漱口液适用于 6 岁以上的龋活跃性较高或易感人群，尤其是佩戴正畸固定矫治器者、头颈部肿瘤需做放疗的患者，以及一些不能实行自我口腔护理的残疾人。使用漱口液时，根据儿童的年龄，每次用 5 ～ 10ml，鼓漱一分钟后吐出，半小时内不进食或漱口。含氟漱口液的常用浓度有以下两种：0.2% 氟化钠溶液每周使用一次，适用于学校的防龋项目，需要在老师或专业人员的监督下使用。0.05% 氟化钠溶液每天使用一次，可交由患者在家使用，若给儿童使用，需在家长的监督下使用。

3. 专业用氟 含氟涂料、含氟凝胶和含氟泡沫均需由专业人员来应用和实施，因此被称为专业用氟。主要适用于以下人群：学龄前儿童、中小学生；口腔内已经有多个龋齿者；口腔内带有固定矫正器者；牙列拥挤或牙排列不齐者；釉质脱矿或釉质发育有缺陷者；牙龈萎缩，牙根面暴露的中老年人；长期药物治疗导致的口干综合征者；进食甜食频率高且口腔卫生较差者；头颈部进行放射线治疗者；不能进行口腔自我清洁的残障者。常见的氟化物剂型、浓度、操作方法和适用人群因品牌不同略有差异，不同浓度的氟制剂产品使用方法可参照表 3-2 执行。

表 3-2 局部用氟常见的剂型、氟浓度和使用方法

剂型	氟浓度	使用方法	使用时间	适用年龄	使用频率
含氟涂料	2.26%	牙面涂布	待其干燥	2 岁以上	每半年一次
含氟凝胶	1.23%	使用托盘	4 分钟	6 岁以上	每半年一次
含氟泡沫	1.23%	使用托盘	4 分钟	3 岁以上	每半年一次

（1）含氟涂料：是一种加入了氟化物的有机溶液，将其涂布于牙齿表面，可预防龋病。含氟涂料种类较多，最常用的有含 5% 氟化物和含 0.9% 氟化物两种浓度的含氟涂料。使用含氟涂料非常简单，只需在牙面清洁后，用小刷子或棉签将 0.3 ～ 0.5ml 涂料直接涂抹于各个牙面上待其凝固即可。涂布后要求患者最好在 2 ～ 4 小时内不进食，当晚不刷牙，以保证涂料与牙面的最大接触，涂料一般保持 24 ～ 48 小时。含氟涂料 1 年两次即可达到有效的预防效果。对易患龋人群可适当增多次数，1 年可用 2 ～ 4 次。乳恒牙含氟涂料的防龋效果可达 38%，不仅可预防光滑面龋，对邻面龋和窝沟点隙龋也有一定的预防作用。

1）含氟涂料的优点：①含氟浓度高，所需剂量少（涂布全口需 0.3 ～ 0.5ml），减少了被吞咽的危险。②可快速凝固并黏附到牙面。这样不但提高了牙釉质表面的氟化物浓度，而且延长了氟化物与牙釉质表面的接触时间。③操作简单，需时少，每位患者仅需 3 ～ 5 分钟。④少有恶心、呕吐等不适反应，患者易于接受。

2）含氟涂料的缺点：①涂布后可导致牙齿短暂的变色，刷牙可使其恢复正常。②少数患者可对其产生接触性过敏。③牙龈出血者禁用。

（2）含氟凝胶：是一种用于局部防龋的、含有酸性氟磷酸钠或氟化钠的凝胶。个人自我保健使用的0.5%的酸性磷酸氟（APF）凝胶和氟化钠凝胶及0.1%氟化亚锡凝胶；供专业人员使用的酸性磷酸氟凝胶的含氟浓度为1.23%。供个人使用的凝胶可以放置在托盘内使用或直接用于刷牙。供专业人员使用的含氟凝胶可用于医院和口腔科诊所，由口腔专业人员实施，也可用于学校或幼儿园，在口腔科医生监督指导下，由经过培训的卫生人员来操作。其操作方法为：将凝胶放置于合适的托盘内，然后将装有含氟凝胶的托盘放入上下牙列，嘱其轻咬使凝胶布满牙面及牙间隙。在口腔内保留4分钟后取出，半小时内不漱口和进食。每年至少使用2次。临床应用时应该严格掌握适应证，严格操作，尽量减少氟的摄入。使用含氟凝胶的防龋效果为28%。

1）含氟凝胶的优点是：①用托盘放置含氟凝胶一次可以处理全口牙。②操作简单。③花费时间少。④可被大多数儿童接受。

2）含氟凝胶的缺点是：①对胃肠道有刺激，可引起恶心和呕吐反应。②使用之后血浆及尿氟浓度较高。③操作过程中须使用吸唾装置。

（3）含氟泡沫：含氟泡沫是一种富含氟离子的泡沫，是近年来出现的一种新的局部用氟方法。它是以气泡的形式附着在牙齿的表面，连续不断地释放出氟化物，明显延长氟化物与牙釉质表面的接触时间和接触浓度。一年定期使用2～4次，正畸儿童预防龋齿应每月一次。其含氟浓度为1.23%，pH为3.0～4.0，使用方法与含氟凝胶相似，但氟的用量明显减少，为含氟凝胶的1/4，被吞咽的量明显少于凝胶，使用相对安全。氟化泡沫通过增加矫味剂，不但减少了使用者的呕吐，还增加了儿童对使用泡沫剂的兴趣。使用方法如下：①打开瓶盖，轻推瓶嘴，断开连接点，即可开封使用。②摇动瓶子3～4秒，将瓶口垂直朝下，放置托盘底。③缓缓在瓶嘴处加压，氟化泡沫即会喷出。此时将瓶嘴从托盘一端移至另一端，注意不应用力过猛，否则氟化泡沫会喷出过多。④根据不同的年龄选择与其相适应的托盘。⑤每次使用量应控制在0.6～0.8g，一般灌注托盘1/2～2/3高度即可，由于泡沫挤出后有轻微膨胀，挤出泡沫不宜过多以避免浪费。⑥将托盘放置口中，用牙齿咬住托盘2分钟，头稍向前倾，使唾液流出。⑦取出托盘后，彻底吐净口腔内残余的氟化泡沫。⑧为保证疗效，使用后30分钟内勿进食或饮水。

（六）氟化物的全身应用

氟化物的全身应用是机体通过消化道摄入氟化物，经胃肠道吸收进入血液循环，然后转运至牙体及唾液等组织，达到预防龋病的目的的用氟方法。

1. 饮水氟化　是将饮用水的氟浓度调整到最适宜的水氟浓度，以达到既能防止龋病的发生，又不引起氟牙症流行的目的，饮水氟化已得到全球150多个科学和卫生组织的认可。综合世界卫生组织的推荐意见和我国的具体情况，饮水加氟应遵循以下原则：①饮水的适宜氟浓度一般应保持在0.7～1.0mg/L。②饮水氟含量在0.5mg/L以下时，应根据该地区氟牙症和龋病的流行情况决定是否需要加氟。③饮水氟含量超过1.5mg/L或氟牙症指数超过1时，应采取措施，减少氟的摄入量。④饮水含氟量应按季节、气温的变化进行调整。⑤自来水加氟需要严格的管理和监测，保证安全有效。多年来的实践证明：饮水氟化仍然是一个具有安全、有效、经济、公平又简单易行等特点的、值得推荐的社区防龋措施。饮水氟化的安全性已得到充分肯定，氟化到适宜浓度的自来水对人类安全没有任何威胁，即不致癌、不致畸、不致冠心病和不助长衰老等。饮水氟化的防龋效果非常显著，主要表现为龋的减少和龋病进展的减慢。

饮水氟化的费用低廉，简单易行，具有初级卫生保健要求的公平性。饮水氟化具有突出的公共卫生特征，一旦得到实施，不管个人的经济状况、文化水平、自觉程度及口腔卫生服务的资源如何，都可平等享用。

2. 食盐氟化 是调整食盐的氟浓度并以食盐作为载体，使氟被摄入体内以达到适量供氟、预防龋病的目的。食盐氟化的优点包括：①覆盖人群广泛，不受地区条件限制，可大规模的生产和供应。②不需要设备完好的供水系统。③减少了氟的浪费。④生产和控制方法简单，费用较低。⑤每个家庭可自由选择，无心理上的障碍。其不足之处在于：①防龋效果与大众接受程度和范围有关。②难以精确控制每一个体的耗盐量。③食盐摄取量在不同地区与不同人群之间差异很大。④氟化食盐的销售范围难以控制。因此，食盐氟化的有效实施取决于对食盐制造和销售的控制能力。

3. 牛奶氟化 是将一定剂量的氟加入牛奶中供人们饮用，增加机体氟的适量摄入，以达到预防龋病的目的。它可以在幼儿园、学校、家庭中实施。牛奶营养丰富，含有多种蛋白质、脂类、乳糖、维生素及丰富的钙和磷等矿物质。牛奶氟化不改变日常行为，消费者可自由选择氟化或非氟化奶。

4. 氟片 是由中性氟化钠或酸性氟磷酸盐加香料、赋形剂、甜味剂制成的片剂，有 0.25mg、0.5mg 和 1.0mg 三种不同含氟浓度。口服氟片适用于未能实施其他全身性用氟防龋的低氟区儿童，具有成本低，经济效益较好的特点。口服氟片必须由口腔科医生根据服用对象的年龄、体重和当地饮水氟浓度计算出适宜的剂量，指导家长或幼儿园（学校）老师督促幼儿或学生服用。每次处方氟化钠总剂量不得超过 120mg。注意事项：口服氟片时，应先将片剂嚼碎或含化并布满整个口腔，使它兼有局部作用，以增加效果。服用后嘱半小时内不漱口、不进食。家庭服用氟片，需要家长的高度重视和积极配合，医生要向家长和儿童讲清每日服用的剂量和用法，家长要认真监督儿童服用。在学校和幼儿园服用氟片，要有专人负责实施和监督，并长期坚持。口服氟片可有效降低龋病的患病率，同时具有成本低廉、方法简单，以及能精确控制氟的摄入量的优点。但由于家长易忘记、怕麻烦等因素，致使不易长期坚持。

5. 氟滴剂 是一种含氟的溶液，每滴含氟离子 0.125mg，适用于 2 岁以下的幼儿。每日睡前将氟滴剂滴于幼儿颊黏膜或舌部，不漱口、不饮水，可获得全身和局部的双重作用。选择应用的原则和每天补充的氟化物量与氟片相同。研究显示，使用氟滴剂防龋效果为 40%。

第四节　全生命周期口腔保健

口腔健康状况与个人饮食习惯、口腔保健行为、口腔卫生服务利用等多方面因素密切相关。一方面，由于人们生活方式和饮食结构的改变，蛋糕、饼干等精加工含糖食品及含糖饮料的摄入量增加，提高了龋病的发生风险。另一方面，人民对口腔健康的重视程度和保健意识仍有待提高，口腔健康行为养成尚需努力。

全生命周期健康战略是慢性病防控的重点，在此基础上提出了全生命周期龋病管理的理念，即针对不同年龄阶段和生理特点，进行龋病的群体管理等。口腔保健对于维护口腔健康是必不可少的，也是保持口腔卫生的重要途径。针对不同人群口腔环境特点，有不同口腔保健措施。

全生命周期可分为备孕期，妊娠期，婴幼儿期，儿童期、青少年期、青春期，成年期，老年期。而牙齿的全生命周期保健在胚胎形成时便已开始，并将持续人的一生。每个人是自己健康的第一责任人，家长是儿童口腔健康的第一责任人。由于残疾人的口腔健康维护也比较特别，在下文中将一同介绍。下面将解释每个阶段的口腔疾病预防重点，以便更好地进行全生命周期口腔保健。

一、备孕期

妊娠期女性由于特殊的身体状态，再小的口腔治疗，都可能因为需要进行 X 线检查或者使用药物，而增加患者的焦虑。通常情况下，择期的口腔治疗应该延期到产后。但是，当孕妇需要紧急的、预防性的或恢复性的治疗时，口腔医生可能会拒绝为其治疗，这种情况是出于对孕妇和未出生胎儿的担心。因此，提前做好口腔健康检查和口腔疾病预防是很有必要的。

在计划怀孕前，应提前半年至 3 个月到专业的口腔科做一次详细的口腔检查，针对已经发生的口腔疾病进行积极的治疗和护理，避免怀孕期间因口腔疾病而导致的身体的疼痛和心理的担忧。具体内容主要包括：

1. 龈上洁治术　研究表明，患有重度牙周疾病的孕妇发生早产和低出生体重婴儿的危险比常人增加了 7.5 倍。因此，在备孕期，应进行常规牙周健康检查，若有牙龈炎症，则应该进行全口龈上洁治术，治疗和预防牙龈炎。若有牙槽骨吸收、牙齿松动等牙周炎表现，则应进一步治疗。

2. 龋病的治疗　应尽早治疗龋病。龋病进一步发展为急性牙髓炎会引发夜间剧烈疼痛，导致患者难以入睡，造成焦虑担忧诱发流产或早产；龋齿中的细菌产生的毒素还可间接影响胎儿的正常发育。

3. 拔除智齿　若智齿冠周炎发作，孕期用药选择非常困难，且怀孕早、晚期不能拔牙；炎症反复发作会给孕妇带来身心的双重伤害，且大量细菌毒素进入身体，也会影响胎儿正常的生长发育；若发展为组织间隙感染，造成张口受限影响进食，甚至会造成呼吸困难，威胁孕妇生命。因此，对于准备怀孕的女性，建议拔除口腔中难以正常萌出的智齿，以防后患。女性也可以自行观察是否有智齿阻生的情况，一般口腔中第三颗大牙周围有部分牙龈包裹牙冠的就是阻生智齿（图 3-6）。当然，最佳的方式就是请专业人员检查，也可以结合口腔 X 线检查进行判断。

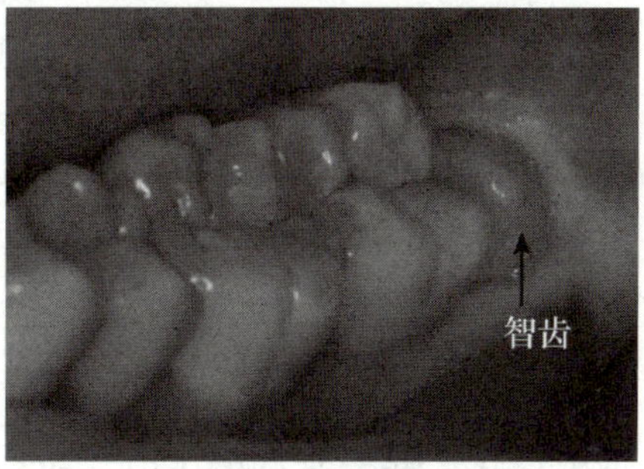

图 3-6　智齿

4. 自我口腔保健　学会正确的刷牙方法、选择合适的牙刷及正确使用牙线等自我口腔保健方法。

二、妊娠期

（一）妊娠期常见口腔问题原因

1. 雌激素和孕激素上升　血管增生、充血、敏感，导致更易患牙龈炎、牙周炎；若菌斑和牙石未及时去除，可引起妊娠期龈炎（图 3-7），出现牙龈增生、牙龈出血，甚至发展为妊娠期龈瘤（图 3-8）。

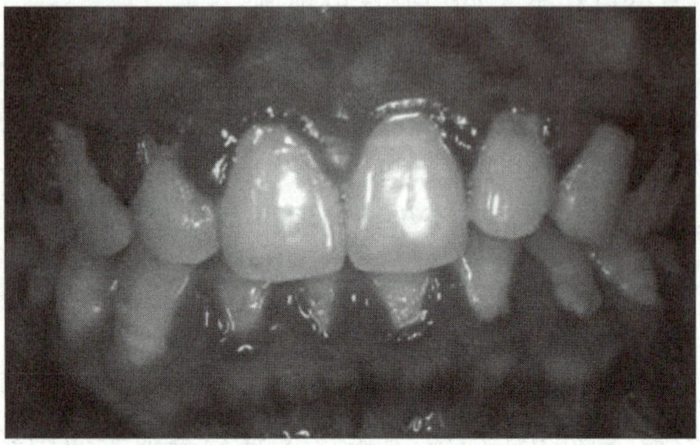

图 3-7　妊娠期龈炎

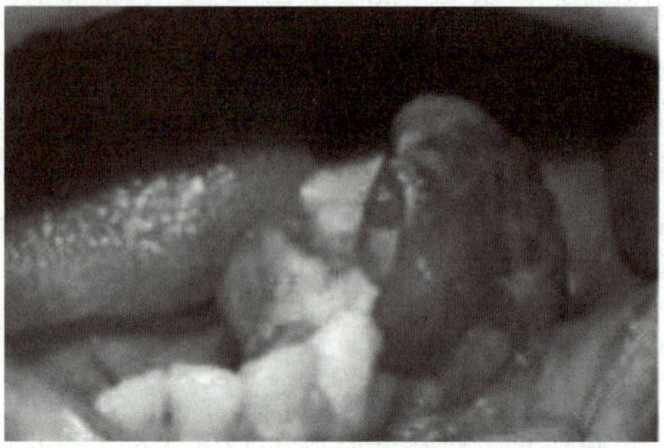

图 3-8　妊娠期龈瘤

2. 唾液缓冲能力下降　若患者频繁、长期孕吐，可导致唾液 pH 下降，牙齿表面脱矿，抗龋能力低，患龋病风险增高。

3. 饮食结构改变　少吃多餐，食物残渣滞留，易导致菌斑形成，增加患龋病和牙周病的风险。

4. 口腔卫生改变　孕早期容易恶心、呕吐，刷牙时刺激咽喉部引起不适，往往无法认真刷牙；孕晚期身体疲倦、行动不便、睡眠不佳，容易忽视刷牙的重要性，口腔卫生很难保持。

5. 保健意识缺乏　准妈妈们大多注重妇产保健和婴幼儿保健方面的知识，忽视口腔保健。常常等到已经出现疼痛时才去就医，此时往往无法达到理想的结果。

（二）妊娠期口腔保健内容

1. 建立良好口腔卫生习惯　彻底清除菌斑，每日认真清洁牙齿及邻间隙，妊娠期的女性如果有口腔疾病，不仅容易引发并发症，而且还会影响胎儿发育。为了预防这种情况的发生，孕妇要比平时更加注意每日的口腔清洁。

2. 选择合适就诊时间　由于在妊娠前 3 个月和后 3 个月容易受外界的影响，因此一般性的口腔科治疗可安排在妊娠 4 ～ 6 个月时进行。前 3 个月仅限处理急症，应避免 X 线照射；4 ～ 6 个月为治疗适宜时期；后 3 个月应避免全麻。绝大多数诊断性放射性检查不会对胎儿造成伤害。国际放射线防护委员会认为，在穿着防护衣的情况下接受普通牙片检查，胎儿接受的射线量几乎可忽略不计。

3. 良好生活习惯　严禁酗酒、抽烟；防止风疹类病毒感染；怀孕初期需要合理营养、平衡膳食，大量摄入优质蛋白质、钙、磷、维生素 A，增强乳牙将来的抗龋能力；怀孕中、晚期加强钙磷维生素 A、维生素 D 的摄取；放松精神，积极学习新生儿口腔保健知识。

4. 正确使用药物　避免使用镇静、安眠、激素类等药物，以免影响胎儿口腔颌面部的发育；口腔科常用的青霉素类和头孢类在妊娠期服用是相对安全的。妊娠期可以进行局部麻醉，其中首选利多卡因。

三、婴幼儿期

婴幼儿期指从出生到 3 岁的生长发育阶段，属于生命早期。在此阶段乳牙胚开始萌出，陆续钙化，最终形成乳牙列，其下方的恒牙胚也处于不断形成和钙化的过程中。婴幼儿口腔保健的目的是无龋及完全保持牙龈健康。通过帮助父母充分认识到婴幼儿口腔健康的重要性及在生命早期如何建立良好的行为习惯，从而促进乳牙的正常萌出和颌骨的发育，有利于将来儿童的全身健康。

近年来我国政府非常重视儿童口腔健康，国家卫生健康委员会2019年1月印发的《健康口腔行动方案（2019—2025年）》中明确提出了生命早期1000天的口腔健康服务，即儿童口腔健康管理服务。低龄儿童龋病管理应采用以龋风险因素防控为主的策略，以龋高危人群及早期患龋人群为重点，实现龋病的综合慢病管理；通过管理，降低龋高危人群的发病风险，提高口腔健康质量，促进和引导由以“治病为中心”向“以健康为中心”转移。因此，科学的婴幼儿口腔健康管理十分重要，对儿童来说终身受益，同时减轻了家长的负担。

（一）婴幼儿期常见口腔问题

1. 诞生牙 新生儿（出生4周内）口腔中可能存在诞生牙，俗称马牙。马牙是一种正常的生理表现，无须特殊处理，数周可自然消退。母乳喂养时母亲应注意乳头的清洁，奶粉喂养时应注意奶瓶及奶嘴的消毒。切忌去挑破或者用力擦拭，如有挑破或擦破导致局部出血或发热等情况，应及时就医。

2. 鹅口疮 新生儿唾液腺不发达，唾液分泌较少，口腔黏膜干燥，抵抗力差，易感染白念珠菌形成鹅口疮。预防鹅口疮需要注意喂养时的卫生，每次喂食前用淡盐水和棉签给儿童清洗口腔黏膜，吃奶后少量喂白开水，清洁口腔。如已经形成鹅口疮则需要使用制霉菌素片和鱼肝油配成溶液，涂在颊黏膜两侧及软腭上侧，每天涂3～4次。

3. 低龄儿童龋 乳牙萌出后易因不正确的喂养和家长缺乏口腔卫生保健意识而出现龋坏，即低龄儿童龋。幼儿期是乳牙龋病高发期，2015年第四次全国口腔健康流行病学调查显示，3岁儿童的患龋率为50.8%，随着年龄的增长呈快速上升趋势，4、5岁年龄组的乳牙患龋率为63.6%、71.9%。由于牙齿频繁接触含糖的饮食，导致上切牙牙釉质快速脱矿软化（图3-9），然后波及第一乳磨牙，若不及时充填治疗，则会进一步发展为残冠残根（图3-10），降低咀嚼能力，影响营养摄入，引起疼痛不适，甚至形成严重的根尖周炎时还有引起颌面部间隙感染及全身发热症状的可能。

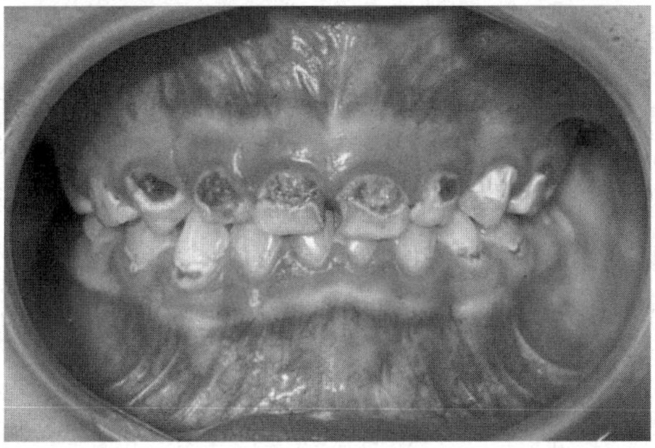

图3-9 脱矿软化

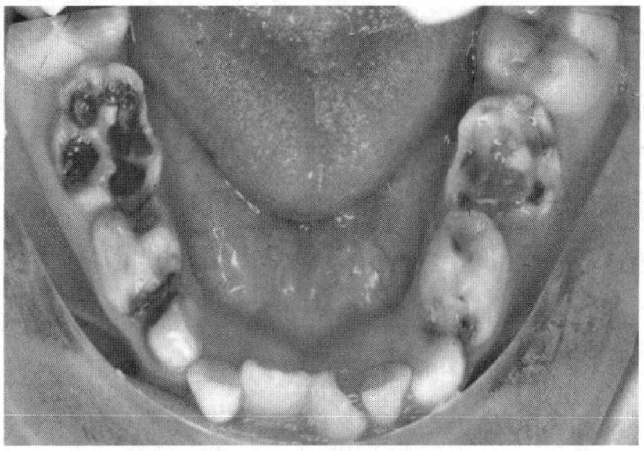

图3-10 残冠残根

4. 错𬌗畸形 父母错误的喂养及使用安抚奶嘴方式，幼儿吮指、吐舌、咬唇等不良习惯，都易造成乳牙出现开殆（图 3-11）、反殆（图 3-12）、上颌前突（图 3-13）、深覆盖（图 3-14）等错殆畸形。

5. 乳牙外伤 在幼儿期发生率较高，幼儿期儿童开始学习走路，而身体运动能力、神经反射能力仍处于发育阶段，容易摔倒或撞在物体上而造成外伤。

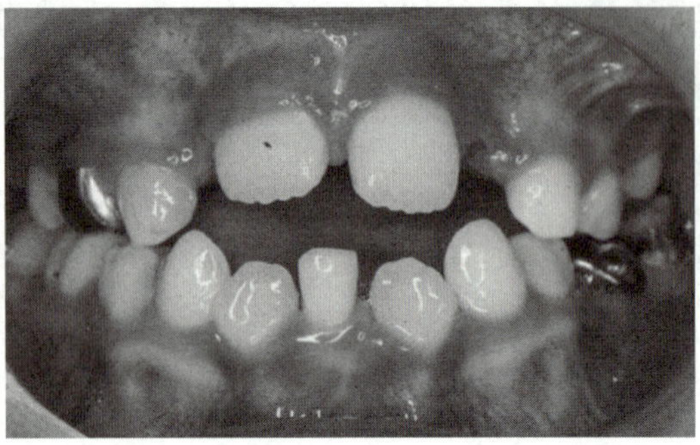

图 3-11 开殆

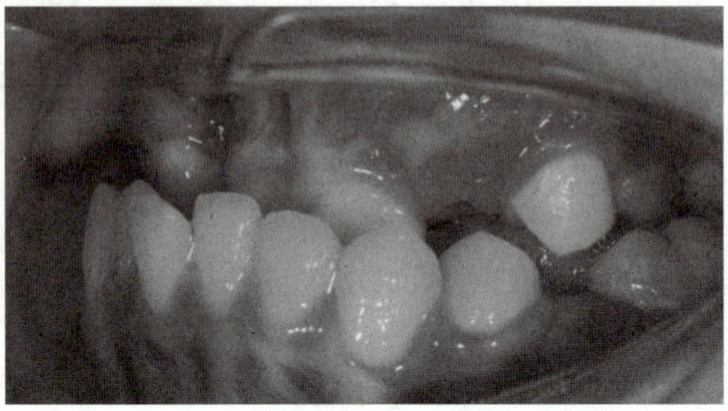

图 3-12 反殆

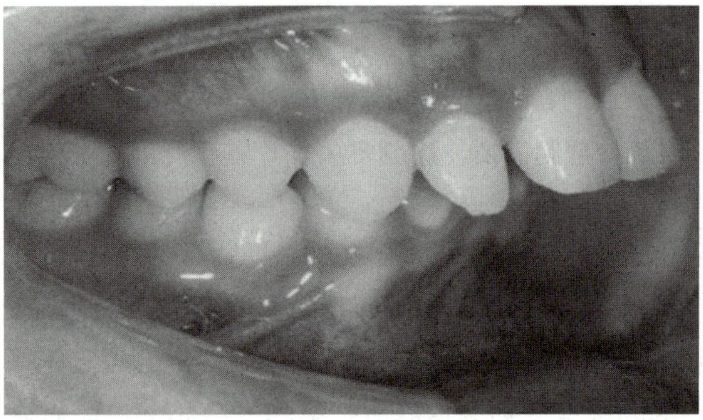

图 3-13 上颌前突

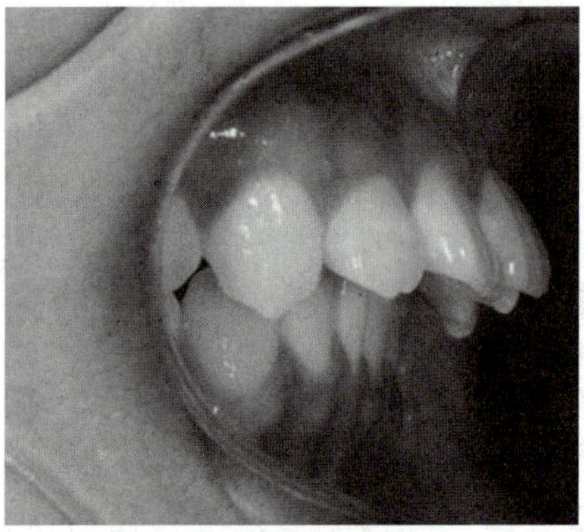

图 3-14 深覆盖

（二）婴幼儿期口腔保健内容

1. 口腔卫生习惯的形成 家长是儿童口腔健康的第一责任人。新生儿应该尽早开始接受口腔护理，0～6 月宝宝乳牙尚未萌出，喂奶后家长要用纱布或软的面巾擦拭口腔黏膜。乳牙出龈期间，应加强口腔清洁，否则菌斑堆积容易形成萌出性龈炎（图 3-15），同时由于乳牙压迫牙龈末梢神经，会引起牙龈瘙痒疼痛感，可使用硅胶制成的牙齿训练器，清洁消毒后让婴儿放在口腔中咀嚼，锻炼颌骨和牙床。牙齿萌出以后可以使用纱布、棉签或指套牙刷清洁牙齿；进食后及时喂少量温开水，冲洗口腔中的食物残渣。2 岁以内幼儿需要父母帮助刷牙，2 岁以后幼儿逐渐具有自主意识，倾向自己动手，但是刷牙效果无法保证，此阶段需要父母监督引导幼儿自行刷牙，可重点培养幼儿刷牙的兴趣，形成良好的口腔卫生习惯，但不可过分强制刷牙，以免适得其反。

2. 科学喂养 正确的喂养方式和良好的饮食习惯对婴幼儿口腔健康至关重要。母乳喂养注意正确的哺乳姿势，1 岁半以后戒掉儿童吃手和吃安抚奶嘴的习惯，防止错殆畸形的形成；奶粉喂养注意奶瓶的奶嘴大小和穿孔大小合适；1 岁以后注意断夜奶，停止使用奶瓶喝奶，开始使用杯子喝奶，预防“奶瓶龋”；5 ～ 6 个月可以逐渐开始增加流质食物，逐渐过渡到半流质食物，1 岁以后添加辅食从半固体过渡到固体，促进宝宝咀嚼能力，辅食不要制作得太精细，多吃较硬的食物有助于刺激颌骨生长；婴幼儿通常每日需要多次进食，餐间零食最好选择低致龋性的食物。

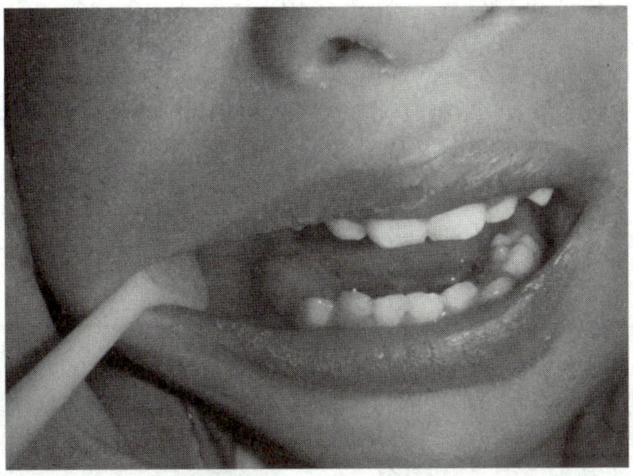

图 3-15　萌出性龈炎

3. 定期检查　首次口腔检查的时间在婴幼儿 6 个月左右，最好不超过 1 岁，减少变链菌在家长和儿童之间的传播。在舒适、轻松的环境下，让儿童熟悉口腔诊所，帮助儿童家长做好准备应对有可能遇到的儿童口腔健康问题。可以对幼儿进行龋病风险评估，对于高患龋风险者，长出第一颗乳牙就应该进行涂氟并建立口腔健康档案。

4. 预防乳牙外伤　家长或托儿所老师应加强对幼儿活动的监护，改善幼儿生活和活动区域的安全防护措施，防止意外跌倒造成乳牙外伤。

四、儿童期、青少年期、青春期（4 ～ 18 岁）

2015 年第四次全国口腔健康流行病学调查显示，5 岁儿童的患龋率高达 71.9%；与十年前相比，5 岁年龄组儿童的龋患率从 65.1% 上升到 70.9%，绝对值上升了 5.8%。12 岁儿童的龋患率为 34.5%，女性高于男性，农村高于城市。无论城乡，绝大多数儿童龋病都没有得到彻底的治疗。儿童口腔疾病尤其是龋病已经成为儿童最常见的慢性非传染性疾病，对儿童的身心健康、生长发育造成不良影响。龋病发生的年龄越小，对儿童造成的危害越大。

（一）儿童期、青少年期、青春期口腔问题

1. 龋齿　儿童食物种类繁杂，口腔清洁不到位，导致患龋率和患龋程度逐渐升高。家庭和幼儿园在儿童口腔保健中扮演重要角色，许多家长认为“乳牙反正要换，蛀牙不需要治疗，等换牙就好了”，这一观点是不对的。健康的乳牙对儿童的生长发育尤为重要。乳牙不治疗会有很多危害，例如蛀牙会痛，影响进食和营养；影响美观和发音不佳，影响交流和学习；乳牙下方的恒牙胚也可能被影响，造成恒牙釉质发育不良等。家长要主动学习口腔保健知识，改变错误的陈旧观念，帮助儿童保持良好的口腔卫生习惯。中小学生正处于口腔保健的重要时期，恒牙萌出，正常咬合关系建立，同样是龋齿、牙龈炎多发的时期，学校是口腔保健的主要场所，家长对口腔保健的支持与理解，对中小学生口腔健康观念与行为的形成十分重要。

2. 牙外伤 儿童恒牙开始萌出，日常生活中活跃好动，但又缺乏安全意识，容易导致牙齿外伤。

3. 错颌畸形 儿童常有咬唇、吐舌、咬物等不良口腔习惯，影响口腔颌面部的发育。青春期恒牙已经全部萌出，恒牙列处于形成阶段，是矫正牙齿不齐及口腔畸形的最佳时机，只要坚持配合医生，矫正效果好，治疗过程也较成年人更快。

4. 龈炎 青春期男女生殖器官发育初步成熟，青春期性激素分泌旺盛，若口腔卫生清洁不到位，牙菌斑大量堆积，易引起牙龈充血、出血，常导致青春期龈炎（图 3-16）；个别儿童有口呼吸的情况，加上菌斑控制较差，容易出现口呼吸增生性龈炎（图 3-17）。

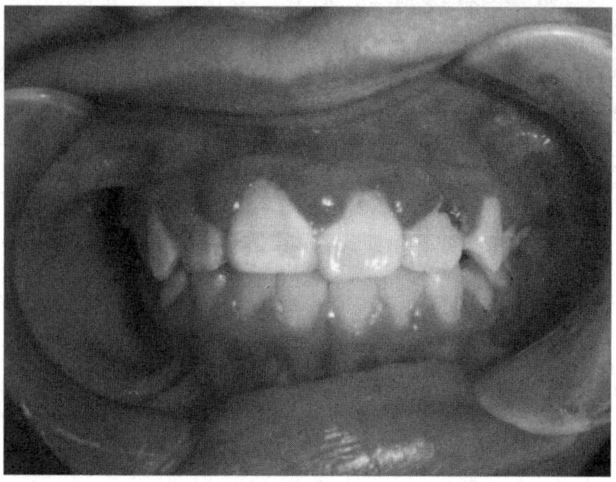

图 3-16 青春期龈炎

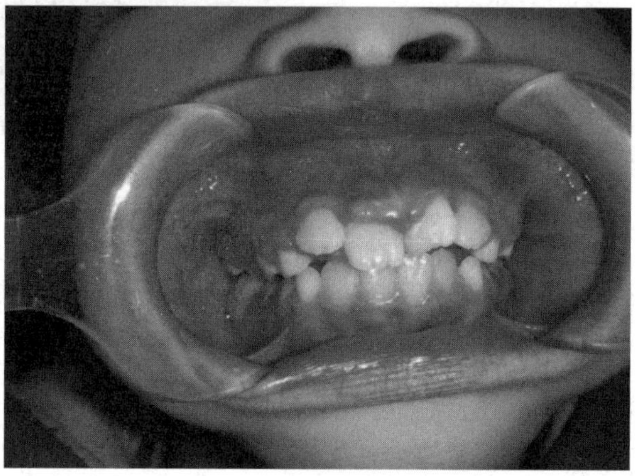

图 3-17 口呼吸增生性龈炎

（二）儿童期、青少年期、青春期口腔保健内容

1. 预防龋病 使用氟牙膏、家长帮助刷牙等。3 ～ 6 岁儿童可学习使用“圆弧刷牙法”刷牙，但仍需家长每日至少帮儿童刷牙 1 次，并监督儿童刷牙。6 岁以后，家长要继续监督和帮助儿童刷牙，以保证刷牙效果。使用含氟牙膏刷牙是安全、有效的防龋措施。每天至少刷牙两次，晚上睡前刷牙更重要。牙齿之间的缝隙易滞留细菌和软垢，除刷牙外，每天应使用牙线或牙间隙刷清洁牙齿缝隙。应用各种氟化物防龋措施，如口腔卫生指导和饮食指导，窝沟封闭及进行口腔筛查、诊断和治疗。

2. 预防错殆畸形 应尽早戒除吮指、咬下唇、吐舌、口呼吸等儿童常见口腔不良习惯，否则会造成上颌前突、牙弓狭窄、牙列拥挤等殆畸形。儿童在乳恒牙替换过程中，可能会有短暂的牙齿排列不齐或牙齿间隙变宽，大多为正常现象。如果牙齿替换完成后，仍然存在牙齿排列不齐等，应及时进行正畸咨询，确定合适的治疗时机和方案。3 ～ 4 岁后，若仍有吮指、咬唇、张嘴呼吸、吐舌等不良习惯，需进行早期干预；后牙反殆应尽早矫正。7 岁开始换牙后，若牙列不齐、拥挤等，需到正规口腔机构检查评估是否需要早期矫治。

3. 合理膳食 营养均衡，减少两餐间吃甜食，减少高糖食品、饮料摄入，少喝碳酸饮料，进食后漱口，晚上睡前刷牙后不再进食。此外，由于完整水果中的糖由一层植物细胞壁包裹，消化过程更缓慢，所以新鲜完整的水果不易致龋，但水果制成果汁后其所含糖分成为游离糖，致龋性就会增加，因此，不建议将水果制作成果汁食用。

4. 窝沟封闭　对老师和儿童进行口腔健康教育，开展适宜的窝沟封闭等口腔保健项目。3 ~ 4 岁需及时带儿童做乳磨牙的窝沟封闭；6 ～ 7 岁需做第一恒磨牙的窝沟封闭；11 ～ 12 岁需做第二恒磨牙的窝沟封闭。每 3 ～ 6 月定期检查，对口腔疾病早发现、早治疗。必须有口腔专业人员的参与，进行口腔健康教育，如龋病病因、氟化物、窝沟封闭、怎样清除牙菌斑、如何选择口腔保健用品等。

5. 运动防护　运动时戴牙托和头盔、坐车时使用安全带、骑车时戴头盔等。3 ～ 6 岁儿童若乳牙外伤，需及时就诊；6 岁后，若有年轻恒牙折断、脱落，需把脱落或摔断的齿含在舌下，或泡在牛奶、生理盐水里，禁止用纸巾包裹牙根部，并尽快赶到儿童口腔科就诊。

6. 预防青春期龈炎　适时进行口腔预防性洁治，早晚刷牙、饭后漱口，采用巴氏刷牙法，避免“拉锯式”横刷，每次刷牙不少于 3 分钟，使用牙线清洁牙齿邻面。将口腔健康教育纳入学校的教学和工作中，取得校长和家长的支持，让学生掌握口腔保健有关知识，改变口腔卫生行为。

五、成年期

成年期指人的 18 ～ 60 岁，是人创造社会价值和实现理想最重要的阶段。成年人是家庭中的主要依靠，现代社会竞争激烈，工作压力大，繁忙的生活往往让他们无暇顾及自身的健康问题。往往是口腔已经出现疼痛难忍的状况，影响日常生活才会到医院就诊。此时往往已经发展为比较严重的牙髓炎、根尖周炎或是残冠残根，不仅治疗费用高，而且需要多次就诊治疗，增加了患者时间和经济负担。第四次全国口腔健康流行病学调查显示，35 ～ 44 岁居民中，口腔内牙石检出率为 96.7%，男性高于女性，农村高于城市，与 10 年前相比，变化不大；牙龈出血检出率为 87.4%，男性高于女性，农村高于城市，与 10 年前相比，上升了 10.1 个百分点。可见需进一步提高成年人口腔健康保健意识，养成良好习惯，定期检查口腔，及时洁治牙齿。如果成年人能够具有一定的口腔预防保健意识，养成良好的口腔卫生习惯，对牙齿细心维护，有很大可能到老都拥有一口好牙。

（一）成年期口腔问题

1. 牙痛　龋病、楔状缺损、牙隐裂等发展到最后都会引起牙髓炎，引发患者夜间牙痛，难以入眠，病情逐渐发展还有可能形成根尖周炎或颌骨骨髓炎。应尽早处理龋坏等病原牙以预防牙痛，一旦疼痛，请及时就诊。

2. 智齿　又称“尽头牙”，常常因为萌出空间不足，造成阻生，导致患者出现疼痛、肿胀、张口受限等不适症状。若智齿不能正常萌出，需要及时拔除。

3. 牙周病　口腔内牙结石较多，口腔卫生不佳导致牙菌斑滞留牙龈边缘，刺激牙龈发炎出现牙龈出血、肿痛等症状，形成慢性牙龈炎（图 3-18）。如果及时治疗还可以痊愈，如果放任不管则可能发展为牙周炎。牙周炎是一种慢性且不可逆的疾病，主要表现为牙龈出血、牙龈肿痛、口腔异味、牙齿松动等（图 3-19）。若出现上述症状应及时就诊，防止长期牙周疾病导致牙齿脱落。牙周病不仅会导致牙齿的松动，还会加重糖尿病等全身疾病的进展。自我口腔清洁只能清除牙菌斑和软垢，不能去除牙石，需定期到医院由口腔医生进行洁治，建议每年 1 ～ 2 次。

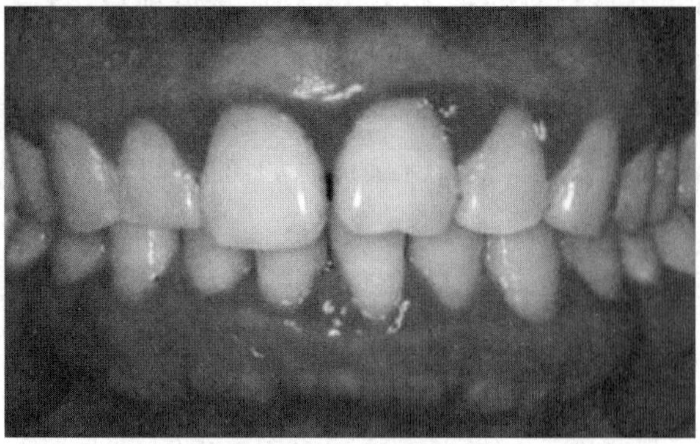

图 3-18　慢性牙龈炎

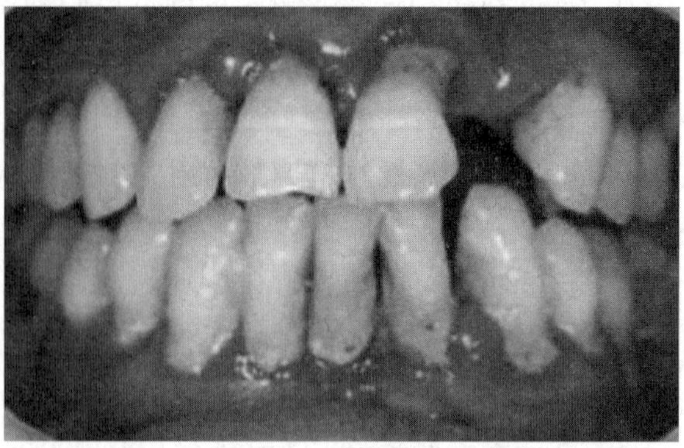

图 3-19　慢性牙周炎

4. 缺牙及时修复　包括固定桥、种植牙、可摘局部义齿等，根据自身的情况，在医生的指导下，选择适合自己的修复方式。若不及时修复，将会导致邻牙移位、对颌牙伸长、食物嵌塞等。

（二）成年期口腔保健内容

1. 良好的口腔卫生习惯　掌握自我口腔保健的方法，如：早晚刷牙、使用牙线、饭后漱口等；戒除大量抽烟、酗酒等影响口腔健康的不良嗜好，吸烟会增加患牙周炎的风险。

2. 合理膳食　均衡合理的营养可促进牙周组织的代谢和生理性修复。在日常食谱中要注意各种营养物质的补充，如蛋白质、维生素 C 及钙、磷等。减少蔗糖摄入，预防龋病。消除精神紧张因素，锻炼身体，积极治疗全身性疾病，加强个人口腔卫生，提高牙周组织的抗病能力。

3. 治疗全身性疾病　控制与牙周病发生有关的全身性疾病，如内分泌紊乱、糖尿病、营养代谢性疾病、血液病及遗传性疾病等。

4. 高危人群的监测　青春期和妊娠期是牙周病，特别是牙龈炎发生的高危期，除了积极调整内分泌平衡，还应特别注意对高危人群的专业性口腔卫生护理，个人应定期进行口腔检查，进行常规的牙周冲洗和洁治，同时加强个人的家庭口腔卫生护理，避免细菌及其毒性物质对牙龈组织的侵袭。

5. 定期口腔健康检查　口腔疾病一般进展缓慢，早期多无明显症状，因此不易察觉。需定期进行口腔健康检查，做到早发现、早诊断、早治疗，若能及时发现口腔疾病，及早治疗，将大大提高口腔健康水平。一般人群每年至少进行一次口腔检查，尽早发现口腔问题，及时治疗龋病、拔除位置不正的智齿、进行一次全口龈上洁治术或必要的牙周系统治疗。

六、老年期

中国已进入“深度老龄化”，老龄化程度在全球属于中上水平。中国人口老龄化规模大，全球每 4 个老年人就有 1 个中国人；未来 30 多年处于老龄化快速深化期，预计 2050 年左右高龄老人占比超 10%。65 岁以上的老年人有 80% 分布在农村，经济文化水平低，是社会弱势群体。很多老人由于缺乏科学的口腔保健知识，认为老了以后掉牙是正常现象，殊不知这是牙周炎引起的，只要积极预防牙周炎就可以避免因为“老掉牙”带来的痛苦。

第四次全国口腔健康流行病学调查结果显示，我国 65 ～ 74 岁老年人患龋率为 98%，平均留牙数为 22.5 颗，人均缺失牙齿 7.5 颗，只有 18.3% 的人牙列完整。同时，老年人口腔健康知识知晓率较低，口腔健康维护的知识较为欠缺。提高老年人群口腔健康照护水平、提升老年人群口腔健康状况、降低口腔健康对全身健康的影响，是非常必要且紧迫的问题，不仅是完善老年人健康体系建设的重要抓手，也是积极应对人口老龄化国家战略的重要举措。

（一）老年期口腔问题

1. 牙体组织改变　牙釉质经过长年累月的磨损，透明度增高，龟裂增加，着色加深，患龋率高，容易形成残冠残根，刺激口腔黏膜（图 3-20）；牙本质弹性下降，牙本质小管变细，继发牙本质增多，含水量减少；牙髓腔变小，牙髓组织变性萎缩；牙颈部暴露，根面龋、楔状缺损多发。

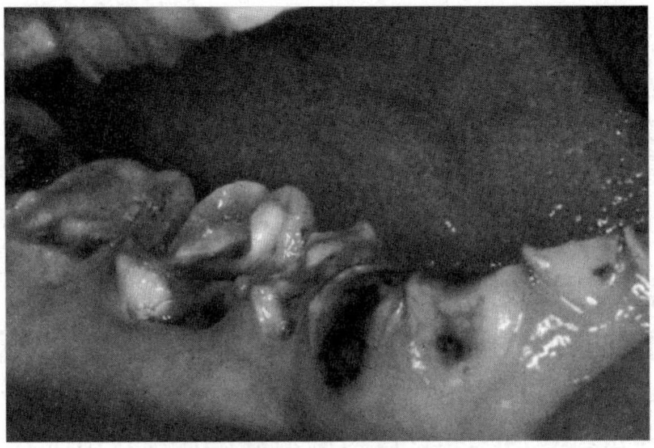

图 3-20　残冠残根

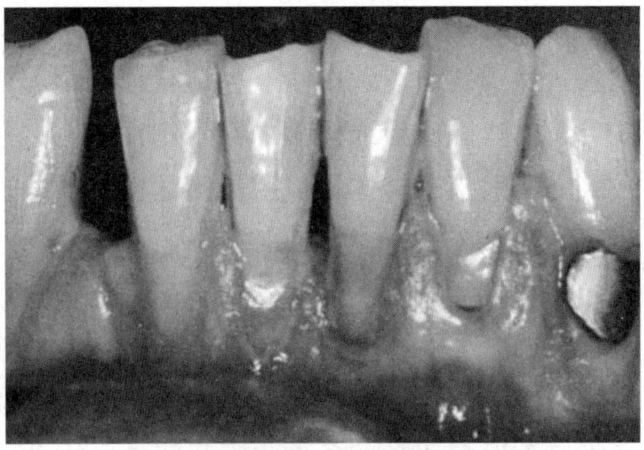

图 3-21　牙龈退缩

2. 牙周组织改变　牙龈退缩（图 3-21）、牙槽骨吸收、骨质疏松，导致牙周炎发病率高，最终导致牙齿脱落，咀嚼功能降低，牙齿敏感不适，影响全身健康，严重降低老年人的生活质量。

3. 口腔黏膜改变　唾液腺分泌减少，口腔黏膜干燥、萎缩、弹性丧失，抵抗力下降，患龋病和口腔癌风险增加。

（二）老年期口腔保健内容

1. 提高自身的口腔保健能力　自我口腔保健是预防口腔疾病的基础，个人是自己健康的第一责任人，不能自理的老人则需要监护人帮助。定期对老人开展口腔健康教育，帮助其养成良好的口腔卫生习惯和生活习惯，使用含氟牙膏，每天至少刷牙两次，使用牙间隙清洁工具，如有义齿应及时清洁义齿；均衡饮食，加强锻炼，戒烟酒，多饮水以防口干，用人工唾液或含化无糖硬块糖来缓解口干。

2. 积极防治牙体疾病　老年人由于牙龈萎缩、牙根暴露，根面易发生龋坏；局部用氟可预防根面龋，一旦出现根面龋应及时治疗。对于没有保留价值的残冠、残根，应及时拔除，否则可能引起全身感染。

3. 及时修复缺失牙齿　牙齿缺失容易导致咀嚼困难、对颌牙伸长、邻牙倾斜等问题；前牙缺失还会导致发音不准、面部形态变化；全口牙丧失后会导致咀嚼困难，面容苍老。不论失牙多少，除智齿外，都应及时进行恰当的修复。修复方式包括活动义齿、固定义齿、种植义齿。

4. 预防牙周病　老年人因为牙龈的萎缩，很容易发生食物嵌塞，需辅助使用牙线或者冲牙器清洁牙缝之间的食物残渣，并定期去医院洁治，预防牙周病的发生。还应控制与牙周病发生有关的全身性疾病，如内分泌紊乱、糖尿病、营养代谢性疾病、血液病及遗传性疾病等。

5. 发现牙痛及时就医 老年人牙痛大部分来源于龋病、牙髓根尖周病或牙周病，但也可能是心绞痛等心血管疾病的表现。同时，此类疾病会增加心脑血管疾病和类风湿关节炎的发病率，影响血糖控制，诱发老年体弱者发生呼吸系统感染。

6. 警惕口腔癌 一旦发现口腔黏膜内出现擦不掉的白色斑块，超过 2 周不愈的溃疡，口腔黏膜上白色、红色斑或纹，咽部、面部、颈部不明原因的麻木和疼痛等应及时至医院就诊。

七、残疾人口腔保健

残疾人指由于先天原因，或因为年龄、疾病、意外事故，使其身体或精神的完好性发生短期的或永久性损害，以致影响其生活自理、学习或就业能力者。残疾人的口腔问题很少被人注意，但是残疾人的口腔医疗或护理的需求则很大。专业的养老医疗机构、社区敬老院及居家养老等地方均有残疾人，残疾人群体的口腔的问题也日益凸显出来。残疾人的口腔健康状况更反映出一个社会的文明程度。

残疾人往往可能因残致贫，他们的教育水平、就业率往往很低，而失业率则可能很高，因此更多寄希望于公共口腔服务项目的支持。由于残疾使得他们获得口腔医疗服务的机会较同年正常人群比要少得多，经济因素可能对残疾人来说可能是主要原因，但是因出行不便或原发病的影响，对其享受口腔医疗服务的条件也大受影响。因此，残疾人自我口腔保健和社区口腔保健服务就显得十分重要。

（一）残疾人口腔问题

部分残疾人的生活不能完全自理，需要他人帮助，其口腔卫生则更需要家庭及医疗机构的帮助与照顾。残疾人由于生理或精神方面的缺陷，可能缺乏自我口腔保健能力，让其接受口腔治疗则更加困难，因此，残疾人的口腔预防保健十分重要。家庭口腔卫生保健是基础和重点，残疾人也是社区保健的重点关注人群。

1. 龋病 国内外研究表明，残疾儿童患龋率高于正常儿童。智力障碍及精神疾病患者长期服用抗精神病药物易导致口干，使多数牙发生龋病，且龋坏程度较重。

2. 牙周病 特别是在肢体残疾或智力障碍患者中，口腔卫生难以自理，牙面上容易堆积软垢和菌斑，最终导致龈炎和牙周病的发生。

3. 错䯝畸形 聋哑学生可能由于语言刺激先天不足及口腔不良习惯较多，错䯝畸形发生率高于健康学生。精神或智力残疾的儿童常有吐舌、吮指和张口呼吸等不良习惯。

4. 牙齿脱落与咀嚼功能障碍 由于缺乏有效的沟通和足够的关注，残疾人的口腔疾病很难得到及时治疗，一些患者的牙齿长期未得到治疗，可能导致牙齿脱落，影响日常的咀嚼功能，进一步加重身体健康问题。

（二）残疾人口腔保健内容

加强对监护人的口腔卫生指导；增加营养，合理膳食，限制糖与甜食摄入；高度重视家庭口腔卫生保健，选择合适的牙刷、含氟牙膏，尽早实施窝沟封闭；定期口腔检查，预防和控制化学性菌斑。

1. 预防措施

（1）对监护者的口腔卫生指导：残疾人口腔知识往往不能自行获取，常规口腔保健不能独立完成。在口腔疾病发生之前，就应对其监护者进行口腔健康问题的教育，就近到医院开始早期口腔健康管理和保健等。

（2）适量使用氟化物：最好选用一种全身用氟方法，如饮用氟化自来水、氟化牛奶，食用氟化食盐，口服氟片等；并配合一种局部用氟方法，如每天使用含氟的牙膏，或含漱含氟漱口液，或者由专业人员使用氟凝胶等，将会有明显的防龋作用。

（3）减少糖与甜食的摄取：严格限制糖与甜食，只在一日三餐食用。其他时间补充的膳食，不应含有糖和精制碳水化合物，减少酸性物质对牙釉质的侵蚀，达到防龋的效果。对残疾人可适当使用甜味剂，如木糖醇、山梨糖等。

（4）定期口腔保健服务：由口腔专业人员定期为残疾人提供最基本的口腔卫生保健服务。为残疾人提供定期口腔检查、洁治，做到早发现、早诊断、早治疗，至少每半年一次。残疾儿童牙齿萌出后应尽早进行窝沟封闭。

2. 口腔保健用品的选择　残疾儿童所必需的口腔卫生用品，应主要根据残疾的程度和患儿的配合能力，选择清洁口腔的适宜方法和用品，如菌斑显示液、牙刷、牙线、牙线夹持器、牙签、开口器等。推荐使用以下几种清洁工具：

（1）电动牙刷：适合于使用一般牙刷维护口腔卫生有困难的残疾儿童，可推荐使用电动牙刷。它可在短时间内达到清洁口腔和按摩牙龈的作用，减轻残疾儿童刷牙的疲劳。

（2）冲牙器：为重症残疾儿童日常清洁口腔的一种辅助装置，由水流的作用把停滞于口腔内的大块食物碎屑带走，但对菌斑的清除和预防没有特殊的效用。

（3）改良牙刷：将普通牙刷改良为易于残疾人使用的特殊形状的一种牙刷。其刷柄制成球形或安装橡胶把手，使之容易握持；植毛部排成两排。这种改良牙刷，也适用于用普通牙刷刷洗不到的牙列部位。

3. 口腔护理方法　对于缺乏生活自理能力的残疾人，至少应帮助其每天彻底刷牙或用牙线清理1次邻间隙，确保有效地去除牙菌斑，有条件时可使用电动牙刷。帮助残疾人清洁口腔时应根据残疾人的具体情况选择一种容易操作的、舒适的位置与姿势，其操作方式如下。

（1）让患者坐在椅子上，护理人员站于其身后，用手稳住患者头部，使其靠着椅背，可用枕头垫在头后部，使其感舒适，刷上下牙时可让头稍向后仰起，可以按照正常人的刷牙方法与顺序进行。

（2）护理人员坐在矮椅子上，残疾人坐在地板上，让其背部靠着护理人员，用膝盖固定其头与肩部，然后开始操作。

（3）患者躺在床或沙发上，头放置于护理人员腿部，护理人员坐在其身旁进行操作。

（4）如果患者坐不稳，可用宽带缚住腰部，如果必须控制患者的手或身体活动，帮助者可用一手横搂在患者胸部进行。

（5）如果是残疾儿童，可以让其头部躺在帮助者的肘部，如果无法控制其活动，则需要两个人面对面，残疾儿童在中间，一人抱住儿童，另一人帮助刷牙。

（6）针对有不自主肌痉挛的思考，如果需要患者张开嘴，由于患者可能有不自主的肌痉挛，可用橡皮或纱布缠住几块压舌板放在上下颌骨之间。

（7）如果牙刷刷毛达不到某些牙面，应考虑使用牙线、牙线架或牙线棒，最后借助牙菌斑显示剂检查牙齿是否已经清洁干净。

通过帮助残疾人刷牙、洁牙的方式来保持其口腔卫生是残疾人最好的口腔保健。帮助和指导残疾人刷牙特别需要耐心和花费时间。残疾人在口腔疾病治疗后，更要加强和维持口腔卫生清洁。残疾人的口腔卫生和保健问题应得到政府和有关部门、医务人员的足够重视，尤其是促成其口腔疾病发生的诸多问题应引起特别关注。

总之，开展残疾人口腔保健是一项艰巨的工作，需要全社会关心、各部门配合和努力。残疾人的口腔保健应纳入初级卫生保健和社区卫生保健的范畴，并作为医疗保健的内容之一。应由经过培训的口腔保健医务人员为残疾人提供最基本的口腔卫生保健服务，由口腔专业人员提供复杂的医疗与康复性保健服务，才能改善残疾人的口腔健康状况。

考试知识点总结

本章小结

协和云课堂…… 拓展练习及参考答案

（蔡成莲　刘泽念）

第四章　口腔内科疾病的护理

教学课件

学习目标

素质目标

（1）具有诚实守信、爱岗敬业、救死扶伤、大爱无疆的职业精神。

（2）具有尊重患者、保护隐私、患者利益至上的服务精神。

（3）具有感染防控意识，对就诊患者的安全负责的责任心。

知识目标

（1）掌握：龋病、牙髓病、根尖周病、牙体非龋性疾病、牙周病、口腔黏膜病的病因、护理评估、护理措施及健康指导。

（2）熟悉：龋病、牙髓病、根尖周病、牙体非龋性疾病、牙周病、口腔黏膜病治疗流程。

（3）了解：龋病、牙髓病、根尖周病、牙体非龋性疾病、牙周病、口腔黏膜病的辅助检查和心理评估。

能力目标

（1）能够配合医生完成口腔内科常见疾病诊疗流程。

（2）能够对患者病情进行评估和沟通。

（3）能够对患者的疾病进行术前、术中和术后的心理安抚和健康指导。

案例导入

【案例】

患者，女，26 岁。进食冷、热食物时出现左上后牙疼痛近 1 周，无夜间疼痛史。检查：26 近中邻面龋洞深达牙本质浅层，探诊有酸痛感，叩痛（–），冷、热诊反应同对照牙，牙龈未见异常，其余牙未见异常。

【问题】

1. 患者可能患有何种疾病？
2. 应如何与患者沟通导致该疾病的原因和临床诊疗护理流程？
3. 应如何指导患者进行自我口腔保健？

·核心知识拆解·

在日常的口腔诊疗过程中，口腔护士会根据患者的诉求将患者分配到不同的科室，以便患者能够获得更加专业的诊疗服务。口腔内科疾病是常见的、多发的口腔疾病，主要包括牙体牙髓疾病、牙周疾病、口腔黏膜疾病。在临床护理工作中，口腔护理人员应根据患者的生理、心理及社会和文化的需要，与口腔科医生密切配合，为患者提供满意的服务。

第一节　龋病的护理

龋病是在以细菌为主的多种因素影响下，牙体硬组织发生慢性进行性破坏的疾病。龋病的临床特征是牙体硬组织在颜色、形态、质地各方面均发生变化。其发病过程缓慢：初期时，牙齿龋坏部位的牙齿表面受到酸的侵蚀，局部牙釉质发生脱矿，呈白垩色外观；继续发展，病变部位出现色素沉着，局部呈黄褐色或棕褐色；随着牙本质无机成分进一步脱矿、有机成分逐渐溶解，牙体硬组织疏松软化最终形成龋洞。龋病是常见病、多发病，世界卫生组织于 20 世纪 60 年代初将其和心血管疾病、肿瘤列为危害人类的三大疾病。龋病若未及时治疗，病变可向深部发展，可引起牙髓病、根尖周病、颌骨炎症等并发症，也可引起全身感染性疾病。牙体硬组织的不断破坏，可造成牙体缺损，甚至牙体缺失，影响咀嚼功能，不仅影响消化功能，还可影响牙颌系统的发育。

一、病因

目前公认的龋病病因是细菌、食物、宿主和时间四联因素。当致龋性食物进入口腔后，致龋菌产生有机酸，致使牙齿无机成分脱矿，有机成分崩解，最终导致牙体结构损坏、崩溃，龋洞形成。

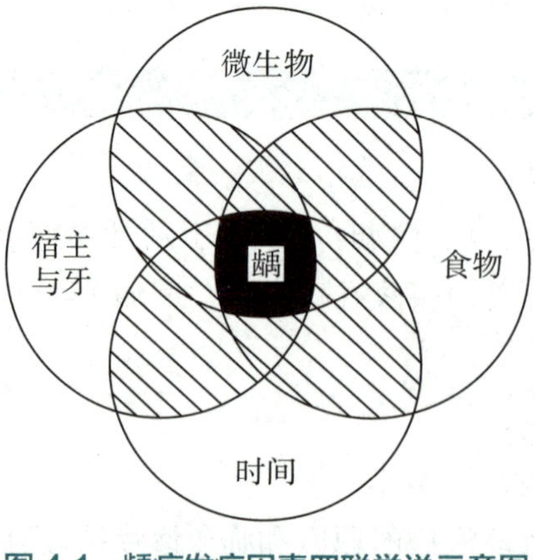

图 4-1　龋病发病因素四联学说示意图

（一）细菌因素

1. 细菌　是龋病发生的必要条件。最主要的致龋菌有变异链球菌、乳杆菌和放线菌。细菌的致龋性是基于其对牙体的黏附能力、利用糖类的产酸能力和自身的耐酸能力。

2. 牙菌斑　是一种致密的、非钙化的、胶质样的膜状细菌团块，由细菌、各种有机物、无机物和水组成，是牙面菌斑的总称。菌斑形成过程：来自唾液中的唾液蛋白或糖蛋白在牙面上形成的一层获得性膜；细菌吸附到获得性膜上后开始生长、繁殖，经过 5 ～ 6 天菌斑发育进入成熟阶段。菌斑为细菌定居、生长、繁殖提供了稳定环境，当细菌生长、繁殖达到一定程度，菌斑致密度增加，通透性下降，内部处于缺氧状态，无氧酵解过程加快，有机酸产生增加，牙菌斑内致龋性细菌的产酸代谢活动是产生龋病损害的直接原因。牙菌斑 pH 降至 5.5 以下时，会导致牙釉质脱矿，牙齿发生龋坏。牙菌斑多紧密地附着于点隙、沟裂、邻接面和牙颈部等不易清洁的部位，不易被唾液冲洗掉，也不易在咀嚼时被去除。

（二）食物因素

致龋性食物是龋病发生的物质基础。致龋性食物主要是糖类，尤其是蔗糖，致龋菌能利用糖类代谢产酸，使牙体硬组织脱矿。软而黏稠的精细食物易附着于牙面，致龋力强；少吃多餐、爱吃零食、夜间进食的人易患龋病。

（三）宿主因素

1. 牙齿　形态、结构与龋病发生有直接关系：如牙齿的窝沟处和矿化不良的牙较易患龋。另外，牙齿的排列、咬合关系和发育程度等都与龋病的发生有密切联系。

2. 唾液　流量、流速及其组成发生变化，宿主患龋病的可能增加。

3. 全身状况　可影响牙齿发育和矿化，以及唾液的质和量，从而增加牙对龋病的易感性。

（四）时间因素

龋病的发生和发展是一个较长的过程，从获得性膜的形成到引起牙齿发生颜色、形态、质地的损害，一般需要 1 年的时间。龋病的发生是致龋细菌、致龋食物和易感宿主同时存在，并在一定时间条件下形成的。

二、护理评估

（一）健康史

1. 个人史及家庭史

（1）牙体疾病症状及治疗史、牙列缺损或缺失的原因等。

（2）口腔卫生习惯、饮食习惯。

（3）用药史、过敏史、生理期、孕期、吸烟史、肿瘤放化疗史等。

（4）直系亲属的牙体状况和家族史。

2. 现病史及既往史

（1）龋坏位置、数量、疼痛性质。

（2）菌斑、牙石状况。

（3）有无不良修复体。

（4）牙列是否整齐，是否戴有矫治器。

（二）临床表现

龋病的主要症状及特点表现在牙体硬组织的色、形、质（图 4-2）各方面的变化。临床上常按病变深度分为浅龋（图 4-3）、中龋（图 4-4）、深龋（图 4-5）。

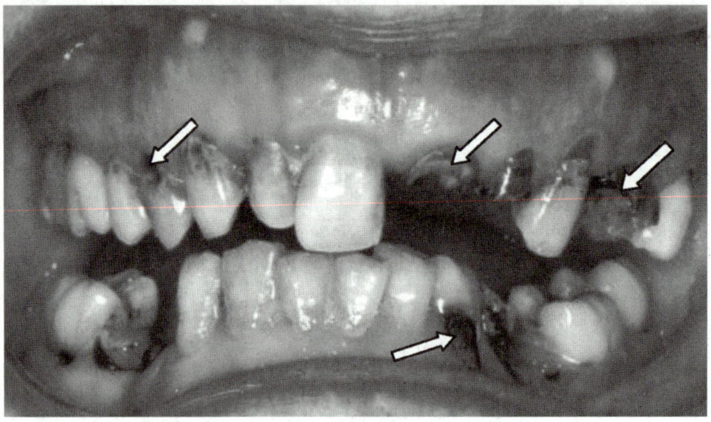

图 4-2 龋病导致牙体组织缺损

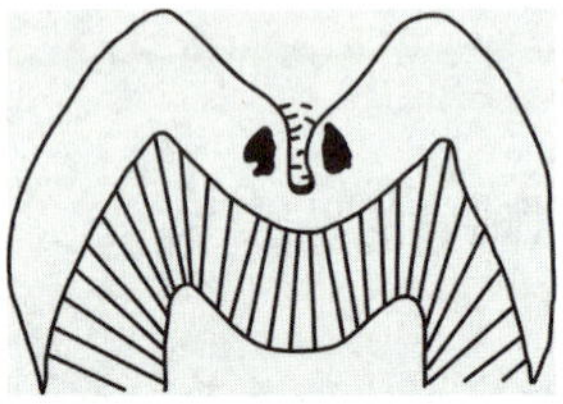

图 4-3 浅龋示意图

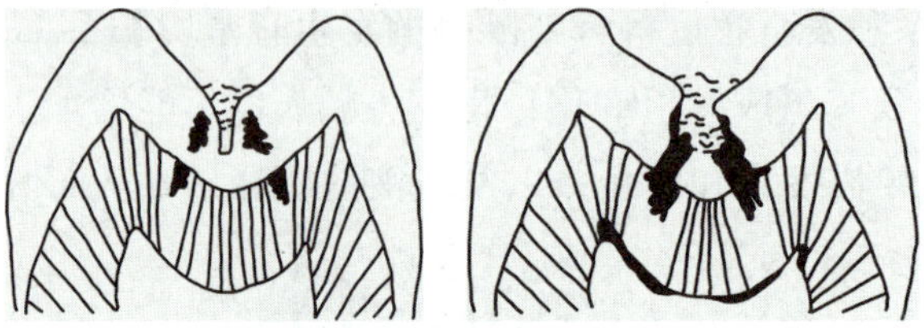

图 4-4 中龋示意图

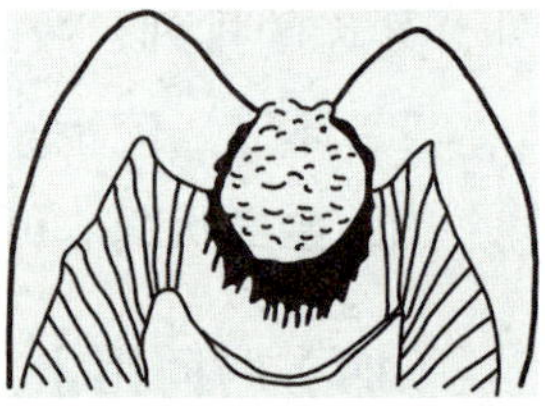

图 4-5 深龋示意图

1. 浅龋 限于牙冠部的牙釉质层、牙颈部及根部的牙骨质层的龋，其中釉质龋可分为窝沟龋和平滑面龋。

（1）症状：一般无主观症状。

（2）检查：①窝沟龋的早期表现为龋损部位色泽变黑，黑色素沉着区下方呈白垩色改变；平滑面龋一般呈白垩色的斑点，继续发展可变为黄褐色或褐色斑点。邻面的平滑面龋早期不易察。②探针时有粗糙感。

2. 中龋 龋病进展到牙本质，容易形成龋洞。

（1）症状：颈部牙本质龋的症状较为明显。患者对酸、甜饮食敏感，过冷、过热饮食也能产生酸痛感觉，酸、甜、冷刺激尤为显著。去除刺激后症状立即消失。由于个体差异，有的患者可完全没有主观症状。

（2）检查：可见龋洞，病变达牙本质浅层。探针进入龋洞探查可有酸痛或不适感。

3. 深龋 龋病进展到牙本质深层，接近髓腔。临床上可见较深的龋洞。

（1）症状：患者遇冷热和化学刺激时产生的疼痛较中龋时更加剧烈。食物嵌塞可引起短暂疼痛，但无自发痛。

（2）检查：可见明显的龋洞。探诊时敏感，无露髓。但邻面深龋及有些隐性龋洞，外观仅略有色泽改变，洞口很小，且病变部位很深，临床较难发现。

三、常规检查

1. 口腔卫生状况，菌斑、软垢、牙石等。
2. 牙齿的形态，色泽变化。
3. 龋洞的位置，深度和范围，有无穿髓、疼痛。
4. X 线片检查，可以观察龋坏部位、深度等。
5. 冷、热等刺激检查。
6. 牙髓活力测试仪测试牙髓活力。
7. 光透照检查前牙邻面龋。

四、护理措施

龋病治疗最常用的方法是充填修复，即去除龋坏组织，制成一定洞形增加固位，然后选用适宜的修复材料修复缺损，恢复牙的形态和功能。根据患牙部位和龋损类型，龋病的修复性治疗可选择不同修复材料和修复方法。

（一）银汞合金充填护理技术

银汞合金具有良好的抗压强度、硬度和耐性，且性能稳定，对牙髓无刺激，可塑性大。操作方便，是后牙充填的主要材料。但因与牙体组织无粘接性、对固位形要求高、颜色与牙不一致，以及汞的污染等问题，现已较少应用。

（二）复合树脂充填护理技术

复合树脂是目前较为理想的牙科修复材料，最突出的优点是美观，可提供与牙最佳的颜色匹配。复合树脂通过粘接剂黏附到窝洞内，对洞形制备的要求较银汞合金修复术简单，能保留更多的健康牙体组织。

（三）玻璃离子水门汀充填护理技术

玻璃离子水门汀对牙髓刺激小，与牙体组织有化学粘接性，热膨胀系数与牙体组织相近，封闭性能好，可释放氟离子。

1. 物品准备

（1）一次性口腔器械盘、吸唾器、棉卷、三用枪头、一次性口杯、凡士林、棉签、护目镜、面罩、一次性防污膜、一次性乳胶手套、塑料调拌刀、调拌纸、75% 酒精棉球。

（2）橡皮障用品：橡皮布、橡皮障定位打孔模板、打孔器、橡皮障架、橡皮障夹、橡皮障钳、牙龈分离器、牙线、剪刀。

（3）窝洞预备及充填器械：排龈器、排龈线、高速及低速手机、车针、不同型号挖匙、楔子、成形片、成形片夹、玻璃离子充填器、咬合纸、抛光杯、树脂抛光条。

（4）材料：玻璃离子水门汀粉剂、液剂。

2. 术中配合

（1）安装橡皮障：用蘸有凡士林的棉签润滑患者口角，安装橡皮障。

（2）窝洞预备护理：术前嘱患者用氯己定含漱液漱口；根据龋洞的位置、大小、洞形分类提供车针供医生备洞；递 75% 酒精棉球处理牙面，吹干。

（3）充填：视洞形、大小调和适量玻璃离子水门汀（图 4-6），递给医生将窝洞填满。

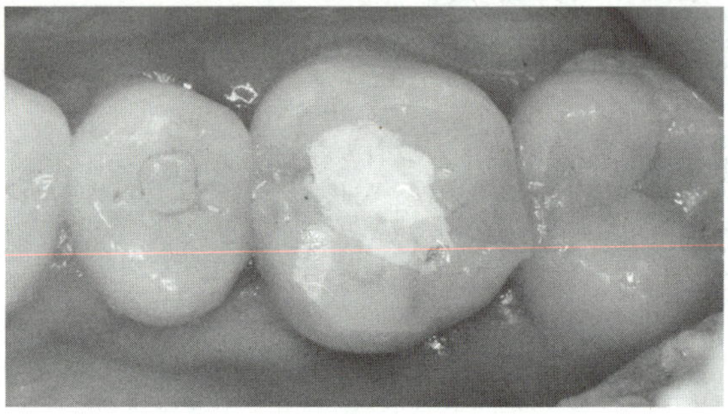

图 4-6　玻璃离子水门汀充填

（4）调𬌗：在材料完全固化前，递给医生雕刻刀，初步雕刻外形，并完成调𬌗。雕刻刀用完后应立即用 75% 酒精棉球擦拭干净。

（5）涂凡士林：为防止材料受唾液影响增加溶解性或脱水皲裂，充填后用棉签蘸凡士林涂布于修复体表面。

（6）修整外形及抛光：递咬合纸给医生检查咬合高点，调整咬合，抛光。

3. 术后护理

（1）嘱患者 24 小时内避免用患牙咀嚼硬物。

（2）告知患者轻度不适一般会在治疗后 1 ～ 2 天消失，如出现咬合高点等情况，应及时复诊。

（3）嘱患者注意口腔卫生。

五、健康指导

1. 增强口腔保健意识，建立良好的口腔卫生习惯，定期口腔检查。
2. 合理采取各种预防龋病措施，如进行窝沟封闭、使用含氟牙膏、应用防龋涂料等。
3. 早发现、早诊断、早治疗。

▶知识拓展

龋病并发症

龋病如不及时治疗，可进一步发展，引起牙髓病、根尖周病等并发症。牙髓病及根尖周病需进行牙体牙髓治疗以保存自然牙列，同时阻止炎症向牙槽骨、颌骨深部扩展，对于严重破坏的残冠残根应拔除，防止造成牙槽脓肿、颌面化脓感染及全身感染。

第二节　牙髓病的护理

牙髓病指发生在牙髓组织上的疾病，根据牙髓病的临床表现和治疗预后分为可复性牙髓炎、不可复性牙髓炎、牙髓坏死、牙髓钙化、牙内吸收等，临床以牙髓炎最常见。牙髓炎的主要感染途径来自深龋，同时感染可以通过根尖孔扩散到根尖周组织，引起根尖周炎，甚至由此发展为颌面部炎症，影响全身健康。因此，早期防治龋病可以防止牙髓病的发生，及时治疗牙髓炎可以控制感染的扩散。

一、病因

（一）微生物因素

微生物感染是牙髓炎的主要原因，一般为混合菌感染，其致病菌主要为兼性厌氧球菌如链球菌和厌氧杆菌，如乳酸杆菌和革兰氏阴性杆菌以及放线菌等。微生物及其毒素作用于牙髓产生炎症反应。感染途径包括以下三种。

1. 牙体途径　当龋病、磨损、创伤或医源性因素等破坏了牙釉质和牙骨质的完整性时，牙本质甚至牙髓会暴露于口腔，细菌可通过牙本质小管感染牙髓或者直接感染暴露的牙髓。深龋是牙髓感染最常见的途径。

2. 牙周途径　患牙有深牙周袋时，牙周袋的细菌可以通过根尖孔或根管侧支进入牙髓而引发感染。这种由于牙周途径导致的牙髓感染称为逆行性感染，所引起的牙髓炎称为逆行性牙髓炎。

3. 血源性感染　菌血症或脓毒血症时，细菌有可能随血液循环进入牙髓，引起牙髓感染。此种情况极为少见。

（二）物理因素

1. 温度　过冷、过热或温度的骤然改变均可刺激牙髓，异常的温度刺激主要与备洞时钻磨产热和充填材料的刺激因素有关。

2. 电流　相邻或对颌牙上使用了两种不同的金属修复体，两种金属存在电位差，咬合时由于唾液的导电作用，可产生微弱的电流，长期流电作用可导致牙髓损伤。

（三）化学因素

1. 垫底和充填材料　某些垫底及充填材料的化学成分对牙髓有一定的毒害作用。如活髓牙充填或冠修复时如选择磷酸锌水门汀，因其凝固前可释放出游离酸，可引起牙髓炎。复合树脂充填窝洞时，深龋和中龋如不垫底，材料中的有毒物质可穿过牙本质小管进入牙髓，引起牙髓的退变和坏死。

2. 酸蚀剂和粘接剂 临床使用酸蚀剂、粘接剂不当也可引起牙髓损伤。

（四）外伤

外伤可造成根尖血管挫裂，使牙髓血供受阻，引起牙髓退变、炎症或坏死。包括交通事故、运动、突然咬到硬物等导致的急性牙外伤，因检查或治疗过程中操作不当（正畸加力过大、拔牙时误伤邻牙或对颌牙）引起的医源性外伤，咬合创伤、磨牙症等引起的慢性咬合创伤。

二、护理评估

（一）健康史

1. 个人史及家族史

（1）牙体疾病症状及治疗史、牙列缺损或缺失的原因等。

（2）口腔卫生习惯、饮食习惯。

（3）用药史、过敏史、生理期、孕期、吸烟史、肿瘤放化疗史等。

（4）直系亲属的牙体状况和家族史。

（5）发热等全身症状。

2. 现病史及既往史

（1）患牙位置、疼痛性质。

（2）有无牙周袋。

（3）菌斑、牙石状况。

（4）有无不良修复体。

（5）口内金属冠数量、位置情况、牙体充填状况。

（二）临床表现

患者可合并发热、疲乏、精神不振、虚弱无力等全身症状。患牙状况包括龋损程度、牙周袋的深度等。

1. 可复性牙髓炎

（1）患牙常有深龋、楔状缺损或可查及较深的牙周袋，或有咬合创伤等。

（2）患牙对牙髓活力测试呈一过性敏感，尤对冷测反应较强烈。当刺激去除后，症状随即缓解。

（3）叩痛（－）。

2. 不可复性牙髓炎

（1）急性牙髓炎：患牙疼痛的特点为自发性、阵发性、夜间痛，温度刺激加剧疼痛并且疼痛部位不能准确定位。

（2）慢性牙髓炎：①慢性闭锁性牙髓炎无明显自发痛，但有长期的冷、热刺激痛病史。②慢性溃疡性牙髓炎多无自发痛，但当食物嵌入患牙洞内可出现剧烈的疼痛。常有明显的冷、热刺激痛。③慢性增生性牙髓炎多见于青少年患者。患牙根尖孔粗大，血运丰富及穿髓孔较大，炎症牙髓易增生呈息肉状并自髓腔突出，一般无自发痛，部分患者在进食时可感到患牙疼痛，或有进食出血现象，因而长期不敢用患侧咀嚼食物。

（3）残髓炎：发生在经过牙髓治疗后的患牙，由于残留了少量炎症根髓或多根牙遗漏了未处理的根管，所以称为残髓炎。常表现为自发性钝痛、放射性痛、温度刺激痛。由于炎症发生于近根尖孔处的根髓组织，因此患牙多有咬合不适感或轻微咬合痛。

（4）逆行性牙髓炎：感染来源于深牙周袋，深牙周袋内的细菌及毒素通过根尖孔或侧、副根管逆行进入牙髓，引起根部牙髓的炎症。可表现为急性牙髓炎的症状，也可表现为慢性牙髓炎的症状。且患者有口臭、牙齿松动、咬合无力等长期牙周炎的病史。

3. 牙髓坏死　常由各型牙髓炎发展而来，也可因外界刺激引起，如外伤撞击、正畸矫治施加过度创伤力、牙体预备时切割产热过多、使用有刺激性的材料修复牙体组织等。当牙髓组织发生严重的营养不良或退行性变性时，血液供应不足，最终导致牙髓坏死，又称为渐进性坏死。患牙一般无自觉症状，多有外伤、正畸治疗等病史，患者常因见牙冠变色而就诊。变色的原因是牙髓组织坏死后红细胞破裂致使血红蛋白分解产物进入牙本质小管。

4. 牙髓钙化　当牙髓的血液循环发生障碍时，可造成牙髓组织营养不良，出现细胞变性，钙盐沉积，形成微小或大块的钙化物质。牙髓钙化有两种形式，一种是结节性钙化，又称髓石；另一种是弥漫性钙化，常见于外伤后，或经盖髓、活髓切断治疗后的患牙。结节性钙化一般不引起临床症状，个别会出现与体位有关的自发痛，也可沿三叉神经分布区域放射，一般与温度无关。

5. 牙内吸收　指正常的牙髓组织发生肉芽性变，分化出的破牙本质细胞从髓腔内部吸收牙体硬组织，致髓腔壁变薄，严重者可造成病理性牙折，临床少见。一般无自觉症状，多因其他疾患进行X线检查时发现。少数病例可出现自发性、阵发性、放射性痛和温度刺激痛等牙髓炎症状。

三、常规检查

（一）可复性牙髓炎

1. 可出现接近髓腔的牙体硬组织疾病，如深龋、楔状缺损。有时可查及患牙有深牙周袋。
2. 温度测试为一过性敏感，尤其对冷测验反应较强烈。当刺激去除后，症状迅速缓解。

（二）不可复性牙髓炎

1. 急性牙髓炎

（1）患牙可查到近髓腔的深龋或其他牙体硬组织疾患，或可查到患牙有深牙周袋。

（2）探诊常可引起剧烈疼痛。有时可探及微小穿髓孔，并可见有少许脓血流出。

（3）温度测试时，患牙有激发痛。刺激去除后，疼痛症状要持续一段时间。当患牙出现热刺激加剧疼痛，冷刺激缓解疼痛时，表明牙髓已经出现化脓或者部分坏死。

（4）牙髓的炎症处于早期阶段时，患牙无叩痛；处于晚期阶段时，因炎症已波及根尖部的牙周膜，患牙可出现叩诊不适。

2. 慢性牙髓炎

（1）慢性闭锁性牙髓炎：可查及未穿髓的深龋洞、充填体或其他近髓的牙体硬组织疾病；多有叩痛或叩诊不适感；患牙对温度测试和电活力测验的反应多为迟缓性疼痛。

（2）慢性溃疡性牙髓炎：可查及深龋洞或其他近髓的牙体损害。由于怕痛，患者长期废用患牙，因此可见患牙有大量软垢、牙石堆积，洞内食物残渣嵌入较多。去除腐质后，可见穿髓孔，探痛明显。温度测试表现为敏感。一般没有叩痛。

（3）慢性增生性牙髓炎：①患牙有大而深的龋洞，洞中有红色的肉芽组织，即牙髓息肉，它可充满整个龋洞内并达咬合面，探痛不明显但易出血。②由于长期废用，常可见患牙及其邻牙有大量牙石堆积。③温度测试反应较迟钝。

3. 残髓炎 能见到有充填体或暂封材料的患牙；患牙受到冷、热刺激时出现迟发性疼痛；叩诊轻度疼痛或不适；去除充填体或暂封材料，用根管器械探查根管深部时疼痛。

4. 逆行性牙髓炎 有深达根尖区的牙周袋或较为严重的根分叉病变，牙齿松动，无典型的牙体硬组织疾病。对牙冠进行温度测试可表现为激发痛、迟钝或无反应，有叩痛，X 线片显示有广泛的牙周组织破坏或根分叉病变。

（三）牙髓坏死

牙冠完整或可有深龋洞等牙体硬组织疾患，有充填体、深牙周袋等；牙冠呈暗红色或灰黄色，无光泽；牙髓活力测试无反应；叩诊一般同对照牙或有不适感；X 线片显示患牙根尖周影像无明显异常。

（四）牙髓钙化

患牙对牙髓活力测试可表现为迟钝或敏感；X 线片显示髓腔内有阻摄的钙化物或呈弥漫性阻射影像。

（五）牙内吸收

牙内吸收发生在髓室时，牙冠呈粉红色，有时可见小范围的暗黑色区域；牙髓活力测试反应可表现为正常或迟钝；叩诊一般同时照牙或有不适感；X 线片显示髓腔内有局限性不规则的膨大透射区域，严重者可见髓腔壁被穿通，甚至出现牙根折断线。

四、护理措施

（一）应急护理

1. 开髓引流

（1）物品准备

1）基本器械：一次性口腔器械盘、吸唾管、棉卷、三用枪头、一次性口杯、凡士林、棉签、护目镜、面罩、一次性防污膜、一次性乳胶手套、75% 酒精棉球。

2）麻醉用物：碘伏、麻药、麻药注射器、一次性针头。

3）橡皮障用物：橡皮布、橡皮障定位打孔模板、打孔器、橡皮障架、橡皮障夹、橡皮障钳、牙龈分离器、牙线、剪刀。

4）开髓引流用物：拔髓针、光滑髓针、髓针柄、各号车针、扩大器、根管润滑剂、根管冲洗器及冲洗液、根管锉及扩孔钻、根管测量仪、夹持器及唇勾、牙髓镊、调拌刀、调拌板、水门汀充填器、吸潮纸尖、根管消毒剂、根管测量尺、暂时封闭材料。

（2）术中护理

1）局部麻醉：递碘伏棉签予医生，消毒麻醉部位。准备麻醉剂及合适针头。检查注射器各关节是否连接紧密，核对麻醉剂的名称、浓度、剂量、有效期及患者姓名等，无误后抽吸或安装麻药递予医生。

2）协助医生放置橡皮障。

3）髓腔预备：在高速牙科手机上安装裂钻或金刚砂车针，医生使用高速牙科手机去除龋坏，揭净髓室顶，去除冠部牙髓；持三用枪用水雾间断地快速冲净口镜，保持术野清晰；同时用吸引器管吸净患者口腔中唾液及水；在低速牙科手机上安装球钻递予医生，医生用低速牙科手机修整髓室侧壁；操作中及时吹净碎屑，保持术野清晰。

4）摘除牙髓：根据根管粗细选择不同型号的拔髓针，将拔髓针安装在髓针柄上递予医生，同时协助清除残留在髓针上的牙髓，传递冲洗器予医生冲洗根管并用吸引器管及时吸唾。

5）扩通根尖孔：准备小号根管扩大器及根管锉，医生将根管锉预弯，用于探测根管的弯曲程度；传递小号根管扩大器，医生刺通根尖孔，建立根尖引流通；传递冲洗器大量冲洗根管，同时用吸引器管及时吸唾。

6）初步测量根管长度：打开根管长度测量仪电源，连接唇勾后挂于患牙对侧，递予医生根管锉、夹持器和根管长度测量尺，医生测量并记录根管工作长度，初测完毕后递冲洗器予医生冲洗根管。

7）初步清理根管，建立根尖引流通路：将根管锉、扩孔钻按顺序依次递予医生，医生对根管进行初预备；根管锉使用完毕，传递冲洗器冲洗牙本质碎屑。

8）开放或封药：具体如下。①开放：若根管内持续有脓液流出，将小棉球或棉捻蘸适量根管消毒剂递予医生，暂封于髓腔或根管。②髓腔或根管封药：若扩通根尖孔后，根管无明显渗出和脓液流出，递吸潮纸尖予医生，医生用其擦干根管或髓腔；安装螺旋充填器并准备根管消毒剂，医生将其导入根管内；递小棉球予医生，医生用其擦干根管口；根据患牙缺损大小，用水门汀充填器取适量暂时封闭材料递予医生，医生将其充填于患牙缺损处。

9）协助卸除橡皮障，整理用物。

2. 药物镇痛　传递蘸有丁香油酚、樟脑酚等镇痛药液的小棉球，医生放入龋洞内，如为逆行性牙髓炎，镇痛剂应放入牙周袋深处。还可以口服或注射各种止痛剂，但药物镇痛效果不明显。

（二）盖髓术治疗的护理

盖髓术（图4-7）即在接近牙髓的牙本质表面或已暴露的牙髓创面上覆盖盖髓剂，以保护牙髓、消除病变。临床上最常用的盖髓剂是氢氧化钙糊剂，其次是氧化锌丁香油糊剂。盖髓术分为直接盖髓术和间接盖髓术。直接盖髓术是将材料覆盖于牙髓创面以保护牙髓活力，主要适用于根尖孔尚未形成的年轻恒牙；因外伤及医源性意外露髓者；根尖已完全形成，但穿髓孔直径不超过0.5mm且牙髓尚未感染者。间接盖髓术是将盖髓剂覆盖在接近牙髓的牙本质上，促进修复性牙本质形成，以保存活髓，主要用于治疗深龋、外伤所致牙髓接近暴露的患牙；深龋引起的可复性牙髓炎，且牙髓活力测试正常，X线片显示根尖周组织正常的恒牙。

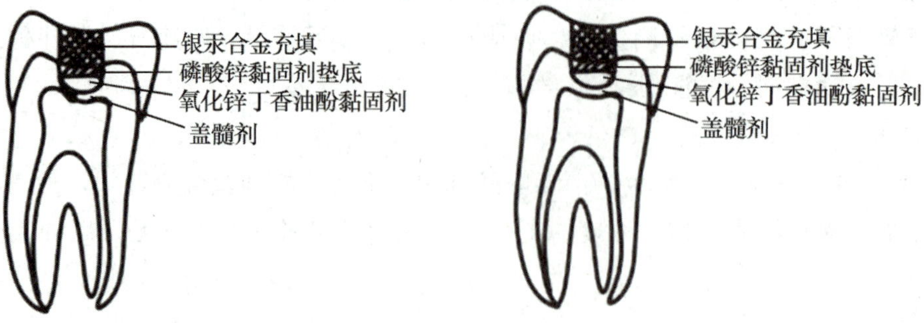

图 4-7　盖髓术示意图

A. 直接盖髓术；B. 间接盖髓术。

1. 物品准备　一次性口腔器械盘、吸唾器、三用枪头、一次性口杯、凡士林、棉签、护目镜、面罩、一次性防污膜、一次性乳胶手套、高速及低速手机、车针、橡皮布、橡皮障定位打孔模板、打孔器、橡皮障架、橡皮障夹、橡皮障钳、牙线、水门汀充填器、盖髓剂放置器、调和刀、调和板、局麻药物、麻药注射器、一次性针头、氢氧化钙盖髓剂、氧化锌丁香酚水门汀暂封材料、牙髓镊。

2. 术中配合

（1）局部麻醉护理。

（2）去腐及备洞：传递棉卷或协助安装橡皮障隔湿。高速手机装上合适的车针，递给医生制备窝洞，及时吸唾，保持术区清晰。必要时递锐利挖匙去腐。

（3）盖髓：调和氢氧化钙盖髓剂成糊状，放入盖髓剂放置器，传递给医生，医生放置于暴露的牙髓上或近髓处；同时用干棉球擦去医生器械上的多余药物。

（4）暂封：用水门汀充填器取暂时封存材料传递给医生，医生暂封窝洞；用牙髓镊取干棉球擦去多余暂时封存材料。

3. 术后护理

（1）嘱患者 24 小时内避免用患牙咬硬物，避免冷、热刺激，刷牙时注意避开患牙。

（2）暂时封闭材料如整个掉落应随时就诊。

（3）告知患者近几天可有轻度冷、热不适感，若疼痛剧烈随时就诊。

（4）嘱患者 2 周后复诊。

（三）牙髓切断术治疗的护理

牙髓切断术也称为活髓切断术、冠髓切断术，指切除炎症牙髓组织，采用盖髓剂覆盖牙髓断面以保留健康牙髓组织，维持根尖继续发育完成。主要用于牙根尚未发育完成的年轻恒牙。

1. 物品准备　口腔器械一次性盘、窝洞制备器械、车针、挖匙、水门汀充填器、盖髓剂放置器、调和刀、调和板、吸唾器、橡皮障器械、生理盐水、冲洗器、盖髓剂、氧化锌丁香酚水门汀暂封材料、局麻药物、麻药注射器、一次性针头。

2. 术中配合

（1）局部麻醉护理。

（2）窝洞制备护理。

（3）揭髓室顶：选择合适车针，及时吸唾，保持术野清晰。

（4）切除冠髓：递锐利挖器切除冠髓，递生理盐水冲洗器冲洗髓腔，传递小棉球止血并擦干髓腔。

（5）盖髓：调和盖髓剂，递盖髓剂放置器将适量盖髓剂覆盖于根髓断面。

（6）暂封：用暂封材料暂封窝洞。

3. 术后护理

（1）嘱患者观察，若有自发痛、夜间痛的症状，随时复诊。

（2）定期复查，检查牙根发育情况和牙髓活力情况。

（四）牙髓失活术治疗的护理

牙髓失活术是在局部麻醉下开髓，在牙髓腔内放置牙髓失活药物，用氧化锌丁香酚水门汀暂封窝洞。

1. 物品准备　一次性检查盘、窝洞制备器械、车针、水门汀充填器、多聚甲醛（或三氧化二砷）失活剂、暂封材料、橡皮障器械、局麻药物、麻药注射器、一次性针头。

2. 术中配合

（1）局部麻醉护理。

（2）窝洞制备护理。

（3）揭髓室顶：选择合适车针，及时吸唾，保持术野清晰。

（4）封失活剂：协助安装橡皮障隔湿。用探针取适量失活剂递给医生放于牙髓断面。

（5）用水门汀充填器取暂封材料递给医生，递小湿棉球给医生，修整暂封材料。

3. 术后护理

（1）告知患者封药的目的及药物的毒副作用。嘱按时复诊：使用多聚甲醛一般 2 周左右复诊，三氧化二砷封药后 24 ～ 48 小时复诊。

（2）封药后 2 小时内不能进食，24 小时内不能咬硬物，防止暂封药物脱落。

（五）心理护理

急性牙髓病患者的疼痛较为剧烈，影响进食和睡眠，容易引起患者恐惧、焦虑等情绪。护士应掌握患者的情绪变化，精心护理患者。

五、健康指导

1. 加强营养，提高机体的抵抗能力，以利于牙髓组织的愈合。
2. 合并有发热、疲乏、精神不振、虚弱无力等全身症状的患者，及时用药。
3. 治疗后，暂封药物脱落后及时复查。
4. 根管治疗后，牙体组织变脆，为防止牙体崩裂，建议行冠修复。

▶**知识拓展**

根尖诱导成形术与根尖屏障术

根尖诱导成形术指牙根未完全形成之前出现牙髓严重病变或根尖周炎症的年轻恒牙，在消除感染或治愈的基础上，用药物或手术方法，保存根尖部的牙髓或使根尖周硬组织沉积，促使牙根继续发育和根尖形成的治疗方法。临床上首选药物为氢氧化钙制剂。

根尖屏障术是将无机三氧化聚合物置入根尖部位，待其凝固后形成根尖止点，达到根尖封闭的效果。适用于牙髓坏死或伴有根尖周炎、根尖孔未发育完成的恒牙，以及进行过长期的根尖诱导但未能形成根尖屏障的恒牙。

第三节　根尖周病的护理

根尖周病指发生于根尖周围组织的炎症性疾病，又称根尖周炎，多为牙髓病的继发病。根管内感染坏死的牙髓、细菌及其毒素都可以通过根尖孔，引起根尖周组织炎症。根尖周病根据临床表现及病理过程分为急性根尖周炎和慢性根尖周炎。急性根尖周炎会引发剧烈的疼痛、肿胀，甚至伴有全身反应，而且炎症可以扩散，引发蜂窝织炎或颌骨骨髓炎，使患者十分痛苦。慢性根尖周炎也可能成为感染病灶，引起远隔器官的疾病，影响患者全身健康。

一、病因

（一）感染

细菌感染是引起根尖周病的主要病因。牙髓坏死后，根管成为一个含有多种细菌的感染根管。细菌及其产生的毒素、酶和代谢产物可存在于根管中，这些病原刺激物可以通过根尖孔、根管侧支引起根尖周组织感染。根管治疗时，根管器械将细菌带出根尖孔，也可导致根尖周感染。

（二）化学刺激

在治疗牙髓病和根尖周病时，若使用药物不当可引起根尖周炎。如在行牙髓失活术时，根管内砷失活剂封存时间过长或用量过大，或砷失活剂用于年轻恒牙，砷渗出根尖孔外，会引起药物性根尖周炎；在根管内封刺激性强的消毒剂（如酚类、醛类），或消毒剂用量过多，特别是在治疗根尖孔较大的患牙时，药物渗出根尖孔也可引起药物性根尖周炎。

（三）外伤

创伤包括急性创伤和慢性创伤。急性创伤，如牙体受到外力打击、碰撞、突然咬到硬物，正畸工作中牙齿矫治加力过大使牙移动速度过快，拔牙时误伤邻牙，这些创伤均可以引起根尖周的炎症反应。慢性创伤，如磨牙症、创伤性咬合、窝洞充填物或修复体过高引起的咬合创伤，均可引起根尖周炎症反应。

二、护理评估

（一）健康史

1. 个人史及家庭史

（1）牙体疾病症状及治疗史、牙列缺损或缺失的原因等。

（2）口腔卫生习惯、饮食习惯。

（3）用药史、过敏史、生理期、孕期、吸烟史、肿瘤放化疗史等。

（4）直系亲属的牙体状况和家族史。

（5）发热等全身症状。

2. 现病史及既往史

（1）患牙位置、疼痛性质。

（2）牙龈颜色、形态、有无脓包、有无黏膜瘘管；牙伸长、浮出感状况。

（3）有无不良修复体。

（4）牙体充填状况。

（二）临床表现

1. 急性浆液性根尖周炎

（1）初期，患牙胀痛不适、发木、有浮出感，轻轻咬紧牙时疼痛可缓解。

（2）病情进一步发展，根尖周炎性渗出增多，局部压力增高，可出现自发性、持续性钝痛，患牙浮出、伸长感明显。咬合时根尖部压力增加，刺激神经引起剧烈疼痛，使患者不敢咬合。

（3）由于疼痛是因牙周膜神经受到炎性刺激引起的，所以患者能够明确指出患牙位置。

2. 急性化脓性根尖周炎　依其脓液相对聚集的区域，在临床上分三个阶段，即根尖周脓肿、骨膜下脓肿及黏膜下脓肿（图 4-8）。

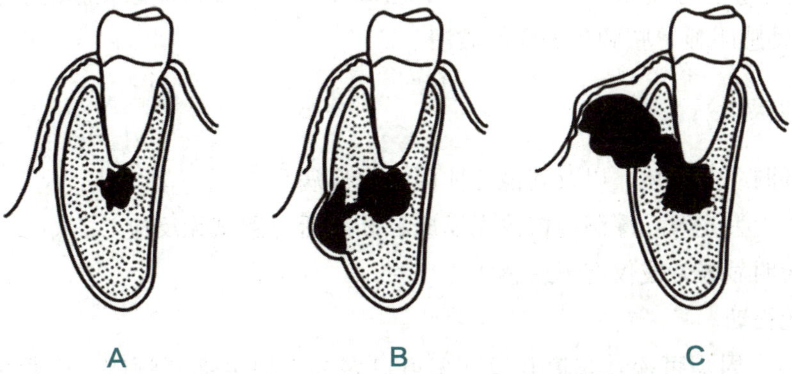

图 4-8　急性化脓性根尖周炎发展的三个阶段示意图

A. 根尖周脓肿阶段；B. 骨膜下脓肿阶段；C. 黏膜下脓血阶段。

（1）根尖周脓肿：①患牙出现自发性、持续性剧烈跳痛。②伸长感加重。③咬合时患牙先接触并引起疼痛，患者因此不敢咬合。

（2）骨膜下脓肿：①因骨膜致密、坚韧，脓液聚集于骨膜下所产生的压力较大，患牙持续性、搏动性跳痛更加剧烈，患者疼痛达到高峰。②患牙感觉伸长、松动，轻触患牙时疼痛难忍。③影响患者睡眠和进食，还可伴有体温升高、乏力等全身症状。

（3）黏膜下脓肿：为明显的半球形隆起，波动感明显，脓肿较表浅且容易溃破。

3. 慢性根尖周炎 指根管内长期存在感染及病原刺激物而导致根尖周围组织呈现的慢性炎症反应，表现为炎症性肉芽组织的形成和牙槽骨的破坏。多由牙髓坏死继发而来或急性根尖周炎治疗不彻底造成。慢性根尖周炎一般无明显的自觉症状。有的只在咀嚼时有不适感或轻微疼痛，但是在机体抵抗力降低时，可转化为急性根尖周炎。

三、常规检查

（一）急性浆液性根尖周炎

微课：根管预备术前准备

1. 患牙可见龋坏、充填体或其他牙体硬组织疾病，或可查到深牙周袋。

2. 牙冠变色，牙髓活力测试无反应，但乳牙或年轻恒牙对牙髓活力测试可有反应，甚至出现疼痛。

3. 叩痛（+）～（++），根尖扪诊不适或疼痛。牙龈无明显异常。

4. 患牙可有Ⅰ度松动。

5. X线检查根尖周组织影像无明显异常。

（二）急性化脓性根尖周炎

1. 根尖周脓肿 ①患牙叩痛（++）～（+++），牙齿松动度Ⅱ～Ⅲ度。②患牙根尖部牙龈潮红，无明显肿胀，扪诊轻微疼痛。③相应区域的淋巴结可有肿大，有压痛。

2. 骨膜下脓肿 ①体温可有升高，患牙所属区域淋巴结可出现肿大和压痛。②患牙叩痛（+++），松动度Ⅲ度。③牙龈红肿，移行沟变平，有明显的压痛，扪诊深部波动感。④严重者可出现颌面部蜂窝织炎，表现为软组织肿胀、压痛，面容改变等。

3. 黏膜下脓肿 ①患牙叩痛（+）～（++），松动度Ⅰ度。②根尖区黏膜的肿胀已局限，呈半球形隆起，扪诊时波动感明显，脓肿较表浅易破溃。

（三）慢性根尖周炎

1. 患牙有深龋洞或充填体，以及其他牙体硬组织疾病。

2. 牙冠变色，失去光泽。深洞内探诊无反应，牙髓活力测试无反应。

3. 叩诊反应无明显异常或仅有不适感。

4. 患牙一般无松动。

5. 窦型慢性根尖周炎可探及窦道开口。窦道口多位于根尖部唇颊侧，少数可在舌腭侧查及开口，龈窦常呈粟粒大小的白色乳头状突起，挤压窦道时可有脓液溢出。

6. 慢性根尖周炎从组织病理上可分为根尖周肉芽肿、慢性根尖周脓肿、根尖周囊肿、根尖周致密性骨炎四种类型。不同类型的慢性根尖周炎 X 线检查可显示不同的特点。①根尖周肉芽肿患者的根尖部有圆形或椭圆形的透射影像，边界清楚，直径一般不超过 10mm。②慢性根尖周脓肿患者根尖周透射区边界不清楚，形状也不规则。③根尖周囊肿的患者可见有较大的圆形或椭圆形透射区，边界很清楚，并有一圈由致密骨组成的阻射白线围绕（图 4-9）。④根尖周致密性骨炎的患者根尖周骨小梁致密，而非透射影像，好发于年轻人的后牙根尖区，对健康无害，不需进行治疗。

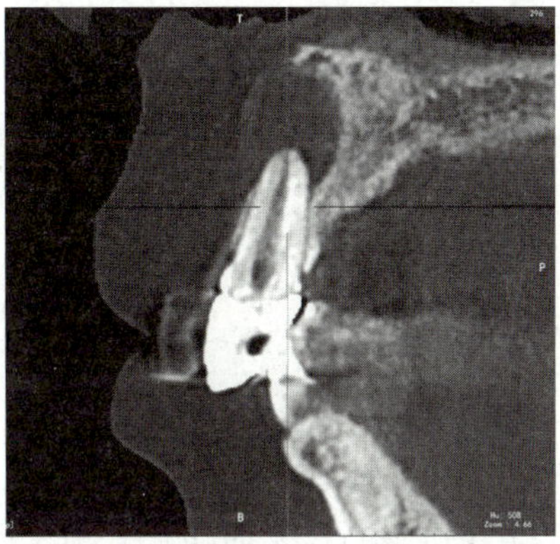

图 4-9　根尖周囊肿 X 线表现

四、护理措施

（一）应急护理

1. 开髓引流

（1）协助医生局部浸润麻醉下揭净髓室顶，去除冠部牙髓。

（2）根据根管粗细选择不同型号的拔髓针，将拔髓针安装在髓针柄上递予医生，摘除牙髓。

（3）准备小号根管扩大器及根管锉，医生将根管锉预弯，用于探测根管的弯曲程度；传递小号根管扩大器，医生刺通根尖孔，建立根尖引流通。

（4）递予医生根管锉、夹持器和根管长度测量尺，医生测量并记录根管工作长度；初步清理根管，建立根尖引流通路。

（5）将根管锉、扩孔钻按顺序依次递予医生，医生对根管进行初预备；若根管内持续有脓液流出，将小棉球或棉捻蘸适量根管消毒剂递予医生，暂封于髓腔或根管。若扩通根尖孔后，根管无明显渗出和脓液流出，递吸潮纸尖予医生，医生用其擦干根管或髓腔。

（6）安装螺旋充填器并准备根管消毒剂，医生将其导入根管内。

（7）根据患牙缺损大小，用水门汀充填器取适量暂时封闭材料递予医生，医生将其充填于患牙缺损处。

2. 切开脓肿　急性根尖周炎骨膜下及黏膜下脓肿阶段，脓液已穿出牙槽骨壁，需开放髓腔，同时切开排脓，才能有效地控制炎症。

3. 调𬌗磨改　由外伤引起的急性根尖周炎，应调𬌗磨改降低咬合，使患牙得以休息。

4. 全身治疗　有全身症状者，如体温升高、颌面部肿胀、局部淋巴结肿大等，还应配合全身支持疗法，一般可采用口服或注射的途径给予抗生素类药物或止痛药物。

（二）根管治疗患者的护理

根管治疗术是通过机械清创和化学消毒的方法彻底消除髓腔中的感染源，经过严格的根管消毒，再用根管充填剂严密充填根管，以达到防止根尖周再感染，促进根尖病变修复的目的。根管治疗术已成为牙髓病和根尖周病治疗的主要方法。

1. 术前准备

微课：根管预备术中护理配合

物品准备具体如下。

（1）基本器械：一次性口腔器械盘、吸唾管、棉卷、三用枪头、一次性口杯、凡士林、棉签、护目镜、面罩、一次性防污膜、一次性乳胶手套、塑料调拌刀、调拌纸、75% 酒精棉球、比色板。

（2）橡皮障用物：橡皮布、橡皮障定位打孔模板、打孔器、橡皮障架、橡皮障夹、橡皮障钳、牙龈分离器、牙线、剪刀。

（3）局部麻醉用物：碘伏、麻药、麻药注射器、一次性针头。

（4）窝洞预备器械：高速及低速牙科手机、车针。

（5）根管预备器械：拔髓针、根管口探针、扩大针、根管锉、吸潮纸尖、牙髓镊、根管润滑剂（EDTA）、根管冲洗剂（次氯酸钠、EDTA 等）、生理盐水、根尖定位仪、根管冲洗器、根管治疗测量尺、唇勾、夹持器、水门汀充填器、暂时封闭材料、根管预备机、镍钛锉、清洁台、根管超声荡洗笔。

（6）热牙胶根管充填的护理器械：根管锉、水门汀充填器、根管封闭剂、垂直加压器、牙髓镊、侧压器、清洁台、大锥度牙胶尖、携热器、回填仪。

2. 术中护理

（1）髓腔预备：①确认患者无麻醉药物过敏史后，传递碘伏棉球和装有麻醉药物的碧兰麻注射器。②安装橡皮障。③传递高速裂钻，制备窝洞。④安装低速球钻，揭除髓室顶。⑤传递金刚砂车针，修整髓室侧壁。

（2）根管预备：①传递小号根管锉，疏通根管。②准备根管长度测量仪，测量各根管长度，确定工作长度，用测量尺量出相应锉的长度。③根管预备：准备机用马达头、EDTA 凝胶，根据不同种类镍钛锉，调整转速与扭力，量好根管锉工作长度，依次传递给医生，准备主尖锉。

微课：根管充填术中护理配合

（3）根管消毒：准备超声荡洗笔，清洗根管，传递吸潮纸尖及根管消毒材料。

（4）根管充填：具体如下。①试主尖：根据根管长度选择锥度较大的牙胶尖为主牙胶尖，并做好长度标记，传递给医生，试主尖后安排患者拍 X 线片。②根管准备：患者拍 X 线片后，传递冲洗液，消毒根管。③隔湿并干燥根管。④准备根充糊剂：将调好的根充糊剂递给医生，医生将蘸有糊剂的主尖放入根管内，递携热器，传递不同号码垂直加压器。携热器、垂直加压器需交替传递给医生，⑤回填：依次传递回填仪、垂直加压器。⑥拍 X 线片：根管填充完毕后再次拍 X 线片，合格后进行充填。⑦充填：根据医嘱准备充填材料。⑧调𬌗：安装调𬌗车针递给医生，并吸唾，传递咬合纸。

微课：根管预备术后整理

（三）根尖外科患者的护理

慢性根尖周炎病变范围大或者根尖周囊肿较大时，单纯的根管治疗已不能治愈，需进行根尖刮治术或根尖切除术、根尖倒充术。根尖外科手术是牙髓外科最重要、最常用的手术。

术中协助医生麻醉、铺巾、切开牙龈、翻瓣、去骨、开窗、刮除病变组织、根尖切除、根尖倒预备、根尖倒充填、冲洗术区、复位缝合。

（四）心理护理

急性根尖周病患者的疼痛较为剧烈，影响进食和睡眠，容易引起患者恐惧、焦虑等情绪。护士应掌握患者的情绪变化，精心护理患者。

五、健康指导

1. 加强营养，提高机体的抵抗能力，以利于牙髓组织的愈合。
2. 合并有发热、疲乏、精神不振、虚弱无力等全身症状的患者，及时用药。
3. 治疗后，暂封药物脱落后及时复查，检查牙根发育情况和牙髓活力情况。
4. 根管治疗后，牙体组织变脆，为防止牙体崩裂，建议行冠修复。

▶知识拓展

显微根管治疗

显微根管治疗是在显微镜下辅助放大局部来进行根管治疗的操作。随着精细化治疗的迅猛发展，显微根管治疗目前发展也是越来越迅速。牙科显微镜比普通显微镜有着更大的优势，可以提供 2 ~ 30 倍的放大效果。显微根管治疗拥有良好的照明环境，在保证视野稳定的前提下，将根管治疗推进到可视化的效果。在对牙齿进行根管治疗操作时，大多是靠医生的经验和手感，而显微镜就可以在直视下进行操作，确保治疗能够更加精确、更加安全、更微创，提高治疗的成功率。

第四节　牙体非龋性疾病的护理

牙体硬组织非龋性疾病包括牙慢性损伤（如楔状缺损、牙隐裂等）、牙本质过敏症、牙外伤、牙发育异常（如氟斑牙、四环素牙）等，本节重点讲述楔状缺损、牙本质过敏症、氟斑症的护理。

一、楔状缺损

楔状缺损指牙颈部硬组织由于某些因素长期作用，发生慢性损耗，形成的类似楔形的组织缺损，多见于成年人的前磨牙和尖牙，多发生于牙的唇、颊面。乳牙及年轻恒牙几乎不发生。

（一）病因

1. 刷牙方法不正确 横向法刷牙，是导致楔状缺损的主要因素。楔状缺损的患牙常伴有牙龈退缩、牙根暴露。

2. 酸的作用 龈沟内的酸性环境可使牙颈部的硬组织脱矿，受摩擦后更易造成缺损。

3. 牙颈部的结构 牙颈部釉牙骨质交界处，牙釉质和牙骨质覆盖量最小，甚至缺乏，组织结构较薄弱，易被磨损。

4. 应力作用 颊侧牙颈部是应力集中区。长期的咀嚼力，可使牙体组织疲劳，于应力集中区出现损坏。

5. 刷牙工具 牙刷毛的硬度、牙膏中颗粒的直径、刷牙的力度与楔状缺损的发生、发展呈正相关。

（二）护理评估

1. 健康史

（1）个人习惯：刷牙习惯，饮食习惯，咀嚼习惯，刷牙工具选择习惯。

（2）口腔状况：患牙位置，缺损大小、深度，有无痛感，疼痛性质。

2. 临床表现

（1）好发部位：好发于前磨牙和尖牙。

（2）缺损形态：缺损部位常由2个平面相交而成（图4-10），缺损表面光滑坚硬，呈浅黄色或褐色。

（3）症状发展：缺损深度与症状不一定呈正相关，而是与个体差异有关。早期无自觉症状，缺损达牙本质时可出现牙本质过敏症，如果缺损深及牙髓，可出现牙髓病、根尖周病症状，甚至牙横折。一般年龄越大，楔状缺损发病率越高，程度越严重。

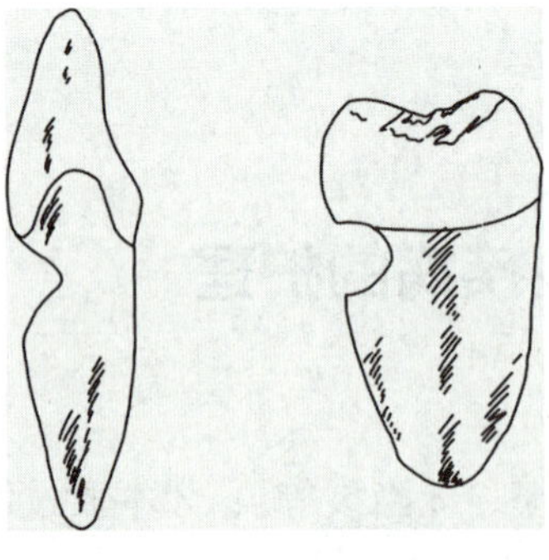

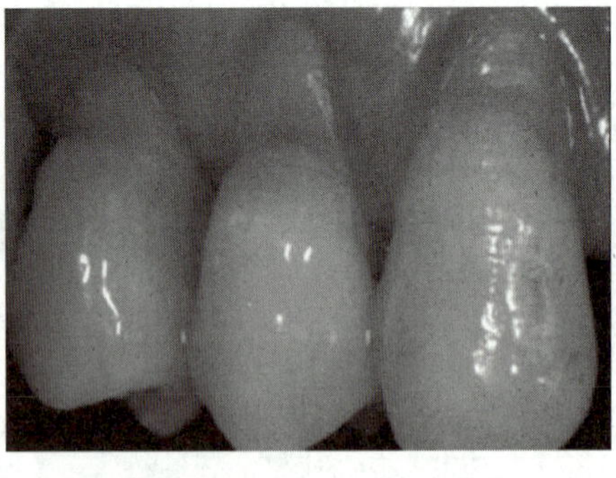

图4-10 楔状缺损

（三）常规检查

1. 检查牙颈部硬组织缺损的部位、形状、质地、颜色等。
2. 用探针探测缺损处是否有激发痛；温度测试有无冷、热刺激痛；叩诊有无叩痛。
3. X线片辅助检查缺损病变范围及根尖周围变化。

（四）护理措施

1．若缺损浅且有敏感症状，可做脱敏治疗。
2．若缺损较大，可做充填治疗。
3．若已出现牙髓症状，可进行牙髓治疗或根管治疗。

（五）健康指导

1．指导患者采用正确的刷牙方法，避免用力横刷，并选用软毛牙刷及磨料较细的牙膏。
2．有牙本质过敏症者，避免进食过热、过冷或酸、甜的食物。

二、牙本质过敏症

指牙齿在受到外界刺激，如温度（冷、热）、化学（酸、甜）、机械作用（摩擦或咬硬物）及渗透压等所引起的短暂、尖锐的疼痛或不适的症状，疼痛或不适感可随着刺激的出现和消退而迅速出现和消失。它是多种牙体病共有的一种症状而不是一种独立疾病。

（一）病因

1．牙体硬组织病　磨损、楔状缺损、龋病、牙釉质发育不全、牙折、酸蚀症等均可使牙本质迅速暴露从而发生牙本质敏感症。

2．牙周组织病　牙龈萎缩或牙周袋形成，使牙颈部暴露也会出现牙本质敏感。

3．医源性　充填修复时边缘不密合，使缝隙处牙本质暴露。过度的龈下洁治和根面平整术也会破坏牙根表面的牙骨质，使牙本质暴露。

4．其他　健康状况不佳、神经衰弱、长期失眠、月经期和妊娠后期妇女、因疾病和过度疲劳全身抵抗力下降时，全口牙齿也可出现敏感症状。当身体情况恢复正常后，敏感症状自行消失。

（二）护理评估

1．健康史

（1）既往史：牙体疾病症状及治疗史、牙列缺损或缺失的原因等；牙周袋情况；用药史、过敏史、生理期、孕期、吸烟史、肿瘤放化疗史等。

（2）现病史：患牙位置、疼痛性质；有无牙周袋；有无不良修复体。

2．临床表现

（1）刺激痛：为主要症状，刷牙、咬硬物及酸、甜、冷、热等刺激均可引起酸痛，对机械刺激尤为敏感。刺激去除后，疼痛立即消失。

（2）过敏区：用探针尖在牙面上轻轻划过敏感部位，如出现酸痛的感觉，该测试区即敏感区。一颗牙上常有多个敏感点。

（3）好发部位：牙釉质缺损牙本质暴露的部分，如面釉牙本质界处、牙颈部釉牙骨质界处。

（三）常规检查

1．探诊　用探针尖划过牙齿的可疑部位，根据患者反应判断敏感程度及部位。

2．温度试验 用三用气枪向待测牙的可疑部位吹气，检查是否有一过性酸痛感。

（四）护理措施

1．药物治疗

（1）氟化钠：隔湿、干燥牙面，用75%氟化钠甘油反复涂擦敏感区1～2分钟，重复2～3次。

（2）氟化锶：用10%氟化锶牙膏刷牙，也可局部涂擦75%氟化锶甘油或25%氟化锶。

（3）碘化银：隔湿，涂3%碘酊30秒后，再用10%～30%硝酸银液涂擦，牙面上出现灰白色沉淀物，30秒后，同法再涂擦过敏区1～2次即可。

2．脱敏治疗

（1）术前准备

一次性口腔器械盘、橡皮障用品和脱敏治疗用物：脱敏剂（图4-11）、小毛刷、牙髓镊。

（2）术中配合

①用蘸有凡士林的棉签润滑口角，安装橡皮障。②探查敏感点：递给医生探针与口镜，医生探查敏感点。③清洁牙面：递给医生酒精棉球，医生清洁牙面，并保持牙面干燥。④药物脱敏：用棉球或刷子将最少量的脱敏剂涂抹于有牙本质过敏症状的牙齿表面（图4-12），并让药物停留在牙齿表面30～60秒。⑤去除残留：用气枪轻吹牙齿表面，使液体薄膜消失，直到牙齿表面不再发亮。然后用水冲洗干净。

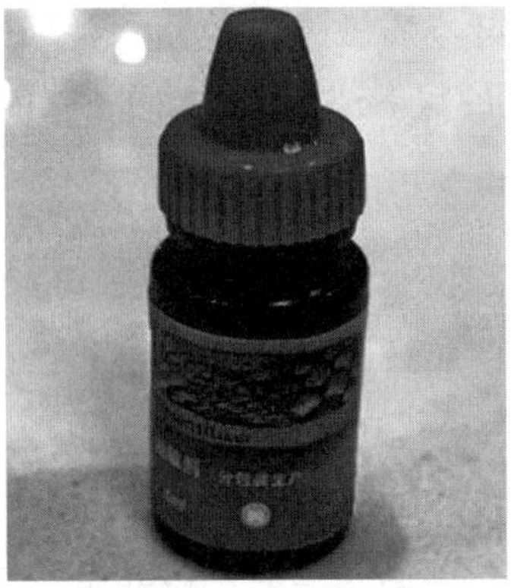

图4-11 脱敏剂

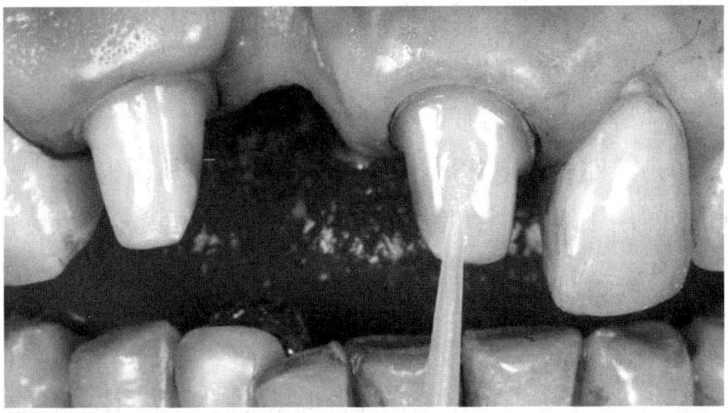

图4-12 脱敏治疗

（3）术后护理

1）告知患者治疗后可能有轻度疼痛或不适感，若疼痛剧烈可随时就诊。

2）嘱患者少食过冷、过热、酸、甜、较硬食物。

3．对反复药物脱敏无效，磨损较为严重接近牙髓者，可在牙髓治疗后行全冠修复。

（五）健康指导

1．指导患者掌握正确的刷牙方法。

2．嘱患者刷牙时选择脱敏牙膏，还可通过咀嚼茶叶、大蒜、生核桃仁等达到脱敏效果。

三、氟牙症

氟牙症又称氟斑牙或斑釉牙，指在牙发育时期摄入过量氟所引起的一种特殊型牙釉质发育不全。

（一）病因

饮水中氟含量过高，是人体氟摄入量高的主要原因，但并不是引起氟牙症的唯一原因，如某地区主食和蔬菜中含氟量较高，也会影响牙的发育，发生氟牙症。另外，还与当地年平均气温、氟摄入的年龄、饮食习惯等有关。

（二）护理评估

1．健康史

（1）既往史：牙体疾病症状及治疗史；6 岁之前居住地水源、食物含氟量等。

（2）现病史：患牙数目、位置；牙体着色情况；牙体缺损情况。

2．临床表现

（1）恒牙发病率高于乳牙。

（2）临床上根据牙釉质损害轻重程度常分为白垩型（轻度）（图 4-13）、着色型（中度）、缺损型（重度）3 种类型。

（3）患牙易磨损，但对酸的抵抗力增强。

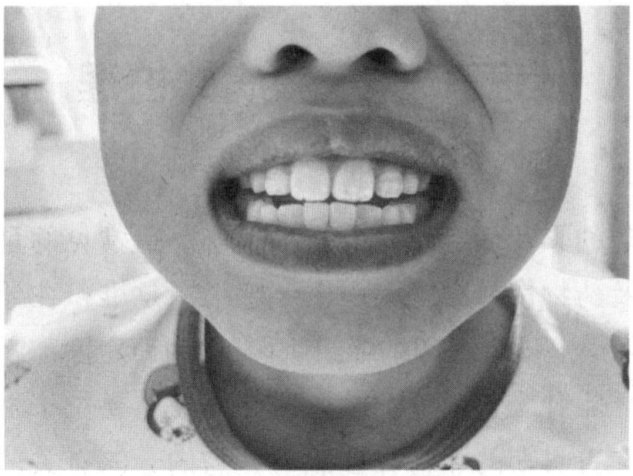

图 4-13　氟牙症（白垩型）

（三）常规检查

1．患牙颜色有无白垩色或褐色改变。

2．牙体表面有无实质性缺损。

（四）护理措施

氟牙症最根本的预防方法是改良水源，降低氟的摄入量。选择新的含氟量适宜的水源。也可用活性矾土或活性炭去除水源中过量的氟。

1．轻症　不需治疗。

2. 着色较深无实质性缺损 配合医生使用磨除、酸蚀涂层法：①均匀磨除染色层 0.1 ～ 0.2mm。②隔湿、吹干牙面。③ 35% 磷酸酸蚀 3 分钟。④冲洗、吹干牙面，注意不要触碰酸蚀过的牙面。⑤涂釉质粘接剂，吹至薄层。⑥用可见光固化灯照 40 秒固化。

3. 有实质性缺损的患牙采用修复性治疗，可用光固化树脂、瓷贴面、全瓷冠等修复。

（五）健康指导

嘱患者降低氟的摄入量。

▶知识拓展

牙隐裂

牙隐裂又称不全牙裂或牙微裂，是指牙冠表面的非生理性细小裂纹，常不易被发现。牙隐裂的裂纹常深入牙本质结构，是造成牙痛的原因之一。牙结构的薄弱部位容易发生牙隐裂，除此之外牙尖斜面大、创伤等都可导致牙隐裂的发生。表浅的隐裂常无明显症状，较深时则遇冷热刺激敏感，或有咬合时不适感。深的隐裂因已达牙本质深层，多有慢性牙髓炎症状，有时也可急性发作，并出现定点性咀嚼剧痛。

第五节　牙龈病的护理

牙龈病是由多种因素引起的累及牙龈组织的一种疾病，最常见的是牙龈炎，如慢性龈炎、青春期龈炎、妊娠期龈炎等，以及药物性牙龈肥大。主要感染源是堆积在牙颈部及龈沟内的菌斑中的微生物。牙龈炎的病变局限于牙龈上皮组织和结缔组织内的炎症反应。主要临床表现是龈沟探诊出血、牙龈颜色鲜红或暗红变化、牙龈肿胀、质地变软。慢性龈炎主要位于游离龈和龈乳头，在牙龈病中最常见；青春期龈炎指发生在青春期的非特异性龈炎，与内分泌有关；妊娠期龈炎指妊娠期间，由于孕激素水平的升高，使原有龈炎加重，发生牙龈肥大或形成龈瘤样病变，分娩后可自行减轻或消退；药物性牙龈肥大指长期服用某些药物引起牙龈的纤维增生和体积增大。

一、病因

（一）局部促进因素

1. 牙菌斑 菌斑微生物是最主要的致病因素，菌斑中的细菌及其产物是引发牙周炎的始动因子直接或间接地参与牙周炎发病全过程。

2. 牙石 在与唾液腺导管口相应的牙面上沉积较多，如下前牙舌侧、上颌磨牙颊侧，也可沉积在无咀嚼功能面的牙面上，如错位牙、无对𬌗牙面上和失用牙的牙面上。根据牙石沉积的部位分为龈上牙石和龈下牙石。龈上牙石位于临床牙冠，肉眼可见，呈白色或浅黄色，常因烟、茶、药物、食物等形成外源性着色。龈下牙石沉积在龈缘以下，附着在龈沟或牙周袋内根面上，用探针检查时才能发现，呈黑褐色，沉积慢、质硬不易刮除。

3. 解剖因素　根分叉、根面凹陷处易使菌斑积聚；系带附着过高，使游离龈和龈乳头在咀嚼或唇颊活动时被拉离牙面，牙菌斑易滞留。

4. 牙齿位置异常、拥挤和错𬌗畸形　个别牙的错位、扭转、过长或萌出不足等，导致菌斑堆积。

5. 𬌗创伤　不正常的咬合接触关系或过大的𬌗力造成咀嚼系统各部位的病理性损害，引起或加重牙龈炎症。

6. 不良习惯　口呼吸、吐舌、吮指、夜磨牙、不良刷牙方法、咬唇（颊）、不正确地使用牙线、牙签剔牙。

7. 食物嵌塞　在咀嚼食物过程中，由于各种原因将食物碎块或纤维推压到相邻两牙的牙间隙内。由于食物嵌塞的压迫作用和细菌的大量繁殖，导致牙龈炎症、牙龈退缩、邻面龋及根面龋，并使牙槽骨吸收发展成为牙周炎。食物嵌塞分为垂直性食物嵌塞和水平性食物嵌塞。

8. 其他因素　充填体悬突是菌斑积聚和细菌繁殖的场所；修复体冠边缘设计在龈缘以下，过凸的修复体外形，修复体表面粗糙，设计不良的局部义齿，修复体材料光洁度差等由固定修复体引起的龈缘类；正畸矫治器不利于菌斑的清除，易引起龈炎。

（二）全身促进因素

1. 内分泌因素　内分泌功能紊乱与牙龈炎的发生、发展均相关。在青春期、月经期或妊娠期，患者的牙周组织对病原刺激因素的反应性发生变化，使牙龈的炎症发生或加重，发生青春期龈炎、妊娠期龈炎甚至妊娠期龈瘤。口服避孕药也可加重牙龈对局部刺激物的炎症反应。此外，妊娠妇女的龈炎发生率和严重性都有所增加。另外，甲状腺素、甲状旁腺素、肾上腺皮质激素、胰岛素等分泌异常都可能影响牙周组织正常功能。

2. 遗传因素　可增加宿主对牙龈病的易感性。

3. 营养因素　营养缺乏和代谢障碍可使原有的龈炎加重，如维生素 C 缺乏时，出现牙龈出血等症状。

4. 药物因素　长期服用抗癫痫药物（如苯妥英钠）、免疫抑制剂（如环孢素）和钙通道阻滞剂（如硝苯地平）等引起牙龈纤维性增生。

二、护理评估

（一）健康史

1. 全身状况　口腔卫生习惯、饮食习惯；与牙龈病相关的全身疾病史（如血液系统疾病等）、用药史、过敏史、生理期、孕期、吸烟史等。

2. 口腔状况　菌斑、牙石状况；有无不良修复体、食物嵌塞；牙列是否整齐，是否戴有矫治器；有无过度咬合、磨牙症、口呼吸、吸烟等不良习惯。

（二）临床表现

1. 牙龈肿胀 牙龈颜色鲜红或暗红，牙龈组织水肿，点彩消失；龈沟可因龈缘水肿或增生而加深，形成假性牙周袋。青春期龈炎（图 4-14）好发于前牙唇侧的龈乳头和龈缘，龈乳头呈球状突起；妊娠性龈炎（图 4-15）以前牙区为重，龈缘和龈乳头呈鲜红或暗红色，显著的炎性肿胀、肥大，松软而光亮，妊娠期还可形成龈瘤，多见于单个牙的龈乳头，瘤体常呈扁圆形向近远中扩展，直径一般不超过 2cm，严重的患者可因瘤体较大而妨碍进食或咬破而导致感染。分娩后，瘤体能逐渐自行缩小，但必须去除局部刺激物才能消失，有的患者还需手术切除；药物性牙龈肥大又称药物性牙龈增生（图 4-16），发生于全口牙龈，上、下颌前牙区最严重，龈乳头呈小球状突起，若继续发展，龈缘与龈乳头连在一起，盖住部分牙面，严重可覆盖大部分或全部牙冠，也可波及附着龈。

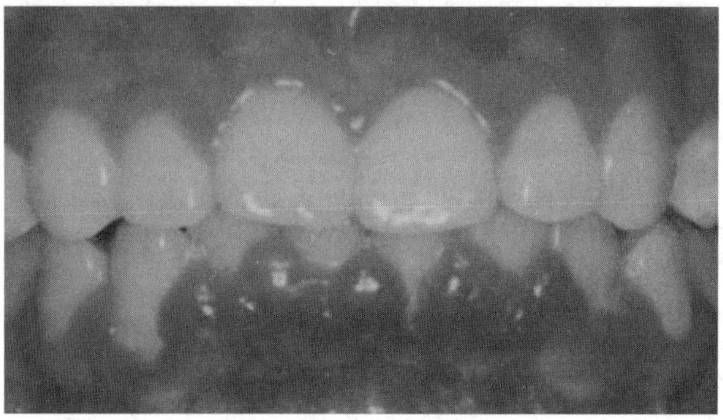

图 4-14 青春期龈炎

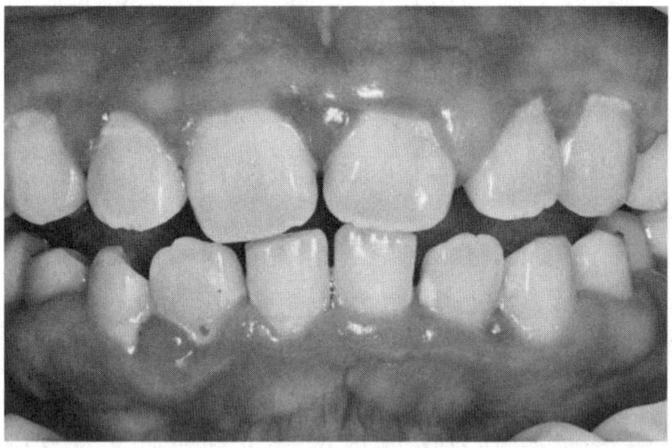

图 4-15 妊娠期龈炎

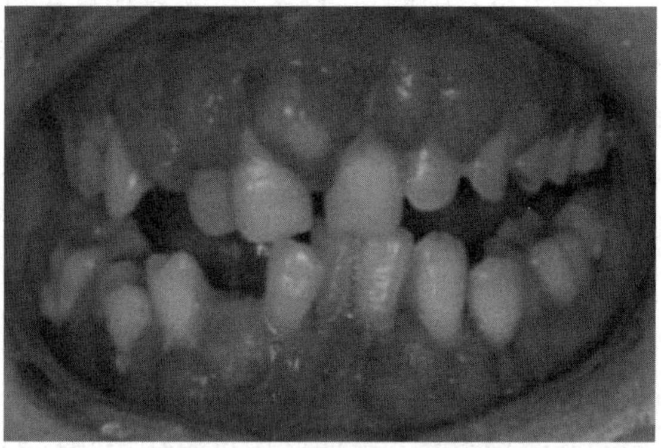

图 4-16 药物性牙龈肥大

2. 牙龈出血 牙龈质地变得松软，触之易出血，缺乏弹性，在刷牙、咀嚼、说话时出现牙龈出血，探诊出血、轻触即出血。

3. 自觉症状 常感觉口臭、局部牙龈发痒、肿胀等。

三、常规检查

1. 口腔卫生状况，菌斑、软垢、牙石等。
2. 牙龈状态，有无牙龈红肿或退缩、探诊后出血，牙周探诊龈沟深度等。
3. 牙齿拥挤、错位、移位、畸形等。

4．必要的影像学检查，评估有无牙槽骨吸收。

四、护理措施

（一）全口龈上洁治术

龈上洁治术是用洁治器去除龈上结石、菌斑和牙面上沉积的色素，并抛光牙面的方法。适用于牙龈炎的治疗。

（二）全口龈下刮治术

1．物品准备

（1）一般用物：一次性口腔器械盘、吸唾器、三用枪头、一次性口杯、凡士林、棉签、护目镜、面罩、一次性防污膜、一次性乳胶手套、高速及低速牙科手机、凡士林棉签。

（2）材料和药品：3% 过氧化氢溶液、1% 碘伏、局部麻醉药物、一次性注射器、甲硝唑棒、1∶100 含氯消毒液纱布。

（3）龈下刮治用物：龈下超声洁牙机、牙周探针、刮治器一套（5/6#、7/8#、11/12#、13/14#）、牙周冲洗器。

2．术中配合

（1）检查牙周袋：①用凡士林棉签润滑口角，防止口镜牵拉造成患者痛苦。②传递牙周探针，协助记录患牙颊舌侧牙周袋深度、颊舌侧探诊出血情况及牙齿松动度。

（2）患者漱口：嘱患者用 3% 过氧化氢溶液鼓漱 1 分钟，然后用清水漱口，连接吸引器管。

（3）麻醉：传递碘伏棉签，医生消毒麻醉部位；准备麻醉剂及合适针头，检查注射器各关节的连接是否紧密，核对麻醉剂的名称、浓度、剂量、有效期及患者姓名等，检查无误后抽吸或安装麻醉剂递给医生。

（4）戴防护面罩并协助患者戴护目镜，将椅位调成治疗位；调好灯光及头托。

（5）传递超声洁牙机，医生用超声洁牙机去除龈下牙石、菌斑，将吸引器管放在相应区域及时吸唾。

（6）根面平整：依次传递牙周探针、5/6# 刮治器（前牙）、7/8# 刮治器（后牙颊舌侧）、11/12# 刮治器（后牙近中）、13/14# 刮治器（后牙远中），医生使用龈下刮治器进行根面平整（图 4-17）。

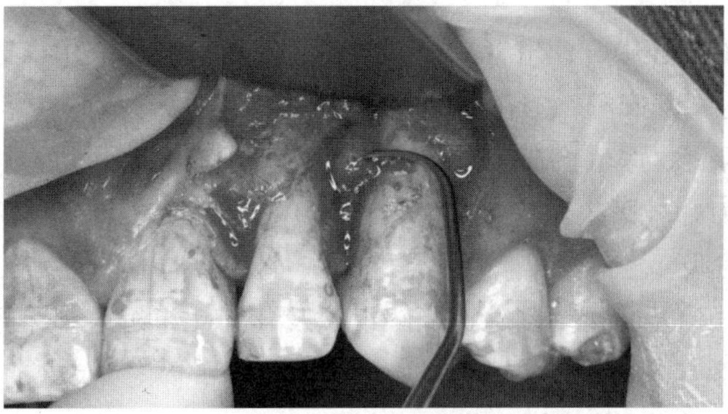

图 4-17　龈下刮治术

（7）冲洗、上药：传递装有 3% 过氧化氢溶液的冲洗器，医生冲洗治疗区域；协助及时吸唾。传递甲硝唑棒，医生放于牙周袋内进行消炎。

3. 术后护理

（1）告知患者治疗后患牙会有遇冷、热敏感，浮起感等不适，属于正常反应。嘱患者治疗后如有持续出血及时就诊。刮治后上药的患者嘱其 30 分钟内忌饮水、漱口。

（2）指导患者掌握正确的刷牙方法，以及牙线和牙间隙刷的使用方法。

（3）嘱患者按时复诊。

（三）调𬌗治疗

对于有早接触、𬌗干扰、𬌗创伤、食物嵌塞的牙，可以磨改牙齿的外形，建立平衡的咬合关系。

1. 物品准备 一次性口腔器械盘、吸唾器、三用枪头、一次性口杯、凡士林、棉签、护目镜、面罩、一次性防污膜、一次性乳胶手套、高速及低速牙科手机、车针、抛光杯、抛光膏、咬合纸。

2. 术中配合

（1）将咬合纸传递给医生，嘱患者做各种咬合动作，协助医生找出早接触或𬌗干扰的牙和部位。

（2）根据调𬌗的部位，高速牙科手机安装合适的车针，递给医生调磨，协助牵拉口角，调整灯光，用三用枪头冲洗牙齿并协助吸唾。

（3）在低速牙科手机安装抛光杯，蘸抛光膏递给医生。

3. 术后护理

（1）嘱患者一个月内避免用患牙咬硬物。

（2）告知患者数周内可能有冷、热敏感的现象。

（3）嘱患者注意口腔卫生。

（四）牙龈手术

牙龈手术包括牙龈切除术、牙龈成形术。

1. 物品准备 一次性口腔器械盘、吸唾器、三用枪头、一次性口杯、凡士林、棉签、护目镜、面罩、一次性防污膜、一次性乳胶手套、灭菌手术衣、弯眼科剪、刀柄、刀片（15#、11#）、牙龈分离器、弯血管钳、纱布、孔巾、龈乳头刀、强吸管、牙周探针、龈上洁治器、麻药、麻药枪、一次性针头、氯己定含漱液、生理盐水、冲洗器、调拌刀、调拌板、牙周塞治剂。

2. 术中配合

（1）倒氯己定含漱液于杯中，让患者漱口；调整患者体位；用碘伏棉球消毒术区，范围为口唇周围半径 5cm；协助医生局部麻醉；铺孔巾。

（2）递给医生牙周探针，医生检查牙周袋情况，标记切口位置。

（3）递给医生 15# 刀片，医生做连续切口（图 4-18），使龈缘呈扇贝状外形，递给医生 11# 尖刀切除增生的牙龈，及时吸唾。

（4）递给医生龈上洁治器，医生刮除边缘龈组织及牙间龈组织，刮净牙面牙石、病理肉芽组织及病变牙骨质，及时吸唾。

（5）递弯眼科剪修整牙龈边缘，恢复牙龈正常生理外形，及时吸唾。

（6）用生理盐水冲洗创面，纱布压迫止血。

（7）调拌牙周塞治剂，递给医生。

（8）清点器械、敷料，确保无误。

（9）用湿纱布清洁患者口周血渍，揭去孔巾。

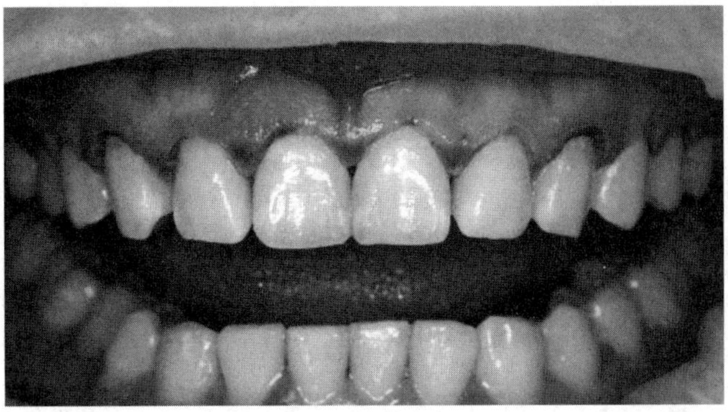

图4-18　牙龈切除术

3．术后护理

（1）24小时内避免刷牙、漱口，24小时后刷牙动作要轻，用氯己定含漱液漱口。

（2）一周内避免进食辛辣刺激性或热的、硬的食物，应选择软食或流质食物。

（3）嘱患者注意口腔卫生。

（五）去除不良习惯

去除口呼吸、吐舌、吮指、夜磨牙、不良刷牙方法（横刷法）、咬唇（颊）、不正确使用牙线、牙签剔牙等不良习惯。

（六）纠正食物嵌塞

水平性食物嵌塞常需修复法治疗。垂直性食物嵌塞采用以下几种方法治疗。

1．选磨法

（1）调整边缘嵴：使相邻牙邻面边缘嵴高度相等，外形一致。

（2）磨改楔状牙尖：可用轮形石将牙尖磨圆钝或稍磨短，以消除楔力的挤压。

（3）加大外展隙：由于邻面过度磨损而使接触区变宽，颊、舌侧的外展隙变小，使食物易嵌入邻面。加大外展隙，缩小过宽的邻面接触区，有利于食物溢出。

（4）重建食物溢出沟：殆面过度磨损，咀嚼时缺乏沟裂排溢食物，故食物易进入邻牙间隙中。可重建殆面磨牙的溢出沟，有利于食物溢出。

2．及时行充填术或冠修复。

3．拔牙治疗　如无功能的额外牙、异位牙、无对颌的第三磨牙及严重错位牙无法矫治者，均应拔除。

4．正畸治疗。

5．修复缺失牙。

（七）心理护理

患者常因牙龈慢性红肿、出血、口臭等因素，表现出自卑、焦虑情绪。疼痛患者可出现烦躁、性格变化等。护士应掌握患者的情绪变化，精心护理患者。

五、健康指导

1. 指导患者掌握正确的刷牙方法和自我控制菌斑的方法，自觉纠正不良习惯，如口呼吸等。
2. 嘱患者做好牙周健康维护，去除牙石等刺激因素。
3. 嘱患者养成定期牙龈洁治的习惯，维护口腔健康。

▶知识拓展

急性坏死性溃疡性龈炎

急性坏死性溃疡性龈炎又称 Vincent（奋森）龈炎、战壕口、梭杆菌螺旋体性龈炎，指发生在龈缘和龈乳头的急性炎症和坏死。本病是由多种微生物引起的机会性感染，主要优势菌为梭形杆菌、螺旋体和中间普氏菌，慢性龈炎或牙周炎是本病发生的重要条件。本病还与吸烟、心身因素使机体免疫功能降低有关，艾滋病患者也常伴发本病。

本病多见于青壮年，以男性吸烟者多见。发病急，病程短，常为数天至 2 周。以龈乳头和边缘龈坏死为其特征性损害；患处牙龈极易出血，甚至有自发性出血；疼痛明显；有典型的腐败性口臭；重症患者可出现低热、疲乏等全身症状。

第六节　牙周炎的护理

牙周炎是由菌斑微生物引起的牙周组织感染性疾病，导致整个牙周组织（牙龈、牙周膜、牙槽骨和牙骨质）的破坏，其主要特征为牙龈炎症、牙周袋形成、牙槽骨吸收和牙齿松动。牙周炎是成人牙齿丧失的首位原因。最常见的是慢性牙周炎，约占牙周炎患者的 95%。侵袭性牙周炎根据累及的范围分为局限型和广泛型两种，局限型一般在 11 ～ 13 岁开始发病，好发于上下切牙和第一磨牙，特点是有深牙周袋和牙槽骨破坏；广泛型发病年龄多为 30 岁左右，发生于除切牙和第一磨牙以外的 3 颗以上牙位，具有广泛邻面附着丧失的特点。

一、病因

牙周炎发病原因有局部促进因素和全身因素。牙周炎一般在慢性龈炎的基础上发展而来，其发病因素基本与慢性龈炎相同。局部促进因素为口腔卫生不良，牙面有大量菌斑堆积、龈下牙石、食物嵌塞、咬合创伤、不良修复体和不良充填体、口呼吸等不良习惯，其中牙菌斑是牙周炎发病的始动因子；全身因素为牙周炎可受内分泌因素、遗传因素、吸烟、精神压力、糖尿病等全身系统性疾病的影响。

二、护理评估

（一）健康史

1. 个人史及家族史

（1）牙周疾病症状及治疗史、牙列缺损或缺失的原因等。

（2）口腔卫生习惯、饮食习惯。

（3）与牙周病相关的全身疾病史（如糖尿病、骨质疏松症、血液系统疾病、心血管疾病、免疫系统疾病等）、用药史、过敏史、生理期、孕期、吸烟史、肿瘤放化疗史等。

（4）直系亲属的牙周状况和家族史。

2. 口腔状况

（1）菌斑、牙石状况。

（2）有无不良修复体、食物嵌塞。

（3）牙列是否整齐，是否戴有矫治器。

（4）有无过度咬合、磨牙症、口呼吸、吸烟等不良习惯。

（二）临床表现

1. 牙龈肿胀出血 检查可见牙龈组织肿胀（图 4-19），颜色暗红，点彩消失。在刷牙、咀嚼、说话时出现牙龈出血。

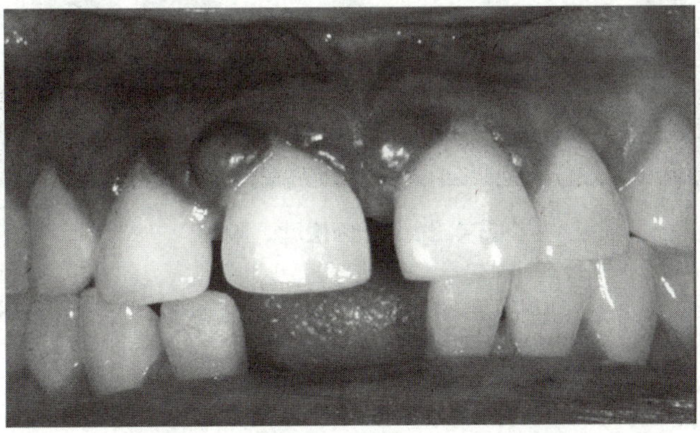

图 4-19 牙龈肿胀、颜色暗红、点彩消失

2. 牙周袋形成 牙龈与牙根面分离，使龈沟破坏加深到 3mm 以上，形成病理性牙周袋，可分为真性牙周袋与假性牙周袋（图 4-20）。根据袋底位置与相邻组织关系可分为两类。

（1）骨上袋：是牙周支持组织发生破坏后所形成的真性牙周袋，袋底位于釉牙本质界的根方、牙槽嵴的冠方，牙槽骨一般呈水平型吸收。

（2）骨下袋：此种真性牙周袋的袋底位于牙槽嵴顶的根方，袋壁软组织位于牙根面和牙槽骨之间。

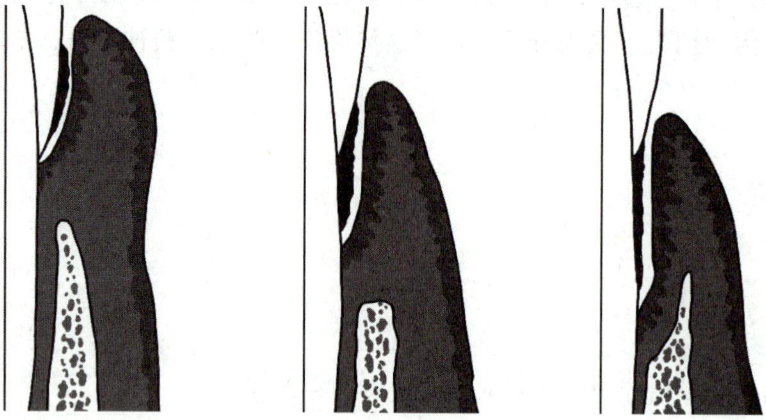

图 4-20 牙龈与牙根面分离示意图

A. 假性牙周袋；B. 骨上袋；C. 骨下袋。

3. 牙周袋溢脓及牙周脓肿 轻压牙周袋外壁，有脓液溢出，并伴有口臭。可发生急性牙周脓肿，表现为近龈缘处局部呈卵圆形突起，红肿疼痛，严重病例可出现全身不适，体温升高，常伴有区域性淋巴结肿大等症状。

4. 牙齿松动 由于牙周膜破坏，牙槽骨吸收，牙龈与牙根面分离，出现牙齿松动、脱落（图 4-21），咀嚼功能下降或丧失。

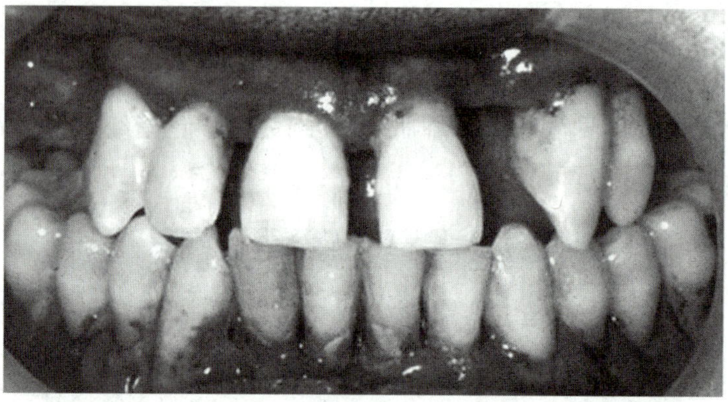

图 4-21 牙齿松动、脱落

三、常规检查

1. 口腔卫生状况，菌斑、软垢、牙石等。
2. 牙龈及牙周状态，有无牙龈红肿或退缩、探诊后出血、牙周探诊深度，牙齿松动度。
3. 有无窦道及磨牙根分叉病变。
4. 已有修复体的外形和边缘及其与牙周组织的关系。
5. 咬合关系。
6. 牙齿拥挤、错位、移位、畸形等。

7．必要的影像学检查，评估牙槽骨高度、密度、牙根状态。例如，X线检查牙槽骨损害情况，判断牙齿附着丧失程度及疾病的波及范围和严重程度。

四、护理措施

（一）全身及局部用药

临床上常用螺旋霉素、甲硝唑等抗生素来杀灭细菌，控制感染。嘱患者按医嘱服药。局部常用3%过氧化氢液冲洗牙周袋，拭干后用探针或镊子夹取少许复方碘液置于袋内。

（二）去除局部刺激因素

龈上洁治术或龈下刮治术是清除牙结石，减缓牙周袋形成的重要手段，操作步骤及护理配合见牙龈炎有关部分。

（三）消除牙周袋

经局部治疗，牙周袋仍不能消除者，可行牙周手术消除牙周袋。常用的手术方法有牙龈切除术及牙龈翻瓣术。护理配合以牙龈翻瓣术为例。

1．物品准备　外科手术刀、牙周探针、骨膜剥离器、眼科弯头尖剪刀、刮治器、小骨锉、局麻器械、缝针、缝线、持针器、调拌用具、消毒药品、无菌包、氯己定含漱液。另备牙周塞治剂及丁香油。各类器械消毒后备用。

2．术中配合　①术前用氯己定含漱液漱口，75%乙醇消毒口周皮肤，铺孔巾。②备局部麻醉药进行术区麻醉。③医生做翻瓣术切口时牵拉口唇，暴露术野。协助止血，及时传递手术器械，用生理盐水冲洗创面，吸去冲洗液，用纱球拭干术区，保持术野清晰。④医生缝合时协助剪线。缝合完毕，调拌牙周塞治剂，将其形成长条状，置于创面，用棉签蘸水轻轻加压，使其覆盖整个术区，保护创面。

3．术后护理　嘱患者注意保护创口，24小时内不要漱口刷牙，进软食。必要时按医嘱服用抗生素1周。术后5～7天拆线，6周内勿探测牙周袋，以免影响愈合。

（四）调殆治疗

见牙龈病的护理措施中调殆治疗。

（五）松牙固定术

适用于前牙松动且排列较整齐，无前牙反殆现象，患者有咬物不适，因美观、发音等需要，经过牙周基础治疗并能较好控制口腔卫生且患者强烈要求保留患牙。

1．物品准备

（1）常规用物：一次性口腔器械型（口镜、镊子、探针）、吸引器管、防护、防护面罩、护目镜、口杯、三用枪、敷料。

（2）橡皮障隔湿用物。

（3）松牙固定用物：强力纤维丝、光敏固化灯、热切割刀、牙线、粘接剂、专用刷、流动性树脂、酸蚀剂。

2. 术中配合

（1）酸蚀：连接酸蚀剂的针管与针头，固定关节，递给医生，医生酸蚀前牙舌侧 30 秒；递给医生三用枪，冲洗、干燥牙面并隔湿。

（2）涂粘接剂并用光敏固化：滴粘接剂于双碟中，用专用刷蘸取后递给医生，医生涂粘接剂，递光敏固化灯，医生光敏固化。

（3）树脂固定并固化：递给医生流动树脂和纤维带，用光敏固化灯依次照射固定松动牙，固化后再重复一次（图 4-22）。

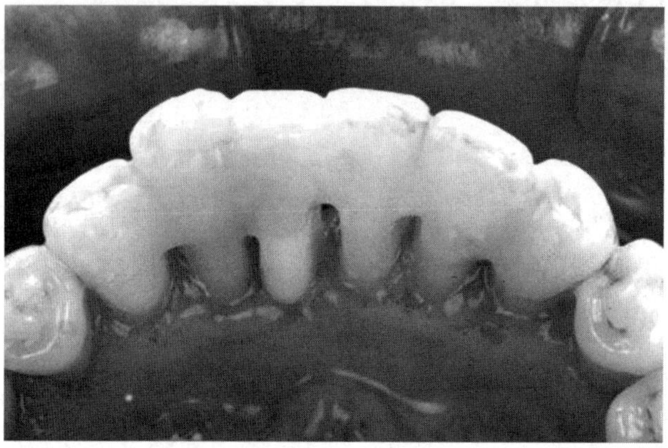

图 4-22　松动牙固定术

（4）形态打磨：将金刚砂车针从粗到细依次连接在高速牙科手机上递予医生，磨光过程中，及时吸净患者口中冷却水。

（5）调𬌗：准备咬合纸，将金刚砂车针连接在高速牙科手机上递给医生，及时洗净患者口中冷却水。

（6）磨光：准备抛光砂，将橡皮杯连接在低速弯牙科手机上备用。

3. 术后护理

（1）嘱患者治疗期间避免用患侧咀嚼。

（2）嘱患者每 3 个月复查 1 次。

（3）嘱患者注意口腔卫生。

（六）纠正食物嵌塞

见牙龈病的护理措施中纠正食物嵌塞方法。

（七）心理护理

牙周炎为慢性疾病，早期症状较轻，容易被患者忽视而得不到及时治疗，或由于惧怕口腔治疗及惧怕传染上其他疾病而不愿到医院就诊。晚期由于牙周组织破坏严重，牙槽骨重度吸收，出现口臭、牙齿松动、脱落，患者表现出自卑、焦虑情绪。疼痛患者可出现烦躁、性格变化等。护士应掌握患者的情绪变化，精心护理患者。

五、健康指导

1. 指导患者掌握正确的刷牙方法和自我控制菌斑的方法，自觉纠正不良习惯，如口呼吸等。
2. 嘱患者做好牙周健康维护，去除牙石等刺激因素。
3. 嘱患者养成定期龈上洁治的习惯，维护口腔健康。

▶知识拓展

牙周炎与全身健康之间的关系

牙周炎不仅影响口腔健康，还可能与全身多个系统和器官的疾病有关。例如，牙周炎与心血管疾病、糖尿病、呼吸系统疾病、免疫系统疾病、消化系统疾病及孕妇健康等都有一定的关联。因此，保持良好的口腔卫生习惯，及时治疗牙周炎，对于维护全身健康至关重要。

第七节　口腔黏膜疾病的护理

口腔黏膜疾病指发生在口腔黏膜与软组织上的疾病的总称。口腔黏膜病具有来源复杂的特点，根据损害的来源，可分为 4 大类：一是仅发生于口腔黏膜上的疾病；二是可同时发生于口腔黏膜和皮肤上的疾病；三是全身性或系统性疾病在口腔的表现；四是合并起源于外胚层和中胚层的某些疾病。此外，口腔黏膜病疾病还具有明显的性别、年龄、特殊的好发部位等特点。

一、复发性阿弗他溃疡的护理

复发性阿弗他溃疡又称为复发性阿弗他性口炎、复发性口腔溃疡。发病率高，约 20%，具有周期性、复发性、自限性特征，溃疡灼痛明显。表现为反复发作的圆形或椭圆形溃疡。本病分型颇多，临床上将复发性阿弗他溃疡分 3 型，即轻型、重型及疱疹样型。

（一）病因

复发性阿弗他溃疡的发病可能与免疫、遗传、感染、环境等因素有关。

（二）护理评估

1. 健康史

（1）个人史及家族史：有无吸烟史、戒烟史、家族史等；睡眠、饮食、劳累、消化情况；女性患者与月经周期的关系。

（2）口腔状况：患者病程的长短；溃疡发作的频率；疼痛程度；有无自限性及复发性。

2. 临床表现

（1）全身状况：①轻型复发性阿弗他溃疡一般无明显的全身症状与体征。②重型复发性阿弗他溃疡和疱疹样阿弗他溃疡常伴有低热、乏力、头痛等全身不适症状和病损局部区域的淋巴结肿痛等症状。

（2）口腔状况：①轻型复发性阿弗他溃疡好发于角化程度较差的区域，如唇、颊黏膜。发作时溃疡有“凹、红、黄、痛”特征（图 4-23）。②疱疹样复发性阿弗他溃疡小而多，散在分布于黏膜任何部位（图 4-24），直径小于 2mm，可达数十个之多，似有“满天星”感觉。邻近溃疡可融合成片，黏膜充血发红，疼痛较重。唾液分泌增加，可伴头痛、低热、全身不适、局部淋巴结肿大等症状。③重型复发性阿弗他溃疡（图 4-25）又称复发性坏死性黏膜腺周围炎、腺周口疮。溃疡 1 ～ 2 个，大而深，直径可达 1 ～ 3cm，深可达黏膜下层甚至达肌层，溃疡四周组织红肿，边缘略隆起，触诊较硬，溃疡有灰白色假膜覆盖，触痛明显，经 1 个至数月愈合，愈后留有明显瘢痕。如发生在软腭、软硬腭交界处、腭垂或软腭与咽旁处，可见瘢痕，色白，呈挛缩状，或造成腭垂缺损而变形。如发生在颊部口角处，因瘢痕挛缩，张口受限。

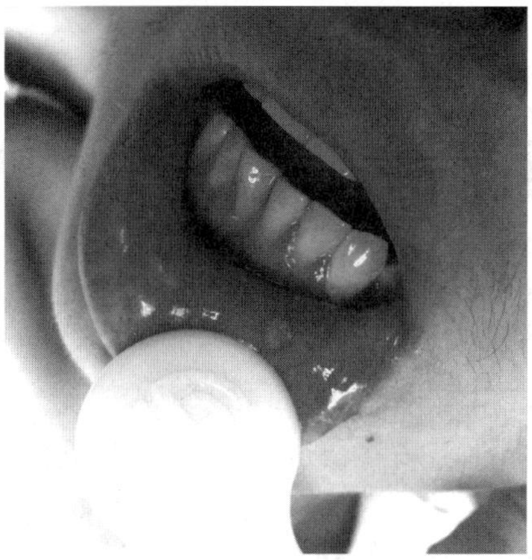

图 4-23　轻型复发性阿弗他溃疡

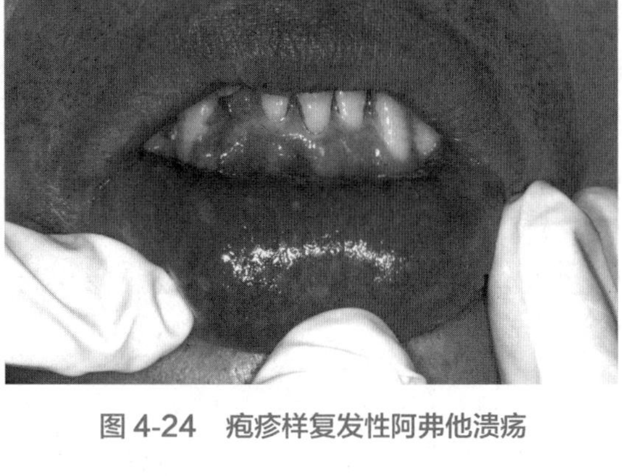

图 4-24　疱疹样复发性阿弗他溃疡

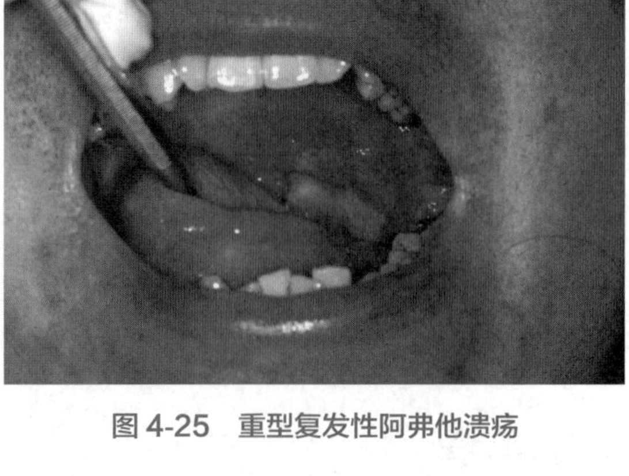

图 4-25　重型复发性阿弗他溃疡

（三）常规检查

1. 溃疡的外形、部位、色泽等情况。

2．溃疡的数目。

（四）护理措施

1．口腔局部护理 保持口腔清洁，防止继发感染。常用氯己定含漱液漱口。

2．药物护理 指导患者正确用药，介绍药物的作用和不良反应，嘱如出现不良反应及时就医，以调整药物及药量。

3．对症护理 对伴有头痛、低热、全身不适、局部淋巴结肿大等症状的患者，应及时用药，并嘱患者注意休息。

4．饮食护理 合理饮食，补充维生素及微量元素。

5．心理护理 耐心解释，让患者了解复发性阿弗他溃疡具有自限性，不传染、不恶变的良性病损特点，虽不能根治，但通过适当、长期的治疗是可以控制的，以减轻患者的心理负担。

（五）健康指导

提倡健康的生活方式，不过度劳累，不酗酒，保证良好的睡眠与休息。

二、口腔白斑病的护理

口腔白斑病指口腔黏膜上以白色为主的损害，不能擦去，也不能在临床和组织病理上诊断为其他任何可定义的损害，属于癌前病变范畴。

（一）病因

1．吸烟等理化刺激 吸烟与口腔白斑病关系最密切。同时，嗜酒、喜食辣、烫食物、嚼槟榔等局部理化刺激也与口腔白斑病的发生有关。咬颊习惯、锐利牙尖、残根、残冠等均可刺伤口腔黏膜，形成口腔白斑病。

2．念珠菌感染 白念珠菌可能是白斑发生的一个重要致病因素，伴有白念珠菌感染的白斑病称为念珠菌性白斑，其癌变可能性大。

3．全身因素 微量元素及维生素 A、维生素 E 缺乏等情况。

4．人乳头瘤病毒感染 近年来研究还发现，人乳头瘤病毒感染也可能是该病发病和癌变的危险因素。

5．其他因素 遗传等。

（二）护理评估

1．健康史

（1）个人史及家族史：有无吸烟史、戒烟史、家族史等；白色念珠菌、人乳头瘤病毒感染情况。

（2）口腔状况：有无咬颊情况；有无锐利牙尖；有无残根、残冠；有无自限性及复发性。

2．临床表现

（1）均质型口腔白斑病表现为斑块状、皱纸状。

1）斑块状：病损呈白色或灰白色均质型斑块（图 4-26），平或稍高出黏膜表面，平滑或略粗糙，可有皲裂，边界清楚，基底柔软，周围黏膜多正常。患者一般无症状或有粗糙感。

2）皱纸状：多发生于口底及舌腹。病损呈灰白色，高低起伏状如皱纹纸（图 4-27），表面粗糙，触之柔软，周围黏膜正常。患者有粗糙感，亦可有刺激痛。此型易癌变，应提高警惕。

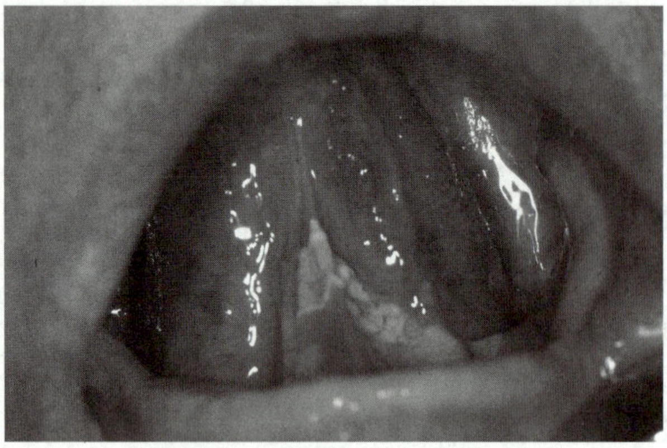

图 4-26　均质型口腔白斑病

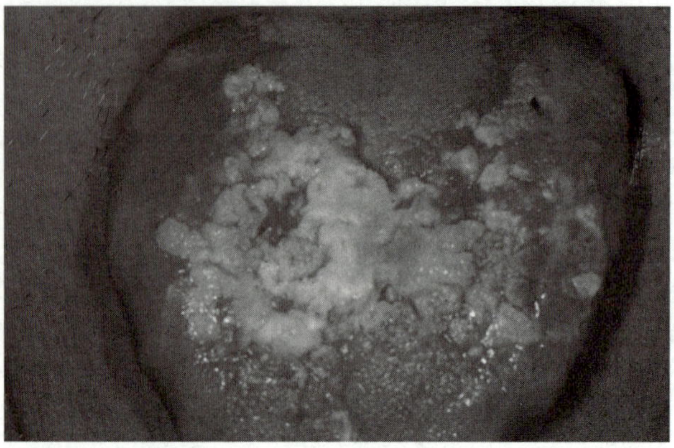

图 4-27　非均质型口腔白斑病

（2）非均质型口腔白斑病：表现为颗粒状、疣状、溃疡状。

1）颗粒状：亦称颗粒－结节状白斑，多见于颊黏膜口角区。在充血发红的黏膜上有细小的白色颗粒状突起，易发生糜烂或溃疡，患者可有刺激痛。此型多数可查到白念珠菌感染，有人认为此型易癌变。

2）疣状：好发于牙槽嵴、口底、唇、腭等部位。灰白色损害明显高出黏膜，表面粗糙呈刺状或绒毛状突起，质稍硬，有粗糙感。

3）溃疡状：在增厚的白色斑块上出现糜烂或溃疡，此时必须警惕癌变。

（三）常规检查

1. 病损的外形、部位、质地等情况。

2. 病损上有无糜烂或溃疡，有无刺激痛。

（四）护理措施

1. 去除刺激因素　如戒烟，禁酒，不嚼槟榔，少食烫、辣等食物，去除残根、残冠及不良修复体。

2. 维生素 A、维 A 酸和维生素 E　可用 0.1% ～ 0.3% 维 A 酸软膏局部涂布，但不适用于充血、糜烂的病损。维生素 E 与维生素 A 有协同作用，可单用或配合维 A 酸类药物，也可采用局部敷贴。

3. 手术治疗　对颗粒状、疣状、溃疡状白斑及危险区的均质型白斑，应考虑手术治疗。

（五）健康指导

对有癌变倾向的类型、部位，应定期严密复查，每 3 ～ 6 个月复查一次。在观察、治疗过程中如发现增生、溃疡等改变，应及时手术切除并活检。

三、口腔扁平苔藓的护理

口腔扁平苔藓是一种自身免疫性非感染性慢性炎症性疾病，是口腔黏膜病中仅次于复发性阿弗他溃疡的常见疾病。可单独发生于口腔黏膜，也可与皮肤扁平苔藓同时发病。一般以中年女性患者较多，病程几个月至几十年不等。长期糜烂病损有恶变可能，属于癌前状态的范畴。

（一）病因

病因及发病机制尚不明确。一般认为，可能与精神因素、免疫因素、内分泌因素、感染因素、微循环障碍、遗传因素、系统性疾病等多因素致病有关。

（二）护理评估

1. 个人史及家族史

（1）全身状况：精神创伤、心理压力状况；家族史；有无免疫反应性疾病；皮肤有无病损。

（2）口腔状况：病损有无糜烂；病损位置、形态。

2. 临床表现

（1）皮肤病损：以四肢屈侧多见，病损左右对称，瘙痒感明显。典型损害特点为紫红色、蜡样光泽的多角形扁平丘疹（图 4-28），粟粒至黄豆大小，可融合成苔藓样。

（2）口腔黏膜病损：常对称性发生，颊部多见（图 4-29）。也可见于舌、龈、唇、腭、口底等部位。典型病损特征为小丘疹连成的白色或灰白色细条纹，类似皮肤损害的威肯姆线（Wickham’striae）。白色条纹互相交织可呈网状、树枝状、斑块状或环状等多种形态。口腔黏膜可同时出现多样病损，并可相互重叠和转变。病损消退后，可有色素沉着。患者自觉黏膜有粗糙感、木涩感、烧灼感、口干。遇辛、辣、热、酸、咸食物刺激时，病损处敏感、灼痛。

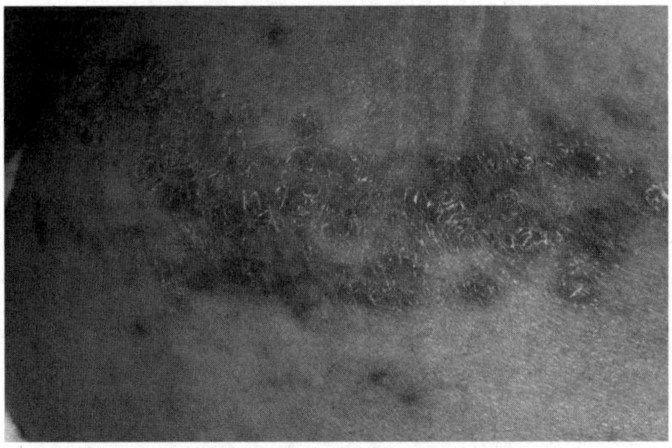

图 4-28　扁平苔藓的皮肤病损

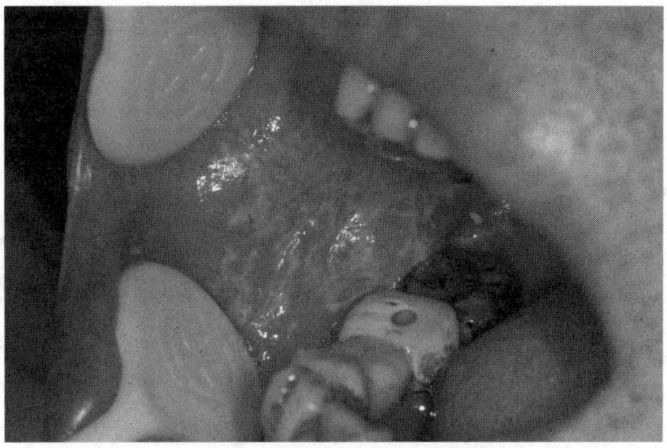

图 4-29　口腔扁平苔藓（颊部）

口腔黏膜不同部位病损特征为，①舌部：多发生在舌前 2/3，常表现为萎缩型、斑块型。舌背乳头萎缩，上皮变薄，常伴有糜烂，亦可是白色斑块状或灰白透蓝的丘疹斑点状。②唇部：下唇唇红多见，常为网状或环状白色条纹，伴有秕糠状鳞，可发生水疱、糜烂和结痂。③牙龈：萎缩、糜烂型多见。龈乳头及附着龈充血，易发生糜烂，周边可见白色花纹。病损一般不超出唇红缘。④腭部：较少见，病损常位于硬腭龈缘附近，中央萎缩发红，边缘色白隆起。

（3）指（趾）甲病损：常呈对称性，甲体变薄无光泽，表面可见细鳞、纵裂。

（三）常规检查

1. 患者有无皮肤病损。

2．口腔病损的部位、外形、颜色，是否伴有糜烂等情况。

（四）护理措施

1．口腔局部护理 可使用氯己定含漱液或碳酸氢钠液含漱，预防合并白色念珠菌感染。对糜烂型口腔扁平苔藓，应协助医生局部封闭。

2．用药护理 注意观察药物的疗效和不良反应，及时调整药量或治疗方案。嘱患者坚持用药，定期检查血象变化。

3．对症护理 病损局部敏感、灼痛者应避免辛、辣、热、酸、咸味食物刺激。

4．皮肤护理 禁止用手搔抓皮肤，预防感染。

5．饮食护理 戒烟，限制饮酒，避免辛辣等刺激性食物。

6．心理护理 基于本病与全身状态尤其是与神经、精神因素有关，护理人员应与患者进行良好的沟通，解除患者的思想顾虑和情绪波动。鼓励患者自我身心调节，有利于缓解病情，促进恢复。

（五）健康指导

嘱患者注意调节全身状况，生活规律，保持心态平衡。若舌缘及舌腹部充血、糜烂病损并伴有自发性疼痛者，应注意观察并进行活体组织检查。

四、口腔念珠菌病的护理

口腔念珠菌病是由念珠菌感染所引起的口腔黏膜急性、亚急性及慢性真菌感染，是人类最常见的口腔真菌感染。

（一）病因

口腔念珠菌病是由念珠菌感染引起的口腔黏膜疾病。念珠菌是一种常见的条件致病菌。病原体侵入人体后是否致病取决于其毒力、数量、入侵途径，以及机体的适应性、抵抗能力及其他相关因素。引起人类念珠菌病的致病菌主要是白念珠菌、热带念珠菌。

（二）护理评估

1．健康史

（1）个人史及家族史：有无全身性疾病，如营养不良、内分泌紊乱、白血病、肿瘤化疗后等慢性消耗性疾病；有无家族史、过敏史等；患者有无长期使用抗生素和免疫抑制剂；患者如为幼儿，有无接触被白念珠菌污染的人工哺乳器具，有无全身发热情况。

（2）口腔状况：病损位置、形态、黏膜颜色。

2．临床表现

（1）急性假膜型念珠菌口炎：又称雪口病或鹅口疮。多见于婴幼儿、免疫缺陷、长期应用激素者、HIV感染者及老年体弱者。好发于颊、舌、软腭及唇，损害区黏膜充血，有散在的色白如雪的小斑点（图4-30），不久即融合成白色丝绒状斑片，患者烦躁不安，有时轻度发热，全身反应一般较轻，如为婴幼儿，还可能出现啼哭、拒食。

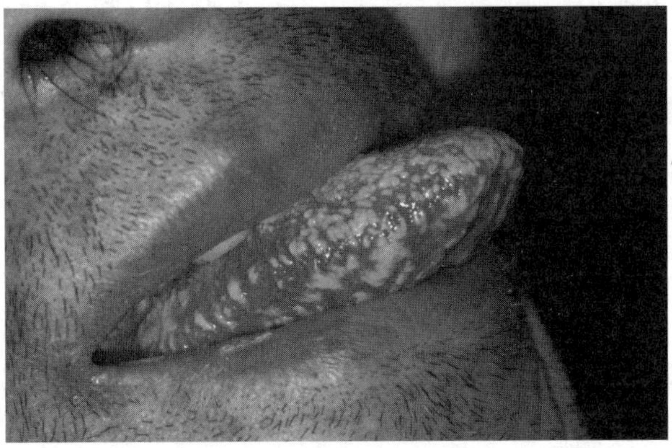

图 4-30 急性假膜型念珠菌口炎

（2）急性红斑型念珠菌口炎：又称抗生素口炎、抗生素舌炎。多见于长期使用抗生素、激素及艾滋病毒感染者，多数患者患有慢性消耗性疾病。主要表现为黏膜红斑，以舌黏膜多见，严重时舌乳头萎缩，舌背呈鲜红色。

（3）慢性红斑型（萎缩型）念珠菌病：又称义齿性口炎，多见于女性患者，损害部位常在上颌义齿基托相对应的上腭黏膜。黏膜充血呈亮红色水肿，有时可见黄白色条索状或斑点状假膜。

（4）慢性增殖型念珠菌病：又称慢性肥厚型念珠菌口炎、念珠菌性白斑。本型多发生于颊黏膜、舌背及腭部，有研究认为其恶变率高于 4%，应提高警惕。

（三）常规检查

1．口腔黏膜充血、水肿情况。

2．黏膜斑块形态、颜色。

3．涂片检查。

（四）护理措施

1．老年患者若有活动义齿，可指导用 2% ～ 4% 碳酸氢钠溶液浸泡义齿及漱口。唇红部及口周皮肤损害者用抗真菌霜剂或糊剂局部涂擦。

2．服用抗真菌药物，注意观察有无不良反应。建议在症状和体征消失后维持用药 1 周防止复发。制霉菌素不易被肠道吸收，可将药物在口腔内含化后吞服，副作用小、偶有出现肠道反应、食欲减退等情况；酮康唑在体内吸收快，但可对肝脏产生损害。

3．有疼痛症状的患者可用氯己定含漱液加适量 2% 利多卡因与碳酸氢钠液交替漱洗，可减轻疼痛和消除白念珠菌的协同致病菌。

4．向患者或家属介绍口腔念珠菌病感染的病因、治疗方法、疗效，告知患者及家属本病预后良好，消除患者的紧张情绪，配合治疗。

（五）健康指导

念珠菌白斑中的轻、中度上皮异常增生者应定期复查，密切观察白斑的变化。针对婴幼儿，要告知家长重视喂养卫生，喂养用具可用消毒碗柜或煮沸 30 分钟消毒；哺乳前后注意洗手，并用

2% ～ 4% 碳酸氢钠溶液洗净乳头、奶嘴，喂食完后擦拭或洗涤口腔，并嘱其擦洗时防止幼儿误吞。

五、单纯疱疹的护理

单纯疱疹是由单纯疱疹病毒所致的皮肤黏膜感染性疾病。临床上以出现簇集性小水疱为特征，具有自限性，易复发。

（一）病因

单纯疱疹病毒感染的患者及无症状的病毒携带者为传染源，主要通过飞沫、唾液及疱疹液直接接触传播，经呼吸道、口腔、鼻、眼结膜、生殖器黏膜或破损皮肤进入人体。

（二）护理评估

1. 健康史

评估患者有无全身性疾病，有无家族史、过敏史等；患者发病前的前驱症状；口腔黏膜状况及卫生习惯；患者患病后是否曾做过诊治，使用何种药物，疗效如何。

（1）全身状况：发病年龄，有无发热等全身反应性症状。

（2）口腔状况：病损位置、水疱大小，疱破损后有无糜烂、结痂等情况。

2. 临床表现

（1）原发性单纯疱疹：①多见于 6 岁以下儿童，尤其是半岁至 2 岁幼儿。②潜伏期 4 ～ 7 天，之后出现发热、头痛、咽喉肿痛、全身肌痛、下颌下淋巴结肿大，患儿拒食、烦躁不安。③经 1 ～ 2 天，口腔黏膜出现广泛充血水肿，牙龈红肿、出血（图 4-31）。④口腔黏膜出现成簇针头样大小的小水疱，易破损，形成糜烂，并相互融合，形成面积较大的损害，可继发感染，表面有黄色假膜。

（2）复发性单纯疱疹：又称复发性唇疱疹。原发性单纯疱疹愈合后，30% ～ 50% 患者可发生复发性单纯疱疹，多发生于成人，唇部尤其是唇红黏膜与皮肤交界处多见。其临床表现有如下特征：①常发生在原发性单纯疱疹发生过的部位或相邻处。②发病前局部先有刺痛、紧缩感或麻木感。③病损部位出现成簇的小水疱，可相互融合成数个较大水疱。④水疱很快出现破裂、糜烂、结痂，痂皮呈橘黄色，10 天左右愈合。

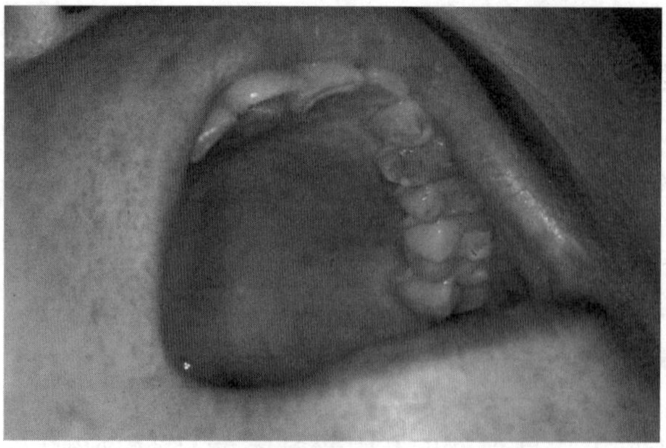

图 4-31　原发性单纯疱疹病损特征

（三）常规检查

1．口腔黏膜充血、水肿情况。
2．牙龈红肿情况。
3．口腔黏膜水疱情况。
4．发热等全身症状。

（四）护理措施

1．口腔局部护理　保持口腔卫生，可用氯己定含漱液含漱，有消炎防腐作用。有波及口周者可局部湿敷，每日 2 ～ 3 次。告诉患者不可用手撕痂皮，防止感染。

2．药物护理　护士应熟悉常用抗病毒药物和免疫调节剂的作用原理、剂型剂量，遵医嘱向患者说明药物的用量和用法，切勿滥用药物，忌用肾上腺皮质激素。

3．对症护理　婴幼儿高热时可冰敷、乙醇擦浴或按医嘱服用水杨酸类药物退热；疼痛剧烈者按医嘱在含漱剂中添加适量 2% 利多卡因，含漱 1 ～ 2 分钟，以减轻疼痛。必要时可服止痛药。

4．心理护理　向患者介绍单纯疱疹感染的病因、治疗方法、疗效并告知患者本病预后良好，消除患者的紧张情绪，配合治疗。

（五）健康指导

告知患者家属应休息隔离，原发性单纯疱疹感染幼儿应避免接触其他婴幼儿。

▶知识拓展

艾滋病的口腔表现

艾滋病是获得性免疫缺陷综合征的简称，是由人类免疫缺陷病毒（human immuno-deficiency virus，HIV）感染引起的免疫功能缺陷。传播途径主要是性接触、血液传播和母婴传播。多数 HIV 感染者可出现各种口腔损害，因而可能首先就诊于口腔科。

1．口腔念珠菌病　是 HIV 感染者最常见的口腔损害，常在疾病早期即可出现。其常表现为假膜型或红斑型，病情反复、严重。

2．毛状白斑　患者全身免疫严重抑制的征象之一，发生率仅次于口腔念珠菌病。表现为双侧舌缘白色或灰白斑块，可蔓延至舌背和舌腹；外观呈垂直皱褶，如过度增生则呈毛茸状。

3．口腔疱疹　单纯疱疹是 HIV 感染者常见的病毒损害，范围广；带状疱疹也是 HIV 感染的早期表现之一。两者均病情重，病程长。

4．Kaposi 肉瘤　是 HIV 感染中最常见的口腔恶性肿瘤，也是艾滋病的临床诊断指征之一。

5．HIV 相关性牙周病

（1）牙龈线形红斑：又称 HIV 相关性龈炎。游离龈出现宽 2 ～ 3mm、界限清楚的火红色充血带。无溃疡、牙周袋及牙周附着丧失，常规治疗疗效不佳。

（2）HIV 相关性牙周炎：牙周附着丧失，但牙周袋不深，主要为牙周软硬组织同时破坏所致，牙齿松动甚至脱落。

（3）急性坏死性溃疡性牙龈炎：牙龈红肿，极易出血，龈缘及龈乳头有灰黄色坏死组织，口内有恶臭。

（4）坏死性牙周炎：疼痛明显，牙周软组织出现坏死和缺损，牙槽骨破坏，牙齿松动。

6. 坏死性口炎 表现为广泛的组织坏死。

7. 复发性阿弗他溃疡 口腔黏膜单个或多个反复发作的圆形或椭圆形疼痛性溃疡，溃疡范围大，不易愈合。

8. 唾液腺疾病 单侧或双侧大唾液腺弥漫性肿胀，质地柔软，常伴口干症状。

9. 非霍奇金淋巴瘤 常以无痛性颈、锁骨上淋巴结肿大为首要表现，发展迅速，易远处扩散。

考试知识点总结

本章小结

协和云课堂…… 拓展练习及参考答案

（黄春静　张　林　宋胜玉）

第五章　口腔修复科的护理

教学课件

微课：口腔修复疾病的护理

学习目标

素质目标

（1）具有诚实守信、爱岗敬业、救死扶伤、大爱无疆的职业精神。

（2）具有尊重患者、保护隐私、患者利益至上的服务精神。

（3）具有感染防控意识，对就诊患者的安全负责的责任心。

知识目标

（1）掌握：常见口腔修复疾病的分类及特征，包括牙体缺损、牙列缺损和牙列缺失。

（2）熟悉：口腔修复疾病的病因及发病机制，了解影响修复效果的相关因素。

（3）了解：口腔修复治疗的基本原则和常用修复材料的特点及适应证。

能力目标

（1）能够配合医生完成口腔修复科常见疾病诊疗流程。

（2）能够对患者病情进行早期识别，并进行评估和沟通。

（3）能够对进行修复治疗的患者进行有效的护理干预和健康指导。

案例导入

【案例】

患者，女，28 岁。自诉上门牙缺损要求修复。检查：口腔卫生可，21 切 1/3 缺损，未见露髓孔，牙无松动，牙龈无红肿，其余未见明显异常。X 线片示：21 牙根未见明显异常，牙槽骨无明显吸收。

【问题】

1. 导致患者牙体缺损的原因有哪些？
2. 应如何与患者沟通导致该疾病的原因和临床诊疗护理流程？
3. 应如何指导患者进行自我口腔保健？

·核心知识拆解·

在日常的口腔诊疗过程中，口腔护士会根据患者的需求和症状将其引导至相应的科室，确保患者能够接受更加精准和有效的治疗。随着生活方式的变化和饮食习惯的影响，牙齿缺损和缺失现象日益普遍。这些问题不仅影响患者的咀嚼功能和发音能力，还对其心理健康和社交活动产生负面影响。口腔修复科主要负责解决牙齿缺损、缺失等问题，恢复患者的咀嚼功能、美观和语言发音。因此，了解不同类型的口腔修复患者及其护理需求，对于口腔护理人员的专业素养和护理质量至关重要。

第一节　牙齿缺损和缺失的护理

口腔修复的护理是口腔护理专业不可或缺的一部分，其核心在于细致的术前准备、术中配合及术后的跟踪管理，帮助患者顺利完成修复过程，为患者提供安全、舒适的就诊体验，提升治疗效果和患者满意度。本节将重点介绍牙体缺损、牙列缺损、牙列缺失的特点及口腔修复的接诊流程和护理要求。

一、概述

（一）牙体缺损

1. 概念及病因　牙体缺损（图 5-1）是一种常见的口腔疾病，其主要表现为牙齿硬组织的部分或全部丧失，导致牙齿的形态和功能受到不同程度的影响。牙体缺损的致病因素多样，机械性磨损、酸蚀作用、牙髓病变等均可能是其诱因，且各类因素相互作用，共同推动了牙体缺损的发生和发展过程。

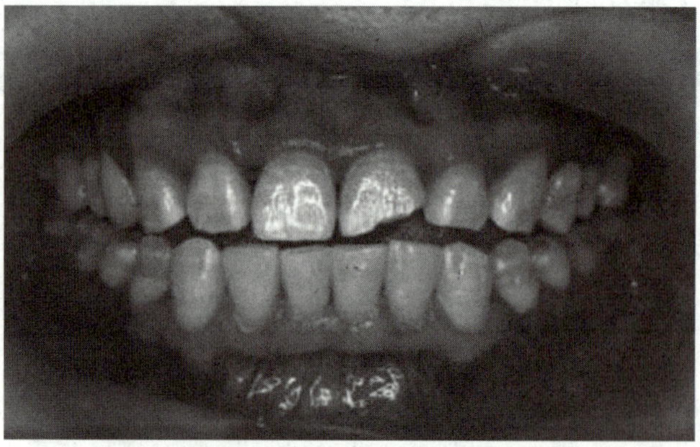

图 5-1　外伤致 21 牙体缺损

2. 临床影响　牙体缺损不仅影响患者的咀嚼效率和发音，还可能引发牙髓炎症、牙周病变等一系列并发症，加速牙体结构的进一步损伤。因此，牙体缺损的形成不仅取决于牙齿的外部环境和内在抗力的平衡，也受到患者口腔卫生习惯、饮食结构及遗传因素等多方面的调控（图 5-2），各因素之间的相互作用对牙体结构的稳定性和修复难度起着决定性作用。

3. 修复方式　对于小面积的牙体缺损，常采用牙体充填材料（如复合树脂、银汞合金等）进行直接修复。这种方法能够有效恢复牙齿的形态和功能，且操作简便，适用于早期龋齿或小面积缺损。对于中度缺损，嵌体或贴面是一种更为优选的修复方式。嵌体通常是预制的，能够精准适配缺损部位，恢复牙齿的功能和形态，而贴面则适用于前牙的美观修复。当牙体缺损较大，无法通过简单充填恢复其功能时，可以考虑采用桩核冠或全冠修复（如全瓷冠、金属冠或复合冠）（图 5-3）。冠修复不仅能提供良好的机械强度，还能达到较好的美观效果。

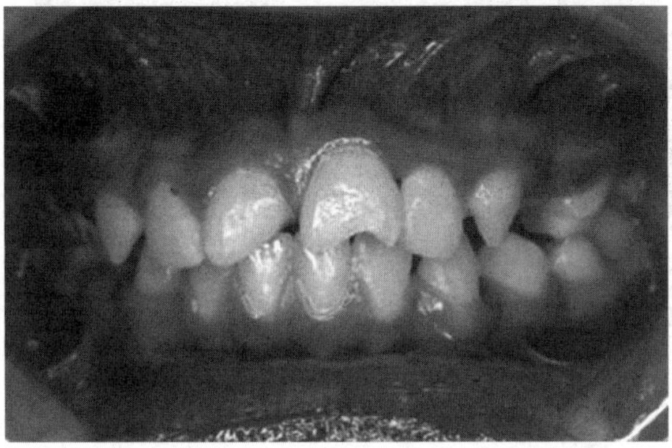

图 5-2　11、21 牙体缺损、22 畸形牙

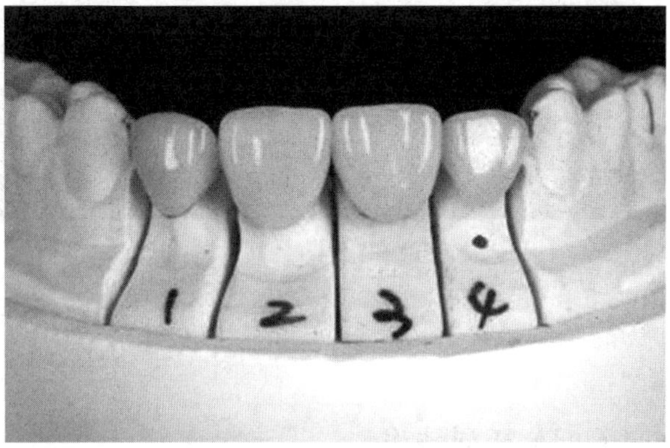

图 5-3　全瓷冠

（二）牙列缺损

1. 概念及病因　牙列缺损是一种在口腔科中较为常见的疾病，指一颗或多颗牙齿在牙弓中的缺失，导致牙列的完整性受到破坏（图 5-4）。牙列缺损的致病因素多样，常见原因包括龋病、牙周疾病、外伤、牙根吸收及不良咬合习惯等，部分情况下由多种因素共同作用，导致牙齿脱落的风险增高。

2. 临床影响　牙列缺损不仅对患者的口腔功能造成了不利影响（图 5-5），还可能引发一系列并发症，如邻牙移位或倾斜、对㓃牙齿伸长、咬合关系紊乱，增加了颞下颌关节的压力，甚至导致咬合创伤。此外，牙列缺损可能导致食物嵌塞，易积聚菌斑，继而引发牙周疾病和口腔黏膜不适，进一步损害口腔健康。同时还可能影响到咀嚼、发音、面部美观等功能，甚至对患者的心理健康产生负面影响。

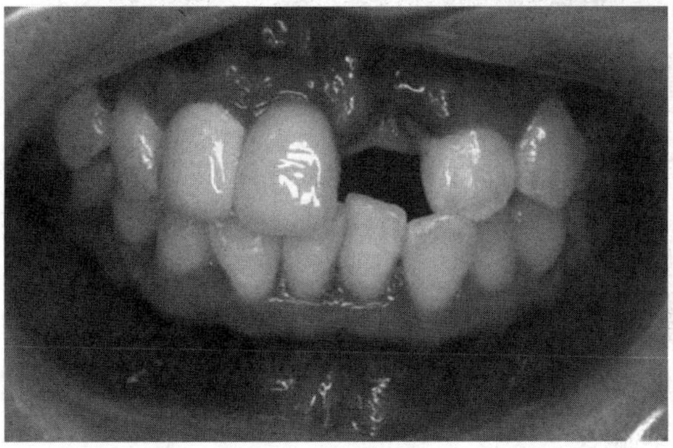

图 5-4　21 缺失

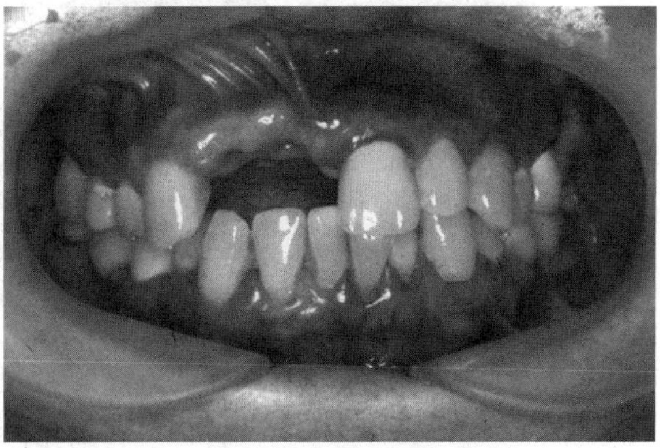

图 5-5　11、12 缺失

3. 预防及修复 牙列缺损的形成和进展，受到多种因素的调控，包括患者的全身健康状况、牙周组织支持力、口腔卫生维护习惯、饮食结构、年龄及生活方式等。同时，家族性牙周疾病或龋病易感性的遗传背景也可能增加牙列缺损的风险。要有效预防和治疗牙列缺损，需综合考虑这些因素，以采取适当的干预措施来保护牙列的完整性并维持口腔功能的正常运行。牙列缺损的修复方法有固定局部义齿修复（图 5-6）、可摘局部义齿修复、固定 – 活动联合修复、全口义齿种植义齿等方法。

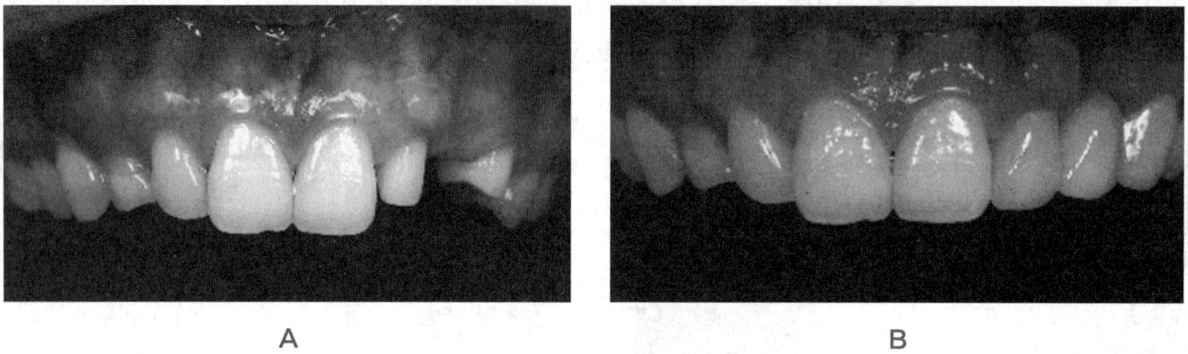

图 5-6 固定义齿修复牙列缺损

A. 23 缺失；B. 固定义齿修复后。

（三）牙列缺失

1. 概念及病因 牙列缺失指在牙弓中部分或全部牙齿的缺失，影响了口腔的功能和美观。根据缺失牙齿的数量，牙列缺失可分为部分牙列缺失和全部牙列缺失（图 5-7）。部分牙列缺失通常指一侧或两侧多颗牙齿的缺失，这可能导致食物咀嚼不均衡、牙齿移位等问题。而全部牙列缺失则意味着上下牙弓中所有牙齿的完全缺失，这种情况不仅会对日常饮食造成显著影响，还可能导致面部轮廓的改变，影响患者的外貌和自信心。牙列缺失的发生与多种因素相关，包括龋齿、牙周病、外伤、不良习惯及遗传因素。龋齿和牙周病是最常见的致病因素，长期未治疗的龋齿会导致牙齿结构的破坏，而慢性牙周病则会逐渐损害牙齿的支持组织，最终导致牙齿松动或脱落。此外，外伤事件（如意外撞击）也可能直接导致牙齿缺失。不良习惯，如磨牙或咬指甲，会加速牙齿的磨损。而遗传因素则可能导致个体牙齿发育异常，使其更易缺失。

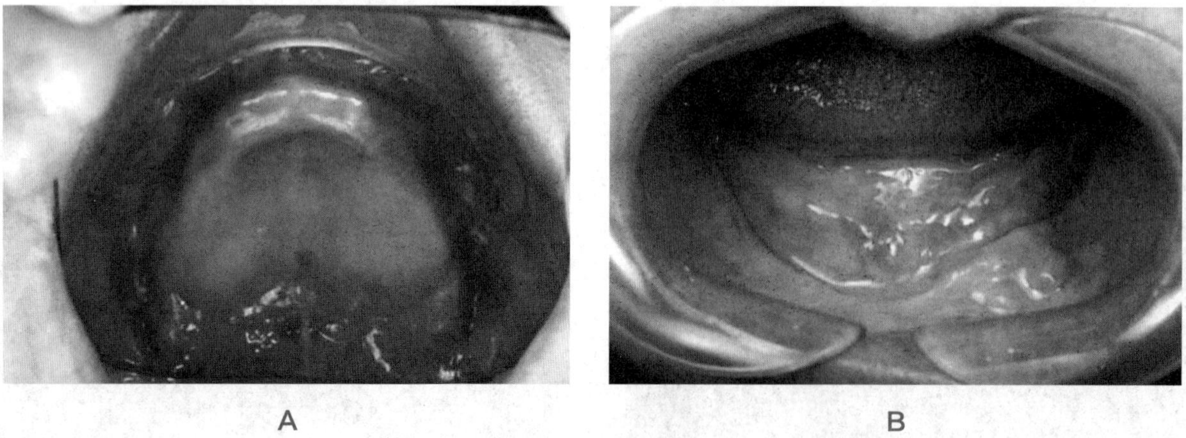

图 5-7 全口牙列缺失

A. 上颌牙列缺失；B. 下颌牙列缺失。

2. 临床影响　牙列缺失常表现为咀嚼困难、发音障碍及面部外观的变化，可能影响患者的心理健康和社交生活，甚至引发抑郁或焦虑等情绪问题。因此，识别牙列缺失的根本原因并及时采取治疗对维持口腔健康至关重要。

3. 修复方式　针对牙列缺失的修复，主要有几种方式可供选择（图 5-8）。①可摘局部义齿修复适用于部分牙列缺失，通过制作可拆卸的义齿恢复缺失牙齿的功能与美观。②固定局部义齿修复则包括桥体修复和种植牙，前者通过固定的义齿替代相邻缺失的牙齿，后者则在缺失牙位植入人工牙根，再安装相应的义齿，以提供更稳定的咀嚼功能和自然美观。③对于全部牙列缺失的患者，全口义齿是常见的修复选择，能够有效恢复咀嚼功能。通过针对不同类型牙列缺失的个性化修复，患者可以恢复良好的口腔功能和生活质量。

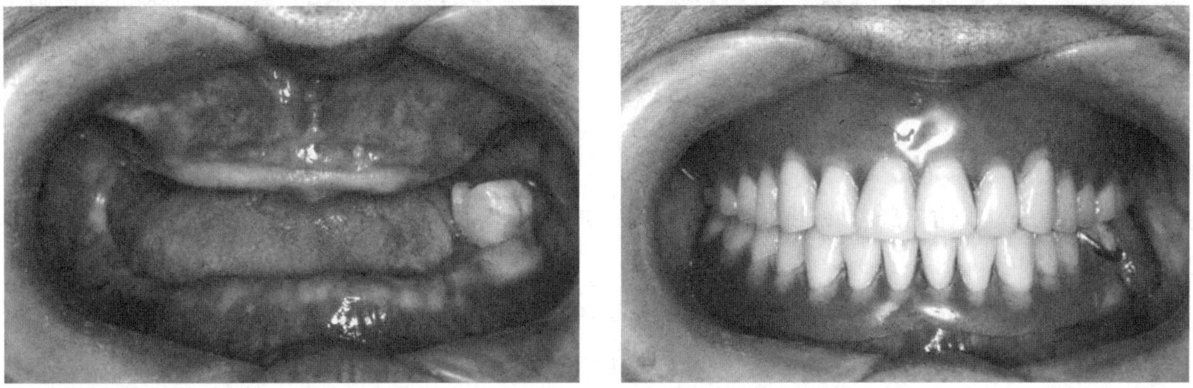

A　　　　B

图 5-8　牙列缺失的修复

A. 上颌牙列缺失、下颌牙列缺损；B. 修复后（上颌全口义齿、下颌活动义齿）。

二、护理评估

（一）健康史

1. 个人史及家族史

（1）牙体缺损的症状、治疗史及其发生原因（如龋病、外伤、楔状缺损等）。

（2）口腔卫生习惯、饮食习惯，尤其关注含糖食物、酸性饮品的摄入情况。

（3）与牙体缺损相关的全身疾病史（如糖尿病、胃食管反流、骨质疏松症等），用药史、过敏史、吸烟史等。

（4）家族中是否存在牙体缺损、龋齿倾向或其他相关疾病的遗传史。

2. 口腔状况

（1）硬组织的缺损情况，包括龋齿、楔状缺损、磨损、酸蚀等；菌斑、牙石的积聚情况。

（2）有无不良修复体（图 5-9）、食物嵌塞、牙齿敏感；牙列整齐度；是否佩戴义齿或矫治器。

（3）是否存在磨牙症、口呼吸等不良习惯。

（二）临床表现

1. 牙齿敏感和酸痛　评估是否存在对冷、热、酸、甜等刺激的敏感性，了解患者进食或刷牙时是否出现酸痛不适，以便判断缺损影响程度。

2. 牙齿缺损范围及深度 通过视诊、触诊，检查牙体缺损的部位、范围和深度，记录是否影响到牙本质或牙髓（图 5-10），判断修复需求。

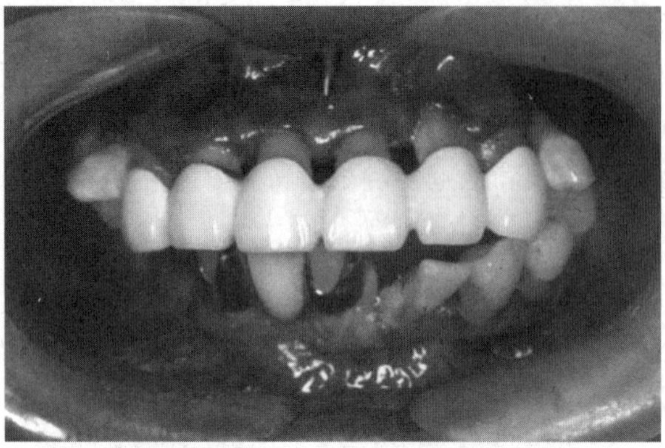

图 5-9 不良修复体

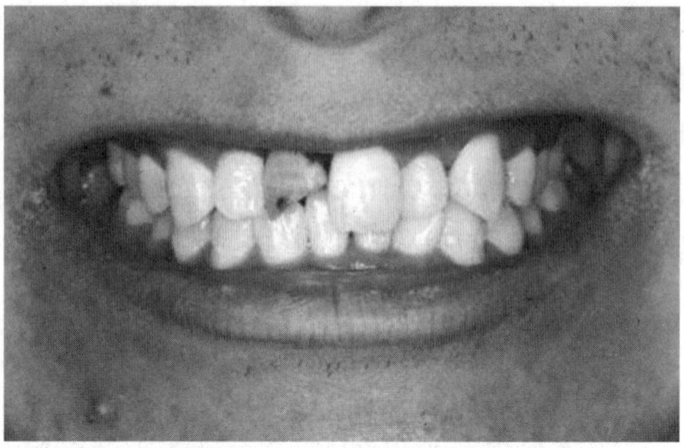

图 5-10 11 牙髓坏死

3. 咬合情况 评估咬合紧密度，观察是否因缺损导致咬合不平衡、咀嚼功能受损，或对颞下颌关节产生潜在影响（图 5-11）。

4. 牙龈及周围组织健康状况 检查牙龈是否有红肿、退缩等症状（图 5-12），了解缺损部位的牙周组织状态，判断是否有因缺损导致的牙周炎症。

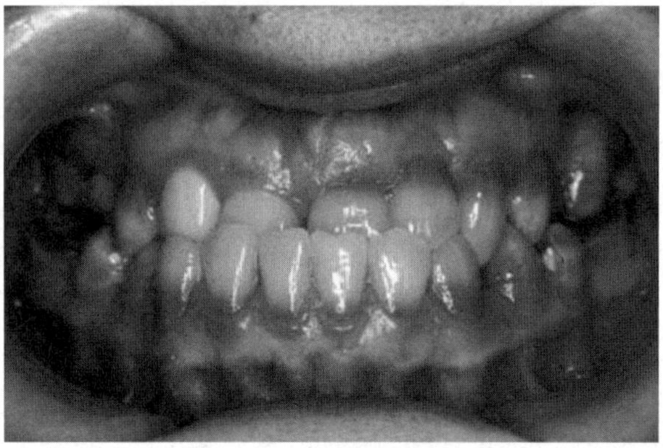

图 5-11 前牙重度反𬌗

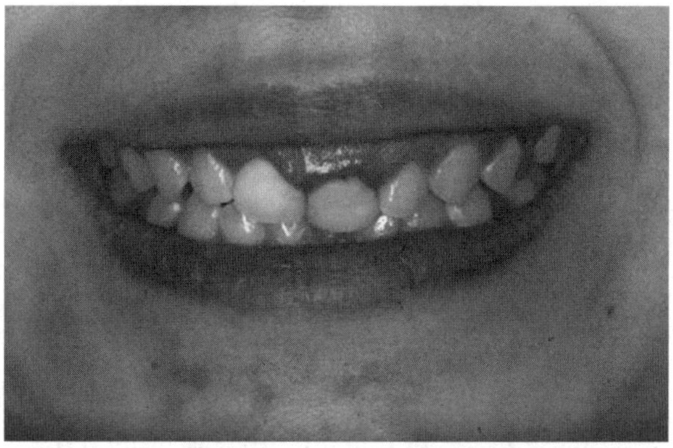

图 5-12 21 修复体牙龈红肿

5. 邻近牙齿的状况 评估缺损牙齿对邻牙的影响，包括邻牙的磨损、移位或倾斜情况（图 5-13），以便制定适合的修复方案。

6. 咀嚼和语言功能 了解患者的咀嚼效率和发音清晰度，观察是否因牙体缺损导致功能受限，必要时建议进行进一步的功能性评估。

三、常规检查

1. 口腔卫生状况 检查菌斑、软垢、牙石、烟斑情况（图 5-14）。

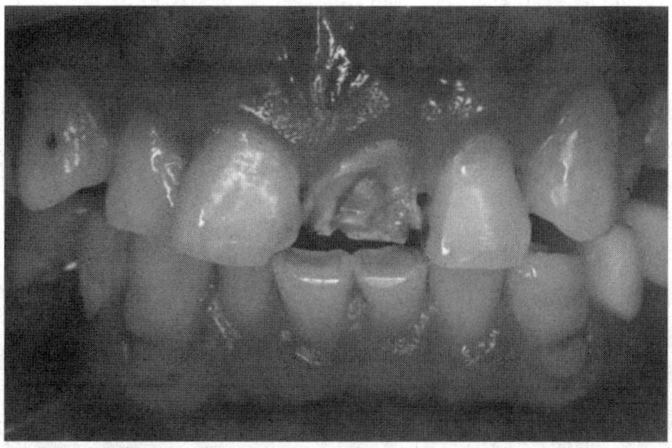

图 5-13　21 牙体缺损、近中邻牙倾斜

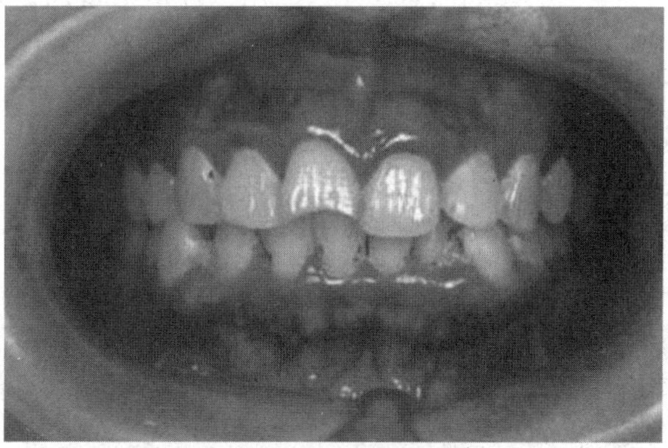

图 5-14　下前牙区软垢、烟斑

2. 牙齿缺损状态　缺损部位、范围、深度及其对咬合关系的影响（图 5-15）。

3. 牙体周围组织状态　观察牙龈是否红肿、退缩及探诊深度和出血情况（图 5-16）。

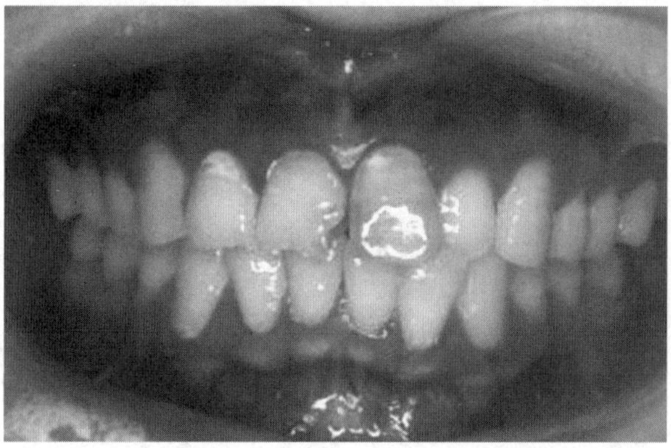

图 5-15　11 牙体缺损

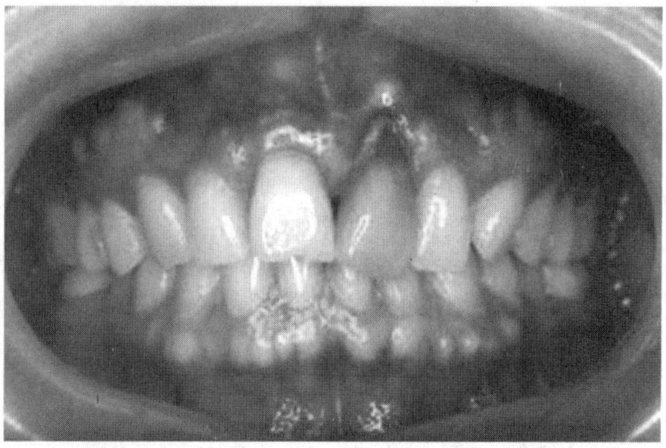

图 5-16　21 牙龈退缩

4. 已有修复体　检查修复体的边缘形态、贴合度及对邻近组织的影响（图 5-17）。

5. 咬合关系检查　确认咬合紧密度是否存在咬合不良及对颞下颌关节的影响（图 5-18）。

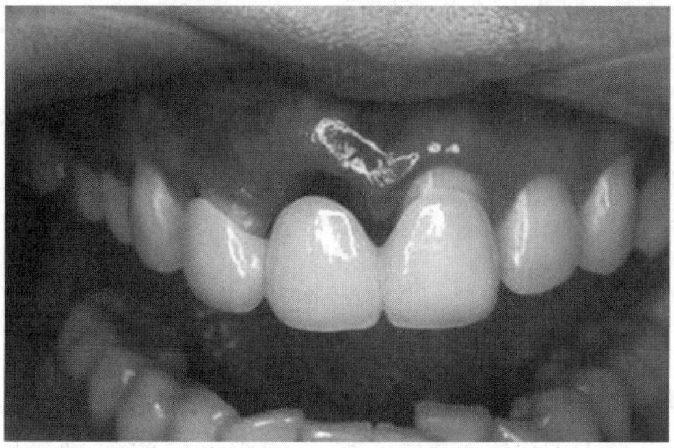

图 5-17　12、21 全瓷桥边缘不密合

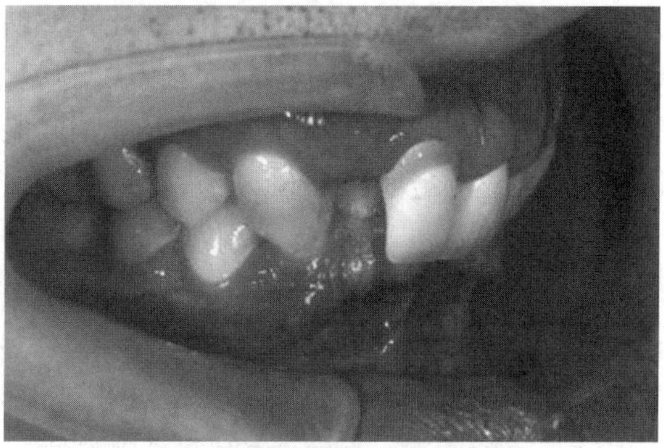

图 5-18　前牙深覆𬌗，12 修复间隙不足

6. 牙齿畸形及排列状态　观察是否有牙列拥挤、错位、移位（图 5-19）。

7. 影像学检查　包括 X 线检查（图 5-20），以了解牙根情况及骨组织密度，评估缺损范围和修复的可行性。

8. 必要的血液学检查 用于评估全身因素对牙体缺损修复的影响，确认患者健康状态。

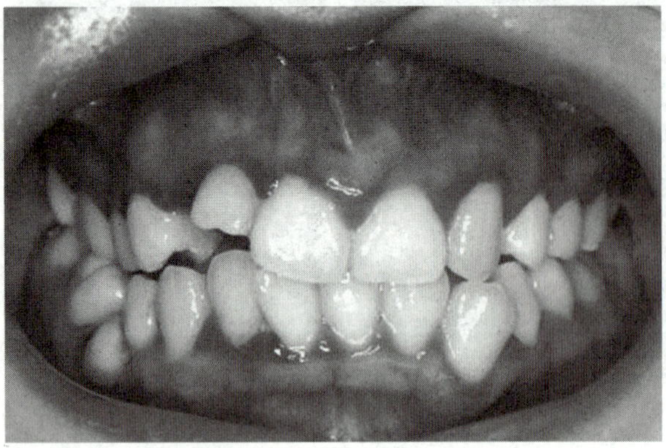

图 5-19 上下牙列不齐

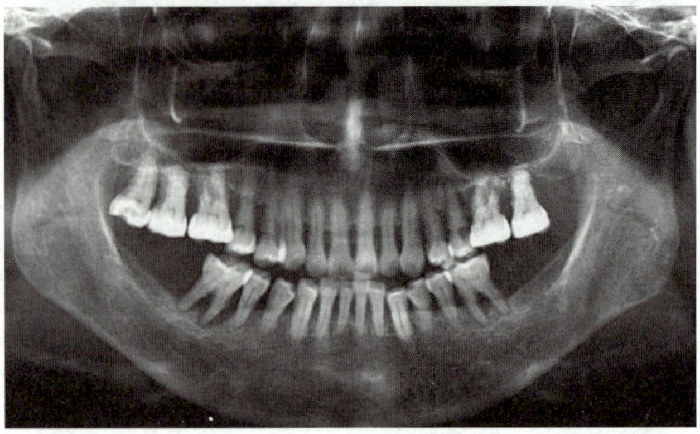

图 5-20 口腔全景 X 线片

四、护理措施

（一）修复前

1. 患者评估 评估患者的全身健康状况，包括过敏史、慢性疾病、用药情况等，确保患者适合进行口腔修复治疗。

2. 口腔卫生指导 在治疗前，对患者进行口腔卫生教育，强调刷牙、漱口和使用牙线的重要性，帮助清除口腔内的菌斑和牙石，降低术后感染风险。

3. 心理疏导 对于有焦虑情绪的患者，提供心理支持，解释修复过程和预期效果，以减轻患者的紧张感。

（二）修复中

1. 器械准备 根据治疗类型（如固定义齿修复、可摘义齿修复等）准备所需器械与材料，确保所有器械经过严格消毒。

2. 配合手术 在治疗过程中，护士需协助医生进行器械传递、吸取唾液、材料调拌和冲洗术野等。确保操作区的清洁和干燥，记录治疗过程中的重要数据，如出血量、使用材料等。

3. 维持患者舒适 确保患者在治疗期间保持舒适姿势，及时调整座椅及枕头位置，必要时提供镇静剂以减轻患者的紧张感。

（三）修复后

1. 术后指导

（1）饮食建议：指导患者在治疗后 24 小时内选择软食，避免刺激性食物，防止对修复体产生影响。

（2）口腔清洁：告知患者修复后需保持口腔清洁，使用温盐水漱口，避免使用漱口水等刺激性强的液体。

2. 疼痛管理 定期评估术后疼痛情况，按医嘱给予适当的镇痛药物，并关注患者的用药反应。

3. 定期复诊 安排术后复诊，以监测修复效果和愈合情况，及时处理可能出现的问题（如修复体松动、牙龈不适等）。

（四）长期护理

1. 口腔卫生维护　鼓励患者养成良好的口腔卫生习惯，包括定期刷牙、使用牙线和定期洁牙等，以维持修复效果和口腔健康。

2. 生活方式指导　建议患者保持均衡饮食，避免过多糖分摄入，定期运动，提高整体健康水平，预防口腔疾病的发生。

3. 患者教育　定期进行口腔健康知识的宣传和教育，帮助患者了解修复体的维护和护理，以延长修复体的使用寿命。

五、健康指导

口腔修复患者在治疗后需重视日常口腔护理和健康管理，以确保修复效果的持久性和口腔的整体健康。

首先，保持良好的口腔卫生习惯至关重要。每天至少刷牙两次，使用软毛牙刷和含氟牙膏，确保彻底清洁牙齿和修复体，同时要定期使用牙线，清除牙齿间的食物残渣和菌斑。此外，定期进行口腔检查和洁治，每年至少进行一次专业的口腔洁治，以预防牙周病和修复体周围的感染。

在饮食方面，应避免过硬、过黏、过热或过冷的食物，以免损伤修复体或引起不适。尽量减少糖分摄入，特别是软饮和糖果，以降低龋齿和牙周病的风险。保持均衡饮食，摄取丰富的维生素和矿物质，有助于口腔组织的愈合与再生。

此外，保持健康的生活方式，如戒烟、适度饮酒和定期锻炼，对提高免疫力和促进整体健康均有积极作用。对口腔修复患者来说，保持积极的心态、定期与牙医沟通，也是维护口腔健康的重要环节。

通过上述健康指导，患者能够更好地维护口腔修复效果，确保长久的口腔健康。

▶知识拓展

日常口腔卫生

对于口腔修复患者，日常口腔卫生尤为重要。患者应特别注意清洁修复体周围的牙齿和软组织，使用软毛牙刷和无刺激性的牙膏轻轻刷牙，确保清除菌斑和食物残渣。对于活动义齿，建议在每次进食后取出并用清水清洗，定期使用专用的清洁剂进行深层清洁。此外，患者应使用牙线或间隙刷清洁牙齿间的区域，防止龋齿和牙周病的发生。同时，定期进行口腔检查，以确保修复体的适配性和口腔健康，及时处理任何不适或问题。保持良好的口腔卫生不仅能延长修复体的使用寿命，还能提高患者的生活质量。

微课：
活动义齿
修复的
护理

第二节　可摘局部义齿修复的护理

一、概述

（一）概念与组成

可摘局部义齿（图 5-21），是一种临床常用的修复体，它依靠患者的天然牙、黏膜和骨组织作为支持，由义齿的固位体和基托提供固位，用人工牙来恢复缺失牙的形态和功能。同时，基托材料可以帮助恢复缺损的牙槽嵴、颌骨及其周围软组织的形态。活动义齿的设计使患者能够自行摘戴，方便其日常使用。

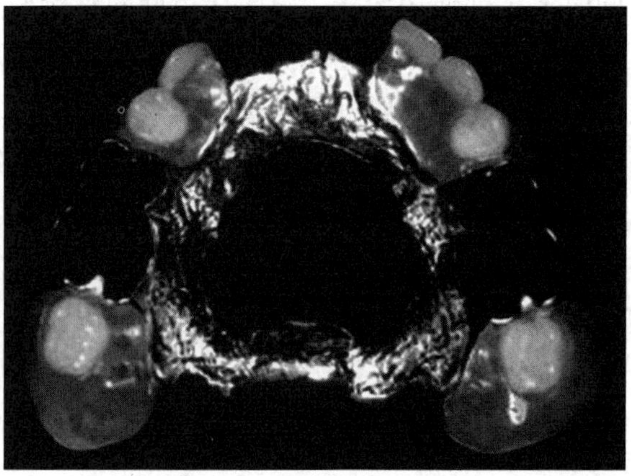

图 5-21　可摘局部义齿

（二）适应证

可摘局部义齿的适应证非常广泛，适合从个别牙缺失到上颌或下颌仅余单个牙的大范围缺损，甚至在伴随软硬组织缺损的情况下都可以使用。其具体适应证如下。

1. 各种牙列缺损，尤其是游离端缺牙者。
2. 牙缺失伴随牙槽骨、颌骨或软组织缺损的患者。
3. 拔牙创愈合过程中需要制作过渡性义齿者，或青少年缺牙时需要维持缺牙间隙者。
4. 牙周病需要活动夹板来固定松动牙者。
5. 因重度磨损或多个牙缺失造成咬合垂直距离过低，需要恢复垂直距离者。
6. 拔牙后需要戴用即刻义齿或因其他特殊需要的化妆义齿者。
7. 缺牙患者希望恢复咀嚼功能、发音及面部美观的情况。

（三）临床注意事项

尽管可摘局部义齿适用范围广泛，但在临床应用中也需注意以下事项。

1. 精神疾病患者如痴呆症、癫痫、精神病等，因生活不能自理，可能对可摘局部义齿的摘戴、保管和清洁存在困难，甚至有误吞义齿的风险，因此不宜采用。

2. 对义齿材料过敏或对义齿的异物感明显且无法克服者，不宜采用。

3. 严重的牙体、牙周或黏膜病变未得到有效治疗和控制者，不宜采用。

4. 口腔卫生状况不佳，患者未能保持良好的口腔卫生习惯者，可能会影响义齿的适应性和使用效果。

二、护理评估

（一）修复前的评估

1. 健康史

（1）一般健康状况：在评估患者的全身健康时，需详细询问慢性疾病史，如糖尿病、心血管疾病等，这些疾病可能影响口腔愈合及义齿适应。了解患者是否服用抗凝药物、免疫抑制剂或其他可能影响口腔健康的药物，以及是否有变态反应，以便为义齿材料的选择提供依据。

（2）口腔健康史：询问患者的以往牙科治疗经历，包括拔牙、根管治疗、牙周治疗等。特别关注有无牙周病史，因为牙周病可能导致牙槽骨吸收，影响义齿的稳固性。同时，要了解患者对以往牙科治疗的满意度及态度。

2. 口腔检查

（1）牙列缺损情况：系统性检查患者的口腔状况，记录缺失牙的数量和位置，评估缺失的影响范围（图 5-22），确定缺失牙是否影响咀嚼、发音和美观。可使用牙模、口腔照片等工具帮助评估，并与患者讨论可能的修复方案。

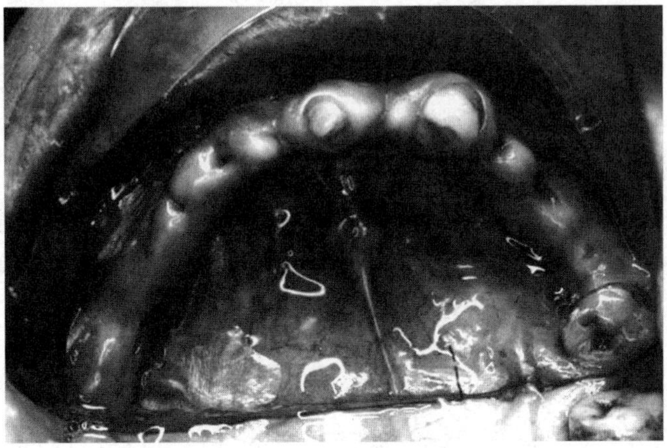

图 5-22　下颌牙列缺损，牙槽嵴欠平整

（2）牙槽骨状况：通过触诊和影像学检查（如 X 线片）评估牙槽骨的高度和密度，观察是否存在骨吸收、骨折或其他异常（图 5-23）。这对于义齿的设计和固位至关重要。

（3）黏膜状况：检查口腔黏膜的健康状况，评估有无炎症、溃疡或其他病变，尤其是义齿将接触的区域。记录任何不适或疼痛的区域，以便进行针对性治疗。

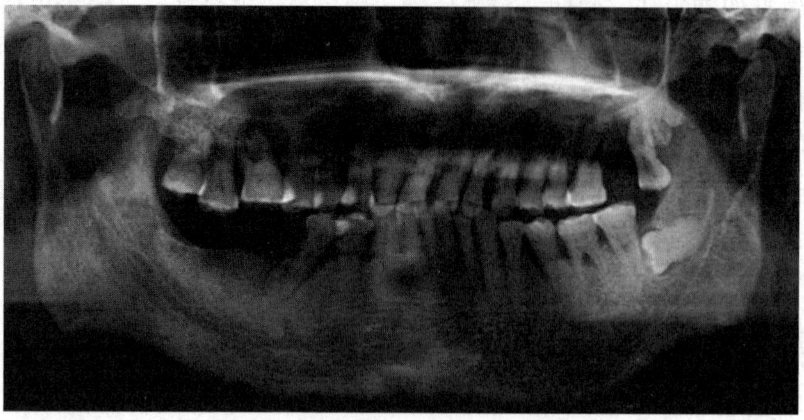

图 5-23　全景 X 线片示 45 牙近中倾斜，牙槽骨吸收至根尖 1/3

（二）修复后的评估

1. 功能评估

（1）咀嚼效率：询问患者的咀嚼能力，了解其饮食习惯，如是否存在选择性进食或食物限制，评估其咀嚼效率。可通过让患者尝试咀嚼不同质地的食物来评估。

（2）发音清晰度：评估患者的发音清晰度，特别关注是否在佩戴义齿后出现发音不清或言语困难。可以通过让患者朗读简单的句子来观察其发音情况。

（3）义齿使用情况：询问患者在佩戴义齿时的舒适度，了解是否有摩擦、压痛、异物感等不适症状。记录患者对义齿的适应时间，必要时安排调整义齿的形状或位置。

2. 适应性评估

（1）心理适应：评估患者对可摘局部义齿的接受程度，了解其心理状态。询问患者是否感到焦虑、不安或自卑，特别是在与他人交流时的感受，帮助他们建立自信。

（2）自我护理能力：评估患者在义齿的清洁、保管和日常护理方面的能力。询问患者是否了解义齿的清洁方法，能否自行操作，确保义齿保持良好的卫生状态。

3. 患者教育需求评估

了解患者对可摘局部义齿的基本知识，包括使用方法、清洁和保养注意事项。评估其对口腔健康的认识程度，以确定教育内容的深度和广度。根据评估结果，制订个性化的患者教育计划，内容包括义齿的佩戴、清洁、维护和常见问题的解决方案。可以使用图文资料、视频等多种方式帮助患者理解。

三、护理措施

可摘局部义齿修复大致可以分为以下四个步骤：牙体预备与印模制取、颌位关系确定、排牙蜡型试戴、义齿戴用与复诊。

（一）牙体预备与印模制取的护理措施

1. 用物准备

（1）牙体预备用物：一次性口腔器械盘（口镜、镊子、探针）、吸引器管、防护膜、护目镜、口杯、三用枪、敷料、高速牙科手机、车针、凡士林棉签、牙周探针、脱敏剂（图 5-24）。

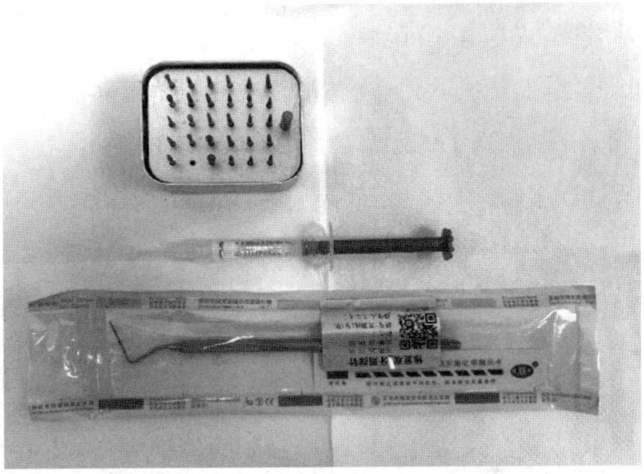

图 5-24　牙周探针、脱敏剂、备牙车针

（2）印模制取用物：聚醚或硅橡胶（图 5-25）或藻酸盐印膜材（图 5-26）、金属调拌刀、橡皮碗、量杯、量勺、托盘（金属或塑料）、石膏或聚合物复模材料。

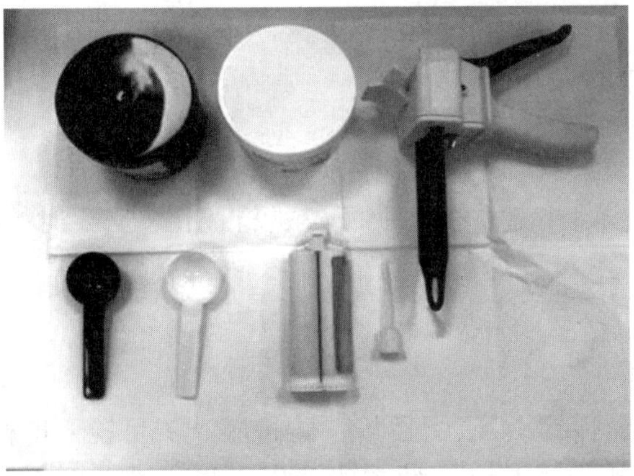

图 5-25　硅橡胶印模材料

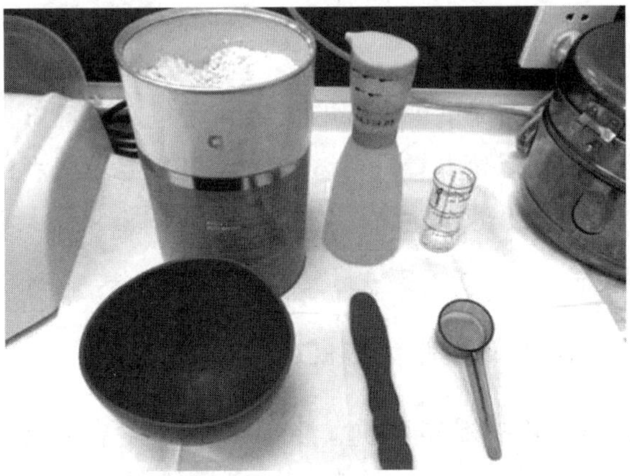

图 5-26　藻酸盐印模材料

2. 护理措施

（1）安置患者并在牙体预备前让患者用漱口液进行口腔消毒，确保无菌环境。

（2）准备并传递牙体预备所需的器械和印模材料，协助医生进行牙体预备。

（3）完成牙体预备后，协助进行初印模制取，确保印模材料混合均匀并及时应用。

（4）记录初印模的信息，并将初印模送至牙科技工室进行模型制作。

（二）颌位关系确定的护理措施

1. 用物准备　一次性口腔器械盘（口镜、镊子、探针）、吸引器管、防护膜、护目镜、口杯、三用枪、凡士林棉签、咬合蜡、咬合纸、咬合板、酒精灯、打火机、蜡勺、刻度尺、标记笔。

2. 护理措施

（1）在颌位记录前，向患者详细解释记录过程，确保患者舒适。

（2）协助医生进行上下颌咬合关系的测量和记录，确保数据准确、可靠，并在必要时拍照存档，以便后续参考。

（三）排牙蜡型试戴的护理措施

1. 用物准备 一次性口腔器械盘（口镜、镊子、探针）、吸引器管、防护膜、护目镜、口杯、三用枪、高速牙科手机、低速牙科手机、车针、磨头、凡士林棉签、咬合纸、技工钳（图 5-27）、蜡勺、比色板、咬合记录材料（图 5-28）、镜子、刻度尺、标记笔。

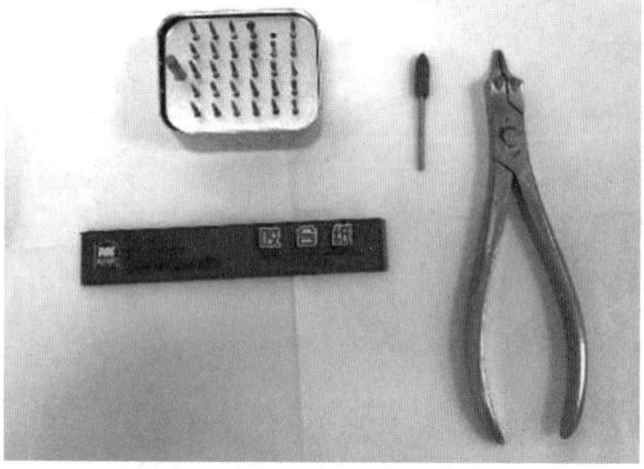

图 5-27 车针、磨头、咬合纸、技工钳

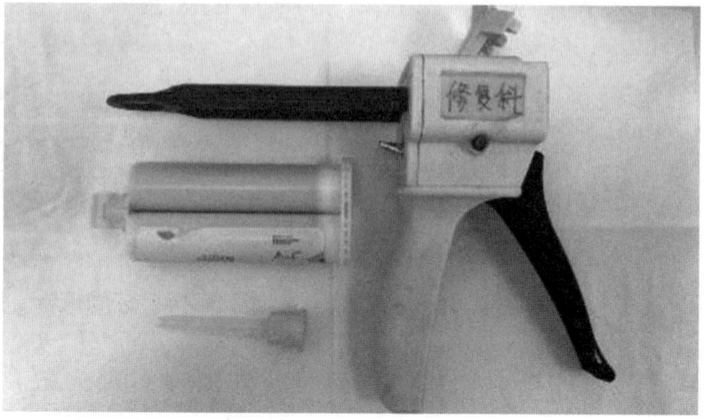

图 5-28 硅橡胶咬合记录材料

2. 护理措施

（1）确保试戴支架的清洁和完整，准备好调整所需工具。

（2）指导患者进行试戴，观察并记录患者的主观感受及适应情况，特别是咬合和美观方面。

（3）协助医生进行必要的咬合调整，记录调整的详细信息，并根据反馈进行优化，必要时拍照记录。

（四）义齿佩戴与复诊的护理措施

1. 用物准备 一次性口腔器械盘（口镜、镊子、探针）、吸引器管、防护膜、护目镜、口杯、三用枪、高速牙科手机、低速牙科手机、车针、磨头、咬合纸、技工钳、压力指示糊、抛光轮、75% 酒精棉球、凡士林棉签、镜子（图 5-29）。

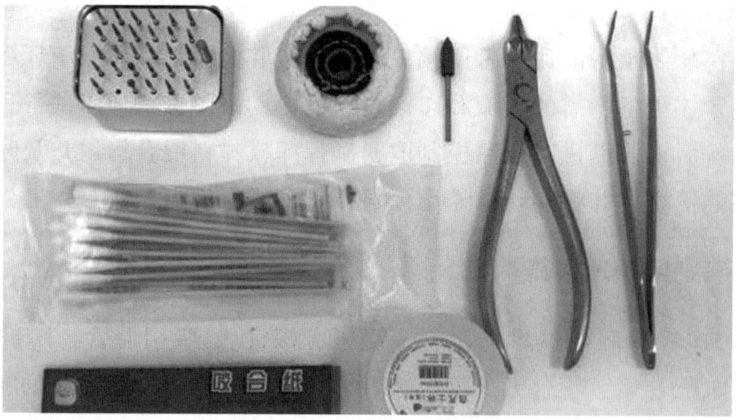

图 5-29 试戴义齿所需部分用物

2. 护理措施

（1）在义齿交接时，向患者详细说明义齿的佩戴、维护及清洁方法，确保患者充分理解并能够

自行摘戴。

（2）指导患者如何使用义齿，如避免食用过硬或过黏的食物等。

（3）定期安排患者复诊，评估义齿的适应性变化，记录并处理患者反馈，确保义齿的长期使用效果。

四、健康指导

（一）义齿的清洁与消毒

1. 清洁工具选择　向患者推荐使用专用的义齿清洁工具，如义齿刷和清洁剂，避免使用普通牙刷，因为普通牙刷的刷毛可能会刮花义齿表面。

2. 清洁频率与方法　指导患者每日至少两次清洁义齿，尤其是在每次进食后应及时清洗，以防食物残渣滞留在义齿表面或义齿与牙龈接触的区域。使用温水和适当的清洁剂进行轻柔清洗，避免使用过热的水，因为热水可能导致义齿变形。

3. 义齿的消毒　指导患者每晚将义齿取下浸泡在义齿清洁液中，保持其清洁和卫生；浸泡还可以防止义齿因长时间干燥而变形。

（二）口腔卫生护理

虽然活动义齿可摘除，但患者仍需特别注意天然牙齿和牙龈的清洁。护理人员应建议患者使用软毛牙刷轻轻按摩牙龈，并使用牙线或牙间刷清洁剩余牙齿之间的缝隙，防止龋齿或牙周疾病的发生（图 5-30）。

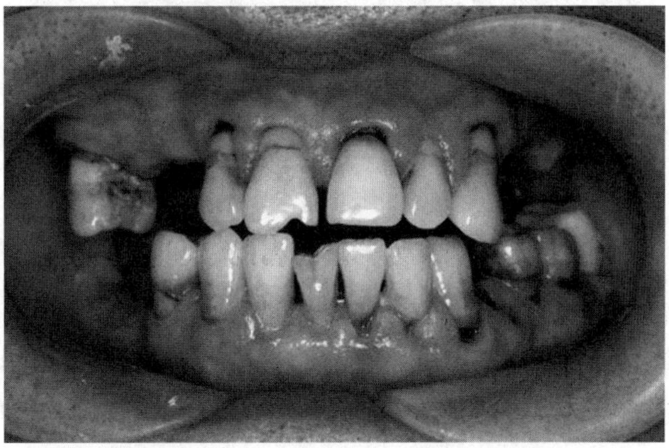

图 5-30　戴用义齿 2 年后 16 近中邻面龋坏

（三）佩戴义齿注意事项

1. 佩戴时长　应提醒患者在白天正常使用义齿，但在夜间睡觉时应将义齿取下，以便让口腔组织得到休息。长时间佩戴义齿可能导致牙龈压痛、组织损伤，甚至可能引发牙槽嵴吸收。

2. 饮食建议　建议患者在佩戴义齿时避免食用过硬、过黏或过热的食物，以减少义齿损坏或对口腔软组织的损害。

（四）义齿的调整与随访

1. 定期检查与调整 应建议患者定期进行复诊，通常每 6 个月或 1 年复查一次，以确保义齿的功能性和适配度。随着口腔软硬组织的变化，义齿可能需要进行调整或重做。

2. 义齿的调整 在患者佩戴义齿一段时间后，可能会因为牙龈萎缩或牙槽骨吸收而导致义齿不再合适。护理人员需配合医生进行义齿的重新适配或衬垫，确保其舒适性和稳定性。

3. 义齿损坏的处理 告知患者当义齿出现裂痕、磨损或其他问题时，应立即停止使用并前往医院进行修复或更换。任何义齿的损坏都可能影响其正常功能（图 5-31），甚至对口腔组织造成伤害。

可摘局部义齿修复的护理涉及多个环节，从评估、牙体预备、制作到日常护理，护理人员发挥了重要作用。通过系统化的护理流程和细致的工作，能够有效提升患者的使用体验，确保义齿的功能与舒适度。全面的患者教育与心理支持，能够增强患者对义齿的适应能力，从而提高其生活质量。

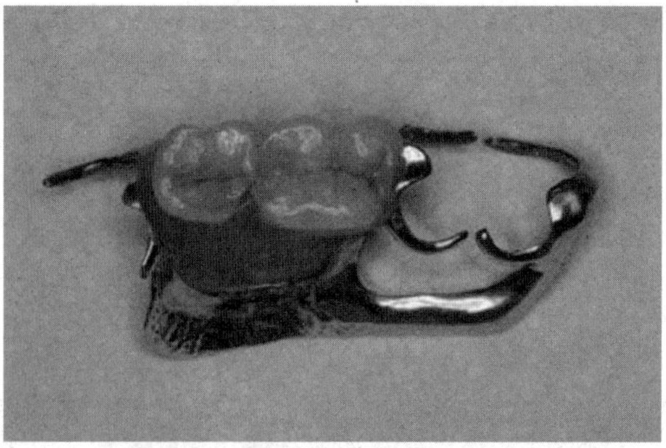

图 5-31 舌侧卡环折断，边缘锐利

▶知识拓展

可摘局部义齿修复患者的心理支持

在可摘局部义齿修复护理中，心理支持同样是一个重要的方面。许多患者在初次佩戴可摘局部义齿时，可能会面临适应困难和心理压力，尤其是对外观和咀嚼功能的担忧。护理人员应积极与患者沟通，倾听他们的困惑与不安，给予理解和鼓励。通过提供有关可摘局部义齿的正确知识，帮助患者建立对义齿的信心，缓解他们的焦虑。例如，解释可摘局部义齿如何改善咀嚼功能和恢复面部外观，强调佩戴义齿对提高日常生活质量的重要性。可以建议患者加入支持小组，分享他们的经历和感受，促进相互支持。同时，定期的随访和评估不仅有助于解决技术问题，也能为患者提供持续的情感支持，使他们在适应过程中感受到关怀与重视。

第三节 固定局部义齿修复的护理

微课：固定义齿修复的护理

一、概述

（一）概念

固定局部义齿是用于修复牙列中缺失牙齿的一种修复体，通常用于单颗或多颗牙缺失的情况。它通过粘固剂、粘接剂或其他固定装置与两侧经过预备的基牙或种植体牢固连接，以恢复缺失牙齿的解剖形态与生理功能，因为患者无法自行摘戴，因此被称为固定可摘局部义齿。此外，由于其结构类似于工程中的桥梁，固定可摘局部义齿也常被称为固定桥。本节主要讲授固定可摘局部义齿的护理流程。

（二）组成与分类

固定局部义齿（固定桥）由固位体、桥体和连接体三部分组成。按其结构分为三种基本类型：双端固定桥（图 5-32）、半定桥、单端固定桥，也叫简单固定桥。以上任意两种或三种的组合又称为复合固定桥。用种植体作支持的称为种植体固定桥，用套筒冠作固位体的称为可摘固定桥，基牙非常规预备。需依靠树脂粘接剂固位的称为粘接桥。

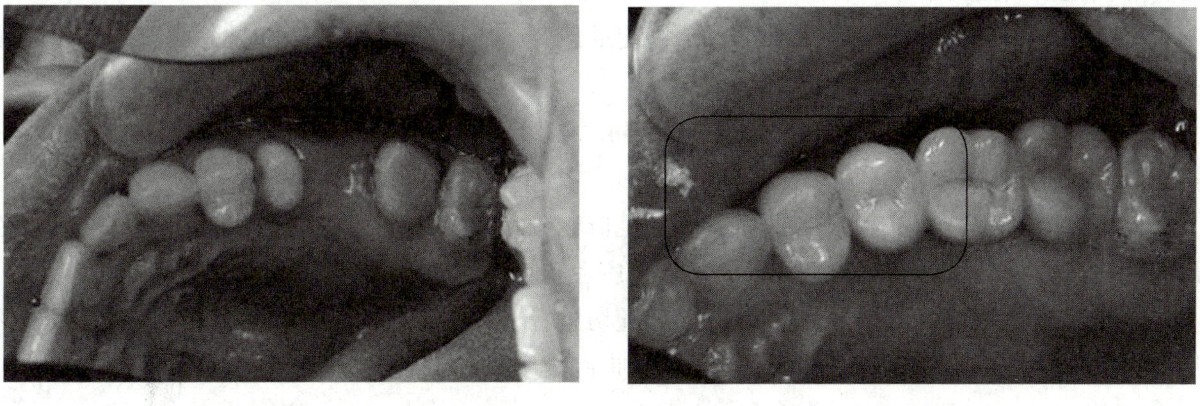

A B

图 5-32 双端固定桥

注：A.26 缺失，25、27 牙体预备型；B. 修复后。

（三）适应证

与活动义齿相比较，固定局部义齿通过粘固剂固定于支撑牙或种植体，患者无法自行摘戴，且通常需要较大程度的磨除基牙以适应修复体，这使得其制作过程相对复杂，适应范围较为局限。固定修复前必须对牙列缺损患者的口腔局部环境进行周密的检查，并结合患者的个体特点和全身情况进行综合分析，确认能否达到固定桥修复的预期效果。因此，应严格控制其适应证，具体包括以下几方面。

1．单颗或多颗牙缺失 适合修复因龋齿、外伤或牙周病等原因导致的单颗或多颗牙缺失，尤其是当缺失牙的两侧有健康的支撑牙时。

2．牙齿严重损坏 当牙齿因病变或外伤严重损坏，但根部仍健康时，可以通过固定义齿进行修复，恢复牙齿的功能和外观。

3．牙齿移位或不齐 对于存在轻度牙齿移位或不齐的患者，固定局部义齿可以帮助改善牙列的排列和咬合关系。

4．牙周支持良好 适合牙周组织健康、牙根稳固且没有活动性的牙齿，用以支持固定局部义齿的稳定性。

5．患者美观需求高 对于对外观要求较高的患者，固定局部义齿可以提供良好的美观效果，尤其是全瓷或陶瓷修复体。

6．种植体支撑 对于缺失牙区域进行种植修复后，可以利用种植体作为支撑来制作固定局部义齿。

（四）临床注意事项

在固定局部义齿修复时，应注意以下事项。

1．牙髓保护 在患者年龄较小、牙冠短、髓腔较大或髓角高的情况下，应特别注意保护牙髓，避免在基牙预备过程中对牙髓造成损伤。

2．基牙健康状况 在缺牙区毗邻牙齿的牙髓或牙周已有病变时，需先进行彻底的治疗，确保基牙健康，才可开始固定局部义齿修复。若邻牙的牙槽骨吸收超过根长 1/3 或其松动度超过 I 度，则不宜将其单独用作基牙。

3．牙槽骨稳定性 对于牙槽骨吸收尚未稳定的患者，应优先考虑制作暂时性固定修复体，以便在吸收稳定后再进行永久性固定局部义齿修复。

4．基牙高度要求 若基牙及缺牙间隙的龈高度过低，可能影响固定局部义齿的设计和稳固性，需考虑采用其他修复方式。

5．患者个体差异 在制定治疗方案时，医生应充分考虑患者的个体差异，包括年龄、口腔卫生习惯及整体健康状况，以确保固定局部义齿的适应性和功能。

6．定期随访与评估 完成修复后，应定期随访患者，评估修复体的适应性、功能及口腔健康状况，及时处理可能出现的问题，确保患者的长期口腔健康。

二、护理评估

（一）患者准备与健康史评估

1．一般健康状况 在评估患者的全身健康时，需详细询问慢性疾病史，如糖尿病、心血管疾病等。这些疾病可能影响口腔愈合和固定局部义齿的适应。此外，了解患者是否服用抗凝药物、免疫抑制剂或其他影响口腔健康的药物，以及是否有变态反应，以便为义齿材料的选择提供依据。

2．口腔健康史 询问患者的以往牙科治疗经历，包括拔牙、根管治疗、牙周治疗等，特别关注牙周病史，因为牙周病可能导致牙槽骨吸收，影响固定局部义齿的稳固性。同时，了解患者对以往牙科治疗的满意度和态度。

（二）口腔检查与评估

1. 牙列缺损情况 系统性检查患者的口腔状况，记录缺失牙的数量和位置，评估缺失对咀嚼、发音和美观的影响（图 5-33）。可以使用牙模、口腔照片等工具帮助评估，并与患者讨论可能的修复方案。

2. 基牙状况 通过触诊和影像学检查（如 X 线片）评估基牙的健康状况，包括牙体的完整性、牙周支持的强度及是否存在龋齿或牙髓问题。这对于固定局部义齿的设计和稳固性至关重要。

3. 牙槽骨状况 评估牙槽骨的高度和密度，观察是否存在骨吸收或其他异常，确保其能够支持固定局部义齿。

4. 黏膜状况 检查口腔黏膜的健康状况，评估有无炎症、溃疡或其他病变，尤其是义齿将接触的区域。记录任何不适或疼痛的区域，以便进行针对性治疗。

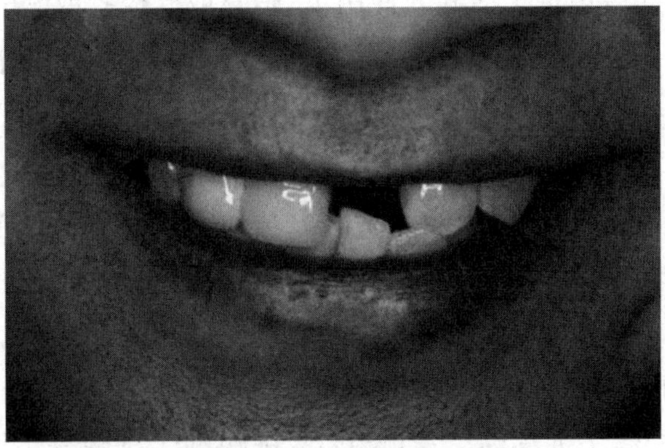

图 5-33 前牙牙列缺损

（三）功能评估

1. 咀嚼功能 评估患者的咀嚼能力，了解其饮食习惯及是否存在选择性进食或食物限制。可通过让患者尝试咀嚼不同质地的食物来评估咀嚼效率。

2. 发音评估 评估患者的发音清晰度，特别关注佩戴义齿后的发音变化。通过让患者朗读简单的句子来观察其发音情况，确保义齿设计未影响语言能力。

3. 义齿适应情况 询问患者在佩戴义齿时的舒适度，记录是否有摩擦、压痛、异物感等不适症状，并记录患者对义齿的适应时间。

（四）适应性评估

1. 心理适应 评估患者对义齿的接受程度，了解其心理状态。询问患者是否感到焦虑、不安或自卑，特别是在与他人交流时的感受，帮助他们建立自信。

2. 自我护理能力 评估患者在义齿的清洁、保管和日常护理方面的能力，确保患者了解如何正确维护义齿的卫生状态。

（五）患者教育需求评估

评估患者对义齿的知识水平，并根据需要提供个性化的教育材料，讲解义齿的使用方法和注意事项。

根据评估结果，制订患者的教育计划，包括义齿使用方法、日常清洁及常见问题解决方案。

三、护理措施

固定局部义齿修复的临床操作步骤主要包括：①牙体预备。②排龈。③印模制取。④颌位关系确定。⑤比色。⑥制作临时修复体。⑦试戴与终修复体粘接。其中第①③④步可参考第二节可摘局部义齿修复的护理来进行，本节重点介绍剩余几步的护理措施。

（一）常规用物准备

一次性口腔器械盘（口镜、镊子、探针）、吸引器管、防护膜、护目镜、口杯、三用枪、高速牙科手机、车针、凡士林棉签、脱敏剂（活髓牙使用）、聚醚或硅橡胶或藻酸盐印膜材、橡皮碗、量杯、量勺、托盘（金属或塑料）、咬合记录材料（蜡片或硅胶类材料）、75% 酒精棉球、干棉球或棉卷。

（二）排龈的护理措施

排龈指在口腔修复操作中，通过机械或化学的方法暂时性地将龈缘向根部移位，以便清晰地观察和记录牙齿的边缘、牙周结构和周围组织。排龈可以提高印模的准确性，确保义齿或修复体的边缘与牙龈的适合性，从而减少义齿的边缘刺激和食物嵌塞的风险。此外，排龈还可以帮助医生更好地评估牙周状况，为后续的治疗方案提供重要参考。

1. 特殊用物准备 排龈线（如棉线、聚酯线）、排龈剂、排龈器（图 5-34）；有的患者还需要准备局部浸润麻醉用品。

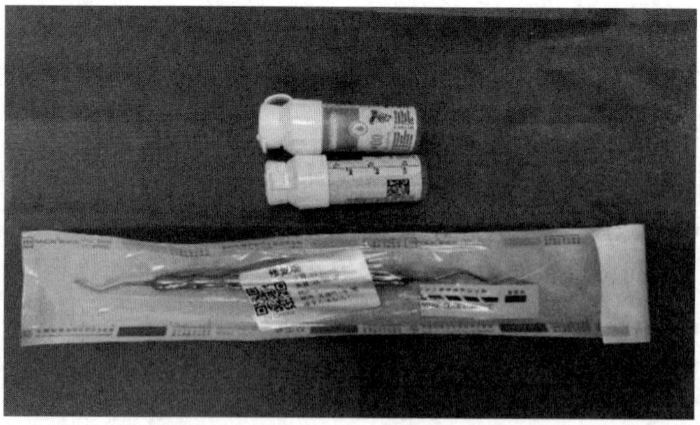

图 5-34 排龈线（上）和排龈器（下）

2. 护理措施

（1）放置排龈线：协助医生将排龈线放置于牙龈边缘，确保排龈线的位置正确且不造成不适。记录患者的感受，确保没有过敏或不适反应。若操作过程中患者疼痛明显，则应先行局部浸润麻醉后，再行排龈操作。

（2）应用排龈剂：如果使用化学排龈剂，护士负责将排龈剂均匀涂抹于排龈线周围。观察排龈剂的效果，确保牙龈有效收缩。

（3）吸引与观察：使用吸引器清除多余的唾液和排龈剂，保持术野清晰。观察排龈的效果，协助医生检查排龈后的状态。

（4）记录与反馈：记录排龈操作的具体情况及患者的反应。在操作结束后，协助医生进行后续检查，并提供必要的护理指导。

（三）比色的护理措施

1. 特殊用物准备　比色板、镜子（图 5-35）。

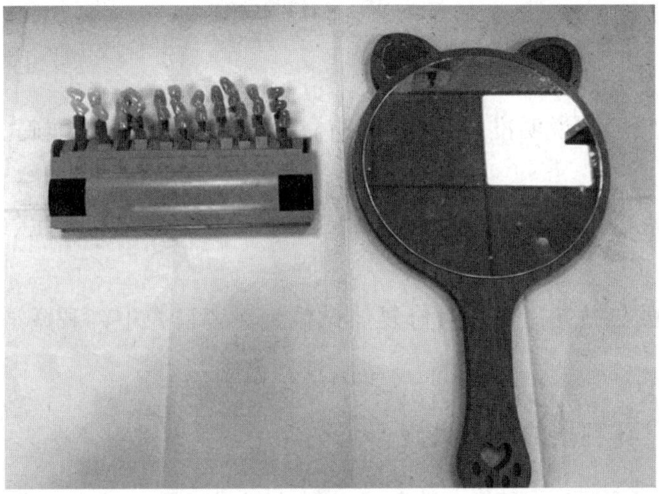

图 5-35　比色板（左）和镜子（右）

2. 护理措施

（1）术前准备：确保比色区域光线均匀，避免直射光和阴影，同时保持环境整洁。准备好比色需要的用物，以备医生随时使用。

（2）协助操作：在医生比色时，协助观察自然牙齿与色卡的匹配，在医生确定最终颜色后，记录色卡编号和描述信息，必要时拍照留存，确保后续制作时的准确性。

（3）术后整理：在比色完成后，清理工作台和用具，保持环境整洁。

（四）制作临时修复体的护理措施

1. 特殊用物准备

（1）临时修复体材料：如临时树脂、聚合物等。

（2）模型材料：石膏模型或数字化模型系统。

（3）修复工具：低速牙科手机、磨头、雕刻刀、刷子、抛光轮。

（4）混合器具：用于混合临时修复体材料的器具，如材料混合枪（图 5-36）、调拌板、调拌刀等。

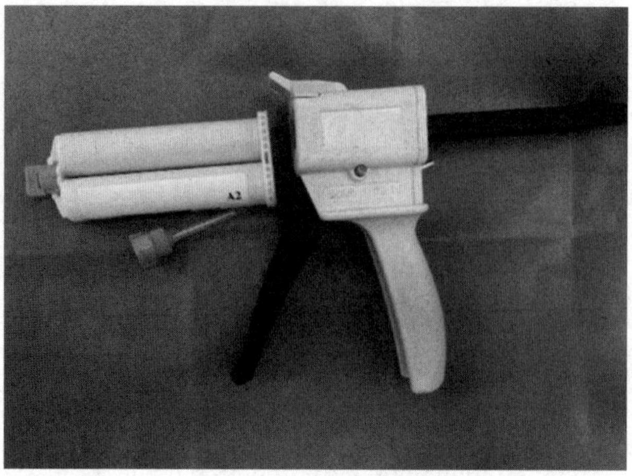

图 5-36 材料混合枪

2. 护理措施

（1）材料准备：按照厂家说明准备临时修复体的材料，确保配比准确。在调拌板上混合材料，确保均匀，无气泡。

（2）材料填充：将混合好的材料小心充填到模具中，避免浪费和产生气泡，充填好后递给医生进行口内操作。

（3）临时修复体试戴与抛光：将临时修复体试戴到患者口腔中，观察适配情况，试戴合适后抛光、消毒备用。

（五）试戴与终修复体粘接的护理措施

1. 特殊用物准备 去冠器、牙线、咬合纸、低速牙科手机、磨头、抛光磨头、调拌板、调拌刀、一次性搅拌头、暂时性粘接水门汀、永久粘接材料（树脂或玻璃离子）。

2. 护理措施

（1）终修复体准备：检查牙冠的完整性，确保没有缺损或气泡。

（2）去除临时修复体：拧紧去冠器各关节递给医生，实时吸唾。

（3）终修复体试戴：为医生准备牙线及合适的咬合纸，实时吸唾或吸除磨除修复体时产生的粉尘。

（4）消毒粘接：根据医生的指示准备相应的粘接材料，确保配比准确；将终修复体清洁消毒并吹干后，在医生的指令下开始调拌粘接材料，将混合好的粘接剂均匀涂抹在牙冠内表面，递给医生。

四、健康指导

在完成固定局部义齿修复后，患者需要了解如何维护口腔健康，以确保修复体的长久使用及口腔的整体健康。

（一）口腔卫生管理

1. 定期刷牙 嘱患者保持良好的口腔卫生，每日至少刷牙两次，使用软毛牙刷和含氟牙膏，注意清洁修复体周围的自然牙和牙龈。

2. 使用牙线　在修复体与自然牙之间，以及牙齿之间使用牙线，以去除食物残渣和牙菌斑，防止牙周病的发生。

（二）饮食建议

1. 避免硬物　嘱患者避免咀嚼硬物，如坚果、硬糖等，以防止修复体破损或脱落。

2. 温度适中　食物的温度要适中，过热或过冷的食物可能对牙髓和修复体造成刺激。

（三）定期复查

1. 定期检查　嘱患者按医生的建议定期进行口腔检查，以监测修复体的状况和牙周健康。通常建议每六个月进行一次复查。

2. 随时反馈　嘱患者如发现修复体松动、疼痛或不适，及时反馈给医生，以便进行必要的调整或治疗。

（四）健康生活方式

1. 戒烟限酒　吸烟和过量饮酒会影响口腔健康，应尽量避免。

2. 均衡饮食　保持均衡的饮食，确保摄入足够的营养，促进牙龈和牙齿的健康。

▶知识拓展

固定局部义齿与牙周健康管理

在固定局部义齿修复的护理流程中，牙周健康管理至关重要。首先，护士或牙医助理需定期评估患者的牙周状况，包括牙龈的外观和牙周袋深度，并详细记录这些信息。在修复前，若发现患者有牙周病，需优先进行牙周病治疗，如洁治和刮治。在修复后，定期随访以监测牙周健康变化，并指导患者保持良好的口腔卫生，如正确刷牙和使用牙线，以预防牙周问题的发生。此外，鼓励患者反馈使用固定局部义齿过程中的不适，及时调整治疗方案。通过这些措施，可以确保固定局部义齿的稳固性，延长使用寿命，同时维护患者的整体口腔健康。

第四节　全口义齿修复的护理

微课：全口义齿修复的护理

全口义齿修复是针对全部牙列缺失的患者提供的一种重要修复方式。由于全口义齿修复需要通过牙槽嵴的支持和稳定性来恢复患者的咀嚼功能和美观，因此护士在全口义齿修复中的角色十分关键，不仅需要精确的护理操作，还需为患者提供长期的支持与教育。本节将详细探讨全口义齿修复护理的各个阶段，包括初次修复、适应期护理、日常维护与调整等。

一、概述

全口义齿，又称为总义齿，是采用人工材料替代缺失的上颌和/或下颌完整牙列及相关组织，旨在恢复患者的咀嚼和发音功能、改善外观及提升生活质量，患者可以自行摘戴。

全口义齿由基托和人工牙两部分组成（图5-37），通过义齿基托与黏膜组织紧密贴合、良好的边缘封闭产生的吸附力、大气压力，使义齿吸附在上下颌牙槽嵴上，提供稳定的支持和舒适的佩戴体验。

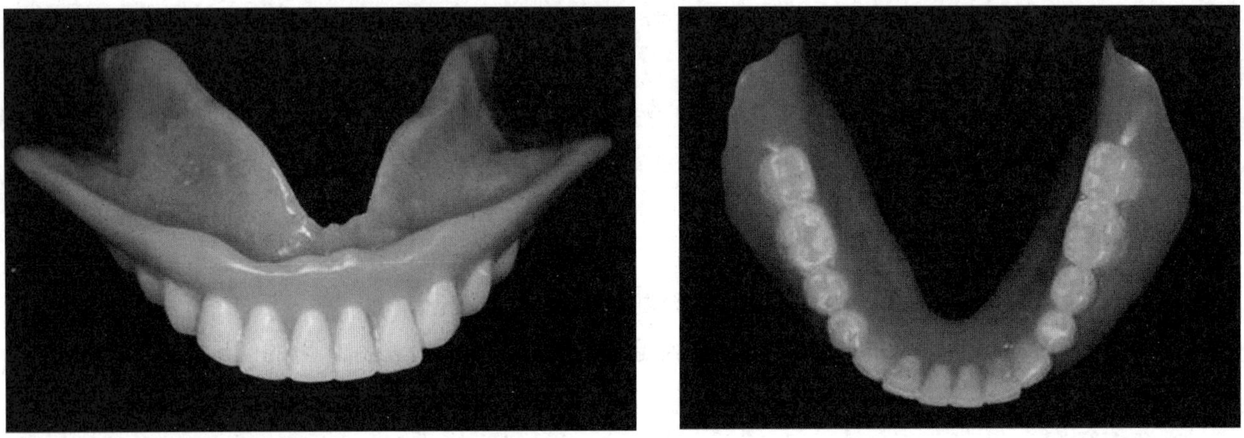

图5-37 下颌总义齿

全口义齿适用于全牙列无天然牙的患者，但患者若存在明显的口腔感染（如牙龈炎、口腔溃疡等）或极端的颌骨吸收或形态异常，则无法进行全口义齿的修复。此外，若患者有未控制的全身性疾病，如糖尿病或心脏病，可能影响义齿的适配性与功能，导致恢复效果不佳。对于心理状态不稳定或缺乏配合意识的患者，义齿的佩戴和后期护理也可能面临困难。

因此，在决定进行全口义齿修复前，需全面评估患者的口腔状况和全身健康情况，确保符合适应证并排除禁忌证，以便制定科学合理的治疗方案。

二、护理评估

（一）口腔健康状况评估

1. 口腔卫生状况 检查患者的口腔卫生习惯，包括刷牙和清洁义齿的频率及方法。

2. 软组织健康 评估牙龈、颊黏膜及舌头的健康状况，观察是否有红肿、溃疡或感染迹象。

3. 既往修复情况 询问患者既往是否进行过义齿修复，检查义齿的稳固性、舒适度，观察是否存在压痛点或磨损。

（二）功能评估

1. 咀嚼功能 评估患者的咀嚼能力，包括食物的咀嚼效率和是否存在疼痛或不适。

2. 发音功能 评估患者的发音清晰度，是否有因义齿影响而出现的发音问题。

3. 吞咽功能 评估患者在进食时的吞咽情况，观察是否有吞咽困难或异物感。

（三）适应性评估

1. 心理适应情况 评估患者对全口义齿的适应能力，包括自信心和对外观的满意度。

2. 社交活动参与度 了解患者在社交活动中的参与程度，是否因佩戴义齿而影响社交生活。

（四）饮食评估

1. 饮食习惯 记录患者的饮食选择和习惯，了解是否能适应义齿后的饮食建议。

2. 营养状况 评估患者的营养摄入，确保其饮食均衡且符合健康需求。

（五）义齿维护评估

1. 清洁习惯 评估患者是否能遵循医生建议进行义齿清洁，使用合适的清洁产品和方法。

2. 义齿的损坏情况 评估义齿的损坏程度，如有必要，建议进行修理或更换。

三、护理措施

全口义齿修复分为制取无牙颌印模（包括初印模和二次印模）、颌位关系记录、全口义齿排牙蜡型试戴及全口义齿初戴与复诊四个基本步骤。

（一）制取无牙颌印模的护理措施

1. 用物准备 一次性口腔器械盘（口镜、镊子、探针）、吸引器管、防护膜、护目镜、口杯、三用枪、凡士林棉签、光敏固化灯、75% 酒精棉球、水浴容器、分离剂、消毒纱布及印模膏、全口义齿托盘（图 5-38）、光固化树脂材料、硅橡胶或聚醚硅橡胶或藻酸盐印模材料、橡皮碗、调拌刀（一次性搅拌头）、低速直牙科手机、钨钢树脂磨头、金刚砂磨头、三角蜡刀、修整刀、钢丝剪。

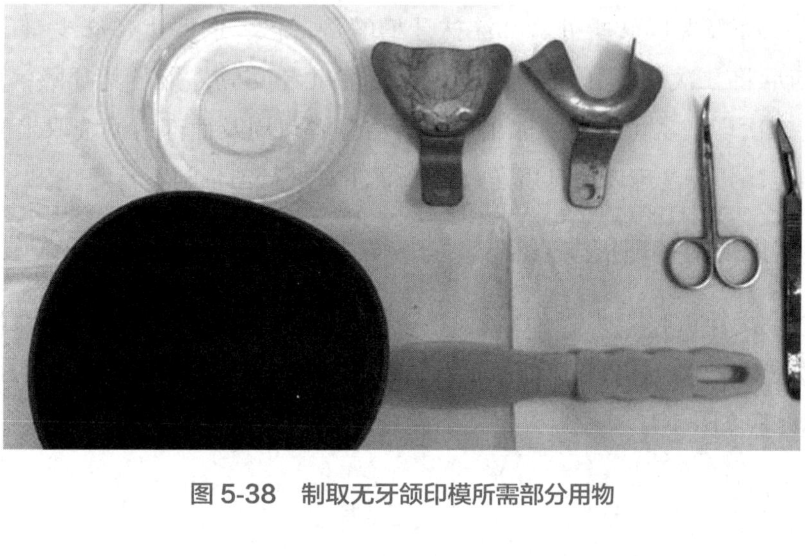

图 5-38 制取无牙颌印模所需部分用物

2. 护理措施

（1）患者准备：将患者椅位调整至直立状态，使下颌牙槽嵴与地面平行，并确保头部有足够的支撑；适当调节照明，确保医生术野清晰；用凡士林棉签润滑患者口角，防止口镜牵拉造成不适。

（2）初印模制取：①选择合适的全口义齿托盘，确保其形态、宽度和长度适合患者的颌弓及牙槽结构。②调整托盘边缘：在低速直牙科手机和金刚砂磨头下修整托盘边缘。如托盘边缘延伸过度，准备去冠缘弯剪刀或钢丝剪供医生进行修剪。③调制印模材料：调制藻酸盐印模材料，将少量材料递给医生涂抹于牙槽倒凹区，剩余材料装满托盘并递交医生。④灌制模型：待医生取出初印模（图 5-39）后，冲洗并送至模型室进行初印模石膏模型的灌注。

（3）制作个别托盘（图 5-40）。①涂布分离剂：在石膏模型上涂布分离剂，确保后续操作顺利进行。②准备个别托盘材料：将光固化树脂材料与三角蜡刀递给医生进行个别托盘的制作，注意材料及时加盖保存。③固化个别托盘：待个别托盘制作完成后，放入光固化灯箱，按照说明进行固化。光照结束后，将个别托盘从模型上取下，再次固化。④边缘修整：医生用低速直牙科手机和钨钢树脂磨头修整托盘边缘，使用强力吸引器清除树脂粉尘，清水冲洗并用酒精棉擦拭消毒。

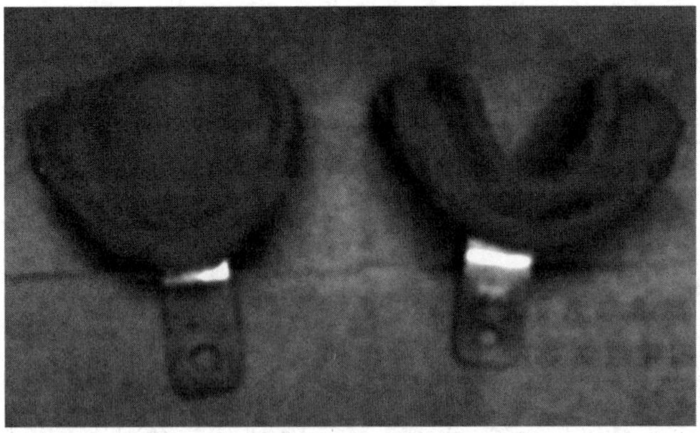

图 5-39 藻酸盐初印模

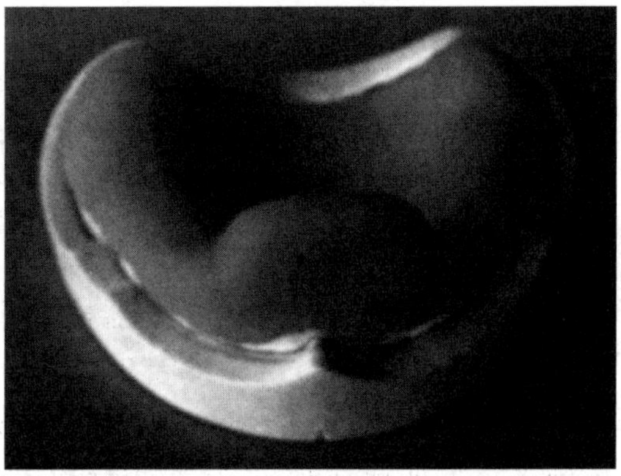

图 5-40 光固化树脂个别托盘

（4）二次印模制取。①调制印模材料：调制硅橡胶、聚醚橡胶或藻酸盐印模材料，均匀涂布于个别托盘的组织面及黏膜转折处。②涂抹牙槽嵴倒凹区：向医生递交少量印模材料，涂抹于牙槽嵴倒凹区，随后将二次印模托盘递给医生并观察患者反应，指导其呼吸，协助减轻不适感。③清洁与处理：待二次印模从患者口中取出后，清洁患者口周及面部，冲洗取出的二次印模，湿纸巾包裹后放入塑料袋，并标注患者信息后送往模型灌注室进行消毒与石膏灌注。

（二）颌位关系记录的护理措施

1. 用物准备 一次性口腔器械盘（口镜、镊子、探针）、吸引器管、防护膜、护目镜、口杯、三用枪、凡士林棉签、酒精灯、打火机、殆平面板、垂直距离测量尺、蜡片、修整刀、蜡勺、记录笔、一次性治疗巾、标记笔（图 5-41）。

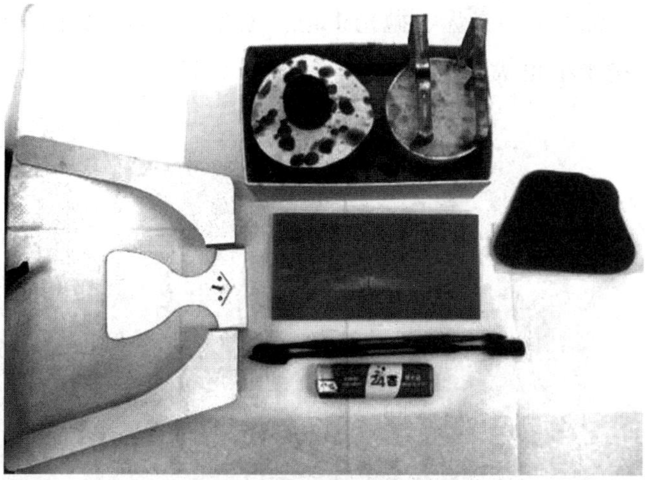

图 5-41　颌位关系记录用物

2. 护理措施

（1）术前准备。①环境准备：在操作台上铺设一次性治疗巾，将涂好分离剂的石膏模型放置于治疗巾上。②点燃酒精灯：确保周围工作环境安全，点燃酒精灯以备后续操作。

（2）蜡片处理。①蜡片传递：将修整刀和蜡片传递给医生。②软化蜡片：协助医生烤软蜡片，同时用凡士林棉签润滑患者口角，以减轻口镜牵拉带来的不适。

（3）患者姿势调整：将治疗椅背调至与水平面成 45°夹角，确保患者张口时平面与水平面平行。嘱患者自然放松唇部和口腔。

（4）颌位标记。①椅背升起：将治疗椅的椅背升起，确保患者上身及头颈部保持直立，目光平视。②标记与测量：递给医生标记笔进行标记，同时嘱患者放松，上下唇轻轻闭合，将垂直距离测量尺递给医生。③切迹制作：将蜡勺递给医生，协助制作上颌颌堤的“V”字形沟切迹。

（5）颌位记录。①下颌托软化：点燃酒精灯，医生将下颌托软化后戴入患者口内。②辅助记录：待医生完成下颌定位后，传递蜡勺供医生记录唇面𬌗堤的标志线。

（三）全口义齿排牙蜡型试戴的护理措施

1. 用物准备　一次性口腔器械盘（口镜、镊子、探针）、吸引器管、防护膜、护目镜、口杯、三用枪、凡士林棉签、酒精灯、打火机、全口义齿蜡型、镜子蜡勺、蜡片、75% 酒精棉球。

2. 护理措施

（1）术前准备工作。①核对患者信息：确认患者姓名、性别、年龄、医生姓名及义齿修复设计，确保信息准确无误。②消毒蜡型：使用 75% 酒精棉球对全口义齿蜡型进行消毒，确保操作安全。

（2）义齿试戴。①辅助进行颌位关系检查：在检查颌位关系时，嘱患者勿用力咬合，以防止蜡型脱落。②调整准备：如需调整基托、颌位关系或丰满度，准备蜡勺和蜡片，点燃酒精灯以进行蜡片软化。

（3）调整与反馈。①蜡型调整：在医生的指导下进行必要的调整，确保蜡型与患者口腔的协调性。②效果展示：调整合适后，将镜子递给患者，让其查看预期修复后的效果。

（四）全口义齿初戴与复诊的护理措施

1. 用物准备　一次性口腔器械盘（口镜、镊子、探针）、吸引器管、防护膜、护目镜、口杯、三用枪、凡士林棉签、咬合纸、全口义齿、抛光布轮、压力指示剂、毛刷、钨钢树脂磨头、低速直牙科手机、75% 酒精棉球、镜子小轮状石或金钢砂车针（图 5-42）。

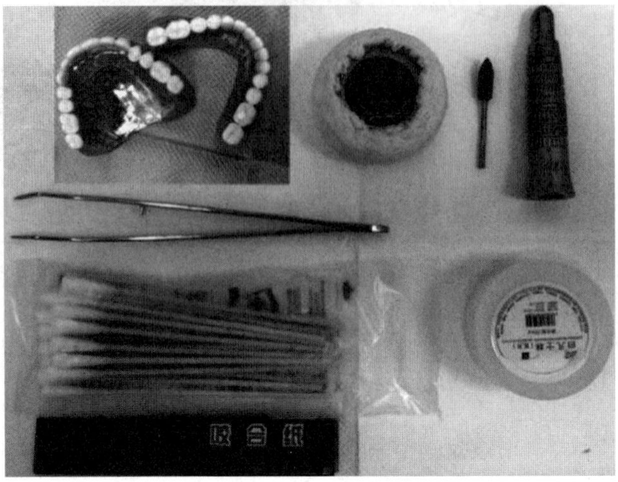

图 5-42　全口义齿试戴用物

2. 护理措施

（1）准备工作。①核对患者信息：确认患者姓名、性别、年龄、医生姓名及义齿修复设计，确保信息准确无误。②消毒义齿：使用 75% 酒精棉球对总义齿进行消毒，确保操作安全卫生。

（2）基托检查与调整。①配合进行基托检查：在医生检查基托的适配情况时，适时递交低速直牙科手机和钨钢树脂磨头给医生进行调整，并使用强力吸引器管吸除树脂粉尘。②压力指示剂应用：在调整前，传递压力指示剂及毛刷给医生，调整后用 75% 酒精棉球擦拭多余的压力指示剂。

（3）咬合检查。①准备咬合纸：及时传递给医生进行咬合检查。使用吸引器管吸净患者口腔内唾液，确保医生操作顺利。②调改咬合：递交低速直牙科手机及小轮状石或高速小棒槌金刚砂钻针给医生，进行咬合调改，使用强力吸引器管吸除树脂粉尘。

（4）抛光处理。准备抛光布轮，以确保义齿表面光滑。

四、健康指导

（一）义齿的佩戴与适应

1. 初期适应　告知患者在义齿修复后的前几天，可能会有不适或异物感，是正常现象。建议患者逐渐适应，开始时可以选择吃软食，慢慢增加食物的种类和硬度。

2. 戴用方法　告知患者佩戴义齿时，请确保牙齿咬合正确，且义齿完全贴合在口腔内。若感觉松动，请及时反馈给医生。

（二）日常清洁

1. 清洁方法　告知患者每天至少清洁一次义齿，使用专门的义齿刷和清洁剂，避免使用普通牙膏，因为普通牙膏可能会划伤义齿表面。

2. 清水浸泡　告知患者不佩戴义齿时，建议将其浸泡在清水或义齿专用清洁剂中，避免干燥变形。

（三）饮食注意事项

1. 饮食调整　告知患者初期应避免过硬、黏性或热的食物，尽量选择软食，如汤、米粥等。

2. 咀嚼技巧　告知患者使用左右交替的方式咀嚼，避免在同一侧用力过度，以减少义齿的不适感和磨损。

（四）定期复诊

1. 复诊安排　告知患者根据医生建议，定期进行复诊，以便检查义齿的适配情况和口腔健康。

2. 及时反馈　告知患者若在佩戴过程中感到疼痛、松动或有其他不适，务必及时告知医生，以便及时处理。

3. 义齿的调整　告知患者随着时间的推移，义齿可能会因牙龈萎缩或牙槽骨吸收而不再合适。需要在医生的指导下，进行义齿的重新适配或衬垫，确保舒适性和稳定性。

4. 义齿损坏的处理　告知患者若义齿出现裂痕、磨损或其他问题，应立即停止使用，并前往医院进行修复或更换。任何义齿的损坏都可能影响正常功能，甚至对口腔组织造成损伤。

全口义齿的护理涉及适应期的护理、口腔清洁与卫生保持、佩戴注意事项及定期调整。护理人员需与患者密切合作，通过细致的指导和支持，帮助患者更好地适应全口义齿，提升其生活质量和口腔健康。确保患者了解健康指导的重要性，有助于实现全口义齿的最佳使用效果。

▶知识拓展

活动义齿修复的𬌗位记录方法

在临床实践中，常用的𬌗位记录方法包括咬合记录、𬌗平面板记录和三维扫描等。咬合记录通常使用专用的咬合纸或蜡块，通过患者咬合的自然反应来获得上下颌的相对位置。𬌗平面板记录则是借助𬌗平面板对𬌗位进行直接的可视化记录，适合初次修复的患者。近年来，三维扫描技术的引入为𬌗位记录带来了更高的精确度和便利性，还可以在更短的时间内获取详细的口腔数据。了解这些不同的𬌗位记录技术及其适用场景，有助于护理人员在临床中更好地配合医生进行修复工作，确保义齿的功能性和患者的舒适度。同时，掌握这些技术也能够帮助护理人员在患者教育中，提供更为全面的口腔护理指导。

考试知识点总结　　**本章小结**

协和云课堂……　拓展练习及参考答案

（高秋爽　敖　铃）

教学课件

第六章　口腔颌面外科疾病的护理

学习目标

素质目标

（1）具有科学严谨的临床思维方法和独立工作的能力。

（2）具有严肃认真的工作作风及良好的医德医风。

（3）具有关心和爱护患者的品质，以便将来更好地为患者服务。

知识目标

（1）掌握：口腔颌面外科基本理论、基本知识和基本技能。

（2）熟悉：口腔颌面外科常见病、多发病的诊断、治疗和护理。

（3）了解：口腔颌面外科危重患者应急处置。

能力目标

（1）能够对口腔颌面外科常见疾病提出合理建议，并开展用药指导。

（2）能够正确处理口腔颌面外科常见病、多发病及危重病。

案例导入

【案例】

患者，女，24岁。患者主诉2天前左下后牙明显疼痛，影响进食，且自觉左下面部稍肿胀，服用止疼药无效，今来就诊。既往史：无特殊。过敏史：否认。检查：左下第三磨牙高位近中阻生，牙冠部分萌出，远中见一深盲袋且牙龈明显红肿，内有少量脓液溢出，触诊疼痛。左侧面部下颌区轻微肿胀，触诊淋巴结有压痛。全口牙列拥挤，前牙覆盖为8mm，双侧磨牙关系为安氏Ⅰ类，口腔卫生一般。

【问题】

1. 主诉疾病的诊断、诊断依据及鉴别诊断是什么？
2. 主诉疾病的治疗方法是什么？

·核心知识拆解·

口腔颌面外科护理是医疗服务中不可或缺的一部分，它涉及对口腔颌面部疾病的预防、治疗及康复的全面护理。这一领域涵盖了牙齿、牙槽骨、唇、颊、舌、腭、咽、颌面诸骨（上颌骨、下颌骨、颧骨等）、颞下颌关节、唾液腺及颈部某些疾病的护理。护理工作贯穿患者的整个诊疗过程，不仅需要协助医生完成诊疗操作，还应负责患者的心理护理、健康教育和生活照顾，对促进患者康复和提高患者生活质量具有重要意义。近几年口腔颌面外科门诊手术的技术已有很大的进展，手术成功的案例比比皆是。在整个手术过程中，患者越来越注重个人的舒适度和伤病恢复情况，这对护理人员提出了更高的要求，不仅要对常规的护理方式了如指掌，还要拓展相关业务范围，提高相关护理技能。不仅能在术中、术后给予患者基本的护理服务，还要对患者生理方面、心理方面实施相应的护理措施，使患者在治疗期间能够体会到更舒适、更健康、更安全的护理服务，通过相关的护理措施，可缩短病情恢复的时间，减少并发症的出现，提升患者对护理的满意率，应在临床上得到更大关注。

第一节　口腔颌面外科患者概述

口腔颌面外科学是一门以研究口腔器官（牙、牙槽骨、唇、颊、舌、腭、咽等）、面部软组织、颌面诸骨（上颌骨、下颌骨、颧骨等）、颞下颌关节、唾液腺及颈部某些相关疾病的防治为主要内容的学科。口腔颌面外科患者的护理须依据护理程序，对患者进行护理评估，做出正确的护理诊断，制订适宜的护理计划，提供优质的护理服务，以达到预防并发症、促进患者早期康复的目的。

一、口腔颌面外科患者的常见疾病

（一）损伤性疾病

1. 软组织损伤　包括皮肤、皮下组织、肌肉、韧带的损伤，常见于外伤。

2. 骨折与脱位　如牙齿折断、根部移位、颌骨骨折、关节脱位等（图 6-1）。

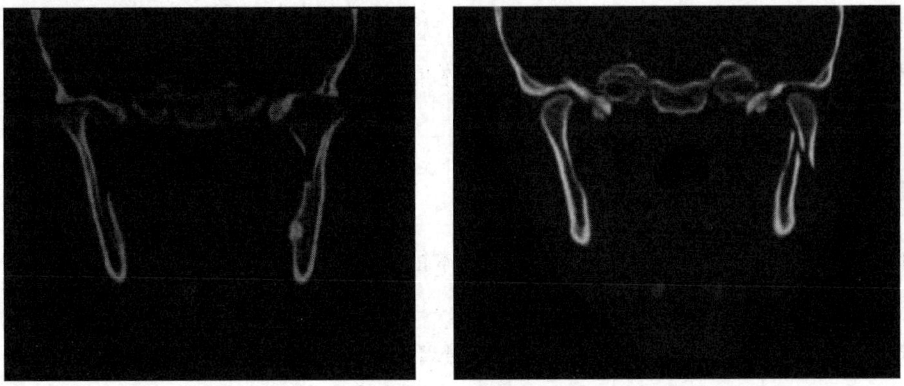

图 6-1　髁突骨折

（二）感染性疾病

1. 智齿冠周炎 智齿萌出过程中周围软组织发炎。

2. 各类颌面部炎症 如骨髓炎、间隙感染及疖、痈等，表现为红、肿、热、痛、张口受限等症状。

（三）肿瘤性疾病

1. 良性肿瘤 如牙龈瘤、血管瘤、乳头状瘤、成釉细胞瘤等。

2. 恶性肿瘤 如舌癌、涎腺癌等，需及时手术切除，并根据情况选择放、化疗。

（四）唾液腺疾病

1. 唾液腺炎症 如腮腺炎、颌下腺炎等。治疗时应先控制炎症，再进行局部治疗，如导管冲洗、理疗等。同时，要指导患者保持口腔卫生，避免炎症反复发作。

2. 唾液腺肿瘤 如多形性腺瘤（图 6-2）、沃辛瘤等。对于唾液腺肿瘤，一般通过手术切除即可治愈。术后要定期随访，观察肿瘤是否复发。对于恶性肿瘤患者，还需进行放疗和化疗等综合治疗。

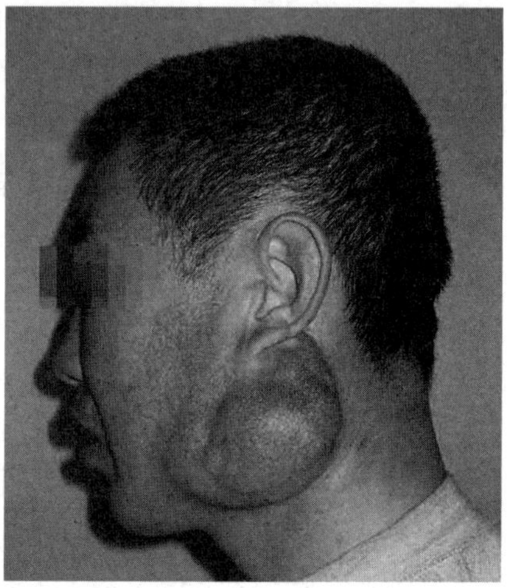

图 6-2 唾液腺肌上皮瘤

（五）血管性疾病

血管瘤及血管畸形，如海绵状血管瘤、动静脉畸形等，可影响面部美观和功能。

（六）神经性疾病

1. 面神经疾患 如面瘫，表现为口角歪斜、讲话漏风等。

2. 三叉神经疾病 如三叉神经痛，表现为面部剧烈疼痛。

二、口腔颌面外科患者的护理评估

（一）健康史

1. 了解患者此次患病的经历，有无明显诱因，患病后的诊断和治疗过程。

2. 了解患者一般情况、既往史、过敏史、手术麻醉史、药物治疗史，有无高血压、糖尿病及心脏疾病等。女性患者还应了解月经史和生育史。

（二）临床表现

评估生命体征和口腔颌面外科疾病的症状、体征，了解各主要内脏器官的功能状况，有无心、肺、肝及肾等器官功能不全，有无肥胖、营养不良，有无水、电解质失衡等高危因素。

1. 表情与意识神态 依据面部表情，可了解患者的意识神态及病情的轻重。

2. 外形与色泽 观察颌面部外形左右是否对称，上、中、下比例是否协调，有无突出或凹陷；

观察皮肤的色泽、质地和弹性的变化。

3. 颌面部器官 眼睑、外耳、鼻有无缺损、畸形及缺损的部位及范围，睑裂的大小、眶间距及眼睑的宽度。对有颌面部损伤的患者，特别要注意双侧瞳孔的形态、大小及对光反射情况，以明确有无颅脑损伤；注意检查有无脑脊液耳漏或鼻漏，前者表明伴发颅中窝底骨折，后者表明伴发颅前窝底骨折。若外耳道仅表现为溢血，则可能为髁突骨折引起外耳道破裂。

4. 病变的部位和性质 发现病变应进一步触诊检查，注意病变区皮肤的温度、硬度与弹性，病变的范围、深度、形态、大小及深部组织和皮肤或黏膜的关系，病变能否活动，有无波动感、捻发感、触痛等。

5. 颌面部骨骼 大小、对称性，骨连续性有无中断，有无压痛、骨擦音或异常活动等。

6. 语音及听诊 腭裂患儿具有明显的鼻音，即“腭裂语音”；舌根部肿块可出现“含橄榄音”；颞下颌关节紊乱综合征的患者在关节区可听到不同性质的弹响。

7. 颌面颈部淋巴结 有无肿大及其所在部位、大小、数目、硬度、活动度、有无压痛或波动感，与皮肤或基底部有无粘连等情况。

8. 颞下颌关节 主要评估关节运动是否正常。

9. 唾液腺的评估 重点评估三对大唾液腺，即腮腺、颌下腺和舌下腺。注意观察腺体两侧是否对称、形态有无变化、导管开口处有无红肿、溢脓，触诊腺体有无肿块，导管有无结石等。

（三）心理－社会状况

评估患者是否存在焦虑、恐惧，以及患者的社会支持程度与经济状况等。

三、口腔颌面外科患者的常规检查

（一）体格检查

1. 视诊 观察面部对称性、皮肤颜色、肿胀、畸形等。

2. 触诊 检查肿块、压痛、淋巴结肿大等。

3. 叩诊 检查牙齿和颌骨的敏感性等。

4. 听诊 检查颞下颌关节的异常声音等。

（二）影像学检查

1. X 线片 检查牙齿、颌骨、颞下颌关节等。

2. CT 扫描 详细检查颌面部骨骼和软组织。

3. MRI 检查颌面部软组织和颞下颌关节。

4. 超声 检查唾液腺和软组织肿块。

（三）实验室检查

1. 血液检查 血常规、凝血功能、感染指标等。

2. 唾液检查 分泌量、成分分析等。

3. 活检 对可疑病变进行组织学检查。

（四）功能检查

1. **张口度检查** 测量患者的最大张口度。
2. **咬合力检查** 评估咬合功能。
3. **颞下颌关节功能检查** 评估关节的活动度和功能。

四、口腔颌面外科患者的护理措施

口腔颌面外科患者大多需要手术治疗，其护理的重点在于加强围手术期的护理。围手术期指从患者确定手术治疗时起，到与这次手术有关的治疗基本结束为止的一段时间。

（一）术前护理

1. **保持口腔清洁** 手术前使用生理盐水、过氧化氢溶液或氯己定含漱液等漱口，以维持口腔局部清洁，减少感染的风险。
2. **心理准备** 向患者详细解释手术的目的、预期效果、可能的风险和并发症，确保患者充分理解并签署知情同意书。
3. **生理准备** 进行全面的身体检查，包括血常规、心电图、胸部X线等，确保患者具备良好的手术耐受力。
4. **戒烟戒酒** 术前戒烟、酒，减少并发症。
5. **术前用药** 遵医嘱用药。

（二）术中护理

1. **体位与麻醉** 调整患者体位，确保术野暴露；密切监测麻醉深度及生命体征。
2. **器械管理** 准备齐全并消毒手术器械，确保物品清点无误。
3. **无菌操作** 严格遵守无菌原则，防止感染。
4. **生命体征监测** 持续观察患者脉搏、血压、体温、血氧饱和度等，及时处理并发症。
5. **特殊护理** 根据体位需求调整并固定患者，确保患者呼吸道通畅，管理出血与输血。

（三）术后护理

1. **严格口腔清洁** 遵医嘱漱口（如生理盐水 / 漱口水），保持口腔卫生，预防感染。
2. **温软食忌刺激** 在进食温凉流质 / 软食，避免过硬、过热、辛辣食物及使用吸管，忌烟酒，保护伤口。
3. **瘢痕处理** 切口恢复后可在医生指导下进行瘢痕处理如使用祛瘢药物或激光治疗。

五、健康指导

1. 告知患者术后1～2天内伤口少量渗血属正常现象，不需特殊处理。若出现明显出血及时来院复诊。

2. 告知患者注意休息，勿参加剧烈运动。

3. 告知患者术后当日应进食温凉软食或流质饮食，不宜进食过热、过硬的食物，忌烟酒，防止出血及烫伤。

4. 告知患者按医嘱服用镇痛药，缓解疼痛。若出现局部肿胀、疼痛难忍等不适，应及时来院复诊。

5. 告知患者术后遵医嘱服用抗生素，并注意服药后有无不良反应。

6. 告知患者进食后应及时漱口，保持口腔清洁，每日使用含漱液漱口 3 ～ 4 次，预防感染。

7. 告知患者 1 周后复诊拆线，若有牙体、牙列缺损、缺失，2 个月后可行义齿修复。

第二节　口腔局部麻醉护理

局部麻醉（简称局麻）指用局部麻醉药暂时阻滞身体某一部位的感觉神经传导功能使该部位失去痛觉，运动神经保持完好或同时也被阻滞，而患者仍保持神志清醒状态的方法。局部麻醉方法有浸润麻醉、神经阻滞麻醉、表面麻醉和冷冻麻醉。

局部麻醉的优点在于简便易行、安全、患者清醒、并发症少和对患者生理功能影响小。局麻药中加入适量的血管收缩剂，还可减少术区出血，便于手术操作。局麻适用于口腔颌面外科门诊手术，如牙拔除术、牙体牙髓病的治疗及固定修复体的牙体预备等。对于不合作的患者（包括小儿患者）及局部有炎症者，局麻的临床应用则会受到一定限制。

一、适应证

1. 口腔颌面外科门诊手术。
2. 牙体牙髓病的治疗。
3. 牙周病的治疗。
4. 义齿修复中的牙体预备。

二、常用的局部麻醉药物

1. 丁卡因　又名潘托卡因。易溶于水，穿透力强。临床上主要用作表面麻醉。

2. 利多卡因　又名塞洛卡因，是目前口腔临床应用最多的局麻药。局麻作用较强，维持时间亦较长，并有较强的组织穿透性和扩散性，故亦可用于表面麻醉；但临床主要应用含 1 : 100000 肾上腺素的 1% ～ 2% 利多卡因行阻滞麻醉。

3. 布比卡因　又名麻卡因，其麻醉持续时间为利多卡因的 2 倍，一般可达 6 小时以上；麻醉强度是利多卡因的 3 ～ 4 倍。常以 0.5% 布比卡因与 1 : 200000 肾上腺素共用，特别适合费时较久的手术，术后镇痛时间也较长。

4. 阿替卡因　组织穿透性和扩散性较强，给药后 2 ～ 3 分钟出现麻醉效果。适用于成人及 4 岁以上儿童。阿替卡因有专门的注射器，注射时要注意速度要慢，一般不超过 1ml/min。

5. 甲哌卡因 特点是起效时间快，心血管不良反应少，但麻醉持续时间较短。适用于操作时间较短的口腔治疗及高血压患者。3 岁以下儿童禁用。

6. 罗哌卡因 其显著特点是麻醉持续时间长、血管神经不良反应低及术后镇痛效果明显。含 1 : 200000 肾上腺素的 0.5% 罗哌卡因可取代含肾上腺素的布比卡因或利多卡因。

7. 地卡因 易溶于水，对黏膜穿透力强，麻醉效力高，但毒性也大。临床上主要用于表面学麻醉。

三、局部麻醉的方法

口腔颌面外科临床常用的局麻方法有表面麻醉、浸润麻醉和神经阻滞麻醉。

（一）表面麻醉

表面麻醉又称涂布麻醉，是将麻醉剂涂布或喷射于手术区表面，药物吸收后麻醉末梢神经，使浅层组织的痛觉消失。本法适用于表浅的黏膜下脓肿切开引流，拔除松动的乳牙和恒牙，以及行气管内插管前的黏膜表面麻醉。临床上应用较多的是 2% ～ 5% 利多卡因和 0.25% ～ 0.5% 盐酸丁卡因。此外，亦可采用 6% ～ 20% 苯佐卡因或 1% 盐酸达克罗宁行表面麻醉，但作用均不及丁卡因。

（二）浸润麻醉

浸润麻醉是将局麻药注射于组织内，以作用于神经末梢，使之失去传导痛觉的能力而产生麻醉效果。浸润麻醉适用于口腔颌面部软组织手术及牙、牙槽突的手术，常用的药物为 1% ～ 2% 利多卡因。口腔颌面外科手术中常用的浸润麻醉方法有以下 2 种。

1. 骨膜上浸润麻醉法 又名局部浸润法，是将麻醉药物注射到牙根尖部位的骨膜浅面。此法适用于上颌与下颌前部的牙及牙槽骨拔除术。骨膜上浸润麻醉时注射针的位置如图 6-3 所示。

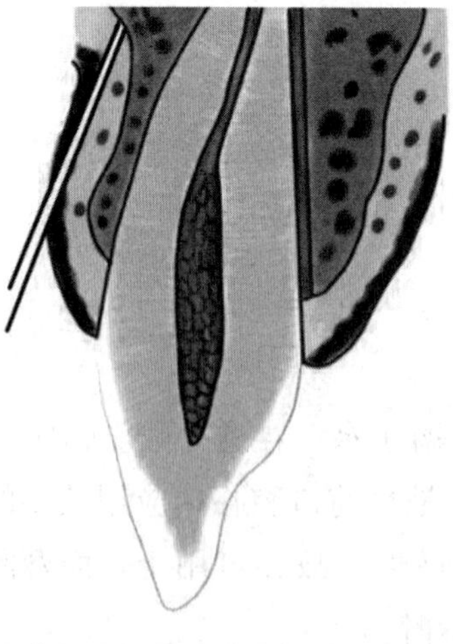

图 6-3 骨膜上浸润麻醉时注射针的位置示意图

2. 牙周膜注射法 一般采用后装式金属注射器（图 6-4）及短而细的注射针头。将注射针自牙的近中和远中侧刺入牙周膜，进针深度约 0.5cm，分别注射局麻药液 0.2ml，即可麻醉牙及牙周组织。牙周膜注射法注射针的位置如图 6-5 所示。

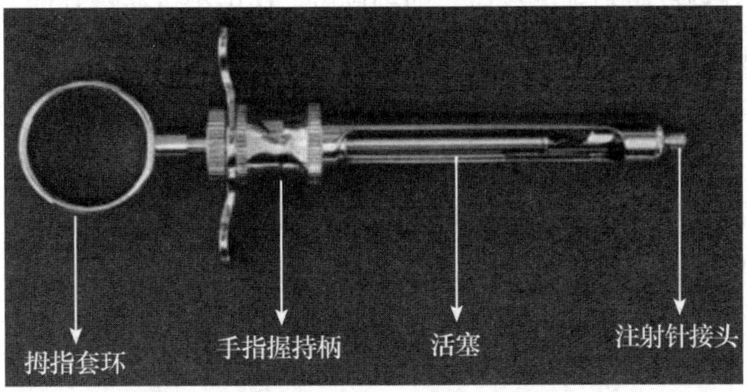

图 6-4　后装式金属注射器

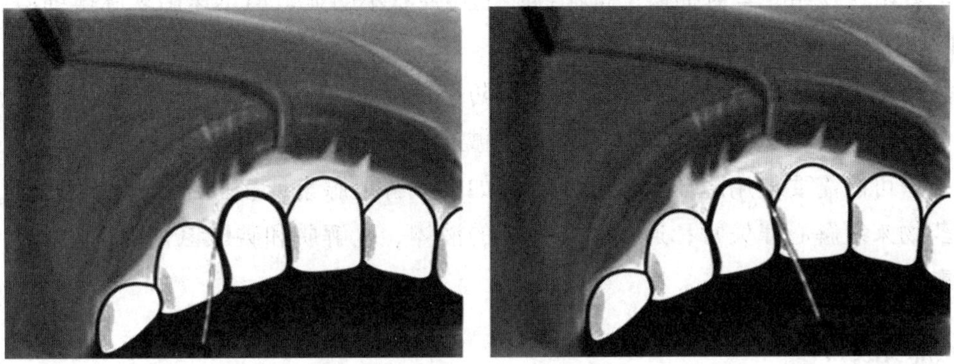

图 6-5　牙周膜注射针的位置示意图

（三）神经阻滞麻醉

神经阻滞麻醉是将局麻药液注射到神经干或其主要分支附近，以阻断神经末梢传入的刺激，使被阻滞的神经分布区域产生麻醉效果。神经阻滞麻醉是口腔科拔牙或颌面部手术常用的麻醉方法，尤其适用于拔除下颌牙和上颌磨牙。

常用于上牙槽后神经阻滞麻醉、腭前神经阻滞麻醉、鼻腭神经阻滞麻醉、眶下神经阻滞麻醉及下牙槽神经阻滞麻醉等。

四、局部麻醉的常见并发症

（一）全身并发症

1. 晕厥　一种突发性暂时性意识丧失。通常是一时性中枢缺血、缺氧所致。一般可因恐惧、饥饿、疲劳、全身健康较差、疼痛及体位不良等因素诱发。

（1）临床表现：早期有头晕、胸闷、面色苍白、全身冷汗、四肢厥冷、脉快而弱、恶心、呼吸短促，继而出现心率减慢、血压下降，重者可有短暂的意识丧失。晕厥是局麻中最多见的并发症。

（2）防治措施：尽量消除患者紧张情绪，避免空腹时进行麻醉。一旦发生晕厥，应立即停止注射，迅速放平治疗椅，置患者于头低位；松解衣领，保持呼吸通畅；以芳香胺乙醇或氨水刺激呼吸；针刺人中穴；吸氧和静脉补液等。

2. 变态反应　突出表现在酯类局麻药，但并不多见，在同类局麻药中有交叉现象。

（1）临床表现：包括刻反应和延迟反应。即刻反应：用极少量药后立即发生极严重的症状，如突然惊厥、昏迷、心跳呼吸骤停。延迟反应：常见血管神经性血肿，偶见荨麻疹、哮喘、过敏性紫癜。

（2）防治措施：对过敏体质患者应做利多卡因过敏试验。较轻的变态反应，给予吸氧并肌注或静注脱敏药物如钙剂、异丙嗪、糖皮质激素等。严重者应立即注射肾上腺素，同时给予吸氧；出现抽搐或惊厥时，应迅速静注地西泮 10 ～ 20mg，或分次静注 2.5% 硫喷妥钠，每次 3 ～ 5ml，直到惊厥停止；如呼吸、心搏停止，则按心肺复苏方法迅速抢救。

3．过量反应 在单位时间内血液中麻醉药物的浓度超过了机体的耐受力，引起各种程度的毒性反应。

（1）临床表现：可分为兴奋型与抑制型两类。兴奋型：烦躁不安、多语、颤抖、气急、多汗、血压升高，重者出现发绀、全身抽搐；抑制性：上述症状不明显，但迅速出现脉搏细弱、血压下降、神志不清、呼吸及心搏停止。

（2）防治措施：停止继续给予麻醉药物可以防止情况进一步恶化，确保气道通畅是应对呼吸抑制的首要任务，严重者则需要采取气管插管和机械通气等措施，以维持有效的呼吸功能，监测和维持血压和心率，可能需要使用降压药或升压药（如去氧肾上腺素或多巴胺）来维持血压，以及使用抗心律失常药物来缓解心律失常；通过补充适当的液体、电解质和碳酸氢钠等措施来纠正代谢性酸中毒或碱中毒。

（二）局部并发症

1．注射区疼痛 常见的原因是局麻药物变质、有杂质或溶液不等渗；注射针头钝、弯曲；注射针头刺入骨膜下，造成骨膜撕裂；患者对疼痛敏感等。

防治措施：注射前认真检查麻醉剂和器械，注射过程中注意消毒隔离，并避免同一部位反复注射。发生疼痛、水肿、炎症时，可局部热敷理疗、封闭或给予消炎、止痛药物。

2．血肿 在注射过程中刺破血管，是组织内出血所致。多见于上牙槽后神经阻滞麻醉时刺破翼静脉丛，偶见眶下神经阻滞麻醉刺入眶下管，刺破眶下动、静脉；或局部浸润麻醉时刺破小血管。

（1）临床表现：开始为局部迅速肿胀，无疼痛，皮肤或黏膜出现紫红色瘀斑，数天后转变为黄绿色，最后吸收消失。

（2）防治措施：注射针尖不能有倒钩；注射时避免反复穿刺。局部出现血肿，立即压迫止血、冷敷，同时酌情给予抗生素及止血药物。48 小时后局部热敷或理疗，可促使血肿吸收。

3．感染 发生感染的主要原因是注射部位消毒不严、注射针被污染及注射针穿过感染灶，引起颌面深部间隙感染。

（1）临床表现：一般在注射后 1 ～ 5 天，局部组织出现红、肿、热、痛，甚至张口受限或吞咽困难等症状。有的患者会出现菌血症和脓毒血症，表现为白细胞计数增加、畏寒、发热等。

（2）防治措施：注射器械及注射区域的消毒一定要严格；防止注射针污染和避免穿过或直接在炎症区注射。已发生感染者，应按炎症的治疗原则处理。

4．暂时性面瘫 一般见于下牙槽神经经口内阻滞麻醉时，由于注射部位过深，将麻醉药物注入腮腺内，麻醉面神经，导致暂时性面瘫。

（1）临床表现：注射后数分钟，患者感觉面部活动异常，注射侧眼睑不能闭合，口角下垂。这种情况只是暂时性的，通常持续 1 小时后即可恢复。

（2）防治措施：包括心理安慰和眼部防护，直到动眼反射恢复。

5. 黏膜溃疡 口腔麻醉后偶尔在注射部位出现多个疱疹性小溃疡。

（1）临床表现：较多见于腭部，常伴有疼痛，尤其是遇到食物刺激时较明显。

（2）防治措施：避免使用含 1∶50000 肾上腺素的局麻药，并避免注射过程中造成局部组织过度苍白或注入药液过多。处理措施包括局部应用止痛及促进组织愈合的药物，避免过热及其他刺激食物。

6. 暂时性复视或失明 可见于下牙槽神经阻滞麻醉口内法注射后，由于注射针误入下牙槽动脉且未回抽，推注的局麻药可逆行经脑膜中动脉、眼动脉或其主要分支入眶，引起眼肌、视神经麻痹而出现暂时性复视或失明。一般在局麻药作用消失后，眼运动和视力即可恢复。推注局麻药前，坚持回抽是预防这种并发症的有效方法。

五、局部麻醉患者的护理评估

（一）麻醉前评估

1. 健康史

（1）了解患者的全身健康状况，包括心血管疾病、糖尿病、过敏史等。

（2）询问是否有麻醉药物过敏史或不良反应史。

（3）了解患者是否正在服用抗凝药物、镇静剂或其他可能影响麻醉的药物。

2. 口腔状况

（1）检查麻醉区域的解剖结构（如神经、血管分布）。

（2）评估是否存在感染、炎症或肿胀，避免在感染区域直接注射。

3. 生命体征评估 测量血压、心率、呼吸频率等，确保患者身体状况适合接受麻醉。

4. 心理评估 评估患者对麻醉和治疗的焦虑程度，提供心理支持。

（二）麻醉中评估

1. 药物选择与剂量评估

（1）根据患者的年龄、体重、健康状况选择合适的麻醉药物（如利多卡因、阿替卡因等）和剂量。

（2）避免过量使用麻醉药物，尤其是对儿童、老年人或肝肾功能不全的患者。

2. 注射技术评估

（1）确保注射部位准确，避免损伤神经、血管或其他重要结构。

（2）缓慢注射，减少患者的不适感。

3. 麻醉效果评估

（1）确认麻醉区域是否达到预期的麻醉效果（如麻木、痛觉消失）。

（2）如果麻醉效果不佳，需评估是否需要补充麻醉。

4. 患者反应监测

（1）观察患者的面色、呼吸、心率等，警惕变态反应或中毒反应（如头晕、心悸、呼吸困难等）。

（2）询问患者是否有不适感，如疼痛、麻木或异常感觉。

（三）麻醉后评估

1. 并发症监测

（1）观察是否有局部或全身并发症，如血肿、感染、变态反应、晕厥等。

（2）特别注意是否有神经损伤的表现（如长时间麻木或感觉异常）。

2. 患者指导

（1）告知患者在麻醉效果消退前避免咬伤或烫伤口腔软组织。

（2）提醒患者麻醉后可能出现的不适感（如麻木、轻微疼痛），并告知缓解方法。

3. 随访与记录

（1）记录麻醉药物的名称、剂量、注射部位及患者的反应。

（2）对高风险患者（如过敏体质、心血管疾病患者）进行随访，确保无迟发性不良反应。

六、局部麻醉患者的常规检查

（一）体格检查

1. 生命体征 测量血压、心率、呼吸频率和体温。

2. 心肺听诊 检查心、肺是否有异常。

3. 神经系统检查 评估患者的神经系统功能，特别是麻醉部位的感觉和运动功能。

（二）实验室检查

1. 血常规 检查血红蛋白含量、白细胞计数和血小板计数。

2. 凝血功能 评估凝血酶原时间、活化部分凝血活酶时间等。

3. 肝功能 检查谷丙转氨酶、谷草转氨酶等指标。

4. 肾功能 检查血肌酐、尿素氮等指标。

5. 血糖 评估血糖水平，特别是糖尿病患者。

（三）心电图

对于有心脏病史或老年患者，建议进行心电图检查以评估心脏功能。

（四）影像学检查

1. 胸部X光 对于有呼吸系统疾病的患者，建议进行胸部X线检查。

2. 超声 根据需要，可能进行局部超声检查以评估麻醉部位的情况。

七、局部麻醉患者的并发症处置及护理措施

1. 晕厥患者护理

（1）立即停止注射。

（2）迅速将患者平卧，松解衣领，置患者于头低足高位，保持呼吸道通畅。

（3）意识丧失者立即嗅氨水或酒精，用针刺或指压人中穴等方法帮助苏醒。

（4）吸氧、保暖。

（5）遵医嘱静脉注射 50% 葡萄糖或静脉滴注 10% 葡萄糖。

2. 变态反应患者护理　轻者可给予抗组胺药、钙剂、激素等。出现严重变态反应时应立即注射肾上腺素，出现抽搐或惊厥时应迅速静脉注射地西泮 10 ～ 20mg，或分次静脉推注 2.5% 硫喷妥钠，每次 3 ～ 5ml，直到惊厥停止。

3. 血肿的处理　协助医生立即局部压迫止血，24 小时内冷敷，必要时给予止血和抗感染药物。

4. 感染患者护理　立即予抗感染治疗。若有脓肿形成，应及时切开引流。

5. 暂时性面瘫患者护理　向患者耐心解释，告知患者通常在麻醉药物作用消失后，各项功能可恢复，无须特殊处理。

八、健康指导

（一）麻醉消退前的注意事项

1. 嘱患者避免咬伤或烫伤。
2. 嘱患者避免触摸麻醉区域。
3. 建议患者在麻醉消退前选择软食或流质食物，避免过热、过冷或刺激性食物。

（二）麻醉消退后的注意事项

1. 嘱患者恢复正常饮食。
2. 嘱患者注重口腔卫生。

（三）随访与复诊

1. 嘱患者定期复诊。
2. 护理人员记录与反馈。

第三节　智齿冠周炎的护理

微课：智齿冠周炎的护理

智齿冠周炎指智齿（第三磨牙）阻生或萌出不全，导致牙冠周围出现软组织炎症。临床中上颌第三磨牙冠周炎发生率低，多以下颌智齿冠周炎多见，并常以急性炎症形式出现，主要表现为牙冠周围组织的肿胀和疼痛。若炎症渗出扩散，可在下颌第一磨牙颊侧黏膜转折处形成脓肿。智齿冠周炎的治疗包括局部冲洗上药、切开引流、抗生素消炎治疗等。

一、智齿冠周炎的病因

随着食物种类的变化，人类的咀嚼器官也随之退化，造成颌骨长度与牙列所需长度的不协调。下颌第三磨牙是牙列中最后萌出的牙，因萌出位置不足，可导致程度不同的阻生。智齿在萌出过程中，牙冠可部分或全部为龈瓣覆盖，龈瓣与牙冠之间形成较深的盲袋，食物及细菌极易嵌塞于盲袋内（图 6-6）；加之冠部牙龈常因咀嚼食物而损伤，形成溃疡。当全身抵抗力下降、局部细菌毒力增强时，可引起智齿冠周炎的急性发作（图 6-7）。

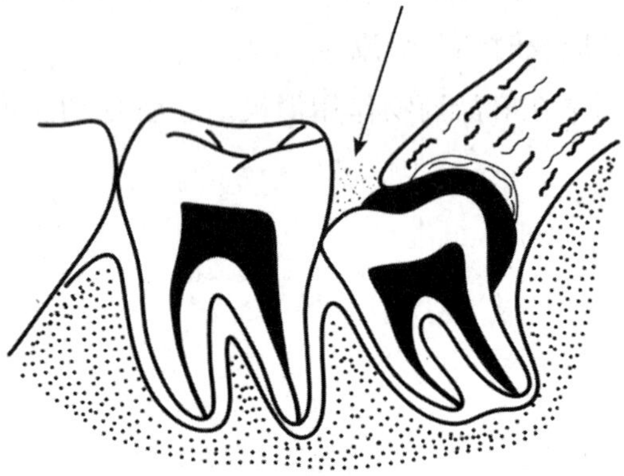

图 6-6　阻生牙引起的盲袋示意图

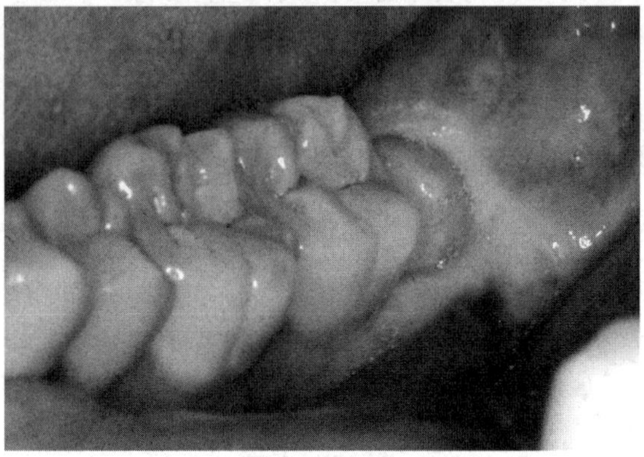

图 6-7　智齿冠周炎

二、智齿冠周炎的护理评估

（一）健康史

了解患者下颌第三磨牙（智齿）生长位置及萌出情况，询问患者冠部牙龈有无损伤史，近期有无导致身体抵抗力下降的诱因。是否有过敏史。

（二）临床表现

智齿冠周炎常以急性炎症形式出现。

1. 症状　不同程度的畏寒、发热、头痛、食欲减退、大便秘结等。

（1）智齿冠周炎急性发作初期，一般全身无明显症状，患者自觉患侧磨牙后区胀痛不适，咀嚼、吞咽及开口运动时疼痛加重。如病情继续发展，局部可呈自发性跳痛或放射性痛。若炎症侵及咀嚼肌，可引起肌的反射性痉挛而出现不同程度的开口受限，甚至出现“牙关紧闭”。由于口腔不洁，出现口臭、舌苔变厚、患牙龈袋处有咸味分泌物溢出。

（2）慢性智齿冠周炎在临床上多无明显症状，仅出现局部轻度压痛、不适。

2. 体征　口腔局部检查，多数患者可见智齿萌出不全，如为低位阻生或牙冠被肿胀的龈瓣全部覆盖时，需用探针探查，才可在龈瓣下检查出未全萌出的智齿。智齿周围软组织及牙龈红肿，龈瓣边缘糜烂，有明显触痛，龈袋内可挤压出脓液。病情严重者，炎性肿胀可波及腭舌弓和咽侧壁，并伴开口受限。化脓性炎症局限后，可形成冠周脓肿，有时可自行溃破。相邻的第二磨牙可有叩痛。有时第二磨牙远中颈部可因阻生牙等局部因素导致破坏。此外，通常有患侧下颌下淋巴结肿胀、压痛。

（三）心理 - 社会状况

发病初期，患者容易忽视；症状严重就诊时，对阻生牙拔除易有恐惧心理。

（四）实验室及其他检查

X 线摄片了解未萌出或阻生牙的生长方向、位置、牙根的形态及牙周情况，有时可发现牙周骨质阴影（病理性骨袋）的存在。血常规见白细胞总数增高，中性粒细胞比例上升。

三、智齿冠周炎的常规检查

X 线片检查可帮助了解未全萌出或阻生牙的生长情况。在慢性智齿冠周炎的 X 线片上，有时可发现牙周骨质阴影（病理性骨袋）的存在。在下颌智齿冠周炎合并面颊瘘或下颌第一磨牙颊侧龈瘘时，可能会被误认为是第一磨牙的炎症，特别是在第一磨牙及其牙周组织存在病变时，更易误诊。此外，应与第二磨牙远中颈部深龋引起的根尖周炎、第三磨牙区牙龈的恶性肿瘤相鉴别。

四、智齿冠周炎的治疗

智齿冠周炎发病初期仅有轻微症状，常被患者忽视而延误治疗，致使炎症迅速发展，甚至引起严重并发症。因此，早期诊断、及时治疗非常重要。

治疗原则是急性期消炎、镇痛、切开引流、增强全身抵抗力为主。当炎症转入慢性期后，若为不可能萌出的阻生牙应尽早拔除。

（一）急性期

1. 局部冲洗　常用生理盐水、1% ～ 3% 过氧化氢溶液，0.1% 氯己定溶液等反复冲洗龈袋，至溢出液清亮。局部擦干后，探针蘸碘甘油或少量碘伏液入龈袋内，每天 1 ～ 3 次，并用温热水等含漱剂漱口。

2. 选择药物治疗　根据局部炎症、全身反应程度及有无其他并发症等，选择抗菌药物及全身支持治疗。

3. 切开引流　如龈瓣附近形成脓肿，应及时切开并放置引流条。

（二）慢性期

1. 冠周龈瓣切除术　急性炎症消退后，对有足够萌出位置且牙位正常的智齿，可在局麻下行冠周龈瓣切除，以消除盲袋。

2. 下颌智齿拔除术　下颌智齿牙位不正；无足够萌出位置；相对的上颌第三磨牙位置不正或已拔除者，以及为避免智齿冠周炎的复发，均应尽早予以拔除。伴有面颊瘘者，在拔牙的同时应切除瘘管，刮尽肉芽，缝合面部皮肤瘘口。

五、智齿冠周炎的护理措施

（一）急性智齿冠周炎的护理

1. 保持口腔卫生 饭后及时使用漱口水漱口，如温盐水或含有抗菌成分的漱口水，有助于减少细菌滋生，缓解炎症反应。

2. 局部冷敷 使用冰袋或冷毛巾敷在肿胀部位，每次15～20分钟，有助于减轻肿胀和疼痛。但注意避免冷敷时间过长，以免冻伤皮肤。

3. 疼痛处理

（1）药物治疗：具体如下。①抗生素：阿莫西林胶囊、甲硝唑片。②镇痛药：布洛芬缓释胶囊、对乙酰氨基酚片等非甾体抗炎药。

（2）局部治疗：①局部冲洗。②切开引流。

（二）智齿冠周炎脓肿切开引流的操作步骤及护理配合

1. 术前准备

（1）用物准备

1）常规用物：一次性口腔器械盘（口镜、镊子、探针）、吸引器管、防护膜、护目镜、口杯、三用枪、敷料、凡士林棉签。

2）局部麻醉用物：表面麻醉剂、灭菌棉签、专用注射针头、卡局芯式麻醉剂、卡局式注射器或计算机控制无痛局麻注射仪、碘伏棉签。

3）冲洗上药用物：3% 过氧化氢溶液、生理盐水、碘甘油、10ml 冲洗器。

4）脓肿切开用物：刀柄、11# 尖刀片、15# 刀片、引流条。

（2）术区准备：根据感染部位选择合适体位（如面部间隙感染取半卧位，颌下脓肿取仰卧位），确保术野暴露。用碘伏或酒精棉球消毒术区皮肤及黏膜，铺无菌洞巾。

（3）患者评估与准备

1）全身状况评估：监测患者体温、脉搏、呼吸、血压，观察有无中毒症状（如高热、寒战）。

2）局部症状评估：检查患者红肿范围、波动感、疼痛程度及张口受限情况，确认脓肿成熟度。向患者解释操作风险，嘱患者签署知情同意书。

2. 术中护理措施

（1）麻醉 协助医生进行局部浸润麻醉或神经阻滞麻醉，确保术区无痛。密切观察患者反应，若出现过敏反应（如皮疹、呼吸困难）立即停药并报告医生。

（2）器械传递：及时递送刀片、止血钳、吸引器等，避免医生等待。

（3）吸引与冲洗：用吸引器吸除脓液及冲洗液，保持术野清晰；协助用生理盐水或抗生素溶液冲洗脓腔。

（4）引流条放置：确保引流条深度适中（直达脓腔底部），避免折叠或过紧，末端留置 0.5cm 在切口外。

（5）生命体征监测实时观察：监测患者面色、呼吸、脉搏，警惕麻醉意外或出血性休克。若发现呼吸困难、血压下降，立即报告医生并协助抢救。

3. 术后护理措施

（1）术后 24 小时内避免刷牙和漱口，24 小时后用软毛牙刷轻刷，饭后用甲硝唑漱口液或温盐水含漱。

（2）避免刺激切口，勿用力漱口或吞咽硬物。

（3）24 小时内进食温凉、软烂食物（如粥、面条），避免辛辣、坚硬、过热食物。

（二）注意事项

1. 局部麻醉时，嘱患者尽量放松并观察用药后的反应。
2. 冲洗器的针头与注射器要衔接紧密，以防针头脱出，药液飞溅。
3. 治疗时告知患者勿动，以免损伤口腔黏膜。
4. 吸引时，吸引器管与冲洗器针头保持 1cm 的距离，以防药液被直接吸走达不到冲洗目的。
5. 治疗过程要严格遵守无菌操作原则。
6. 传递手术刀及冲洗器时应注意安全，防止刺伤。
7. 当患者出现皮瘘时，可协助医生将引流条两侧剪成倒刺状，这样可以防止引流条滑脱并可充分引流脓液。

六、健康指导

1. 治疗结束后半小时之内禁止喝水和漱口，防止冲走牙周袋内的药物。
2. 嘱患者近期避免食用辛辣刺激食物，必要时口服抗生素并注意休息。
3. 建议患者每天复诊，进行冠周冲洗上药，连续三次。炎症消退后，应尽早拔除不能萌出的阻生智齿。

第四节　牙拔除术的护理

牙拔除术是口腔颌面外科门诊最常见的手术之一，是针对某些牙病和由其引起的局部和全身性疾病的必要治疗手段。口腔门诊每日接诊大量需行牙拔除术的患者，涵盖各年龄组，而且普遍缺乏口腔方面的知识，需要有耐心，有针对性地对这些患者进行指导；并且牙拔除术后往往会留下一些较深的开放性创口，若护理不当极易发生出血、感染、创面愈合困难等，因此术后的护理指导是必要的。

一、牙拔除术的适应证

牙拔除术的适应证是相对的。随着口腔医学的发展，口腔治疗设备和技术的提高，口腔微生物学和药物学的进展，口腔材料和口腔修复手段的不断改进，牙拔除术的适应证也在不断变化。必须强调，口腔医生的责任首先是保存牙齿，最大限度地恢复其功能和美观；决定是否行牙拔除术要十分慎重。

1. 龋病牙 牙体严重龋坏而不能有效治疗或修复者。

2. 根尖病 根尖周围病变，不能用根管治疗等方法治愈者。

3. 牙周病 晚期牙周病，牙齿极为松动者。

4. 牙外伤 如牙根折断，难以治疗者。

5. 病灶牙 引起颌骨骨髓炎、牙源性上颌窦炎等局部病变的病灶牙。

6. 埋伏牙 引起邻牙疼痛或压迫吸收时，在邻牙可以保留的情况下可拔除。

7. 阻生牙 常发生智齿冠周炎或引起邻牙牙根吸收、龋坏者。

8. 多生牙 使邻牙迟萌、错位萌出、牙根吸收或导致牙列拥挤者。

9. 融合牙及双生牙 发生于乳牙列的融合牙及双生牙，如阻碍其继承恒牙的萌出，应予拔除。

10. 滞留乳牙 影响恒牙萌出者。

11. 错位牙 致软组织创伤而又不能用正畸方法矫正者。

12. 治疗需要 正畸治疗需要进行减数的牙等。

13. 骨折累及的牙 颌骨骨折或牙槽骨骨折所累及的牙，应根据创伤治疗需要，以及牙本身的情况决定去除或保留。

二、牙拔除术的护理评估

1. 健康史 询问患者过去有无全身性疾病如严重心血管疾病、糖尿病及造血系统疾病等，以及术前有无服用其他药物及药物过敏史。

2. 口腔检查与患牙评估 牙拔除术前对口颌系统检查时应注意口腔黏膜、颞下颌关节的情况。对将要拔除的牙要判断牙体组织的破坏程度、牙周组织状态、有无窦道、是否存在增生物。口腔检查还要对邻牙的状况，特别是大充填体、隐裂给予关注。对所拔患牙的检查将决定手术的路径、器械的选择、技术手法的运用。

3. 辅助检查 X线片除用于判定牙根的情况、根周病变、牙槽骨密度、有无牙根固连外，也是了解患牙与周围重要解剖结构、邻牙相互关系的主要手段。CBCT能够更好地显示颌骨、牙槽突、牙及周围病变和重要解剖结构的关系，从三维的各种断面反映局部的细节，是极具临床价值的检查手段。

4. 心理-社会状况 了解患者手术前晚的睡眠情况，对疼痛的耐受与认识状态，对牙拔除术的了解及心理状态。

5. 牙拔除术禁忌证

1）较严重的心脏疾病。

2）血压＞180/100mmHg。

3）造血系统疾病。

4）糖尿病患者空腹血糖高于8.88mmol/L。

5）甲状腺功能亢进。

6）肾脏疾病。

7）肝脏疾病。

8）妊娠期。
9）月经期。
10）感染急性期。
11）恶性肿瘤。
12）长期使用抗凝药物。
13）长期应用肾上腺皮质激素。
14）神经、精神疾病。

三、牙拔除术的常规检查

（一）病史采集

1．了解患者的全身健康状况，如心脏病、高血压、糖尿病等。
2．询问药物过敏史、出血倾向及长期用药情况（如抗凝药）。
3．记录既往牙科治疗史和拔牙经历。

（二）口腔检查

1．检查待拔牙齿的位置、松动度、龋坏程度及周围牙龈状况。
2．评估邻牙和对颌牙的情况，避免影响其他牙齿。
3．观察口腔卫生状况，必要时建议术前洁牙。

（三）影像学检查

1．拍摄X线片（如根尖片、全景片）或CT，了解牙根形态、数量、弯曲度及与邻近结构（如上颌窦、下牙槽神经）的关系。
2．评估骨密度、牙周组织是否存在囊肿或肿瘤。

（四）实验室检查

1．血常规、凝血功能检查　尤其是有出血倾向或长期服用抗凝药的患者。
2．血糖检查　糖尿病患者需控制血糖后再行手术。
3．心电图　心脏病患者需评估心脏功能。

四、一般牙拔除术的临床护理措施

（一）术前护理措施

1．环境准备　诊疗环境应安全、舒适、美观、整洁、安静，治疗椅功能正常。
2．患者准备　安置患者并做好相应的心理护理。
（1）了解患者对拔牙的主诉及对拔牙的认知程度。
（2）评估患者近期的全身健康状况，测量血压并记录；评估有无药物过敏史，女患者是否处于月经期或妊娠期。

（3）告知患者拔牙的一般流程，特别是在使用牙科高速手机时不能转动头部，以防误伤口腔软组织，若有不适可举左手示意。将相关风险、预后与患者沟通，尽可能消除其恐惧、紧张心理。

3. 确认患者信息 核对患者的基本信息及牙位，并嘱患者签署拔牙知情同意书。

4. 用物准备

（1）常规用物：一次性口腔器械盘（口镜、镊子、探针）、吸引器管、防护膜、护目镜、口杯、无菌敷料、凡士林棉签、0.05% 氯己定溶液、缝针、缝线、治疗巾。

（2）局部麻醉用物：表面麻醉剂、无菌棉签、专用注射针头、卡局芯式麻醉剂、卡局芯式注射器或计算机控制无痛局麻注射仪、碘伏棉签、持针器。

（3）拔牙用物：牙龈分离器、牙挺、拔牙钳、刮匙（图 6-8）。

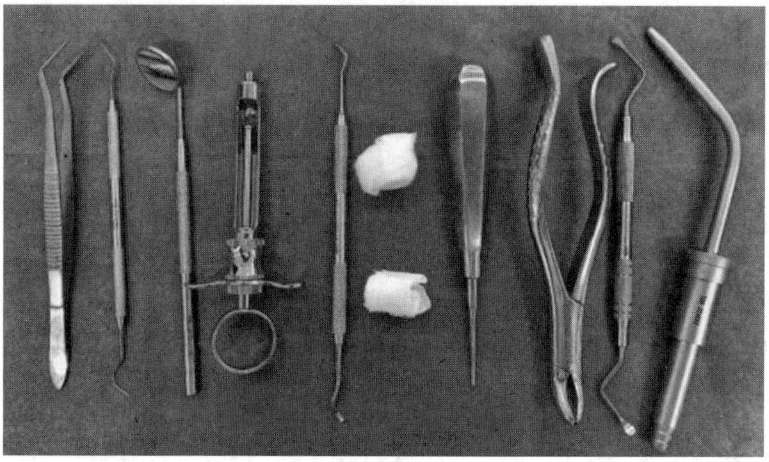

图 6-8 拔牙用物

5. 术区准备 接待患者坐到治疗椅上，指导患者漱口，戴上护目镜，调节椅位及光源，用 75% 酒精棉签消毒口周。

6. 麻醉准备 遵医嘱抽吸麻醉药品，与医生核对麻醉药品及患者过敏史，配合医生注射麻醉药品并观察患者注射麻醉药品时有无不适。

（二）术中护理措施

1. 医护人员位于四手操作位。
2. 将治疗巾和洞巾铺于患者胸前和面部。
3. 麻醉，并将探针、口镜传递给医生检查麻醉效果（图 6-9）。
4. 传递牙龈分离器给医生分离紧密附着的牙龈。
5. 传递牙挺给医生将患牙挺松（图 6-10）。
6. 传递适宜的牙钳，核对牙位，正确安放。
7. 用牙钳夹紧牙齿，用摇动、扭转和牵引的方法拔除患牙（图 6-11）。
8. 若需翻瓣，可将置于弯盘中的手术刀及大、小骨膜剥离器依次传递给医生行牙龈翻瓣术，以暴露术野。
9. 若需去骨、分牙，可配合医生用高速牙科手机进行去骨、分牙。

10．传递刮匙给医生搔刮牙槽窝及碎片或肉芽组织（图 6-12）。

11．将缝针线、剪刀及针持放在弯盘中传递给医生行拔牙创口缝合。

12．传递纱球给医生放于拔牙创口，并嘱患者紧咬以压迫止血（图 6-13）。

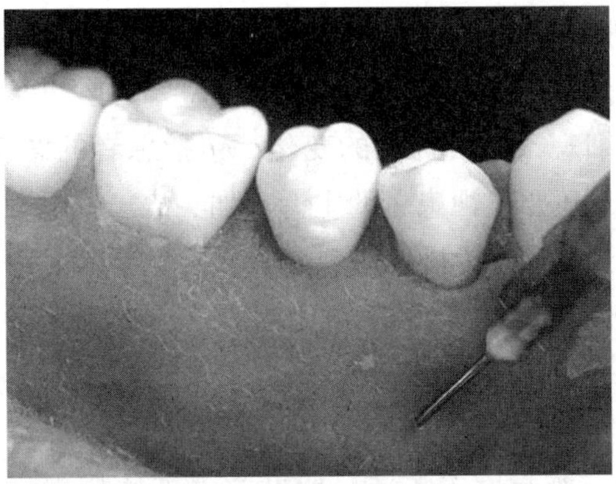

图 6-9　麻醉

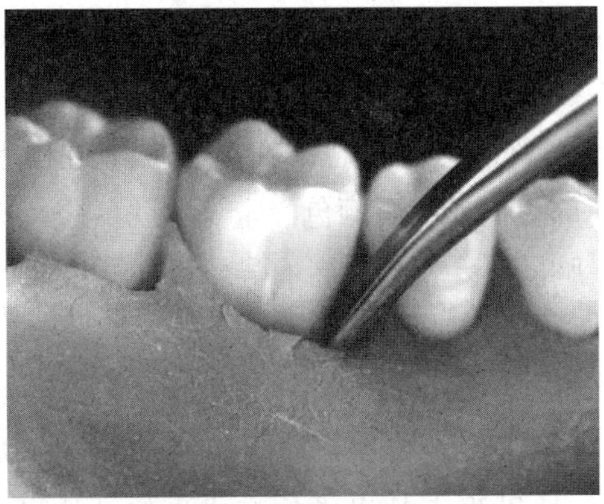

图 6-10　患牙挺松

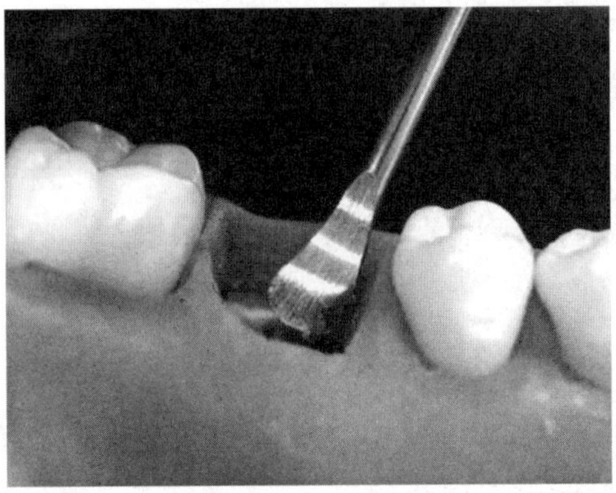

图 6-11　拔除患牙

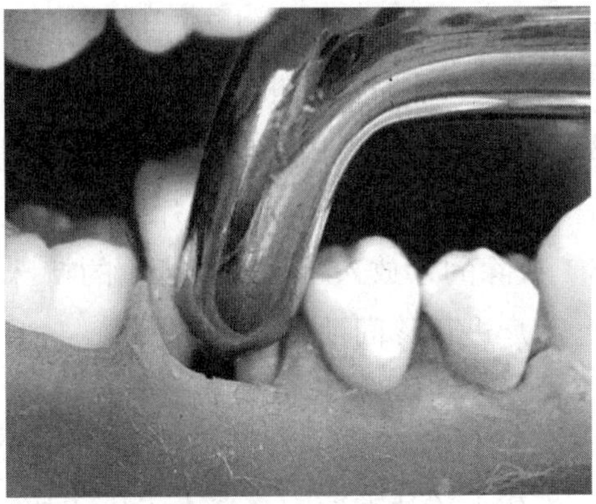

图 6-12　搔刮牙槽窝

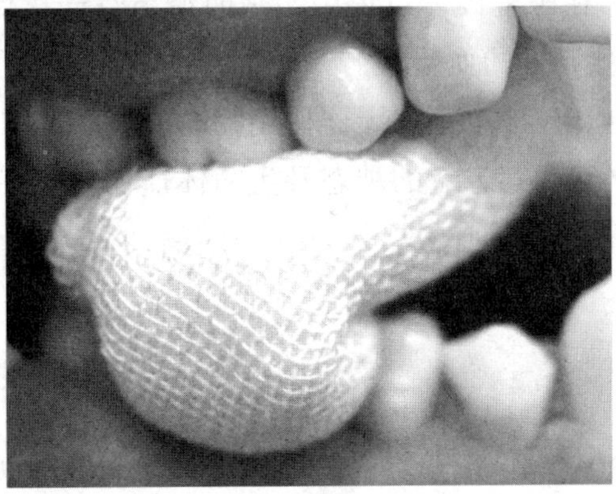

图 6-13　压迫止血

（三）注意事项

（1）正确传递和交换器械：禁止在患者头面部传递器械，以确保患者安全；注意握持器械的部位及方法，以保证器械交换顺利，防止器械污染；手术刀片、注射器、缝针等锐器应放于弯盘中间传递给医生，防止职业暴露。

（2）有效吸唾，保持呼吸道通畅：手术区域采用触点式吸唾法，吸净渗出的血液后，立即移开，避免阻挡医生操作；口底及舌根处采用划线式吸唾法，可及时清除大范围积聚的唾液和血液；操作过程中尽量避免吸唾器接触软腭及咽部黏膜，以防止咽反射的发生；口内黏膜悬空吸唾，尽量避免在口腔黏膜上某一点停留时间过长，以免损伤黏膜。

（3）观察患者神态：在拔牙操作过程中要认真仔细观察患者神态的变化，包括患者的意识、呼吸、面部表情、嘴唇颜色、全身皮肤反应、有无抽搐等，还要重视患者的主诉，如头痛、头晕、心悸、恶心、胸闷等。发现患者有异常反应，应及时汇报医生，配合医生做好应急处置，确保手术安全。

（四）术后护理措施

1. 清洁患者口周，撤除用物，询问有无不适。

2. 协助患者从操作位变成坐位，休息 3 ～ 5 分钟，观察有无不适。协助患者下椅位到休息区，预约复诊时间。

3. 治疗后的用物按规范分类处置

（1）缝合针头、注射针头及手术刀片置于锐器盒内。

（2）牙挺、牙钳、牙龈分离器及手术刀柄等复用器械置于多酶液内保湿。

（3）手机机头用后由消毒供应中心养护与消毒。

（4）纱球、一次性用品等医疗废物置于黄色垃圾袋内。

（5）拔除的牙放入装病理性废物的特殊垃圾袋内。

4. 治疗进行诊间消毒处置。

（五）护理要点

1. 拔牙术前认真询问患者有无拔牙禁忌证、药物过敏史。

2. 注射麻药时，告知患者尽量放松，注射后严密观察用药反应。

3. 按拔牙部位调整椅位。在医生拔牙过程中，适时调节灯光，保证术野清晰，及时吸出唾液，避免唾液进入牙槽窝，形成质量不佳的血凝块。

4. 传递牙龈分离器、牙挺、拔牙钳等拔牙器械用物时应严格遵守和执行无菌操作流程。

5. 在医生拔牙过程中，严密观察患者的神态及生命体征变化，特别注意患者的主诉并分散患者注意力，使患者在放松的状态下配合治疗。

五、健康指导

1. 嘱患者咬紧无菌棉卷 30 ～ 40 分钟。有出血倾向的患者，应观察 30 分钟以上无出血后方可离院。

2. 嘱患者 2 小时后可进食温软食物，避免患侧咀嚼。

3. 嘱患者拔牙后 24 小时内不刷牙不漱口。次日可刷牙，但勿伤及创口。

4. 嘱患者勿用舌舔创口，勿反复吸吮，防止出血。拔牙术后 2 天内唾液中混有淡红色血水属于正常现象。

5．嘱患者拔牙术后若有明显出血、疼痛、肿胀、开口困难等症状，应及时复诊。

6．嘱患者术后 2 天内避免剧烈运动。

7．如有缝合创口，嘱患者术后 5 ～ 7 天拆线。

8．患者如需修复，嘱拔牙后 2 ～ 3 个月到修复科就诊。

六、拔牙后常见并发症的护理

并发症是与手术直接相关的病症，不加处理可进一步引发不良后果。拔牙术后常见的并发症有出血、感染、干槽症、皮下气肿等。

（一）拔牙后出血

拔牙后出血可分为原发性出血和继发性出血。原发性出血为拔牙当日取出压迫棉卷后，拔牙窝仍有活动性出血。继发性出血是拔牙当日已停止出血后因其他原因引起的出血。

拔牙后出血常由护理不当或局部因素如牙槽窝内残留炎性肉芽组织、软组织撕裂、牙槽骨骨折、牙槽内小血管破裂等引起。因保护不良致拔牙窝内血块脱落，也会引起出血。全身因素引起的拔牙后出血较少见。

1．护理措施

（1）迅速将患者安置在治疗椅上，调节灯光、椅位，备好吸引器管。

（2）测量血压、脉搏、呼吸，观察患者的全身情况及精神状态，了解出血情况，估计出血量。

（3）因全身疾患引起的出血，要查明原因，对症处理。

（4）因局部因素引起的出血，若创伤大、牙龈撕裂者应缝合。广泛的渗血，可在拔牙窝内置入胶质银止血明胶海绵、碘仿海绵等止血药物，结合纱卷压迫。若出血不止，可用长碘仿纱条自牙槽窝底紧密填塞，通常可达到止血目的，一周后取出碘条，松散放入新碘条，保护创面，至骨面有肉芽组织生长，停止换药，待自行愈合。

（5）处理后，应观察患者 30 分钟以上，确认无出血后方可离开。

2．健康指导

（1）患者因血液与大量唾液混合，唾液中含血丝，常误认为出血量很多而紧张恐惧，护士应先向患者解释安慰，稳定情绪，配合治疗。

（2）告知患者拔牙后 2 天内唾液中如带粉红色血丝属正常现象，若口内有大量的血凝块，则为出血，请及时复诊。

（3）嘱患者不要反复吸吮拔牙窝，勿频繁漱口，禁食过热过硬的食物。术后 48 小时内给予冰袋间断冷敷，有利止血。

（4）口内放置碘仿纱条的患者，应遵医嘱按时换药，口内有缝线的患者，嘱 5 ～ 7 天后拆线。

（二）拔牙后感染

常规拔牙术后的感染多为牙片、骨片、牙石等异物和残余肉芽组织引起的慢性感染。拔牙创急性感染少见，多发生在下颌阻生齿拔除术后。

1. 护理措施 发生拔牙创慢性感染时，在局麻下彻底搔刮、冲洗，去除异物及炎性肉芽组织，使牙槽窝重新形成血凝块而愈合。

2. 健康指导

（1）指导患者做好自我观察。若拔牙 3 ～ 4 天后感到疼痛加剧、肿胀程度加重、张口受限严重伴吞咽痛等不适，应及时复诊。

（2）嘱患者注意休息，饮食清淡，保持口腔卫生。

（3）嘱患者术后遵医嘱服用抗生素。

（三）干槽症

干槽症在组织病理学上主要表现为牙槽骨壁的骨炎或轻微的局限性骨髓炎，多见于下颌牙拔除术后，原因并不十分明确。可能与拔牙窝过大，血运差，血块不易附着而脱落及拔牙时间长、创伤大有关。临床表现为拔牙 2 ～ 3 天后有剧烈疼痛并向耳颞部、下颌区或头顶部放散，一般镇痛药物不能止痛；临床检查拔牙窝内空虚，或有腐败变性的血凝块，腐臭味强烈。治疗原则是通过彻底清创、隔离外界对牙槽窝的刺激，以达到迅速止痛，缓解患者痛苦，促进伤口愈合的目的。

1. 护理措施 在传导阻滞麻醉下局部彻底清创；使用 3% 过氧化氢溶液（双氧水）棉球反复擦拭，去除腐败坏死物质，直至牙槽窝清洁、棉球干净无臭味；用生理盐水冲洗牙槽窝；将碘仿纱条严密填塞拔牙创；若无明显疼痛，10 天后可去除碘条。必要时全身给予抗炎止痛治疗。

2. 健康指导

（1）干槽症引起的疼痛剧烈，迁延数日，给患者带来极大痛苦，护士应做好解释工作，安抚患者，树立战胜疾病的信心。

（2）告知患者碘仿纱条的治疗作用、目的及效果，不要因口内放置碘仿纱条有不适感而吐掉。

（3）嘱患者适当休息，注意口腔卫生，第 2 天及 10 天后复诊。

▶知识拓展

微创拔牙术

充足的骨量是种植手术成功的前提条件。牙齿拔除后，牙槽骨发生渐进性骨吸收萎缩，会影响种植体植入的位置与轴向，最终影响种植修复的美学与功能。微创拔牙技术通过采用种植机及微创拔牙器械拔除患牙，避免对牙龈组织及牙槽嵴顶骨组织的挤压和损伤，拔牙时尽量保存拔牙窝处的软硬组织，为种植手术的成功奠定基础。

第五节　常见口腔外科门诊手术的护理

一、口腔颌面部炎症切开引流术

（一）口腔颌面部炎症基本知识

1. 定义　细菌通过牙齿或淋巴等途径引起的口腔颌面部感染。如临床常见的第三磨牙（智齿）炎症。

2. 临床表现　局部红、肿、热、痛，可伴或不伴有全身症状。

3. 治疗方法　外科门诊手术治疗是重要措施。脓肿切开引流是最有效的治疗方法。

（二）切开引流的适应证

1. 局部肿痛通过服药等其他治疗不能消除的可考虑门诊手术切开引流。
2. 化脓性感染后 5 天左右，可考虑切开引流。
3. 全身症状较重患者，应及时进行切开引流。

（三）用物准备

1. 器械　一次性口腔器械盘，尖刀片，刀柄，止血钳、剪刀、无菌药杯、冲洗器。

2. 药物　碘伏、生理盐水。

3. 敷料　引流条（橡皮管、引流条）、纱球、无菌纱布、3M 胶布。

（四）操作步骤及护理配合

1. 术前准备　进行术前检查，包括询问病史、口腔颌面部 CT 或 MRI 等影像学检查，评估手术风险。

2. 局部麻醉　给患者施以局部麻醉，确保手术过程无痛。

3. 切开皮肤和黏膜　在感染、囊肿或肿瘤所在部位切开口腔颌面部的皮肤和黏膜。

4. 引流病灶　将病灶进行彻底清除，排除炎性渗出物、囊肿或肿瘤等。

5. 洗刷伤口　用生理盐水或抗菌溶液等对手术区域进行洗刷，保持清洁。

6. 缝合伤口　根据情况选择合适的缝合材料对伤口进行缝合，保护手术区域。

7. 术后处理　给予患者适当的止痛药物，观察伤口情况，进行术后护理。

二、颌面部小肿物切除术

常见颌面部小肿物包括色素痣、脂肪瘤（图 6-14）、黏液囊肿（图 6-15）和唾液腺结石等。

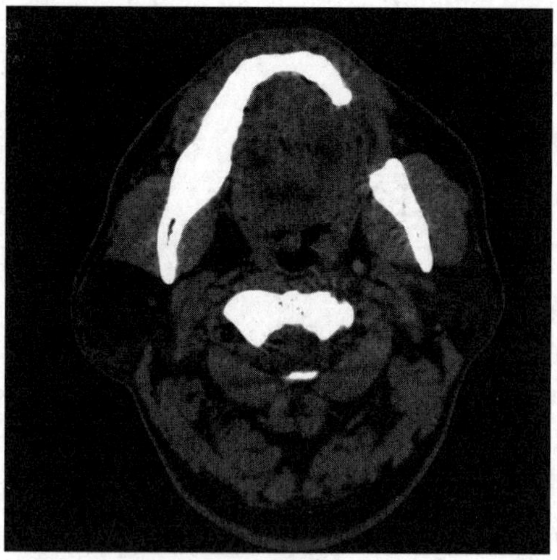

图 6-14　脂肪瘤

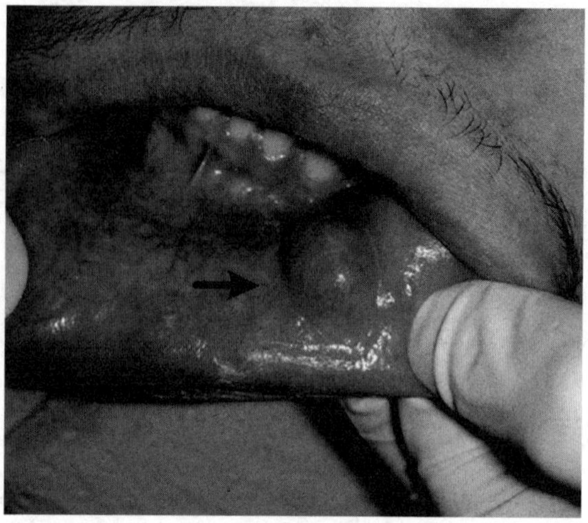

图 6-15　黏液囊肿

（一）用物准备

1. 器械　一次性口腔器械盘，圆刀片，刀柄，持针器、止血钳、剪刀、缝线、标本瓶。
2. 药物　碘伏，标本固定液。
3. 敷料　无菌手套，孔巾、纱球、无菌纱布、3M 胶布。

（二）操作步骤及护理配合

1. 准备记号笔，遵医嘱准备麻药，手术定位，进行局部麻醉。
2. 检查盘中准备无菌纱球，碘伏消毒液，进行局部皮肤消毒。
3. 准备无菌器械，递无菌手套，协助医生铺巾，嘱患者不可乱动，以防污染术区
4. 圆刀切开皮肤、钝性剥离肿物、缝合伤口面部切口用无菌纱布覆盖。注意及时吸唾，保持术区视野清晰。
5. 协助粘贴纱布，清理术区皮肤。嘱术后注意事项，口内切口注意保持口腔卫生，三餐后尽量使用含漱液漱口。一周复诊拆线。
6. 清点切下标本组织，全部收集于标本瓶中，不要遗漏。

三、颌面部软组织损伤清创术

（一）颌面部软组织损伤后的注意事项

1. 因面部血运丰富，受伤后 48 小时以内来院的患者在清创后可初期缝合。
2. 开放性损伤患者治疗时应注意彻底清洗伤口。
3. 闭合性损伤患者应注意消肿、抗感染及止痛，24 小时内局部冷敷。

（二）用物准备

1. 器械　口腔检查器、止血钳、持针器、缝线（4 ～ 6#）、组织镊、剪刀。
2. 药物　碘伏、3% 过氧化氢溶液、生理盐水。
3. 敷料　无菌手套、孔巾、纱球、无菌纱布、3M 胶布。

（三）操作步骤及护理配合

1. 检查盘中准备　无菌纱球，碘伏消毒液遵医嘱准备麻药，进行局部皮肤消毒，局部麻醉。

2. 局部清创　用3% 的过氧化氢溶液及生理盐水彻底冲洗伤口。护士在患者伤口下放一检查盘，接住引流液，以防冲洗液流到患者身上。

3. 准备无菌器械　递无菌手套，协助医生铺巾，嘱患者不要做抬手等动作，以免无菌物品被污染。

4. 按层对位缝合　及时擦净创口周围出血，保持手术视野清晰。根据缝合要求按层剪断缝线。

5. 面部切口用无菌纱布覆盖　护士协助粘贴纱布，清理术区皮肤。

四、舌系带矫正术

舌系带过短或附着点前移，有时颏舌肌过短，两者可同时或单独存在，导致舌运动受限。表现为舌不能自由前伸，勉强前伸时，舌尖呈“W”状，舌尖上抬困难，出现卷舌音和舌腭音发音障碍（图 6-16）。临床上需行舌系带矫正术。

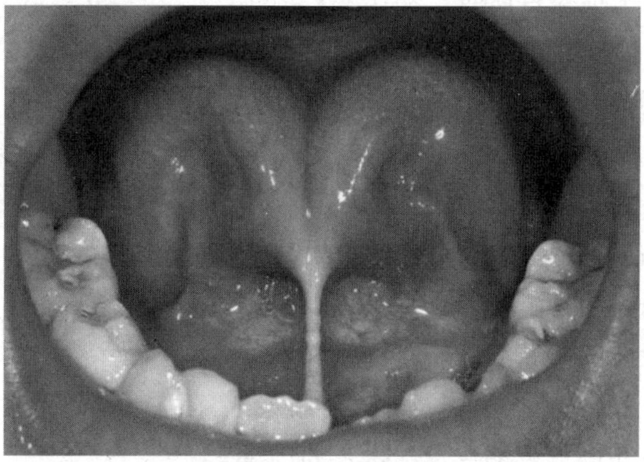

图 6-16　舌系带过短

（一）适应证

舌系带过短。

（二）用物准备

1. 常规用物　一次性口腔器械盘（口镜、镊子、探针）、吸引器管、防护膜、护目镜、口杯、无菌敷料、凡士林棉签、75% 的酒精棉球、0.1% 苯扎溴铵棉球、棉签。

2. 局部麻醉用物　1% 碘酊、2% 利多卡因（含 1 : 200000 肾上腺素）或盐酸复方阿替卡因注射液、注射器。

3. 舌系带矫正术用物　孔巾、4# 缝线、9×18 圆针、持针器、舌钳、开口器、蚊式钳 2 把、眼科剪、纱布、无菌手套。

（三）操作步骤及护理配合

1. 麻醉　局部浸润麻醉或传导阻滞麻醉。遵医嘱准备麻醉剂及合适针头。检查注射器各关节是否连接紧密，核对麻醉剂的名称、浓度、剂量、有效期及患者姓名，无误后抽吸或安装麻醉药物递予医生。

2. 手术区域准备 递 75% 酒精棉球予医生进行口周消毒；递 0.1% 苯扎溴铵棉球进行口内消毒递孔巾予医生。

3. 将线穿过舌体 将 4# 手术缝线穿于圆针后递予医生。穿过舌体后，用舌钳或线协助提起舌体。必要时使用开口器。

4. 剪舌系 带用蚊式钳轻轻夹住舌系带递眼科剪予医生。及时用纱布擦除术区渗出血液，保持术野清晰。

5. 缝合 将夹好缝针缝线的持针器递予医生，用口镜牵拉口角保持视野清晰，用眼科剪协助剪断缝线；整理用物。

（四）注意事项

1．术中适当固定患儿头部、四肢，防止划伤患儿面部。

2．术中用舌钳或线向上提拉舌体时，动作要轻巧。

3．此手术多为儿童，合作性差或哭闹不止，必要时于一侧上下磨牙之间放入开口器，并调整合适的开口度。注意开口器前端要有纱布等保护措施，避免损伤患儿的牙齿。

（五）健康教育

1．术毕用纱布压迫伤口数分钟，若无渗血方可离去。

2．术后嘱家长禁止患儿用手牵拉缝合线头，以免伤口裂开。

3．局部麻醉可以使舌、唇等软组织暂时失去知觉，麻醉药物持续时间为 2 ～ 3 小时，请防止儿童咬伤、抠破舌唇。如出现严重咬伤，请及时来院就诊。

4．术后指导家长对患儿进行舌腭音及卷舌音的训练。

五、舌下腺切除术

舌下腺囊肿（图 6-17）是较为常见的唾液腺瘤样病变，多见于青少年。舌下腺囊肿可分为单纯型、口外型和哑铃型。临床表现为口底一侧浅紫色囊性肿物。根治舌下腺囊肿的方法是切除舌下腺。

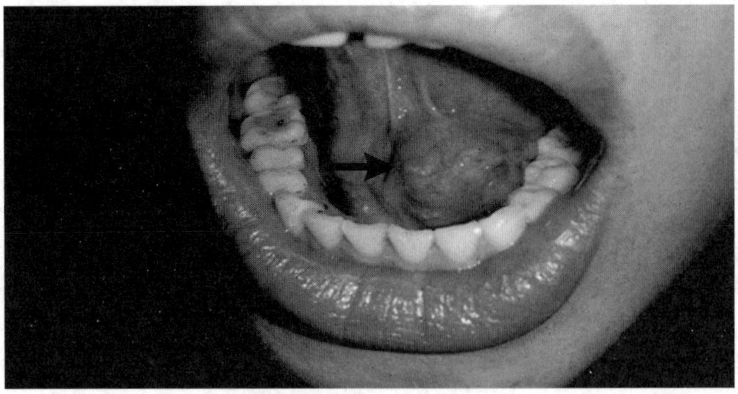

图 6-17　舌下腺囊肿

（一）适应证

舌下腺囊肿。

（二）用物准备

1. 常规用物　一次性口腔器械盘（口镜、镊子、探针）、吸引器管、防护膜、护目镜、口杯、无菌敷料、凡士林棉签、75% 酒精棉球、0.1% 苯扎溴铵棉球。

2. 局部麻醉用物　2% 利多卡因（含 1∶200000 肾上腺素）或盐酸复方阿替卡因注射液、注射器、1% 碘酊、棉签。

3. 舌下腺切除用物　孔巾、巾钳 2 把、银探针、压舌板、15# 刀片、手术刀柄、蚊式钳、弯眼科剪 1 把、中弯止血钳、小弯止血钳 2 把、剪刀、橡皮引流条、拉钩、冲洗器、无菌手套、缝针、缝线、持针器。

（三）操作步骤及护理配合

1. 麻醉　多采用局部浸润麻醉或传导阻滞麻醉。递 1% 碘酊棉签予医生，遵医嘱准备麻醉剂及合适针头。检查注射器各关节是否连接紧密，核对麻醉剂的名称、浓度、剂量、有效期及患者姓名，无误后抽吸或安装麻醉药物递予医生。

2. 手术区域准备　递 75% 酒精棉球予医生进行口周消毒；递 0.1% 苯扎溴铵棉球进行口消毒；递孔巾和巾钳予医生。

3. 试探舌下腺导管口的方向　递银探针，用口镜或压舌板将舌推向健侧。

4. 切开剥离　自舌下腺表面分离周围将刀片安放于刀柄递予医生，用拉钩协助暴露视野组织及靠近腺体的舌下腺囊肿的囊壁，递蚊式钳、弯眼科剪并剪离。协助医生止血、吸除血液，保持术野清晰。

5. 冲洗创口　用冲洗器抽取生理盐水递予医生并及时吸去冲洗液。

6. 缝合　将夹好缝针缝线的持针器递予医生递剪刀并协助剪线递 7. 放置橡皮引流条。橡皮引流条予医生，整理用物。

（四）注意事项

1. 严格遵守无菌操作原则。
2. 术中严密配合，及时传递器械。
3. 及时吸净血液，保持术野清晰。

（五）健康教育

1. 密切观察术后肿胀和出血情况，嘱患者休息一小时再离院。
2. 嘱患者术后当日局部用冰袋间断冷敷，注意避免冻伤。
3. 嘱患者术后 24 小时内不刷牙、漱口。24 小时后，用 0.05% 或 0.12% 醋酸氯己定溶液漱口，保持口腔清洁。嘱其不要用力过大，以免造成出血。
4. 嘱患者术后 24 小时内进温凉饮食，以减轻术区肿胀和出血。
5. 嘱患者注意休息，24 小时后需来院复诊取出橡皮引流条。

6．嘱患者如有肿胀、出血、憋气等不适，应立即就诊。

六、牙槽骨修整术

牙槽骨修整术的目的是矫正牙槽突各种妨碍义齿戴入和就位的畸形，例如去除牙槽突上突出的尖或嵴，防止引起局部疼痛；去除突出的骨结节或倒凹；矫正上前牙槽嵴的前突。牙槽骨修整术应在拔牙后 2 ～ 3 个月，拔牙创基本愈合，牙槽嵴改建趋于稳定时进行。

（一）适应证

拔牙后牙槽骨吸收不均匀，出现骨尖、骨结节、骨隆凸等并有压痛，影响义齿戴入者。

（二）用物准备

1. 常规用物 一次性口腔器械盘（口镜、镊子、探针）、吸引器管、防护膜、护目镜、口杯、无菌敷料、凡士林棉签、75% 酒精棉球、0.1% 苯扎溴铵棉球。

2. 局部麻醉用物 2% 利多卡因（含 1 : 200000 肾上腺素）或盐酸复方阿替卡因注射液、注射器、1% 碘酊、棉签。

3. 牙槽骨修整术用物 孔巾、巾钳、15# 手术刀片、手术刀柄、骨膜剥离器、骨锤、单面凿、骨锉、冲洗器、生理盐水、弯眼科剪、持针器、缝针、缝线、纱布、无菌手套。

（三）操作步骤及护理配合

1. 麻醉 局部浸润麻醉或传导阻滞麻醉 遵医嘱准备麻醉剂及合适针头。检查注射器各关节是否连接紧密，核对麻醉剂的名称、浓度、剂量、有效期及患者姓名，无误后将抽吸或安装麻药的注射器递予医生。

2. 手术区域准备 铺孔巾，固定。递 75% 酒精棉球予医生进行口周消毒；递 0.1% 苯扎溴铵棉球进行口内消毒 递孔巾和巾钳予医生。

3. 手术中将刀片安放于刀柄递予医生

（1）切开翻瓣 递骨膜剥离器，协助拉开口角，充分暴露视野。

（2）去除牙槽骨 去骨时用骨锤垂直敲击单面凿尾端。

（3）磨平牙槽骨表面 递骨锉予医生。

用冲洗器抽吸生理盐水反复冲洗碎骨屑，同时用吸引器管吸净口内液体。

4. 缝合、压迫止血 将夹好缝针缝线的持针器递予医生，用口镜牵拉口角保持视野清晰，用弯眼科剪协助剪断缝线递无菌纱布予医生，协助压迫止血，整理用物。

（四）注意事项

1．严格遵守无菌操作。

2．手术中密切观察患者生命体征的变化。

3．击锤前做好患者的心理准备，击锤去骨时注意用力不宜过猛，以免去骨过多。当敲击下颌时，注意托住下颌角，减震并保护患者的颞下颌关节。

（五）健康教育

1．嘱患者术后咬无菌纱布 30 分钟。
2．嘱患者术后 24 小时之内禁止用力鼓漱和刷牙。
3．嘱患者术后当日应进温、凉饮食，保持口腔清洁。
4．嘱患者术后 5 ～ 7 天拆线。
5．嘱患者术后 2 周可安装义齿。

▶知识拓展

植骨简介

种植牙是一种修复缺牙的方式，成功的种植牙需要足够的牙槽骨量来支撑。种植牙植骨指在牙槽骨内植入种植体时，如果骨量不足，需要在种植区补充人工骨或自体骨，保持种植体稳定。适合植骨的情况如下。

（1）牙槽骨骨量稀少的患者：由于自身的牙槽骨量较少，种植体可能无法稳固地植入，需要通过植骨手术来增加骨量，提供足够的支撑。例如，对于下牙槽骨骨量不足的患者，需要进行植骨手术以增加骨量，确保种植体的稳定性。

（2）上颌窦位置较低的患者：当上颌窦位置较低时，种植体的植入可能会受到上颌窦的限制。医生可能会增加上颌窦底部的骨量，为种植体提供足够的空间。

植骨来源如下。

（1）自体骨：来自患者自身，如颜部、胫骨、髋骨。

（2）同种异体骨：来自他人捐献，通过处理后去除免疫原性。

（3）异种骨：来自动物，通过处理去除其中的有机物。

（4）合成骨：来自人工合成的羟基磷灰石、生物玻璃。

—• 考试知识点总结 •—　　—• 本章小结 •—

—• 协和云课堂……　拓展练习及参考答案 •—

（崔丹梅　刘泽念）

教学课件

第七章　口腔正畸科疾病的护理

学习目标

素质目标

（1）具有诚实守信、爱岗敬业、救死扶伤、大爱无疆的职业精神。

（2）具有尊重患者、保护隐私、患者利益至上的服务精神。

（3）具有感染防控意识，对就诊的患者的安全负责的责任心。

知识目标

（1）掌握：错𬌗畸形的病因、护理评估、护理措施及健康指导。

（2）熟悉：错𬌗畸形的治疗流程；

（3）了解：错𬌗畸形的辅助检查和心理评估。

能力目标

（1）能够配合医生完成口腔正畸常见疾病诊疗流程。

（2）能够对患者病情进行评估和沟通。

（3）能够对患者的疾病进行术前、术中和术后的心理安抚和健康指导。

案例导入

【案例】

患者，女，12岁。自诉牙齿前突。检查：面部左右不对称，颏部左偏1mm，凸面型，面下三分之一较长，轻度开唇露齿，露龈微笑，颏唇肌紧张。恒牙列，牙列式，

$$\frac{6\ 5\ 4\ 3\ 2\ 1\ \big|\ 1\ 2\ 3\ 4\ 5\ 6}{6\ 5\ 4\ 3\ 2\ 1\ \big|\ 1\ 2\ 3\ 4\ 5\ 6}$$

，16、46完全远中关系，26、36轻度远中关系，前牙深覆𬌗Ⅲ度深覆盖Ⅲ度，上下牙列轻度拥挤，23颊侧异位，上下牙弓对称，上牙弓中线左偏2mm，下牙弓中线与面中线对齐。全口牙龈正常，腭盖高拱，唇舌系带正常。

【问题】

1. 该患者属于安氏几类错𬌗？
2. 应如何与患者沟通导致该疾病的原因？
3. 应如何指导患者进行自我口腔保健？

·核心知识拆解·

WHO 把错𬌗畸形定为“牙面异常”，不但影响外貌同时也影响功能。口腔正畸科是诊治错𬌗畸形的科室，常见疾病为儿童、青少年及成年人的错𬌗畸形，其主要治疗措施包括固定矫治、活动矫治、功能性矫治、隐形矫治等。

第一节　错𬌗畸形概述

一、概念

错𬌗畸形是儿童在生长发育过程中，由先天或后天因素，如疾病、口腔不良习惯、替牙异常等导致的牙齿、颌骨、颅面的畸形，如牙齿排列不齐、上下牙弓间的𬌗关系异常、颌骨大小形态位置异常等。

二、病因

错𬌗畸形的病因分为遗传因素和环境因素两大类。遗传因素与环境因素的相互影响和作用导致了错𬌗畸形的发生。在不同的个体，遗传因素与环境因素所表现强度各有不同。根据环境因素发生的时间不同，错𬌗畸形的环境因素又分为先天因素和后天因素。

（一）遗传因素

遗传因素来源于种族演化和个体发育两个方面。

1. 种族演化　错𬌗畸形是随着人类的演化而发生和发展的。

（1）人类基本行动姿势的改变：原始人类从爬行到直立，躯体重心发生改变，支持头部的颈背肌肉力量逐渐减弱，为适应头部的前后平衡，颌骨逐渐退化缩小，颅骨却因脑容量的增大而扩大，最终演化成现代人的颅面外形。

（2）食物性状的改变：生活在森林里的原始人类食用生食。随着时间的推移，人类开始认识和利用火，食物形状也发生了很大的改变，由生到熟、由粗到细、由硬到软，因此咀嚼器官受到的功能刺激日益减弱，于是产生了咀嚼器官逐渐退化缩小的遗传性状。

（3）咀嚼器官不平衡退化：在人类的进化过程中，咀嚼器官退化、缩小速度呈现出不平衡现象。即：肌肉最快，颌骨次之，牙齿最慢。因此，牙量退化程度小于骨量的退化程度，使得颌骨没有足够的空间容纳所有的牙齿，从而出现牙齿的拥挤错位。

2. 个体发育　在现代人中有些人牙齿排列整齐，上下颌牙的咬合关系在正常范围，而有些人则有不同程度的错㖞畸形，这与遗传特性相关。双亲可通过染色体将其所具有的错㖞畸形特性遗传给子女，但同时，并不是所有子女的颌面形态都与父母一样，这又与变异有关。遗传性错㖞畸形的表现形式主要有重复表现、断续表现和变化表现三种。据相关资料显示，我国错㖞畸形的遗传因素约占错㖞畸形病因的29.4%。严重遗传性错㖞畸形的矫治比较困难，应争取尽早明确诊断并制订治疗计划；治疗结束后护士应尽可能长期随访，并嘱患者进行较长时间的保持。

（二）环境因素

环境因素可分为先天因素和后天因素，两种因素之间相互影响。

1. 先天因素 从受孕直至出生前，任何能够导致错㖞畸形出现的各种发育、营养、疾病、外伤等因素，都属于先天因素。如母体营养不良、胎儿发育障碍或缺陷等。

2. 后天因素 个体出生后，多种因素如全身性疾病、营养不良、乳恒牙替换障碍，口腔功能异常、口腔不良习惯等都会影响牙齿、颌骨和颅面的生长发育，导致错㖞畸形。

（1）全身性疾病及营养不良：①某些急性及慢性疾病如麻疹、水痘可引起源于上皮系统的成釉器萎缩，导致牙釉质发育不全和牙体形态异常等。②内分泌功能紊乱如垂体、甲状腺功能异常可导致错㖞畸形的发生。③营养物质摄入不足也会导致错㖞畸形的发生。如维生素A缺乏，会造成牙体和牙周组织发育障碍，可出现牙齿萌出迟缓、乳牙滞留、牙齿发育不良、出现髓石及牙本质球间隙等。维生素B缺乏，可出现牙、颌面生长发育停滞，出现牙槽嵴萎缩等症状，单纯维生素B2缺乏可能与腭裂的发病有关。维生素C缺乏可造成牙体组织发育不良。维生素D缺乏，会使全身骨骼的钙化与钙磷代谢过程出现障碍，导致上颌骨牙弓狭窄、腭盖高拱、上颌前牙拥挤前突、开㖞等，此外，还可出现乳牙、恒牙萌出迟缓。

（2）乳牙期及替牙期的局部障碍：乳牙早失后，可因邻牙倾斜使得恒牙萌出间隙不足，造成恒牙异位萌出或埋伏阻生。乳牙滞留也可导致继替恒牙错位萌出或埋伏阻生。例如，上下乳前牙滞留，可使恒切牙自舌侧或唇侧萌出，成为双重牙列，甚至形成反㖞、深覆盖等。另外，恒牙萌出顺序紊乱也可导致咬合关系异常。

（3）口腔功能异常：包括吸吮功能异常、咀嚼功能异常、呼吸功能异常、吞咽功能异常等。当这些功能出现异常时，就会使相应颌面部结构受到异常的功能刺激，出现形态的异常。而口腔颌面部正常的形态也是正常发挥功能的前提，因此二者相辅相成，互为因果。具体如下。①吸吮功能异常：婴儿刚出生时，下颌骨的位置处于上颌的远中，正常姿势的喂养，能给下颌骨带来适当的功能刺激，使下颌骨生长并逐渐调整到中性位置。而奶瓶位置不正、奶头孔大小不适及喂养姿势不良等则会造成婴儿下颌前伸不足或前伸过度，出现下颌后缩或下颌前突。②咀嚼功能异常：通常指咀嚼功能减退，现代食物结构在很多方面并不利于咀嚼功能的有效发挥，如精米、精面、较软的食物等。这种食物结构会使上、下颌骨发育不良从而导致牙列拥挤。③呼吸功能异常：正常的呼吸功能是通过鼻腔通道，以鼻呼吸的方式进行的，当出现慢性鼻炎、鼻窦炎、鼻甲肥大等疾病时，正常的鼻腔通道部分或全部地被阻塞，只能被迫用口进行呼吸。此时，口呼吸导致的畸形可以表现为：牙弓狭窄、腭盖高拱、上牙列拥挤或上颌前突、下颌后缩等。④吞咽功能异常：正常吞咽时，口周咀嚼肌的收缩可将上、下颌牙列紧密地咬合在正中㖞位，舌体位于牙弓内与牙齿舌面和硬腭相接触，上、下唇肌自然闭合，牙弓形成了内外压力之间的动力平衡；异常的吞咽方式下，由于吞咽时舌体仍位于上、下牙列之间，使上、下牙齿不能正常咬合，且上、下唇不能闭合，牙弓内外侧就失去了正常的动力平衡，则会形成上颌牙弓前突及前牙开殆畸形。

（4）口腔不良习惯：因口腔不良习惯造成的错殆畸形约占各类错殆畸形的 1/4。主要包括吮指习惯、咬物习惯、咬唇习惯、舔牙习惯、吐舌习惯、偏侧咀嚼习惯和托腮及单侧枕物习惯等，并且可因不良习惯特点的不同导致不同的错殆畸形。

三、错殆畸形的分类

微课：错颌畸形的分类

不同类型的错殆畸形临床表现也多种多样。为了便于对各类错殆畸形进行诊断、描述、交流，学者们提出了众多的错殆畸形分类法。Edward H. Angle 医生于 1899 年提出了 Angle 错殆分类法，是目前国际上最为广泛应用的一种错殆畸形分类方法。该分类法认为上颌第一恒磨牙是殆的关键，而各类错殆畸形均是由于下颌、下牙弓在近远中向的错位所引起的。因此，该分类法以上颌第一恒磨牙为基准，将错殆畸形分为中性错殆、远中错殆与近中错殆三类。

1. Angle Ⅰ类错殆（图 7-1）——中性错殆 上、下颌骨及牙弓的近、远中关系正常，当在正中殆位时，上颌第一恒磨牙的近中颊尖咬在下颌第一恒磨牙近中颊沟处，即磨牙关系为中性关系。若此时牙列中存在错位牙者，称为Ⅰ类错殆或中性错殆。

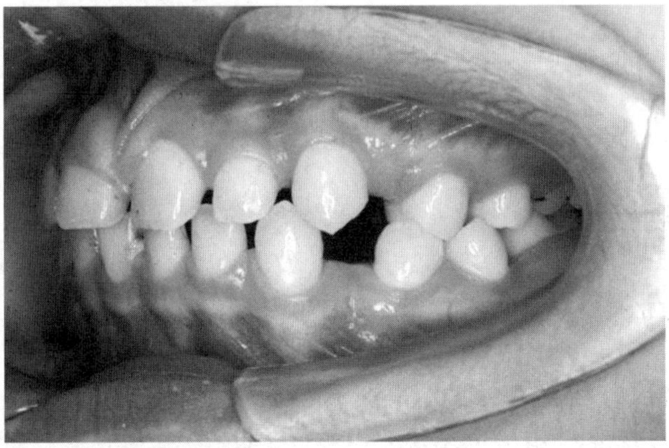

图 7-1 Angle Ⅰ类错殆

2. Angle Ⅱ类错殆（图 7-2）——远中错殆 下牙弓及下颌处于远中位置，磨牙为远中关系。Ⅱ类错殆第一分类：磨牙为远中关系，上颌前牙唇向倾斜。主要表现为Ⅱ类错殆第一分类，亚类：一侧磨牙为远中错殆关系，而另一侧为中性殆关系，且上颌前牙唇向倾斜。Ⅱ类错殆第二分类：磨牙为远中错殆关系，上颌前牙舌向倾斜。Ⅱ类错殆第二分类，亚类：一侧磨牙为远中错殆关系，而另一侧为中性殆关系，且上颌前牙舌向倾斜。Ⅱ类错殆第二分类的临床症状主要表现为有内倾型深覆殆、面下 1/3 较短、颏唇沟较深等。

3. Angle Ⅲ类错殆（图 7-3）——近中错殆 下颌或下牙弓处于近中位置，磨牙为近中关系。Ⅲ类错殆，亚类：一侧磨牙为近中错殆关系，而另一侧为中性关系。主要表现为前牙反殆、上颌骨发育不足、下颌前突、面中 1/3 凹陷等。

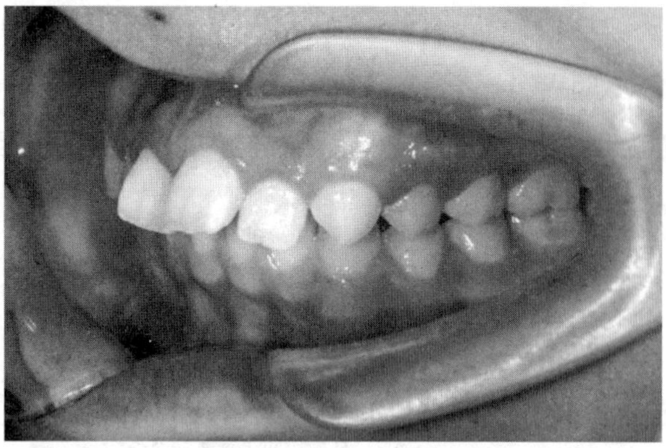

图 7-2　Angle Ⅱ类错𬌗

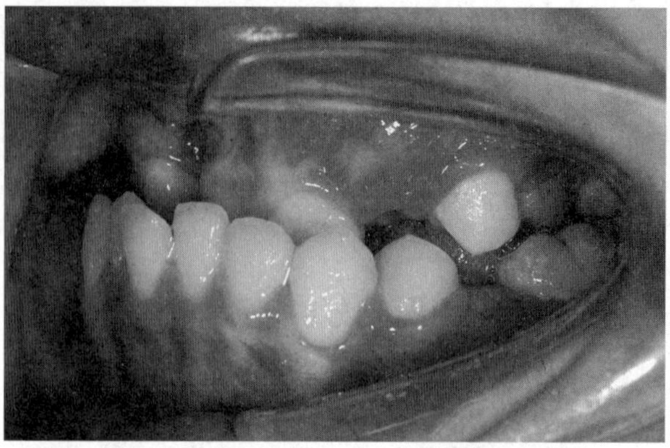

图 7-3　Angle Ⅲ类错𬌗

四、错𬌗畸形的护理评估

（一）患者基本情况

包括姓名、性别、出生年月日、民族、出生地或生长地、职业、身高体重。

（二）健康史

包括主诉、现病史、口腔病史、全身病史、家族史、牙齿矫治史、患者的矫治动机和合作程度等。

五、错𬌗畸形的常规检查

（一）牙、颌、面的检查

1. 牙　①𬌗的发育阶段，包括乳牙期、替牙期、恒牙期。②牙的基本状况，如牙齿的数目、形态、大小、颜色、釉质发育状况、龋齿等情况。③牙的萌出、替换状况，如有无乳牙早失，特别是第一乳磨牙早失；有无恒牙早萌、萌出顺序紊乱；有无乳牙滞留、恒牙早失。④牙齿错位，包括个别牙的唇（颊）向错位、舌向错位、高位、低位、扭转、拥挤、反𬌗、开𬌗、前突、正锁𬌗、反锁𬌗。

2. 牙弓

（1）矢状向关系：包括磨牙关系、尖牙关系、前牙关系。磨牙关系分为中性、远中和近中，即 Angle Ⅰ、Ⅱ、Ⅲ类关系。尖牙关系分为中性关系、远中关系和近中关系。上颌尖牙咬在下颌尖牙和下颌第一前磨牙颊尖之间为中性关系，上颌尖牙咬在下颌尖牙唇面或其近中缘为远中关系，上颌尖牙咬在下颌尖牙远中为近中关系。前牙关系指在矢状方向上表现为上下颌前牙间的覆盖关系，指上颌前牙盖过下颌前牙的水平距离，即上颌切牙切缘到下颌切牙唇面的水平距离。

正常覆盖指上颌切牙切缘到下颌切牙唇面的水平距离在 3mm 以内。反覆盖指下颌前牙切端位于上颌前牙切端的唇侧。深覆盖指上颌切牙切缘到下颌切牙唇面的水平距离在 3mm 以上者，分为 3 度，Ⅰ度深覆盖指 3mm ＜覆盖≤ 5mm。Ⅱ度深覆盖指 5mm ＜覆盖≤ 8mm。Ⅲ度深覆盖指覆盖＞ 8mm。

（2）横向关系：①上下颌牙弓宽度，上下颌牙弓宽度是否协调，上下颌后部牙弓有无对𬌗、反𬌗或锁𬌗。②上下颌牙弓中线，上下颌中切牙与颌面部之间中线是否对齐。

（3）垂直向关系

1）前牙覆𬌗状况：指上颌前牙覆盖下颌前牙唇面的垂直距离。

正常覆𬌗指上颌前牙覆盖过下颌前牙唇面不超过切 1/3 且下颌前牙切缘咬在上颌前牙舌面切 1/3 以内者。

深覆𬌗指上颌前牙覆盖过下颌前牙唇面超过切 1/3 或下颌前牙切缘咬在上颌前牙舌面切 1/3 以上者，可分为 3 度，Ⅰ度深覆𬌗：上颌前牙覆盖下颌前牙唇面超过切 1/3 而不足 1/2，或下颌前牙切缘咬在上颌前牙舌面超过切 1/3 而不足 1/2 者。Ⅱ度深覆𬌗：上颌前牙覆盖下颌前牙唇面超过切 1/2 而不足 2/3，或下颌前牙切缘咬在上颌前牙舌面超过切 1/2 而不足 2/3 者。Ⅲ度深覆𬌗：上颌前牙覆盖下颌前牙唇面超过切 2/3，或下颌前牙切缘咬在上颌前牙舌面超过颈 1/3 者。

开𬌗：上下颌前牙切端间无覆𬌗关系，垂直向呈现间隙者为前牙开𬌗。开𬌗亦分为 3 度。Ⅰ度开𬌗：0mm ＜开𬌗≤ 3mm。Ⅱ度开𬌗：3mm ＜开𬌗≤ 5mm。Ⅲ度开𬌗：开𬌗＞ 5mm。

反覆𬌗：指咬合时下颌前牙舌面覆盖上颌前牙牙冠的唇面。常在下颌前突或反𬌗时出现。

2）Spee 曲线：从侧方观察，下颌切牙的切嵴几乎在同一平面上，自尖牙的牙尖向后经前磨牙的颊尖到第一磨牙的远中颊尖逐渐降低，再向后经过第二、第三磨牙颊尖又行上升。连接这些牙齿的切嵴与颊尖构成一条连续的凹向上的纵𬌗曲线，即 Spee 曲线。正常 Spee 曲线深度为 0 ～ 2mm。

3. 口内其他软硬组织

（1）牙周组织及口腔卫生状况：如牙周组织健康状况，有无龈炎、牙周炎等。

（2）牙槽、基骨及腭盖情况：如牙槽的突度、基骨的丰满度及腭盖的高度等。

（3）唇、舌系带：如唇系带位置是否过低，舌系带是否过短等。

（4）舌体：如大小有无异常，舌体两侧有无齿印。

（5）缺损：如有无唇腭裂及其术后修复情况。

（6）功能：如咀嚼、呼吸、吞咽及发音等功能是否正常。

4. 口外及面部形态

（1）颌骨：①上下颌骨形态、大小、位置，如有无上颌前突或发育不足，下颌前突或后缩；②下颌平面陡度，如下颌骨体下缘向下向前的方向，下颌角的钝锐度。

（2）面部：①前面观包括水平向、垂直向、唇部。水平向：面部左右两侧对称情况，颏点是否偏斜，两侧上下颌骨、肌肉发育是否对称。垂直向：面部上、中、下比例是否协调，面中、下 1/3 高度是否正常。唇部：闭合程度、唇厚度、有无开唇露齿、翻卷、缩短等。②侧面观包括面部形态、唇部形态、颏部形态。面部形态：直面型、凹面型或凸面型。唇部形态：上下唇闭合程度、上唇是否上翘、下唇是否外翻等。颏部形态：颏唇沟深浅、下颌前伸或后缩程度。

5. 颞下颌关节　错𬌗畸形颞下颌关节紊乱病的重要病因之一，因而在对错𬌗畸形患者进行初诊检查时，必须对颞下颌关节进行检查。

（二）全身情况检查

（1）身高、体重：与身高及体重曲线对照，测定其生长发育状态。

（2）相关疾病：有无全身性疾病及鼻咽部疾病，如鼻炎、扁桃体肥大等。

（三）模型检查

1. 口腔正畸临床上常用两种模型

（1）记存模型：是矫治前、矫治过程中某些阶段及矫治完成后患者牙𬌗状况的记录，应制作精准，长久保存。

（2）工作模型：是矫治装置制作及模型测量分析的载体。

2. 模型的作用 用来弥补临床上口腔检查的不足，在模型上可以从前方、侧方、后方仔细地观察患者的牙咬合情况，准确了解牙齿、牙弓、牙槽弓、基骨弓的基本情况。还可以精确测量牙弓拥挤度，牙齿大小协调性，Spee 曲线曲度，牙弓、牙槽及基骨弓长度、宽度、对称性等。

（四）X 线检查

可根据患者的病史和一般检查情况选择性进行根尖片、咬合片、颞下颌关节 CBCT 检查。另外，全口牙位曲面断层片、X 线头影测量片是口腔正畸患者的常规检查项目。通过 X 线头影测量分析将得出的测量结果与正常𬌗 X 线头影测量相应测量项目均值进行比较分析，明确颅面软、硬组织各部分间的相互关系，可了解畸形的机制，作为正畸诊断和治疗计划的重要依据。全口牙位曲面断层片还可全面观察全口牙发育情况及上下颌骨情况。

（五）面部及牙𬌗照相检查

用照相的形式可以直观地记录矫治前、中、后各个阶段面部及牙齿咬合状态。可用于：①矫治诊断及治疗方案的制订。②反映阶段性治疗效果。③可记录最终治疗结果，直观反映出治疗前后的变化。矫治前、中、后完整的照片记录是病例展示或病历报告最重要的材料之一。

六、矫治器及分类

矫治器是用来治疗错𬌗畸形的装置，它可产生作用力或传递作用力使错位畸形的颌骨、牙齿位置及牙周支持组织发生改建，以利于牙颌面正常生长发育。临床上常根据固位方式将矫治器分为固定矫治器和活动矫治器。

（一）固定矫治器

固定矫治器是正畸矫治器中的一个主要类型。这类矫治器是将矫治部件粘着或结扎并固定在牙上，患者不能够自行摘戴。固定矫治器具有固位良好，支抗充分，可以对牙齿施加各种类型的矫治力，并能有效地控制牙齿移动方向的特点。因而在临床上得到广泛的应用。固定矫治器大多由托槽、带环、弓丝及附件等组成。

1. 带环（图 7-4） 主要由不锈钢片或合金金属片制成。要求可以密贴地粘在牙上，具有良好的固位作用，不妨碍咬合，同时对牙龈无刺激。带环可以对各个牙个别制作，也可预制成多种不同大小型号的预成带环而直接选用。

2. 托槽 是固定矫治器的重要组成部分，弓丝通过与托槽（图 7-5 ～图 7-7）之间相互作用对牙施以各种类型的矫治力。托槽中部有容纳弓丝的水平槽沟，槽沟的宽度有两类，分别是宽 0.46mm（0.018 英寸），和宽 0.56mm（0.022 英寸）的槽沟，可以容纳不同尺寸的弓丝；在托槽的两端，有为固定弓丝所用的结扎丝沟。托槽的背面为网底，可以增加粘接接触面积，使托槽粘结更加牢固。托槽按其形态可分为单翼托槽和双翼托槽。双翼托槽因与弓丝有较大的接触面积，因此更易于对扭转牙的矫治。托槽可以由不锈钢、生物陶瓷、复合树脂及贵金属制成。根据托槽粘结的位置可以分为唇侧托槽和舌侧托槽。根据与弓丝的固定方式不同可以分为普通托槽和自锁托槽。

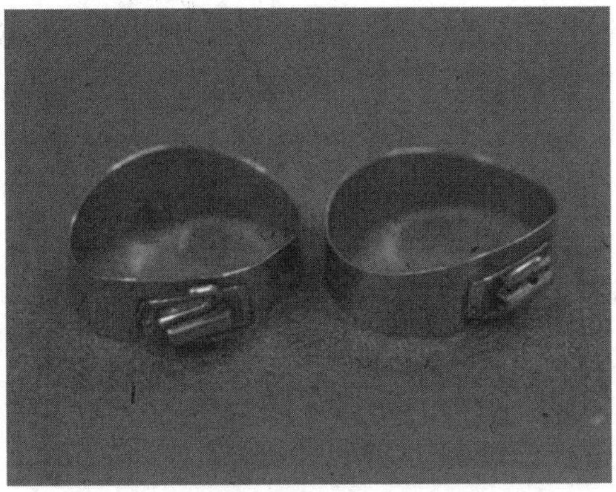

图 7-4　带环

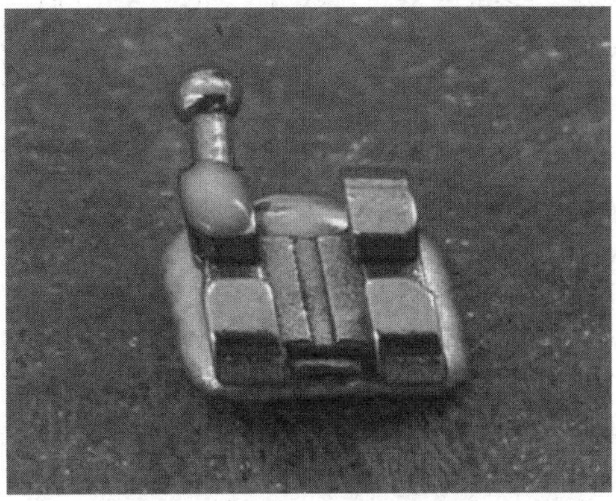

图 7-5　托槽正面

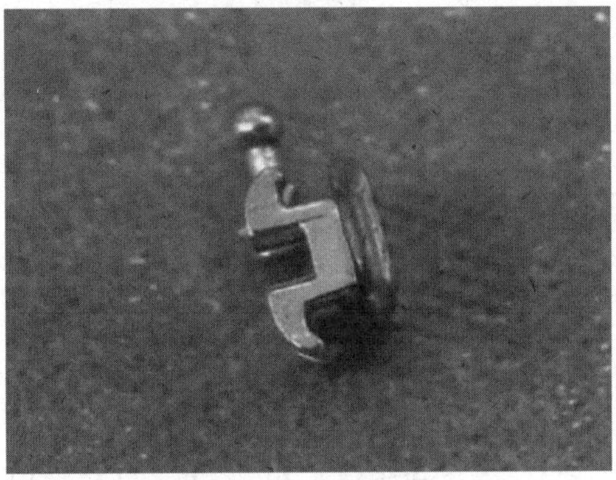

图 7-6　托槽侧面

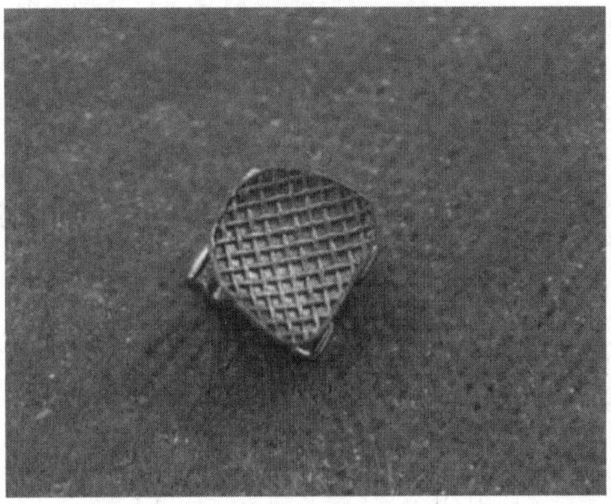

图 7-7　托槽背面

（二）活动矫治器

由固位、加力、连接装置构成。患者可自行摘戴。活动矫治器本身并不产生力，而是传递咀嚼肌和口周肌产生的力作用于被矫治的部位，诱导其向正常方向生长发育。

（1）固位装置：指使矫治器能稳固地戴在口内，不会因其本身的重力、矫治力和肌功能作用等因素而发生脱位的装置。矫治器良好的固位是矫治器能够产生矫治力的关键。

1）卡环：是活动矫治器的常用固位装置。常用的有箭头卡环（图 7-8）和单臂卡环（图 7-9）。

2）邻间钩：末端弯成直角状的钩，长 0.6 ～ 0.8mm 插入牙齿邻接点近根端，在两邻牙的楔状隙处钩住邻接点，提供固位力。常用于第一、第二前磨牙间或前磨牙与磨牙之间（图 7-10）。

（2）加力装置：是矫治器对错位牙施加矫治力的部分。常用的有唇弓（图 7-11A、图 7-11B）、扩弓簧、螺旋扩大器、双曲或三曲舌簧（图 7-12）等。

（3）连接装置：把矫治器加力部分和固位部分连成一整体的部分，主要有基托、唇（舌）弓等组成。

活动矫治器（图 7-13）和固定矫治器是根据矫治器的固位方式来进行分类的，也是临床上最常用的一种分类方式。目前，为了追求矫治过程中的美观性，又有许多美观性矫治器应运而生，例如舌侧矫治器、无托槽隐形矫治器。

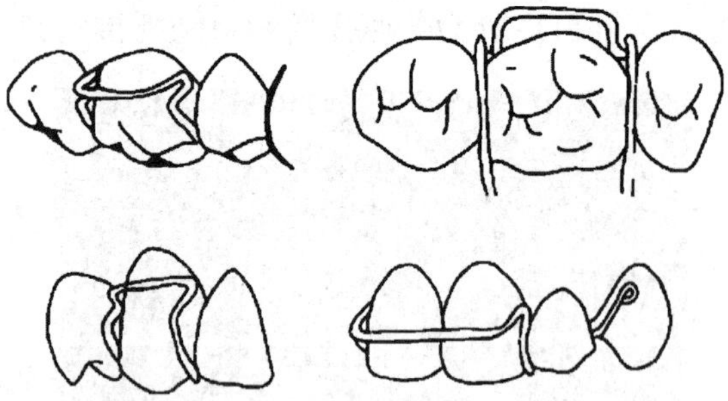

图 7-8　箭头卡环示意图

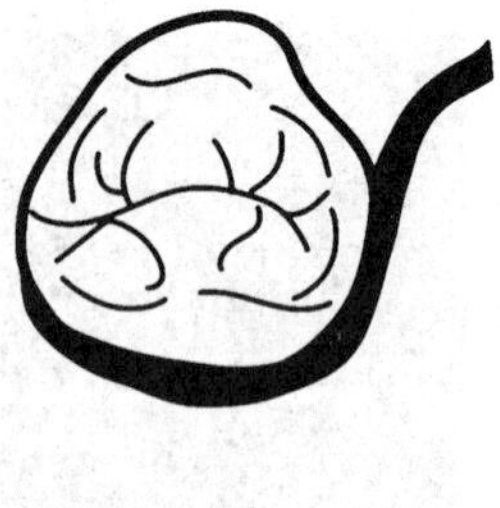

图 7-9　单臂卡环示意图

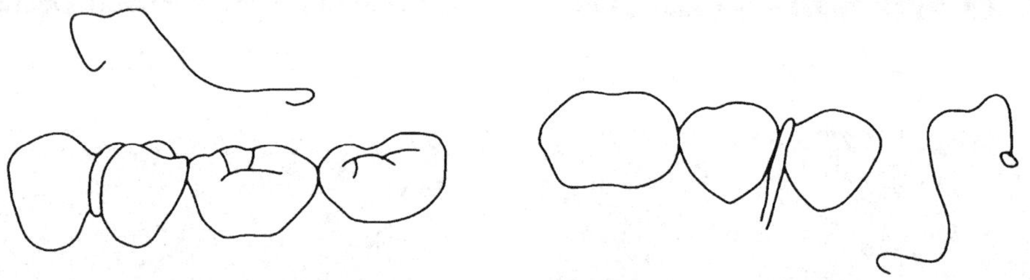

图 7-10　邻间钩示意图

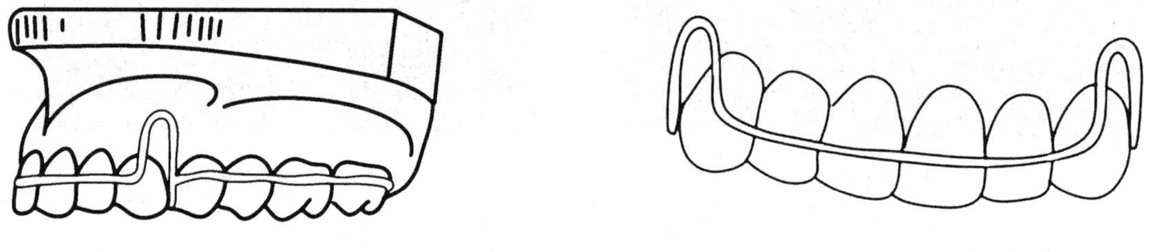

A

B

图 7-11　唇弓示意图

A. 唇弓；B. 唇弓。

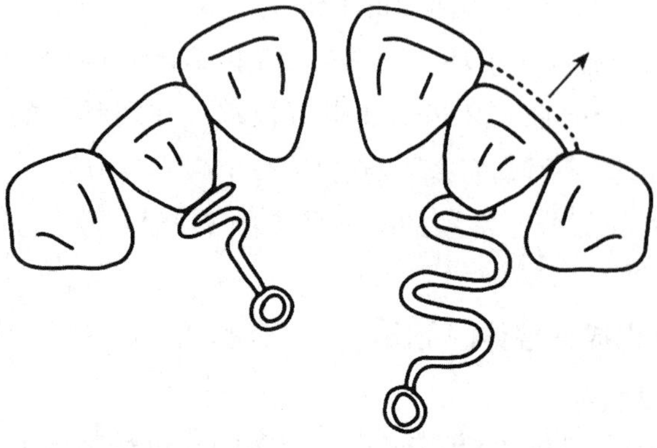

图 7-12　双曲舌簧、三曲舌簧示意图

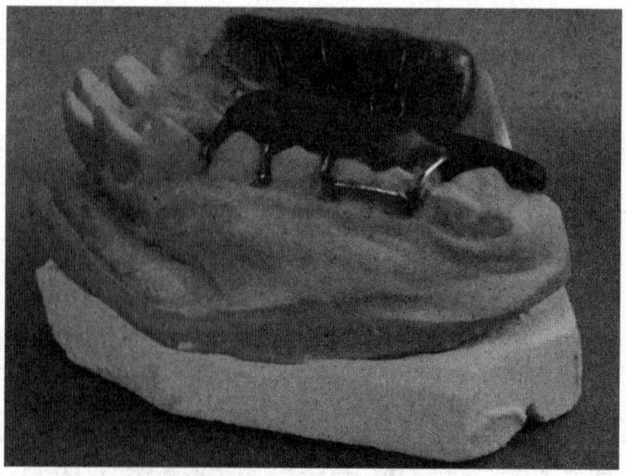

图 7-13　活动矫治器

舌侧矫治器是将固定矫治器中的正畸装置粘结到牙齿的舌侧，唇侧并不可见，从而达到矫治过程的美观效果。舌侧矫治器经过几十年的发展，已经成为一种成熟的矫治器。

无托槽隐形矫治器是用一系列透明活动矫治器实现错殆畸形矫治，没有传统固定矫治器中的托槽和钢丝，可以满足患者既矫正牙齿又不影响美观的需求。与传统矫治器相比，无托槽隐形矫治器因其具有美观、舒适、方便、卫生等特点，而被许多患者所青睐。

第二节　正畸患者的临床护理

本节主要介绍固定矫治器。

一、护理评估

1. 健康史　了解患者有无严重的全身系统性疾病，有无家族遗传史、口腔不良习惯等。检查患者口腔内是否有未彻底治疗的患牙，有无正畸治疗史。

2. 口腔健康状况　通过患者口腔健康状况（个别牙错位、牙弓形态及排列异常、牙弓颌骨颅面关系异常），确定错殆畸形的类型及严重程度。

（1）个别牙错位：指个别牙齿偏离正常位置。包括牙齿的唇向错位、颊向错位、舌向错位、腭向错位、近中错位、远中错位、高位、低位、转位、异位、倾斜等（图 7-14）。

（2）牙弓形态及牙齿排列异常。

1）牙弓狭窄（图 7-15）、腭盖高拱。

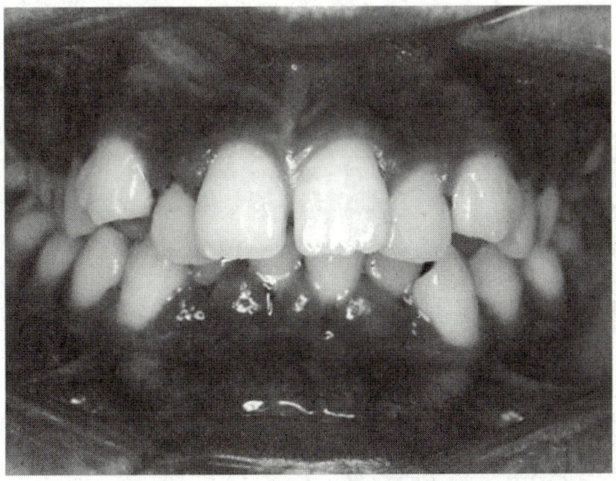

图 7-14　个别牙错位

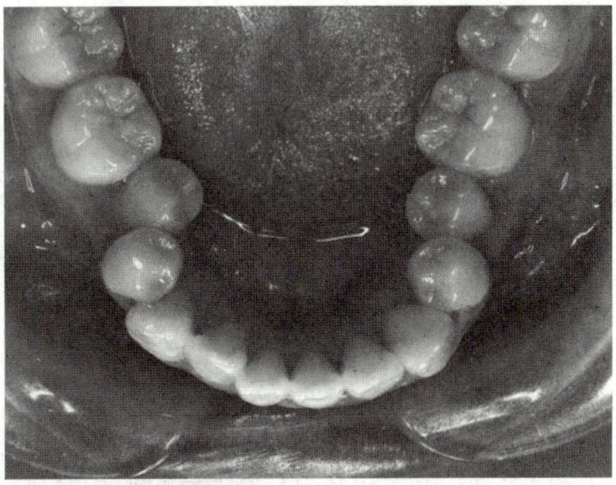

图 7-15　牙弓狭窄

2）牙列拥挤、牙列间隙（图 7-16）。

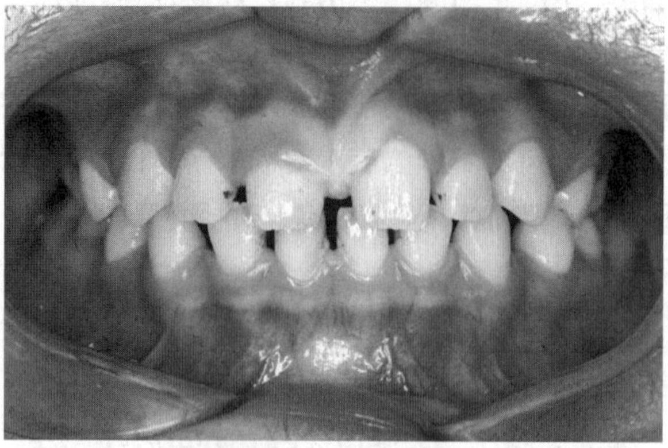

图 7-16　牙列间隙

（3）上下牙弓之间、上下颌骨与颅面之间关系异常。

1）前牙反𬌗（图 7-17）。

2）前牙开𬌗（图 7-18）。

3）前牙深覆𬌗、深覆盖（图 7-19）。

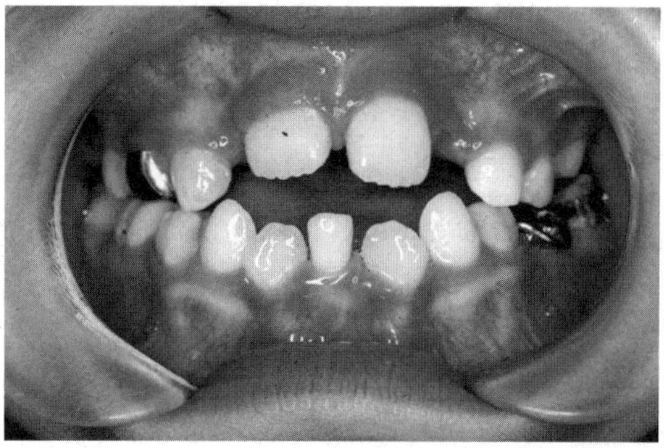

图 7-18　前牙开𬌗

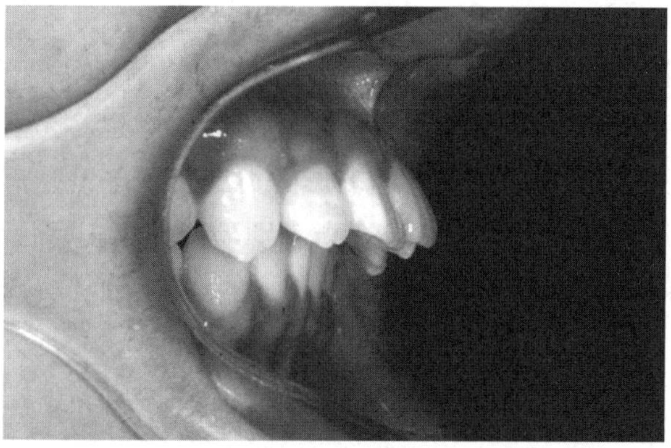

图 7-19　前牙深覆𬌗、深覆盖

4）锁𬌗（图 7-20）。

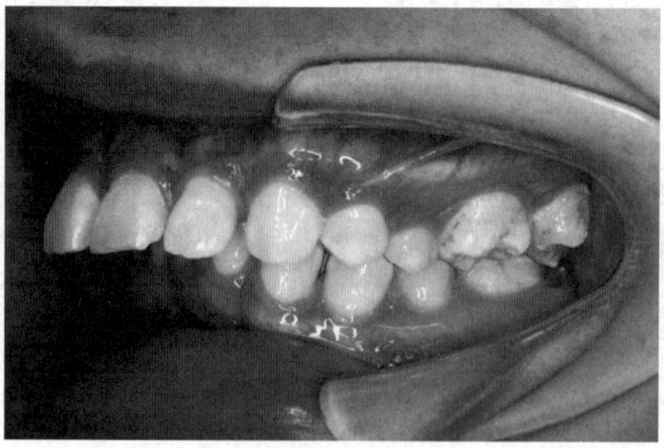

图 7-20　锁𬌗

5）上下牙弓前突。

6）上颌骨前突、下颌骨后缩（图 7-21、图 7-22）。

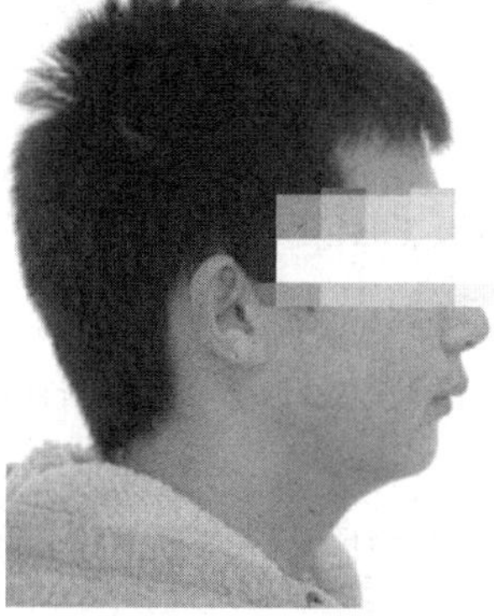

图 7-21　上颌骨前突、下颌骨后缩（面相）

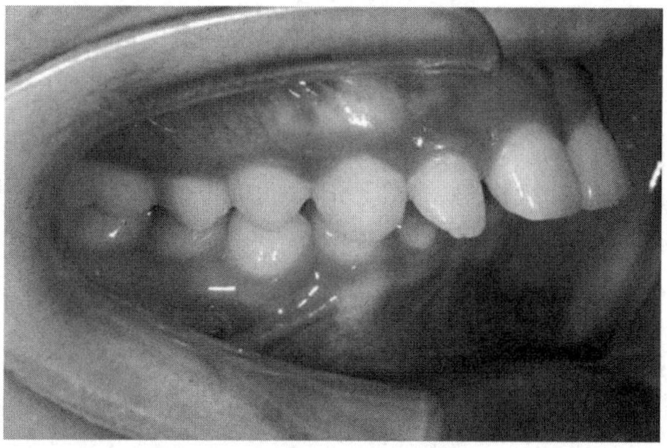

图 7-22　上颌骨前突、下颌骨后缩（口内相）

7）下颌骨前突、上颌骨发育不足（图 7-23、图 7-24）。

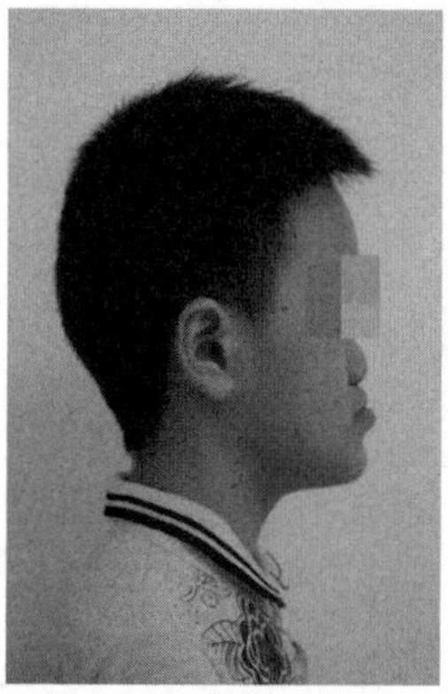

图 7-23　下颌骨前突、上颌骨发育不足（面相）

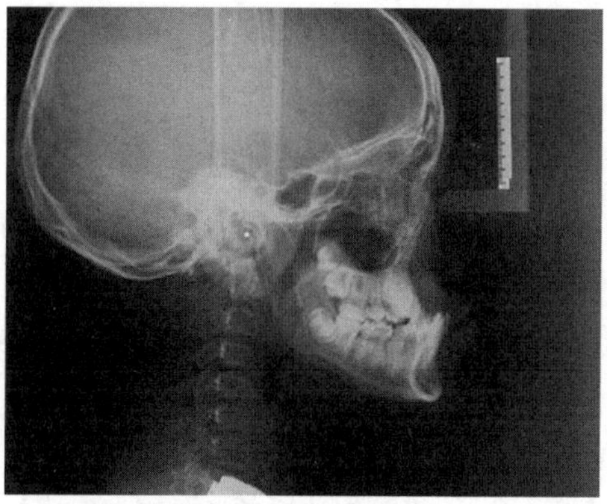

图 7-24　下颌骨前突、上颌骨发育不足（头颅侧位片）

8）偏𬌗，颜面不对称（图 7-25、图 7-26）。

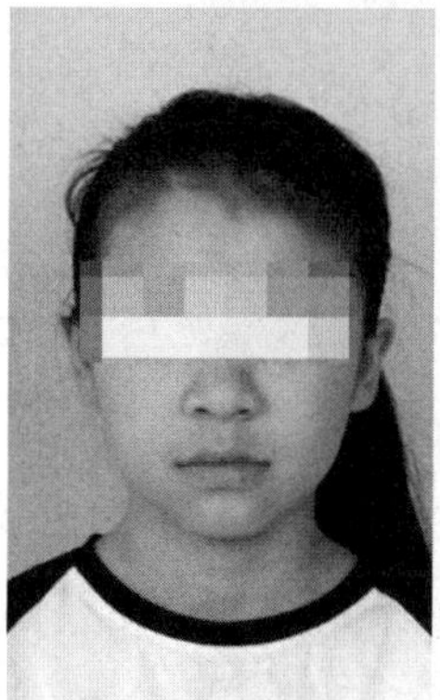

图 7-25　偏𬌗，颜面不对称（面相）

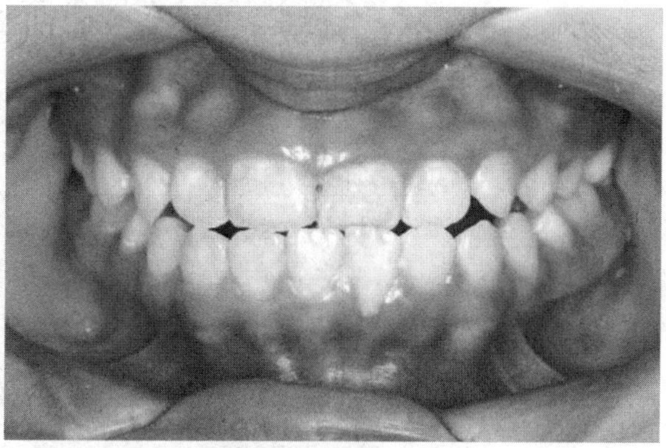

图 7-26　偏𬌗，颜面不对称（口内相）

3. 心理 - 社会状况

（1）患者对自身错𬌗畸形的认知情况：患者有无自卑心理，对治疗效果的期望值。

（2）患者配合度：患者正畸治疗的动机、配合程度和耐受程度，对正畸治疗相关知识的掌握程度及自身的经济状况。

二、口腔正畸的常用检查

1. X 线检查 常规拍摄曲面断层片、头颅侧位片，必要时拍摄 CBCT、手腕 X 线片。

2. 面部照相 包括拍摄患者面部和口内相片，记录患者在治疗前、中、后的变化。

3. 模型检查 精确复制患者口内关系，用于协助诊断和确定治疗方案、观察矫治前后变化，以及制作各类活动矫治器。

4. 实验室检查 检查患者有无经血液、体液传播的感染性疾病，用于确定防护级别。

三、口腔正畸的护理措施

1. 护理目标

（1）患者错殆畸形得到改善或纠正。

（2）患者自卑心理得到改善。

（3）患者疼痛等症状减轻或消失。

（4）患者了解正畸相关知识，积极配合治疗。

（5）患者口腔溃疡问题得到解决。

（6）患者掌握正确的刷牙方法，保持良好的口腔卫生。

2. 固定矫治器粘结护理措施

（1）用物准备：带环推子、去带环钳（后牙）、带环（不同型号）、一次性调拌纸、塑料调拌刀、玻璃离子水门汀套装、牙科低速手机、橡皮轮、抛光膏、棉卷、吸唾器、开口器、酸蚀剂、托槽镊（前后牙）、托槽、小毛刷、粘接剂、粘接用复合树脂（光固化）、光固化灯、弓丝、结扎丝或结扎圈、持针器、细丝切断钳（视情况）、末端切断钳（图 7-27）。

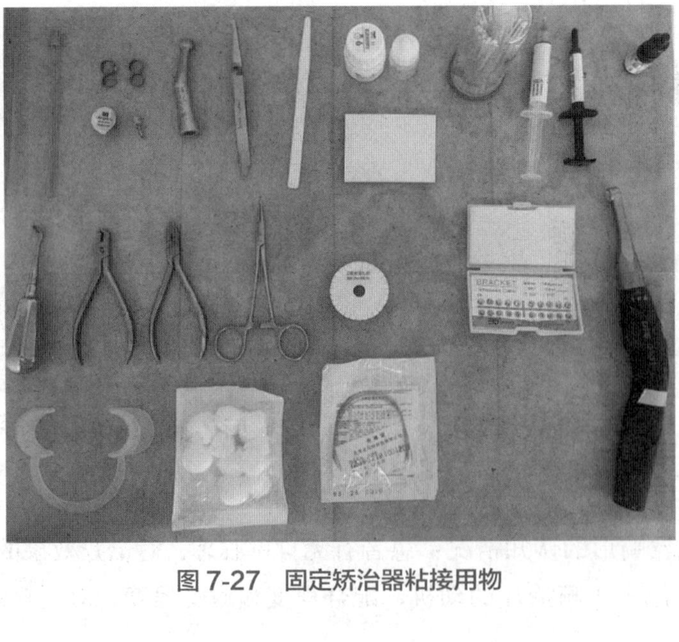

图 7-27 固定矫治器粘接用物

（2）术中配合

1）带环试戴：①术前指导患者用漱口水漱口。②医生进行试戴带环时依次传递探针、带环及带环推子及去带环。③粘接带环时传递棉卷并用吸唾器协助医生隔湿，然后调拌玻璃离子水门汀，均匀涂布于带环内面，最后将涂抹好玻璃离子的带环龈方朝下置于手掌上传递给医生。

2）托槽粘接：①传递开口器、棉卷、使用吸唾器协助医生隔湿。②小棉棒蘸取粘接剂传递给医生。③使用树脂刀取半粒米粒大小托槽粘接用复合树脂涂抹于托槽底板中心。④使用托槽镊向医生传递背板带有复合树脂的托槽。⑤待托槽固定好位置时传递探针去除多余粘接剂。⑥传递光固化灯。⑦重复③～⑥步骤，按照先下后上，先后后前的顺序粘接托槽，直至全部托槽粘接完毕。

3）结扎弓丝：①递持针器，弓丝就位后收回。②将末端切断钳传递给医生。③预弯结扎丝，用持针器夹持递给医生，交替进行。④待全部结扎好后传递细丝切断钳。⑤传递末端回弯钳。

（3）术后护理：整理用物，预约复诊时间，嘱患者按时复诊。

（4）心理护理

1）向患者介绍错𬌗畸形的发病原因、矫治过程、整个矫治所需的时间、矫治后的效果、口腔正畸相关的卫生指导知识及如何配合医生治疗等正畸常识。

2）与患者沟通使患者消除紧张情绪，树立信心，提高治疗过程中的配合度。

3. 固定矫治器拆除护理措施　在错𬌗畸形矫治结束后，需把固定矫治器拆除。然后进入保持阶段，佩戴保持器。

（1）用物准备：去带环钳、去托槽钳、牙科高速手机、抛光车针、牙科低速弯手机、橡皮轮、抛光膏。

（2）术中配合

1）去除带环：传递去带环钳。

2）去掉托槽：传递棉卷、去托槽钳。

3）去除牙面上残留的粘接剂：安装牙科高速手机及抛光车针，协助医生吸唾。

4）抛光牙面：安装牙科低速弯手机及橡皮轮，传递抛光膏，协助医生吸唾。

5）留取矫治后的资料：制取结束模型、保持器模型（制作保持器用），拍摄头颅侧位片及全口牙曲面断层片，必要时拍摄 CBCT，拍摄面相及口内相。

（3）术后护理：整理用物，预约结束后复诊时间。

（4）心理护理：向患者介绍错𬌗畸形的复发原因并进行口腔卫生指导。

4. 活动矫治器制作（包括保持器）及配戴的护理措施

（1）用物准备：藻酸盐印模材、量杯、托盘、调拌刀、橡皮碗、石膏、调拌刀、酒精灯、蜡片、蜡刀、基托树脂、钢丝、蜡刀、调拌基托树脂容器、玻璃板、技工钳、牙科低速直手机（图 7-28）。

（2）术中配合

1）制作活动矫治器前：协助医生取印模，并灌注石膏模型。

2）制作活动矫治器：准备用物（模型、酒精灯、蜡片、蜡刀、基托树脂、钢丝、蜡刀、调拌基托树脂容器、玻璃板、技工钳、低速直手机）。

3）配戴活动矫治器：①准备：将已制作好的活动矫治器取出，消毒后放于一次性治疗盘，核对患者信息。②调整、磨改活动矫治器：传递低速直手机、咬合纸，协助调磨。③指导患者自行取戴活动矫治器：教会患者自行摘戴可摘矫治器的方法。

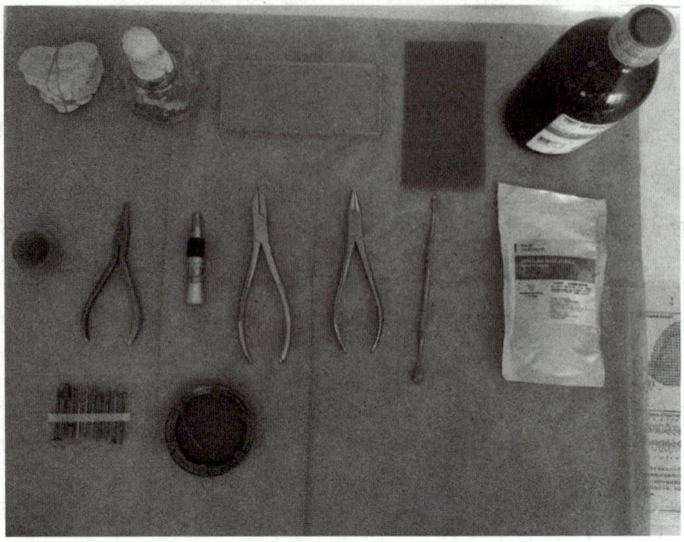

图 7-28　活动矫治器制作及配戴用物

（3）术后护理：整理用物，预约复诊时间，嘱患者按时复诊。

（4）心理护理

1）向患者介绍错𬌗畸形的发病原因、矫治过程、整个矫治所需的时间、矫治后的效果、口腔正畸相关的卫生指导知识及如何配合医生治疗等正畸常识。

2）与患者沟通使患者消除紧张情绪，树立信心，提高治疗过程中的配合度。

四、健康指导

1. 固定矫治器配戴的健康指导

1）初戴固定矫治器或每次复诊加力时，牙齿可能出现轻度不适或疼痛，一般持续 3 ～ 5 天。如果疼痛严重或持续时间较长，应及时就诊。

2）部分患者可能会出现固定矫治器刮伤黏膜的情况，可调整结扎丝末端或使用正畸专用蜡来涂布，保护唇颊黏膜。

3）注意口腔卫生，每次进食后刷牙或漱口。从不同角度使用牙刷尖端清洁托槽和牙面，必要时配合使用牙线和牙间隙刷。

4）不能吃过硬、过黏的食物，勿做啃食动作，以免托槽脱落。

5）配戴固定矫治器过程中出现损坏、变形、移位、带环及托槽松动、脱落等情况，应及时复诊处理。

2. 活动矫治器配戴的健康指导

1）按照要求认真戴用矫治器，按时复诊，复诊时应戴着矫治器来。

2）摘戴矫治器时左右两侧同时用力，避免力量不均衡损坏保持器。

3）吃饭、游泳、剧烈运动时可摘下矫治器，其余时间必须戴用。

4）初戴时可能发音不清，2 ～ 3 天后即可适应，逐渐恢复正常。

5）初戴矫治装置牙齿可有酸痛感，特别是每次调整加力后酸痛明显，均属正常现象，持续1～2天后会好转；如果矫治器配戴不合适，黏膜上有压痛点，应及时告知医生。

6）除颌垫式矫治器需戴着进食外，其他活动矫治器进食时需摘下，放入专用盒中保存以免损坏或丢失。

7）不戴时将矫治器放置在专用容器中，避免挤压变形和丢失。同时需将矫治器浸泡于凉水中，避免置于干燥环境中，勿用热水，以免遇热后发生变形。

8）饭后应及时摘下矫治器并用清水清洗。

9）饭后漱口，早晚刷牙，保持良好的口腔卫生。

10）睡前需摘下矫治器并将其浸泡于假牙清洁剂中或使用软毛牙刷清洗。

11）如有丢失或损坏，及时就诊，重新制作或修整。

▶知识拓展

隐形矫治技术

隐形矫治技术是用一系列透明活动矫治器实现错𬌗畸形矫治的技术，是现代正畸理念与计算机三维重建技术、计算机辅助诊断设计技术及现代制造技术相结合的产物。隐形矫治器没有传统固定矫治器中的托槽和弓丝，既能矫正牙齿又不影响患者对美观的需求。与传统矫治器相比具有美观、方便、卫生的优势。

考试知识点总结　　　　**本章小结**

协和云课堂……　拓展练习及参考答案

（李美静　刘泽念）

教学课件

第八章　口腔种植的护理

微课：口腔种植护理

学习目标

素质目标

（1）具有诚实守信、爱岗敬业、救死扶伤、大爱无疆的职业精神。

（2）具有尊重患者、保护隐私、患者利益至上的服务精神。

（3）具有感染防控意识，对就诊的患者的安全负责的责任心。

知识目标

（1）掌握：口腔种植的适应证、护理评估、护理措施及健康指导。

（2）熟悉：种植牙Ⅰ期手术、Ⅱ期手术治疗流程。

（3）了解：口腔种植的辅助检查和心理评估。

能力目标

（1）能够配合医生完成口腔种植诊疗流程。

（2）能够对患者病情进行评估和沟通。

（3）能够对患者的疾病进行术前、术中和术后的心理安抚和健康指导。

案例导入

【案例】

患者，女，30岁。门牙缺失半年余，主诉：要求镶牙。现病史：半年前外伤，21牙折断，影响美观。既往史：否认重大疾病，否认家族史。全身情况：健康；口腔检查：21缺失未见修复体。辅助检查：CBCT见牙槽嵴顶有高密度团块，牙槽骨高度宽度尚可，21牙槽嵴顶至鼻底及窦底距离大于14mm，宽度最小为7mm，密度尚可无异常。牙周检查：口腔卫生较好。诊断：21牙缺失。

【问题】

1．如何做好牙种植体植入术的术前指导、健康宣教、心理护理？

2．如何协助医生做好手术配合？

3．如何指导患者正确认识种植义齿的美观效果及功能？

4．如何指导患者健康维护种植义齿？

·核心知识拆解·

种植义齿是以牙种植体为支持、固位基础所完成的一类缺牙修复体。种植义齿与天然牙有相似的形状及功能，已经越来越被缺牙患者所接受。临床需要对种植义齿患者施以正确的护理，维护种植义齿患者的口腔卫生，为患者提供口腔健康指导，提高种植义齿的成功率。与常规义齿相比，种植义齿具有以下优点：支持、固位和稳定功能较好；避免了常规固定基牙预备引起的牙体组织损伤；义齿无基托或基托面积较小，具有良好的舒适性。

第一节　口腔种植概述

修复牙列缺损的传统方法包括固定义齿修复和可摘义齿修复。固定义齿修复患者戴用舒适，咀嚼效果好，但它对缺失部位邻牙有较高的要求，且需要磨除健康邻牙的部分结构才能完成。可摘义齿修复对口腔局部条件的要求较固定义齿修复要求低，大多数牙列缺损、牙列缺失都可以进行可摘义齿修复。可摘局部义齿依靠卡环和基托固位，可摘全口义齿依靠基托固位，卡环和基托的存在使患者有明显的不适感，对于局部口腔条件较差，尤其是牙槽嵴严重吸收的无牙颌患者，可摘义齿的咀嚼效能较差。这类患者的义齿修复是口腔修复学长期以来面临的临床难题。

口腔种植修复是通过手术的方法，在牙槽骨里植入人工牙根并依托其修复牙列缺损或牙列缺失，具有无需卡环和基托固位、患者戴用舒适美观、咀嚼效能好的优势，克服了常规修复的不足，为严重牙槽嵴吸收的无牙颌患者或后牙游离端缺失的患者提供了固定全口义齿修复的可能。目前，在国际上口腔种植修复已经被广大的临床医生和患者所接受，成为口腔临床的常规治疗方法。口腔种植学已成为集多种牙科先进技术与材料于一体的多学科融会交叉的新学科。根据缺牙类型，可分为牙列缺损种植和牙列缺失种植；根据种植修复方式，可分为种植固定修复和种植覆盖义齿修复。

一、种植义齿组成

口腔种植体系统繁多，各种植系统在结构、形态、组成等方面均有所不同，部分结构尚无统一的分类和名称。大体可分为种植体、基台和上部结构三部分（图 8-1）。

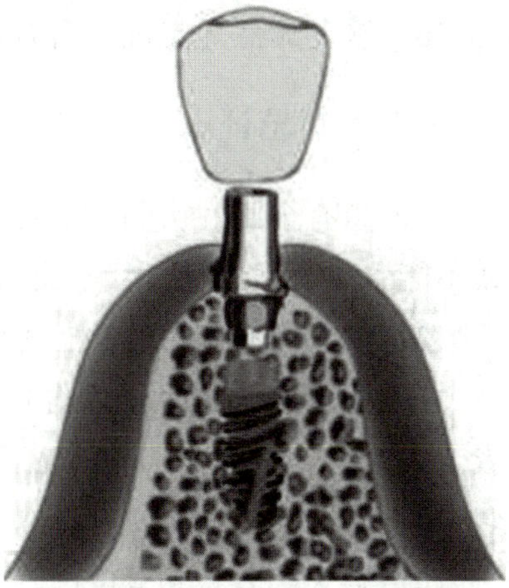

图 8-1　种植体结构示意图

（一）种植体

种植体指植入骨组织内替代天然牙根的部分，具有支持、固位、传导、稳定的作用。种植体分为颈部、体部和根端三部分。

（二）基台

基台是安装在种植体平台上，用于连接种植体与上部结构的部分。它通过粘接或螺丝固位的方式，对上部结构起到固位、支持和稳定的作用。

（三）上部结构

因牙缺失及修复设计的差别，上部结构一般分为可摘上部结构和固定上部结构。后者又可分为种植单冠、种植固定桥。种植上部结构可由以下一种或几种构件组成。

1. 人工牙 包括种植单冠、种植固定桥。

2. 金属支架 与基台或天然牙相连，其上安装人工牙或基托的金属结构，起到增加上部结构的强度、固位及分散咬合力的作用。

3. 基托

4. 固定螺丝 又称为修复体螺丝，是上部结构与种植体基台相连接的螺丝，可拆换。

5. 附着体 分为杆卡式、栓道式、套筒冠式及球帽式附着体等。

二、种植义齿适应证和禁忌证

（一）适应证

随着口腔种植义齿修复理论和实践的快速发展、种植技术的完善，口腔种植修复的适用范围不断扩大，几乎可以应用于所有分类的牙列缺损和牙列缺失。除了应用于严重牙槽嵴吸收的无牙颌患者和后牙游离端缺失患者，还可应用于上下颌骨切除后的功能性颌骨重建，以及面部器官缺失后的赝复体修复。在患者自愿、能按期复查、全身情况良好，缺牙区软、硬组织无严重病变和不良咬合习惯的前提下，若患者缺牙区有理想的骨量和骨密度，或通过特殊外科手术能解决骨量不足的问题，可考虑种植义齿修复。种植义齿适用于以下情况。

1. 游离端缺失不能制作固定局部义齿或戴用可摘义齿可能损伤局部组织者。

2. 多个牙缺失不愿接受可摘义齿修复或戴用固定局部义齿可能损伤基牙者。

3. 由于牙槽嵴严重吸收以致过分低平或呈刀刃状，肌附着位置过高，舌体积过大或活动度过大等，影响全口义齿固位的牙列缺失者。

4. 因心理或生理原因，不习惯戴用可摘义齿，或因基托刺激出现恶心或呕吐反应者。

5. 颌骨缺损后常规修复方法不能获得良好固位者，或需要用种植体作义鼻、义耳固定者。

6. 缺乏天然牙支抗，而需要用种植义齿做支抗单位进行正畸治疗者。

（二）禁忌证

1. 患有全身性疾病，如心脏病、血液病、糖尿病、高血压、肾病、代谢障碍等，不宜施行手术或不能忍受手术创伤者、不能与医生合作者。

2. 缺牙区有颌骨囊肿、骨髓炎、鼻旁窦炎及较严重的软组织病变者，有严重牙周病者。

3. 因咬合力过大或咬合不平衡，可能造成种植体周围骨组织创伤吸收，而导致种植修复失败者。引起咬合力过大或咬合不平衡的因素有严重错𬌗、紧咬合、夜磨牙症、偏侧咀嚼等不良咬合习惯。

4. 缺牙区骨量和骨密度不理想，通过特殊种植外科手术不能满足其要求者。

三、种植义齿的护理措施

（一）术前检查和准备

进行口腔检查，包括 X 线或 CBCT 检查，以评估牙槽骨的状况和确定种植体的位置。医生会根据检查结果制订个性化的治疗计划，并与患者讨论治疗方案、预期效果和可能的风险。

（二）种植体植入

在局部麻醉下，医生会在牙槽骨中制备空间，然后将种植体植入其中（图 8-2）。术后患者需要注意口腔卫生，避免对种植体造成压力。根据拔牙后种植体植入的时机，将种植方式分为三类。

1. **即刻种植**　牙拔除的同时即刻植入种植体。
2. **早期种植**　拔牙后 2 ～ 4 周，即软组织愈合后植入种植体。
3. **延迟种植**　拔牙后 3 ～ 6 个月或以上，即牙槽窝愈合后植入种植体。

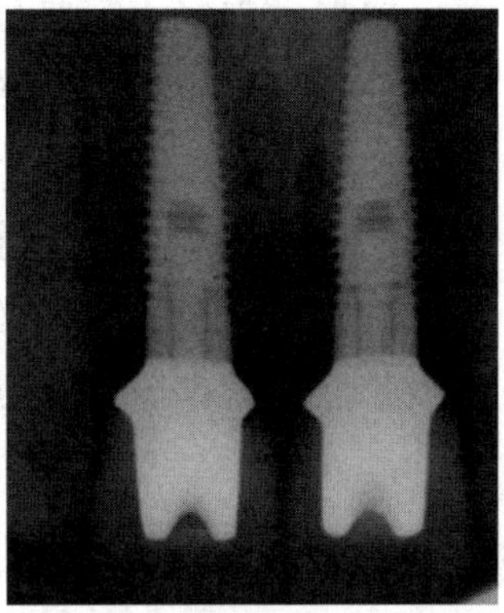

图 8-2　骨结合的 X 线表现

（三）基台安装

骨整合完成后，医生会在种植体上安装基台，这是一个连接种植体和牙冠的部件。安装基台后，可能会有一段愈合时间。

（四）牙冠制作与安装

种植修复印模和模型制取、技工室制作修复体、安装最终修复体。

（五）术后维护

种植牙修复完成后，患者需要定期复诊，第一年每三个月复查 1 次，以后每年至少复查 2 次，并及时进行口腔检查和清洁。

▶知识拓展

种植牙基台和种植体的连接方式

常规种植牙根与牙冠有两种连接形式，一种是粘接固位，另一种是螺丝固位。粘接固位是将基台放到患者种植体上面，然后将牙冠内层涂上粘接剂，粘到患者口内。螺丝固定是由技工在口外将基台与牙冠进行粘接，或在制作过程中，通过计算机切削等方式在基台上制作牙冠。制作的牙冠上面有一个螺丝孔道，通过这个螺丝孔道将基台和牙冠固定在种植体上面。

第二节　种植牙 I 期手术的护理

牙种植体植入术有多种分类方式。根据种植体植入的时间，分为即刻种植、早期种植及延期种植；根据术中是否需要分离黏骨膜瓣，可分为翻瓣种植术及不翻瓣种植术；根据种植体愈合期，种植体埋置于软组织内还是暴露在口腔内，分为埋入式种植和非埋入式种植。非埋入式种植一般在牙种植体植入术后 3 ～ 6 个月，即可进行上部结构修复；埋入式种植需经过两次手术才能进行上部结构修复。第一次手术为种植体植入术，称为Ⅰ期手术；第二次手术是在种植体愈合期后，取出覆盖螺丝，安装愈合基台，必要时进行软组织处理，形成种植体穿龈袖口。有时还需同时取出钛钉、不可吸收性屏障膜等，称为Ⅱ期手术。本章节以埋入式种植为例介绍牙种植患者的手术护理。

一、护理评估

（一）健康史

了解患者全身状况，有无药物过敏史，有无精神障碍病史，有无牙种植禁忌疾病，如心血管疾病、骨质疏松症、内分泌疾病、血液疾病等，有无吸烟史、饮酒史、重大手术史等。

（二）口腔检查

1. 口腔外部检查　①颌面部检查：观察患者面部皮肤颜色、营养状态、颌面部外形对称性等。②颞下颌关节区检查：让患者做开闭口、侧方、前伸等运动，检查颞下颌关节活动度，关节有无弹响，是否伴有疼痛等。

2. 口腔内部检查　①口腔一般情况：牙列的完整性、牙列缺损的类型与范围、口腔卫生情况、有无修复体存在等。②牙周检查：能反映菌斑积聚、患者个体反应情况及牙周破坏的严重程度。③牙列检查：检查天然牙的健康状况，有无龋坏、牙折裂，牙缺损及磨耗情况如何，口内充填及修复情况等。另外，检查还包括牙列的大小、形状，是否有邻牙移位或倾斜、对颌牙伸长等现象。

（三）辅助检查

通过 CBCT、根尖片、曲面断层片等影像学检查，了解牙槽骨的密度、牙槽骨的骨量、邻近结构的解剖情况及相邻牙的情况。

二、护理措施

（一）用物准备

1. 常规用物　一次性口腔器械盘、吸唾器、棉卷、三用枪头、一次性口杯、凡士林、棉签、护目镜、面罩、一次性防污膜、一次性乳胶手套、75% 酒精棉球、吸引装置、吸引器连接管、吸引器管。

2. 无菌手术包　有孔大单，包头治疗巾、手术衣、盐水碗，弯盘、麻药杯、小方纱。

3. 手术常规器械包　口内拉钩、刀柄、骨膜剥离器、牙周探针、平镊、齿镊、织钳、持针器、缝针、缝线、蚊式钳、直眼科剪、弯眼科剪、15# 小圆刀片。

4. 局部麻醉用物　表面麻醉剂，无菌棉签、专用注射针头，卡局芯式麻醉剂，卡局芯式注射器或计控制无痛局麻注射仪、碘伏棉签。

5. 消毒用品　0.2% 氯己定棉球，75% 酒精纱球。

6. 种植设备和器械　马达导线、无菌马达套、种植器械盒、种植机、牙科种植弯手机（图 8-3）。

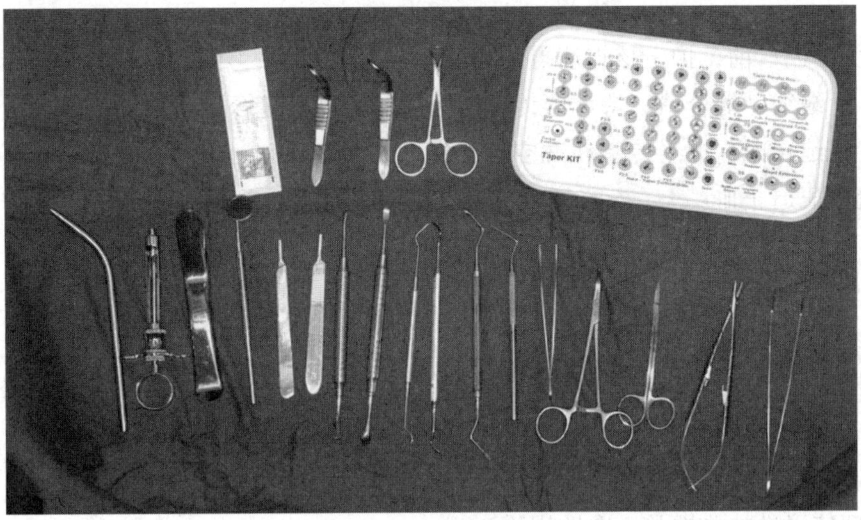

图 8-3　牙种植用物

（二）术中配合

1. 局部麻醉　护士协助牵拉口角并及时吸唾；根据口腔四手操作锐器传递相关要求，使用弯盘传递卡局芯式注射器，并用纱布保护工作端后，放于手术台，以防锐器伤。

2. 切开、翻瓣　待麻醉起效后，用弯盘传递手术刀给医生，进行牙龈切开；协助分离黏骨膜时，牵开口角，吸唾，协助暴露术区。

3. 修整牙槽嵴　传递大号球钻用于修整牙槽嵴。

4. 定点、定向　传递小号球钻、先锋钻、侧向切割钻等用于定点、定向。

5. 定深　传递先锋钻给医生，医生装于弯手机后定深。

6. 逐级备孔　传递扩孔钻给医生，医生装于弯手机后备孔；传递指示杆给医生，用于测量种植窝洞方向和深度；种植窝洞测量完毕后，传递大一号扩孔钻给医生逐级备孔。

7. 颈部成型、攻丝　需颈部成型时，传递颈部成型钻给医生，装于弯手机上用于颈部成型。需攻丝时，传递机用适配器和机用攻丝钻给医生，医生安装牙种植弯手机用于攻丝。

8. 植入种植体　与医生核对种植体型号无误后，拆种植体，置于手术台无菌碗内。种植体应现拆现用，避免长时间暴露于空气中。护士用无菌弯盘传递手用种植体适配器、固定扳手与棘轮扳手，协助医生取出种植体携带体，与医生核对覆盖螺丝或愈合基台信息，置于无菌碗内，并登记，传递相应型号的种植体和种植体输送工具，医生旋入种植体；传递扭矩扳手，医生将种植体完全植入到骨组织（图 8-4）。

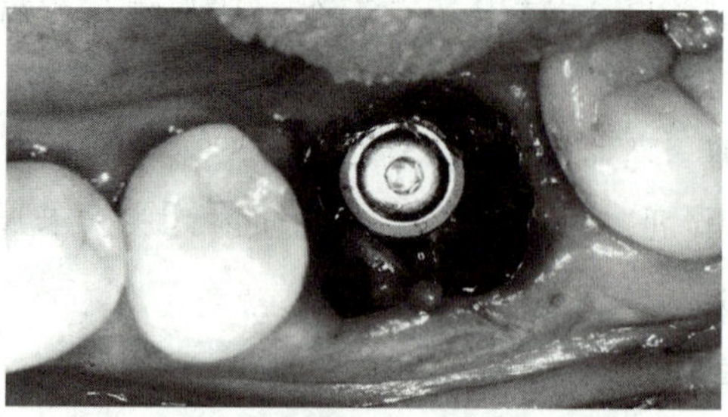

图 8-4 植入种植体

9. 缝合 关闭创口前，护士核查清点种植手术工具盒数目，并在器械清点单上记录。清点无误后，护士将缝针、缝线、缝合镊、持针器传递给医生，协助其缝合创口。

10. 冲洗、压迫止血 护士传递冲洗空针给医生，用于冲洗术区并协助吸唾；传递纱球放置于术区，嘱患者轻咬压迫止血。

（三）术后护理

1. 关闭手术灯，告知患者手术完成，依次取下吸唾器、无菌单、治疗巾。
2. 术后拍摄曲面断层片，分析种植体的位置、轴向是否损伤上颌窦黏膜、下牙槽神经管等解剖结构。
3. 询问患者无不适后，送患者出治疗室，如有家属陪同则交接给家属。
4. 分类处理使用过的器械及一次性用物。
5. 与患者预约下次复诊时间。

三、健康指导

1. 嘱患者咬住棉球 30 分钟后吐掉。
2. 告知患者术后食用温、凉、清淡、流质饮食，手术当天勿用患侧咀嚼食物，勿饮酒、吸烟。
3. 嘱患者保持口腔卫生。除术区外，口腔其他区域常规清洁。术后 24 小时内禁止牙刷刷头触碰术区，以防引起伤口出血。可用漱口液漱口，防止食物残渣残留。
4. 指导患者术后 2 天冰敷，以减轻伤口水肿反应。
5. 告知患者术后 24 小时内术区会有少量出血，一般可自行停止；局部有血凝块，两周可自行吸收；若出血不止，应及时就诊。
6. 嘱患者术后一周内复诊。

▶知识拓展

骨结合概述

骨结合指牙种植体与具有活性的骨组织产生持久的骨性接触，界面无纤维介入，负载的种植体表面与周围发育良好的骨组织之间在结构和功能上的直接结合。种植体骨结核状态可通过临床检查和 X 线检查的方式确认：临床检查无松动；X 线检查显示种植体与骨组织紧密贴合无透射间隙。

第三节　种植牙Ⅱ期手术的护理

埋入式种植需要在植体植入后，暴露种植体，连接愈合基台。Ⅱ期手术的方式可用打孔法或切开法。打孔法是在消毒后应用种植系统配套的打孔器，采用打孔方式暴露愈合帽，操作比较简便。本节内容介绍的是应用较多的切开法护理配合。种植体完成骨结合后，将覆盖螺丝更换愈合基台，对牙龈进行塑形，称为种植Ⅱ期手术。

一、护理评估

种植Ⅱ期手术和种植Ⅰ期手术间隔数月的时间，依然需要按照Ⅰ期手术的标准评估患者系统疾病史和口腔情况。通过影像学检查（根尖片、曲面体层片或 CBCT 等）判断患者种植体位置、周围骨质情况、骨结合程度等。

二、护理措施

（一）术前准备

1. 环境准备　Ⅱ期手术在一般口腔修复治疗室进行即可，需做好空气消毒、诊间消毒。

2. 用物准备　种植Ⅱ期手术器械包、麻醉用物、种植修复器械盒（内含修复螺丝刀、扭矩扳手等）（图 8-5）、愈合基台、前牙洁治器、孔巾、小平凿、一次性用物同Ⅰ期种植手术。

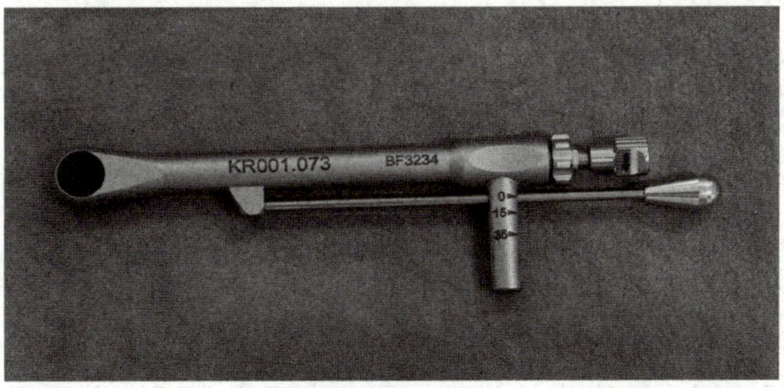

图 8-5　扭矩扳手

3. 患者准备　同Ⅰ期种植手术。

（二）术中配合

1. 消毒 传递装有 0.2% 氯己定棉球和 75% 酒精纱球的弯盘及组织钳，医生用 0.2% 氯己定棉球消毒口内，用 75% 酒精纱球消毒口外。

2. 铺巾 传递孔巾，医生铺巾。连接吸引器，用凡士林棉签润滑口角，防止口镜牵拉造成患者疼痛。

3. 局部麻醉 传递碘伏棉球，医生消毒麻醉部位。

4. 切开、翻瓣 传递小圆刀，医生在牙槽嵴正中切口；传递骨膜剥离器，医生分离骨膜，暴露种植体愈合帽，评估骨结合情况。

5. 去骨 传递前牙洁治器或小平凿，医生去除愈合帽上方的多余骨质或软组织。

6. 更换愈合基台 传递扳手，医生旋出覆盖螺丝，传递 0.2% 氯己定溶液的冲洗器，医生冲洗种植体内腔；传递固定有愈合基台的扳手，旋入愈合基台并拧紧（图 8-6）。

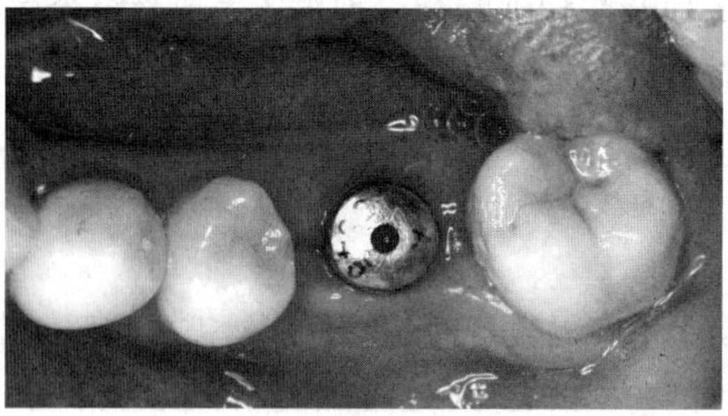

图 8-6 更换愈合基台

7. 缝合 传递小圆刀，修整软组织，传递缝针、缝线、齿镊，用于医生缝合创口。

8. 冲洗伤口、压迫止血 传递冲洗空针冲洗术区，并用纱布压迫止血。

（三）术后处理

术后处理同 I 期种植手术，还应告知患者以下内容。

1. 保持口内愈合基台清洁，可采用无菌棉签蘸清水擦拭干净。
2. 若愈合基台出现松动或脱落现象，及时就诊。
3. 术后 1 ～ 2 周复查。
4. 术后 6 ～ 8 周可进行修复。

三、健康指导

1. 告知患者术后当天勿用患侧咀嚼，勿吃过热、过硬及辛辣刺激性食物。
2. 告知患者注意保持口腔卫生。
3. 告知患者术后当天出现伤口胀痛的感觉，属正常反应，不能耐受者可口服止痛药。
4. 告知患者术后如愈合基台出现松动或者脱落现象应及时就诊。
5. 告知患者术前缺牙区有活动义齿的患者，术后需经修复医生调齿后方可佩戴。

▶知识拓展

即刻种植

即刻种植指的是在拔牙后，即刻植入人工种植体。即刻种植减少了手术次数，缩短了疗程，手术创伤小，患者痛苦小。随着种植技术的发展和种植体外形设计及表面处理的不断改进，即刻种植其成功率已接近在已愈合的牙槽嵴种植。即刻种植适用位点一般为前牙及前磨牙，要求根方至少有 3 ～ 5mm 骨量，以获得种植体植入的初期稳定性。

—• 考试知识点总结 •—

—• 本章小结 •—

—• 协和云课堂…… 拓展练习及参考答案 •—

（张 林 黄春静）

教学课件

第九章　儿童口腔疾病的护理

学习目标

素质目标

（1）具有诚实守信、爱岗敬业、救死扶伤、大爱无疆的职业精神。
（2）具有尊重患者、保护隐私、患者利益至上的服务精神。
（3）具有感染防控意识，对就诊的患者的安全负责的责任心。

知识目标

（1）掌握：儿童口腔常见疾病的病因、护理评估、护理措施及健康指导。
（2）熟悉：儿童口腔常见疾病的治疗流程。
（3）了解：儿童口腔常见疾病的辅助检查和心理评估。

能力目标

（1）能够配合医生完成儿童口腔常见疾病诊疗流程。
（2）能够对患者病情进行评估和沟通。
（3）能够对患者的疾病进行术前、术中和术后的心理安抚和健康指导。

案例导入

【案例】

患者，女，4岁。主诉：右上门牙牙龈鼓包3天。现病史：1年前患者出现上门牙蛀牙，因患者不配合未治疗，3天前发现右上门牙牙龈鼓脓包，今来诊求治。既往史：否认有全身病史、否认药物过敏史、否认传染病史。体格检查：乳牙列期，前牙深覆合、深覆盖，51牙邻面唇面大面积龋坏，探诊（-），叩诊（+），牙龈红肿，松动Ⅰ度。辅助检查：根尖片示51牙冠低密度影达髓腔，根尖暗影，牙根未见明显吸收。诊断：51牙根尖炎。治疗方案：51牙根管治疗。

【问题】

1．应如何与患者家长沟通导致该疾病的原因和临床诊疗护理流程？
2．该患者若不配合程度欠佳，可采用哪些诊疗护理措施？

·核心知识拆解·

儿童口腔医学是研究处于生长发育阶段的儿童和青少年的口腔范围内的牙、牙列、颌骨及软组织等的形态和功能，诊断、治疗和预防其口腔疾病及畸形，使之形成有健全功能的咀嚼器官的学科。与成人口腔科相比，儿童口腔科在诊疗内容和特点上有着显著的不同。在诊疗内容上，儿童口腔疾病的治疗包括儿童龋齿、牙髓病、根尖周病、牙外伤等；儿童口腔保健预防包括如窝沟封闭、氟化物防龋、口腔卫生指导等；儿童口腔正畸治疗包括早期矫治错𬌗畸形，如乳牙早失、乳牙反𬌗等。在诊疗特点上，儿童口腔科需要特别关注儿童的心理状态和行为管理，以确保诊疗过程的顺利进行；在治疗过程中，需要考虑儿童的生长发育情况，避免影响正常的生长发育。儿童的治疗往往需要家长的参与和配合，患者（儿童）、家长和医护人员构成了一个三者相互影响、相互作用的三角关系，因此，与家长的沟通和教育也是诊疗的一部分。本章从口腔治疗中儿童心理特征，行为管理，以及儿童口腔常见疾病如龋齿、牙髓病和根尖周病、牙外伤及儿童早期矫治等方面进行阐述。

第一节　口腔治疗中儿童心理特征及行为管理

微课：
行为诱导

由于儿童的心理特征与成人显著不同，在口腔治疗过程中儿童容易感到恐惧，焦虑，对疼痛的耐受力低，加之儿童的认知、理解力有限，儿童的配合度远低于成人。不同年龄段的儿童在口腔治疗中的反应差异大，因此理解和掌握不同年龄段儿童在口腔治疗过程中的心理特征，对医护人员和家长都至关重要，有助于提高其治疗的配合度。

儿童口腔治疗的行为管理指在儿童口腔检查、诊断和治疗过程中，医护人员采用合适的语言与情感交流，及时发现和消除患儿恐惧、焦虑和紧张情绪，建立患儿对口腔治疗环境的适应力，提高诊疗操作中患儿对疼痛的耐受力，获得患儿和家长的信任和配合，保证治疗的顺利进行。儿童口腔科行为管理包括非药物行为管理和药物行为管理，是儿童口腔科医护人员所要掌握和经常运用的技术。本节就 Frankl 行为评分、非药物行为管理方法、药物行为管理方法进行阐述。

一、儿童口腔治疗的心理特征及接诊技术

1. 幼儿（1～3 岁）的心理特征及接诊技术　这个年龄段的儿童对陌生的口腔治疗环境非常敏感，容易产生不安和恐惧。可能会紧紧抱住父母，拒绝进入诊室或者进入诊室后大声哭闹，挣扎抗拒。

低龄儿童沟通相对困难，若幼儿过于躁动可用适量镇静剂，或由母亲抱坐在治疗椅上或行保护性固定。对较大一点的患儿在治疗前和治疗中可用儿童易于理解的语言告知后续步骤，会有什么感觉。可以诱导儿童模仿张口，也可以让儿童摸摸口镜、镊子、吸唾器，使其减少对医疗器械的恐惧。开始要用慢而轻柔的动作操作，观察儿童的适应能力，逐步增加治疗力度和速度。

2. 学龄前儿童（3～6 岁）心理特征及接诊技术　这个年龄段的儿童好奇心强，对口腔治疗器

械和治疗过程充满好奇，但又有些害怕。有一定的自我意识，开始有自己的想法和主张，医护人员和蔼的表情和关心的语言就显得非常重要。在每一步诊治结束时都应给予口头表扬或贴纸奖励，以强化患儿的主动合作性，并把下一步要做的治疗步骤简略地告诉患儿，也可以让患儿自己拿着镜子观看操作过程，让他感觉自己不仅是被检查者，也是参与者。

对于顽固抵抗治疗的儿童，可采用笑气、镇静或全麻的方式进行口腔治疗。

3. 学龄儿童（6～12岁）心理特征及接诊技术 这个时期的儿童，心理日趋成熟，有较强的自我意识和自尊心，希望得到他人的尊重和认可，可以通过讲道理让他们明白口腔健康的重要性，有一定的自我约束力和忍耐力。诊治过程中主要靠讲道理以取得患儿的配合，在治疗中随时给予一些保证和赞许。

二、儿童口腔治疗的行为评分及影响因素

（一）Frankl 行为评分

Frankl 行为评分常用于评估儿童在口腔治疗中的行为表现的方法，通过 Frankl 行为评分，医生可以了解儿童的心理状态和行为表现，从而采取相应的行为管理措施，提高治疗的成功率和儿童的舒适度。主要分为以下四个等级。

1. 完全拒绝治疗（1级） 这类儿童完全无法配合治疗，拒绝治疗，用力哭闹，极度恐惧，有明显拒绝治疗的动作或语言表情。

2. 相对拒绝治疗（2级） 这类儿童可以接受治疗但不情愿，表现出态度消极、不高兴，有轻微哭闹现象。他们可能对治疗环境感到恐惧或不安，需要医生和家长花费大量的时间和精力来安抚和引导。

3. 相对合作（3级） 这类儿童表现出一定程度的紧张，表现谨慎小心，但能够配合治疗，听从医生的指示。例如，儿童在治疗开始时有些犹豫，但在医生的耐心解释和鼓励下，逐渐放松下来，开始配合治疗。

4. 积极合作（4级） 这类儿童主动接受治疗，在口腔治疗中表现得非常积极主动，他们能够与医生进行良好的沟通和配合。对治疗环境充满好奇但不恐惧，能够听从医生的指示，如安静地躺在治疗椅上、张开嘴巴配合检查和治疗等。他们通常对口腔治疗有一定的了解，并且信任医生。

（二）影响儿童口腔治疗行为的因素

1. 年龄 几乎各年龄段的儿童看牙都会产生焦虑和紧张情绪。一般情况下，随着心智的发育，儿童年龄越大越容易进行行为管理。

2. 家长焦虑 高度焦虑的家长或对自己过往有疼痛治疗经历的家长会对儿童的就诊行为产生负面影响。

3. 对牙科疾病的认识程度 有学者建议第一次就诊不做治疗，只和医务人员适应性交流。家长及患儿在对牙科疾病有了一定认知，做好心理准备后，大多可减轻焦虑。在治疗的过程中，在不影响治疗效果的情况下，先做无痛、简单、不费时的治疗，如口腔检查、涂氟、刷牙指导、简单充填等，待患儿适应后再进行有痛、复杂治疗。

4. 医疗环境 儿童口腔科医疗环境会影响儿童的就诊行为。诊室和候诊区甚至医护人员的服装

都应根据儿童喜欢的内容和色彩进行布置，有利于消除儿童紧张、恐惧心理。

三、非药物行为管理方法

1. 认知行为治疗 是行为治疗和认知治疗的综合，主要过程包括分析引起恐惧的原因、教会患者在焦虑情况下放松的技巧以及认知重建、改变错误认知。通过重建认知、修正行为，使患儿意识到所恐惧的刺激因素并不具有威胁性，不必逃避治疗。

2. 告知 - 演示 - 操作 在进行任何临床操作前，告知患儿将要做什么，通过模拟向患儿演示将要进行的操作。在与患儿交流时要使用儿童易于理解的词语和比喻，例如，将口镜说成是照牙齿的小镜子，探针是抓小虫子的小钩子，涡轮去除腐质是给牙齿洗澡，涂布粘接剂是涂胶水等。

3. 正强化法 当患儿表现较好，医生应及时对患儿进行表扬鼓励，起到正强化作用，注意的是，表扬的话语不要只是简单的“你真棒”，而是要表扬具体的行为，例如，“你的嘴巴张得真大，像大老虎嘴巴一样，真棒”。治疗过程中和结束后可以赠予小礼物作为奖励，充分利用儿童的自尊心、好胜心、虚荣心使患儿表现得更积极。

4. 语音控制 对于一进诊室就大哭大闹且安抚无效的患儿，可以通过医生的语言、语气、语调的变化来控制患儿的行为。医生用突然并坚决的命令引起患儿注意或阻止其不合作行为，使其安静下来，再进行沟通。患儿情绪稳定后，医生要转而用安慰性话语去抚慰儿童的情绪。此方法适用于 3 ～ 4 岁以上年龄稍大的儿童，但是对于声音控制，不同父母的接受程度不一致，应谨慎使用。

5. 模范作用 指让患儿通过观察学习模范榜样的行为，消除其对未知事物的恐惧，并在相同的治疗情景下重复榜样的合作性行为，为患儿进入诊室接受治疗做好思想准备，同时应避免让患儿看到不合作的表现。

6. 分散注意力 在治疗过程中，可以采用数数、播放动画片或音乐等形式分散患儿的注意力，可以降低患儿不良情绪产生的概率，减少不合作情况的发生。

7. 监护人教育 与其他口腔专业不同，儿童口腔科医生在临床工作中不仅仅面对患儿，还要面对患儿家属，家长的信任与配合可以使治疗事半功倍。在治疗前通过对家长进行教育，让家长能够控制自己的焦虑情绪，避免将自己的焦虑恐惧传递给患儿，影响患儿治疗时的表现。在治疗过程中家长应当对患儿更多地使用期望性语言，鼓励患儿积极配合。

8. 疼痛控制 疼痛是引起患儿焦虑的主要原因，儿童口腔医生有效地控制患儿的疼痛可以提高患儿的配合程度。近年来，在口腔领域应用广泛的疼痛控制方法主要有无痛麻醉仪、化学去腐、铒激光治疗等。无痛麻醉仪如计算机控制局部麻醉系统（single tooth anesthesia，STA）采用计算机控制给药速度，持续慢速给药，可减轻注射时的疼痛。化学去腐如微创去腐凝胶，应用化学药物去除龋坏牙本质，配合手用工具，可以减少患儿对涡轮机的恐惧。铒激光去腐备洞时不与牙面直接接触，与传统车针相比，可减少震动引起的不适。

需注意的是四手操作时的器械传递应避开患儿视线，特别是传递尖锐器械时，以免引起患儿恐惧。在治疗过程中，医护人员应随时保持警惕，防止患儿突然动作而造成医疗安全不良事件。

四、药物行为管理方法

对于严重焦虑、过分抗拒治疗的患儿，单纯应用非药物的行为管理方式无效，强制性操作又会给患儿带来心理伤害，镇静与全身麻醉技术为这些中重度牙科畏惧症患儿的治疗提供了有效的途径。

开展镇静及全身麻醉技术除按规定配备相应的硬件设备外，更重要的是相关人员应具备相应的资质。轻、中度镇静可以由经过培训的口腔医生来进行操作，而深度镇静和全身麻醉必须由麻醉医生来进行操作。

（一）轻、中度镇静下儿童口腔治疗及护理

轻、中度镇静下，患儿有意识，能在治疗过程中与医生进行交流，能通过对治疗的切身体验改变对口腔治疗的错误认识，改善其对口腔治疗的接受程度。在儿童口腔治疗中应用的轻、中度镇静方式主要包括笑气（氧化亚氮）吸入镇静和口服药物镇静。

1. 笑气吸入镇静 是口腔科临床最常用的镇静方式，其优点是起效快，安全，易操作，可以通过调节吸入笑气的浓度来调节镇静深度，复苏快，有一定的提高痛阈的作用。一般用于轻度焦虑的患儿。笑气麻醉的缺点是：患者术后可能会出现恶心、嗜睡等症状；对长期暴露的医生会带来慢性毒性损害。

（1）适应证：对口腔治疗有较强焦虑和恐惧感，咽喉敏感的患儿。

（2）相对禁忌证：①上呼吸道感染或其他急性呼吸系统疾病。②慢性阻塞性肺疾病。③近期有中耳病史或曾进行中耳手术，鼻窦炎，有肠梗阻等腔隙阻塞性疾病。④维生素 B_{12} 缺乏症。⑤儿童行为问题、强迫型人格、幽闭恐惧症。⑥患有亚甲基四氢叶酸还原酶缺乏症。⑦重度睡眠呼吸暂停综合征。

（3）操作流程

1）为保障安全，必须使用有资质的笑气吸入镇静装置。使用前检查仪器是否正常，笑气及氧气是否充足。

2）建立 100% 氧流量，放置鼻罩，引导患儿通过鼻罩进行呼吸，调整道舒适位置。

3）在患者吸入 100% 纯氧时，根据患者呼吸量调整合适的气体流量（气体流量：成人 6 ～ 7L/min，儿童 4 ～ 5L/min），使气囊充盈处 1/2 ～ 2/3 的状态，以便既能观察到气囊随呼吸而变化，患儿又不会有窒息感或气流过大的感觉。

4）待患儿适应鼻罩并能通过鼻罩顺畅呼吸后开始给笑气，一般从 10% ～ 15% 开始。如果镇静深度过浅，可以以 5% ～ 10% 的梯度递增。两次滴定时隔至少观察 1 ～ 2 分钟。绝大多数患者在吸入 30% ～ 40% 浓度的笑气下可获得良好的镇静效果。建议最大浓度不超过 50%。

5）在达到理想的镇静深度时，给予局部麻醉，开始临床操作。

6）在治疗过程中，应根据患儿状态和操作内容来调整笑气浓度以调节镇静深度。

7）治疗结束（或接近结束时），关闭笑气，给予吸入纯氧。吸氧时间应在 3 分钟以上，如果仍有镇静的临床体征可延长吸入纯氧时间。

8）评估患儿状态，待其完全恢复后方可离开诊室。

（4）笑气吸入镇静的护理

1）术前禁食 4 ～ 6 小时，避免治疗过程中恶心、呕吐。

2）体位的选择应考虑到患儿的舒适性，使患儿感到放松。

3）在将鼻罩放于患儿鼻部前应先将氧气流量打开，避免使患儿有窒息感。

4）提醒患儿使用鼻呼吸，而不是口呼吸。

5）尽量选择合适大小的鼻罩。如有必要，可在鼻梁部放置纱布，解决漏气问题。

6）在吸入镇静过程中，连续观察患儿镇静水平的变化，并根据治疗的刺激程度和患儿表现随时调整镇静水平。

7）部分患儿在笑气吸入镇静后会出现恶心、头痛、昏睡感。这种不良反应一般不会出现在停止镇静的初期，而是发生在患儿回家后，应向患儿家长进行说明。镇静后延长吸入纯氧的时间可减少这种不良反应的发生。

2. 口服药物镇静　可避免静脉注射和肌肉注射引起的注射恐惧，具有方便、经济、设施简单的特点，为轻、中度镇静。但口服镇静药物途径起效时间长，药物在肠道内的吸收受诸多因素影响，药物代谢具有个体差异性，因此不能精确调节镇静深度。

在口腔科门诊常用的口服镇静药物是短效的苯二氮䓬类药物，如咪达唑仑，可用于 3 岁以上的儿童。咪达唑仑糖浆的推荐使用剂量为 0.2 ～ 0.5mg/kg，最大单次用量不超过 20mg。该药物多在服药后 5 ～ 15 分钟起效，最大血药浓度在服药后 30 分钟左右出现。口服药物镇静的护理要点如下：

（1）在患儿口服咪达唑仑后，应提供一个舒适安静的环境，避免外界刺激，以便患儿能够更快地进入镇静状态。在此期间家长可陪同，但患儿必须处于医护人员的监控之下。

（2）在观察到患儿呼吸平稳、情绪放松，进入镇静状态后，方可开始口腔治疗。

（3）当需要进行的操作刺激较大或可能起疼痛时，必须进行良好的局部麻醉，口腔操作应轻柔，治疗时间不宜过长。

（4）在治疗前和治疗过程中都应对患儿的生命体征如血氧饱和度、心率等进行监测。治疗结束后也应记录患儿的生命体征。

（5）在确认患儿达到完全清醒后方可离院。恢复过程中及回家途中必须有专人对患儿进行监护。应告知家长，患儿可能会有一段时间出现嗜睡、四肢无力等表现。在口服药物镇静治疗当天，应注意避免剧烈运动，以免受伤或摔倒。

（二）深度镇静及全身麻醉下儿童口腔的治疗与护理

深度镇静指在药物作用下，患者的意识受到深度抑制，不易被唤醒，但对连续或较重的疼痛刺激有反应。这种情况下，患者的自主呼吸能力明显减弱，可能需要人工维持气道通畅，必要时需建立人工气道，循环功能通常可保持在正常范围内。

全身麻醉指将麻醉药经呼吸道吸入、静脉或肌内注射进入患者体内，以产生暂时可逆性的中枢神经系统抑制，临床表现为神志消失、遗忘、反射抑制和骨骼肌松弛、无自主呼吸的一种状态。

深度镇静及全身麻醉下牙齿治疗是在麻醉状态下对患儿口腔疾病进行一次性的全口多颗龋齿的治疗，免除了患儿在束缚下的痛苦及发生误吞、误吸等风险的预防措施。适用于 3 岁以上患儿，个别不到 3 岁的患儿也应在全部乳牙萌出后进行治疗。

1. 适应证

（1）心理、情感、智力障碍或全身系统疾病而不能配合的患者。

（2）需要进行牙齿治疗但特别不配合、恐惧、焦虑或不能交流的儿童或青少年患者。

（3）多颗牙齿需要治疗，家长或患儿不能多次就诊。

（4）家长担心束缚口腔治疗会造成儿童的心理伤害或其他可能危险，为保护患儿心理。

2. 禁忌证

（1）严重下颌后缩、严重扁桃体肥大、腺样体肥大等影响呼吸道通畅的疾病。

（2）有急性高热病史或有麻醉禁忌病史（如肌肉萎缩症、假性胆碱酯酶缺乏）的患者应谨慎进行全身麻醉。

（3）患者的全身状况不适宜进行药物镇静或全身麻醉。

3. 术前准备

（1）术前检查

1）生化检查，血常规，胸 X 线片，牙 X 线片。

2）详细掌握患儿口内情况，了解治疗计划。

3）向患儿家长讲解实施全麻手术治疗的必要性、安全性，增强家长对治疗的信心，安抚患儿，取得信任和配合。

4）预约治疗时间，嘱家长及患儿术前 8 小时禁食、禁水。

（2）麻醉准备

1）确认患儿信息，核对患儿姓名，确认患儿是否禁食、禁水。

2）准备治疗同意书和麻醉同意书。

3）测体重，量体温，治疗前嘱患儿排尿。

4）遵医嘱准备麻醉药物。

5）遵医嘱开放静脉，调节滴速，20 ～ 40 滴 / 分，遵医嘱静脉给药。

6）监测生命体征，连接电极片，套血氧监护指套，系血压袖带。

7）粘贴眼膜，防止磨牙碎屑进入眼内。

8）麻醉医生喉罩或经鼻插管，用纱布或胶布固定，防止插管意外脱出。

9）由于全麻治疗时间长，操作时反复牵拉口角，注意用凡士林涂患者口唇。

10）患儿麻醉状态体温较低，应注意保暖，给患儿盖上薄被。

4. 术中护理配合

（1）安装低速牙科手机和高速牙科手机、车针。

（2）准备各种充填材料，金属预成冠、树脂透明冠、拔牙器械、光固化灯、根管预备器械等。

（3）吸唾及时到位，拉口角动作轻柔，保持术野清晰。

（4）传统治疗器械，操作时注意不挤压移动麻醉插管，以免插管脱出发生窒息。

5. 术后护理

（1）术后恢复

1）术后看护患儿，防止患儿因躁动哭闹而磕伤、坠床，保持气道通畅，注意保暖。

2）术后留观至少 4 小时，具体留观时间依据患儿状态及离院评分标准评估确定。留观期间，患儿去枕卧位，保证呼吸通畅，并监测患儿血氧饱和度、心率等生命体征。

3）离院前确认患儿状态恢复平稳，监测患儿血氧、心率等情况无异常，并进行评估。评估内容包括生命体征、活动能力、是否有恶心或呕吐、疼痛情况及外科伤口出血情况。评估合格后，可在成人陪同下离开医院。离院前需家长签字确认。

（2）术后医嘱

1）离院回家途中尽量保持坐卧位。

2）回家后无恶心、呕吐等情况后可进流食，之后逐渐过渡到常规食物。

3）全身麻醉术后当天需有专人看护，不外出，避免大运动量的活动，在室内活动时注意防护，避免摔伤。

4）全身麻醉术后因气管插管可能会有不适、声音嘶哑、咽喉部不适等情况，多数可自行缓解。

5）因深度镇静或全身麻醉术中治疗患牙较多，治疗后咬合关系可能有轻微改变，患儿需逐渐适应新的咬合关系。

6）其他常规的局部麻醉、根管治疗及拔牙后医嘱。

7）强调定期复查的重要性。

（3）术后随访

1）术后 24 小时电话随访，重点关注是否有术后并发症或疼痛等，并给予相应的建议和指导。

2）术后 1 个月复查，此次应拍摄术后 X 线片，并对治疗效果进行评价。

3）术后每 3 ～ 6 个月进行常规复查。

第二节　儿童龋病的护理

一、病因

儿童龋病指儿童牙齿硬组织在多种因素作用下发生的慢性、进行性破坏的疾病。根据 2017 年第四次全国口腔健康流行病学调查结果，我国儿童患龋情况呈上升趋势，5 岁儿童乳牙患龋率为 70.9%，12 岁儿童恒牙患龋率为 34.5%，比 10 年前上升 7.8 个百分点，农村高于城市。儿童龋病在病因学与成人并无本质差异。

1. 细菌　龋病的首要原因，口腔内的致龋菌（如变形链球菌等）可以利用食物中的糖分产生酸性物质，这些酸性物质会逐渐腐蚀牙釉质，进而引发龋病。

2. 食物　儿童常吃的甜食（如糖果、蛋糕等）、黏性食物（如年糕等）等含有大量易发酵的碳水化合物，它们为细菌提供了产酸的原料，并且容易黏附在牙齿表面，使细菌更容易滋生。

3. 宿主因素　乳牙矿化程度较低，抗酸能力相对较弱，而且刚萌出的乳牙或恒牙，其表面的窝沟、点隙等部位容易堆积食物残渣，增加龋病的发生风险，且一旦龋坏病损波及范围更广泛，进展迅速。

4. 时间　如果儿童没有养成正确的刷牙方法和足够的刷牙频率，牙齿上的食物残渣和细菌就不能被有效清除，长时间的不良口腔卫生习惯将会导致龋病发生。

二、护理评估

（一）健康史

1. 全身状况　询问全身系统性疾病史、家族史、过敏史、手术史、传染病史，喂养史，有无牙科诊疗及其他并发症经历。

2. 口腔状况 了解患儿口腔卫生习惯及饮食习惯，是否由父母辅助刷牙，患儿及父母是否了解正确刷牙方法，正确使用牙线，定期口腔检查等情况，父母及与患儿密切接触者的口腔健康情况等。

（二）临床表现

乳牙龋病的临床表现较为复杂，其分类除了临床上常用的按龋蚀波及的深度分为浅、中、深龋外，根据儿童牙齿的解剖和组织结构特点及特殊的饮食习惯等，乳牙龋病还有一些特殊类型，分别阐述如下。

1. 低龄儿童龋 指年龄小于 6 岁的儿童，只要在任何一颗乳牙上出现一个或一个以上的龋（无论是否成为龋洞）、失（因龋所致）、补牙面（即 dmfs ≥ 1）。

2. 重度低龄儿童龋 指小于 6 岁的儿童所患的严重龋齿，应满足以下条件：3 周岁或更小年龄的儿童出现光滑面龋坏即为重度低龄儿童龋，或患儿口内龋失补牙面数（decay missing filled sealed，DMFS）≥ 4（3 岁），DMFS ≥ 5（4 岁），DMFS ≥ 6（5 岁）。

3. 猖獗龋（猛性龋） 指的是快速进展且波及范围广泛的龋病，尤其连不易龋坏的下切牙也被累及。常见于高糖饮食儿童、牙齿发育缺陷的儿童、有头颈部放疗史的儿童（图 9-1、图 9-2）。

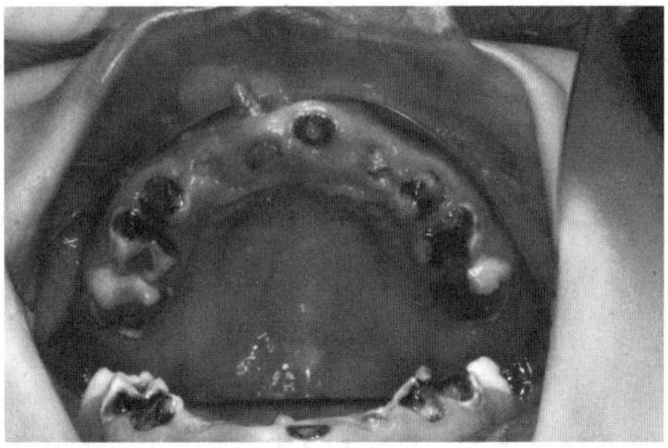

图 9-1 猖獗龋

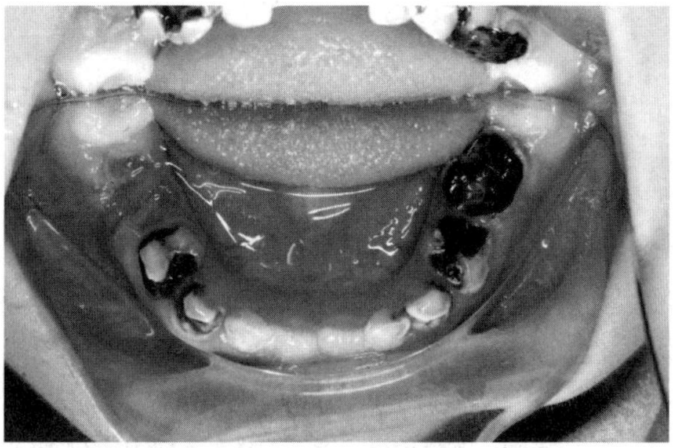

图 9-2 猖獗龋

三、口腔检查

1. 视诊 对于幼儿可使用纱球擦洗牙面，观察牙面和点隙、窝沟有无龋洞和颜色、光泽的变化，例如墨浸状改变和失去光泽的白垩色斑点。

2. 探诊 利用尖头探针探测龋损部位有无粗糙、勾拉或插入的感觉。对于可通过视诊诊断的龋病可不必探诊，对各年龄儿童均不能探诊深龋洞和可疑露髓孔，避免引起疼痛。

3. 叩诊和松动度检查 低龄儿童龋病检查时慎用叩诊，因为低龄儿童对叩诊的反应受其认知及配合程度所限，结果不准确。

4. 辅助检查

（1）X 线检查：检查龋洞的深度及其与髓腔的关系，以及不易用探针查出的邻面龋、继发龋或隐匿龋等状况。

（2）牙髓活力检查：因患儿小、恐惧、不配合等因素，牙髓活力检查一般结果不准确。对于乳牙几乎不用牙髓活力检查。学前儿童禁用热牙胶法检查牙髓活力，避免烫伤。

（3）透照用光导纤维装置：检查邻面龋，可以直接看出龋损部位和病变深度、范围，对于前牙邻面龋洞检查甚为有效。

四、护理措施

（一）氟化物治疗护理措施

国内市场可获得的用于龋病治疗的氟化物有氟凝胶、氟保护漆及氟化泡沫。其中，5% 氟化钠保护漆是国际公认的可适用于各年龄儿童临床使用的专业涂氟药物。

1. 适应证

（1）乳牙釉质白斑或早期龋损、龋损面的浅龋或剥脱状的环状龋，不易形成固位洞形，常见于乳前牙邻面和唇面。

（2）未患龋牙齿的防龋保护、所有萌出及萌出过程中的牙齿充填体边缘继发龋的预防等。

2. 禁忌证

（1）口腔炎、溃疡性龈炎。

（2）对氟化物制剂任何成分有过敏史的个体。

3. 护理配合

（1）局部涂布的阻断性治疗

1）纱布或棉球去除龋损区的牙面软垢和菌斑，简单隔湿，避免过多唾液污染牙面。

2）以小毛刷蘸取氟化材料，反复涂擦龋损区及其周缘，涂布完成后嘱患儿闭口，材料遇唾液固化后变成黄色透明。

（2）全口涂布的预防性治疗

1）对全口牙进行清洁。

2）取出适量氟化材料如多乐氟：乳牙列 0.25ml，混合牙列 0.4ml，恒牙列 0.75ml。

3）干燥牙面，以小毛刷蘸取氟化材料按一定顺序涂布牙面，重点涂布窝沟点隙及邻面等易患龋部位，邻面可借助牙线。

（二）龋病的修复治疗护理措施

1. 乳牙树脂充填术

（1）常规用物准备

1）常规用物：一次性口腔器械盘（口镜、探针、镊子、治疗巾）、三用枪喷头、高速及低速手机、弱吸引器、无菌手套、各型钻针、防护衣、防护面罩。

2）局部麻醉用物：表面麻醉剂、局部麻醉药品、注射器或 STA、1% 碘伏、消毒棉签。

3）隔湿用物：橡皮障系统、开口器、大棉卷、小棉卷。

4）粘结、充填用物、酸蚀剂、粘接剂、树脂充填材料、树脂充填器械、成型片、光固化灯。

5）调𬌗、抛光用物：咬合纸和车针、打磨抛光系统。

6）如使用前牙树脂冠修复，需准备乳前牙树脂冠套、眼科剪、75% 酒精棉球、止血凝胶、树脂材料。

（2）护理配合

1）做好患儿行为引导：协助患儿上椅位，调节至舒适体位；为患儿系好围巾，调整光源，保障医生术野清晰。

2）协助局部麻醉：询问患儿有无药物过敏史；按要求连接无痛麻醉仪或卡局式推注器；蘸取适量的表面麻醉剂，传递给医生行患牙表面麻醉；将蘸有碘伏的消毒棉签传递给医生，局部消毒；协助医生局部麻醉，注意传递注射器时注意避开患儿视线，以免引起患儿恐慌。

3）安装橡皮障：橡皮障打孔，协助医生安装好橡皮障及咬合垫，注意软硬组织保护。

4）去腐、吸唾：安装高、低速手机及钻针；协助医生去腐，及时吸唾，吸唾时注意避开软腭等敏感位置；避免过多水分引起患儿恶心不适，保持术区清洁与隔湿完善。

5）粘接、充填：递予医生粘接剂（如果是全酸蚀粘接系统则需先进行酸蚀，冲洗牙面）、树脂充填材料行窝洞充填，协助固化照射。

6）调𬌗、抛光：协助医生卸除橡皮障，更换调𬌗及抛光器械，传递咬合纸，协助打磨、抛光。

7）治疗结束：整理面部污物，协助患儿下椅位，分类整理用物，消毒、整理诊疗单元。

（3）术后护理

1）告知患儿及家长尽量少吃太黏的食物，以免充填体脱落。若发生脱落或有不适感，及时就诊。

2）使用局麻药后，交代患儿及家长不要咬嘴唇，以免形成创伤性溃疡。

2. 乳牙金属预成冠修复术

（1）常规用物准备

1）常规用物：一次性口腔器械盘（口镜、探针、镊子）、治疗巾、三用枪喷头、口杯、高速及低速牙科手机、弱吸引器、无菌手套、各型钻针（球钻、金刚砂车针）、防护衣、防护面罩。

2）局部麻醉用物：表面麻醉药品、局部麻醉药品、注射器或 STA、1% 碘伏、消毒棉签。

3）隔湿用物：橡皮障系统、开口器、大棉卷、小棉卷。

4）粘结、充填用物：充填用玻璃离子水门汀材料、充填器械、成形片。

5）调𬌗、抛光用物：咬合纸和车针、打磨抛光系统。

6）如使用磨牙金属预成冠修复、需准备乳磨牙金属预成冠、金冠剪、缩颈钳、止血凝胶、75% 酒精棉球、粘接用玻璃离子水门汀、调拌刀和调拌纸。

（2）护理配合

1）做好患儿行为引导：协助患儿上椅位，调节至舒适体位；为患儿系好围巾，调整光源，保障医生术野清晰。

2）协助局部麻醉：询问患儿有无药物过敏史；按要求连接无痛麻醉仪或卡局式推注器；蘸取适量的表面麻醉剂，传递给医生行患牙表面麻醉；将蘸有碘伏的消毒棉签传递给医生，局部消毒；协助医生局部麻醉，传递注射器时注意避开患儿视线，以免引起患儿恐慌。

3）安装橡皮障：橡皮障打孔，协助医生安装好橡皮障及咬合垫，注意软硬组织保护。

4）牙体预备：安装高、低速牙科手机及钻针；协助医生进行牙体预备。

5）试戴冠：选择适合的预成冠，试戴，传递金冠剪修整冠边缘，传递缩颈钳修整冠形态。将试好的金属预成冠用 75% 酒精棉球消毒，吹干；调和适量的粘结用玻璃离子水门汀，装进金属预成冠中（容量约为预成冠的 2/3）传递给医生。

6）预成冠粘接：粘接到预备好的基牙上后，传递棉球让患儿咬合固位，传递牙线，协助医生清洁患牙颈缘和邻面。粘接时注意咬合关系，避免咬合过高。

7）治疗结束：整理面部污物，协助患儿下椅位，分类整理用物，消毒、整理诊疗单元。

（3）术后护理

1）告知患儿及家长尽量少吃太黏的食物，如冠脱落、破损或出现冠边缘炎症需及时就诊。

2）使用局麻药后，交代患儿及家长不要咬嘴唇，以免形成创伤性溃疡。嘱 3 ～ 6 个月复查。

五、心理护理

能够对患儿的疾病进行术前、术中和术后的心理安抚和健康指导；减轻或消除患儿疼痛，帮助患儿及患儿家长缓解或消除焦虑、恐惧；护士应掌握患儿的情绪变化，精心护理患儿。

六、健康指导

1. 指导家长及患儿学习圆弧刷牙法，使用牙线。

2. 向患儿家长特别强调儿童龋病的治疗效果与患儿口腔卫生习惯密切相关，做好口腔卫生，定期检查，涂氟，才能巩固疗效，阻止疾病发展。

第三节 儿童牙髓病及根尖周病的护理

乳牙牙髓病和根尖周病的诊疗是儿童口腔科临床诊疗中很重要的工作内容。

乳牙牙髓的神经纤维相对不成熟，痛觉不灵敏，乳牙的牙髓病常无疼痛史，同时因为患儿感知、表达能力有限，无法准确表达，因此，乳牙牙髓状态的判断有时很困难，需要通过详细问诊、仔细的口腔检查、辅助 X 线片检查，开髓后观察牙髓形态质地从而判断牙髓状态。

乳牙根尖周炎临床早期症状不明显，就诊时有相当一部分患儿已经出现急性牙槽脓肿或间隙感染病变，且较严重。慢性根尖周炎急性发作在临床最为常见，表现为剧烈的自发性疼痛、咀嚼痛和咬合痛；患牙松动并有叩痛，根尖部或根分叉部的牙龈红肿，或牙龈出现瘘管，严重的可出现间隙感染，颌面部肿胀，并伴有全身发热等症状。

一、病因

乳牙牙髓病多由龋源性感染引起，龋损达到牙本质深层时，细菌和毒素可以通过牙本质小管刺激或侵入牙髓，使牙髓发生炎症反应，炎症可在冠髓中蔓延甚至累及根髓。当牙髓炎症继续发展，可导致牙髓坏死及根尖周炎。

牙齿外伤、牙齿发育异常（如畸形中央尖折断）也可引起牙髓病及根尖周病。牙髓治疗过程中药物或充填材料使用不当也可造成根尖周组织的严重伤害。

二、护理评估

1. 口腔状况 首先应询问患儿及家长患牙的疼痛史，是否有自发痛，无自发痛者也不能排除牙髓的感染。询问是否存在咀嚼痛、食物嵌塞痛或牙龈肿痛，疼痛持续的时间和疼痛的性质。其次，应询问患儿及其家长是否有牙齿松动、牙龈反复起脓包的情况。还应询问既往史，了解患儿是否接受过牙科诊疗，配合程度；最近接受过的口腔治疗名称，治疗原因。

2. 临床表现

（1）疼痛：有疼痛史表明牙髓已有炎症或已经坏死，如急性牙髓炎、急性根尖周炎表现为疼痛剧烈。但由于乳牙牙髓感染症状常常不明显，牙髓已有病变或坏死者不一定有症状，因此没有疼痛史并不代表牙髓是健康的。

（2）软组织肿胀和瘘管：由于儿童时期的牙周组织具有牙槽骨疏松、骨皮质薄、血运丰富等特点，根尖周感染易扩散到骨膜下，导致牙龈局部肿胀或瘘管形成（图 9-3、图 9-4）。若处理不及时还会导致间隙感染，引起相应部位颌面部肿胀。上颌前牙根尖周炎症的肿胀可引起上唇肿胀，上颌乳尖牙和第一乳磨牙根尖周炎症的肿胀部位可扩散到眶下，下颌乳磨牙和第一恒磨牙根尖周炎症的肿胀部位可扩散到颌下，且可伴有淋巴结肿大、压痛，全身症状明显。

（3）牙齿松动：急性根尖周炎由于炎症可引起牙齿松动。长期根尖周炎症刺激可活跃破牙本质细胞、破骨细胞，并且乳牙牙根钙化度低，易引起牙根病理性吸收，造成牙齿松动。

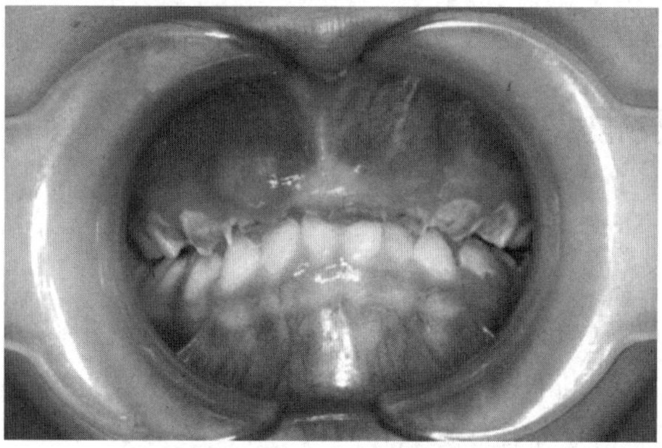

图 9-3 根尖周脓肿

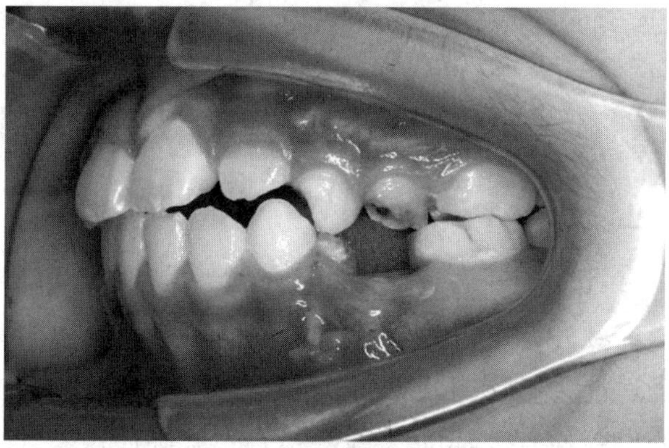

图 9-4 根尖瘘管

三、口腔检查

很多年幼的患儿无法准确地描述牙齿的感觉，病史询问更需要仔细地检查，包括视诊、探诊、叩诊、牙齿松动度、触诊等，以及采用辅助检查手段如 X 线片等来进行综合判断。

1. 视诊 肉眼观察龋坏范围及深度可以初步判断龋损与髓腔的位置关系。如果存在肉眼可见的露髓孔，可以通过观察露髓孔处的牙髓状态来初步判断牙髓有无活力。

2. 探诊 对于龋坏近髓或已存在露髓孔的患牙，不要轻易尝试探诊，避免因剧烈疼痛而增加患儿的痛苦。

3. 叩诊 出现叩诊疼痛或不适则提示牙髓炎症播散至牙周膜组织。需要指出的是，如果患儿已经存在明显的咬合痛，应遵循从对照牙到患牙、力度由轻及重的叩诊原则，动作尽量轻柔，避免增加患儿不必要的痛苦。

4. 松动度　牙齿均存在生理动度，尤其是在颌骨相对不致密的儿童，乳牙的生理动度相对较大，且有个体差异。因此，需要以健康对照牙为准，来判断患牙是否存在病理性动度。如果存在病理性动度，则提示存在根尖周病变。

5. 牙龈　颊舌侧牙龈的肿胀、瘘管是诊断牙根周围组织存在炎症的可靠指标。长期的食物嵌塞可能会导致龈乳头肿胀充血。

6. 影像学检查　可用于观察龋洞与髓腔的关系，是否存在牙根的内外吸收，以及是否存在根尖区和根分歧区的骨破坏及其破坏范围，同时注意观察继承恒牙胚骨硬板的完整性。

四、护理措施

乳牙牙髓病及根尖周病的治疗方法有保存生活牙髓的治疗、乳牙根管治疗和拔牙治疗。对于弥散性牙髓炎、牙髓坏死和未累及恒牙胚的根尖周炎的乳牙应尽可能保存乳牙，使其行使正常功能，维护口腔健康。

（一）牙髓切断术

牙髓切断术指在局部麻醉下去除感染的冠髓组织，保留未感染的根髓，用盖髓剂覆盖于牙髓断面，最大限度保留正常牙髓组织的治疗方法。

1. 适应证

（1）深龋治疗时意外露髓。

（2）年轻恒牙外伤（冠折）露髓，污染程度较轻，牙髓未发生弥漫性炎症。

（3）早期牙髓炎（冠髓炎），无自发痛，X 线片显示无根尖病变。

2. 用物准备

（1）常规用物：一次性口腔器械盘（口镜、镊子、探针）、吸引器管、防护面罩、口杯、三用枪、高速牙科手机、低速牙科手机。

（2）局部麻醉用物：表面麻醉剂、局部麻醉药品、无菌棉签、卡局式注射器或计算机控制无痛局麻注射仪、碘伏棉签。

（3）橡皮障隔湿用物：橡皮布、打孔器、橡皮障夹钳、橡皮障夹、橡皮障支架、牙线、橡皮障固定楔线、橡皮障定位打孔模板、开口器。

（4）牙髓切断用物：各型车针、牙髓切断包、无菌生理盐水、5ml 冲洗器、生物陶瓷活性材料或三氧矿物聚合物（mineral trioxide aggregate）、专用暂时封闭材料、玻璃离子水门汀粉和液。

（5）充填用物：粘接剂、树脂、小棉棒、光固化灯、成形片或乳磨牙金属预成冠、金冠剪、缩颈钳、止血凝胶、75% 酒精棉球、粘接用玻璃离子水门汀、调拌刀和调拌纸。

（6）牙髓切断术用物：无菌口镜、探针、镊子、挖匙、无菌车针、无菌棉球、调拌刀、调拌板、水门汀充填器。

3. 护理配合

（1）做好患儿行为引导：协助患儿上椅位；调节至舒适体位，为患儿系好围巾，调整光源，保障医生术野清晰。

（2）协助局部麻醉：询问患儿有无药物过敏史；按要求连接无痛麻醉仪 / 卡局式推注器；蘸取适量的表面麻醉剂，传递给医生行患牙表面麻醉；将蘸有碘伏的消毒棉签传递给医生，局部消毒；协助医生局部麻醉，传递注射器时注意避开患儿视线，以免引起患儿恐慌。

（3）开髓、吸唾：协助医生安装好橡皮障；去除龋坏组织后，更换消毒钻针用于开髓；及时吸干唾液及水分，避免污染。切髓时注意避免污染牙髓。

（4）冲洗：将生理盐水冲洗液传递给医生，冲洗髓腔；及时吸干唾液及水分，保持术区清洁与隔湿完善，严格要求无菌。

（5）材料贴合：传递生物陶瓷活性材料或MTA给医生，准备生理盐水小棉球，轻轻按压，使材料与牙髓贴合。调拌玻璃离子水门汀，传递给医生用于垫底或充填（图9-5）。

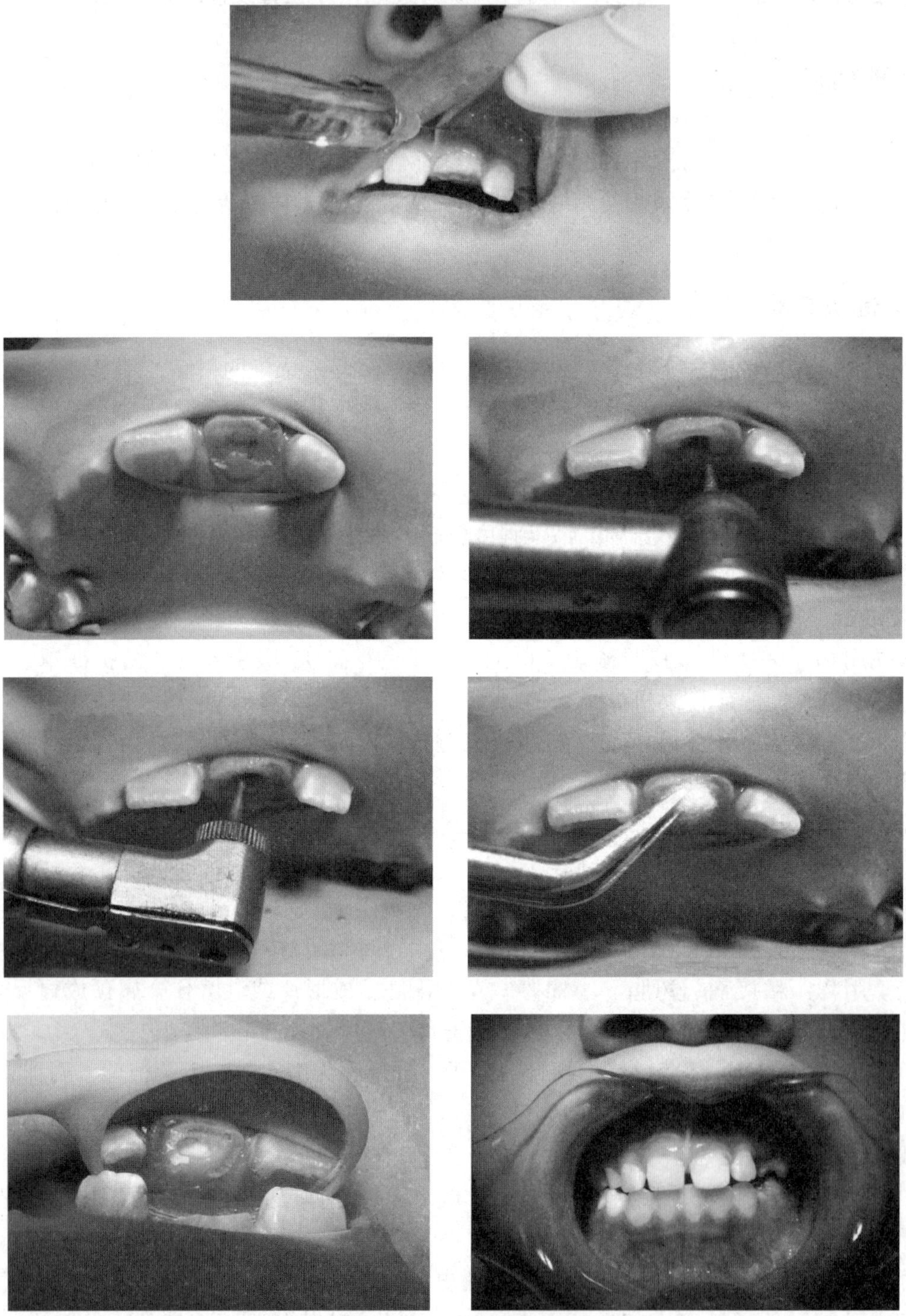

图9-5　牙髓切断术

（6）充填：如需充填，参考乳牙树脂充填术的护理操作。如需行预成冠修复，参照乳牙金属预成冠修复术理操作。

（7）治疗结束：整理面部污物，协助患儿离开椅位，分类整理用物，整理诊疗单元。

4. 术后护理

（1）使用局部麻醉药物后，交代家长及患儿不要抠、咬嘴唇，以免形成创伤性溃疡。

（2）告知家长及患儿术后 1 ～ 2 天可能出现咬合不适，属正常现象。

（3）如出现严重咬合痛或自发痛，需及时就诊。

（二）乳牙根管治疗术

乳牙根管治疗术，又称为牙髓摘除术，通过根管预备和药物消毒去除根管内的牙髓及感染物质，然后用可吸收的材料充填根管，达到治疗的目的。根管治疗术是乳牙牙髓病治疗的重要方法，也是保留牙齿的最后治疗手段。

1. 适应证 主要用于有急、慢性牙髓炎、牙髓坏死、根尖周炎的乳牙，仍具有保留价值时。

2. 物品准备

（1）常规用物：一次性口腔器械盘（口镜、镊子、探针）、吸引器管、防护面罩、口杯、三用枪、无菌棉球、高速牙科手机、低速牙科手机、凡士林棉签。

（2）局部麻醉用物：表面麻醉剂、局部麻醉药品、无菌棉签、碘伏棉签、卡局式注射器或计算机控制无痛局麻注射仪。

（3）橡皮障隔湿用物：橡皮布、打孔器、橡皮障夹钳、橡皮障夹、橡皮障支架、牙线、橡皮障固定楔线、橡皮障定位打孔模板、开口器、剪刀。

（4）根管预备和根管充填用物：各型车针、挖匙、拔髓针、21mmH 型根管锉、机扩、根管冲洗器、吸潮纸尖、根管充填糊剂（Vitapex）、水门汀充填器、暂时封闭材料、根管冲洗液。

（5）粘接剂、树脂、小棉棒、光固化灯、成形片或乳磨牙金属预成冠、金冠剪、缩颈钳、止血凝胶、75% 酒精棉球、粘接用玻璃离子水门汀、调拌刀和调拌纸。

3. 护理配合

（1）做好患儿行为引导，协助患儿上椅位，调节至舒适体位；为患儿系好围巾，调整光源，保障医生术野清晰。

（2）协助局部麻醉，询问患儿有无药物过敏史；按要求连接无痛麻醉仪或卡局式推注器；蘸取适量的表面麻醉剂，传递给医生行患牙表面麻醉；将蘸有碘伏的消毒棉签传递给医生，局部消毒；协助医生局部麻醉，传递注射器时注意避开患儿视线，以免引起患儿恐慌。

（3）协助医生安装好橡皮障，去除龋坏组织，及时吸唾。

（4）将拔髓针传递给医生。

（5）拔髓后选择合适的 H 型、K 型挫针或机扩，传递给医生用于预备根管；将 1% 次氯酸钠、生理盐水冲洗液依次传递给医生，交替冲洗，及时吸唾。

（6）协助清洁并干燥备好的窝洞、纸尖干燥根管。

（7）将乳牙根管充填糊剂传递给医生行根管根充。

（8）递牙体修复材料给医生行牙体缺损修复（树脂充填或金属冠修复，参照乳牙树脂充填术或乳牙金属预成冠修复术护理操作）。

（9）治疗结束整理面部污物，协助患儿离开椅位，分类整理用物，整理诊疗单元。

4．术后护理

（1）告知家长及患儿1周内勿用患牙咀嚼硬物。

（2）使用局麻药后，交代患儿不要咬嘴唇，以免形成创伤性溃疡。

（3）告知家长及患儿治疗后可能会出现不适感。

（4）定期（3～6个月）复查，不适随诊。

（三）年轻恒牙根尖诱导成形术

年轻恒牙根尖诱导成形术指牙根未完全发育完成的年轻恒牙发生牙髓严重病变或根尖周炎，在控制感染的基础上，用药物诱导根尖周组织形成硬组织屏障封闭根尖的方法，促使牙根继续发育和根尖形成。

1．适应证 年轻恒牙的牙髓感染、坏死伴或不伴根尖周病变。

2．用物准备

（1）常规用物：一次性口腔器械盘（口镜、镊子、探针）、吸引器管、防护面罩、口杯、三用枪、无菌棉球、高速牙科手机、低速牙科手机、凡士林棉签。

（2）局部麻醉用物：局部麻醉药物、表面麻醉剂、无菌棉签、碘伏棉签、卡局式注射器或计算机控制无痛局麻注射仪。

（3）橡皮障隔湿用物：橡皮布、打孔器、橡皮障夹钳、橡皮障夹、橡皮障支架、牙线、橡皮障固定线、橡皮障定位打孔模板、开口器、剪刀。

（4）根管预备用物：与洞形匹配的各型车针、拔髓针、挖匙、K型根管锉、H型根管锉、机扩、5ml冲洗器、根管冲洗剂（1.00%～5.25%的次氯酸钠、生理盐水）、超声管荡洗器、荡洗针、消毒棉捻、氢氧化钙制剂、螺旋输送器、暂时封闭材料。

（5）树脂充填用物：树脂、光固化灯、成型片、水门汀充填器。

3．护理配合

（1）做好患儿行为引导，协助患儿上椅位；调节至舒适体位，为患儿系好围巾，调整光源，保障医生术野清晰。

（2）协助局部麻醉，询问患儿有无药物过敏史；按要求连接无痛麻醉仪/卡局式推注器；蘸取适量的表面麻醉剂，传递给医生行患牙表面麻醉；将蘸有碘伏的消毒棉签传递给医生，局部消毒；协助医生局部麻醉，传递注射器时注意避开患儿视线，以免引起患儿恐慌。

（3）协助医生安装橡皮障，术中及时吸唾，保持术区清洁与隔湿完善。

（4）将拔髓针传递给医生。

（5）拔髓后选择合适的H型、K型扩挫针或机扩，传递给医生进行根管预备；1%次氯酸钠、生理盐水冲洗液传递医生，交替冲洗，及时吸干唾液及水分。

（6）传递适量纸尖，干燥根管。

（7）将根尖诱导剂传递给医生行根管内封药及根尖诱导，调制适量玻璃离子水门汀，传递给医生，垫底；传递树脂充填材料，行窝洞充填，协助固化照射。

（8）更换调𬌗及抛光器械，传递咬合纸，协助打磨、抛光。

（9）治疗结束，整理面部污物，协助患儿离开椅位，分类整理用物，整理诊疗单元。

4. 术后护理

（1）使用局部麻醉药品后，交代患儿不要抠、咬嘴唇，以免形成创伤性溃疡。

（2）嘱家长及患儿术后 24 小时内勿用患牙咀嚼，如有轻微胀痛是正常现象。

（3）嘱家长及患儿勿用患牙咀嚼过硬食物。

（4）嘱 3 ～ 6 月复查拍片，看牙根是否继续发育，是否发育完全，牙根发育完全后行根管治疗。

五、心理护理

能够对患者的疾病进行术前、术中和术后的心理安抚和健康指导；减轻或消除患儿疼痛，帮助患儿及患儿家长缓解或消除焦虑、恐惧；护士应掌握患儿的情绪变化，精心护理患儿。

六、健康指导

1. 口腔卫生　强调保持口腔清洁的重要性，刷牙和使用牙线是最基本的口腔清洁方式。对于幼儿，家长要帮助其每天至少刷牙两次，并使用儿童专用的牙刷和含氟牙膏，牙膏用量约为米粒大小，3 岁以上可以增加到豌豆大小。饭后可以使用清水或者儿童专用漱口水漱口，减少口腔内细菌滋生。

2. 饮食习惯　减少甜食的摄入，如糖果、蛋糕等。因为甜食容易在口腔细菌的作用下，产生酸性物质，从而腐蚀牙齿，增加患牙髓病和根尖周病的风险。鼓励儿童多吃富含纤维的食物，包括蔬菜（如芹菜、西兰花）和水果（如苹果）等，这些食物有助于清洁口腔。

3. 定期检查、涂氟　告知家长应定期带儿童进行口腔检查，一般每 3 ～ 6 个月检查一次，以便能早期发现牙齿问题，如充填体有无脱落，若有问题应及时治疗。定期涂氟。

第四节　牙外伤的护理

牙外伤是牙体硬组织、牙髓组织和牙周组织受到各种机械外力产生的急剧损伤，儿童的发生率高于成年人，尤其是前牙外伤。牙外伤是造成儿童牙齿缺损或缺失的第二大疾患。

一、病因

牙外伤的主要原因是运动、交通事故等造成的摔倒、碰撞。由于儿童处于身体、生理和心理生长发育的阶段，多数儿童牙外伤后不能做永久性修复，儿童牙外伤的诊疗过程长，而且复杂，因此儿童牙外伤后引起的伤害较成人更大。

二、护理评估

1. 健康史　需要仔细询问病史，包括牙外伤发生的时间、外伤发生的地点、外伤发生的原因、外伤牙是否有过治疗史，有无既往外伤史，是否有颅脑损伤症状，如头晕、恶心、呕吐、意识丧失等，以及全身健康状况，包括是否有癫痫、血液系统疾病等全身疾病，是否有过敏史。

2. 口腔状况 目前，国内外广泛采用的是 Andreasen 牙外伤分类法。该分类法将牙外伤分为牙体硬组织和牙髓组织损伤、牙周组织损伤两大类。具体分类如下。

（1）牙体硬组织和牙髓组织损伤

1）釉质裂纹：釉质表面有裂纹，但牙齿组织无实质性缺损。

2）釉质折断：牙齿折断局限于牙釉质。

3）简单冠折：冠折造成釉质和牙本质实质性缺损，未暴露牙髓（图 9-6）。

4）复杂冠折：釉质和牙本质折断且牙髓暴露（图 9-7）。

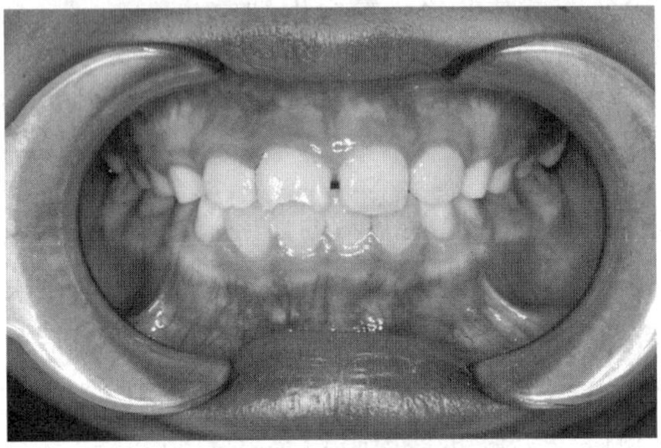

图 9-6 简单冠折

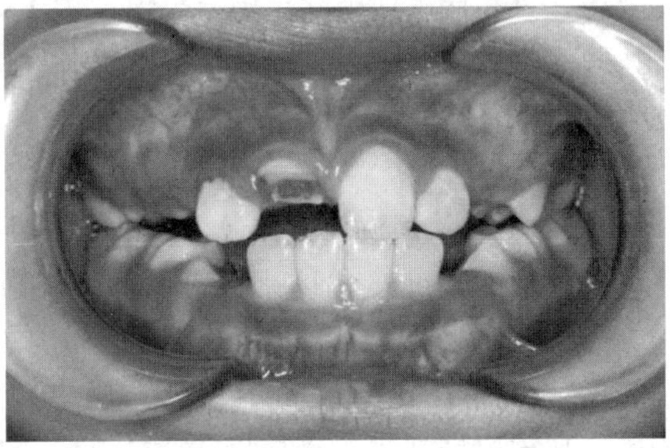

图 9-7 复杂冠折

5）简单冠根折：牙体组织折断包括釉质、牙本质和牙骨质，但未暴露牙髓。

6）复杂冠根折：牙体组织折断包括釉质、牙本质和牙骨质，且暴露牙髓（图 9-8）。

7）根折：牙齿根部牙本质、牙骨质折断，伴有牙髓受损。

（2）牙周组织损伤

1）牙齿震荡：单纯牙周支持组织损伤，牙齿无异常松动或移位，有叩诊不适或叩痛。

2）亚脱位：牙周支持组织损伤，牙齿明显松动，但没有牙齿位置改变。

3）部分脱出：牙齿从牙槽窝向牙冠方向部分脱出（图 9-9）。

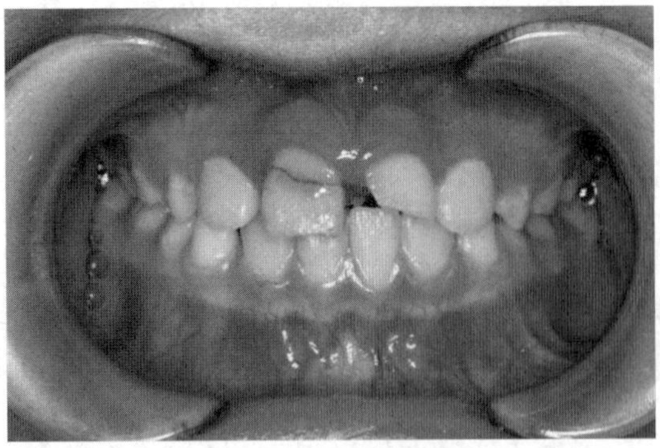

图 9-8 复杂冠根折

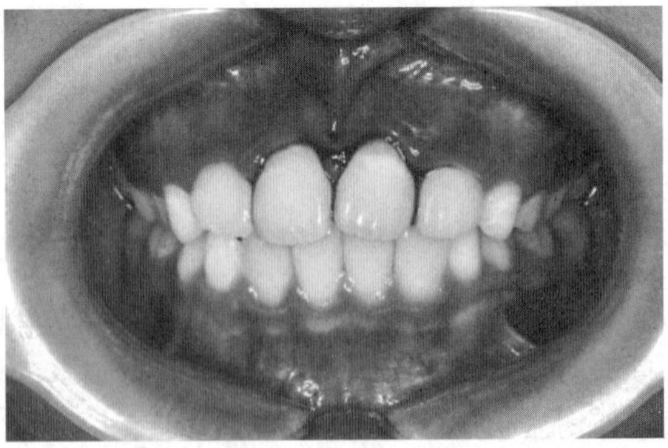

图 9-9 部分脱出

4）侧向移位：牙齿沿牙长轴侧向移位伴有牙槽骨折断或裂纹。

5）挫入：牙齿向牙槽骨方向移位，同时造成牙槽骨损伤（图 9-10）。

6）全脱出：牙齿从牙槽窝完全脱出（图 9-11）。

除此之外，牙外伤还可能造成支持骨损伤以及牙龈或口腔黏膜损伤。

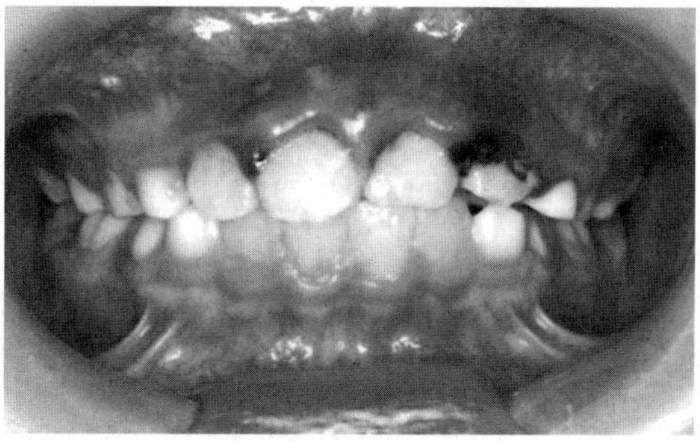

图 9-10 挫入

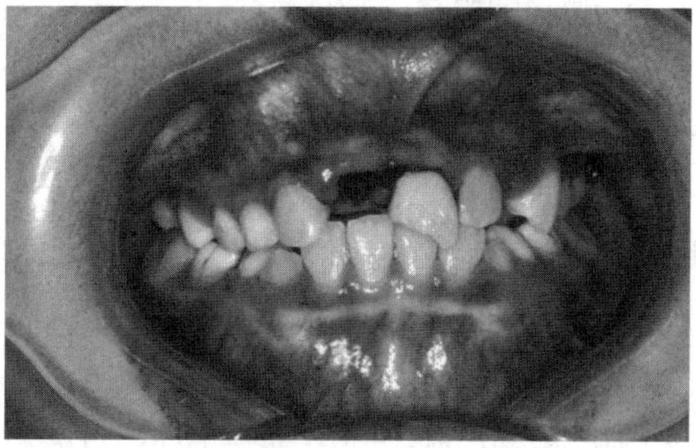

图 9-11 全脱出

三、口腔检查

应该观察患者的全身情况，是否"神清合作"步入诊室，面部其他组织有无严重损伤、变形和活动性出血，对于面部污染严重的患者，应首先用清水或生理盐水清洁面部，看清患者面部真实情况，排除口腔以外其他组织严重损伤后，再着手进行临床口腔检查。

1. 牙齿的完整性和松动度 检查牙冠的完整性，如有折断，应确认折断部位、范围、程度、有无露髓，牙周组织是否损伤，如牙齿是否松动、移位，叩诊状况如何及损伤程度等。同时要检查主诉牙的相邻 2 颗牙齿。

2. 牙齿位置 如有牙齿位置改变，应确认牙齿移动的方向和程度，是否伴发牙槽骨骨折和骨片缺损、移位，是否存在咬合创伤。年轻恒牙未完全萌出时，应向患儿和家长求证外伤前牙齿的位置，帮助判断。

3. 牙龈和口腔软组织 有否龈沟溢血、牙龈和口腔软组织撕裂和活动性出血，有无口腔软组织穿通伤，伤口污染程度等。嘴唇外伤时应注意检查伤口是否有牙齿碎片和其他异物，必要时拍摄软组织 X 线片确定是否有异物。

4. 影像学检查（根尖片、全景片或 CBCT） 判断牙齿的发育状况，是否有根折线，根周组织的状况，是否有陈旧性外伤，是否做过牙髓治疗，判断外伤乳牙与继承恒牙胚的关系。

四、治疗原则

1. 乳牙外伤治疗原则 最大限度减少外伤对继承恒牙胚生长发育的影响。

2. 年轻恒牙的治疗原则 尽量保持活髓，以利于继续发育；尽量保留牙根，以利于牙槽骨的生长。

五、护理措施

（一）全脱出恒牙即刻再植术（钢丝 – 树脂弹性固定术）

即刻再植是全脱出牙齿的最佳治疗方法，15 ～ 30 分钟内再植成功率较高，30 分钟以上的延迟再植发生牙周膜愈合的概率大大降低。

1. 用物准备

（1）常规用物准备

1）常规用物：器械盘（口镜、探针、镊子、治疗巾）、三用枪喷头、高、低速手机、弱吸引器、无菌手套、各型钻针、防护衣、防护面罩。

2）局部麻醉用物：表面麻醉剂、局部麻醉药品、注射器或计算机程控麻醉仪（STA）、1% 碘伏、消毒棉签。

3）隔湿用物：橡皮障系统、开口器、大、小棉卷。

4）粘接、充填用物、酸蚀剂、粘接剂、树脂充填材料、树脂充填器械、成型片、光固化灯。

5）调、抛光用物：咬合纸和车针、打磨抛光系统。

（2）其他用物：眼科剪、生理盐水、结扎丝（用于树脂钢丝弹性固定）、超强石英纤维（用于树脂 - 超强石英纤维固定）（图 9-12）。

2. 护理配合

（1）采集病史：仔细询问牙齿外伤的时间、外伤地点、离体牙保存的情况、牙齿根面污染情况等。

（2）离体牙处理：用手或上前牙钳夹住牙冠部，用生理盐水冲洗牙根表面的污染物，如果污物附着在根面上不易冲洗掉，可用小棉球蘸生理盐水小心轻柔地把污物蘸掉，但注意尽量不要损伤根面牙周膜。把清洗干净的牙齿放在生理盐水或 Hanks 平衡盐溶液中待用。

（3）局部麻醉：参照乳牙树脂修复术的局部麻醉。局部麻醉后，用镊子小心清理牙槽窝内的血凝块，但不要搔刮牙槽窝，以免损伤牙槽窝内残存的牙周膜，并用生理盐水冲洗。如果存在牙槽窝骨折并移位，可插入平头器械（如直牙挺）轻柔手法复位。

（4）外牙复位：协助医生将外伤牙复位，手持离体牙冠部，用最小的力把患牙放回牙槽窝，防止对牙髓和牙周膜造成进一步损伤。复位过程中加强与患者沟通，减轻紧张情绪。

（5）确定固定患牙所需要的基牙数目：通常是 1 个外伤牙 + 两侧各 2 个正常邻牙，在临床操作中，根据外伤牙位、数目和邻牙情况会有所变化。

（6）传递酸蚀剂以酸蚀牙面：冲洗牙面时，及时吸干唾液及水分，保持术区清洁与隔湿完善（图 9-13）。

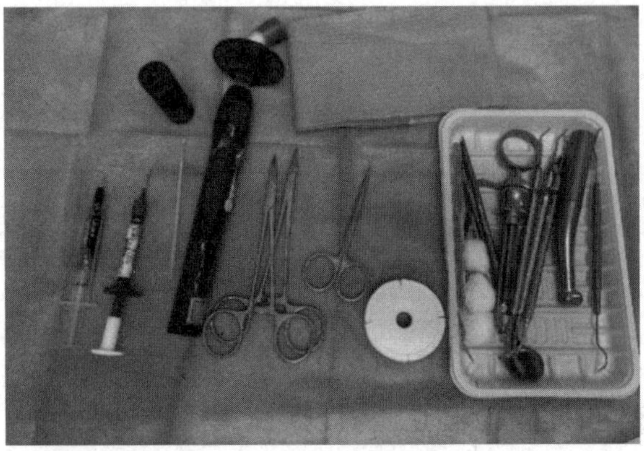

图 9-12　牙外伤固定用物

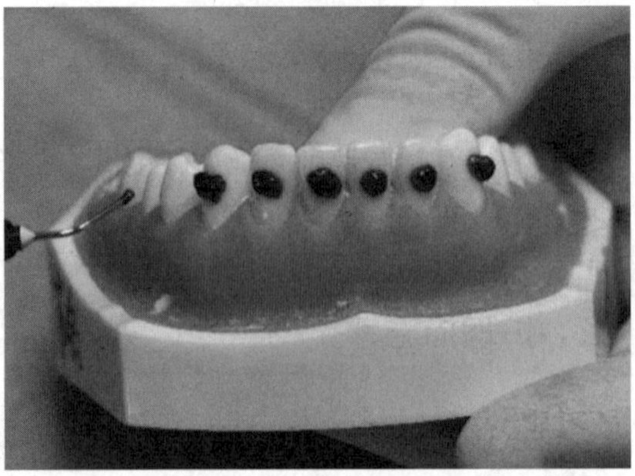

图 9-13　酸蚀牙面

（7）结扎丝预备：正畸结扎丝（直径 0.25mm）对折 4 ～ 8 股后拧在一起，按弓形弯制，并截取所需长度。弓丝和牙面之间需留 1mm 左右的间隙，用于树脂粘接（图 9-14、图 9-15）。

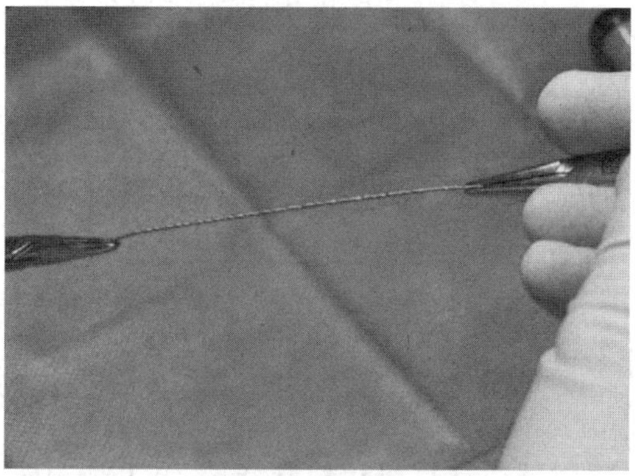

图 9-14　结扎丝预备

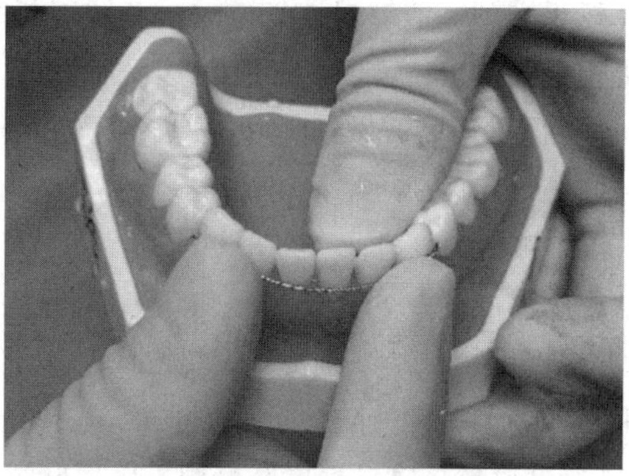

图 9-15　调整弓形及长度

（8）树脂粘接：予医生蘸好粘接剂的棉棒，协助光照，递予医生流动树脂，树脂固定粘接应位于牙面唇侧中 1/3，协助光照。粘接顺序为先将弓丝与两侧最远端的基牙粘接在一起，逐渐向外伤牙粘接，最后粘接外伤牙。固定外伤牙时应注意保证其复位（图 9-16）。

（9）调殆、抛光：更换调殆及抛光器械，协助打磨、抛光（图 9-17）。检查正中有无早接触，若有明显早接触者，需使用全牙列殆垫。

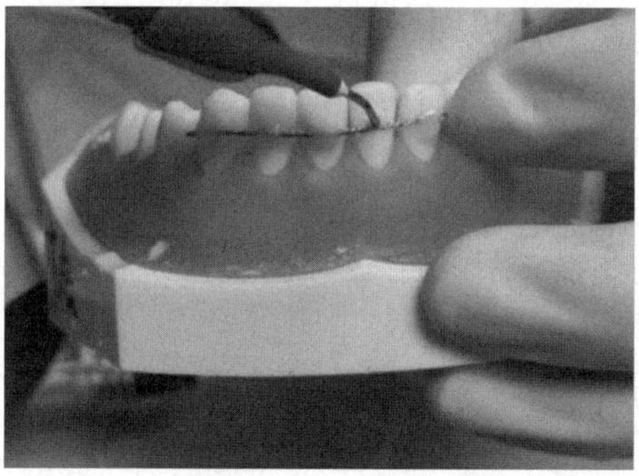

图 9-16　流动树脂固定

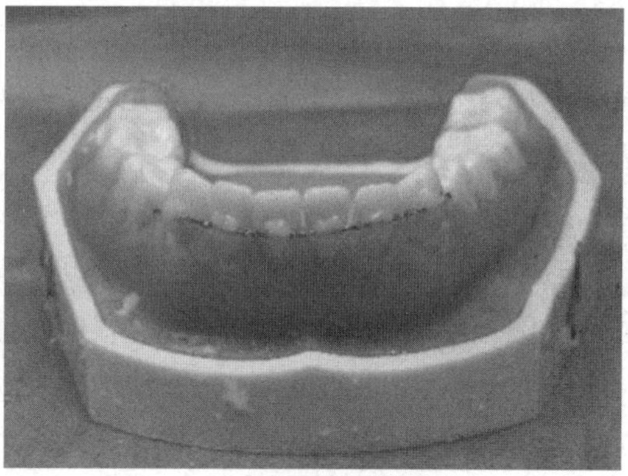

图 9-17　打磨、抛光

（10）固定后拍摄根尖片：确认再植是否到位。

（11）摘除坏死牙髓：对于延迟再植的牙齿在外伤后 2 周内应摘除坏死牙髓。

3．术后护理

（1）牙齿再植术后 2 周内进食软食。术后应保持口腔清洁，用漱口液漱口 3 次 / 日，使用软毛牙刷刷牙。维护好口腔卫生、牙龈组织健康是牙齿再植成功的重要因素。

（2）需长期定期观察，第一个月内应每 1 ～ 2 周复查 1 次，半年内每 3 个月复查，半年后应每 6 个月或 1 年根据情况复查，至少连续观察 5 年。必要时拍 X 线片检查牙根情况，判断对牙髓未加处理者是否需要进行根管治疗。

（3）再植牙需弹性固定 2 周，伴有牙槽突骨折应固定 4 周。

（二）断冠粘接术

当发生冠中 1/3 处的冠折及冠中 1/3 处斜向牙龈下 2mm 以内的冠根折，折断牙冠仅有一个断片且断片较为完整，能够对接复位时，可使用断冠粘接术。断冠粘接术是将折断的牙冠断片与牙齿重新粘接固定的技术，可以更好地恢复牙冠外形。

断冠粘接之前需先处理牙齿松动、牙髓暴露等其他问题，待以上问题处理结束，急性症状缓解后，方可进行牙齿断冠粘接复位。

1. 用物准备

常规用物准备

1）常规用物：器械盘（口镜、探针、镊子、治疗巾）、三用枪喷头、高、低速手机、弱吸引器、无菌手套、各型钻针、防护衣、防护面罩。

2）局部麻醉用物：表面麻醉剂、局部麻醉药品、注射器或计算机程控麻醉仪（STA）、1% 碘伏、消毒棉签。

3）隔湿用物：橡皮障系统、开口器、大、小棉卷。

4）粘接、充填用物、酸蚀剂、粘接剂、树脂充填材料、树脂充填器械、成型片、光固化灯。

5）调 、抛光用物：咬合纸和车针、打磨抛光系统。

2. 护理配合

（1）检测牙髓活力和松动情况，进行相应处理后，将断冠复位，检查是否密合，是否存在咬合干扰。

（2）可以行即刻粘接，也可将断冠保存在 4℃生理盐水中备用，每 3 天更换一次盐水。应注意的是对于上前牙活动萌出的混合牙列儿童，应尽快行断冠粘接，否则有可能出现间隙丧失，导致断冠无法就位。

（3）协助医生上橡皮障，严密隔湿并防止断冠脱落误吞。

（4）若断冠内不存在明显的髓腔形态可直接进行粘接。若断冠存在明显的髓腔形态建议预备髓腔固位和舌侧排溢沟。对牙髓治疗后的剩余牙体可制备髓腔固位型。

（5）协助医生酸蚀两侧断面 30 秒（图 9-18），冲洗吹干，均匀涂布粘接剂（图 9-19），吹薄，充分对位后再行光固化。

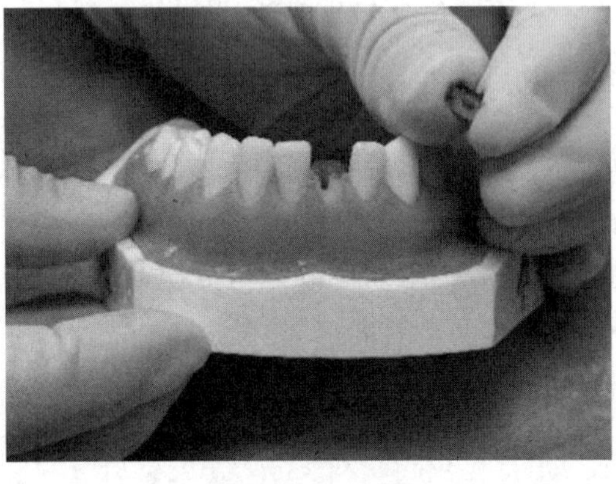

图 9-18 酸蚀

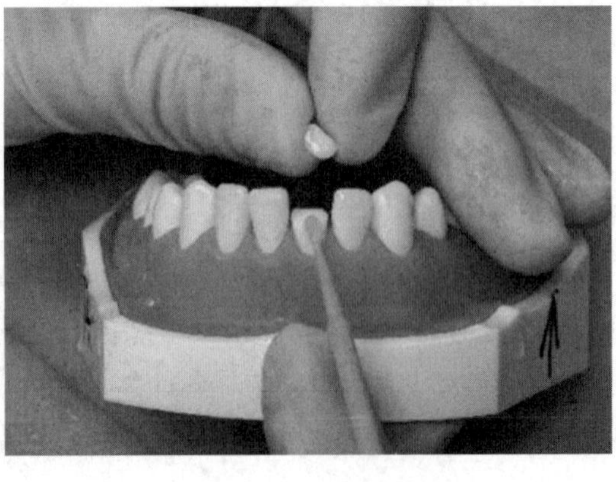

图 9-19 涂布粘接剂

（6）递予医生光固化流动树脂填充洞斜面、舌侧排溢道和髓腔固位型，协助光照（图 9-20）。

（7）调𬌗、抛光 更换调𬌗及抛光器械，协助打磨、抛光（图 9-21）。

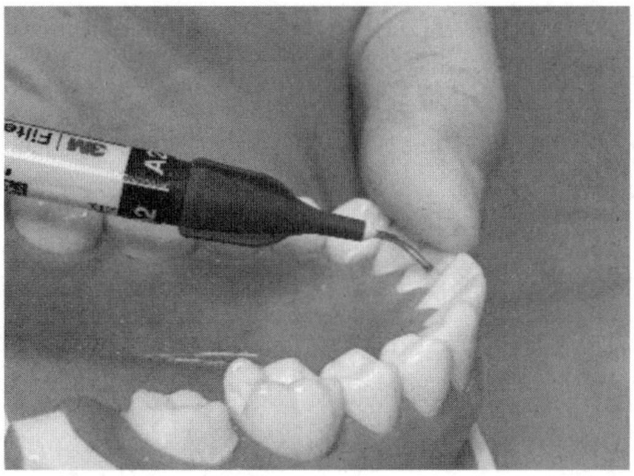

图 9-20 树脂充填

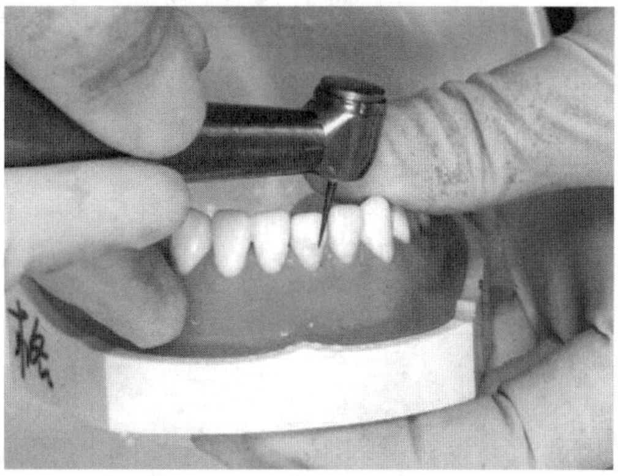

图 9-21 抛光

3. 术后护理

（1）勿用患牙咬硬物或粘性较大的食物，断冠树脂粘接技术是一种过渡性的修复方法，待患者成年后可改用其他的永久性修复方法。

（2）需长期定期观察，根据国际牙外伤协会牙外伤诊疗指南，冠折应外伤后 6 ～ 8 周、1 年进行复诊，若存在冠根折，增加 3 个月、6 个月复诊，至少观察 5 年。必要时拍 X 线片检查牙根情况，并判断对牙髓未加处理者是否需要进行根管治疗。

六、心理护理

牙外伤可能会给患儿带来心理压力，如担心牙齿外观和功能等。要给予患儿及家长安慰，让他们知道通过积极治疗，大部分情况下牙齿功能和外观都能得到较好的恢复。

七、健康指导

1. 日常护理 治疗后要保持口腔清洁。按医生建议刷牙，用软毛牙刷轻柔清洁口腔，防止伤口感染。饮食上避免进食过硬、过黏的食物，如坚果、硬糖等，防止损伤受伤牙齿。

2. 定期复查 告知患儿和家属按照医生嘱咐定期复查。观察受伤牙齿的颜色变化、牙龈是否红肿等，及时发现可能出现的牙髓坏死等问题。

第五节 儿童早期矫治的护理

早期矫治指在儿童生长发育的早期阶段（乳牙列及替牙列期），对其进行较为简单的正畸预防和治疗，通过预防和治疗引导牙、牙列、𬌗、颌面部正常生长，包括预防性矫治、阻断性矫治和一般治疗。预防性矫治指在胎儿及幼儿阶段，通过母体营养和疾病的控制、正确的喂养方式、幼儿健康的预防保健、尽早去除可能导致牙𬌗畸形的因素等方式，引导口颌系统软、硬组织朝正常方向生长发育。阻断性矫治是对已经出现的早期错𬌗畸形、不良习惯等进行较为简单的正畸治疗及肌功能训练，防止畸形进一步发展，减轻错𬌗畸形对口颌系统生长发育的影响。阻断性矫治包括不良习惯的矫治，横向、矢状向、垂直向不调的矫治，牙齿萌出异常的矫治，牙齿数目、形态大小、位置异常的矫治。一般治疗指的是恒牙列期全口牙列的综合治疗。本书就乳牙早失和乳牙反𬌗的阻断性矫治护理进行详细阐述。

一、乳牙早失的护理

（一）病因

在儿童牙列发育过程中，个别牙齿因严重龋坏、牙周病及根尖周病、外伤、囊肿，导致牙齿过早脱落或者拔除，造成邻牙向缺隙部位倾斜或移位，使相应部位的恒牙萌出间隙不足，最终导致错𬌗畸形。

（二）护理评估

1. 健康史 询问有无全身系统性疾病史，以及生长发育情况、家族遗传史、过敏史、手术史、传染病史。

2. 口腔状况 乳牙早失的年龄，早失牙的部位、数目，早失牙齿的邻牙与正在发育及萌出牙齿之间的关系，牙列中牙量与骨量的关系，判断是否需要制作间隙保持器，以及选用哪种间隙保持器。

3. 影像学检查 通过 X 线辅助检查确定恒牙发育情况，如牙胚有无先天缺失，牙齿形态是否正常，牙根是否弯曲及骨质覆盖情况。

（三）治疗原则

丝圈式间隙保持器适用于非游离端单颗乳磨牙或磨牙早失，需要维持间隙，近、远中的基牙无松动；若相连 2 个及多个牙齿缺失，一般采用下颌舌弓 / 上颌 Nance 弓（腭弓）式间隙保持器或功能式间隙保持器。

临床上通过间隙保持器来管理和干预牙间隙。常用的间隙保持器有固定式间隙保持器（图 9-22 ～图 9-25）和可摘式功能间隙保持器（图 9-26）两种。

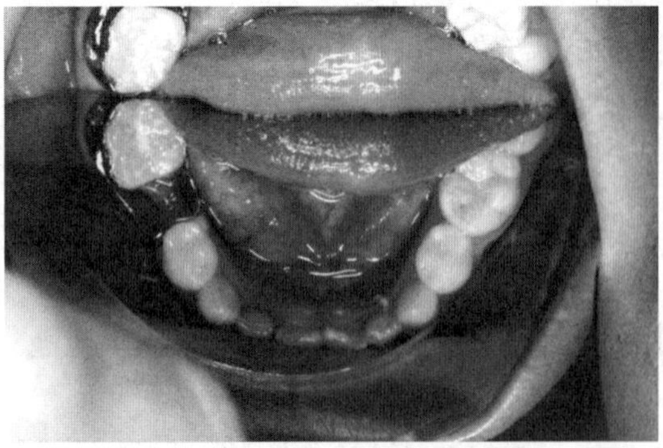

图 9-22　丝圈式间隙保持器

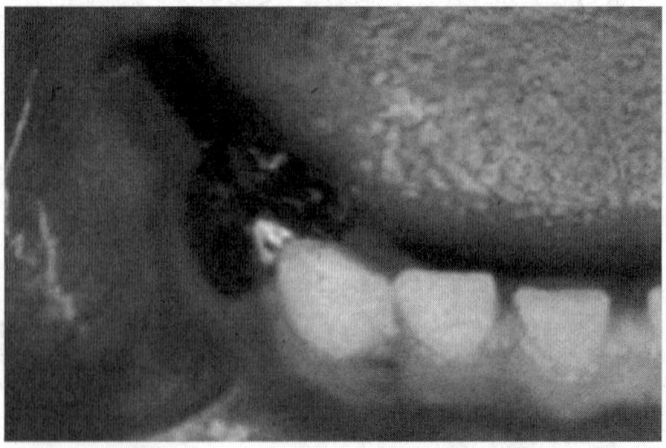

图 9-23　远中导板式间隙保持器

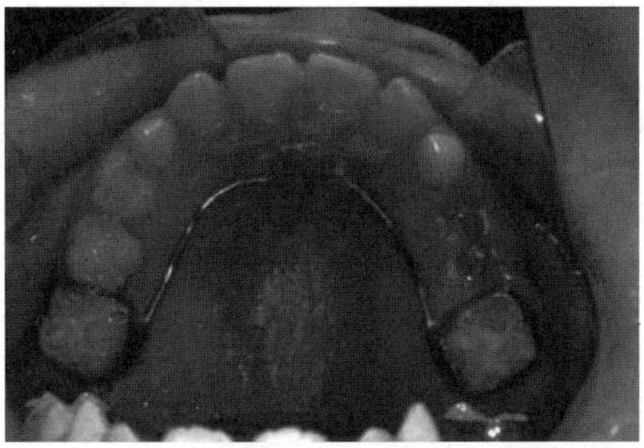

图 9-24　上颌腭弓式间隙保持器

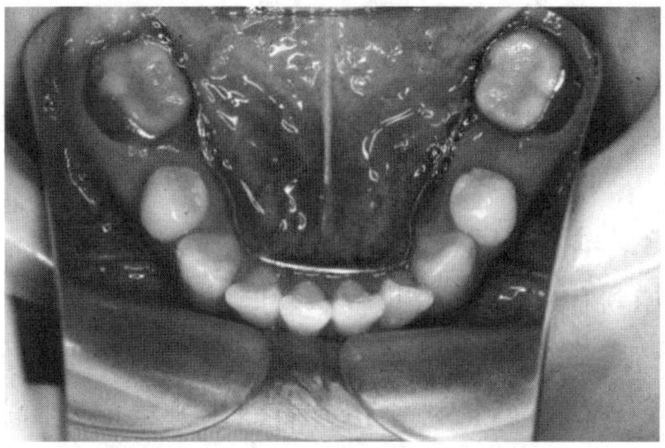

图 9-25　下颌舌弓式间隙保持器

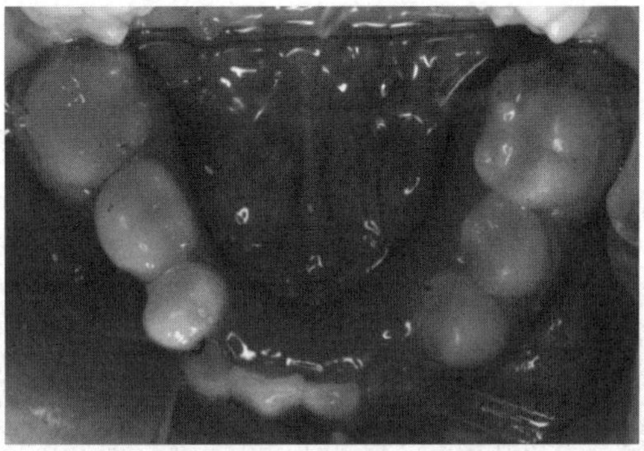

图 9-26　可摘式间隙保持器

（四）护理措施

1. 用物准备

（1）常规用物：一次性口腔器械盘（口镜、探针、镊子、治疗巾）、一次性三用枪喷头、口杯、强 / 弱吸引器、无菌手套、防护衣（必要时）、防护面罩、高速及低速手机、各型车针。

（2）用物准备

1）初诊：除常规用物外，需准备金冠剪、缩颈钳、金属预成冠 / 各号带环、带环推子，藻酸盐印模材料、调和刀、调和碗、托盘。

2）复诊：除常规用物外，需准备粘结材料、带环推子、咬合纸、消毒湿巾。

2. 护理配合

（1）初诊

1）做好患儿行为引导：协助患儿上椅位，调整至舒适体位，做好患儿行为引导。

2）试带环：试戴带环，选择能就位的最小号的带环。如采用冠圈式保持器，需协助医生备牙，试戴金属预成冠，及时吸唾。

3）取模：选择合适托盘，传递给医生，调和干稀适宜的印模材料，放入托盘传递给医生，待材料完全凝固后从口内取出，选择石膏灌模，注意灌模时避免带环或金属预成冠移位。

4）治疗结束：整理面部污物，协助患儿下椅位；分类整理用物，整理诊疗单元。

5）送模：待石膏完全凝固后，取下模型，协助医生送模，制作保持器。如使用口腔数字化扫描，试带环后直接用口腔数字化扫描送件即可，无须取模灌模。

（2）复诊

1）试戴：协助医生试戴调改间隙保持器，按需准备用物（带环就位器、带环推子、金冠剪）。

2）消毒粘接：间隙保持器清洁消毒，调拌粘接材料，协助医生粘接保持器，及时清除多余粘接材料。

3. 术后护理

（1）嘱家长及患儿饭后及时清洁保持器，注意个人口腔卫生。

（2）嘱3个月定期检查，若发生间隙保持器松脱、损坏等情况，应及时联系。

（3）如发现间隙中恒牙有萌出迹象应及时就诊，拆除保持器，以免妨碍恒牙的顺利萌出。

二、乳牙反䫙的护理

乳牙反䫙指由于遗传、内分泌疾病和环境因素等引起，表现为上下牙、牙弓、颌骨的形态、大小、位置异常的一类错䫙畸形，在正中咬合时，前牙呈反覆䫙、反覆盖关系，可能伴有后牙反䫙，俗称“地包天”，是我国儿童中最常见的错䫙畸形（图9-27）。

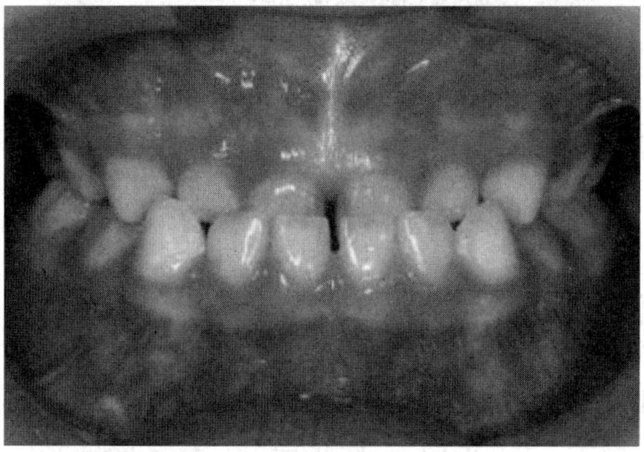

图9-27 乳前牙反䫙

（一）病因

1. 遗传因素 直系亲属中有无“地包天”相关病例，尤其是骨性反䫙，下颌骨及颜面畸形异常显著。

2. 先天因素 如唇腭裂术后患儿常出现上颌发育不足，易造成前牙或全牙列反䫙。

3. 环境因素

（1）上颌前牙先天缺失或外伤早失：上颌侧切牙先天缺失时，上颌牙弓长度缩短，前牙反䫙。

（2）乳磨牙早失：乳牙早失可以导致牙槽骨因缺乏功能性刺激，发育不良。另外，多颗乳磨牙早失，后牙区失去咀嚼功能，为获得比较良好舒适的功能性咬合作用，患儿常前伸下颌用切牙咀嚼，逐渐形成功能性下颌前突，前牙反䫙畸形。

（3）乳牙迟脱：乳牙滞留时，后继恒牙不能正常萌出，常于腭侧错位萌出，与对颌牙形成反䫙。

（4）不良的哺乳姿势：卧位哺乳或不适当的奶瓶喂奶时幼儿下颌需向前用力吸吮，可引起前牙反䫙。

（5）乳尖牙磨耗不足：乳尖牙高出牙弓平面，患儿为避免上下颌早接触产生的疼痛，下颌向前或侧方移位，形成前牙反𬌗或前牙及一侧后牙反𬌗。

（6）口腔不良习惯：吐舌、吮指、咬上唇或下颌前伸不良习惯，导致前牙反𬌗及下颌前突。

（7）慢性炎症：腭扁桃体或舌扁桃体的慢性炎症刺激下颌前伸，可导致前牙反𬌗并下倾前突。

4. 内分泌疾病　肢端肥大症、佝偻病可引起下颌前突，前牙反𬌗等畸形。

（二）护理评估

1. 健康史　询问有无全身系统性疾病史、不良喂养习惯，以及患儿生长发育情况、家族遗传史、过敏史、手术史、传染病史。

2. 口腔状况　评估口腔卫生状况，牙齿、牙弓、牙列、颌骨畸形类型和程度，有无其他口腔问题，有无口腔不良习惯。检查是否为功能性反𬌗，下颌能退至前牙切对切则为功能性反𬌗。

3. 辅助检查

（1）全景片侧位片检查：确定乳牙牙根及继承恒牙胚牙齿发育情况，有无多生牙、缺失牙、阻生牙，以及牙体、根尖周病变，上、下颌骨关系等情况。

（2）照相留档：术前、术中、术后照相留档，方便与患儿家长交流。

（三）治疗目的

（1）改善患儿咬合状况。

（2）纠正患儿不良习惯。

（3）减少反𬌗对上颌骨发育的影响。

（四）护理措施

1. 常规用物准备

（1）常规用物：器械盘（口镜、探针、镊子、治疗巾）、一次性三用枪喷头、口杯、强／弱吸引器、无菌手套、防护衣（必要时）、防护面罩、高速及低速牙科手机、各型车针。

（2）初诊：除常规用物外，需准备藻酸盐印模材料、调和刀、调和碗、托盘。

（3）复诊：除常规用物外，需准备持针器、低速牙科手机、菠萝钻、咬合纸。

2. 护理配合

（1）初诊

1）资料准备：协助医生收集患儿正畸资料，协助家长签署知情同意书。

2）照相：给患儿拍摄口内面相照。

3）取模、制作矫治器：协助医生给患儿试托盘，调和干稀适宜的印模材料，放入托盘，传递给医生。待材料完全凝固后从口内取出，选择石膏灌模。

4）治疗结束：整理面部污物，协助患儿下椅位；分类整理用物，整理诊疗单元。

5）送模：待石膏完全凝固后，取下模型，协助医生送模，制作保持器。如使用口腔数字化扫描，直接用口腔数字化扫描送件即可，无须取模灌模。

（2）复诊

1）协助医生调改试戴矫治器：根据需求传递持针器给医生，用于调改矫治器固位（图 9-28、图 9-29）。

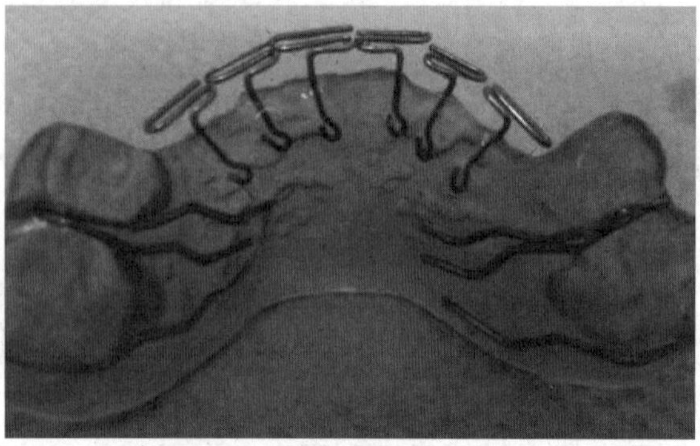

图 9-28　上颌舌簧颌垫矫治器

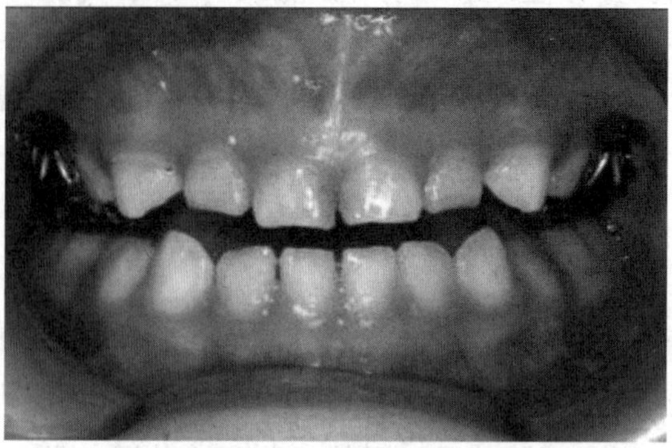

图 9-29　上颌舌簧颌垫矫治器

2）咬合检查：传递咬合纸给医生，检查咬合状态和不适之处，协助调改颌垫。

3）佩戴：指导患儿及家长正确佩戴矫治器。

3. 术后护理

（1）嘱咐患儿及家长认真按医嘱佩戴矫治器。尽可能长时间佩戴矫治器，建议全天佩戴，每天不少于 18 小时。

（2）告知患儿家长如果患儿牙龈上有压痛，尽快同医生联系，不能自行调整。

（3）嘱患儿及家长每天用清水小心清洗矫治器；应避免高温、高压，用酒精消毒矫治器。

（4）按时复诊。

（五）心理护理

能够对患者的疾病进行术前、术中和术后的心理安抚和健康指导，鼓励患儿按要求多佩戴矫治器；帮助患儿及患儿家长缓解或消除焦虑、恐惧；护士应掌握病人的情绪变化，精心护理病人。

（六）健康指导

1. 常规医嘱　告知患儿与家长矫治过程可能会有一些不适，如矫治器初戴时会有异物感、轻微压痛，这是正常的，一般在几天到一周内会逐渐适应。

2. 指导佩戴　例如活动矫治器，要教会儿童如何摘戴，叮嘱每天佩戴足够的时间，对于上颌发育不足的前牙反合患儿，应在戴颌垫矫治器的同时，配合戴口外上颌前牵引装置，牵引方向与“牙合”平面平行，牵引力每侧 300 ～ 500g，每日至少 12 ～ 14 小时。

3. 口腔卫生　强调保持口腔清洁的重要性。刷牙时要仔细清洁矫治器和牙齿，使用正畸专用牙刷，按照一定的顺序（如从左到右、从上到下）把牙齿的每个面都刷干净。可以适当使用冲牙器、漱口水辅助清洁，但不能替代刷牙。对于年龄较小的儿童，家长需监督和协助刷牙。

4. 饮食习惯　告知患儿避免食用过硬、过黏的食物，如骨头、口香糖等可能会损坏矫治器，影响矫治效果。

5. 定期复诊　提醒患儿和家长要严格按照医生要求定期复诊。因为在儿童生长发育过程中，牙颌情况会不断变化，医生需要根据变化及时调整矫治方案，一般间隔几周到数月复诊一次。

▶知识拓展

圆弧刷牙法

儿童手部精细动作发育尚未完全成熟，而圆弧刷牙法操作相对简单，易掌握，适用于儿童和手部灵活性欠佳者。圆弧刷牙法是将刷毛放置在牙面上，轻压使刷毛略弯曲，在牙面上画圈，每个部位反复画圈 5 次以上，牙齿的各个面（包括唇颊侧、舌侧及咀嚼面）均应刷到。具体操作如下。

1. 刷后牙颊侧面时，上下牙齿分开，发“啊”的音，牙刷进入后牙的颊侧面，然后转圈圈刷。

2. 刷到前牙唇侧面时，门牙切对切，发“滋”的音，然后牙刷在牙齿唇侧面连续地圆弧形转动。

3. 刷牙齿咬合面时，上下牙齿分开，发“啊”的音，将刷毛放在牙咬合面上，短距离来回刷。

4. 刷后牙舌侧面时，刷毛朝向牙面，来来回回短距离震颤刷、拂刷。

5. 刷到前牙舌侧面时，将牙刷竖起，来回上下刷。

6. 最后一颗牙的远中面容易遗漏，所以刷该面时，半张口，刷头竖起，从该牙的舌侧面，沿着牙龈，转过该牙的远中面。

这里有一首圆弧刷牙法歌谣分享给大家，“小小牙刷手中拿，早晚刷牙要用它，牙齿外面圆弧刷，牙齿里面颤动刷，咬合面是来回刷，刷牙就像在画画，每个牙面仔细刷，做个爱牙好娃娃。”（图 9-30）

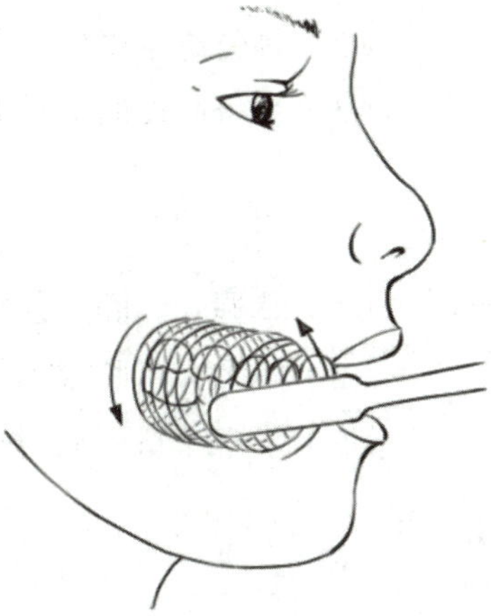

图 9-30　圆弧刷牙法示意图

—• 考试知识点总结 •—

—• 本章小结 •—

—• 协和云课堂……　拓展练习及参考答案 •—

（管婷婷　刘泽念）

教学课件

第十章　口腔放射的护理

学习目标

素质目标

（1）具备严谨、细致的工作态度，确保影像质量和患者安全。

（2）具备尊重患者、关爱患者的职业道德，保护患者隐私，维护患者的知情权。

（3）具备高度的责任心，严格遵循放射防护操作规范，保障患者和自身的安全。

知识目标

（1）掌握：口腔放射检查的基础知识，包括常见的口腔放射影像类型及适应证。

（2）熟悉：口腔放射检查的操作流程、患者准备工作，以及放射防护的基本原则和措施。

（3）了解：口腔放射在诊断和治疗中的应用范围，以及常见疾病的放射影像特征。

能力目标

（1）能够配合医生完成口腔放射检查的各项操作，确保影像清晰、准确。

（2）能够对患者进行影像检查前的沟通和指导，包括向患者解释检查流程和注意事项。

（3）能够根据患者的需求提供放射检查后的护理建议，帮助患者理解检查结果，指导日常口腔健康管理。

案例导入

【案例】

患者，男，60岁。自诉左下后牙持续性钝痛2个月，伴随咬合不适。近日疼痛加剧，并伴有局部肿胀。检查：口腔内探查发现左下后牙区（37牙位）牙龈红肿，颊侧有瘘管，探诊时疼痛明显，牙体完整，叩诊（+）。

【问题】

1. 该患者应进行何种放射检查？
2. 患者可能患有何种疾病？
3. 应如何与患者沟通该疾病的原因及临床诊疗护理流程？

·核心知识拆解·

在日常口腔诊疗中，口腔放射检查作为诊断和治疗方案制定的重要辅助工具，帮助医生准确了解患者的口腔状况，尤其在牙齿、颌骨和周围组织的病变检测中发挥着关键作用。随着放射影像技术的发展，口腔放射检查的种类不断增多，从常规的牙片、全景片到复杂的三维影像，都为口腔疾病的精准诊断提供了可靠的依据。然而，放射检查有一定的技术要求和防护要求，医护人员需要熟悉各类放射检查的操作流程，才能在确保影像质量的同时，保障患者的安全与舒适。因此，掌握口腔放射的基本知识、放射防护的关键措施，以及患者的沟通与指导技巧，对于提升口腔护理质量和患者满意度具有重要意义。

第一节　口腔放射操作护理

微课：
口腔放射
操作护理

口腔放射操作护理是口腔医疗中重要的组成部分，主要包括对患者进行放射学检查的前期准备、操作过程及后期护理等环节。护士或助手在放射操作过程中起到至关重要的支持作用，包括确保操作的安全、有效和顺利进行等。本节将详细阐述口腔放射操作的护理流程，护士或助手需要执行的具体任务，以及相关注意事项。

一、口腔放射操作的基本流程

口腔放射操作通常包括以下几个主要步骤，每一步骤中护士或助手均需协助并确保患者的安全与舒适。

（一）患者接待与病史询问

1. 工作内容　在患者到达诊室时，护士应以温暖、专业的态度接待患者，为其提供良好的就诊体验。接待过程中，应主动询问患者的既往病史，尤其关注与放射检查或治疗相关的内容，确保放射操作的安全性和准确性。主要内容如下。

（1）是否曾接受过放射治疗：询问患者是否在头颈部区域进行过放射治疗，以评估潜在风险并考虑调整放射检查方式。

（2）对放射线的反应：记录患者是否有任何对放射线的不适反应，确保防护措施到位。

（3）孕妇或哺乳期妇女：对女性患者询问是否怀孕或处于哺乳期，若为孕期患者，建议延后非紧急放射检查或采取必要的防护措施，以避免胎儿受放射影响。

（4）其他相关病史：如有无相关的口腔疾病史、系统性疾病（如高血压、糖尿病）等，这些疾病可能影响放射检查的结果或诊疗方案的制订。

2. 放射前的准备

（1）确保所有记录工具准备就绪：如病历本、电子记录设备等，确保记录的完整性和效率。

（2）记录患者的基本信息和主诉：详细记录患者的主诉症状、既往病史和放射检查相关的疾病史，为医生提供详尽的参考依据。

（3）与患者沟通放射检查流程：包括放射操作中的防护措施和检查目的，帮助患者建立信任并配合后续操作。

（二）术前评估与告知

1. 工作内容

（1）适应性评估：护士或助手应对患者进行放射检查的适应性评估，以确保患者符合放射检查要求，无相关禁忌证。对有特定禁忌的患者（如怀孕患者或近期接受大量放射治疗者）应进行特别评估，并告知医生以调整方案。

（2）检查内容及步骤解释：向患者详细说明即将进行的放射检查的类型、步骤和目的，包括放射检查对诊断的重要性及在治疗中的作用。帮助患者理解放射检查的具体流程，减少未知带来的恐惧。

（3）消除疑虑：耐心解答患者关于放射检查的疑问，告知所有放射检查均会采取规范化防护措施，尽量降低辐射剂量，保障患者安全，增强其信心和配合度。

2. 护士准备

（1）术前告知材料准备：准备并整理术前告知材料，包含放射检查目的、过程、潜在风险及术后注意事项等，确保信息清晰简明，便于患者理解。

（2）提供书面材料：向患者提供相关的书面材料，确保患者对放射检查的必要性及流程有清晰的了解。材料应包括术前准备要求、可能的放射检查时间及术后注意事项，便于患者参考。

（3）签署知情同意书：确保患者在了解放射检查内容后签署知情同意书，记录患者已知晓放射检查的潜在风险和防护措施。对于特殊患者（如高龄患者或具有认知障碍者），与家属沟通确认，确保放射检查过程的合法性和知情同意的全面性。

（三）放射设备的准备与检查

1. 工作内容

（1）放射设备检查：护士或助手需在放射操作前对设备进行全面检查，确保所有设备正常运行，保障放射检查安全。具体如下。①电源和功能检查：确保放射设备的电源稳定，所有功能开关处于正常状态，设备各部件（如X光管、曝光控制器）完好无损，能正常操作。②防护设备齐全性：确认检查室内的放射防护设备齐备，包括铅围裙、铅颈托、铅衣等（图10-1），确保防护工具的质量完好、无破损，为患者和医护人员提供有效的辐射防护。③操作环境清理：清理检查区域，确保无干扰因素，减少因环境问题导致的检查失误或干扰。

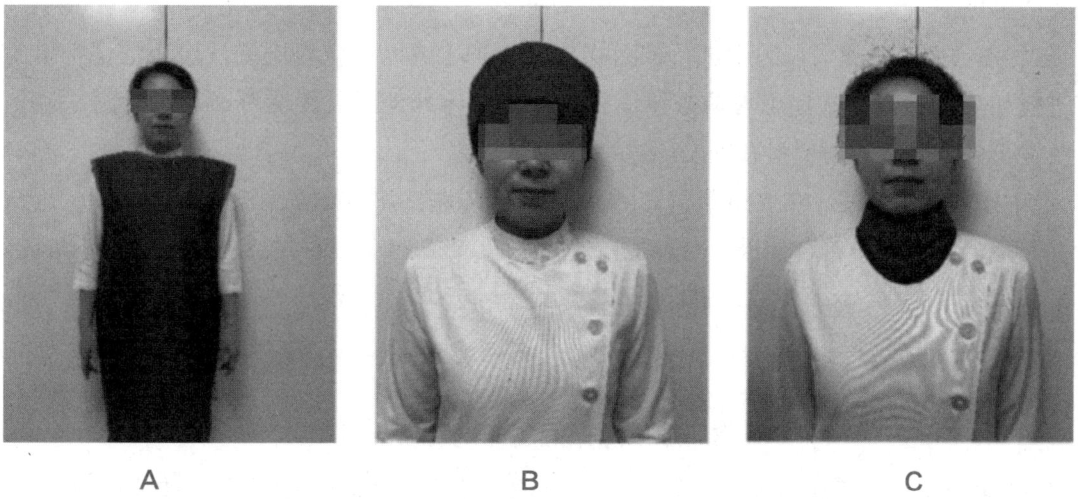

图 10-1　放射防护用品
A. 铅衣；B. 铅帽；C. 铅围脖。

2．护士准备

（1）放射防护设备准备：提前摆放和检查所有防护设备，包括铅围裙、铅颈托等，以保护患者和医护人员在放射检查过程中的安全。针对特殊患者（如儿童或孕妇），可根据需要选择适合的防护措施。

（2）患者准备：带领患者进入口腔放射室，询问患者是否佩戴耳环、发夹、项链、假牙等。告知患者外来物会形成伪影重叠到牙齿上，影响牙齿完整显示。嘱患者穿铅防护裙、甲状腺铅围脖进行防护是十分重要的，特别是对儿童更应使用。铅防护裙和甲状腺铅围脖不能减少对患者面部的曝光量，但可以明显减少对患者身体其他部位的照射量。甲状腺铅围脖还可以减少 50% 来自原发射线对甲状腺的照射量。

（3）影像记录设备状态确认准备：确保放射记录器或影像接收器在操作前处于良好状态，无卡顿或电池低电等问题，以便准确接收和存储影像资料。

（4）应急准备：在操作开始前准备好应急措施和设备，如准备备用电源、确认应急停止按钮的位置，确保遇到突发情况能够迅速处理，保障患者和工作人员的安全。

二、口腔放射操作的护理

在放射操作实施阶段，护士或助手需密切配合医生，确保放射操作的安全和准确。

1．患者定位与设备调整　根据医生的指导，护士或助手应提前准备好定位器并协助患者在放射设备前进行定位，确保患者在拍摄位置的正确性。护士或助手需根据放射检查类型调整患者的头部位置和咬合关系，嘱患者取站位，身体挺直，放松颈椎和背部，用前牙切缘咬在咬合板凹槽内，下颌内收，定位于颌托上。头部矢状面与地面垂直，听眶线与听鼻线的分角线与地面平行，用头夹固定。若患者前牙缺失，可在咬合夹上缠绕干净纱布后令患者咬住。嘱患者尽量维持好摆好的位置，确保在放射过程中不发生移动。X 线检查前应关闭照射室的防护门。在放射操作前，护士或助手还应提前确保让所有操作设备如曝光时间、波长等设置准确无误。同时明确告知患者即将进行的操作，避免患者产生焦虑。

2. 放射操作中的护理 在医生进行放射操作时，护士或助手应协助确认患者的保护措施，并在照射前进行最后的检查。确保患者佩戴铅围裙，保护身体其他部分免受不必要的辐射；确认所有放射设备设置正确，确保放射剂量在安全范围内。

3. 放射操作后的护理 在放射照射完成后，护士或助手需协助医生检查影像质量，确认影像是否清晰、完整。如影像不符合标准，可能需要重新拍摄，护士或助手需再次进行定位与调整。

▶知识拓展

常见放射影像问题的识别与应对

在日常操作中，影像质量的下降多由位置摆放不当、患者移动等原因造成。通过掌握常见问题的原因和解决方案，可以有效减少重复拍摄，降低患者的辐射暴露。例如，针对牙齿咬合位置不正或头部角度偏移等问题，可以通过手动或设备辅助调整来确保影像清晰。此外，护士或助手还需在影像检查前向患者详细说明检查步骤，尤其对于首次进行检查的患者，应帮助他们尽可能地放松并配合，从而减少不必要的干扰和影像误差。

微课：口腔曲面断层片投照护理及注意事项

第二节 口腔曲面断层片投照护理

口腔曲面断层片是一种重要的放射学检查方式，能够全面展示牙齿、牙槽骨及周围结构的状态。对于牙科诊断和治疗计划的制定至关重要。在进行曲面断层片投照的过程中，护士或助手需严格遵循操作流程，并注意各项安全与护理措施，以确保影像质量和患者的安全。

一、曲面断层片投照前准备

在患者进入放射室之前，护士应进行患者的接待和准备工作，确保患者了解曲面断层片投照过程。向患者解释曲面断层片的目的、步骤和注意事项，以减轻其焦虑和不适感。准备患者信息记录表，确认患者身份和病史。准备术前告知材料，并确认患者签署知情同意书。

1. 设备调整与检查

（1）投照前护士需检查和调整放射设备，确保其处于正常工作状态（图 10-2）。检查放射设备的电源和功能，确保设备的灵敏度和准确度。

（2）根据患者的身高、体型和面部结构进行设备的高度和角度调整，以确保拍摄区域的准确性。

（3）准备放射防护用品，如铅围裙和铅领，确保患者在放射检查过程中的安全。

（4）检查影像记录设备，确保可以正常接收影像数据。

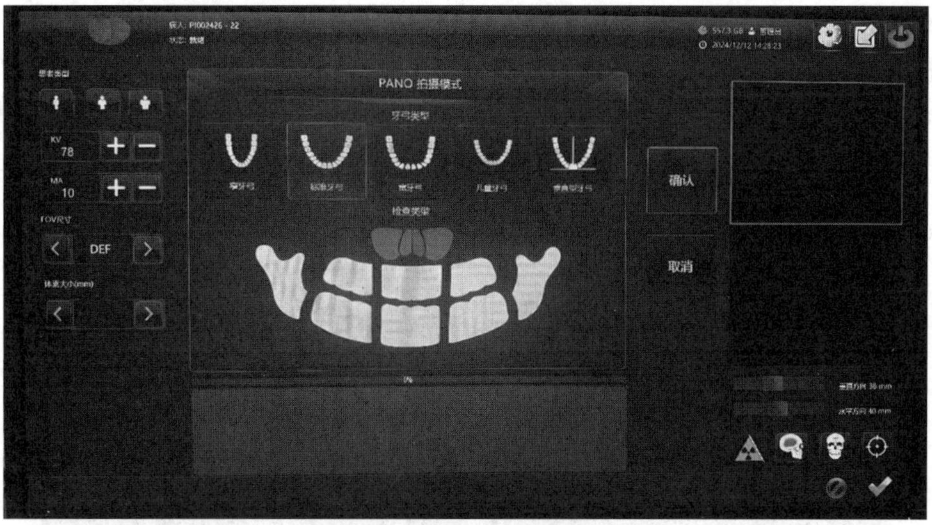

图 10-2　曲面断层片拍摄设置

2. 患者定位与投照　在设备调整完成后，护士或助手需协助患者进行定位（图 10-3），确保其在正确的位置上。要注意患者的面中线必须落在中央定位线上，颈椎呈垂直状态或稍向前倾斜，下颌颏部置于颏托正中，头部矢状面与地面垂直，听眶线与听鼻线的分角线与地面平行，用额托和头夹将头固定。如果患者头部下倾、额部向前、下颌骨展开不足，会导致下颌前牙牙尖模糊，前磨牙重叠。如果头部过仰，下颌骨被过度拉展，硬腭会出现于上颌前牙的图像中。如果患者头部偏斜一方，中央线不能对准鼻尖，全景片上显示中线一边牙齿放大、重叠，另一侧牙齿则相对狭窄。

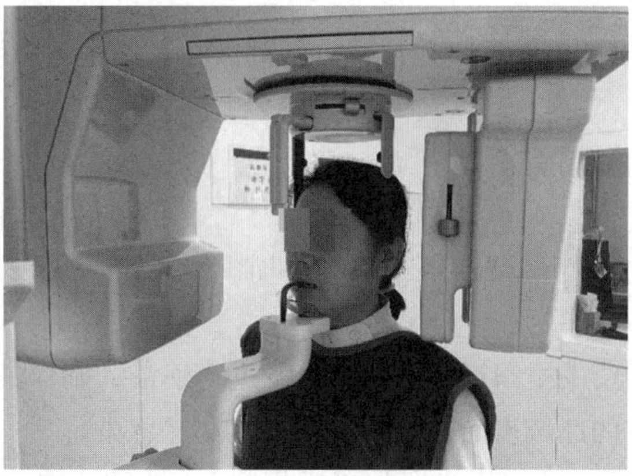

图 10-3　曲面断层片患者定位

护士要保证将前牙定位线对准患者左边的尖牙牙根部。为获取上前牙根尖清晰影像，嘱患者在投照曝光时将舌头顶住上腭。颏部过尖的患者，颈椎必须足够挺直。对于颈部瘦长的患者，颈椎在片中的投影比较大，投照时只需缩短曝光时间即可。

二、曲面断层片投照的护理措施

为患者摆好投照位置并嘱患者保持不动，护士离开照射室并关闭防护门。在医生启动影像获取时，护士或助手需观察并确保影像拍摄的顺利进行。监督影像拍摄过程，确保设备在正确的位置移动并拍摄影像。

投照结束后，确保设备顺利停止运作，并确认影像质量。

1．影像质量确认 在投照完成后，护士需配合医生对影像质量（图 10-4）进行初步检查，确保影像清晰、无明显重影或伪影，符合诊断要求。常见的图像质量问题包括影像模糊、牙齿重叠等，若出现此类情况，可能需要重新投照。

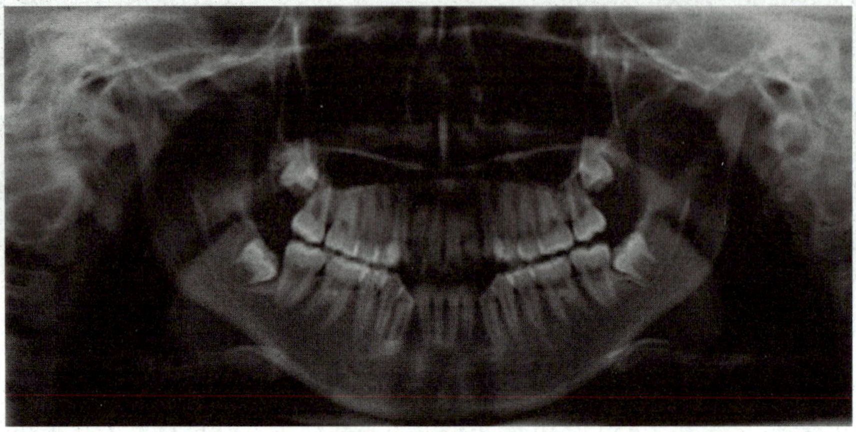

图 10-4 曲面断层片

2．投照后护理

（1）投照完成并确认影像质量后，护士或助手应帮助患者取下防护设备，并协助其离开放射室。

（2）向患者说明结果处理时间和后续步骤，如有必要，告知患者何时可以联系医生获取检查结果。

（3）向患者提供一些基础的口腔护理建议，以帮助其在日常生活中维持良好的口腔健康。

三、投照后的安全和清洁措施

在患者离开后，护士需立即对放射室进行清洁和消毒，以准备迎接下一位患者。消毒和清洁过程如下。

1．对投照过程中使用的铅围裙和铅领等防护设备进行清洁，确保其卫生和防护效果。

2．对影像设备和接触过的区域表面进行消毒，避免交叉感染。

3．检查影像记录设备和存储系统，确保影像数据安全完整，并按规定存档或上传。

4．在每次检查结束后进行全面的清洁和设备维护，有助于确保影像设备的长期稳定运行，保障患者和医务人员的安全。

▶知识拓展

口腔曲面断层片的临床应用

口腔曲面断层片在牙科的多个领域中都具有重要的诊断价值，能够提供牙齿、牙槽骨、颌骨、窦腔等的整体视图，帮助医生更全面地了解患者的口腔状况。其主要的临床应用包括，

龋齿与牙周疾病的评估：曲面断层片能够清晰地显示牙槽骨的高度和密度变化，有助于评估

牙周疾病的严重程度。对于存在多处龋齿的患者，曲面断层片可以快速查明龋齿的分布和深度。智齿的生长位置评估：曲面断层片常用于检查智齿的生长方向和周围骨质情况，以判断是否需要拔除。尤其是在智齿埋伏时，曲面断层片可显示智齿与邻牙、下颌神经的关系，减少手术并发症的风险。种植牙的前期评估：在种植牙手术前，曲面断层片可显示颌骨骨量、骨质密度和牙槽骨形态，帮助医生设计种植体的植入位置和角度，提高种植牙的成功率。颌骨疾病的筛查：曲面断层片能直观显示颌骨病变，如囊肿、肿瘤或骨折等。对于一些不明原因的下颌或上颌疼痛，曲面断层片可以作为初步筛查手段，确定病变的性质和位置。

第三节　头颅侧位投照护理

微课：头颅侧位投照护理及注意事项

头颅侧位投照是一种影像学检查方法，用于获取头颅侧面的影像，能够清晰显示颅骨、上颌骨和下颌骨、牙齿及其周围软组织的相对位置关系。这项检查在口腔正畸、颌面外科、口腔修复等领域具有重要作用，能帮助医生进行精确的诊断和制定治疗方案。在操作过程中，护士需严格遵循检查操作规范，并关注患者的安全与舒适度，以确保影像质量和患者的体验。

一、头颅侧位投照前的准备工作

在患者进入放射室之前，护士应做好接待和充分的准备工作，确保患者了解检查内容和注意事项并消除其紧张情绪，尤其注意首次接受该检查的患者。护士应向患者详细解释头颅侧位片拍摄的目的、过程和注意事项，以帮助患者更好地配合。准备患者信息记录表，确认患者身份和病史，确保信息准确无误。此外，准备好术前告知材料，并确认患者签署知情同意书。

1. 设备调整与检查　投照前，护士需要对放射设备进行全面检查和设置（图 10-5），确保其正常运行。

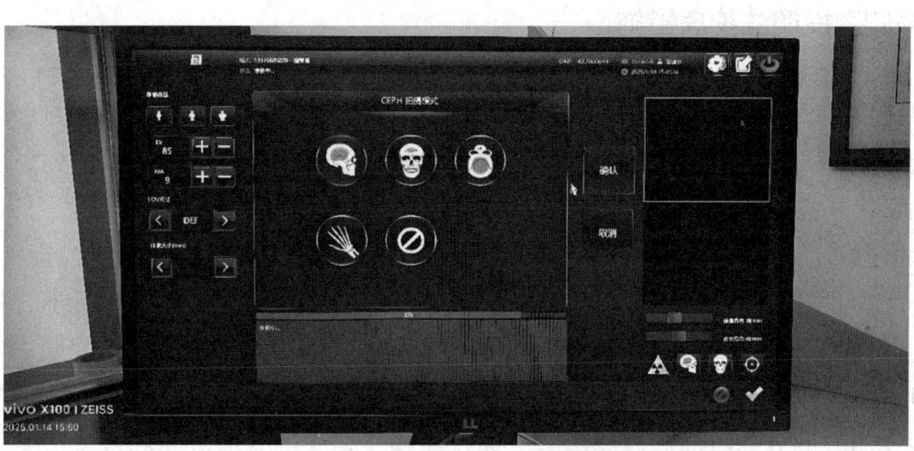

图 10-5　头颅侧位片拍摄设置

（1）检查设备的电源、功能、灵敏度和准确性，以确保拍摄区域清晰可见。

（2）根据患者的身高、体型和面部结构，适当调整设备的高度和角度，以确保影像的准确性。

（3）护理人员还需准备必要的辐射防护用品，如铅围裙和铅领，确保患者在检查过程中得到充分的辐射防护。

（4）检查影像记录设备，确保其能够正确接收和存储影像数据，保证影像资料的完整性和准确性。

2. 患者定位与投照 在设备调整完成后，护士需协助患者定位。确保患者的面部正对设备，并保持合适的头部位置。

（1）头部定位：确保患者的面中线垂直于设备的中央定位线，头部矢状面与地面垂直（图 10-6）。避免患者头部下倾或仰头过高，影响拍摄效果。患者外耳道口与耳塞相齐，将两侧耳塞放进外耳道口内，头部矢状面与探测器平行。

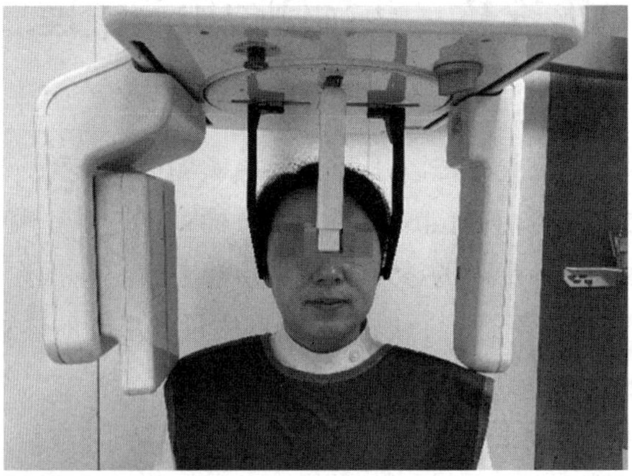

图 10-6　头颅侧位片患者定位

（2）姿势调整：若患者姿势不对，如头部偏斜，中央定位线无法对准鼻尖，可能导致影像中的牙齿出现重叠或放大现象。护士应及时调整，确保头部处于正位。

（3）特殊体型的处理：对于颈部较长或较短的患者，护士需要根据实际情况调整曝光时间，以获得清晰的影像。

二、头颅侧围投照的护理措施

在确认患者定位准确后，护士应协助患者保持稳定，确保其在投照过程中不做任何移动。随后，护士应退出放射室，关闭防护门。医生启动影像获取后，护士需观察影像拍摄过程，确保设备在正确位置进行拍摄，并协助确保影像清晰可见。

1. 影像质量确认 投照结束后，护士需与医生配合，对影像质量进行初步检查（图 10-7）。确保影像清晰，无明显的重影、伪影或模糊现象，且符合诊断要求。如果影像质量不合格（如出现重叠或模糊等），可能需要重新拍摄，护士需及时调整设备或患者位置以解决这些问题。

2. 投照后护理 在影像质量确认无误后，护士应协助患者取下防护用品，并引导患者离开放射室。向患者说明结果的处理时间和后续步骤，如投照检查结果的获取方式和咨询医生的方式等。向患者提供适当的口腔护理建议，帮助其在日常生活中维持良好的口腔健康。

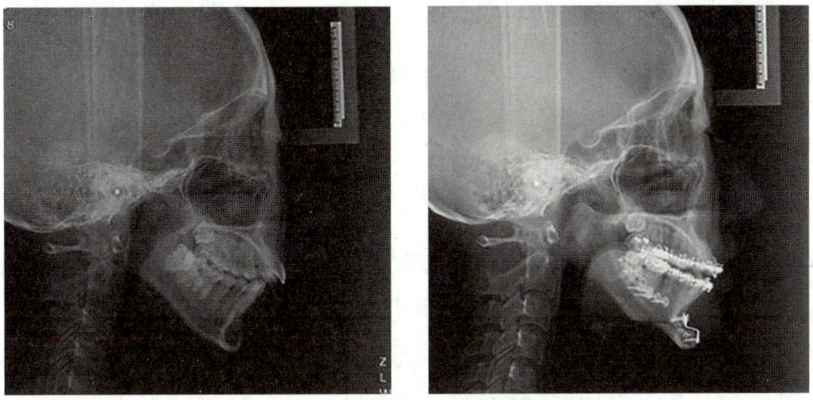

图 10-7　不合格的头颅侧位片

三、投照后的安全与清洁措施

在患者离开后，护士需立即对放射室进行清洁和消毒，以保证下一位患者的安全。

1. 设备和防护用品清洁　对投照过程中使用的铅围裙、铅领等防护用品进行清洁，确保其卫生和辐射防护功能正常。

2. 影像设备清洁　对影像设备及与患者接触的区域进行消毒，防止交叉感染，确保设备的状态良好。

3. 影像数据的安全管理　确保影像记录设备的正常运行，并检查影像数据的完整性和安全性。影像数据应按规定存档或上传，保证影像资料的保密性和完整性。

4. 设备维护　在每次检查结束后进行全面的设备维护和清洁，确保影像设备长期稳定运行，保障患者和医务人员的安全。

▶**知识拓展**

头颅侧位投照的临床应用

头颅侧位投照不仅在正畸中应用广泛，还用于评估颌面发育、面部不对称、呼吸道评估等多种场景。在现代口腔正畸学中，头颅侧位影像可以结合三维 CT 影像，为医生提供更加全面的分析信息。同时，头颅侧位影像可以通过特定的标记点和线条，帮助医生进行头部形态和生长发育分析，进而制定个性化的治疗方案。

第四节　CBCT 投照护理及注意事项

微课：CBCT 投照护理及注意事项

锥形束计算机断层扫描（Cone Beam Computed Tomography，CBCT）是一种先进的三维影像技术，可以高精度地呈现口腔颌面区域的解剖结构细节。相比传统的二维影像，CBCT 能够获取高分辨率的三维图像，对于复杂病例的诊断、治疗计划的制订及术后评估至关重要。在 CBCT 投照过程中，医护人员需要充分了解该技术的操作规范，并密切关注患者的安全，以确保影像质量和患者的舒适体验。

一、CBCT 投照前的准备工作

1. 患者沟通与心理准备 CBCT 投照相比传统影像检查具有更高的精度和复杂性，医护人员在检查前需向患者详细解释检查目的、过程及注意事项，以缓解患者的紧张情绪，确保其充分配合。

（1）检查目的解释：向患者说明 CBCT 用于获得高精度的三维图像，可以帮助医生全面分析口腔和颌骨的状况，以便为其制定更加准确的治疗方案。

（2）检查过程说明：告知患者在投照过程中需保持不动，检查时间通常为 10 ～ 20 秒，但设备的运转和拍摄过程不会引起不适。

（3）注意事项提醒：提醒患者取下所有金属饰品，包括耳环、项链、眼镜等，避免对影像质量产生干扰；如患者有牙齿正畸器材、种植体等，也应向医生或护理人员报告。

2. 患者信息核对与确认 开始 CBCT 检查前，医护人员应仔细核对患者的身份信息、病史及 CBCT 检查的需求，确保无误，以避免因误检或漏检造成影像数据错误。此外，医护人员还需要了解患者的病史，特别是是否有颌面部手术、植入物或其他可能影响影像质量的因素，并与医生沟通确认相关情况。对于涉及特殊检查的项目，还应确保患者签署知情同意书，保障其知情权和自主决策的权利，确保患者充分理解 CBCT 检查的目的、过程及可能的风险。

3. 设备检查与调整 CBCT 投照设备的精度要求高，医护人员应在检查前进行充分的设备调试和检查。

（1）设备电源及功能检查：确保设备电源、影像接收装置正常工作，影像参数设置符合患者的具体情况（图 10-8）。

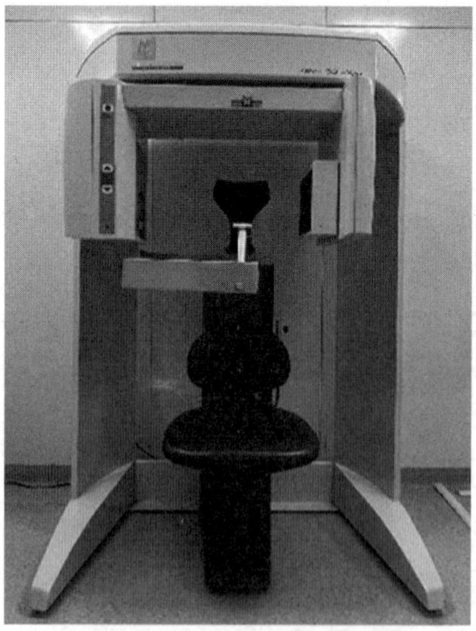

图 10-8 CBCT 投照设备

（2）扫描区域与参数调整：根据患者检查部位设定扫描区域和参数（图 10-9），确保仅投照需要的区域，减少辐射暴露。

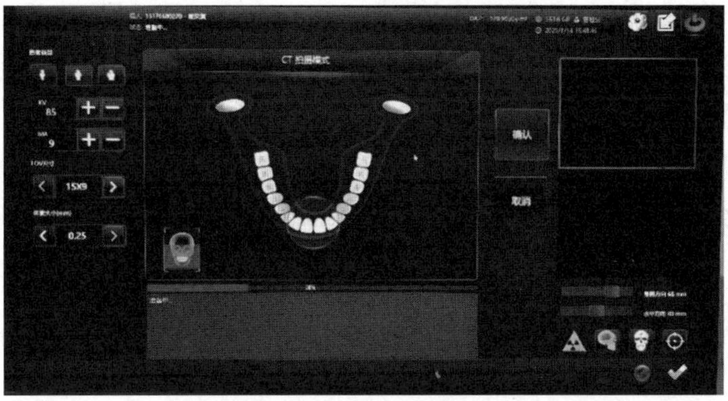

图 10-9　CBCT 拍摄设置

（3）辐射防护装备准备：应为患者准备防护装备，如铅围裙、铅领等，确保在投照过程中患者的非检查区域得到有效防护。

（4）辐射防护措施：应确保患者穿戴的铅围裙、铅领等防护装备完整、无破损，以有效屏蔽不必要的辐射。拍摄时应嘱咐患者保持不动，提醒其勿咬合过紧，确保投照部位不出现变形或模糊。

二、CBCT 投照前的准备

1．患者准备　CBCT 投照对患者的定位要求较高，医护人员需确保患者头部和身体姿势准确，以获取清晰的三维影像。

（1）头部位置调整：将患者头部放置于设备的定位器中，使其头颅矢状面垂直于地面。若患者姿势不正，可能导致影像失真或模糊（图 10-10）。

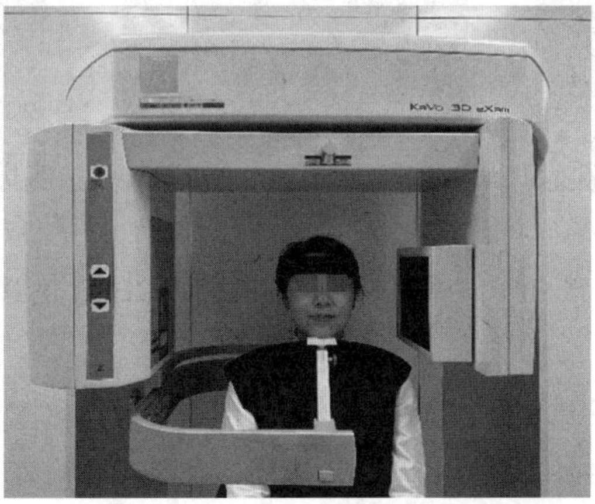

图 10-10　CBCT 拍摄患者定位

（2）体位固定：患者通常需要保持站立或坐姿，确保脊柱挺直并固定身体，以防止在扫描过程中的移动。

（3）面中线对准：医护人员需确保患者的面部中线与设备的中央定位线对齐，以确保图像的对称性和准确性。

2．影像参数校准与拍摄准备　在患者定位完毕后，医护人员需根据患者的检查需求设置 CBCT 设备的扫描参数，并确保扫描区域覆盖完整。

（1）扫描参数设置：根据患者情况和医生要求，设定合适的扫描参数，如曝光时间、焦距等，确保图像清晰度达到诊断标准。

（2）扫描区域校准：对于不同的检查需求（如颌骨、牙齿、鼻窦等），调整扫描区域大小以确保影像完整覆盖所需部位，避免不必要的辐射。合理控制辐射剂量，尽可能在满足检查需求的前提下降低辐射暴露，为患者提供安全的检查环境。

三、CBCT 投照的护理措施

1. 影像获取过程 在投照过程中，应确保患者姿势稳定，实时监控影像获取的过程，保证设备按既定轨迹运行。由医生启动影像获取，护士可通过监控观察设备运转情况，确保扫描顺利进行并无异常。扫描结束后，需检查初步影像质量，确保影像清晰、无偏移或失真现象。

2. 影像质量复核与反馈 检查结束后，应进一步检查影像的完整性、对称性和清晰度（图 10-11），以确保结果满足医生的诊断需求。

（1）影像清晰度检查：检查影像中骨骼、牙齿结构是否清晰可见，若出现模糊或干扰，可进行必要的补拍。

（2）影像对称性及完整性确认：确保影像左右对称，检查内容完整，如有偏移或不全，应重新调整患者位置并拍摄。

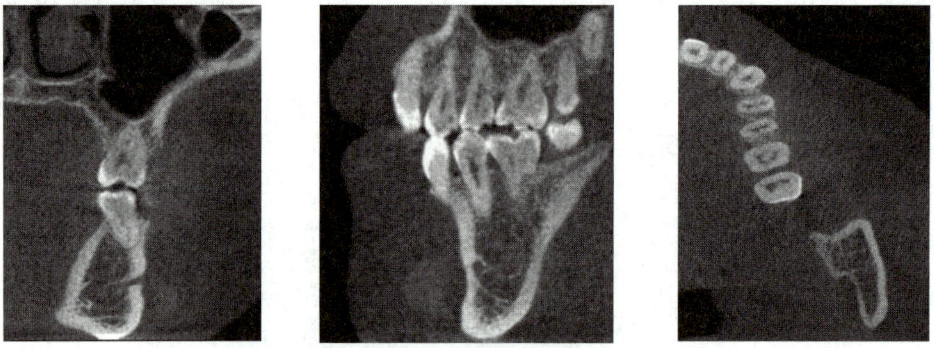

A B C

图 10-11 左侧下颌第二前磨牙的 CBCT 图像

A. 冠状位；B. 矢状位；C. 轴位。

3. 投照结束后的护理 在影像获取完成后，应帮助患者取下铅围裙、铅领等防护装备，整理仪容，向患者说明影像结果会由医生进行解读，并协助其有序离开检查室。告知患者其回诊或其他后续安排，以便患者及时得到检查反馈。

四、CBCT 投照常见问题与解决方法

1. 影像模糊或不清晰 原因是患者未保持不动或设备参数未正确设置。解决方法是提醒患者在扫描过程中保持静止，或根据具体情况调整扫描参数后重新拍摄。

2. 影像区域不完整 原因是扫描区域设置不当，未完全覆盖目标部位。解决方法是重新调整扫描区域，确保扫描范围覆盖目标解剖结构，避免不必要的补拍。

3. 金属伪影干扰　原因是患者口腔或头颅内的金属器材（如正畸器材、牙冠等）在影像中产生伪影。解决方法是告知患者尽量取下可移除的金属饰品或器具，对不可移除的金属物则可通过调整扫描参数来减轻伪影影响。

▶知识拓展

CBCT 影像技术的临床应用

CBCT 影像技术在口腔医学中的应用非常广泛，不仅用于牙齿和颌骨的详细诊断，还可以辅助种植牙、复杂拔牙、正畸治疗的计划制订。CBCT 影像能清晰展示牙齿根部、牙槽骨密度、下颌神经管位置等结构，尤其对于复杂病例（如种植体植入、颌面骨折修复等）的精准定位和术前评估有显著优势。随着技术的发展，CBCT 逐渐向更高分辨率、更低辐射剂量的方向发展，这使得 CBCT 成为口腔颌面领域的重要辅助工具，有助于提供更安全、更有效的医疗服务。

第五节　口腔 X 线投照的职业防护

微课：口腔 X 线投照的职业防护

自 1895 年伦琴发现 X 射线后，X 射线迅速应用在医学诊断及放射治疗中，口腔医学也是最早应用的领域之一。随着放射技术在人体中的应用，人们逐渐发现放射线除了具有诊断治疗的有益作用外，还有损伤正常组织导致组织癌变等不良后果。因此操作过程中必须采取适当的职业防护措施，以减少医护人员和患者的辐射风险。

一、X 射线的基本原理及辐射危害

口腔 X 线投照是口腔医学中不可或缺的影像学检查手段。X 射线是一种高能电磁波，能够穿透人体组织，但不同的组织对 X 射线的吸收程度不同。通过这些不同的吸收差异，X 线成像技术可以在影像上生成组织的对比度，从而展示身体内部的结构。然而，这种辐射也具有一定的生物危害性。其主要的危害机制是通过直接或间接作用破坏细胞内的 DNA，导致基因突变、染色体畸变和细胞凋亡等不良反应。

1. DNA 损伤　是 X 射线辐射对细胞最为直接的影响。辐射能够引起 DNA 双链断裂，这些断裂如果未能有效修复，可能导致基因突变，进而引发细胞恶性转化，增加癌症发生的风险。尤其是对于生长活跃的细胞（如干细胞等），X 射线辐射可能导致更为严重的遗传突变，从而增加患癌的风险。常见的与辐射暴露相关的癌症包括白血病、甲状腺癌、乳腺癌和肺癌等。

2. 细胞内其他生物大分子的损伤　X 射线还会引起细胞内其他生物大分子（如蛋白质和脂质等）的损伤。通过诱导氧化应激反应，X 射线能够生成大量的自由基，这些自由基不仅会直接损伤细胞膜、

生物酶等，还可能间接促使癌变。长期暴露在辐射环境中，尤其是医护人员需长期进行 X 射线检查和治疗时，辐射的积累效应可能导致慢性辐射病，表现为皮肤红斑、脱发、白内障及内脏器官损伤等。

二、职业防护的基本原则

职业防护的核心原则是时间、距离和屏蔽，这三者是降低辐射危害的关键。通过有效地管理和控制这些因素，可以显著减少医护人员和患者在 X 射线检查过程中接触辐射的剂量，从而降低辐射对健康的潜在危害。

1. 时间 尽可能缩短接触辐射的时间是减少辐射剂量的首要手段。辐射剂量与暴露时间成正比，即接触辐射的时间越长，接收到的辐射剂量越大。因此，工作人员应避免在投照过程中长时间处于射线路径中。

2. 距离 根据辐射的“平方反比定律”，辐射强度与距离的平方成反比。也就是说，距离辐射源越远，接收到的辐射剂量就越低。因此，操作人员应尽量远离辐射源，保持与患者和射线源之间的安全距离。投照时，医护人员应站在有防护墙或屏障的区域，避免直接处于射线照射范围内。同时，合理定位患者和优化检查角度，也有助于减少不必要的辐射暴露。例如，尽量避免站在射线的直接路径上，通过调整设备角度和患者姿势，减少辐射的传播。

3. 屏蔽 是降低辐射危害的另一重要手段。使用辐射屏蔽材料（如铅围裙、铅领、铅板等）是最常见的防护方法。铅材料因其密度大，对 X 射线具有很好地吸收能力，能够有效地阻挡或减弱 X 射线的穿透。此外，在放射科的工作环境中，应设置专门的辐射屏蔽区域，如铅玻璃屏障、铅墙等，防止辐射对周围人员的影响。

三、医护人员和患者的防护

医护人员和患者在接受 X 射线检查时，均需采取有效的放射防护措施，以减少辐射带来的潜在危害。医护人员作为高危人群，应特别注意个人防护，而患者同样需要根据其特殊情况，采取适当的防护措施。

（一）医护人员的防护措施

口腔科医护人员是 X 射线辐射的高风险群体，尤其在进行口腔影像检查时，与患者和辐射源的距离较近，因此个人防护尤为重要。常用的防护装备包括：

1. 铅围裙 医护人员应佩戴厚度为 0.25mm 的铅围裙，可有效屏蔽大部分散射辐射，尤其是在操作放射设备时，可避免直接接触辐射。

2. 铅手套与铅颈圈 可以有效保护手部和颈部，特别是当工作人员需要靠近患者进行操作时，这些部位更容易暴露于散射辐射。对于需要长时间操作设备的工作人员，颈部和手部的防护至关重要。

3. 射线防护眼镜 对于需要直视 X 线影像的工作人员，佩戴射线防护眼镜可以有效保护眼部免受辐射的影响，防止眼睛受到长期低剂量辐射的累积损害。

4. 放射防护墙或防护屏 在放射室内，使用防护墙或防护屏将操作人员与辐射源隔开，避免直接接触辐射，特别是在进行 X 射线曝光时，操作人员应站在屏蔽区域外，确保辐射源与人员之间保持安全距离。

（二）患者的防护措施

尽管患者是X射线影像检查的接受者，但为了减少辐射对患者的危害，也需要采取一定的防护措施。

1. 铅围裙　患者在进行X射线检查时，应为其提供铅围裙，特别是女性患者，铅围裙应覆盖腹部和骨盆区域，以有效避免辐射对生殖系统的潜在影响。对于孕妇或有备孕计划的女性患者，铅围裙的使用尤其重要。

2. 选择最低辐射剂量　在确保影像质量的前提下，尽量使用最低辐射剂量。现代口腔X线设备通常配备自动曝光控制功能，可以根据患者的具体情况和检查需求，自动调整辐射剂量，最大限度减少患者的辐射暴露。

3. 适当的投照角度与位置　根据投照的目的和患者的体型特点，合理选择最合适的投照角度和位置。优化投照参数，不仅能提高影像质量，还能避免不必要的辐射暴露，确保检查过程中的安全性。

四、定期辐射剂量监控与X射线设备检查

定期对X射线设备进行检查与维护，可以确保其正常运行并且不超标辐射。同时，进行辐射剂量的监控是职业防护的重要组成部分。

1. 设备检测与校准　是保障诊疗质量和患者安全的重要环节。所有X射线设备必须定期由专业的技术人员进行全面检查与校准，确保设备的工作状态良好且符合国家和行业的辐射安全标准，避免过量辐射对患者或操作人员带来潜在的危害。为了进一步保障辐射安全，医院或诊所应建立设备检查和校准的定期记录制度，确保每次检测和校准结果都能追溯，并严格按照相关法规进行管理。通过规范的设备维护与校准流程，确保X射线设备始终处于最佳工作状态，最大限度地降低辐射风险，保障患者和医护人员的健康安全。

2. 个人辐射剂量监测　工作人员应佩戴辐射监测仪（如个人剂量计），定期监测辐射暴露情况，确保不超过法定的职业暴露限值。对个人所受的辐射，利用剂量限值加以限制。根据国际放射防护委员会的建议，在通常条件下（全身均匀照射的）辐射剂量限值为：职业人员（包括医院放射工作人员）任何1年中的有效剂量不应超过50mSv，连续5年内接受的累积剂量不应超过100mSv，即平均每年不应超过20mSv；公众年平均有效剂量不应超过1mSv。所有与辐射有关的工作人员都必须进行个人剂量监测，以保证安全。我国对工作人员和公众的年剂量限值，采用国际放射防护委员会推荐规定的限值，即年平均有效剂量不应超过20mSv：公众中个人受照射的年有效剂量应低于1mSv。以上这些限制不包括天然本底照射和放射治疗产生的医疗照射。

五、辐射防护培训与应急预案

定期对所有相关人员进行辐射防护培训，使其掌握防护知识与技能，并了解紧急情况的应对措施。

1. 辐射防护培训与知识普及　定期对所有相关人员进行辐射防护培训是确保医护人员有效掌握辐射防护知识与技能的关键。每一位医护人员都应通过培训，了解X射线辐射的基本原理、辐射对健康的潜在危害及如何采取合适的防护措施。培训内容应包括X射线设备的安全操作规范、辐射防

护三原则（时间、距离、屏蔽）的应用、个人防护装备的正确使用（如铅围裙、铅手套、防护眼镜等），以及如何有效地减少不必要的辐射暴露。此外，培训还应帮助医护人员掌握辐射监测与记录方法，确保每一位工作人员都能做到规范操作，减少事故发生的概率，并为患者提供最安全的检查环境。定期评估培训效果，确保全体人员了解最新的辐射防护标准与技术。

2. 辐射事故应急预案与处理 医院或诊所应制定详尽的辐射事故应急预案，以确保在发生辐射泄漏或设备故障等紧急情况时，能够及时、有效地采取应对措施。应急预案需覆盖所有可能的辐射事故情景，如 X 射线设备的故障、辐射泄漏、工作人员或患者意外暴露等情况。预案应明确各类事故的应急处理流程，指定专门的应急小组，配备必要的辐射防护设备和检测工具。应急措施包括对受辐射人员的初步处理（如立即清除辐射源、提供医疗救助等）、泄露区域的封锁、污染区域的清理及对辐射泄漏情况的评估与报告等。同时，应组织定期的应急演练，确保全体工作人员熟悉应急预案的具体内容，能够迅速应对各种突发事件，最大限度地减少事故对人员健康和设备的影响。

口腔 X 线投照虽然是诊断过程中不可或缺的工具，但其辐射风险必须得到有效控制。通过综合运用时间、距离、屏蔽三大基本防护原则，并结合设备检查、辐射监测、个人防护等措施，可以有效降低辐射对医护人员和患者的潜在危害。随着技术的不断发展，口腔影像学设备和防护手段也在不断改进，未来的辐射防护将更加智能化和个性化，为口腔医疗安全提供更为坚实的保障。

▶知识拓展

数字化口腔 X 线影像的辐射防护与应用

数字化口腔 X 线影像技术在提高影像质量和诊断精度的同时，显著降低了辐射剂量，相比传统胶片 X 线影像系统，辐射剂量减少了 30% ～ 50%。这种技术通过自动曝光控制和实时辐射监测，优化了辐射防护措施，并能根据患者的具体情况调整辐射剂量，减少过度曝光的风险。尽管数字影像设备本身具有辐射防护优势，但仍需合理设置曝光参数、定期校准设备和实施个性化防护措施，如使用铅围裙等，以确保最大限度的辐射安全。数字化技术的应用使口腔影像学检查更安全高效，推动了辐射防护的智能化发展。

—• 考试知识点总结 •—

—• 本章小结 •—

—• 协和云课堂…… 拓展练习及参考答案 •—

（李文杰　高秋爽）

第十一章　口腔门诊常用急救护理技术

教学课件

学习目标

素质目标

（1）具备诚实守信、爱岗敬业、救死扶伤、大爱无疆的职业精神。

（2）具备尊重患者、保护隐私、患者利益至上的服务精神。

（3）具备急救意识，具备对就诊的患者安全负责的责任心。

知识目标

（1）掌握：口腔出血、呼吸道异物、心搏骤停、高血压、低血糖、局麻并发症、癫痫的病因、护理评估、护理措施及健康指导。

（2）熟悉：口腔出血、呼吸道异物、心搏骤停、高血压、低血糖、局麻并发症、癫痫的治疗流程。

（3）了解：口腔出血、呼吸道异物、心搏骤停、高血压、低血糖、局麻并发症、癫痫的辅助检查和心理评估。

能力目标

（1）能够配合医生完成口腔门诊常用急救护理流程。

（2）能够对患者病情进行评估和沟通。

（3）能够对患者的疾病进行术前、术中和术后的心理安抚和健康指导。

案例导入

【案例】

患者，女，45 岁。拟在口腔诊所进行智齿拔除手术。患者既往有高血压病史，但血压控制良好，术前检查并未发现明显异常。该患者对拔牙手术有顾虑，经医护讲解沟通后同意手术。手术开始后，在局部麻醉药物注射过程中，患者突然出现意识丧失、呼吸停止、面色苍白和颈动脉搏动消失等心搏骤停的症状。

【问题】

1. 可能导致该患者出现心搏骤停的原因有哪些？

2. 根据该患者情况，医护人员应首先采取什么方法进行急救？

3. 治疗后应对患者及家属进行哪些健康指导？

·核心知识拆解·

在日常的口腔诊疗过程中，患者受自身因素、药物反应及各种不良因素刺激和影响，会导致其突然发生病情变化，这就要求护理人员能够熟练掌握口腔门诊常用急救护理技术。口腔门诊常用急救护理技术主要包括口腔出血的护理、呼吸道异物的护理、心搏骤停的护理、高血压的护理、低血糖的护理、局麻并发症的护理、癫痫的护理。口腔护理人员应熟练掌握这些常用急救护理技术，定期进行培训和演练，提高应对突发状况的能力。在遇到紧急情况时，能够迅速、准确地采取有效的急救措施，才能够有效保障患者的生命安全和身体健康。

微课：口腔出血的护理

第一节 口腔出血的护理

口腔出血是一种较为常见的症状，可能由多种原因引起。如果口腔出血频繁发生或出血量大、难以止住，建议及时就医，进行口腔检查和相关的全身检查，以确定出血的原因并采取相应的治疗措施。

一、病因

（一）局部因素

1. 创伤

（1）刷牙用力过度：使用硬毛牙刷且刷牙时用力过猛，会导致牙龈出血（图 11-1）。

（2）进食损伤：在食用尖锐食物时划伤口腔黏膜或牙龈，引起出血。

（3）口腔治疗后：拔牙、洗牙、补牙等治疗后，创口在恢复过程中可能会有少量出血。

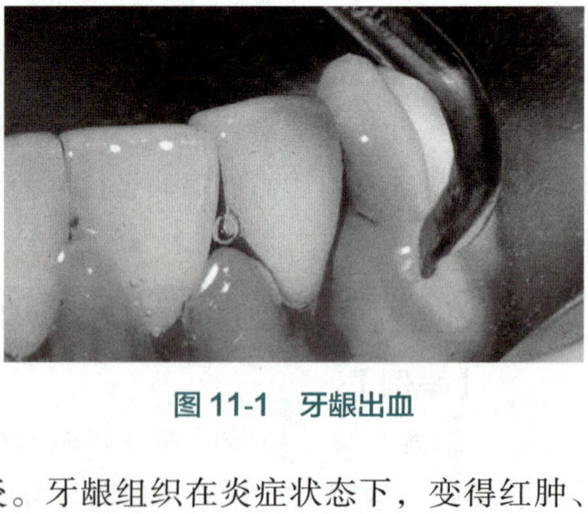

图 11-1 牙龈出血

2. 口腔炎症

（1）牙龈炎：牙菌斑和牙结石的长期刺激会引发牙龈炎。牙龈组织在炎症状态下，变得红肿、脆弱，容易出血。通常在刷牙、咬硬物时出血，且可能伴有牙龈的胀痛。

（2）牙周炎：除牙龈出血外，还会出现牙周袋形成、牙槽骨吸收等症状。随病情的加重，牙齿可能会松动，在咀嚼食物等情况下出血会更明显。

（3）口腔溃疡：可能是由缺乏维生素、自身免疫因素等引起的。

3. 其他局部因素 不良修复体，不合适的假牙、牙套等修复装置可能会刺激口腔黏膜或牙龈，导致局部组织破损出血。

（二）全身因素

1. 血液系统疾病

（1）血小板减少性紫癜：患者体内血小板数量减少，凝血功能下降。口腔黏膜下的毛细血管在受到轻微刺激时，就容易破裂出血，且出血不易止住。

（2）白血病：白血病细胞会在骨髓等造血组织中大量增殖，抑制正常造血功能。这会导致血小板生成减少、凝血因子缺乏等情况，从而引起口腔出血，还可能伴有发热、贫血、淋巴结肿大等症状。

（3）血友病：主要由于遗传性凝血因子缺乏，患者的凝血时间延长，轻微的口腔创伤就可能引起长时间、大量的出血。血友病患者在刷牙时，牙龈破损后出血可能会持续数小时甚至更久。

2. 内分泌紊乱　在生理期，部分女性可能会出现牙龈出血的情况。这是由于体内激素水平的变化，使牙龈组织对局部刺激的反应性增强。另外，孕期女性由于体内激素水平大幅改变，牙龈毛细血管扩张、通透性增加，容易发生妊娠期牙龈炎，导致口腔出血。

3. 其他全身性因素

（1）长期服用特殊药物：如抗凝血药（阿司匹林、华法林等）会抑制血液的凝固过程。

（2）维生素 C 缺乏：缺乏维生素 C 会导致胶原蛋白合成障碍，使血管壁韧性降低，容易破裂出血。口腔黏膜下的血管也会受到影响，造成口腔出血。

二、护理评估

（一）出血情况评估

1. 出血部位　仔细检查口腔内各个部位，包括牙龈、颊黏膜、舌面、硬腭、软腭等，确定具体的出血点或出血区域。

2. 出血方式　了解出血是自发性的还是在受到某种刺激后发生的，如刷牙、咀嚼、进食、触碰等；观察出血是持续性的还是间歇性的。

3. 出血量　可通过患者的描述（如吐血的次数、吐血量等）及实际观察进行初步判断。少量出血可能表现为口腔内有少量血丝；中量出血可能会有明显的血液渗出；大量出血则可能导致患者吐血或口腔内形成血泊。

（二）身体状况

1. 生命体征　测量患者的体温、脉搏、呼吸、血压等生命体征，以评估患者的整体状况。发热可能提示感染，而血压下降、脉搏加快等可能与出血导致的血容量不足有关。

2. 基础疾病史　询问患者是否有既往病史，特别是血液系统疾病（如血小板减少性紫癜、白血病、血友病等）、心血管疾病（患者可能服用抗凝血药物）、肝脏疾病（可能影响凝血因子合成）、糖尿病等。

3. 用药史　了解患者目前正在使用的药物，包括处方药、非处方药、保健品等。某些药物可能会影响凝血功能，导致口腔出血，如抗凝血药（阿司匹林、华法林等）、抗血小板药物（氯吡格雷等）、部分抗生素等。

4. 营养状况 评估患者的营养状况，包括饮食摄入情况、是否存在营养不良等。可通过询问患者的饮食习惯（如是否挑食、素食等）及观察患者的身体状况（如皮肤是否干燥、有无瘀斑等）来初步判断营养状况。

（三）口腔局部状况评估

1. 口腔卫生状况 检查口腔内的清洁程度（牙菌斑、牙结石，食物残渣等）。不良的口腔卫生状况可能会导致牙龈炎症，从而引起出血。

2. 牙龈状况 观察牙龈的颜色、形态、质地和肿胀程度。牙龈炎时牙龈可能会红肿、松软，容易出血；牙周炎时还可能伴有牙龈退缩、牙周袋形成等。用牙周探针测量牙周袋的深度，了解牙周组织的健康状况。

3. 口腔黏膜状况 检查口腔黏膜是否完整，有无破损、溃疡、糜烂等病变。口腔溃疡、黏膜损伤等也可能导致口腔出血。观察黏膜的颜色是否均匀，有无异常的白斑、红斑等。

4. 牙齿状况 检查牙齿是否有龋齿、松动、折断等情况。龋齿可能会导致牙髓感染，进而引起牙龈炎症和出血；牙齿松动或折断可能会损伤周围的牙龈和口腔黏膜，导致出血。评估牙齿的咬合关系是否正常，不正常的咬合可能会造成牙龈创伤，引起出血。

三、常规检查

（一）血液检查

1. 血常规 主要检查血小板计数、血红蛋白水平和白细胞计数等项目。血小板减少可能导致口腔出血；血红蛋白水平可以反映是否因出血过多而导致贫血。

2. 凝血功能检查 包括凝血酶原时间、活化部分凝血活酶时间、凝血酶时间和纤维蛋白原含量等检测。这些指标能够反映机体的凝血机制是否正常。

3. 口腔局部检查 医生直接观察口腔内的情况，查看出血的部位、出血的程度、牙龈的颜色和形态等。如牙龈红肿、松软，容易出血，可能是牙龈炎或牙周炎。

（二）影像学检查

1. 口腔 X 线检查 可观察牙齿的牙根、牙槽骨等结构。

2. 口腔 CT 检查 能更精确地显示口腔内部的三维结构，包括颌骨、牙齿及周围软组织的详细情况。对于一些复杂的口腔颌面部病变，如颌骨囊肿、肿瘤等导致的口腔出血，CT 检查可明确病变的范围、位置和与周围组织的关系。

四、护理措施

（一）局部护理

1. 止血处理

（1）压迫止血：用干净的纱布或棉球压迫出血部位，保持适当的压力压迫几分钟后即可止血。

（2）冷敷：在口腔外部对应的脸颊上冷敷，使局部血管收缩，减少出血，同时也可减轻肿胀和疼痛。可用冰袋或冷毛巾敷在脸颊上，每次冷敷 15 ～ 20 分钟，10 ～ 15 分钟后可再次冷敷。

2. 口腔清洁护理

（1）温和刷牙：口腔出血时使用软毛牙刷，并采用正确的刷牙方法（巴氏刷牙法），有效清洁口腔，避免再次出血。

（2）使用漱口水：使用具有消炎、止血作用的漱口水。注意按照医嘱使用，不要过度使用漱口水，以免破坏口腔内正常的菌群平衡。

3. 避免刺激

（1）调整饮食：尽量避免食用辛辣、过热、过硬的食物。可选择软质、清淡的食物。

（2）避免不良习惯：不要用舌头频繁舔舐、吸吮出血部位，此动作会破坏正在形成的血凝块，导致伤口出血反复或加重。

（二）全身护理（全身性原因引起的口腔出血）

1. 疾病管理

（1）防治血液系统疾病：要严格按照医嘱进行治疗。在日常生活中要注意避免外伤，包括避免口腔内的创伤。

（2）控制内分泌紊乱：要注意保持良好的生活习惯，合理安排作息时间，保证充足的睡眠，根据医生的建议进行适当的口腔护理。

2. 药物管理

（1）调整药物使用：若是由于长期服用抗凝血药物引起的，不要擅自停药，应及时告知医生，配合医生调整用药方案。

（2）补充营养：若是由营养缺乏引起的，适当补充维生素 C。食用富含维生素 C 的食物或在医生的指导下服用维生素 C 片。

（三）心理护理

口腔出血可能会给患者带来焦虑、恐惧等心理反应。护理人员应评估患者的情绪状态，了解其对出血的担忧程度、是否存在睡眠障碍等。与患者交流时，注意观察其表情、语气和行为举止。制订个性化的健康教育计划和口腔卫生教育，提高患者的依从性，指导患者正确的护理方法。

五、健康指导

1. 使用正确的刷牙方法，使用软毛牙刷，避免硬毛牙刷对牙龈和口腔黏膜造成损伤；合理使用漱口水，对于特殊人群（儿童、孕妇）在使用漱口水前应先咨询医生的意见。

2. 多吃富含维生素 C 的食物；选择软质、易消化的食物，减少食物对口腔黏膜和牙龈的机械性损伤。进食后可以用清水或淡盐水漱口，清除口内残留的食物残渣，保持口腔清洁。

3. 避免不良习惯，不要用舌头频繁舔舐口腔出血部位，减少吸烟和饮酒，保证充足的睡眠，适当进行体育锻炼。

4. 特殊患者（如血液系统疾病患者、抗凝血药物使用患者）要加强疾病管理和药物管理，不要擅自停药，应及时告知医生；严格按照医嘱进行治疗，注意保持良好的心态。

▶知识拓展

维生素 C 缺乏导致的口腔出血

维生素 C 是胶原蛋白合成过程中所必需的物质。在胶原蛋白的羟化过程中，维生素 C 作为辅助因子参与其中。当维生素 C 缺乏时，胶原蛋白合成不足会导致这些组织的结构变得脆弱。如牙龈组织中的胶原纤维减少，使牙龈失去弹性，变得松软易出血。

故对于已经出现维生素 C 缺乏导致口腔出血的患者，要进行维生素 C 的补充，多食新鲜的水果和蔬菜，保证摄入足够的维生素 C；同时患者应使用软毛牙刷，采用正确的刷牙方法，避免过度用力刷牙；避免食用辛辣、过硬的食物，减少对口腔的刺激，有利于缓解口腔出血症状。

微课：
呼吸道异物的护理

第二节 呼吸道异物的护理

呼吸道异物是一种较为危险的情况，它指各种异物进入气管、支气管等呼吸道部位所引起的一系列症状。呼吸道异物主要症状表现为咳嗽、呼吸困难、声音嘶哑等。异物在呼吸道内停留时间较长，会对气管和支气管的黏膜、管壁造成损伤，同时引起局部炎症反应，从而导致肺部感染性疾病；严重者甚至会导致缺氧而窒息死亡。

一、病因

（一）进食习惯不良

进食时说笑或打闹、进食速度过快、咀嚼不充分。

（二）儿童生理特点和行为习惯

儿童吞咽功能不完善、牙齿发育不全，好奇心强，喜欢将物体放入口中。

（三）老年人身体机能衰退

老年人患有脑血管疾病会导致吞咽肌肉的协调性下降，出现吞咽困难，或出现假牙脱落进入呼吸道等。

（四）其他情况

工作环境中的异物吸入、外伤导致异物进入呼吸道。

二、护理评估

（一）健康史

1. 年龄　1～3 岁的幼儿和老年人为重点人群。

2. 基础疾病　神经系统疾病、呼吸系统疾病、口腔咽喉部疾病。

3. 整体健康状况　营养状况、免疫功能。

（二）异物相关评估

1. 异物的种类　不同种类的食物在形状、大小、质地等方面不同，对呼吸道的阻塞程度和损伤风险也不同。

2. 异物的大小和形状　异物的大小和形状直接影响其在呼吸道内的阻塞位置和程度。

3. 异物进入时间　异物进入时间越长，引起并发症的（如感染、肺不张等）可能性越大。

4. 异物进入方式　经口吸入 / 经鼻腔吸入；发生情况（如进食时、玩耍时、咳嗽时等）。

（三）症状评估

1. 呼吸道症状

（1）咳嗽：通常为刺激性干咳，且咳嗽程度较为剧烈，如异物持续存在，咳嗽会持续不缓解或呈阵发性加重。

（2）呼吸困难：观察患者的面色、口唇颜色、呼吸频率、节律和深度等，轻者可能仅表现为呼吸稍急促，活动后加重；重者可出现明显的吸气性呼吸困难，表现为吸气费力、三凹征（即吸气时胸骨上窝、锁骨上窝和肋间隙明显凹陷）、鼻翼扇动等。

（3）喘鸣音：呼吸道部分阻塞时，气流通过狭窄的部位可产生喘鸣音，这是一种高调的、类似吹哨声或鸡鸣声的呼吸音。喘鸣音的部位和强度可以帮助判断异物的位置。

2. 全身症状

（1）缺氧表现：轻度缺氧时，患者可能表现为面色苍白、口唇发绀、头晕、乏力等；严重缺氧时可出现意识障碍、昏迷、抽搐等危及生命的症状。

（2）感染症状：患者可能出现发热、咳嗽加重、咳痰增多且痰液性状改变等症状。此外，还可能伴有胸痛、全身不适、食欲减退等表现。

（四）心理社会评估

1. 评估患者及家属的焦虑和恐惧程度，观察患者的表情、眼神、肢体语言等；与患者及家属进行沟通，了解他们的心理感受和担忧。

2. 了解患者对疾病的认知程度和应对方式；根据患者的认知和应对情况，给予相应的心理支持和健康教育。

3. 了解患者的家庭和社会支持情况；家庭支持对于患者的康复非常重要，家庭成员的关心、照顾和鼓励可以帮助患者缓解心理压力，增强治疗信心。

三、常规检查

（一）体格检查

1. 一般情况观察 观察患者的面色、口唇颜色、呼吸频率和深度、神志状态等。三凹征是吸气性呼吸困难的典型表现，提示上呼吸道存在部分阻塞，如异物位于气管或主支气管等部位，导致气流进入肺部受阻。

2. 胸部听诊 通过听诊器在胸部不同部位听诊，可以听到不同的呼吸音变化。

（二）影像学检查

1. 胸部 X 线检查 可以显示气管和支气管的大致轮廓，以及肺部基本情况。

2. 胸部 CT 检查 可以清晰地显示异物的位置、大小、形状，以及与周围组织的关系。尤其是对于一些不透 X 线的异物（如金属、塑料等），CT 检查的诊断价值更高。

（三）内镜检查

1. 直接喉镜检查 主要用于检查喉部和部分气管上段的异物。

2. 支气管镜检查 纤维支气管镜或电子支气管镜可深入气管和支气管内部，直接观察到异物的位置、大小、形状及与支气管壁的附着情况等。同时，支气管镜还可以在直视下进行异物取出，具有很高的准确性和有效性。

四、护理措施

（一）急救期护理

1. 保持呼吸道通畅 清醒患者应立即协助其采取头低脚高、俯卧位，轻拍患者背部，利用重力和振动作用，促使异物排出。

2. 海姆立克急救法

（1）海姆立克急救法（成人）：施救者站在患者身后，前脚距患者一脚宽，后脚踮起，膝盖微弯。保持患者身体前倾、头略低、嘴张开。双臂环绕患者腹部，一手握拳，拇指顶住患者肚脐上方两横指处、剑突下方，另一手抓住握拳手。用手部力量急速拉动双臂，有力地向内、向上冲击患者上腹部，每秒约 1 次。重复至异物排出或患者恢复呼吸（图 11-2）。

（2）海姆立克急救法（一岁以上儿童）：施救者站在儿童身后，双脚前后分开，前脚距离儿童约一脚宽，后脚脚跟踮起，保持身体稳定。让儿童坐在自己弓起的大腿上，保持儿童身体前倾、头略低、嘴巴张开。用双臂环绕儿童腹部，一手握拳，拇指顶住儿童肚脐上方两横指处、剑突下方，另一手抓住握拳手。用手部力量急速拉动双臂，有力地向内、向上冲击儿童上腹部，约每秒 1 次。动作要快速、有力、有节奏，重复此动作，直到异物排出或者儿童恢复呼吸。

（3）海姆立克急救法（一岁以下婴幼儿）：将婴儿面朝下，放在手臂上，用手支撑婴儿的头部和颈部，保持头部略低于身体。手臂放在大腿上保持稳定。用另一只手的掌根在婴儿背部两肩胛骨之间拍击 5 次，拍击时要有一定的力度，以帮助异物排出。若异物未排出，将婴儿翻正，使其面朝上，在两乳头连线中点处，用两手指快速按压 5 次，按压深度约为胸廓前后径的 1/3。重复交替进行背部拍击和胸部按压，直到异物排出或婴儿恢复呼吸。

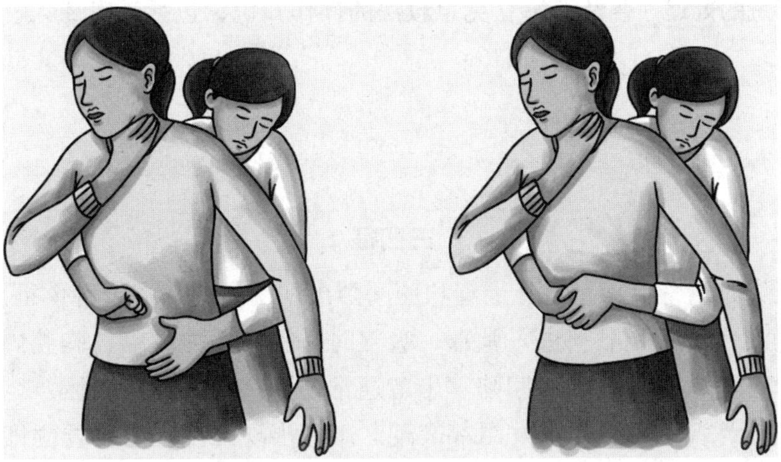

图 11-2 海姆立克急救法（成人）

（4）海姆立克急救法（自救）：自己站在一个稳定的位置，双脚分开与肩同宽，身体前倾，稍微弯腰，让上腹部靠在一个固定的水平物体边缘，如椅背、桌子边缘、栏杆等，能够承受身体的重量和冲击。用一只手握住另一只手的手腕，将握拳的手放置在肚脐上方两横指处、剑突下方，双臂用力收紧，快速地向内、向上冲击自己的上腹部。冲击动作要快速、有力，每秒约 1 次。重复此动作，直到异物排出或者呼吸恢复正常。在自救过程中，要保持冷静，集中精力进行操作。

3. 吸引器的使用 在医院等有设备的场所，对于口腔或喉部可见的异物，可以使用吸引器及时吸出。操作时要选择合适的吸引管，调节适当的吸引负压，避免损伤呼吸道黏膜。一般对于成人负压控制在 300 ～ 400mmHg，对于儿童负压控制在 250 ～ 300mmHg。

4. 生命体征监测 密切观察患者的呼吸频率、节律、深度及呼吸困难的程度；监测患者的心率和血压变化，判断患者的循环功能状态。观察患者的神志、精神状态和反应能力。如患者意识状态逐渐变差，可能是严重缺氧的表现，需要紧急处理。

5. 心理护理 注意安慰患者和家属，稳定和缓解其紧张情绪，对于意识清醒的患者，鼓励其保持冷静，避免过度挣扎，因为过度挣扎可能会使异物进一步嵌入呼吸道。

（二）异物取出后护理

1. 口腔护理 术后要做好口腔护理，保持口腔清洁。

2. 饮食护理 在异物取出后，患者饮食要注意选择清淡、易消化的食物。可给予流食或半流食，进食时要提醒患者细嚼慢咽，避免再次发生呼吸道异物。

3. 呼吸道护理 保持呼吸道通畅，继续观察患者的呼吸频率、节律、呼吸音等情况；根据患者的缺氧程度，选择合适的氧疗方式。

4. 并发症护理 注意感染、出血、气胸和纵隔气肿等并发症的观察及预防。

五、健康指导

1. 养成良好的生活习惯 专注进食、细嚼慢咽，进食过程中不要嬉笑、打闹或大声说话。

2. 特殊人群照顾 如给婴幼儿喂奶时，要保持正确的姿势；注意儿童玩具与物品管理，做好小物品收纳；根据老年人的咀嚼和吞咽能力，调整食物的质地和大小。

3. 做好紧急情况的处理 普及海姆立克急救法的操作知识，包括针对成人、儿童和婴儿的不同操作方法。

▶知识拓展

三凹征

三凹征指吸气时胸骨上窝、锁骨上窝和肋间隙出现明显凹陷的一种体征。这是由上部气道部分梗阻，导致气流不能顺利进入肺部，吸气时呼吸肌用力收缩，胸腔内负压极度增高，从而引起这些部位的软组织被吸进凹陷。患者通常还伴有吸气性呼吸困难，导致呼吸急促、费力，可能会出现鼻翼扇动、口唇发绀等表现。患者出现三凹征时，要立即解除气道梗阻，给予吸氧，密切观察患者的生命体征。

微课：心搏骤停的护理

第三节 心搏骤停的护理

心搏骤停指心脏突然停止跳动，泵血功能丧失，导致全身血液循环中断，组织器官严重缺血、缺氧的一种危急状态。如果不及时进行抢救，患者将在数分钟内死亡。心搏骤停发生后立即实施胸外心脏按压和电击除颤等心肺复苏措施，对提高患者的存活机会和改善复苏后生活质量具有重要的意义，是避免生物学死亡的关键。

一、病因

（一）心脏疾病

1. 冠心病 是导致心搏骤停最常见的原因之一。

2. 心肌病 如扩张型心肌病、肥厚型心肌病等。

3. 心脏瓣膜病 如主动脉瓣狭窄或二尖瓣脱垂等情况。

（二）非心脏疾病

1. 严重电解质紊乱 如血钾过高或过低。高血钾时，心肌细胞兴奋性降低，可出现心脏骤停；低血钾时，心肌细胞自律性增高，易诱发心律失常，特别是室性心律失常，从而导致心搏骤停。

2. 严重创伤 如胸部遭受严重撞击、穿透伤等。胸部创伤可能直接损伤心脏，导致心脏破裂、心包压塞等情况，使心脏无法正常泵血，引起心搏骤停。另外，严重的颅脑创伤、大面积骨折等创伤导致的休克，也可能引发心搏骤停。

3．电击伤　当电流强度足够大时，可直接导致心室颤动或心脏骤停。

4．溺水　溺水时，水进入呼吸道和肺泡，导致氧气无法进入血液，同时二氧化碳潴留，引起窒息。这种缺氧状态会迅速导致心脏缺氧，进而引发心律失常和心搏骤停。

5．窒息　当呼吸道被堵塞时，氧气不能正常进入体内，二氧化碳排出受阻，会引起机体严重缺氧和二氧化碳潴留，最终导致心搏骤停。

二、护理评估

（一）健康史

1．一般情况　患者的年龄、性别、职业等基本信息。患者的生活习惯（吸烟、饮酒、运动情况等）。

2．既往病史　重点关注心脏疾病史，如冠心病、心肌病、心脏瓣膜病、心律失常等。详细询问患者既往心脏病的诊断、治疗过程，包括是否进行过心脏手术、安装心脏起搏器等。评估患者是否有其他可能导致心搏骤停的疾病、近期的身体状况。

3．家族病史　询问家族中是否有心血管疾病、遗传性疾病（如某些心肌病有家族遗传倾向）等病史。

（二）身体状况评估

1．生命体征评估

（1）意识状态：心搏骤停患者首先表现为意识丧失，可通过呼叫患者名字、轻拍肩膀等方式，观察患者有无反应。同时观察患者眼球活动、瞳孔对光反射等情况，判断脑功能状态。

（2）呼吸：观察呼吸频率、节律和深度。心搏骤停时患者呼吸可能停止，也可能出现叹息样呼吸。可通过将面颊贴近患者口鼻感受气流、观察胸部起伏等方式来判断呼吸情况。

（3）脉搏：主要检查颈动脉或股动脉搏动，心搏骤停时，搏动消失。

（4）血压：心搏骤停时血压测不到，但在复苏过程中，需要动态监测血压变化，了解复苏效果。使用血压计测量上肢血压，注意使用正确的测量方法。

2．心肺功能评估

（1）心脏听诊：使用听诊器听诊心脏，了解心音是否消失、有无心律失常。

（2）肺部听诊：听诊肺部呼吸音，判断是否有肺部疾病（如肺部感染时可闻及湿啰音），以及评估通气情况。在复苏后，通过肺部听诊可以了解是否存在肺水肿等并发症。

3．其他系统评估

（1）皮肤色泽和温度：心搏骤停患者面色通常苍白或青紫，皮肤湿冷。复苏过程中，观察皮肤颜色是否改善、温度是否回升，可反映外周循环恢复情况。

（2）瞳孔变化：观察瞳孔大小、形状和对光反射。心搏骤停初期瞳孔可能正常，随着脑缺氧时间延长，瞳孔逐渐散大，对光反射消失。

（三）心理 – 社会状况评估

1. 心理状况评估 及时对患者和家属的焦虑、恐惧、抑郁、悲痛等情绪提供心理支持，关注心理状况。

2. 社会状况评估 了解患者的家庭经济状况，评估患者的家庭和社会关系，良好的社会支持系统有助于患者的康复和家属的心理安慰。

三、常规检查

1. 紧急判断 主要依据突然发生的意识丧失和大动脉搏动消失来诊断心搏骤停。一般无须进行复杂检查，在紧急情况下，一旦发现这两个主要症状，就应立即进行心肺复苏。

2. 心肺听诊、心电图 在医院等环境下，还可以通过心肺听诊、心电图来明确心律失常的类型，如室颤、无脉性室性心动过速、心室停搏等。

3. 呼吸检查 观察患者胸部有无起伏，同时将脸颊贴近患者口鼻感受有无气流，以此判断呼吸是否停止。心搏骤停患者可能出现呼吸停止或叹息样呼吸。

4. 皮肤检查 观察患者皮肤色泽和温度。心搏骤停患者皮肤通常苍白或青紫，温度降低。如果复苏有效，皮肤颜色会逐渐恢复红润，温度也会回升。

四、护理措施

（一）基础生命支持（Basic life support，BLS）

1. 胸外心脏按压 是心肺复苏的关键环节。按照正确的操作方法，施救者跪在患者身旁，双脚与肩同宽，身体前倾，双臂伸直，垂直于患者胸部。用一只手的示指和中指沿患者肋弓下缘向上滑行至两侧肋弓交汇处，即胸骨下切迹，然后将另一只手的掌根紧贴示指放在胸骨上在两乳头连线中点进行按压，双手掌根重叠，手指翘起（图 11-3），不能接触患者胸壁，保证力量集中在掌根部位，减少肋骨骨折的风险。成人按压深度至少 5 厘米但不超过 6 厘米，按压频率为每分钟 100 ～ 120 次。当有多人可以进行抢救时，可两人一组进行操作，每进行 5 个循环的胸外心脏按压和人工呼吸（按压 30 次后进行 2 次人工呼吸为一个循环）后，两人交换角色按压，交换过程要尽量快，减少中断时间。

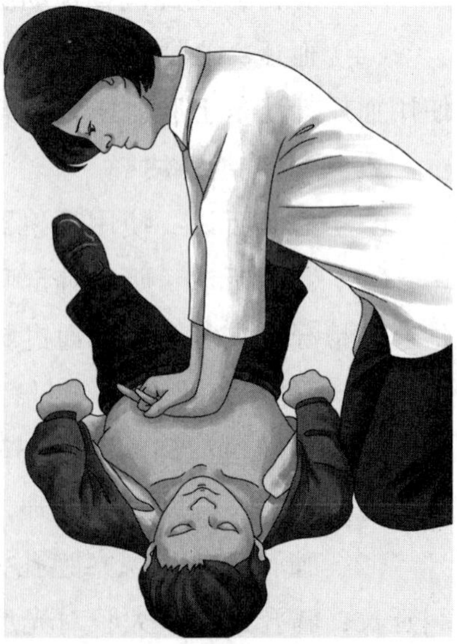

图 11-3　胸外心脏按压

2. 开放气道 将患者头偏向一侧，用手指（或缠上纱布等）清理口腔和鼻腔内的异物，若怀疑有假牙，也应取出假牙，防止异物堵塞气道。一只手放在患者前额用力下压，另一只手放在下颌骨处，向上抬起下颌，使患者头部后仰，气道充分开放。即仰头抬颌法开放气道（图 11-4）；对怀疑有颈椎损伤的患者，可采用双手托颌法开放气道（图 11-5），即双手分别放在患者头部两侧，握住下颌角，向上、向前抬起下颌打开气道，保证呼吸道通畅，为人工呼吸做准备。

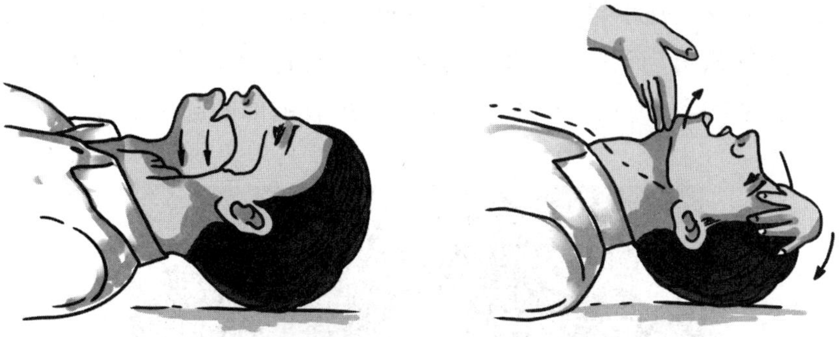

图 11-4　仰头抬颏法

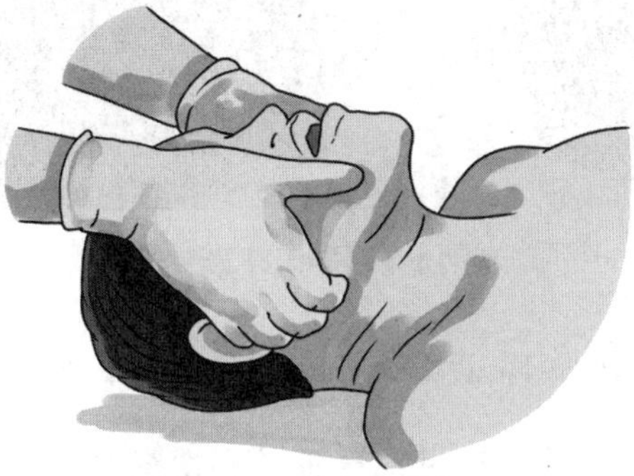

图 11-5　双手托颌法

3. 人工呼吸　施救者用放在患者前额的手捏住患者的鼻翼，防止吹气时气体从鼻孔漏出（图 11-6）。深吸一口气后，严密口对口缓慢、持续吹气，持续时间约 1 秒以上，观察到患者胸部有明显起伏即可。吹气完毕后，松开捏着鼻翼的手指，让患者胸廓自然回缩，排出肺部气体。然后再进行第二次吹气。单人心肺复苏时，每进行 30 次胸外心脏按压后进行 2 次人工呼吸；双人心肺复苏时，每进行 5 次按压后进行 1 次人工呼吸。

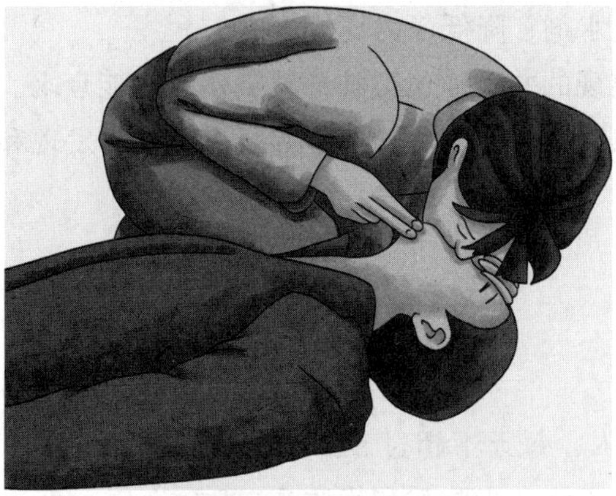

图 11-6　人工呼吸

4. 使用呼吸气囊　如有条件的情况下，可使用呼吸气囊代替人工呼吸，注意提前连接好呼吸气囊各部分组件和氧气源，确保呼吸气囊能够正常使用；开放气道后立即将呼吸气囊的面罩紧密地覆盖在患者的口鼻上，用一只手的拇指和示指呈“C”字形固定面罩，其余手指放在下颌处，向上抬起下颌，保证面罩与患者面部紧密贴合，防止漏气。同时，另一只手用均匀的力量挤压球体（图 11-7）。对于成人，每次挤压的潮气量一般为 500 ～ 600ml，频率为 10 ～ 12 次 / 分钟；对于儿童，潮气量根据年龄和体重适当调整，一般为 100 ～ 300ml，频率为 12 ～ 20 次 / 分钟；婴儿潮气量为 30 ～ 50ml，频率为 20 ～ 30 次 / 分钟。注意观察患者胸部的起伏情况，胸部有明显起伏表示通气有效。

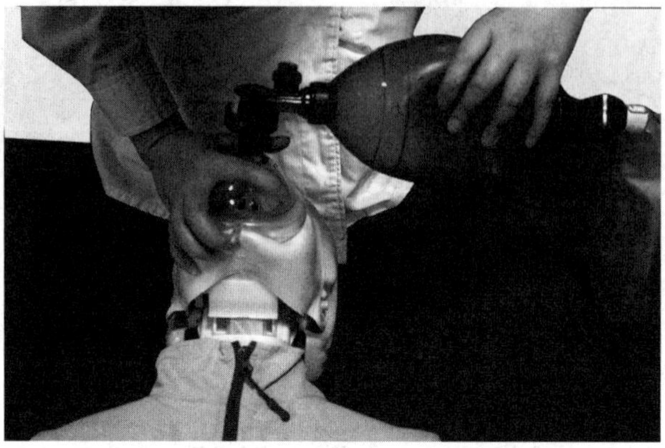

图 11-7　使用呼吸气囊

（二）高级生命支持（Advanced cardiac life support，ALS）

1. 除颤　若是室颤或无脉性室性心动过速导致的心搏骤停，除颤是最有效的治疗方法。

2. 药物治疗　在高级生命支持阶段，会使用药物来辅助复苏。如肾上腺素可增加心肌收缩力、提高心率、升高血压，还能增加冠状动脉和脑动脉的灌注。此外，根据患者的具体情况使用利多卡因等抗心律失常药物。

3. 复苏后处理

（1）维持有效循环：患者恢复自主心跳后，还会出现血压不稳定等情况，需要使用药物（如多巴胺等）维持血压，保证重要器官的血液灌注。

（2）脑复苏：心搏骤停会导致脑缺氧，复苏后要进行脑复苏。措施包括低温治疗，降低脑代谢，减轻脑水肿；使用甘露醇等脱水剂，降低颅内压等。

（3）防治并发症：可能出现的并发症包括肺部感染、肾功能衰竭、应激性溃疡等。要加强护理，如定时翻身、拍背预防肺部感染，密切监测肾功能等指标，及时发现和处理并发症。

五、健康指导

（一）生活方式指导

1. 饮食指导　控制盐摄入，每天不超过 5g；鼓励患者多吃新鲜的蔬菜和水果；减少饱和脂肪和反式脂肪的摄入，适量摄入不饱和脂肪酸和优质蛋白质。

2. 运动指导　制订个性化运动计划：根据患者的身体状况，如年龄、基础疾病、心肺功能恢复情况等，制订合适的运动计划。一般在心肺复苏后的初期可先从床上活动开始，随后逐渐增加运动强度。同时在运动过程中要注意身体反应，如出现心悸、胸闷、呼吸困难等不适症状，应立即停止运动。

3. 休息与睡眠指导　保证充足睡眠，适当休息，避免过度劳累。

（二）心理调适指导

指导患者放松技巧，鼓励患者与家人、朋友交流自己的感受，通过表达情绪，患者可以获得情感上的支持和理解，减轻心理负担。

（三）药物治疗指导

向患者详细介绍所服用药物的作用、剂量、服用时间和注意事项。强调按时服药的重要性，注意药物不良反应观察。

（四）复查指导

告知患者定期复查的时间和检查项目。一般在心肺复苏后的初期，患者可能需要每周或每两周复查一次，检查项目包括心电图、血液生化指标（如电解质、心肌损伤标志物等）、心脏超声等。

▶**知识拓展**

电除颤

电除颤是通过释放高能电流，使心肌细胞瞬间同时除极，终止心律失常，是治疗室颤、室性心动过速等致死性心律失常的关键措施。对于室颤患者，应尽快进行电除颤，每延迟 1 分钟，复苏成功率就会下降 7% ~ 10%。

在使用除颤仪之前，要检查仪器是否正常工作，根据患者年龄选择合适的电极板，在电极板表面涂上导电凝胶后，将一个电极板放在胸骨右缘第 2 肋间（心底部），另一个电极板放在左腋前线第 5 肋间（心尖部）。放置电极板时，要用力按压，使其与皮肤紧密贴合，以保证电流能够有效地通过心脏。根据患者的体重和除颤仪的类型选择合适的能量，双相波除颤仪首次除颤能量一般为 120 ~ 200J。

在放电之前，要确保周围人员与患者及除颤仪保持安全距离，避免触电。随后按下充电按钮，等待除颤仪充电完成。放电后，立即观察患者的心律和生命体征变化，如是否恢复窦性心律、有无脉搏等。

第四节　高血压的护理

微课：高血压的护理

高血压指以体循环动脉血压（收缩压和 / 或舒张压）增高为主要特征（收缩压≥ 140mmHg 和 / 或舒张压≥ 90mmHg），可伴有心、脑、肾等器官的功能或器质性损害的临床综合征。它是最常见的慢性病之一，也是心脑血管病最主要的危险因素。

一、病因

（一）遗传因素

高血压具有明显的家族聚集性。

（二）生活方式因素

1. 高盐饮食、过量饮酒。

2. 吸烟。

3. 缺乏运动 长期缺乏运动会导致身体代谢缓慢，脂肪容易堆积，导致体重增加，肥胖是高血压的危险因素之一。

4. 长期精神紧张 当人处于长期精神紧张状态时，体内会分泌如肾上腺素、去甲肾上腺素等激素，这些激素会使心跳加快、血管收缩，导致血压升高。

（三）年龄和性别因素

随年龄增长，血管壁会逐渐发生硬化，弹性降低，这种血管的生理变化会导致血压升高。通常血压从 30 岁左右开始逐渐升高，收缩压在中年后升高更明显。在性别方面，男性在中年之前患高血压的比例高于女性，但女性在绝经后，由于雌激素水平下降，对血管的保护作用减弱，高血压发病率也会显著增加。

（四）疾病因素

1. 肾脏疾病 如肾小球肾炎、肾动脉狭窄等。

2. 内分泌疾病 如原发性醛固酮增多症、嗜铬细胞瘤等。

3. 心血管疾病 主动脉局部狭窄会使血流阻力增加，导致上肢血压升高，下肢血压降低。

二、护理评估

（一）健康史

1. 家族史 询问患者家族中是否有高血压、心脑血管疾病、肾脏疾病等病史。高血压具有一定的家族聚集性，若家族中有高血压患者，个体患高血压的风险会增加。

2. 饮食情况 是否经常食用高盐食物、高脂肪食物、高糖食物等；是否经常食用蔬菜、水果、奶制品等食物；是否吸烟，包括吸烟的频率、烟龄等；是否饮酒，包括饮酒种类、饮酒量和饮酒频率。

3. 运动习惯 包括运动类型、运动频率、运动强度等。缺乏运动易导致体重增加和肥胖，从而增加高血压的发病风险。

4. 精神状态 询问患者工作性质和压力情况，是否长期处于精神紧张、焦虑、压力大的状态。

（二）既往史

了解患者是否有肾脏疾病、内分泌疾病、心血管疾病等可能导致高血压的疾病。同时，询问患者既往血压情况，是否曾经被诊断为高血压，以及是否进行过治疗，治疗药物及治疗效果等。

（三）身体状况评估

1. 血压测量

（1）测量方法：采用正确的血压测量方法。患者应在安静休息至少 10 分钟后，坐在有靠背的椅子上，双脚平放于地面，上臂与心脏处于同一水平进行测量。使用袖带合适的水银血压计或经过验证的电子血压计，按照规范操作进行测量。

（2）血压水平评估：根据测量结果，按照高血压分级标准（1 级：收缩压 140 ～ 159mmHg 和 / 或舒张压 90 ～ 99mmHg；2 级：收缩压 160 ～ 179mmHg 和 / 或舒张压 100 ～ 109mmHg；3 级：收缩压≥ 180mmHg 和 / 或舒张压≥ 110mmHg）对患者血压进行分级。同时，观察血压波动情况，如是否有清晨高血压、夜间高血压等异常波动模式。

2. 一般状态评估　观察患者意识是否清晰，有无嗜睡、昏迷等意识障碍。注意患者面容是否正常，有无面色潮红、水肿等。

（四）心理 – 社会状况评估

1. 心理状况评估　了解患者对高血压的认知程度和心理反应。观察患者的情绪状态询问患者对疾病的看法和担忧的问题。

2. 社会状况评估　了解患者的家庭经济状况，评估患者的家庭关系是否融洽，家属对患者的关心和支持程度。

三、常规检查

（一）血压测量

采用正确的血压测量方法，根据测量结果，按照高血压分级标准（1 级：收缩压 140 ～ 159mmHg 和 / 或舒张压 90 ～ 99mmHg；2 级：收缩压 160 ～ 179mmHg 和 / 或舒张压 100 ～ 109mmHg；3 级：收缩压≥ 180mmHg 和 / 或舒张压≥ 110mmHg）对患者血压进行分级。同时，观察血压波动情况，如是否有清晨高血压、夜间高血压等异常波动模式。

（二）动态血压监测

连续 24 小时监测血压，记录患者在日常生活状态下的血压变化情况。动态血压监测可以更准确地反映血压的真实水平、波动规律及昼夜节律。正常血压的昼夜节律呈双峰一谷型，即上午 6 ～ 10 点和下午 4 ～ 8 点血压较高，夜间血压较低。高血压患者可能出现血压昼夜节律异常，如非杓型血压（夜间血压下降幅度不足 10%）、反杓型血压（夜间血压高于白天血压）等。

（三）心血管系统检查

1. 心脏听诊　使用听诊器听诊心脏，注意心音强弱、心率快慢、有无心律失常。

2. 心电图检查　长期高血压会导致心脏后负荷增加，引起左心室肥厚，在心电图上，表现为左心室高电压；高血压患者也容易出现心肌缺血，心电图可能会出现ST-T段改变，提示冠状动脉供血不足。

3. 超声心动图检查 超声心动图可以测量左心室的厚度、内径、容积等参数，评估左心室肥厚的程度，还可检测左心室的收缩和舒张功能。高血压患者的心脏功能可能会受影响，早期表现为左心室舒张功能减退，随着病情的发展，会出现收缩功能障碍。

4. 血管检查 检查外周血管搏动情况，明确有无血管杂音。

5. 脑部检查 询问患者是否有头痛、头晕、耳鸣、视力模糊、肢体麻木或活动障碍等症状，以上症状可能是高血压导致脑血管病变的表现。通过神经系统检查，如检查肌力、肌张力、病理反射等，评估是否有脑部病变。

（四）尿液检查

询问患者有无夜尿增多、蛋白尿、血尿等症状。检查患者的眼睑、下肢等部位有无水肿，通过尿液检查、肾功能检查评估肾脏功能。

（五）眼底检查

高血压初期，眼底可表现为视网膜动脉痉挛，动脉变细。随着高血压的发展，会出现视网膜动脉硬化，表现为动脉管壁反光增强、动静脉交叉压迫征等。严重高血压时，可导致眼底出血、渗出和视盘水肿，这种情况提示高血压病情严重，并且预示着心脑血管疾病的风险较高。

四、护理措施

（一）生活方式干预

1. 饮食调整 减少盐的摄入，每天不超过5g；增加钾的摄入；控制脂肪摄入，减少摄入饱和脂肪酸和反式脂肪酸，适量摄入不饱和脂肪酸；适量摄入蛋白质，选择瘦肉、鱼类、豆类等优质蛋白质。

2. 戒烟限酒 戒烟，同时要限制饮酒量，男性每天饮酒的酒精含量不应超过两个标准饮酒单位，女性减半。

3. 适量运动 每周进行适当的中等强度有氧运动，如快走、慢跑、游泳等，也可以适当进行力量训练，如举重、俯卧撑等，但要注意避免过度劳累。运动时要注意安全，尤其是老年人和合并其他疾病的患者。

4. 减轻精神压力 保持良好的心态，通过听音乐、阅读、旅游等各种方式缓解精神压力。

（二）药物治疗

1. 常用药物分类

（1）利尿剂：如氢氯噻嗪、吲达帕胺等。但注意长期使用可能会引起电解质紊乱（如低钾血症）、血糖和血脂升高等不良反应。

（2）钙通道阻滞剂：包括硝苯地平、氨氯地平等。这类药物降压效果较强，对血脂、血糖没有不良影响，适用于各种类型的高血压患者，尤其适用于老年高血压、单纯收缩期高血压、合并冠状动脉粥样硬化性心脏病（冠心病）的高血压患者。不良反应主要有面部潮红、头痛、下肢水肿等。

（3）血管紧张素转换酶抑制剂：如卡托普利、依那普利等。主要用于高血压合并左心室肥厚、糖尿病肾病、冠心病等患者。常见的不良反应是干咳，少数患者可能会出现血管性水肿等严重不良反应。

（4）血管紧张素Ⅱ受体拮抗剂：如氯沙坦、缬沙坦等。主要用于不能耐受血管紧张素转换酶抑制剂干咳不良反应的患者，以及高血压合并左心室肥厚、糖尿病肾病等患者。

（5）β受体拮抗剂：像美托洛尔、比索洛尔等。适用于高血压合并冠心病、快速型心律失常、心力衰竭等患者。不良反应包括心动过缓、乏力、四肢发冷等。

2. 药物治疗原则　小剂量开始，优先选择长效制剂，联合用药，个体化治疗。

（三）高血压急症的治疗

当血压突然急剧升高，超过180/120mmHg，同时伴有进行性心、脑、肾等重要器官功能急性损害时，称为高血压急症。此时需要紧急处理，一般采用静脉降压药物，如硝普钠、硝酸甘油、乌拉地尔等。在治疗过程中，要密切监测血压，避免血压下降过快，防止重要器官灌注不足。

五、健康指导

1. 饮食指导　控制盐和脂肪的摄入，增加钾摄入，注意补充蛋白质。

2. 运动指导　注意进行适当运动，增强心肺功能，促进血液循环，有助于降低血压；运动强度和频率应根据患者的身体状况决定，运动中避免过度劳累和受伤。

3. 生活指导　保持规律的生活作息，保证充足的睡眠时间，戒烟限酒；注意心理调适，减轻精神压力。

4. 药物指导　向患者详细介绍所服用降压药物的名称、作用机制、剂量、服用时间和注意事项；强调按时服药的重要性，教导患者如何观察药物的不良反应。

5. 血压测量指导　指导患者正确测量血压，包括使用合适的血压计、测量姿势、测量时间等。同时交代患者记录血压测量结果，以便观察血压波动情况，为后续调整治疗方案提供参考。

▶知识拓展

高血压急症

高血压急症指原发性或继发性高血压患者，在某些诱因作用下，血压突然和显著升高（一般超过180/120mmHg），同时伴有进行性心、脑、肾等重要靶器官功能急性损害的一种严重临床综合征。

该病主要由情绪激动、突然停用降压药、过度劳累、内分泌及代谢紊乱等原因引起。除血压突然升高外，患者可能出现心悸、胸闷、胸痛、头痛等症状。还可能出现头晕、恶心、呕吐、视力模糊、意识障碍（如嗜睡、昏迷）等，进一步损伤肾功能出现少尿或无尿症状。

首要治疗应立即使用药物降低血压，同时针对受损的靶器官进行相应的治疗，注意消除和避免诱发高血压急症的因素。

微课：低血糖的护理

第五节　低血糖的护理

低血糖指成年人空腹血糖浓度低于2.8mmol/L，糖尿病患者血糖值低于3.9mmol/L。低血糖会导致交感神经兴奋和脑细胞缺氧，从而引起一系列症状，严重时可能会危及生命。

一、病因

（一）药物性低血糖

1. 胰岛素使用不当　在糖尿病治疗中，胰岛素剂量过大是常见原因。另外，胰岛素注射后未按时进食，也容易引发低血糖。

2. 口服降糖药过量　某些磺酰脲类降糖药（如格列本脲），如果服用剂量过大，会刺激胰岛β细胞过度分泌胰岛素，导致血糖下降过度。

（二）空腹低血糖

1. 内源性胰岛素分泌过多　如胰岛β细胞瘤，它会自主分泌大量胰岛素，不受血糖浓度的正常调节。即使在空腹状态下，也会使血糖持续降低。这种肿瘤细胞对血糖变化不敏感，不断释放胰岛素，使身体处于低血糖状态。

2. 拮抗胰岛素的激素分泌不足　如皮质醇、生长激素等，这些激素在血糖调节中起到升高血糖的作用。当肾上腺皮质功能减退时，皮质醇分泌减少，会导致血糖降低。这是因为皮质醇可以促进糖异生和糖原分解，其分泌不足会使这些升糖机制受损。

3. 严重肝病　肝脏是糖原合成、储存和分解的主要场所，也是糖异生的重要器官。在严重肝病（如肝硬化、重型肝炎）时，肝脏功能受损，糖原合成减少、储备不足，且不能有效地将非糖物质转化为葡萄糖，从而容易引起低血糖。

（三）餐后低血糖

1. 功能性低血糖　是最常见的餐后低血糖类型，主要是由于胃肠功能紊乱，食物吸收过快，刺激胰岛素大量分泌。

2. 早期糖尿病　在糖尿病发病初期，部分患者的胰岛β细胞功能失调。进食后，胰岛素分泌高峰延迟，在食物消化吸收后，胰岛素才大量分泌，导致血糖下降，出现低血糖症状。

二、护理评估

（一）健康史

1. 疾病史　糖尿病相关情况：询问患者是否患有糖尿病，包括糖尿病的类型、病程、目前的血糖控制情况。了解患者使用的降糖药物的种类、剂量、使用时间和方法。

2. 其他疾病情况　询问患者是否有肝脏疾病、内分泌疾病、胃肠道疾病等可能导致低血糖的疾病。了解上述疾病的诊断时间、治疗过程和目前病情。

3. 饮食情况　了解患者的日常饮食规律，包括每日进餐次数、时间和食物种类；询问患者近期饮食有无明显改变，如食量减少、食物种类变化等情况。

4. 运动情况　了解患者平时的运动频率、运动强度和运动时间。询问患者近期运动是否有变化，对于糖尿病患者，尤其要关注运动与血糖控制的关系，过度运动可能导致血糖下降过快而引发低血糖。

（二）身体状况

1. 生命体征评估　观察患者的意识是否清晰，有无嗜睡、昏睡、昏迷等情况。同时注意患者的精神状态，是否有烦躁、谵妄等异常表现。检查呼吸频率、节律和深度，触摸患者的脉搏，评估心率、节律和强弱。测量血压，观察是否有血压下降的情况。

2. 症状评估　观察患者是否有出汗（多为冷汗）、手抖、心悸、饥饿感、面色苍白等症状。注意患者是否有头晕、头痛、视物模糊、言语不清、行为异常、惊厥等中枢神经系统受累的症状。观察皮肤的颜色、温度和湿度，注意是否有皮肤干燥、弹性减退等脱水表现。对于怀疑有肝脏疾病或胃肠道疾病导致低血糖的患者，进行腹部触诊，检查肝脏大小、质地，有无压痛，以及腹部有无包块等情况。

（三）心理－社会状况

1. 情绪反应　了解患者对低血糖发作的情绪反应，如是否感到恐惧、焦虑、紧张等。低血糖发作时的不适症状可能会使患者产生心理压力。

2. 认知程度　评估患者对低血糖相关知识的了解程度，包括低血糖的原因、症状、危害和预防措施等。患者对疾病知识的缺乏可能会导致不恰当的行为，如不重视饮食和药物管理，从而增加低血糖的发生风险。

（四）社会支持系统

1. 家庭支持　了解患者的家庭关系是否融洽，家庭成员是否能够给予患者关心和照顾。

2. 经济状况　询问患者的经济状况，因为糖尿病等导致低血糖的疾病需要长期治疗和监测，经济因素可能会影响患者的治疗依从性。

三、常规检查

1. 血糖测定　使用血糖仪进行指尖血糖检测。对于非糖尿病患者，血糖低于 2.8mmol/L 可诊断为低血糖；对于糖尿病患者，血糖低于 3.9mmol/L 即为低血糖。

2. 动态血糖监测　适用于反复发生低血糖或血糖波动较大的患者，有助于发现无症状性低血糖和夜间低血糖，为调整治疗方案提供依据。

3. 血浆胰岛素测定　通过放射免疫法或化学发光法测定血浆胰岛素水平，若在低血糖时胰岛素水平过高（一般大于 3μU/ml），胰岛素 / 血糖比值（正常情况下小于 0.3）增大，提示可能存在内源性胰岛素分泌过多的情况，有助于诊断胰岛素瘤等疾病。

4. C 肽测定 C 肽测定可以反映胰岛 β 细胞的功能。在低血糖发作时，同时测定 C 肽和胰岛素水平，若 C 肽水平升高，提示内源性胰岛素分泌增加。C 肽测定有助于区分内源性和外源性胰岛素导致的低血糖。

5. 血酮体测定 通过检测血酮体（包括乙酰乙酸、β- 羟丁酸和丙酮）可以判断低血糖是否是由于饥饿等非胰岛素介导的原因引起的。正常血酮体水平一般小于 0.6mmol/L，若血酮体升高，结合病史可考虑为饥饿性低血糖等情况。

6. 肝功能检查 检查项目包括血清谷丙转氨酶（ALT）、谷草转氨酶（AST）、胆红素、白蛋白、球蛋白、凝血酶原时间等。此类检查可辅助评估肝脏功能状态，确定是否存在肝脏疾病导致低血糖的可能。

7. 肾功能检查 主要包括血肌酐、尿素氮、肾小球滤过率等指标。如血肌酐、尿素氮升高，肾小球滤过率下降，提示肾功能受损，需要考虑肾功能不全对低血糖的潜在影响。

8. 内分泌激素检查 进行皮质醇测定，通过测定血皮质醇水平（如上午 8 时和下午 4 时的皮质醇），可以评估肾上腺皮质功能。如皮质醇水平降低，可能提示肾上腺皮质功能减退是低血糖的原因之一。

9. 生长激素测定 生长激素有升高血糖的作用。在低血糖状态下，生长激素分泌应增加。对于怀疑有垂体功能减退等内分泌疾病导致低血糖的患者，可测定生长激素水平。

10. 腹部超声或 CT 检查 对于怀疑有肝脏疾病、胰腺疾病（如胰岛 β 细胞瘤）等导致低血糖的患者，可进行腹部超声或 CT 检查。腹部超声可以初步观察肝脏、胰腺等器官的形态、大小、结构等情况。CT 检查能更清晰地显示胰腺肿瘤、肝脏病变等异常情况。

四、护理措施

（一）发作期护理

1. 紧急处理低血糖症状

（1）意识清醒患者：一旦发现患者出现低血糖症状且意识清醒，应立即给予含糖食物或饮料。可以让患者口服 15 ～ 20 克葡萄糖，如葡萄糖片、葡萄糖溶液，也可以选择其他含糖食物，如糖果、饼干等。让患者在安静舒适的环境下进食，进食后观察 15 ～ 20 分钟，查看低血糖症状是否缓解，血糖是否回升。

（2）意识不清患者：如果患者出现意识障碍，不能口服任何食物，应立即呼叫急救人员，并同时给予静脉注射 50% 葡萄糖溶液 40 ～ 60ml。注射过程中要确保针头在血管内，避免药物外渗。注射后将患者头偏向一侧，防止呕吐物引起窒息，密切观察患者的生命体征和意识状态的变化。

2. 生命体征监测 在低血糖发作期间，要持续监测患者的生命体征。每隔 5 ～ 10 分钟测量一次血压、脉搏、呼吸，观察患者的面色、皮肤温度和湿度等情况。对于昏迷患者，还要注意观察瞳孔大小、对光反射等变化。如果患者出现呼吸浅快、脉搏细速、血压下降等休克症状，应及时采取相应的抢救措施。

（二）一般护理

1. 休息与环境管理 为患者提供安静、舒适、温暖的休息环境，保证患者有充足的休息。

2. 心理护理 低血糖发作时，患者可能会感到焦虑、恐惧，护理人员要给予心理支持。对于频繁发生低血糖的患者，要帮助其树立正确的疾病认知，减轻心理负担。

3. 饮食护理

（1）要强调规律进餐的重要性。根据患者的生活习惯和身体状况，制订合理的进餐时间表，一般建议一日三餐定时定量，保证摄入足够的碳水化合物，以维持血糖的稳定。对于特殊情况，如患者因工作或其他原因无法按时进餐，应提前准备好一些含糖食物，在不能正常进餐时及时食用，防止低血糖的发生。

（2）饮食结构调整：合理调整患者的饮食结构，保证碳水化合物、蛋白质和脂肪的合理比例。碳水化合物应占总热量的 50% ～ 65%，蛋白质可占总热量的 15% ～ 20%，脂肪占总热量的 20% ～ 30%。鼓励患者多吃富含纤维素的食物，同时注意饮食的均衡和多样性，避免挑食和偏食。

4. 运动护理

（1）根据患者的身体状况、年龄和兴趣爱好，为患者制订个性化的运动计划。对于糖尿病患者，运动前要确保血糖在合适的范围（一般血糖大于 5.6mmol/L）。如果血糖较低，应先吃一些含糖食物再进行运动。运动方式可以选择散步、慢跑、太极拳、游泳等有氧运动，运动强度要适中。运动时间建议选择在餐后 1 ～ 2 小时，避免空腹运动。

（2）运动安全指导：在患者运动过程中，要提醒患者注意安全。如果患者在运动中出现心悸、手抖、出汗等低血糖症状，应立即停止运动，就地坐下或躺下，口服含糖食物。如果症状没有缓解或出现意识障碍，应立即呼叫急救人员。

5. 用药护理 对于糖尿病患者，要严格按照医嘱使用降糖药物，包括胰岛素和口服降糖药。护理人员要教会患者正确的胰岛素注射方法，如注射部位的选择（腹部、大腿外侧、上臂外侧、臀部等）、注射角度、注射后停留时间等。对于口服降糖药，要向患者详细介绍药物的名称、剂量、服用时间和注意事项。

五、健康指导

1. 给患者进行相关的疾病知识讲解，如低血糖发作时的症状、病因及低血糖发作时的自我救治等，让患者对自身状况有相应了解。

2. 给患者进行低血糖预防的指导，注意合理用药、规律进食、均衡饮食；让患者根据自身病情和治疗方案定期进行血糖监测，同时对患者进行运动安全指导和用药指导。

▶知识拓展

动态血糖监测（Continuous glucose monitoring system，CGM）

动态血糖监测是一种通过葡萄糖感应器监测皮下组织间液葡萄糖浓度变化的技术，能够连续、动态地反映血糖水平。一般通过一个细小的探头植入皮下，探头表面的葡萄糖氧化酶与组织间液中的葡萄糖发生反应，产生电信号，这个电信号会被监测仪接收并转换为血糖值，从而实现对血糖的实时监测。

该技术能够监测血糖平均值、血糖波动幅度、血糖波动频率、低血糖和高血糖时间占比等内容，能够帮助医生全面了解血糖波动情况，进一步优化糖尿病治疗方案，动态血糖监测的可视化的信息能够让患者更好地理解血糖控制的重要性，从而提高患者的自我管理能力，能够预防低血糖和高血糖的急性并发症的发生。

微课：
局麻并发症的护理

第六节　局麻并发症的护理

口腔局部麻醉是口腔疾病诊治过程中经常应用的技术之一，其并发症及不良反应的发生率为3.0% ～ 4.5%，其中大部分是可逆的，口腔局部麻醉的并发症分为局部并发症和全身并发症两大类。其中全身并发症主要包括晕厥、变态反应、中毒；局部并发症主要包括血肿、感染、注射针折断、暂时性面瘫、局部神经损伤等。

一、晕厥

（一）症状表现

1. 前驱症状　患者在晕厥前通常会出现头晕、视物不清、耳鸣、心悸、胸闷、面色苍白等症状，是即将发生晕厥的预警信号。

2. 晕厥发作期　患者会突然意识丧失，跌倒在地（如果没有得到及时支撑）。此时患者的脉搏细弱、血压下降，呼吸可能会变浅、变慢。

（二）主要原因

1. 精神心理因素　过度紧张、恐惧。

2. 疼痛刺激　麻醉技术不够熟练，进针速度过快、角度不当或者针头触及敏感组织等情况，都可能引起疼痛。疼痛刺激会使患者的交感神经兴奋，之后又迅速转为迷走神经兴奋，导致心率减慢、血压降低，进而发生晕厥。

3. 空腹　空腹时血糖较低，身体可能无法应对出现的应激情况。局部麻醉药物本身可能对心血管系统和神经系统产生一定的影响，在空腹状态下容易诱发晕厥。

（三）防治

1. 防治措施

（1）心理干预：在治疗前应与患者充分沟通，了解患者的心理状态。对于紧张、恐惧的患者，要详细介绍治疗过程，使患者有心理准备。

（2）规范操作：要熟练掌握局部麻醉技术，包括正确的进针角度、深度和速度。在注射前，可先在黏膜表面用表面麻醉剂进行预麻醉，以减轻进针时的疼痛。

（3）调整患者状态：尽量避免患者空腹进行口腔治疗；要保证患者在治疗前有充足的休息，避免疲劳状态下接受治疗。

2. 急救处理

（1）立即停止操作，迅速将患者置于平卧位，头偏向一侧，以防止呕吐物堵塞气道。同时，解开患者的衣领、腰带等束缚物，以利于呼吸顺畅和血液循环。

（2）保持呼吸道通畅：清除患者口腔内的异物和分泌物。

（3）吸氧：及时给予患者吸氧，可通过鼻导管或面罩吸氧，一般氧流量为 4 ～ 6L/min，以提高患者的血氧饱和度，改善组织缺氧状况。

（4）监测生命体征：密切观察患者的呼吸、心跳、脉搏、血压等生命体征。

（5）观察与处理：根据患者情况开通静脉通路，给予药物治疗。如患者呼吸、心跳骤停，应立即进行心肺复苏。

二、变态反应

（一）症状表现

1. 皮肤黏膜症状（轻度过敏） 皮肤瘙痒，在口唇周围、脸颊、颈部等部位出现红斑、荨麻疹。常在接触药物后很快出现，可能局限于注射部位周围，也可能扩散到全身。

2. 呼吸道症状（中度过敏） 出现呼吸道症状，患者可能有流涕、打喷嚏、鼻塞等鼻炎症状，还可能出现咳嗽、胸闷、呼吸困难等支气管痉挛的表现。

3. 循环系统症状（重度过敏） 严重的变态反应会导致血压急剧下降，患者可能会感到头晕、眼前发黑，甚至会出现晕厥；心率可能会出现加快或减慢的情况。同时可能会伴有心律失常，如早搏、房颤等，患者会感到心悸、心悸。若变态反应未得到及时控制，可能会发展为过敏性休克。患者会出现面色苍白、四肢湿冷、意识模糊甚至丧失等症状。

4. 其他系统症状 患者可能会出现恶心、呕吐、腹痛、腹泻等症状。部分患者会出现抽搐、昏迷等严重的神经系统症状。

（二）主要原因

1. 局部麻醉药物的化学结构可能会引起机体的变态反应。

2. 患者的过敏体质 具有过敏体质的患者更容易发生局部麻醉变态反应。变态反应与药物的剂量无关，即使是少量的局部麻醉药物也可能引发严重过敏。

（三）防治

1. 预防措施

（1）详细询问病史：口腔医护人员在进行局部麻醉前，必须详细询问患者的过敏史，包括药物过敏、食物过敏、接触性过敏等。对于有过敏史的患者，要更加谨慎地选择局部麻醉药物。

（2）过敏试验：如对于既往有可疑过敏史或过敏体质的患者，可以进行皮内试验或贴斑试验。

但需要注意的是，即使过敏试验阴性，也不能完全排除变态反应的发生。

（3）药物选择与准备：尽量选择不易引起变态反应的局部麻醉药物。酰胺类药物（如利多卡因、阿替卡因）相对酯类药物（如普鲁卡因）安全性更高。同时，在治疗现场应准备好抗过敏药物和急救设备，如肾上腺素、抗组胺药、糖皮质激素、氧气、气管插管设备等，以应对可能出现的变态反应。

2. 急救处理

（1）立即停止用药：一旦发现患者出现变态反应的迹象，应立即停止使用局部麻醉药物，防止变态反应进一步加重。

（2）保持呼吸道通畅：让患者处于仰卧位，头偏向一侧，防止呕吐物误吸。如果患者出现呼吸困难，应立即给予氧气吸入，氧流量根据患者的具体情况调整，一般为 4 ～ 6L/min。对于严重呼吸道阻塞的患者，可能需要进行气管插管或气管切开等急救措施。

（3）药物治疗：抗组胺药如苯海拉明可缓解皮肤瘙痒、荨麻疹等症状，减轻变态反应。肾上腺素适用于出现严重变态反应（如过敏性休克）的患者，能够收缩血管、增加外周阻力、提升血压，同时扩张支气管，缓解呼吸困难。糖皮质激素：地塞米松可减轻炎症反应，缓解过敏症状，特别是对呼吸道和循环系统症状有较好的治疗效果。

（4）支持治疗和监测：密切监测患者的生命体征，包括血压、心率、呼吸、血氧饱和度等。同时要注意观察患者的意识状态和其他症状变化，及时调整治疗措施。

三、中毒

（一）症状表现

1. 轻度中毒 主要表现为兴奋型症状。患者可能出现头晕、耳鸣、口周麻木、多语、烦躁不安等症状。还可能有肌肉震颤，尤其是面部小肌肉，表现为面部抽搐。这些症状是由于局部麻醉药对中枢神经系统产生兴奋作用，初期抑制了抑制性神经元，导致兴奋性神经元相对占优势。

2. 中度中毒 在轻度中毒的基础上，患者会出现恶心、呕吐、寒战、血压升高、心率加快等症状。这是因为药物对心血管系统和胃肠道系统产生了影响，引起交感神经兴奋，导致血压和心率的变化，同时刺激胃肠道引起呕吐反射。

3. 重度中毒 患者可出现惊厥、意识丧失、呼吸抑制、血压下降、心率减慢等严重症状。惊厥是由于局部麻醉药物对大脑皮层的抑制作用扩展到整个中枢神经系统，引起全身肌肉强直性或阵挛性抽搐。呼吸抑制和心血管系统功能障碍是因为药物对呼吸中枢和心血管中枢的严重抑制，导致生命体征出现危险变化。

（二）主要原因

1. 用药过量 麻醉药物剂量计算错误；未考虑患者的个体差异（如年龄、体重、身体状况等）；重复注射。

2. 药物误入血管 药物快速吸收进入血液循环，会使血液中的药物浓度迅速升高，引发中毒反应。

3. 患者个体差异 部分患者对局部麻醉药物的耐受性较低，即使在正常剂量下也可能出现中毒反应，如肝肾功能不全患者。

（三）防治

1. 预防措施

（1）准确计算剂量：在使用局部麻醉药物之前，必须根据患者的年龄、体重、身体状况和治疗所需的麻醉范围准确计算药物剂量。

（2）规范操作：严格遵守口腔局部麻醉的操作规范。在注射前，要仔细检查注射部位的解剖结构，回抽注射器，确保针头不在血管内。同时要选择合适的注射部位和方法，尽量避免在血管丰富的区域进行快速、大量注射。

（3）了解患者情况：治疗前详细询问患者的病史，包括是否有药物过敏史、肝肾功能情况等。对于有肝肾功能不全等疾病的患者，要谨慎使用局部麻醉药物，或者调整药物的种类和剂量。

2. 急救处理

（1）立即停止注射：一旦发现患者出现中毒反应的迹象，应马上停止注射局部麻醉药物，防止药物进一步进入体内，加重中毒程度。

（2）保持呼吸道通畅：将患者置于仰卧位，头偏向一侧，防止呕吐物误吸。如果口腔内有分泌物，要及时清除。对于呼吸抑制的患者，可能需要进行气管插管或使用口咽通气道等辅助设备，以确保呼吸通畅。

（3）控制惊厥：对于出现惊厥的患者，要尽快制止惊厥，避免因长时间惊厥导致缺氧性脑损伤等严重后果。可以使用地西泮等药物静脉注射。

（4）支持治疗：监测患者的生命体征，包括血压、心率、呼吸、血氧饱和度等。给予吸氧，以改善患者的缺氧状况。

四、血肿

（一）症状表现

血肿的临床表现开始为局部迅速肿胀，皮肤或黏膜出现紫红色瘀斑，数天后转变为黄绿色，最后吸收消失。在血肿部位会感到疼痛，尤其是在触碰或咀嚼时疼痛会加剧。如果血肿发生在口腔周围，还可能会影响口腔的正常功能，如张口、说话、吞咽等。

（二）主要原因

1. 血管损伤 注射针刺破血管，导致组织内出血。

2. 凝血功能障碍 如患有血小板减少性紫癜、血友病等疾病，或者正在服用抗凝血药物（如阿司匹林、华法林）。

（三）防治

1. 预防措施 治疗前要详细询问患者的病史，包括是否有出血性疾病、是否正在服用抗凝血药物等。医护人员应熟练掌握口腔及面部的解剖结构，在注射过程中，要严格遵守操作规范，正确掌握穿刺点、进针方向、角度及深度，避免反复穿刺。进针时要缓慢、轻柔，并且边进针边回抽注射器，查看是否有回血。针尖应无倒钩，注射针不弯曲。

2. 急救处理 如发现注射区突然肿胀，应立即停止注射，并用纱布或棉球压迫出血部位，止血后可以用冰袋或冷毛巾对血肿部位进行冷敷，每次冷敷时间 15 ～ 20 分钟，每天可进行 3 ～ 4 次，必要时给予止血和抗感染药物。密切观察血肿的变化，包括肿胀程度、颜色变化、疼痛情况等，如出现异常情况，应及时就医。

五、感染

（一）症状表现

1. 局部症状 在注射部位出现红、肿、热、痛是感染的典型局部症状。起初注射部位周围皮肤会发红，随着炎症的发展，肿胀会逐渐明显，皮肤温度升高，触摸时患者会感到疼痛加剧。若感染进一步发展，可能会形成脓肿。脓肿表现为局部有波动感，即触摸时有液体聚集的感觉。当脓肿破溃后，会有脓液流出，此时疼痛可能会暂时减轻，但感染可能会扩散到周围组织。

2. 全身症状 较轻的感染可能仅表现为局部症状，但如果感染严重，可能会出现全身症状。患者可能会发热，体温可达 38℃以上，同时伴有寒战、乏力、头痛等不适。在儿童患者中，全身症状可能会更加明显，因为儿童的免疫系统相对较弱。如感染未得到及时控制，可能会引起菌血症、败血症等严重的全身性感染，危及生命。

（二）主要原因

1. 器械消毒不严格 包括消毒设备陈旧、消毒流程不规范，如消毒时间不足、消毒剂浓度不够等情况，都会增加器械带菌的风险。

2. 注射部位感染的存在 如患者口腔内本身可能存在感染灶（牙周炎、根尖周炎等口腔炎症）；口腔黏膜破损。

3. 注射操作不当 医护人员未严格遵守无菌操作原则，如在注射时手接触了注射针的非无菌部分、注射药物被污染等。

（三）防治

1. 预防措施

（1）严格进行器械消毒，一次性产品不得重复使用。可重复使用的器械要按照标准的消毒灭菌流程进行处理，确保能够杀灭所有的病原体，包括细菌芽孢。

（2）口腔局部清洁与消毒：在局部麻醉注射前，要对患者的口腔进行充分清洁，减少口腔内的细菌数量。同时对注射部位周围的黏膜要用碘伏等消毒剂进行严格消毒，消毒范围要适当扩大，一般是以注射点为中心，半径 2 ～ 3cm 的区域。

（3）无菌操作规范：医护人员在操作过程中必须严格遵守无菌操作原则。操作前要洗手、戴无菌手套，避免手部细菌污染器械和注射部位。在注射过程中，要确保针头不被污染，不要用手触摸针头，并且尽量减少针头在组织内的不必要移动。另外，抽取麻醉药物时也要注意保持药物的无菌状态，如检查药瓶是否密封良好，使用无菌的注射器抽取药物等。

2. 急救处理

（1）局部处理：一旦发现感染迹象，对于早期的局部红、肿、热、痛，可以采用局部冷敷的方法，用冰袋或冷毛巾敷在注射部位，每次 15 ～ 20 分钟，每天 3 ～ 4 次，以减轻炎症和疼痛。如已经形成脓肿，需要及时切开引流，排出脓液。切开引流要在严格的无菌条件下进行，一般选择脓肿波动感最明显的部位切开，切口要足够大，以保证脓液能够顺利排出，同时要放置引流条，促进脓液持续排出。

（2）全身治疗：根据感染的严重程度，可能需要使用抗生素进行治疗。在使用抗生素之前，最好能对脓液或血液进行细菌培养和药敏试验，以确定病原体种类和敏感的抗生素。对于发热、疼痛等全身症状，可给予解热镇痛药，以缓解患者的不适。同时要密切观察患者的病情变化，包括体温、局部症状、全身症状等，及时调整治疗方案。

六、注射针折断

（一）症状表现

1. 局部异物感　患者在注射针折断后，首先会感到注射部位有明显的异物感，异物感可能随吞咽、说话等口腔动作而加重。

2. 疼痛和肿胀　折断的注射针可能会损伤周围的组织，引起疼痛和肿胀。疼痛程度因个体差异和针体折断的位置、大小等因素不同，可能是轻微的隐痛，也可能是较为剧烈的刺痛。肿胀通常是由于局部组织受到刺激后的炎症反应，表现为注射部位周围的组织发红、肿胀。

3. 功能障碍　若折断的注射针位于口腔关键部位，靠近神经、血管或关节，可能会导致口腔功能障碍。

（二）主要原因

1. 器械质量问题，如注射针质量差，缺乏弹性。
2. 术者操作不当，如过度弯曲注射针或进针时用力过猛。
3. 患者在注射时因为紧张或疼痛而突然转头或闭口。
4. 注射针进入骨孔、骨管或韧带等。

（三）防治

1. 预防措施

（1）选择优质器械：严格检查产品的质量认证和规格，确保注射针的材质优良、制造工艺精细，能够承受正常的操作压力和阻力。

（2）规范操作流程：医生在进行局部麻醉注射时，要正确握持注射针，采用稳定的手法进针。进针方向和深度应该根据解剖标志和注射要求来确定，避免盲目用力。

（3）避免弯曲注射针：尽量减少对注射针的弯曲操作。如果确实需要调整注射角度，应该选择质量好、柔韧性合适的注射针，并轻微弯曲，避免过度弯曲导致针体结构受损。

（4）固定患者头部：注射过程中要确保患者的头部处于稳定的位置。可以通过让患者舒适地躺卧在牙椅上，使用头枕等辅助设备来固定头部。同时，在注射前要与患者充分沟通，告知患者保持头部静止的重要性，减少因患者突然移动而导致注射针折断的风险。

2. 急救处理

（1）保持冷静和停止操作：一旦发现注射针折断，医护人员首先要保持冷静，立即停止注射操作，避免进一步的损伤。安抚患者的情绪，防止患者因紧张而加剧疼痛或导致其他意外情况。

（2）确定针体位置：尽可能准确地判断折断注射针的位置。可以通过观察注射部位的外观、触摸周围组织的感觉及患者的症状描述来初步确定针体位置。如折断的部分露出组织表面，可使用镊子等工具小心地夹住并取出，但要注意避免将针体推得更深。

（3）影像学检查定位：如果无法确定针体位置或者怀疑针体已经进入深层组织，需要立即进行影像学检查，如 X 线检查、CT 检查等，以明确针体的准确位置。这对于后续的取出操作至关重要。

（4）手术取出针体：根据影像学检查的结果，由口腔颌面外科医生或相关专业医生进行手术取出折断的注射针。手术过程中要小心操作，避免损伤周围的神经、血管等重要组织。在手术后，要密切观察患者的恢复情况，包括伤口愈合、有无感染迹象、口腔功能是否恢复等，同时给予适当的抗感染和止痛治疗。

七、暂时性面瘫

（一）症状表现

1. 面部表情肌瘫痪 主要表现为患侧面部肌肉松弛。患者不能皱额、不能蹙眉，以及闭眼不全，严重时可导致角膜长期暴露而引起损伤，如角膜溃疡等。

2. 口角歪斜 患侧口角下垂，在做微笑等表情动作时，口角向健侧偏斜。

3. 流涎 由于口唇不能正常闭合，口腔内的唾液会不自觉地从患侧口角流出。

（二）主要原因

1. 注射位置错误 如进行下牙槽神经阻滞麻醉时，如果注射针偏向内后，就有可能刺入腮腺内。腮腺内有面神经穿行，麻醉药物注入腮腺实质内，就会麻醉面神经，导致面瘫。

2. 药物剂量和扩散因素 如使用的麻醉药物剂量过大，或者药物的渗透性较强，也可能会扩散到面神经周围，引起面神经麻痹。

（三）防治

1. 预防措施 口腔医护人员要熟练掌握局部麻醉的注射方法，明确注射的解剖标志。注意控制药物剂量，要根据患者的年龄、体重、身体状况等因素合理控制麻醉药物的剂量。同时在注射过程中，要缓慢推注药物，边注射边观察患者的反应。

2. 急救处理

（1）观察等待：一般情况下，这种面瘫是暂时性的。因为口腔局部麻醉药的作用时间是有限的，随着药物的代谢，面神经的功能会逐渐恢复。故可先观察，向患者做好解释工作，消除其紧张情绪。

（2）保护措施：对于闭眼不全的患者，为了防止角膜损伤，可以使用眼罩或眼膏来保护眼睛。例如，涂抹红霉素眼膏，防止角膜干燥和感染。

（3）辅助恢复措施：可以适当对患侧面部进行轻柔的按摩，促进局部血液循环，有助于面神经功能的恢复。但按摩要注意力度，避免对已经麻痹的肌肉造成损伤。

八、局部神经损伤

（一）症状表现

口腔局部麻醉神经损伤指在口腔局部麻醉过程中，由于注射针的机械损伤、药物的化学刺激等因素，导致神经结构或功能发生异常改变的情况。这种损伤可能会引起神经支配区域的感觉和/或运动功能障碍。主要表现为感觉异常，如麻木、感觉过敏、感觉减退。运动功能障碍，如出现肌肉无力和肌肉萎缩的情况。

（二）主要原因

1. 机械性损伤

（1）注射针直接损伤：如进行下牙槽神经阻滞麻醉时，进针方向错误或进针过深，注射针可能会刺穿下牙槽神经。这种直接的物理创伤会破坏神经的完整性，包括神经纤维的断裂、神经鞘的破损等。

（2）注射针压迫神经：当注射针靠近神经放置并长时间压迫时，也会对神经造成损伤。如在一些口腔解剖结构复杂的区域，注射针可能会因为周围组织的压力而对神经产生持续的压迫，影响神经的血液供应和正常传导功能。

2. 化学性损伤

（1）麻醉药物的毒性作用：某些局部麻醉药物如果浓度过高或者剂量过大，会对神经产生化学毒性。且药物的 pH 值也会影响神经。如果药物的 pH 值过低，会对神经产生酸性刺激，导致神经组织的炎症反应。

（2）药物中的添加剂影响：局部麻醉药中的一些添加剂，如防腐剂等，也可能对神经产生不良影响。添加剂可能会引发变态反应或者直接的化学刺激，损害神经的组织结构和功能。

（三）防治

1. 预防措施

（1）提高注射技术：口腔医生要熟练掌握口腔局部麻醉的注射技巧。准确了解口腔的解剖结构，包括神经的走行、位置和深度等。

（2）合理选择药物：根据患者的情况选择合适的局部麻醉药物。对于儿童、老年人或身体较为敏感的患者，尽量选择毒性较低的药物，并且要严格控制药物的浓度和剂量。同时，要注意药物的质量和有效期，避免使用变质或过期的药物。

（3）术前评估和沟通：在进行口腔治疗前，要对患者的口腔情况进行全面评估，包括既往的神经损伤病史、过敏史等。与患者进行充分的沟通，告知患者局部麻醉可能存在的风险，让患者在心理上有所准备。

2. 急救处理

（1）立即处理：应立即停止注射，用生理盐水对注射部位进行冲洗，清除残留的药物和可能的污染物，减少药物的化学刺激和感染的风险。

（2）药物治疗：根据医嘱选择营养神经药物（维生素 B_{12}、甲钴胺）或糖皮质激素（地塞米松）；缓解神经周围的炎症反应，减轻神经的压迫，修复受损的神经。

（3）物理治疗：热敷可以促进局部血液循环，有助于神经的恢复。另外，可以在医生的指导下进行红外线照射、超短波治疗等物理治疗方法。

微课：
癫痫的
护理

第七节　癫痫的护理

癫痫是一种由多种病因引起的慢性脑部疾病，以脑神经元过度放电导致反复性、发作性和短暂性的中枢神经系统功能失常为特征。癫痫发作是大脑神经元异常和过度超同步化放电所造成的临床现象，其表现可以是感觉、运动、意识、精神、行为、自主神经功能障碍等多种形式。

一、病因

（一）遗传因素

部分癫痫具有明显的遗传倾向。一些基因的突变或异常可能导致神经元的兴奋性和抑制性失衡，从而引发癫痫发作。

（二）脑部疾病

1. 脑结构异常　脑部的先天性发育异常，如脑穿通畸形、灰质异位症等，这些结构异常会使大脑神经元的正常连接和功能受到破坏，增加癫痫发作的风险。

2. 脑血管疾病　脑血管意外（如脑出血、脑梗死）后，局部脑组织因缺血、缺氧而受损，形成瘢痕组织，这些瘢痕组织可能会干扰大脑神经元的正常电活动，引发癫痫发作。另外，脑血管畸形，如动静脉畸形，也会导致局部脑组织的血流动力学改变，刺激神经元，引起癫痫。

3. 脑肿瘤　无论是原发性脑肿瘤还是转移性脑肿瘤，肿瘤细胞的生长和浸润会压迫、破坏周围的脑组织，导致神经元的功能紊乱，产生癫痫发作。特别是大脑半球的肿瘤，癫痫发作的发生率相对较高。

4. 中枢神经系统感染　病毒、细菌、真菌或寄生虫等病原体感染脑部，如脑炎（由单纯疱疹病毒感染等引起）、脑膜炎（如结核性脑膜炎），会引起脑组织的炎症反应，破坏神经元和神经胶质细胞的正常功能，导致神经元兴奋性增高，从而诱发癫痫。在感染急性期，癫痫发作较为常见，部分患者在感染治愈后仍可能遗留癫痫后遗症。

（三）全身或系统性疾病

1. 缺氧性脑病　各种原因导致的脑部缺氧，如心肺复苏后、一氧化碳中毒、严重窒息等情况，会引起大脑神经元的代谢障碍，使细胞内外离子平衡失调，神经元兴奋性异常，引发癫痫发作。

2. 代谢性疾病　如低血糖、低钙血钙、尿毒症等。低血糖时，大脑缺乏足够的能量供应，神经元功能受损；低钙血钙会影响细胞膜的稳定性，使神经元兴奋性增高；尿毒症患者体内的毒素蓄积会对大脑产生毒性作用，这些情况都可能导致癫痫发作。

3. 内分泌疾病　甲状腺功能亢进症等内分泌紊乱疾病可能会影响神经系统的稳定性。甲状腺激素过多会加速机体代谢，包括大脑的代谢过程，可能导致神经元兴奋性改变，增加癫痫发作的可能性。

（四）其他因素

1. 药物和毒物　某些药物过量或中毒可能诱发癫痫，如青霉素、茶碱等。这些药物可能影响大脑神经元的正常电生理活动。此外，一些毒物，如酒精戒断、重金属中毒等也可能引发癫痫。

2. 睡眠剥夺和疲劳　长期睡眠不足或过度疲劳会使大脑神经元的兴奋性发生改变，降低大脑的抑制功能，从而诱发癫痫发作。

二、护理评估

（一）健康史

1. 家族史　详细询问家族中是否有癫痫患者，包括直系亲属和旁系亲属。了解家族癫痫患者的发病年龄、发作类型、病情严重程度及是否进行了治疗和治疗效果等情况。

2. 既往病史

（1）脑部疾病史：重点了解患者是否有脑部先天性发育异常、脑血管疾病、脑肿瘤、中枢神经系统感染等病史。这些脑部疾病是癫痫发作的常见原因，询问疾病的诊断时间、治疗过程和目前的恢复情况。

（2）全身或系统性疾病史：询问患者是否有缺氧性脑病、代谢性疾病、内分泌疾病等病史。了解此类疾病与癫痫发作的先后顺序，以及目前此类疾病的控制情况。

（3）外伤史：了解患者是否有头部外伤史，包括受伤时间、受伤原因、受伤程度和当时的治疗情况。头部外伤后可能会遗留癫痫发作的后遗症，特别是伴有脑组织损伤的情况。

（4）药物和毒物接触史：询问患者是否有使用可能诱发癫痫的药物的经历，包括药物名称、剂量、使用时间和目的。同时，了解患者是否有接触毒物的情况，如长期大量饮酒后戒酒的时间，是否有铅、汞等重金属接触史等。

（5）发作史：详细询问癫痫发作的情况，包括首次发作时间、发作频率、发作时间、发作诱因。了解发作时的症状，如是否有先兆症状、发作类型、发作持续时间、发作后状态。

（二）身体状况

1. 生命体征

（1）意识状态：观察患者目前的意识是否清晰，有无嗜睡、昏睡、昏迷等情况。在癫痫发作间期，大部分患者意识正常，但有些患者可能因频繁发作或其他并发症而出现意识障碍。

（2）呼吸：检查呼吸频率、节律和深度。癫痫发作时，特别是强直－阵挛发作过程中，患者可能会出现呼吸急促或呼吸暂停等情况。在发作后，要注意观察呼吸是否恢复正常，有无呼吸困难等异常表现。

（3）脉搏和血压：触摸患者的脉搏，评估心率、节律和强弱。同时测量血压，观察是否有血压升高或降低的情况。癫痫发作时可能会出现血压升高、心率加快等现象。

2. 神经系统

（1）脑神经功能：检查患者的视力、听力、嗅觉、味觉、面部感觉和运动等脑神经功能。

（2）运动系统：评估患者的肌力、肌张力、共济运动等。检查四肢的肌力是否正常，有无肌肉萎缩或肢体无力现象。观察肌张力是否增高或降低，共济运动是否协调。

（3）感觉系统：检查患者的浅感觉和深感觉。了解患者是否有感觉减退、感觉过敏或感觉异常的区域。

（4）反射检查：检查患者的生理反射和病理反射。观察反射是否正常、增强或减弱。

3. 其他系统

（1）皮肤黏膜：观察皮肤有无损伤，特别是在癫痫发作时可能会出现的咬伤舌头、口唇，以及摔倒导致的擦伤、挫伤等。检查口腔黏膜有无破损，对于发作时有牙关紧闭的患者，要注意口腔内损伤情况。

（2）营养状况：评估患者的营养状况，包括体重、身高、体型等。由于癫痫发作可能会影响患者的进食，长期频繁发作可能导致营养不良。了解患者的饮食摄入情况，是否有因疾病导致的食欲改变、吞咽困难等问题。

（三）心理 – 社会状况

1. 心理状况

（1）情绪反应：了解患者对癫痫发作的情绪体验，如是否感到恐惧、焦虑、抑郁、自卑等。观察患者的情绪表现，如是否容易激动、情绪低落等。

（2）认知程度：评估患者对癫痫相关知识的了解程度，包括癫痫的病因、发作机制、治疗方法、预后等方面。

2. 社会状况 了解患者的家庭关系是否融洽，家庭成员对癫痫患者的态度和关心程度。评估患者的社会交往情况，如是否因为癫痫而受到歧视，是否影响工作、学习和社交活动。

三、常规检查

（一）脑电图

1. 普通脑电图 这是最基本的检查方法。通过在头皮表面放置电极，记录大脑神经元的自发性电活动。在癫痫发作时，脑电图会出现特征性的癫痫样放电，但普通脑电图检查时间较短，可能会错过癫痫样放电，其阳性率相对较低，为 30% ～ 50%。

2. 动态脑电图 也称为 24 小时脑电图。患者需佩戴便携式脑电图记录设备，连续记录 24 小时脑电活动。此检查可以捕捉到患者在日常活动、睡眠等不同状态下的脑电信号，提高了癫痫样放电的检出率，对于发现一些发作频率较低或者在睡眠中发作的癫痫非常有帮助。

3. 视频脑电图 是将脑电图记录与视频监测相结合。在记录脑电图的同时，通过摄像头拍摄患者的行为表现，同步观察患者发作时的症状和脑电活动，有助于准确判断癫痫发作类型和定位癫痫病灶。

（二）影像学检查

1. 头颅 CT 检查 能够快速显示脑部的大致结构，可以检测出脑出血、脑梗死、脑肿瘤、颅骨骨折等病变。CT 检查速度快，对于急诊患者怀疑有癫痫发作是由脑部急性病变引起的情况，可首先进行 CT 检查来初步筛查。

2. 头颅 MRI 检查 对脑部软组织的分辨力更高。它可以多方位、多序列成像，能够清晰地显示脑发育畸形、脑白质病变、海马硬化、脑血管畸形等病变。

（三）实验室检查

1. 血常规检查 检查患者的白细胞、红细胞、血小板等计数情况。

2. 血糖检查 对于有糖尿病病史或者长时间未进食的患者，在癫痫发作时，及时检测血糖非常重要。正常空腹血糖范围一般在 3.9 ～ 6.1mmol/L，低于此范围可能会导致大脑能量供应不足，引发癫痫发作。

3. 血钙检查 低钙血症会引起癫痫发作。正常血钙浓度一般在 2.25 ～ 2.58mmol/L，血钙检查可以帮助发现是否有钙代谢异常导致的癫痫。

4. 血镁检查 镁离子对神经肌肉的兴奋性有调节作用。血镁浓度异常（如低镁血症）可能会导致癫痫发作。正常血镁浓度一般在 0.75 ～ 1.25mmol/L，通过血镁检查可以辅助诊断癫痫发作是否与镁代谢紊乱有关。

5. 肝肾功能检查 抗癫痫药物大多需要经过肝脏代谢和肾脏排泄。检查肝功能可以了解肝脏对药物的代谢能力，检测肾功能可以评估肾脏对药物的排泄功能。

6. 甲状腺功能检查 甲状腺激素对神经系统的发育和功能有重要影响。甲状腺功能亢进或减退都可能影响大脑的兴奋性，增加癫痫发作的风险。检查甲状腺激素可排除甲状腺疾病导致的癫痫发作。

7. 脑脊液检查 对于怀疑有中枢神经系统感染引起癫痫发作的患者，脑脊液检查是非常重要的。通过腰椎穿刺获取脑脊液，检查脑脊液的压力，还可以进行常规和特殊检查。

四、护理措施

（一）发作期护理

1. 保持呼吸道通畅 癫痫发作时，应立即将其头偏向一侧，防止口腔分泌物或呕吐物误吸入气管而引起窒息。如口腔内有假牙，也应及时取出。同时要解开患者领口、领带、腰带等束缚物，以利于呼吸顺畅。对于牙关紧闭的患者，勿强行撬开牙齿，以免损伤牙齿和口腔黏膜。

2. 防止受伤 癫痫发作时患者可能会出现肢体抽搐，要将患者周围的硬物、尖锐物品移开，避免患者在抽搐过程中碰撞受伤。可在患者头下垫上柔软的物品，如毛巾、衣物等，保护头部。不要用力按压患者的肢体，如患者在发作时摔倒在地，应尽量将其平移至安全位置，避免拖拉造成二次伤害。

3. 观察病情变化 发作过程中，要密切观察其生命体征，包括呼吸、脉搏、血压、瞳孔等。注意发作的持续时间、发作类型、发作的严重程度及发作时的意识状态。如发作持续时间超过 5 分钟或频繁发作，可能是癫痫持续状态，需要立即呼叫急救人员进行抢救。

（二）一般护理

1. 休息与环境管理 为患者提供安静、舒适、安全的休息环境。房间的光线要柔和，避免强光刺激，保持室内温度适宜，避免过冷或过热。根据患者的情况调整作息时间，避免过度劳累和睡眠剥夺。

2. 心理护理 癫痫患者由于疾病的反复发作，往往会产生焦虑、恐惧、自卑等不良情绪。护理人员和家属要给予患者充分的心理支持，关心和理解患者的感受。鼓励患者表达自己的情绪，耐心倾听患者的诉说。同时向患者讲解癫痫的相关知识，包括发病原因、治疗方法和预后等，让患者正确认识疾病，增强战胜疾病的信心。

（三）饮食护理

1. 营养均衡摄入 合理搭配碳水化合物、蛋白质和脂肪。碳水化合物应占总热量的50%～60%，蛋白质占总热量的15%～20%；脂肪摄入应适量，占总热量的20%～30%。鼓励患者多吃新鲜的蔬菜和水果。

2. 避免诱发因素 部分食物会诱发癫痫发作，如含有咖啡因的饮料、辛辣刺激性食物和酒精等。告知患者尽量避免食用此类食物。另外，对于有明确食物过敏的患者，要严格避免接触变应原。

3. 进食安全管理 对于发作频繁或者有吞咽困难的患者，在进食过程中要注意安全。可选择容易吞咽的食物。进食时要保持安静，避免谈笑、打闹，防止食物呛入气管。如果患者在进食过程中出现癫痫发作的先兆症状，应立即停止进食，采取安全措施。

（四）用药护理

1. 正确给药指导 向患者和家属详细介绍抗癫痫药物的名称、剂量、服用时间和方法。抗癫痫药物一般需要长期规律服用，不能随意停药、换药或增减剂量。对于年龄较小或记忆力较差的患者，可使用药盒等辅助工具来帮助记忆服药时间。

2. 药物不良反应观察 不同抗癫痫药物有不同的不良反应，护理人员要告知患者和家属需要观察的内容。要求患者定期进行血常规、肝肾功能等检查，以监测药物的不良反应。如果患者出现严重的不良反应，如严重的皮疹、呼吸困难、黄疸等，应立即停药并告知医生。

3. 药物依从性监督 强调按时服药的重要性，通过定期回访、电话提醒等方式监督患者的服药情况。同时，鼓励患者和家属积极配合治疗，提高药物依从性。

（五）康复护理

1. 生活能力训练 因癫痫发作导致身体功能受损的患者要进行生活能力训练。如进行肢体功能锻炼，包括简单关节活动、肌肉力量训练等，帮助患者恢复肢体功能，提高自理能力。

2. 平衡训练和步态训练 可让患者在安全的环境下进行站立、行走练习，使用辅助器具提高稳定性。

3. 认知和心理康复 部分癫痫患者可能会出现认知功能障碍，可通过认知训练来改善，如进行记忆训练、注意力训练。继续加强心理支持和心理疏导，帮助患者克服因疾病和康复过程带来的心理问题，促进心理健康。

五、健康指导

1. 生活指导　保证充足睡眠，适量运动，保持饮食均衡，规律进餐，避免诱发食物。

2. 心理调适指导　帮助患者树立正确的疾病观念，正确认识疾病，给予患者充分的心理支持和关爱。

3. 药物指导　严格按照医嘱按时、按量服用抗癫痫药物；了解药物作用与不良反应，注意定期复查与药物调整。

4. 自我监测　教导患者学会自我监测癫痫发作的情况，包括发作的时间、频率、症状、诱发因素等，要注意观察自己的身体状况；如果症状持续不缓解或加重，应及时就医。

▶知识拓展

癫痫持续状态

癫痫持续状态指癫痫连续发作之间意识尚未完全恢复又频繁再发，或癫痫发作持续 30 分钟以上未自行停止。这是一种神经科的急症，需要及时处理，长时间的癫痫发作会导致脑缺氧、脑水肿，甚至会引起永久性的脑损伤，严重时可危及生命。

发作时要确保周围环境安全，保持呼吸道，通畅，及时使用镇静和抗癫痫药物控制癫痫发作，下一步对症支持治疗，及时纠正低血糖、低钙血症等代谢紊乱，维持水、电解质平衡，密切监测患者生命体征和意识状态的变化，及时发现病情变化并通知医生。

考试知识点总结　　**本章小结**

协和云课堂……　拓展练习及参考答案

（李　莎　程丽何）

第十二章　口腔诊疗中的感染控制与管理

教学课件

学习目标

素质目标

（1）具备感染防控意识，对就诊患者的安全负责。

（2）具备严格的感染控制意识，为将来从事口腔护理工作打下坚实的基础。

（3）具备解决实际工作中遇到的感染控制问题的能力，提高口腔护理工作的安全性。

知识目标

（1）掌握：口腔器械消毒灭菌的流程、标准预防措施。

（2）熟悉：口腔危险器械的程度分类标准、口腔科感染传播途径。

（3）了解：口腔诊室环境管理的重要性，掌握合理布局、环境分区及环境消毒的方法。

能力目标

（1）能独立完成口腔诊室的日常环境管理工作，确保诊室环境的清洁与消毒。

（2）能正确应用标准预防措施，减少感染传播的风险。

（3）能正确分类和处理口腔器械，确保器械的消毒灭菌效果。

案例导入

【案例】

某口腔诊所多名患者在接受治疗后出现感染症状，且部分患者出现了严重的感染症状。经调查发现，是该口腔诊所在诊疗过程中未严格遵守感染控制规范所致。

当地卫生监督执法人员在监督检查时，还发现一台热牙胶充填器携热器上的携热头有使用后余留的牙胶。经调查，现场发现的热牙胶充填器是该诊所做根管治疗使用，平时用酒精进行擦拭消毒。这些问题不仅影响了患者的治疗效果，还严重损害了诊所的声誉。

【问题】

1．结合案例，分析感染控制不当可能带来的后果，并提出改进措施。

2．口腔诊室环境应如何进行消毒？

3．如何能做到符合国家标准的口腔器械消毒、灭菌，具体应如何操作？

4．如何进行医疗废物处理？

·核心知识拆解·

口腔诊室环境管理、口腔器械消毒灭菌是口腔护士的职责，这项工作关系到口腔诊疗的质量和效率。在实际的临床工作中，各类口腔疾病的治疗步骤不尽相同，这就要求我们根据各类治疗的流程来进行相应的协助工作。口腔诊疗中的感染控制包括口腔诊室环境管理、口腔诊疗中的标准预防、口腔器械的消毒灭菌等诸多方面。

第一节　口腔诊室环境管理

微课：口腔诊室环境管理

一、口腔诊室布局与环境分区

（一）口腔诊室布局

口腔诊室的设计布局已经成为医患双方健康与安全的重要环节。合理的布局可避免清污区域交叉，患者就诊流程安全可靠，医护人员操作治疗受到安全保护。每个诊疗单元相对独立，环境整洁，通风良好。单位牙椅面积不少于 3m×2m，按四手操作布局设计。

1．诊室空间应易于使用牙椅进行各种操作，便于牙科设备及人员移动，有足够空间安放洗手设施、储物设施及电脑等。还应考虑残疾人及使用轮椅的患者方便及发生紧急医疗情况时所需的空间。

2．两台牙科综合治疗台间带物理隔断，牙科综合治疗台头枕部距最近障碍物宜 800mm，患者扶手距最近障碍物宜 900mm，痰盂距最近障碍物宜 500mm。

3．两台牙科综合治疗台间无物理隔断，两台牙科综合治疗台头枕部中线最小距离 2400mm，患者扶手距最近障碍物宜 900mm，痰盂距最近障碍物宜 500mm。

（二）口腔诊室环境分区

口腔医疗环境应当将口腔诊疗区域（图 12-1）和口腔器械处理区域（图 12-2）分开，不同区域布局合理，能满足诊疗工作和口腔器械清洗、消毒灭菌工作的基本需要。

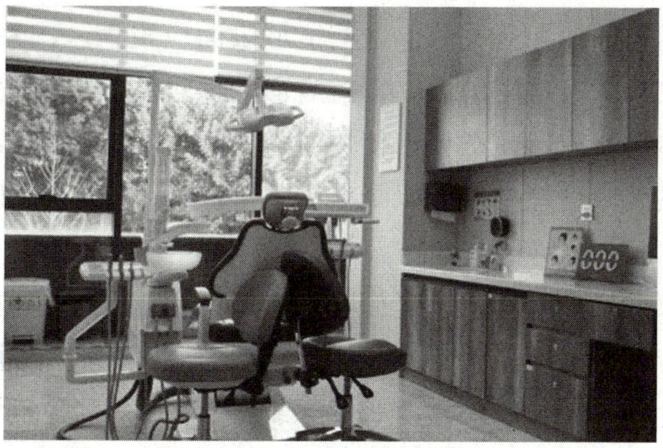

图 12-1　口腔诊疗区域

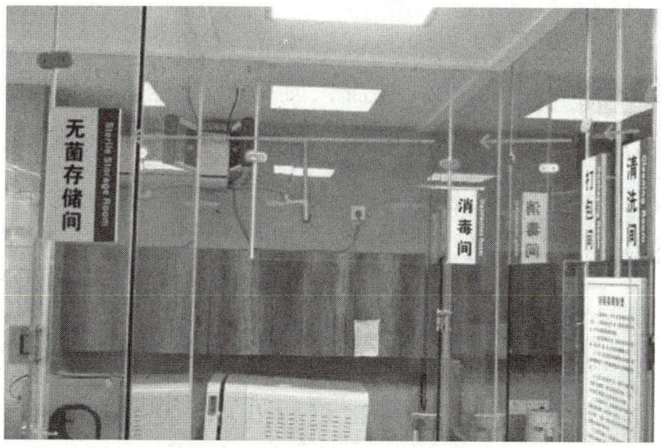

图 12-2　口腔器械处理区

1. 口腔诊疗区域

（1）清洁区：指的是治疗室内那些仅用干净的手或物品触碰的地方，或设备的表面及材料等。如容器内的材料、患者的病历、诊室走廊（图 12-3）、患者休息区（图 12-4）、材料瓶、医护人员的洗手池（图 12-5）、口腔护士操作台等。清洁区必须小心保护，在治疗过程中，避免脏手套、气雾和飞溅物污染清洁区。使用过的手套不能接触这些区域的物品，如果不小心碰到，须立即清洁消毒或治疗完成后清洁消毒。清洁区在患者轮换之间不必消毒，但应每天进行清洁和消毒。

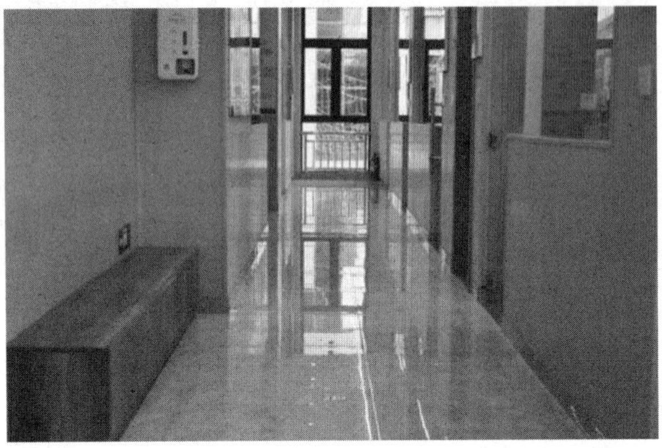

图 12-3　诊室走廊

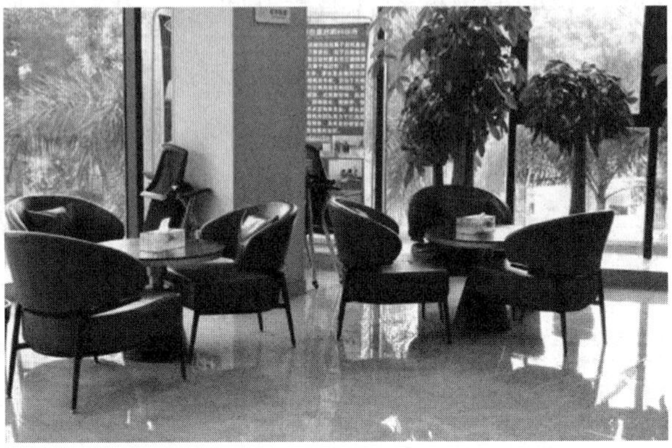

图 12-4　患者休息区

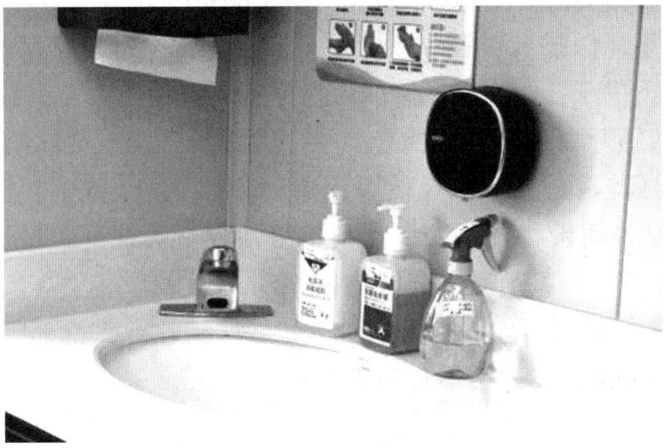

图 12-5　医护洗手池

（2）污染区：是治疗中一定或可能受到污染的设备、器械及工作台暴露面。从空间上划分是以治疗中的患者头部为中心，以处于工作位的口腔医生或口腔护士的背部为半径的范围。主要包括综合治疗台的支架桌、痰盂、吸唾系统、手机头、灯光手柄和开关等。这些区域表面应覆盖一次性保护物品，若没有覆盖，则应在每位患者结束治疗后按中等水平消毒。覆盖表面的保护物也应在每位患者完成治疗后更换。治疗中所有进入污染区域的材料或器械即使未使用过也不可再用，材料必须丢弃，器械必须消毒灭菌后再使用。同时，保持该区域良好的通风以降低因气溶胶而引起的空气污染。

（3）工作区：为治疗患者的区域，从空间上划分是以治疗中的患者头部为中心，以处于工作位的口腔医生或口腔护士的背部为半径的范围。从清洁区来的灭菌消毒器械用于治疗，治疗后使用过的器械需要送到污染区进行处理，还包括综合治疗台的支架桌、痰盂、吸唾系统、手机头、灯光手柄和开关等。

2. 口腔器械处理区　器械处理区应相对独立，可设在诊室周围，方便器械的传递。区域内按照工作要求分为回收清洗区、保养包装区、灭菌区、物品存放区。①回收清洗区：为污染区，承担器械回收、分类、清洗、除锈、干燥等功能。②保养包装区：承担器械保养、检查、包装等功能。③灭菌区：摆放灭菌设备，承担灭菌功能。④物品存放区：存放消毒、灭菌后的物品。各区之间应标志明确，有实际屏障。人流、物流由污到洁，单向循环，不得逆流或交叉穿梭。

二、牙科综合治疗台的清洁与消毒

（一）定义

1. 牙科综合治疗台　用于口腔诊疗的基本设备，由照明灯、患者椅、吸引装置、痰盂、操作面板、电动机、电器开关、诊疗器械连接处、水路、气路及管路接口等组成。

2. 牙科临床接触面　口腔诊疗过程中产生的飞沫、气溶胶和医护人员手直接接触的污染物体表面，包括牙科综合治疗台的灯开关、调灯把手、操作台面、诊疗器械连接处、牙科放射设备、辅助口腔检查诊疗的设备及设施等。

（二）处理措施

1. 每日开诊前

（1）清洁擦拭牙科综合治疗台表面：①一椅一巾。②用消毒湿巾或含消毒剂的布巾擦拭（图 12-6）。每日工作开始前应对牙科综合治疗台水路系统冲洗 2 ～ 3 分钟，以减少微生物数量。

（2）临床接触面覆盖一次性隔离屏障：包括防护膜、防护纸、透明塑料袋等，重点覆盖操作面板、牙椅控制板、柜子或抽屉把手、头顶灯的手柄、综合治疗台的把手、光圈化机身和机头、三用枪工作头、诊疗器械连接处等（图 12-7）。

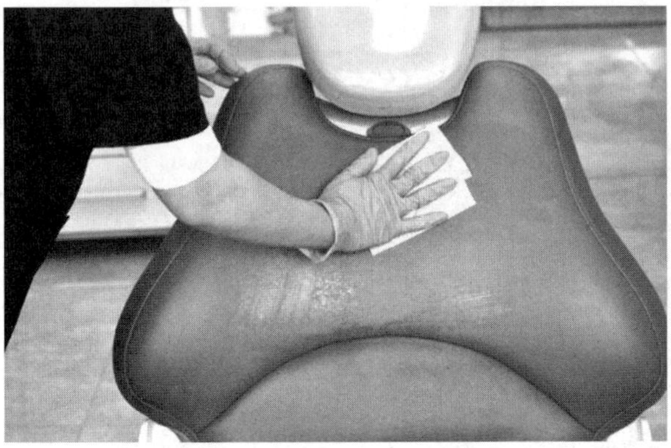

图 12-6　清洁擦拭牙科综合治疗台表面

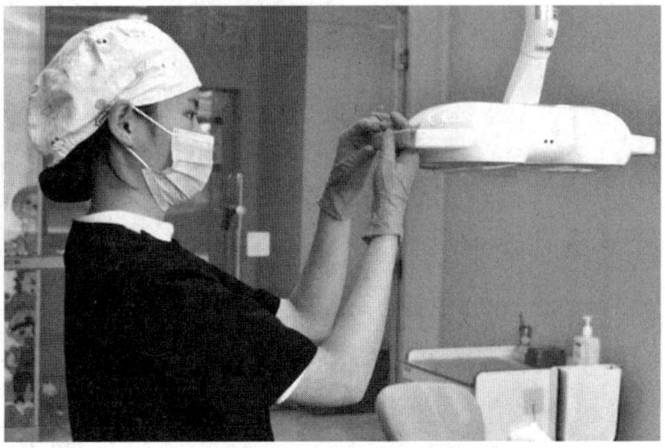

图 12-7　贴防污膜

2. 诊疗中

（1）清洁牙科综合治疗台表面：①一人一用一清洁消毒，使用消毒湿巾擦拭。②如遇血液、体液污染，应立即用吸湿材料去除污染，再彻底清洁消毒。③一次性隔离屏障破损、渗漏时，应及时更换。

（2）清洁痰盂：①痰盂随时保持清洁，遇污染时立即清洁消毒。②上下午诊疗结束后用含有效氯 500mg/L 的消毒液刷洗消毒。

（3）冲洗管线水路：每个患者诊疗前后空踩冲洗管路 20 ～ 30 秒（图 12-8）。

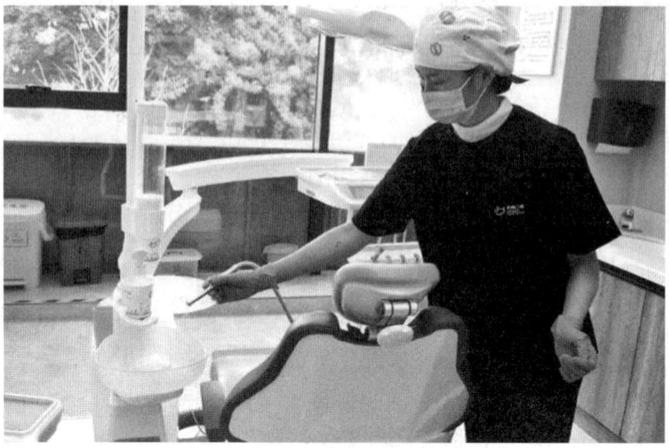

图 12-8　冲洗管路

3. 每日诊疗结束后

（1）清洁牙科综合治疗台：①撕下一次性隔离屏障并按医疗废物处理。②按照先洁后污的顺序彻底清洁牙科综合治疗台所有表面。

（2）清洁痰盂：痰盂冲水或用清洗工具将痰盂清洗干净，再用含氯消毒液或其他适宜的消毒液湿刷痰盂（图 12-9）。

（3）清洁水路管线：如使用独立储水罐供水，使用时注入纯水或蒸馏水，用后及时清洗，干燥备用。

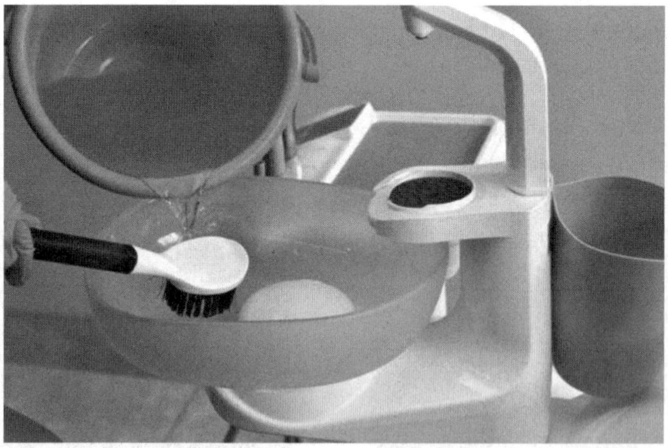

图 12-9　清洁痰盂

三、诊室环境的消毒

（一）空气消毒

为了减少口腔诊室的细菌污染，应注意诊室内的空气通风净化。在天气条件允许时，应尽量打开门窗通风换气，安装空气过滤器或空气净化装置。扫地时采用湿式清扫，减少灰尘飞扬。对诊室的空气消毒可采取以下方法。①臭氧消毒：要求达到臭氧浓度＞ 20mg/m³，在相对湿度≥ 70% 条件下，消毒时间≥ 30 分钟。②紫外线消毒：选用产生较高浓度臭氧的紫外线，以利用紫外线和臭氧的协同作用，紫外灯照射时间应大于 30 分钟。③空气消毒器消毒：消毒时应关闭门窗，密闭消毒，避免与室外空气流通，进出风口不能有物品覆盖，定期清洁过滤网并记录使用时间（图 12-10）。

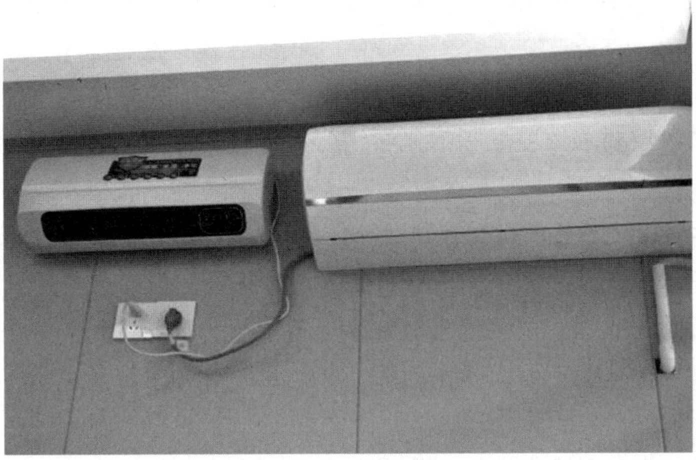

图 12-10 空气消毒器消毒

（二）地面消毒

当地面没有明显污染情况下，通常采用湿式清扫，可用清水、2% ～ 5% 甲酚皂溶液或 0.2% 漂白粉溶液进行扫除，每日 1 ～ 2 次，清除地面的污秽和部分微生物。当地面受到病原微物污染时，通常采用含有效氯 500mg/L 的消毒液或 0.2% 过氧乙酸溶液拖地或喷洒地面。

（三）表面消毒

口腔综合治疗台、牙科治疗椅等设备的表面可用表面消毒剂进行清洁消毒。另外，病历夹、门把手、水龙头、门窗、洗手池等物体表面容易受到污染，通常情况下，每天用洁净水擦、抹、刷、洗，保持清洁。

（四）屏障防护技术

屏障防护技术即采用一次性单面粘贴的塑料纸或透明的塑料套管对治疗室经常接触且难以清洁和消毒的部位尽量大面积地进行覆盖，每名患者更换一次，目的是减少工作区域表面的污染。这是一种物理性的防护技术，可用于牙椅控制板、柜子或抽屉把手、头顶灯的手柄、综合治疗台的把手、光固化机身和机头、三用枪工作头、牙椅的头靠、牙椅上所有操作装备的连接皮管等。

（五）水路消毒

口腔综合治疗台水路中的水质受到多种物质污染，污染物质主要包括微生物。微生物在口腔诊疗中通过接触、空气和飞沫等途径传播，给医患及环境带来潜在的感染风险。对口腔综合治疗台水路进行过滤、清洗及消毒等污染控制处理，可降低水路中微生物载量，破坏管腔内壁生物膜结构，杀灭病原微生物，提高水的质量。

▶**知识拓展**

独立式供水水路定期化学消毒

口腔综合治疗台水路消毒处理前，卸下牙科手机、接头或快速接头和驱动马达等设备、设施。

1. 排空水路水分至排出空气，关闭电源，卸下蓄水瓶排空待用。

2. 蓄水瓶中注入按要求浓度配制的化学消毒液，摇匀静置以消毒蓄水瓶，静置时间参照消毒剂使用说明。

3. 将盛有化学消毒液的蓄水瓶安装到口腔综合治疗台，开启电源，冷却水旋钮开关开至最大量，冲洗水路至消毒液充盈每条供水管线，关闭电源静置，静置时间参照消毒剂使用说明。

4. 静置结束，倾倒或踩空剩余消毒液并卸下蓄水瓶，反复冲洗蓄水瓶后装入纯净水或去离子水，安装回口腔综合治疗台，开启电源，冲洗水路以清除每条供水管线中残留的化学消毒剂。

5. 排空水路系统水分至排出空气，关闭电源，卸下蓄水瓶，清洁、干燥、保存。

微课：口腔诊疗中的标准预防

第二节　口腔诊疗中的标准预防

一、口腔职业暴露途径

口腔科的工作主要是诊疗处理患者的口腔疾病，治疗操作时基本都在患者口腔内进行，患者口腔内的唾液、血液、病菌等都有可能污染口腔设备、器械、材料及感染医务人员，同时高速手机、超声波洁牙机和三用枪在使用中产生的飞沫气体对空气的污染也会增加医患之间、患者之间的交叉感染的机会。因此，口腔护士必须认识到感染控制的重要性，把控制感染的各项规章制度和措施认真贯彻到医疗活动中，预防和控制感染的发生。

（一）接触传播

1. 直接接触传播　医生护士在与患者直接接触时可通过手的污染形成交叉感染，这是口腔科感染的主要途径。如牙周洁治患者口内的唾液、血液中含有大量细菌，具有传染危险性，甚至造成大范围污染，出现严重后果。

2. 间接接触传播　病原微生物通过被污染的公用或专用器械设备传播，这是口腔感染的又一种重要途径。当这些污染物品上带有患者唾液、血液（特别是带有传染性疾病患者的病原微生物）而没有及时消毒时，就会导致感染或传染的发生。

（二）空气传播

口腔诊室空气中的病原微生物主要来源于牙科设备操作（如高低速手机、超声洁牙机、三用枪）产生的含菌气溶胶和飞沫，混合患者唾液、血液及水路污染微生物。这些污染物可被吸入呼吸道或沉积在黏膜表面，导致医务人员、患者及易感人群发生感染。

（三）水路传播

水路传播主要表现在使用口腔综合治疗台的供水系统、吸唾器和三用枪导致水污染的传播。当高速手机在运转停止后的瞬间，手机头部的空气呈负压状态，此负压可把患者口内含有病原微生物的唾液、血液，切割碎屑等污染物回吸至手机内部的管道内，这些病原微生物可以在管道壁上附着并繁殖形成菌落，当其他患者再次使用手机时，手机管道内的细菌就会随气雾或水雾进入他人口腔。吸唾器如果没有进行及时清洗，管道内残留的水滋生的病原微生物也可感染患者。

（四）口腔材料传播

口腔材料传播主要是口腔内应用的一些材料污染所致疾病。如口腔印模材料托盘，以及各种修复体、种植体和正畸矫治器等。如果这些物品没有严格消毒处理，就会成为传染源，导致疾病传播。

二、标准预防措施

控制感染应遵循标准预防的原则。标准预防认为，患者的血液、体液、分泌物、排泄物均具有传染性，不论是否有明显的血迹污染，是否接触非完整的皮肤与黏膜，接触上述物质者，必须采取预防措施以降低医务人员和患者、患者和患者之间的微生物传播的危险性。标准预防的基本特点：①既要防止血源性疾病的传播，也要防止非血源性疾病的传播。②强调双向防护，既防止疾病从患者传至医护人员，又防止疾病从医护人员传至患者。③根据疾病的主要传播途径，采取相应的隔离措施，包括接触隔离、空气隔离和微粒隔离。控制感染的具体方法包括患者的评估与防护、护士自身的防护、口腔感染疾病的预防等。

（一）患者的评估与防护

1. 评估　主要了解患者的感染性疾病史，是否感染艾滋病、乙型病毒性肝炎、丙型病毒性肝炎、结核病、疱疹病毒感染、麻疹、呼吸道疾病、淋病、梅毒等。特别注意可能提示 HIV 感染的特征，如不明原因的高热、盗汗、体重减轻、不易治愈的感染、软组织损伤等。

2. 防护　口腔医护人员要获得患者的主动配合，指导并协助患者在治疗前、中、后采取防护措施，减少治疗过程中病原体传播。

（1）治疗前：患者就诊前最好先自行刷牙，在治疗前先用抗生素漱口水漱口，以降低患者口腔中的菌群数量和减少食物残渣。有条件时患者应先接受洁牙。

（2）治疗中：为患者提供眼罩和胸巾，保护患者，避免飞溅物溅到眼睛或胸前，指导患者正确使用胸巾，不乱吐唾液。配戴义齿者，摘下的义齿须放置于义齿杯里。患者双手不可触摸任何器械和装置。不可触摸拔除的牙，不可将拔除的牙带出诊室。

（3）治疗后：用三用枪冲洗患者口腔，用强弱吸唾器吸走水分，丢弃使用过的胸巾，弹尽患者身上的颗粒碎片，避免患者将污染物带出诊室。拔牙后伤口的止血纱布，通常在患者离开前由医生取出。如果需要咬止血纱布离开诊室，则需嘱咐患者不可乱吐、乱扔，使用完毕后应该用纸巾或塑料袋包裹止血纱布并置于医疗废物专用的垃圾桶内，避免对社区造成污染。

（二）护士自身的防护

1. 树立职业安全防护的意识 口腔护士应提高对感染控制的认识，进行全面的感染控制培训，了解感染控制的条例和措施，遵循职业防护制度。通过学习和培训，口腔护士应能做到：评估感染传播的风险及可能的后果，认识到哪些地方易造成对感染物的暴露，知道怎样避免或尽可能减少患者、自身或他人感染的风险；应掌握预防医院感染的基本原则和具体措施并能根据情况，在必要时采取适当的隔离措施；护士发生职业暴露时应进行登记、报告、追踪及采取相应的处理措施等。

2. 采取手卫生措施 手卫生是预防和控制医院感染、保障患者和医务人员安全最重要、最简单、最有效、最经济的措施，可以明显降低病原体的数量传播，减少经手传播的病原体的污染及其引起的疾病，对医患双方都有保护作用。

（1）洗手方法：严格遵循“七步洗手法”：①掌心相对，双手并拢相互揉搓。②手心对手背沿指缝相互揉搓。③掌心相对，手指交叉指缝相互揉搓。④弯曲手指关节在掌心旋转揉搓。⑤拇指在掌心旋转揉搓。⑥五指并拢，指尖在掌心旋转揉搓。⑦螺旋式揉搓手腕，交替进行。

（2）洗手时应注意：①取下手上的饰物。②打开水龙头弄湿双手。③擦上肥皂或接取不少于3ml或可打湿双手所有表面的足量洗手液。④充分搓洗双手至少15秒，清洗双手所有皮肤，注意指甲、指缝、拇指、指关节、指尖、手腕等处。⑤流动水彻底冲洗。⑥使用一次性干手纸巾或其他方法干燥双手，同时用脚关闭水龙头，如为接触式水龙头，避免用手直接关闭，可用避污纸或擦手后的一次性纸巾关闭水龙头，必要时使用护手液护肤。从打湿双手到冲洗、干燥完双手，整个过程耗时40～60秒。以上正确的洗手方法，可降低手上微生物的密度或使其被清除，防止经手的交叉感染。

3. 使用个人防护用品

（1）手套：可以防止医护工作者直接接触患者口腔中或污染物表面的微生物，同时也可以防止患者不受医护人员手部微生物的侵害；戴手套既可防止自身被污染，也可防止成为感染的源头。使用手套应注意：①使用过的手套不可再用于下一位其他患者，暂离治疗区域时，要摘下污染手套，返回后必须再更换一副新手套。②治疗期间如果发现手套破裂，立即脱下手套、洗手、更换新的手套。

（2）口罩：为了防止呼吸道传播性疾病，戴口罩仍是标准的预防步骤之一。对口腔护士而言，口罩可以保护口腔、鼻，避免直接接触口腔治疗过程中的液体飞沫或化学药物，这些飞沫中可能混有一些病原微生物。同时，口罩也可以在一定程度上保护患者免受医护人员的病原体感染。戴口罩应注意：①护士佩戴口罩时应完全覆盖鼻部与口部。②在高湿度的环境下，口罩最多只能用1小时。③普通口罩湿润之后不仅让人感觉不舒服，而且细菌可通过潮湿部位侵入口罩，因此，口罩一旦潮湿或污染需及时更换。④接诊每名患者都应使用新的口罩，在治疗中不能用手套触摸口罩，治疗结束后先脱手套再摘口罩。

（3）面罩：某些特殊治疗需要戴上，如使用超声波洁牙机、进行外科手术时，常有大块的血液或体液飞溅，戴上一个塑料的透明面罩可在更大的范围内避免意外飞溅的血液或体液污染。

（4）防护镜：许多病原微生物都可以通过眼部或其他部位侵入体内引起系统性疾病，如乙型肝炎病毒（hepatitis bvirus，HBV）。在口腔治疗中产生的颗粒都可伤害到医护人员的眼睛，如飞溅的碎片、旧的充填物或崩裂的牙体、正畸治疗或义齿修复时剪断弹出的金属丝、使用高速及低速手机或超声洁牙机、三用枪时产生的含菌气溶液及飞沫。所以防护镜对眼睛的防护不仅是对微生物的防护，也可以是对物理或化学性物质的防护。

（5）防护服和帽子：含病原微生物的飞沫不仅可以感染没有防护的眼、鼻和口腔，也可以污染医护人员前胸、前臂的区域，大的液体飞沫还可降落在腿部。在没有防护服的情况下，带有病原微生物的液体飞沫可以感染医护人员，或者被医务工作者从工作环境带入家庭、社会。防护服和帽子是最外层的服装，覆盖皮肤、外衣、内衣等，应能抵御其下方的部分不被感染物所污染。推荐穿长袖工作服，每日更换，衣服一旦被血液或唾液污染应立即更换。更换衣服应有固定的时间和场所。

4. 小心使用尖锐器械

（1）尖锐器械的使用：口腔诊疗中常用的尖锐器械包括冲洗针头、注射针头、缝合针、外科解剖刀片、根管治疗的扩大器、根管锉、探针、车针、金属成形片、注射用的玻璃麻醉药及其他玻璃制品、矫正用的各种钢丝、挖器、牙周刮治器等。尖锐器械使用的原则是小心防范，避免伤害。如在传递探针、镊子时，避免器械尖端朝向接受者，用后的车针应立即从手机上取下，仍需继续使用的车针头应该保持向下、向内状态，用后的车针头及尖锐物品应弃于耐刺的硬壳防水容器内，且该容器应放置在治疗区附近。

（2）尖锐器械伤害的处理：当发生尖锐器械伤害时，受害者须保持冷静，如果尖锐器械与患者有关，要先留下患者，获取患者的病历资料，如暴露源情况不明，设法动员患者给予配合，做相应的检测，并将检测结果或病情资料报送医院感染办，以备对照评估。然后进行尖锐器械伤害的急救与处理：用肥皂液和流动水清洗污染的皮肤，用生理盐水冲洗污染的黏膜。受伤部位的伤口冲洗后，用消毒液（3% 过氧化氢或 0.5% 碘伏）进行消毒，并包扎伤口，被暴露的黏膜，反复用生理盐水冲洗干净。

（三）口腔感染疾病的预防

1. 艾滋病的预防 艾滋病即获得性免疫缺陷综合征，由人类免疫缺陷病毒（human immunodeficiency virus，HIV）引起。HIV 引起的疾病包括 HIV 感染及后期的艾滋病。常见传播途径为与感染者密切的性接触、输入感染者的血及血液制品、母婴传播、接触污染的注射器及针头，以及用感染者的器官、组织作为供体等。医务人员在从事医疗活动中，接触了 HIV 感染者或艾滋病患者的血液或体液则有可能感染 HIV，口腔科是接触患者血液及体液较多的科室，应重点防范。标准预防措施如下。

（1）加强对口腔医务人员的健康教育，强化其预防艾滋病的自觉性和责任感。利用多种宣传形式，广泛开展健康教育。增强口腔医护人员法治观念，提高个人安全卫生意识，掌握与艾滋病相关的知识。

（2）为艾滋病患者或 HIV 感染者进行诊疗时，要做好标准预防，戴手套、口罩、眼罩，穿工作服或隔离衣。

（3）发生职业暴露后，应紧急用流动水清洗污染的皮肤，用生理盐水冲洗黏膜，如有伤口应轻轻从近心端向远心端挤压，尽可能挤出损伤处的血液，流动水下冲洗，用 0.5% 碘伏消毒伤口，必要时包扎，预防性使用抗病毒药。

2. 乙型病毒性肝炎的预防 乙型病毒性肝炎简称乙肝，由HBV感染引起。常见传播途径为经注射途径传播、母婴传播、性接触传播等。乙肝具有较强的传染性，只要0.01ml乙肝患者的血液进入人体即可造成感染。预防和控制乙肝的发生和流行，可采取控制传染源、切断传播途径、保护易感人群等多方面相结合的综合防护措施。标准预防措施如下。

（1）定期进行健康检查，建立健康档案。对于HBsAg阴性的工作人员，主动免疫可采用乙肝疫苗，适用于任何血清中HBsAg或抗-HBs阴性者。乙肝疫苗分三次接种，第一次接种后一个月接种第二次，半年后接种第三次。

（2）定期为医务人员提供关于HBV防护的培训，增强防护意识，确保所有人员都了解最新的防护知识和操作技巧。

（3）严格执行手卫生程序是预防HBV感染和其他血源性病原微生物传播的关键。口腔护士应在进行诊疗和护理操作前后洗手，必要时使用手消毒剂。

（4）采取措施减少锐器伤的风险，如使用利器盒收集使用后的针头和其他锐器，使用无针注射系统等。发生锐器伤后，应立即进行适当的处理并进行逐级报告。

（5）发生职业暴露后，应该立即从伤口近心端向远心端轻轻挤压，尽量挤出血液，同时用流动清水冲洗伤口，并用0.5%碘伏消毒伤口，然后用防水敷料包扎。如果是黏膜暴露，可用大量生理盐水对局部进行反复冲洗。

三、职业暴露的处置

（一）职业暴露的预防

1. 严格遵循无菌操作原则

（1）确保使用一次性手套，并在每次诊疗后及时更换。

（2）严格消毒诊疗器械和设备，使用高压灭菌或化学消毒剂。

2. 使用个人防护装备

（1）医护人员需穿戴全面的防护装备，包括口罩、护目镜、面罩、隔离衣等。

（2）使用防渗透性能好的手套，以防止体液渗透。

3. 免疫接种与定期体检

（1）医护人员应定期接受血液传播疾病的免疫接种，如乙肝疫苗。

（2）定期进行健康检查和口腔检查，及早发现潜在的健康问题。

4. 预防锐器伤

（1）小心处理锐器，避免损伤。

（2）禁止双手回套针帽，禁止用手分离使用过的针具或针管。

（3）所有使用过的注射器、输液器的针头及头皮针，直接放入锐器盒，满3/4便更换；利器收集箱须放进黄色胶袋，并贴上特殊标记作医疗废物处理。

5. 规范操作行为

（1）禁止易引起锐器伤的高危动作，不能将利器直接传递给他人，不得用手直接拾取破碎的玻璃器皿。

（2）操作时或操作后，尽快将使用过的暴露源丢弃在医疗废物垃圾袋内，将锐器物放入锐器盒内。

（二）职业暴露的处理措施

1. 应急处理　用肥皂液和流动清水清洗污染的皮肤，用生理盐水冲洗黏膜。如有伤口，应当在伤口旁从近心端向远心端轻轻挤压，尽可能挤出损伤处的血液，再用肥皂液和流动水进行冲洗；受伤部位的伤口冲洗后，应当用消毒液，如75%酒精或者0.5%碘伏进行消毒，并包扎伤口；被暴露的黏膜，应当反复用生理盐水冲洗。

2. 登记报告　暴露发生后填写职业暴露登记表（登记内容包括暴露发生的时间、地点及经过，暴露方式，暴露的具体部位及损伤程度，暴露源种类，处理方法及处理经过，是否实施预防性用药，首次用药时间，定期检测及随访情况等），2小时内向辖区内的处置机构报告。

3. 风险评估　发生暴露后24小时内采集血样，留取基线资料；根据暴露源及暴露类型，判定风险等级。

4. 预防用药　根据暴露级别和暴露源病毒载量水平，对发生职业暴露的医务人员实施预防性用药方案。如为HIV职业暴露预防性用药，应当在发生HIV职业暴露后尽早开始，最好在4小时内实施，最迟不得超过24小时。

5. 检查与随访　HIV发生职业暴露后查HIV抗体，并注意观察有无症状，首次检查为抗体阴性者，在1.5个月、3个月、6个月、12个月，各复查1次，如为阴性，以后可每半年或1年复查1次，在此期间，当事人不得作为献血员；HBV发生暴露后，要抽血做乙肝的相关检查：HBV-DNA、HBsAg、抗-HBs、HBeAg、抗-HBe、抗-HBc和肝功能，酌情在3个月和6个月内复查。

四、医疗废物管理

医院中产生的废物包括医疗废物和生活垃圾。医疗废物指医疗卫生机构在医疗、预防、保健及其他相关活动中产生的具有直接或者间接感染性、毒性及其他危害性的废物，包括感染性废物、病理性废物、损伤性废物、药物性废物、化学性废物。医疗废物是造成医学污染的重要因素之一，医疗废物处置不当，会对社会环境造成污染。

口腔诊疗过程中产生的医疗废物应按照《医疗废物管理条例》《医疗卫生机构医疗废物管理办法》及有关法规、规章的规定进行处理。医疗废物的处理原则是防止污染扩散。主要方法是分类收集，集中并分别进行无害化处理。在临床医疗中设置三种颜色的废物袋，黑色袋装生活废物，黄色袋装除了尖锐性物品外的医疗废物，红色袋装放射性废物。尖锐性的损伤性废物应放于专门的利器容器内，容器内的废物不能超过2/3，安全运送到指定地点做无害化处理。

（一）口腔科医疗废物种类

1. 感染性废物

（1）被患者血液、体液、排泄物污染的物品，包括：①棉球、棉签、引流棉条、纱布及其他各种敷料。②一次性使用卫生用品、一次性使用医疗用品及一次性医疗器械。③废弃的被服。④其他被患者血液、体液、排泄物污染的物品。

（2）医疗机构收治的隔离传染病患者或者疑似传染病患者产生的生活垃圾。

（3）病原体的培养基、标本和菌种、毒种保存液。

（4）各种废弃的医学标本。

（5）废弃的血液、血清。

2. 损伤性废物

（1）医用针头、缝合针。

（2）解剖刀、手术刀、备皮刀、手术锯等各类医用锐器。

（3）载玻片、玻璃试管、玻璃安瓿等。

3. 病理性废物

（1）手术及其他诊疗过程中产生的废弃的人体组织、器官等。

（2）医学实验动物的组织、尸体。

（3）病理切片后废弃的人体组织、病理蜡块等。

4. 化学性废物

（1）医学影像室、实验室废弃的化学试剂。

（2）废弃的过氧乙酸、戊二醛等化学消毒剂。

（3）废弃的汞血压计、银汞合金等。

（二）医疗废物处理

诊室产生的废物称作医疗废物，它区别于普通的生活垃圾（图 12-11）。在医疗废物处理前应该保存在诊室外面。按照《医疗废物管理条例》的要求对医疗废物进行分类、收集、回收、运输、处理等环节。例如，医用废物装入黄色塑料袋，使用后注射器与针头卸开分类，放置在不能被穿破的坚硬的器皿容器内；剩余的银汞合金收集在盛有饱和盐水或甘油的器皿内；一次性治疗器械盘、一次性手套及注射器先无害化处理，然后集中回收；回收垃圾箱要带盖，减少对环境的污染；应有专人对医用废物进行收集并运送到放置区进行处理；整个处理过程应严格按照条例要求操作且要求有专人负责并做好交接记录。具体处理注意事项如下。

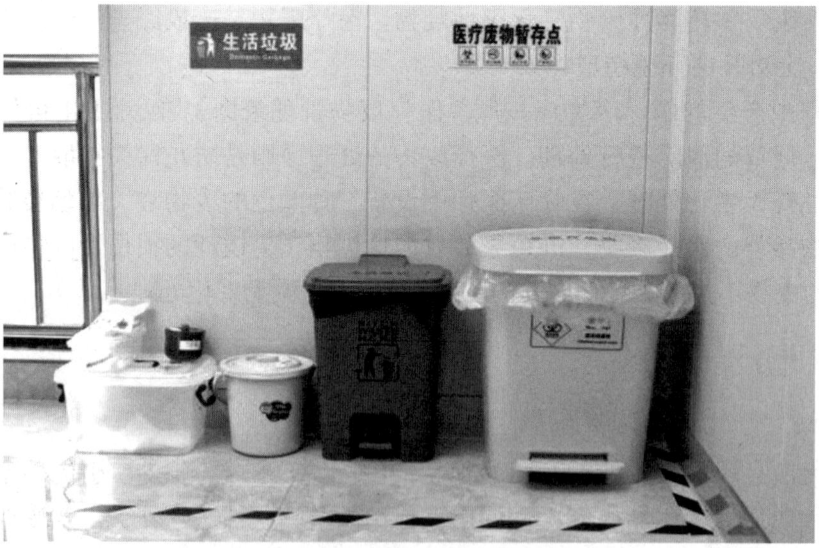

图 12-11　医疗废物

1．将每天产生的医疗废物按《医疗废物管理条例》要求进行分类，将废物分别放置于符合要求的容器或包装袋内，不能混合收集。

2．感染性废物袋内的废物不能超过袋子容量的 3/4，捆扎时将袋内空气轻轻排出去，防止在搬运过程中碰破。

3. 对锐利器械，如一次性车针、穿刺针、缝合针、刀片、正畸金属丝、安瓿等，用后放入坚硬的不能被穿破的容器内丢弃，不要超过容积的 2/3。

4. 医疗废物包装应有醒目的标识，记录内容包括科室、日期、种类及特别说明等。

5. 医疗垃圾应遵循分色管理、源头减量、禁止混放、即时密封原则。

6. 处理废弃的汞合金时，对使用过的银汞胶囊和带有银汞充填的拔除牙，必须单独处理。汞不能焚烧，因为它们能释放出有毒的汞蒸气。

7. 对运出的医疗废物数目进行仔细检查并登记签名。

▶知识拓展

口腔医疗废物暂存间要求

1. 医疗废物暂存间的地面和墙裙必须进行防渗处理，且墙裙不低于 1.0 米高，地面要有良好的排水性能，易于清洁和消毒，如设置地漏等。

2. 清洁和消毒产生的废水应采用管道直接排入医疗污水处理系统，不得排入外环境。

3. 医疗废物暂存间应有严密的封闭措施，达到防蚊蝇、防蟑螂、防鼠、防盗及预防儿童接触等要求，如安装纱窗、防鼠板、上锁等。

4. 室内应分医疗废物存放处，按医疗废物的性质进行分类收集，利用专用袋、锐器盒进行包装，并做出标识，同时，设置工作人员防护用品、工具用具存放处，并设有相关文字标识。

第三节　口腔器械的消毒灭菌

微课：口腔器械的消毒灭菌

口腔医疗器械种类繁多，这些器械在使用过程中被患者的唾液、血液、体液所污染，特别是高速涡轮手机内部管腔精细，结构复杂，是残留细菌、病毒的栖息所，如果消毒不彻底，细菌和病毒可通过器械传播，导致患者与患者之间的交叉感染。国家卫生和计划生育委员会要求口腔诊疗器械的消毒工作必须严格遵循《口腔器械消毒灭菌技术操作规范》。本节将围绕《口腔器械消毒灭菌技术操作规范》进行阐述。

一、口腔器械危险程度分类

口腔器械按照在使用时可能造成的危险程度分为高度危险口腔器械、中度危险口腔器械、低度危险口腔器械三个级别，指导消毒室对不同器械选择消毒、灭菌和保存应达到的水平，从而既能最大程度地杀灭病源微生物，控制感染，又避免了人力物力的浪费和不必要的器械损耗。根据上述三级分类标准，器械详细目录及对应消毒灭菌操作规范见表 12-1。

表 12-1　口腔器械危险程度分类与消毒灭菌水平、储存要求

危险程度	口腔器械分类	消毒灭菌水平	储存要求
高度危险	拔牙器械：拔牙钳、牙挺、牙龈分离器、骨膜剥离器、骨凿、骨锉等 牙周器械：牙周刮治器、牙周探针、超声工作尖等 根管器具：根管扩大器、根管锉、根管扩孔钻、根管充填器等 手术器械：种植牙、牙周手术、牙槽外科手术用器械，以及种植牙和拔牙用牙科手机等 其他器械：牙科车针、排龈器、刮匙、挖匙、电刀头等	灭菌	无菌保存
中度危险	检查器械：口镜、镊子、器械盘等 正畸用器械：正畸钳、带环推子、取带环钳子、金冠剪等 修复用器械：去冠器、拆冠钳、印模托盘、垂直距离测量尺等 各类充填器；银汞合金输送器 其他器械：牙科手机、卡局式注射器、研光器、吸唾器，用于舌、唇、颊的牵引器，三用枪头、成形片、开口器、金属反光板、拉钩、挂钩、口内 X 光片夹持器、橡皮障夹、橡皮障夹钳等	灭菌或高水平消毒	清洁保存
低度危险	调刀：模型雕刻刀、钢调刀、蜡刀等 其他器械：橡皮调拌碗、橡皮障架、打孔器、牙锤、聚醚枪、卡尺、抛光布轮、技工钳等	中、低度水平消毒	清洁保存

二、口腔器械处理原则

根据口腔器械危险分级，处理操作需严格执行以下核心原则。

1. 分类管理原则

（1）高度危险器械：接触破损黏膜或侵入无菌组织的器械（如拔牙钳、手术刀、牙周刮治器等）必须灭菌。

（2）中度危险器械：接触黏膜或非无菌组织的器械（如口镜、印模托盘等）应达到高水平消毒或灭菌。

（3）低度危险器械：仅接触完整皮肤的器械（如调拌刀、模型修整器等）应达到中水平或低水平消毒。

2. “一人一用一消毒和 / 或灭菌”原则

所有重复使用的器械必须严格做到“一人一用一处理”，严禁重复使用未经处理的器械。器械污染后按照相应感染风险等级，对器械及物品进行清洗、消毒及灭菌处理。口腔诊疗器械的分类及处理要求参考《口腔器械消毒灭菌技术操作规范》（WS 506—2016）。

三、口腔器械的消毒灭菌流程

所有口腔医护人员应尽可能使用一次性器械，即用即弃，一次性器械不能消毒后使用，再使用的器械设备必须经过处理后才能用于下一位患者。口腔诊疗器械处理操作流程包括回收、清洗、消

毒、干燥、检查与保养、包装、灭菌、发放及储存。清洗是消毒或灭菌前必须进行的步骤，灭菌可包括消毒，消毒不能代替灭菌。掌握这三个方法是控制感染的关键。

（一）回收

回收是口腔复用器械处理的第一步，口腔器械回收操作要点及注意事项见表 12-2。

表 12-2 口腔器械回收操作要点及注意事项

操作要点	注意事项
（1）工作人员正确穿戴个人防护用品，准备盛装容器及硬质容器	（1）使用后的器械、物品分类处置，复用器械及时回收
（2）应根据器械材质、功能、处理方法的不同进行分类放置	（2）回收容器应每次使用后清洗、消毒、干燥备用
（3）湿式回收：结构复杂不易清洗的（如牙科小器械、刮匙、充填器等）宜用带盖的回收容器保湿放置，保湿液可选择生活用水或酶类清洁剂	（3）复用器械的清点工作应在消毒供应中心、消毒室的回收清洗区内完成，避免造成诊室环境、空气污染
（4）干式回收：牙科手机、电动牙洁治器和电刀应初步去污后，放置于带盖干燥回收容器内	（4）肝炎、艾滋病及不明原因病原微生物污染的器械应双层密封包装并注明感染性疾病的名称，由消毒供应中心 / 消毒室单独回收处理

（二）清洗

清洗为去除医疗器械、器具和物品上污染的过程。包括手工清洗、超声波清洗及全自动热清洗消毒机清洗。在器械消毒与灭菌之前，浸泡和预清洗是必需的步骤，在器械消毒与灭菌之后，还需要妥善保管。

1. 手工清洗 对于无机器清洗的设备或一些复杂物品等需手工清洗（图 12-12）。清洗人员须注意自身保护：戴厚的橡胶手套，戴面罩以保护眼、鼻、口，穿防水衣服或穿围裙和袖套，帽子完全遮盖头发，口腔器械手工清洗操作要点及注意事项见表 12-3。

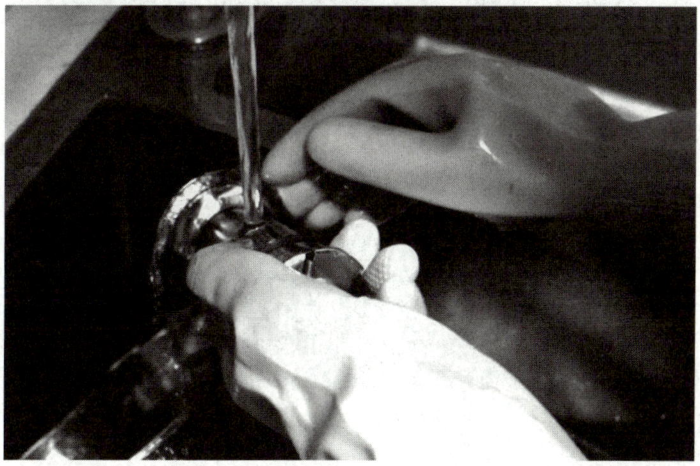

图 12-12 手工清洗

表 12-3　口腔器械手工清洗操作要点及注意事项

操作要点	注意事项
（1）冲洗：将器械置于流动水下冲洗 （2）洗涤：将冲洗后的器械用酶清洁剂浸泡，再刷洗，刷洗应在水面下进行，以防止产生气溶胶 （3）漂洗：用流动水漂洗洗涤后的器械 （4）终末漂洗：用软水、纯化水或蒸馏水对漂洗后的器械进行最终处理	（1）手工清洗时水温宜为 15 ～ 30℃ （2）去除干涸污渍宜选用酶清洗剂浸泡，浸泡时间和酶清洗剂浓度参考说明书使用，浸泡后再行刷洗或擦洗 （3）可拆卸器械应拆开后清洗 （4）管腔器械应用压力水枪反复冲洗，再用管腔刷进行反复刷洗 （5）应使用相匹配的刷洗用具、用品，避免器械磨损 （6）清洗工具、清洗池等应每日清洁和消毒

2. 超声波清洗　结构复杂、缝隙多的器械应采用超声波清洗（图 12-13）。超声波清洗主要是用于去除医疗器械内小的碎屑，因此，超声波清洗前须先初清洗以除去大的污物，口腔器械超声波清洗操作要点及注意事项见表 12-4。

表 12-4　口腔器械超声波清洗操作要点及注意事项

操作要点	注意事项
（1）冲洗：流动水下冲洗器械，初步去除污染物 （2）清洗槽内注入适量清水，添加医用清洗剂，调节水温 （3）洗涤：将篮筐及器械完全浸没在水面下，确保各种管腔内注满水，盖上盖子 （4）设定清洗时间，按下启动开关，运行程序	（1）超声波清洗时间宜为 3 ～ 5 分钟，可根据器械污染情况适当延长清洗时间，不宜超过 10 分钟 （2）机器内加酶可提高超声波清洗的效率，清洗水至少每 8 小时更换一次 （3）清洗完成后应用水冲洗，去除化学试剂或表面活性剂 （4）金属类干燥温度为 70 ～ 90 ℃；塑料类干燥温度为 65 ～ 75℃

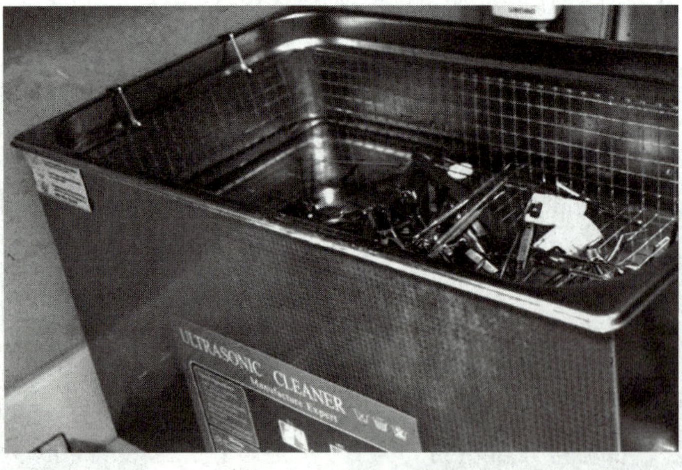

图 12-13　超声波清洗

3. 全自动热清洗消毒机清洗　是通过自动控制清洗舱内水流量、水压、水温、清洁剂量等参数，使物品在所设定的温度下维持一定的时间，实现清洗和消毒的目的。物品可以在全自动热清洗消毒机内自动完成从清洗、消毒到干燥的过程，全自动热清洗消毒机清洗操作要点及注意事项见表 12-5。

表 12-5 全自动热清洗消毒机清洗操作要点及注意事项

操作要点	注意事项
根据器械的形状和特性选择适宜的清洗盛装架，器械轴节应充分打开，精细和锐利器械应固定放置	（1）用水应符合清洗设备说明书要求，预洗阶段水温≤ 45℃ （2）应定期检查清洁剂泵、管是否通畅，以及设备的清洗、消毒效果 （3）选择不同清洗、消毒程序时，应注意确认消毒参数 （4）适用于耐湿热物品的清洗和消毒，如玻璃调拌板、金属调拌刀、橡皮碗等

（三）消毒

消毒指杀灭或去除外环境中病原微生物的过程，是器械去污处理中必要的程序，使用化学或物理的方法，达到高水平消毒的质量要求。

1. 消毒的机制

（1）使细胞膜通透性受损。

（2）使菌体蛋白变性和凝固，失去其生物活性，导致细菌死亡。

（3）破坏或改变蛋白质与核酸功能基团，使菌体酶蛋白失去酶的活性。

2. 消毒的方法 根据消毒类型，消毒方法分为化学消毒和物理消毒。

（1）化学消毒：利用化学药物杀灭病原微生物和所有微生物的方法。根据化学消毒剂的灭菌效果分为高效消毒剂、中效消毒剂、低效消毒剂、防腐剂和保存剂。①高效消毒剂：可杀灭一切致病性微生物的消毒方法。属于此类的化学消毒剂和物理消毒法包括紫外线及含氯消毒剂、臭氧、二氧化氯等。②中效消毒剂：可杀灭和去除细菌芽孢以外的各种致病性微生物的消毒方法，包括超声波、碘类消毒剂（聚维酮碘、碘酊、氯已定碘等）、醇类、酚类消毒剂等。③低效消毒剂：只能杀灭细菌繁殖体、亲脂病毒的化学消毒剂和通风散气、冲洗等机械除菌法。低效消毒剂有单链季铵盐类消毒剂（新苯扎氯铵等）、双基类消毒剂如氯已定中草药消毒剂和汞、银、铜等金属离子消毒剂等。

常用化学消毒剂如下：①戊二醛：为无色或浅黄色油状液体，性质稳定，杀菌谱广，能杀灭细菌、芽孢和病毒。刺激性小，对橡胶、塑料、透镜及结合剂、金属器械等多数物品无腐蚀性。戊二醛已成为国际上公认的一种消毒剂，WHO 肝炎小组将 2% 水溶液推荐为 HBV 污染物的消毒剂，一般 5 ～ 10 分钟可使 HBV 灭活。常用 2% 戊二醛水溶液进行浸泡消毒，适用于牙钻、成形片夹、成形片、扩孔钻等。②次氯酸钠溶液：为白色或无色液体，属于强氧化剂，杀菌作用快，但不稳定；商品含有效氯 8% ～ 12%，抗感染溶液 0.5%，应每日制备新液；暴露于空气中不稳定，与有机物质发生反应可使杀菌效力减弱，可用于表面消毒。不良反应为对眼睛和皮肤黏膜有刺激，且对金属有腐蚀作用（特别是铝），可使衣物脱色。③二氧化氯：由氯化钠和有机酸结合而产生，是高效杀毒剂，一般喷擦表面 3 分钟即可。长期反复使用可导致一些金属表面氧化。④合成酚：对细菌（包括结核分枝杆菌）、病毒等都有杀灭作用，但对芽孢无此作用，1∶32 稀释液可用作消毒剂，用于表面和浸泡消毒，需 10 分钟接触时间，应每日新鲜配制，无臭，但可能损坏塑料和橡胶，对皮肤、眼睛有刺激。⑤碘伏：碘与表面活性剂为载体的不定形结合物，性质稳定，毒性及腐蚀性低，用作表面消毒或浸泡，对大多微生物有效，包括结核分枝杆菌、HBV。碘伏溶液用于表面消毒，应按说明稀释，应每日新鲜配制，喷射于物体表面保持 10 分钟。碘伏常用于外科手术前的皮肤、黏膜及医疗器械、玻璃制品的消毒。⑥乙醇：不推荐作为表面和浸泡消毒。对芽孢无效，抗病毒活力参差不齐，挥发快，残留作用小，有机物容易使其失去活力。但是结合低浓度的合成酚可用于表面消毒或预清洁。

化学消毒剂的使用方式可以归纳为三大类：第一类是用消毒剂溶液浸泡、擦拭、喷洒或进行气溶胶喷雾，如戊二醛、合成酚、碘伏、二氧化氯等；第二类是用气体或烟雾进行熏蒸，如甲醛、环氧乙烷等；第三类是直接用药物粉剂，如含氯消毒剂。在使用化学消毒剂时，浓度要适合，以保证化学活性，要考虑一些会影响口腔器械材质与功能的因素，如器械生锈、金属氧化等。2012 年卫生部公布并实施了《医院消毒卫生标准》（GB 15982—2012），规定了医院卫生消毒标准、医院消毒管理要求及检查方法。因污染器械浸泡消毒时会影响消毒剂的稳定性，降低消毒效果，所有器械浸泡前应彻底清洗。

（2）物理消毒：利用光照或热力等物理作用，使微生物的酶去活性、结构破坏、蛋白质凝固变性而死亡，达到其消毒灭菌的目的。常用的物理消毒法有机械除菌、湿热灭菌（压力蒸汽灭菌）、干热灭菌、焚烧、辐射灭菌等，物理消毒法首选湿热消毒。

口腔器械消毒方式的化学消毒（酸性氧化电位水消毒法）及物理消毒（湿热消毒），见表 12-6。

表 12-6　口腔器械消毒方法及注意事项

消毒方式	操作要点	注意事项
化学消毒（酸性氧化电位水消毒法）	（1）消毒前，应彻底清除不锈钢及其他非金属材质器械、器具、物品上的有机物 （2）酸性氧化电位水流动冲洗或浸泡消毒 2 分钟，纯化水或软水冲洗 30 秒	（1）每次使用前，应检测 pH 和有效氯浓度数值是否符合标准 （2）酸性氧化电位水对光敏感，有效氯浓度随时间延长而下降，应现制备现用 （3）对铜、铝等非不锈钢的金属器械、器具和物品有一定的腐蚀作用，应慎用 （4）不得将酸性氧化电位水与其他药物混合使用 （5）酸性氧化电位水长时间排放会造成排水管路腐蚀，故每次排放后应再排放少量碱性还原电位水或自来水进行稀释冲洗
物理消毒（湿热消毒）	（1）消毒后直接使用的器械物品，湿热消毒温度应≥ 90℃，时间≥ 5 分钟 （2）消毒后继续进行灭菌处理的器械物品，湿热消毒时间根据温度而定 A. ≥ 90℃，时间≥ 1 分钟 B. ≥ 80℃，时间≥ 10 分钟 C. ≥ 75℃，时间≥ 30 分钟 D. ≥ 70℃，时间≥ 100 分钟	1. 彻底清洗干燥：灭菌前器械无任何有机物残留（血渍、组织等），并充分干燥，否则会导致灭菌失败或湿包 2. 正确包装：使用专用灭菌包装材料（如纸塑袋、无纺布）。确保包装松紧适宜，利于蒸汽穿透。纸塑袋器械周围需留足空间（建议≥ 2.5cm）。封口严密，标识清晰（内容物、灭菌日期、有效期） 3. 包装规范：装载量不超过灭菌室容积的 80%。器械间、器械与腔壁间需留空隙，确保蒸汽流通。金属器械与吸湿性物品（如织物）分开摆放 4. 选择正确灭菌程序：根据器械材质和灭菌器说明书，选择合适的温度和时间组合（常用：121℃ 20-30 分钟或 134℃ 3-10 分钟）

（四）干燥

在检查包装前，应保持器械的干燥。可选用手工或设备干燥。

1. 手工干燥　适用于量少或表面光滑、结构简单的器械（图 12-14），口腔器械手工干燥操作要点及注意事项见表 12-7。

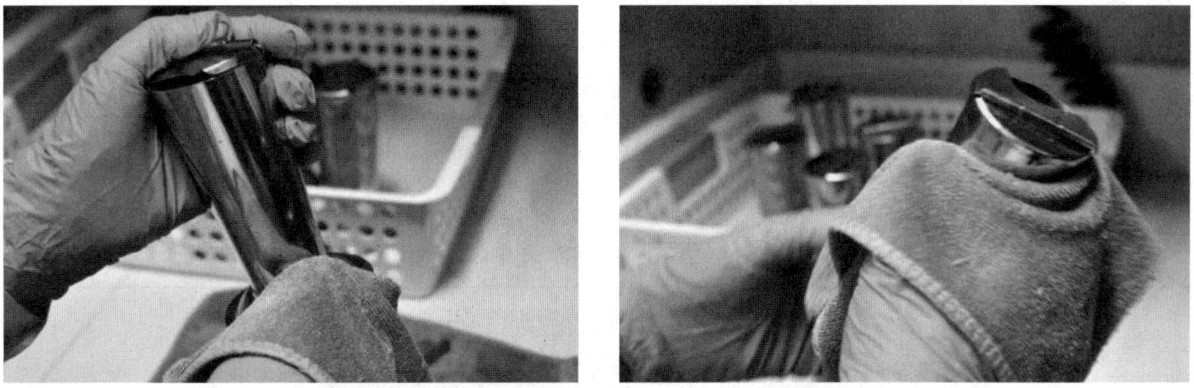

图 12-14　手工干燥

表 12-7　口腔器械手工干燥操作要点及注意事项

操作要点	注意事项
（1）应使用灭菌过的低纤维絮类擦布，动作柔和 （2）宜单件处理 （3）容器类物品宜由外至内进行擦拭 （4）器械擦拭应先擦拭表面，然后擦拭关节、齿牙等局部的水渍	（1）手工擦布难以处理管腔器械和复杂的器械，可选择气枪干燥（图 12-15） （2）准备多张灭菌的低纤维絮擦布进行替换擦拭，避免引起器械污染，造成清洗失败

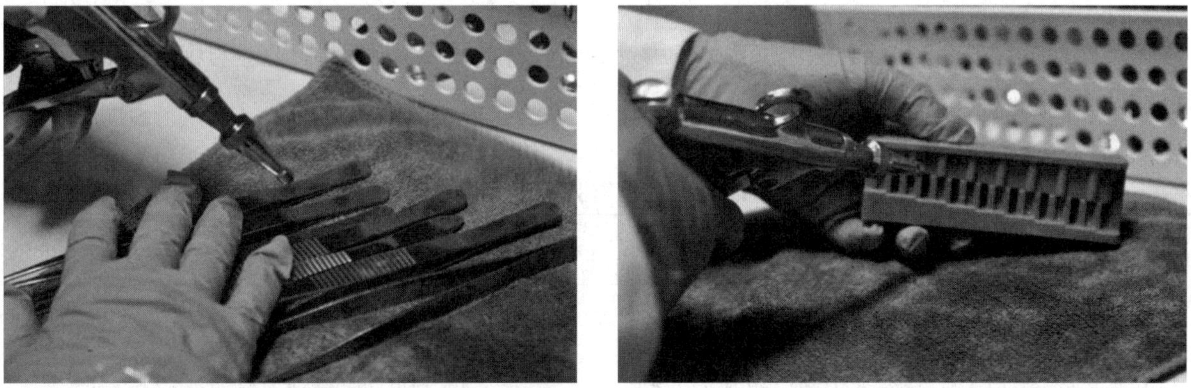

图 12-15　气枪干燥

2. 机械干燥　可快速达到干燥要求，适用于量大，具有一定规模的医疗机构（图 12-16），口腔器械机械干燥操作要点及注意事项见表 12-8。

表 12-8　口腔器械机械干燥操作要点及注意事项

操作要点	注意事项
（1）根据器械耐热材质的程度选择干燥温度，金属类 70 ～ 90℃，塑料类 65 ～ 75℃ （2）根据器械的材质选择适宜干燥时间，金属类 15 ～ 20 分钟，塑料类 30 ～ 40 分钟	（1）干燥设备的使用，应遵循产品说明书和操作规程 （2）金属类器械和橡胶类器械干燥所需的时间、温度不同，因而应分开进行干燥 （3）防烫手套每次使用后均需清洗、消毒、干燥备用

续 表

操作要点	注意事项
（3）器械应放置在器械篮筐中干燥，不堆积，保持一定的空隙，利于干燥	（4）器械禁止放置在空气中自然干燥，避免由于干燥时间过长使消毒后的器械重新滋生细菌或被环境污染 （5）干燥结束卸载器械物品时，操作人员应注意防烫伤，应佩戴防烫手套，避免用裸手直接接触器械篮筐

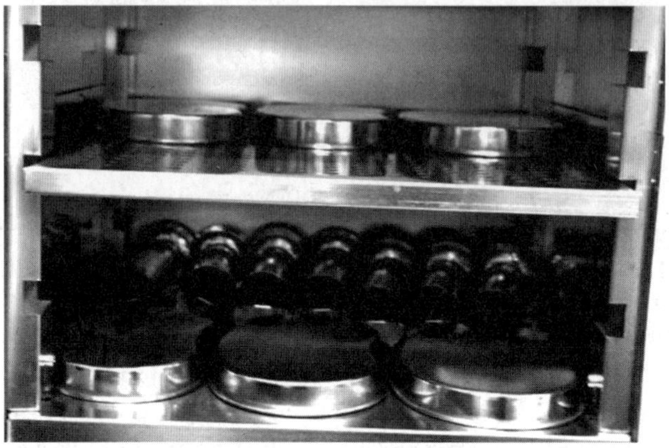

图 12-16　机械干燥

（五）检查与保养

确保器械的清洗消毒质量，保障正常使用及延长使用寿命，口腔器械检查与保养操作要点及注意事项见表 12-9。

表 12-9　口腔器械检查与保养操作要点及注意事项

操作要点	注意事项
（1）应采用目测或带光源的放大镜对干燥后的口腔器械进行检查 （2）清洗质量不合格的应重新返回回收清洗区经过全流程处理 （3）应使用润滑剂对关节轴节器械进行保养（图 12-17） （4）损坏或变形的器械应及时更换	（1）着重检查器械螺旋结构处、关节处，应无污渍、水渍等残留物质和锈斑 （2）不应使用石蜡油等非水溶性的产品作为润滑剂

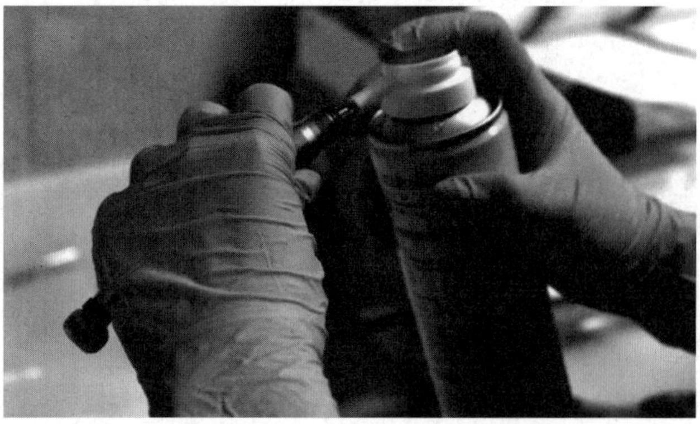

图 12-17　关节轴节器械保养

（六）包装

建立器械、物品无菌屏障，口腔器械包装操作要点及注意事项见表 12-10。

表 12-10　口腔器械包装操作要点及注意事项

操作要点	注意事项
（1）应根据器械特点和使用频率选择包装材料（图 12-18） （2）包装前三查三对（准备时查、核对时查、包装时查，对名称、对数量、对日期） （3）保证拆卸清洗的器械组装完好；剪刀和血管钳等轴节类器械不应完全锁扣；锐器应加保护套；管腔类物品须盘绕放置，不可打折，接头开关须打开，以保持管腔通畅；精细器械采取保护措施 （4）牙科小器械宜选用牙科器械盒盛装 （5）盘、碗、盆类物品应单个包装；若需多个物品一起包装时，所有器皿开口应朝向同一方向，以利于蒸汽的穿透 （6）使用皱纹纸、无纺布、棉布等材料包装时，采用闭合式包装方法，由 2 层包装材料分 2 次包装 （7）物品包装必须严密，捆扎松紧适度，每包外应贴灭菌包外化学指示物，应注明物品名称、包装者及核对者姓名、灭菌器锅号、灭菌批次、灭菌日期和失效日期，标识应具有追溯性（图 12-19）	（1）配包时应双人核对无误 （2）中度、低度危险口腔器械可不包装，消毒或灭菌后直接放入备用清洁容器内保存 （3）高度危险口腔器械灭菌包内应放置包内化学指示卡。植入材料包内除放置化学指示卡外还应放置植入物标签或记录卡一张 （4）纸塑包装时应密封完整，热封区域宽度≥ 6mm，包内器械距包装袋封口处≥ 2.5cm，封口处与袋子边缘≥ 2.5cm（图 12-20） （5）牙科手机与车针、牙洁治器手柄与工作尖等器械应分开包装 （6）医用热封机在每日使用前应检查参数的准确性

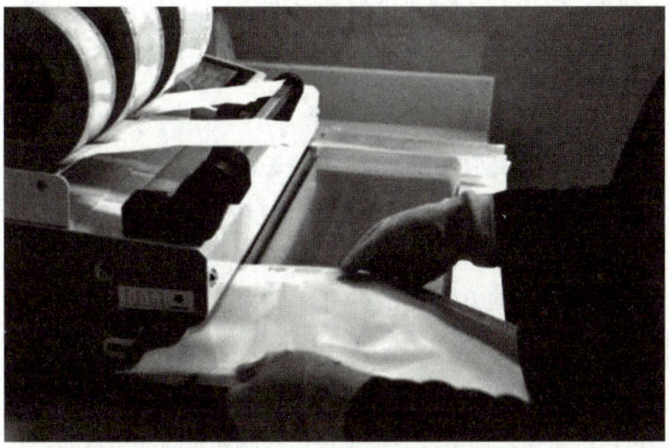

图 12-18　选择包装材料

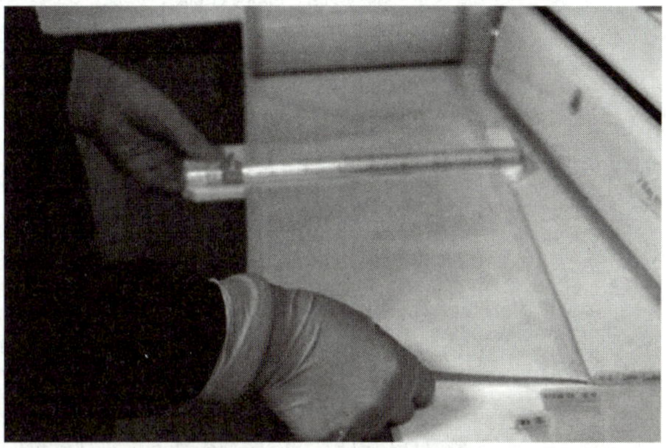

图 12-19　打印包装信息

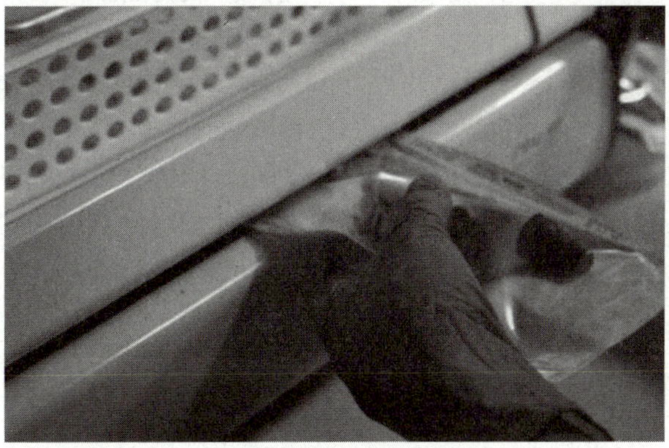

图 12-20　包装封口

（七）灭菌

灭菌指杀灭或去除外环境中的一切微生物的过程。灭菌的方法主要有热力灭菌法、低温灭菌法，热力灭菌法和低温灭菌法的操作要点及注意事项见表 12-11。

1. 热力灭菌法 是利用物理因子作为灭菌介质，如高温蒸汽、辐射热或传导热等，故又称热力灭菌法为物理灭菌法（图 12-21）。因口腔器械首选压力蒸汽灭菌，故此仅介绍压力蒸汽灭菌器灭菌。

2. 低温灭菌法 利用化学灭菌剂药物杀灭病原微生物的方法，由于化学药剂所需灭菌处理温度较低，通常称为低温灭菌法，或称化学灭菌法。此处以氧化氢低温等离子体灭菌器灭菌为例。

表 12-11 热力灭菌法和低温灭菌法的操作要点及注意事项

	操作要点	注意事项
热力灭菌法	（1）检查灭菌器柜门密封圈的平整性，有无损坏，腔壁是否清洁 （2）灭菌前第一锅次进行空锅“B-D”测试，以检测灭菌器冷空气排出情况 （3）灭菌物品应使用灭菌专用篮筐或灭菌架装载，每个灭菌包之间留有间隙，以利于蒸汽穿透 （4）手术器械包、金属容器应平放；纸袋、纸塑包装应侧放并单层摆放，不可重叠，利于蒸汽进入和冷空气的排出	（1）将同类材质的器械、器具和物品，置于同一批次灭菌 （2）灭菌物品体积和重量要求：①体积要求：脉动真空压力蒸汽灭菌器的物品包装体积不得超过 30cm×30cm×50cm，下排气压力蒸汽灭菌器体积不宜超过 30cm×30cm×25cm。②重量要求：器械包重量不宜超过 7kg，辅料包重量不宜超过 5kg （3）60L 以上的压力蒸汽灭菌器的装载量不能超过柜室容积的 90%，同时不应小于柜室容积的 5% （4）60L 以下的压力蒸汽灭菌器的装载量不应超过厂家提供的最大装载量
低温灭菌法	（1）适用于不耐高温、湿热，如电子仪器、光学仪器等诊疗器械的灭菌 （2）检查灭菌设备是否正常，过氧化氢灭菌剂是否足量，舱内保持清洁 （3）灭菌物品不能叠放、不应接触灭菌器的内壁 （4）根据器械说明书的要求选择相应的灭菌程序。灭菌程序结束后，取出灭菌物品并关好设备门	（1）灭菌前物品应彻底清洗、充分干燥 （2）不可用于植物纤维素制品（如棉布、亚麻布、纸）、粉类、液体的灭菌 （3）无最小容积限制，但最大装载量不能＞ 80%，记录装载物品 （4）过氧化氢本身具有较大刺激性，尤其在浓度较高时。灭菌过后过氧化氢如果没有很彻底地分解和排除而仍然残留在包装上，甚至是器械上，将对医务工作者和患者造成职业暴露和健康的直接危害 （5）过氧化氢如不慎入眼，用大量的流动水至少冲洗 15 ～ 20min，如戴隐形眼镜，请取出，然后继续冲洗眼睛。冲洗眼睛后应立即就医 （6）如不慎吸入过氧化氢，应将吸入者移到空气新鲜的地方 （7）过氧化氢直接接触皮肤可能造成严重刺激。完成循环后应戴手套拿取物品。如衣服沾染过氧化氢，应立即脱下并用水彻底冲洗

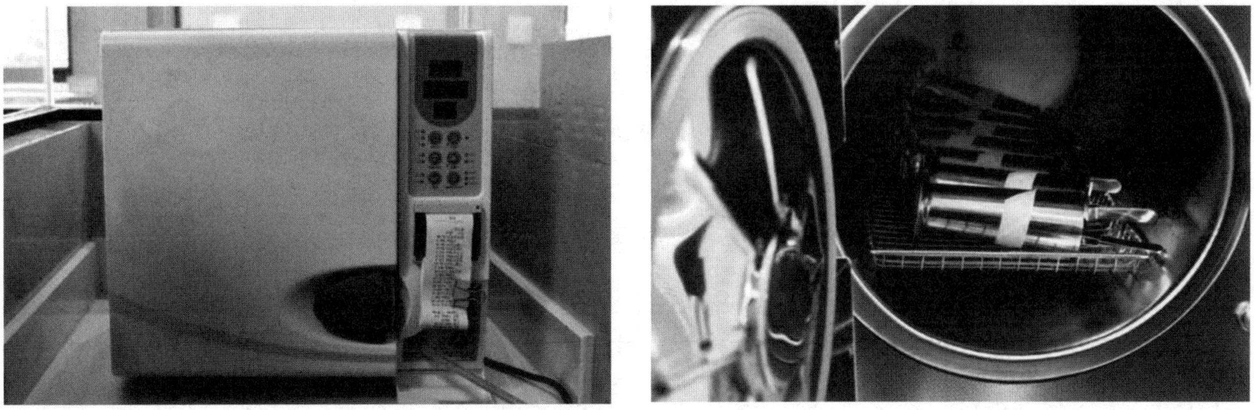

图 12-21　热力灭菌法

3. 灭菌监测　灭菌过程无法用肉眼或其他直接的方法进行监测，只能通过间接的手段对其过程进行监控，最终确保灭菌质量合格。灭菌质量检测主要包括物理、化学、生物监测，必须综合 3 种监测方法的结果，才能保证灭菌的合格，灭菌监测的方法及操作要点见表 12-12。

（1）物理监测：为了核对灭菌器灭菌周期的时间、压力、温度，对灭菌周期所需要的条件进行实时评估，以便能及时探测出灭菌器的运行情况，结果应符合灭菌的要求。对压力蒸汽灭菌、过氧化氢低温等离子体灭菌器灭菌过程来说，是最基础的监测手段之一。

（2）化学监测：通过化学反应原理，利用各种化学指示物与灭菌介质的相互作用，在特定的灭菌条件下产生化学反应而发生颜色变化，通过观察测试品颜色变化的情况，以达到对灭菌过程的检测。

（3）生物监测：是通过抗力较强的生物指示物进行灭活实验的监测方法，以判断和裁定灭菌质量是否合格。

表 12-12　灭菌监测的方法及操作要点

监测方法	操作要点
物理监测	1. 每一个灭菌周期应监测物理参数，并记录工艺变量
	2. 工艺变量及变化曲线应由灭菌器自动监测，并打印
	3. 每天灭菌应连续监测并记录灭菌时的温度、压力和时间等灭菌参数
	4. 温度波动范围在 ±3℃以内，时间满足最低灭菌时间的要求，应记录灭菌阶段所有临界点的时间、温度与压力值，结果应符合灭菌的要求
	5. 经判读后，物理监测数据应签名确认，并保存记录 3 年以上
化学监测	1. 每个灭菌周期应进行化学监测，并记录监测结果
	2. 应将化学指示物放置在常用的、有代表性的灭菌包或盒内，置于灭菌器最难灭菌的部位。裸露灭菌的实心器械可将化学指示物放于器械旁边进行监测。空腔器械可选择化学 PCD 进行监测
	3. 应通过观察化学指示物颜色变化，判定是否暴露于灭菌工艺变量或达到灭菌要求

续 表

监测方法	操作要点
生物监测	1. 生物监测包应选择灭菌器常用的、有代表性的灭菌包制作，或使用生物 PCD，置于灭菌器最难灭菌的部位，且灭菌器应处于满载状态
	2. 使用中的灭菌器应每月进行生物监测；有植入物应每锅进行生物监测
	3. 过氧化氢低温等离子体灭菌应每日第一锅次进行灭菌循环的生物监测，有植入物应每锅进行生物监测

（八）发放及储存

发放及储存是影响灭菌质量的重要环节，工作人员必须严格执行消毒隔离和手卫生措施，以降低灭菌物品被微生物等污染的概率，口腔器械发放与储存操作要点及注意事项见表 12-13，口腔各类包装材料灭菌后有效期见表 12-14。

表 12-13　口腔器械发放与储存操作要点及注意事项

操作要点	注意事项
（1）灭菌物品必须储存于灭菌物品存放区（图 12-22） （2）灭菌物品存放区环境洁净、干燥、温度＜ 24℃、湿度＜ 70% （3）灭菌物品卸载时严格执行无菌操作规程；接触灭菌物品前应洗手或手消毒 （4）灭菌物品宜冷却 30 分钟后，方可卸载 （5）物品存放架或柜应距地面高度≥ 20cm、距离墙≥ 5cm、距天花板≥ 50cm （6）检查灭菌包的完整性、干燥情况，如有破损、湿包应视为灭菌失败；灭菌包掉地或误放不清洁处应视为污染；查看包外化学指示物变色情况，未达到标准要求或可疑时，应重新全流程处理 （7）消毒后直接使用的物品应干燥、包装后专架（箱）存放	（1）灭菌物品发放遵循先灭菌先发放，后灭菌后发放的原则 （2）已从存放区发出的灭菌物品，即使未使用也不能再退回存放区顺序排列在固定位置，避免灭菌物品过期，一旦过期的灭菌物品必须从存放区取出后重新进行全流程处理

表 12-14　口腔各类包装材料灭菌后有效期

选用的包装材料	灭菌后有效期
普通棉布材料	灭菌物品有效期为 14 天 未达到环境标准时，有效期为 7 天
一次性纸袋包装	灭菌物品有效期宜为 30 天
一次性皱纹纸、 医用无纺布材料	灭菌物品有效期为 180 天
一次性纸塑包装袋材料	灭菌物品有效期为 180 天
硬质容器包装	灭菌物品有效期为 180 天

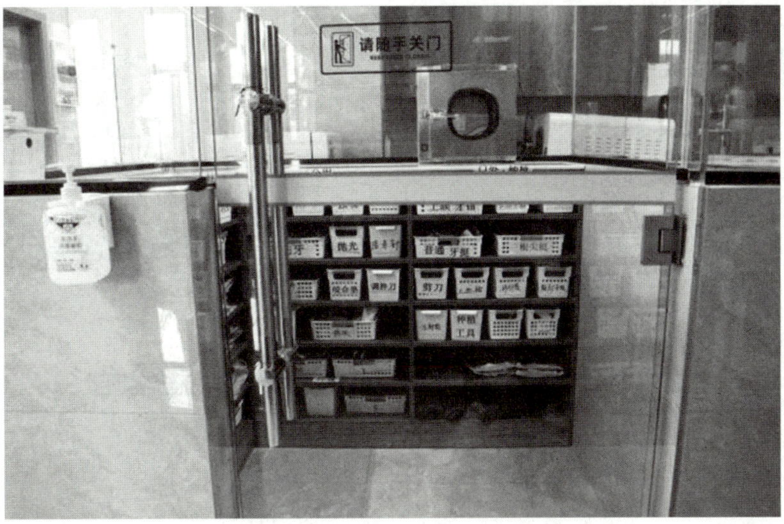

图 12-22　灭菌物品存放区

▶**知识拓展**

牙科手机手工清洗方法

1. 冲洗　牙科手机使用后在带车针情况下使用牙科综合治疗台水、气系统冲洗牙科手机内部水路、气路 30 秒。

2. 洗涤　将牙科手机从快接口或连线上卸下，取下车针，去除表面污染物。

（1）带光纤牙科手机可用气枪吹净光纤表面的颗粒和灰尘，擦净光纤表面污渍。

（2）带螺纹的牙科手机表面可用软毛刷在流动水下清洗。

（3）使用压力罐装清洁润滑油清洁牙科手机进气孔管路，或使用压力水枪冲洗进气孔内部管路。

3. 干燥　使用压力气枪进行干燥。

4. 注意事项

（1）使用压力罐装清洁润滑油过程中，须使用透明塑料袋或纸巾包住机头部，避免油雾播散。

（2）部件可拆的种植牙专用手机应拆开清洗；不可拆的种植牙专用手机可选用压力水枪进行内部管路清洗。

（3）使用压力水枪清洗牙科手机后应尽快使用压力气枪进行内部气路的干燥，避免轴承损坏。

（4）压力水枪和压力气枪的压力宜在 200 ~ 250kPa，不宜超过牙科手机使用说明书标注压力。

（5）牙科手机不应浸泡在液体溶液内清洗。

（6）使用罐装清洁润滑油清洁内部的过程中，如有污物从机头部位流出，应重复操作直到无污油流出为止。

考试知识点总结

本章小结

协和云课堂……　拓展练习及参考答案

（李　莎　程丽何）

下　篇

口腔护理技术—实训篇

实训A　口腔基础护理技术

实训A-1　四手操作护理技术

实训目标

素质目标

（1）具有良好的学习态度及严谨的临床护理思维能力。

（2）具有患者至上的服务态度。

（3）具有分析问题和解决问题的能力。

（4）具有感染防控意识和责任心。

（5）具有爱伤观念。

知识目标

（1）掌握：四手操作护理技术的器械传递、交换方法和原则。

（2）熟悉：四手操作护理技术的医护患体位与位置要求。

（3）了解：四手操作护理技术所需设备及环境要求。

能力目标

（1）能够与医生配合进行四手操作。

（2）能够与患者进行良好的沟通。

【实训内容】

1．四手操作护理技术的器械交换方法和原则。

2．四手操作护理技术的医、护、患体位与位置要求及吸唾器的使用。

3．根据不同口腔器械及材料的特点，按四手操作的方法和原则进行传递、交换。

【实训器材】

电脑、投影等多媒体设备、口腔综合治疗台、医生椅、护士椅、护士移动柜、一次性口腔器械盘、吸唾器、三用枪头、常用口腔器械及材料、医用口罩、乳胶手套、帽子、一次性漱口杯、一次性隔离防护膜、消毒湿纸巾。

【实训方法】

视频：四手操作

1．教师讲授并演示四手操作器械、材料的传递、交换的方法和原则。

2．3 人一组，分别扮演医生、护士和患者，模仿临床实际进行四手操作器械材料的传递、交换；或者 2 人一组，分别扮演医生和护士，利用口腔仿头模进行四手操作器械材料的传递、交换。

3．集中展示各小组的四手操作的护理流程，由教师和全体学生共同点评。

【实训步骤】

一、术前准备

1．环境准备 口腔诊疗区域内部通风、采光良好、温度适宜。

2．物品准备 检查物品准备是否齐全，再次核对材料名称、性状及有效期。口腔综合治疗台、高速及低速手机、吸唾器等常用器械能正常运行。

3．患者准备

（1）核对信息：核对患者姓名、性别、病历和牙位，准备好患牙的 X 线片，安排患者坐在治疗椅上并帮助患者系好胸巾，准备漱口水嘱患者漱口，调整椅位等待医生指令。

（2）心理护理：在接待安排患者就诊时，以关心、理解、和蔼的态度接待每一位患者，让患者感受到医务人员的关心，减轻焦虑及恐惧的心理。

二、术中护理配合

（一）医护患体位、灯光调节和位置关系

1．体位调整

（1）患者体位：患者仰卧位，头部靠于头托。检查上颌牙时，患者咬合平面与地面成 45°～ 90°，检查下颌牙时，咬合平面尽量与地面平行。

（2）医生体位：医生位于患者的右侧、右前或右后方，取坐位，足底平放于地面，大腿下缘和双肩与地面平行，背部（脊柱、脖颈）挺直，头略前倾，肘关节高度与患者口腔高度大致相平。

（3）护士体位：护士应面对医生，座位比医生高 10 ～ 15cm，护士双脚放在座椅脚踏上，维持舒适的平衡工作位置。护士的座椅前缘应尽可能靠近患者以便与医生传递交换器械。

2．灯光调节 检查前调节好口腔综合治疗台的椅位和灯光，保证光线充足和良好的视野。调整灯光时注意将灯光逐渐上移至口腔，应将光线集中照射口腔，避免直射患者眼部。

3. 医护患位置关系　医生通常在9点或12点处。在治疗右下后牙时，多选用7～9点位置；在治疗前牙时，多选用12点位置。护士移动柜在12～2点；护士或助手通常保持在3点的位置；4～7点最靠近患者口腔的部位是医生和护士传递材料和器械的区域。

（二）不同器械的传递与器械的练习

1. 尖锐器械　如手术刀的传递，护士手握刀柄，预留出医生握持部位，刀刃背离手心方向（图A-1），待医生握持稳定后松手。医生使用完毕后，也应预留出护士握持位置，刀刃背向护士手心，等待护士握持刀柄，待护士握持稳定后再松手（图A-2）。不可让医生和护士双向移动，以免划伤。

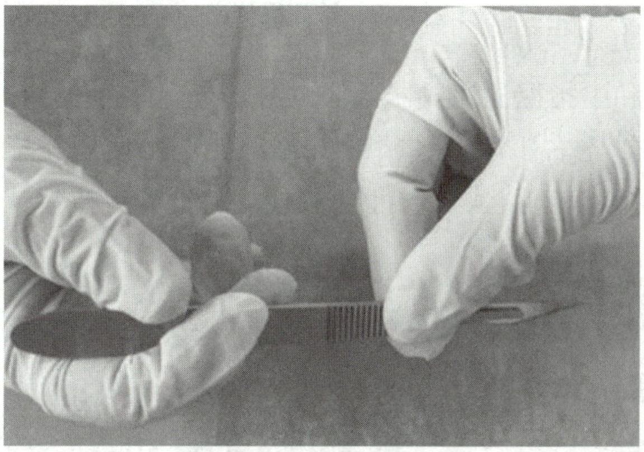

图A-1　手术刀传递医生

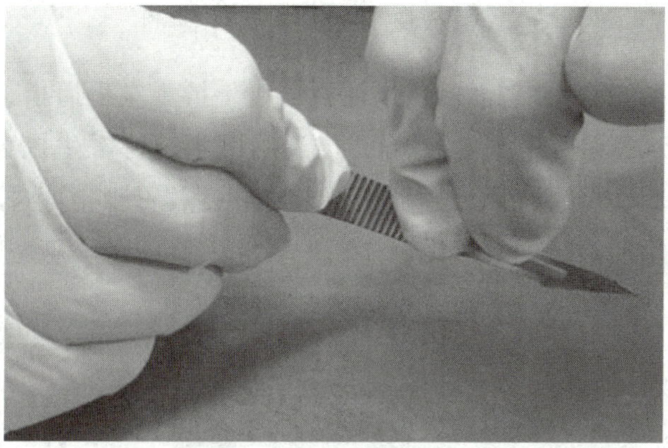

图A-2　医生传递回手术刀

2. 有关节器械　剪刀、止血钳、拔牙钳等器械有开端和闭合端，传递时需要将关节打开，手握持近关节处的柄部但不接触工作端（图A-3），将柄部放置于医生的手掌心或套在医生手指上。医生使用完毕后应关闭器械，再传回给护士（图A-4）。

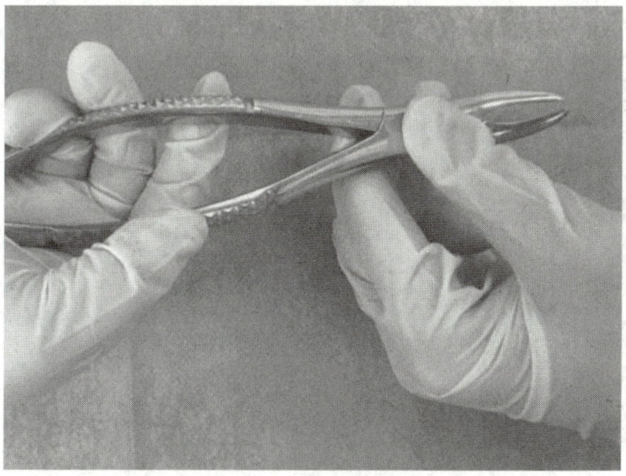

图A-3　有关节器械传递给医生

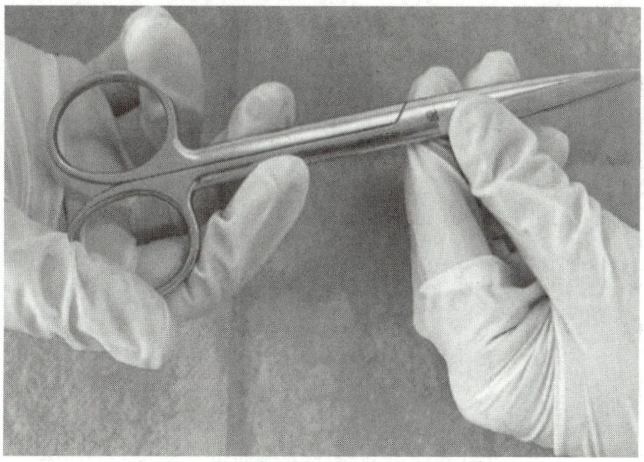

图A-4　医生传回有关节器械

3. 镊子　使用普通镊子夹持物品进行传递时，护士左手拇指、示指、中指握紧镊子前端（图A-5），但不能触碰夹持的材料。若为牙髓镊或未夹持材料时，护士左手握持其非工作端进行传递，镊子指向工作牙面（图 A-6）。

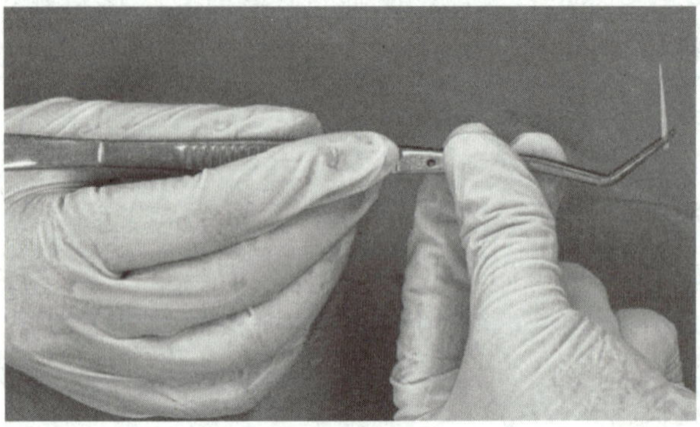

图 A-5　普通镊子传递

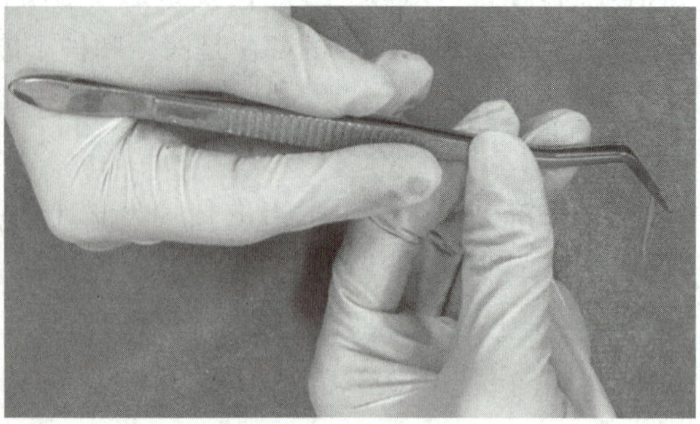

图 A-6　牙髓镊传递

4. 注射器　传递注射器时，护士左手拇指、示指和中指握住注射器柄部（图 A-7），右手拇指、示指和中指握住针帽，传递给医生，待医生握稳后，护士右手取走针帽（图 A-8）。医生使用完毕后，左手接回注射器柄部，将针帽放置于桌面进行单手回套（图 A-9），也可以使用持针器夹持住针帽后进行回套（图 A-10），不可双手回套，避免刺伤。

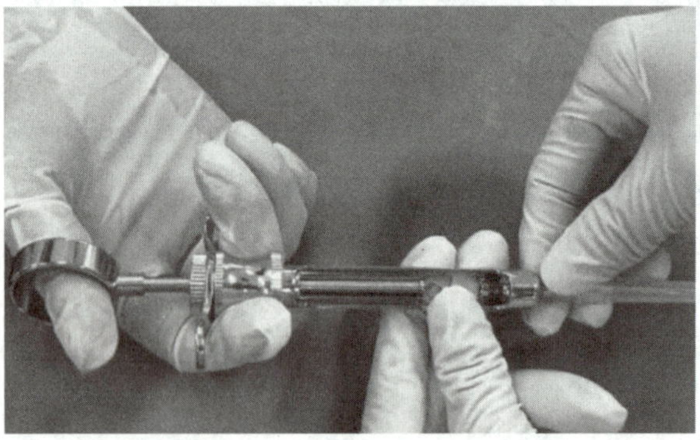

图 A-7　护士左手握住注射器柄部

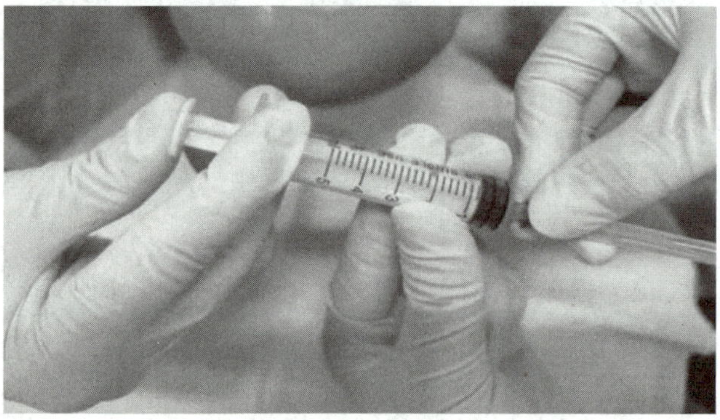

图 A-8　护士右手取走针帽

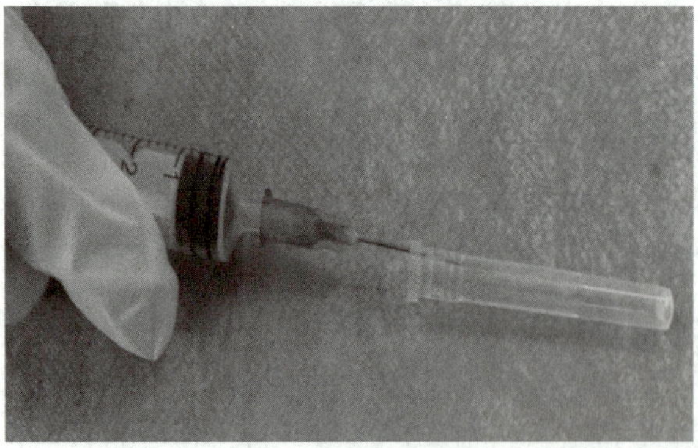

图 A-9　单手回套

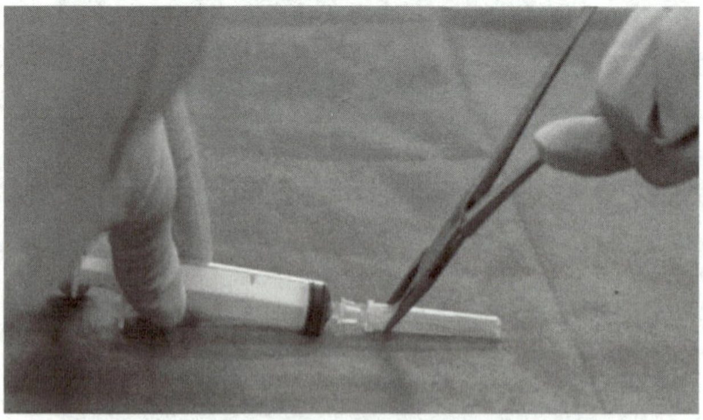

图 A-10　持针器回套

5. 小器械　传递钻针、根管锉等器械时可借助收纳器具传递（图 A-11），避免职业暴露伤的发生。

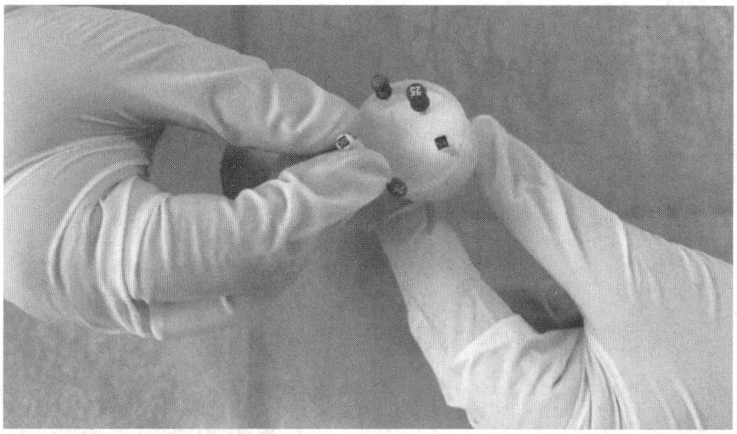

图 A-11　借助收纳器具传递

6. 托盘　传递时护士手握托盘牙弓两侧和底部，将手柄预留给医生握持（图 A-12、图 A-13）。

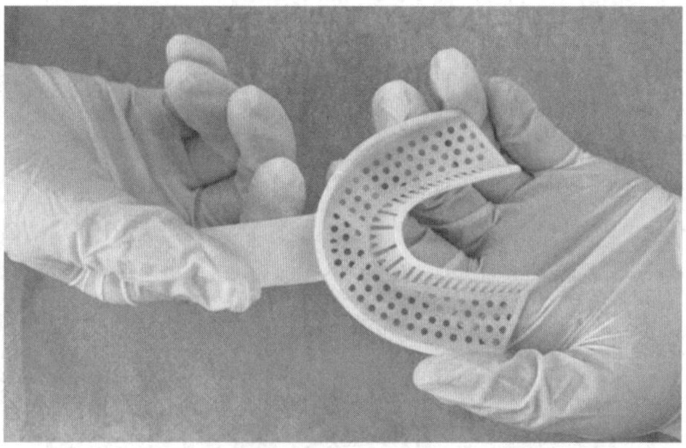

图 A-12　护士手握托盘牙弓两侧

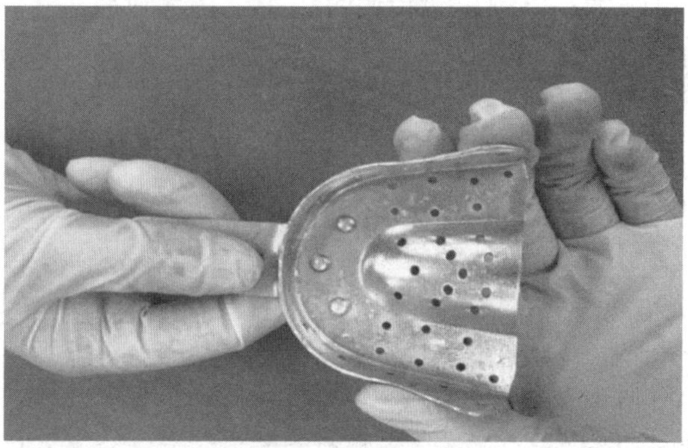

图 A-13　手柄预留给医生

7. 管状材料　传递时护士左手握持靠近注射头的柄部（图 A-14），预留出医生握持位置，右手准备好纱布（图 A-15），及时擦拭多余的材料，保持注射头的整洁。传递时，注意传递方向需面向工作牙面，并拧紧注射头的接头处，以免医生用力推注时导致注射头松脱，掉入患者口中，造成危险。

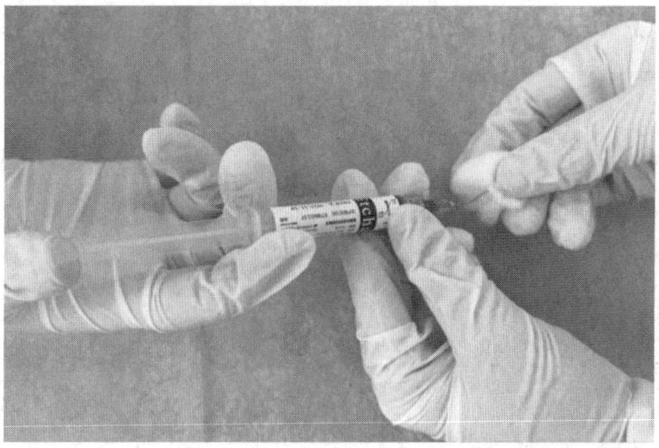

图 A-14　左手握持靠近注射头的柄部

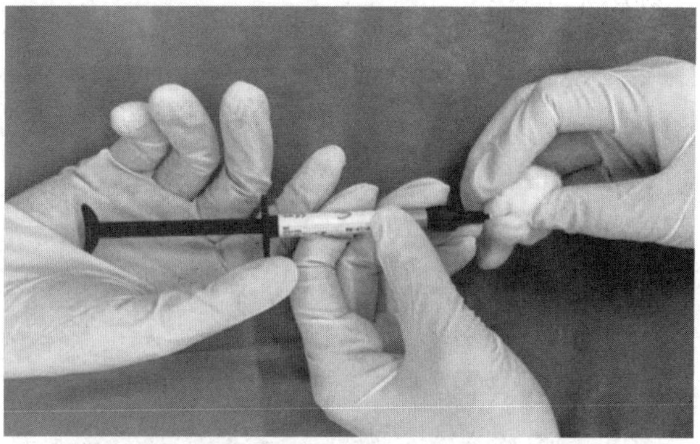

图 A-15　右手准备好纱布

8. 粘接棒 护士取适量粘接剂后握持粘接棒的近工作端（图 A-16），小毛刷的方向朝向工作牙面，将柄部传递至医生拇指、示指和中指（图 A-17）。

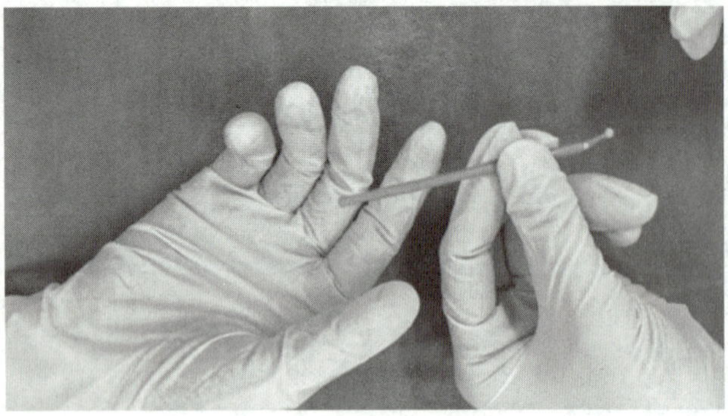

图 A-16 握持粘接棒的近工作端

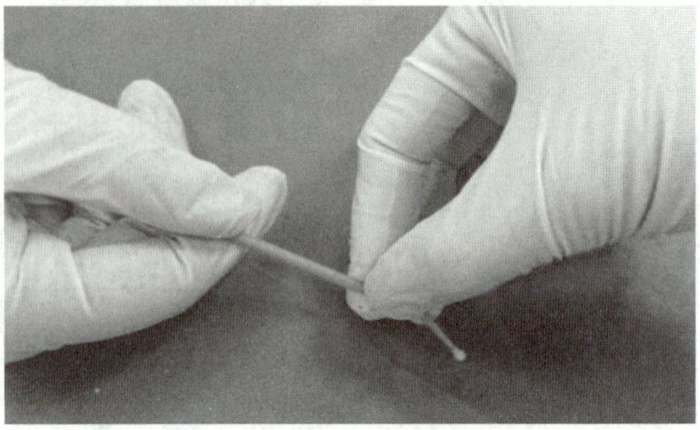

图 A-17 将柄部传递至医生

9. 小修复体 上颌单冠传递时，护士拇指、示指握持牙冠近远中面（图 A-18），将颊舌面预留给医生；下颌单冠传递时，护士将牙冠放置于手心（图 A-19），医生自行拿取即可。

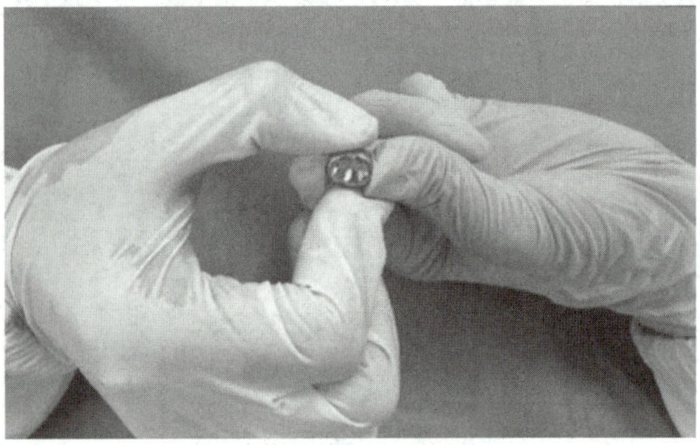

图 A-18 上颌单冠传递

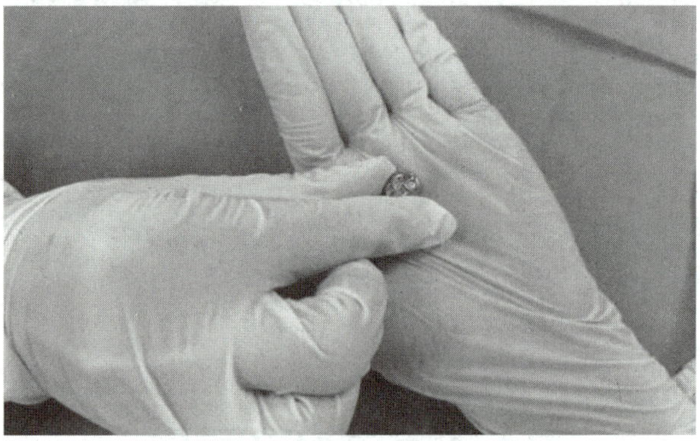

图 A-19 下颌单冠传递

10. 手机 护士握持牙科手机柄部前端（图 A-20），切勿触碰车针，施加一定力量将柄部传递至医生拇指、示指和中指处，医生握稳后方可松开手指，以免器械掉落或划伤手指。

11. 单端器械 通常握持非工作端，但牙挺则握持近工作端的柄部（图 A-21），直接将柄部传递到医生手掌心。

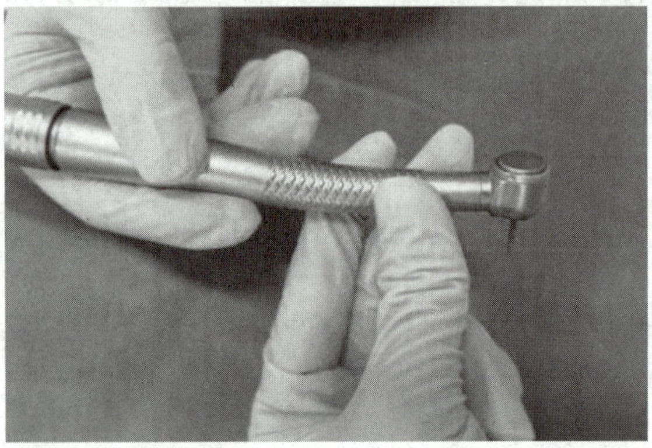

图 A-20 手机传递

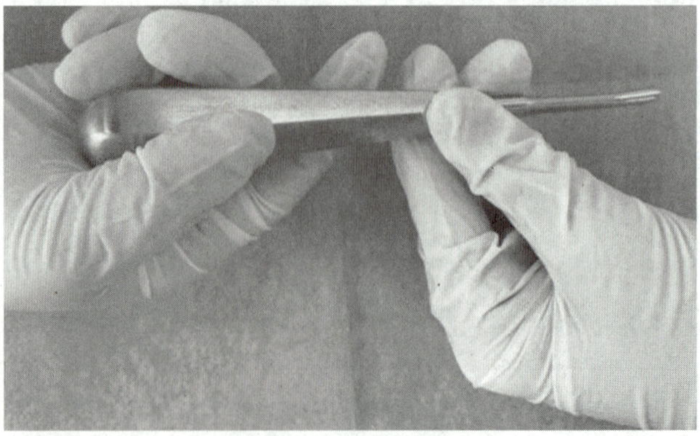

图 A-21 牙挺传递

【注意事项】

1．四手操作时材料、器械的传递与交换应根据材料、器械不同变换传递方式。
2．材料、器械的传递与吸唾器的使用同时进行，需要反复练习。

【实习报告与评定】

1．评定学生医、护、患体位及位置关系的掌握情况。
2．评定学生四手操作材料、器械传递与交换的完成情况。
3．完成实训报告。

【思考题】

1．如何更好地配合医生进行四手操作？
2．如何更好地维护患者就诊期间的心理健康，避免医患纠纷？

【评分细则】

四手操作护理操作评分细则

项目	分值	护理要求	评分标准	得分
心理护理	5分	1．使用通俗易懂的语言讲解口腔诊疗的操作过程 2．消除患者的顾虑，取得患者的信任 3．告知患者在检查和治疗中应配合医生的操作，如有不适可以举左手示意	少或错一项扣2分	
物品准备	5分	一次性口腔器械盘、吸唾器、三用枪头、常用口腔器械及材料、医用口罩、乳胶手套、帽子、一次性漱口杯、一次性隔离防护膜、消毒湿纸巾	必备物品缺一个扣1分	
器械传递的方法	70分	1．医生、护士、患者体位是否正确 2．医生、护士及器械传递区域设置是否恰当 3．不同治疗区域灯光调节是否正确 4．器械握持的3种方式是否掌握 5．单手、双手器械传递方式是否掌握 6．单手器械交换方式是否掌握 7．双手器械传递方式是否掌握 8．特殊器械传递方式是否掌握	少或错一项扣5分	
吸唾器的使用	10分	1．吸唾器握持方式 2．吸唾器放置的位置	少或错一项扣5分	
术后物品整理及健康宣教	10分	1．患者护理　帮助患者清除面部污渍或血迹，协助患者整理容貌 2．整理用物　污物放进医疗垃圾桶。将器械整理分类，经酶清洗液浸泡，送消毒室清洗消毒 3．清洁吸唾器、痰盂，保持排水管通畅 4．口腔综合治疗台清洁、消毒 5．术后健康指导和注意事项	少或错一项扣2分	
总分				

实训 A-2　橡皮障隔离技术

实训目标

素质目标

（1）具有良好的学习态度及严谨的临床护理思维能力，以及患者至上的服务态度。

（2）具有分析问题和解决问题的能力。

（3）具有爱伤观念。

（4）具有感染防控意识，对就诊患者的安全负责。

知识目标

（1）掌握：橡皮障隔离技术的操作流程。

（2）熟悉：橡皮障隔离套装的组成。

（3）了解：橡皮障隔离技术的重要意义。

能力目标

（1）能够与医生配合使用橡皮障进行隔离。

（2）能够与患者进行良好的沟通。

【实训内容】

1．橡皮障隔离套装的组成。

2．橡皮障隔离技术的护理流程。

【实训器材】

电脑、投影等多媒体设备、口腔综合治疗台、医生椅、护士椅、护士移动柜、一次性口腔器械盘、吸唾器、三用枪头、常用口腔器械及材料、医用口罩、乳胶手套、帽子、一次性漱口杯、一次性隔离防护膜、消毒湿纸巾、洗手液、水门汀充填器 / 树脂充填器、橡皮障套装、屏障树脂（图 A-22）。

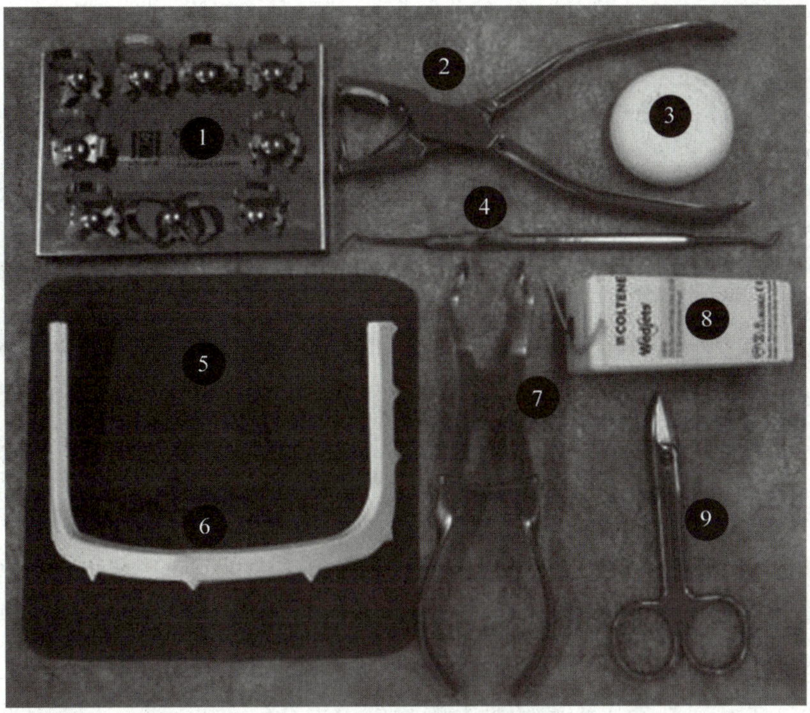

图 A-22　橡皮障套装

①橡皮障夹；②打孔器；③牙线；④充填器；⑤橡皮布；⑥面弓；⑦橡皮障钳；⑧楔线；⑨剪刀。

【实训方法】

1. 由教师讲授并演示橡皮障套装的组成及使用方法。
2. 2～3人一组，分别扮演医生、护士，利用口腔仿真头模型进行橡皮障安装，轮流操作。
3. 集中展示各小组的橡皮障作护理流程，由教师和全体学生共同点评。

视频：橡皮障隔离技术四手操作

【实训步骤】

一、术前准备

1. 环境准备　口腔诊疗区域内部通风、采光良好、温度适宜，口腔综合治疗台、高速及低速牙科手机、吸唾器等常用器械能正常运行。

2. 物品准备　检查物品准备是否齐全，再次核对材料名称、性状及有效期。

3. 患者准备　同实训 A-1。

二、术中护理配合

1. 术区准备　确定固位牙和数目，使用牙线清洁需隔离的牙（图 A-23），若牙齿边缘锐利应适当进行调磨。

2. 选择橡皮布 橡皮布暗面朝向医生（图 A-24），以减少眩光，光滑面朝向患者，橡皮布的大小要完全遮住口腔。

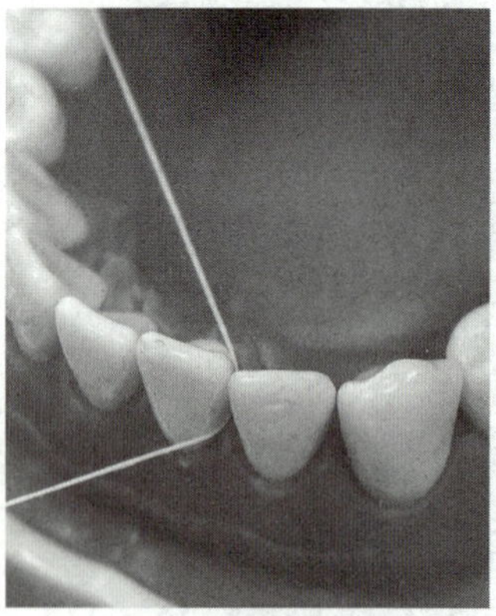

图 A-23 牙线清洁牙邻面

图 A-24 橡皮布暗面

3. 打孔 利用打孔模板，在橡皮布上标记打孔的位置（图 A-25），留出足够的边缘。

（1）打孔范围：上颌牙约在橡皮布上缘以下 2.5cm，由前牙到后牙为向下、向外的圆弧形，下颌牙约在橡皮布下缘以上 5mm，由前牙到后牙为向上、向外的圆弧形。

（2）打孔大小：多孔打孔器工作端转盘上的孔直径为 0.5 ～ 2.0mm，应按牙齿大小选择合适的打孔直径（图 A-26）。通常 5 孔打孔器由小至大依次对应的牙位为：下颌切牙、上颌切牙、尖牙和前磨牙、磨牙、较大磨牙或橡皮障优先法时的磨牙。

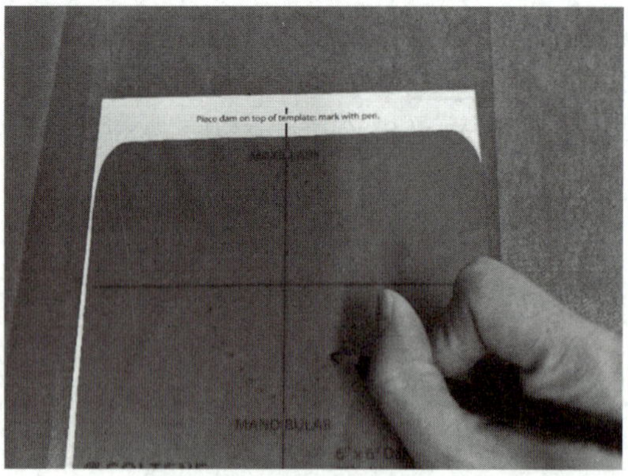

图 A-25 标记打孔位置

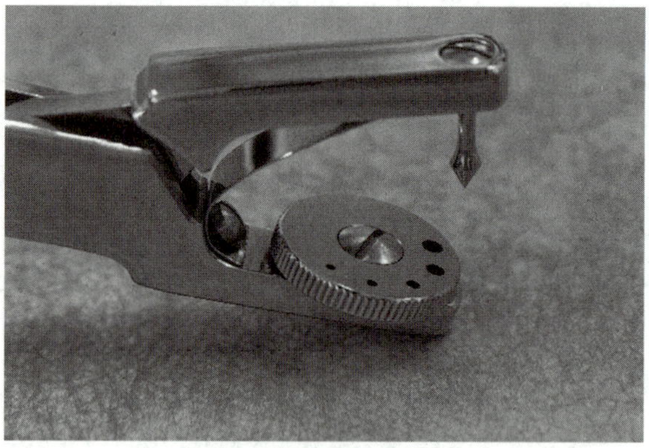

图 A-26 选择打孔器

（3）打孔要求：打孔边缘整齐，大小合适，若有飞边则需重新打孔（图 A-27）。打孔距离一般间隔 2 ～ 3mm 为宜（图 A-28），主要取决于牙间隙宽度。

（4）打孔数目：根据牙位、治疗的牙数和缺损的部位决定打孔数目。治疗两个以上患牙时，则要比治疗牙数多打 1 ～ 2 个孔；前牙易滑脱，有时治疗一个牙需打多个孔。

（5）保护口唇：将橡皮布对着牙齿的一面在打孔区周围涂上润滑剂，方便橡皮布滑入牙间隙。同时在患者口角处也应涂上凡士林润滑口唇，以减小橡皮布对口角处的摩擦。

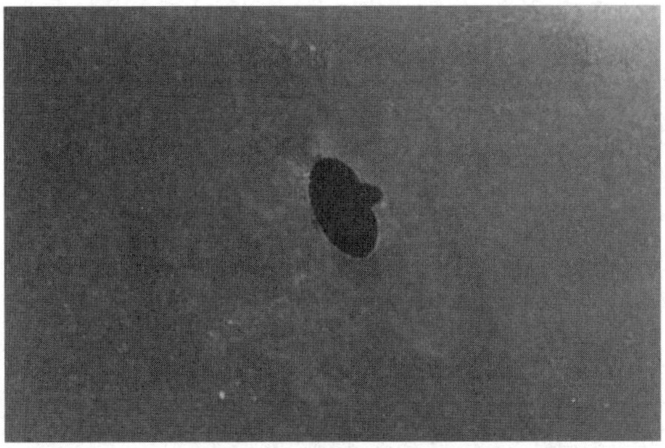

图 A-27　打孔边缘不整齐

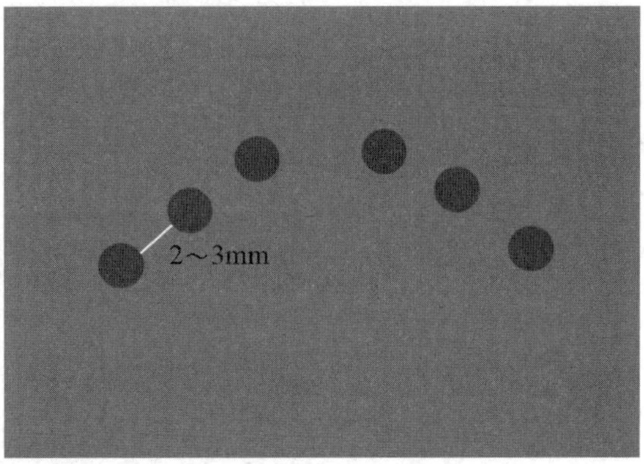

图 A-28　打孔间隔距离

4. 选择橡皮障夹　根据牙位分为前牙夹（图 A-29）、前磨牙夹或磨牙夹（图 A-30）；根据安装方式分为有翼或无翼的橡皮障夹；根据剩余牙体组织的多少选择喙的形态。

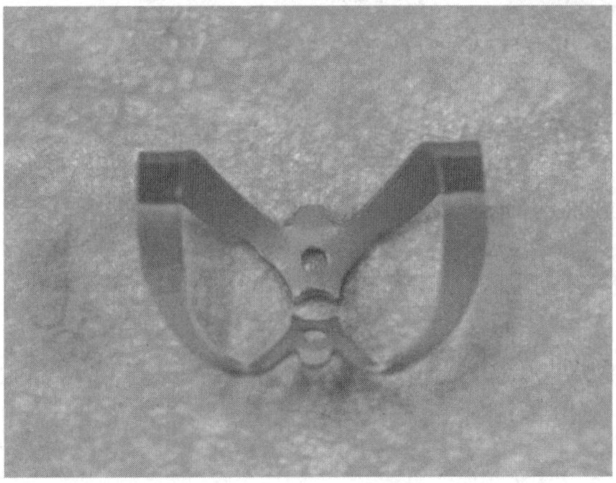

图 A-29　前牙夹

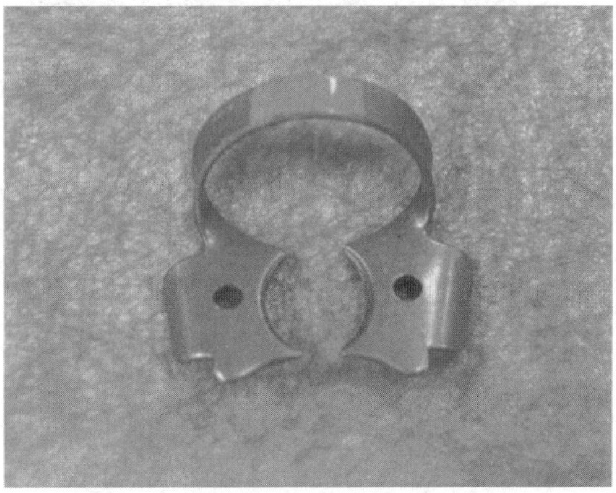

图 A-30　磨牙夹

5. 安装橡皮障

（1）翼法安装橡皮障

1）将橡皮障夹的翼部套入已打好孔的橡皮布（图 A-31），露出橡皮障夹体部；先放入一侧翼部，再放入另一侧翼部（图 A-32A）。

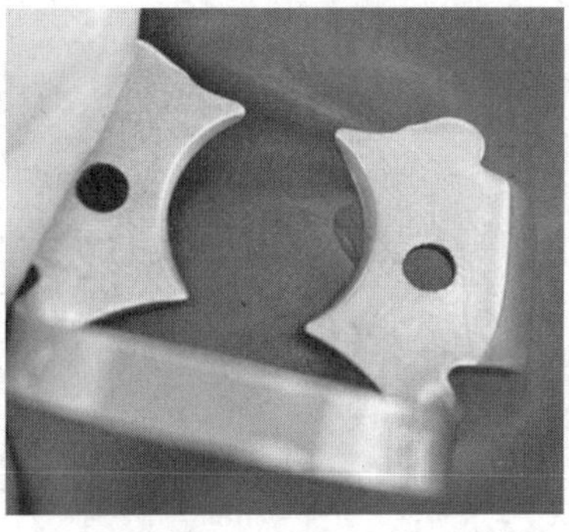

图 A-31　翼部套入孔内

2）用橡皮障钳撑开橡皮障夹，将橡皮障钳传递给医生（图 A-32B），协助医生连同橡皮布一起夹在牙颈部，夹的弓部位于牙列远中（图 A-32C）。

3）协助安装，将橡皮障夹于牙颈部，用钝头器械的扁铲端或手指将翼上方的橡皮布推至翼下牙颈部（图 A-32D），暴露翼部（图 A-32E），然后安装面弓即可。

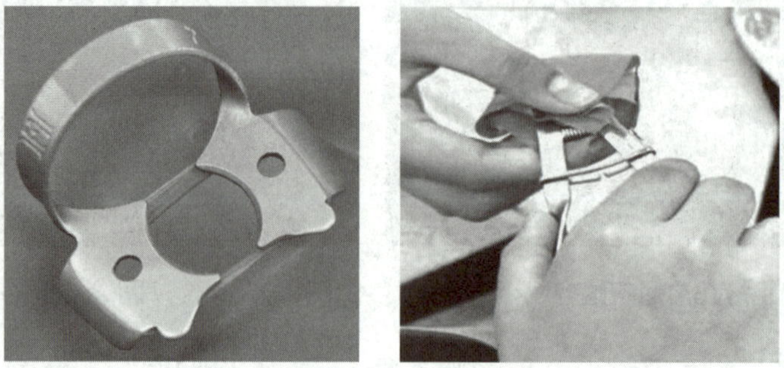

A　　B

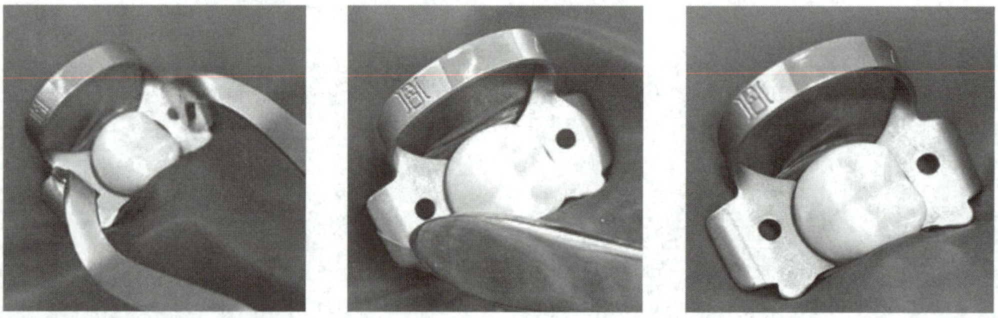

C　　D　　E

图 A-32　翼法安装橡皮障

A. 双侧翼部套入孔内；B. 传递橡皮障钳；C. 弓部位于牙列远中；D. 将橡皮布放置于牙颈部；E. 暴露翼部。

（2）橡皮布优先法安装橡皮障

1）双手撑开已打好孔的橡皮布，按打孔部位套入牙齿并推向牙颈部（图 A-33A），邻面不易滑入时，可用牙线帮助橡皮布通过接触点（图 A-33B）；若有两个以上的牙和孔，应逐一从远中向近中套入，远中可使用楔线固位（图 A-33C）。

2）选择合适的橡皮障夹（图 A-33D），并用橡皮障夹钳将橡皮障夹固定到牙颈部，隔离单颗时，橡皮障夹的弓部必须放在远中，然后安装面弓即可。

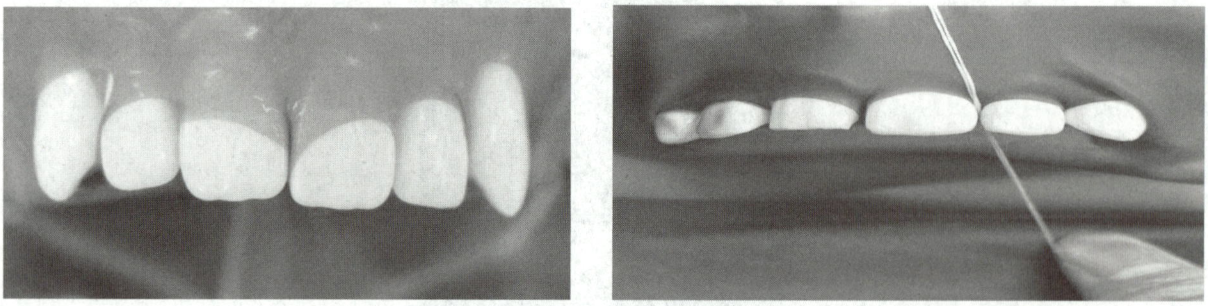

A　　B

图 A-33　橡皮布优先法安装橡皮障

A. 将橡皮布套入牙齿；B. 通过接触点；C. 楔线固位；D. 选择合适的橡皮障夹。

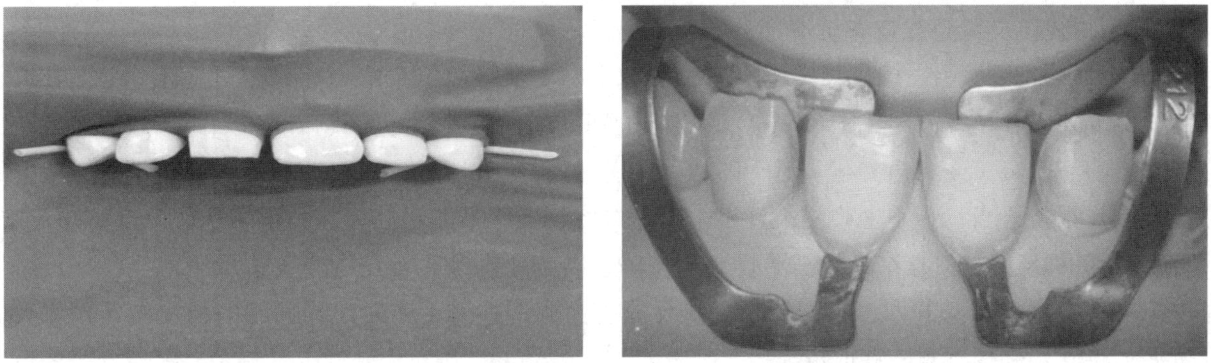

C　　D

图 A-33（续图）

（3）弓法安装橡皮障

1）选择合适的橡皮障夹，橡皮布定位打孔后在口外撑开，将橡皮障夹的弓部套入橡皮布孔中（图 A-34A）。

2）协助医生左手收拢并抓住橡皮布，右手用橡皮障夹钳夹持住带有橡皮布的夹子，并将其安放到需要被隔离的牙齿颈部（图 A-34B）。

3）展开橡皮布，从牙齿的咬合面用水门汀充填器的扁铲端将橡皮布拉开翻转到翼的下方（图 A-34C），使橡皮布紧贴牙颈部（图 A-34D）。

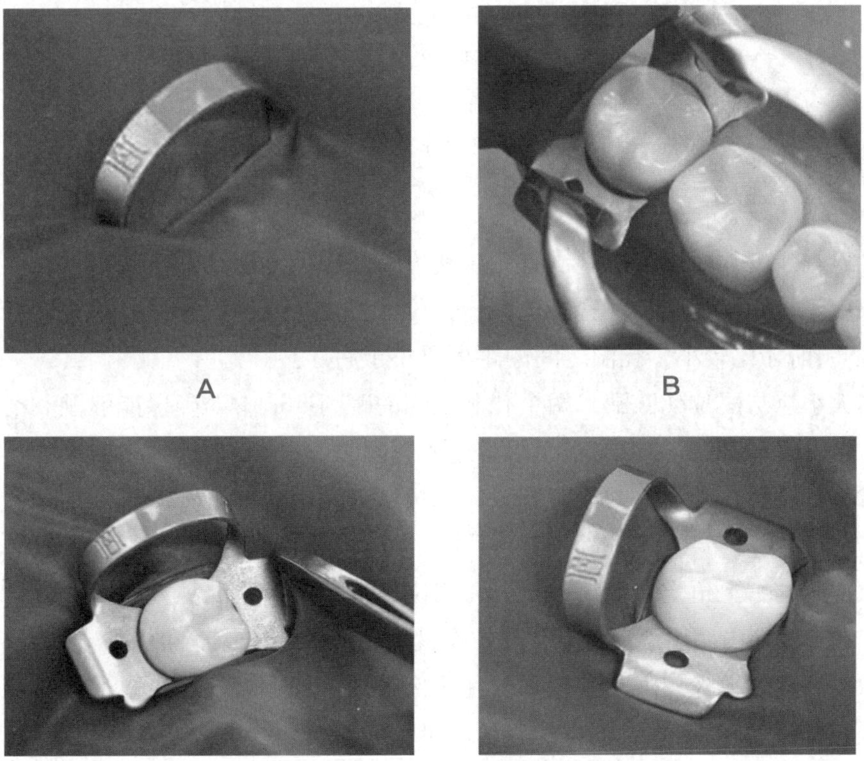

图 A-34　弓法安装橡皮障

A. 弓部套入橡皮布；B. 放置橡皮障夹于牙颈部；C. 将橡皮布翻转到翼的下方；D. 橡皮布紧贴牙颈部。

4）用牙线通过与相邻牙的接触点，向下压橡皮布，使橡皮布通过接触点完全就位。

5）用橡皮障支架将橡皮布游离部分在口外撑开固定。

6．安装橡皮障面弓 橡皮障夹就位后，用橡皮障支架将橡皮布游离部分在口外撑开；"U"形支架的开口端朝患者鼻孔方向（图 A-35A），支架的凹部朝向患者面部，其弧度与颏部一致；橡皮布固定于支架的小钉突（或三角突起）上（图 A-35B）。橡皮障放置后，需要调整橡皮布在口外支架上的位置，使其张力适当，不发生移位，且完全覆盖口腔，上缘不能阻挡鼻孔，下缘达颏下部。

7．拆卸橡皮障 治疗结束后需要拆卸橡皮障，若为单颗牙，则用橡皮夹钳取下橡皮障夹，再将橡皮障支架和橡皮布一并取出。如果是多颗牙或邻面洞，则需用剪刀剪除牙间的橡皮布，再除去橡皮障夹，将支架和橡皮布一并取出。

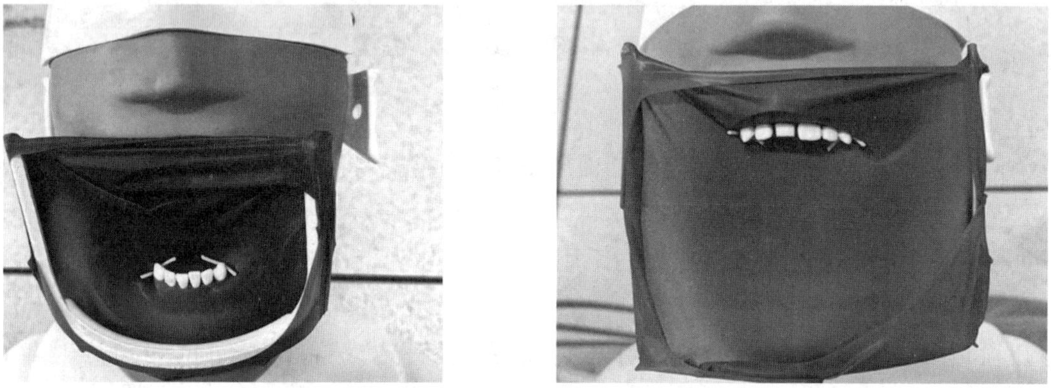

A B

图 A-35 安装橡皮障弓

A."U"形支架的开口端朝患者鼻孔方向；B. 橡皮布固定于支架的小钉突。

【注意事项】

1．一定要检查牙齿邻面能否通过，有无锐利边缘及悬突、牙石等，若有，均要提前处理。

2．注意橡皮障打孔时大小和位置的选择，错位牙、过小牙、固定修复体等选择合适打孔器大小和孔间距。如下颌前牙比较小，孔洞之间的距离要小于后牙。

3．打孔的大小应与固位牙匹配，两个孔洞之间的距离要适中，确保能够顺利滑入牙齿邻间隙而不撕扯、损伤牙龈，孔距太宽的橡皮布会很难进入邻间隙。

4．打孔时将打孔针与圆盘上的孔对齐，向下按压时稍用力即可，若打出的孔洞边缘不整齐、撕裂或有飞边，应更换橡皮布，重新进行定位打孔。

5．可在橡皮布的右上角或左上角进行打孔定位，以免操作中混乱方向。

6．橡皮布在有效期内使用，避免老化橡皮布变脆造成撕裂。橡皮布保存于低温、阴凉、干燥处。

7．安装橡皮障夹时，橡皮障夹的喙部与牙颈部必须保持 4 点接触，以保证橡皮布固位稳定。对于橡皮布不能顺利进入邻面接触点下方的患牙，可利用双折牙线形成环状后再将橡皮布压入接触区，再从颊侧抽出牙线，防止橡皮布移位。

8．确保橡皮障夹放置位置准确，避免夹伤牙龈，引起患者疼痛不适，应随时观察患者的反应。尤其是麻醉后的患者，由于感受不到疼痛，被夹伤而不自知，待长时间治疗结束后才发现，可能会造成牙龈不可逆伤害。

9．橡皮障就位后，检查牙颈部边缘密合情况，将被隔离牙齿周围装满水，观察有无气泡出现及水消失的速度，如发现橡皮布封闭不严，应及时调整橡皮障布或传递屏障树脂材料封闭边缘，防止渗漏。

10．橡皮障夹固位后，立即安装面弓，避免患者呼吸不畅，最后再调整橡皮布位置。橡皮布不能影响患者的呼吸，如发现橡皮布过大，应将遮盖鼻部的橡皮布反折或使用剪刀修剪。

11．如果患者年龄较小或操作时间较长，可在患牙对侧放置开口器或分次治疗。

12．若患者橡胶过敏，应在面部皮肤使用纱布进行隔离。

13．为了防止橡皮障夹滑脱或误吞，宜在橡皮障夹弓部系上牙线。

14．定期清理打孔器中的残屑，可使用三用枪吹出，不可使用尖锐器械，以免划伤打孔器，导致打孔边缘撕裂或打孔不全。

15．治疗结束后，注意检查两牙间隙是否遗留橡皮布碎屑，若有应及时清理，以免造成不适。

【实习报告与评定】

1．评定学生橡皮障隔离技术操作流程的掌握情况。
2．评定学生橡皮障安装的完成情况。
3．完成实训报告。

【思考题】

1．如何更好地配合医生进行橡皮障隔离技术？
2．如何更好地向患者解释橡皮障使用的必要性，避免医患纠纷？

【评分细则】

橡皮障隔离技术操作评分细则

项目	分值	护理要求	评分标准	得分
心理护理	5分	1. 使用通俗易懂的语言讲解橡皮障隔离技术的操作过程 2. 消除患者的顾虑，取得患者的信任 3. 告知患者在检查和治疗中应配合医生的操作，如有不适可以举左手示意	少或错一项扣2分	
物品及器械准备	5分	一次性口腔器械盘、吸唾器、三用枪头、橡皮障隔离套装、医用口罩、乳胶手套、帽子、一次性漱口杯、一次性隔离防护膜、消毒湿纸巾	必备物品缺一个扣1分	
橡皮障打孔	40分	1. 橡皮布的选择 2. 标记打孔位置 3. 选择打孔直径 4. 打孔完成情况	少或错一项扣5分	

续　表

项目	分值	护理要求	评分标准	得分
配合安装	40 分	1. 安装橡皮障夹 2. 传递橡皮障钳 3. 配合橡皮障夹放置 4. 传递辅助器械、材料 5. 放置橡皮障布	少或错一项扣 5 分	
术后物品整理及健康宣教	10 分	1. 协助拆卸橡皮障 2. 帮助患者清除面部污渍或血迹，协助患者整理容貌 3. 污物放进医疗垃圾桶。将器械整理分类，经酶清洗液浸泡，送消毒室清洗消毒 4. 清洁吸唾器、痰盂，保持排水管通畅 5. 口腔综合治疗仪清洁、消毒 6. 健康指导和注意事项	少或错一项扣 2 分	
总分				

实训 A-3　藻酸盐印模材料调拌及印模制取

实训目标

素质目标

（1）具有分析问题和解决问题的能力。

（2）具有爱卫生、爱劳动的习惯。

（3）具有良好的学习态度及爱伤意识。

知识目标

（1）掌握：藻酸盐印模材料的调拌方法。

（2）熟悉：藻酸盐印模材料的临床应用范围。

（3）了解：藻酸盐印模材料的消毒方法。

能力目标

（1）能够进行藻酸盐印模材料的调拌。

（2）能够配合医生进行藻酸盐印模制取。

【实训内容】

1．口腔托盘的选择。

2．藻酸盐印模材料的调拌。

3．藻酸盐印模制取。

【实训器材】

电脑、投影等多媒体设备、口腔综合治疗台、医生椅、护士椅、托盘、橡皮碗、调拌刀、量筒、仿头模、牙齿模型、藻酸盐印模材料、水等（图 A-36）。

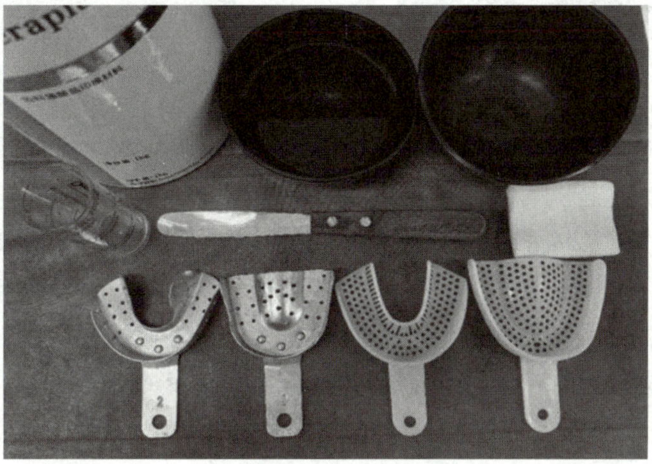

图实训 A-36　物品准备

【实训方法】

1．教师讲授并演示托盘的选择、材料的调和、印模的制取方法。采用藻酸盐印模粉，制取仿真头模的全口印模。

视频：藻酸盐的调拌

2．同学 2 人一组，在牙齿模型上制取印模。

3．展示小组的印模制取成果，由教师和全体学生共同点评，具体点评内容见评分细则。

【实训步骤】

一、材料调拌前准备

1．托盘的选择　选择一副大小合适、有孔或卷边的平底托盘，托盘有孔或有倒凹，按材质不同可分为塑料托盘（图 A-37）、不锈钢托盘和铝制托盘（图 A-38）。有孔托盘利于印模材料与托盘的结合，可防止印模与托盘分离。托盘的大小、形状和深浅应尽量与牙弓相协调，并与牙弓内、外侧留有 3 ～ 4mm 的间隙，形成印模后，材料应均匀一致、厚度适当，但托盘不能妨碍口腔组织的功能活动，在唇、颊、舌系带处应有相应的切迹，以避开唇、颊、舌系带。

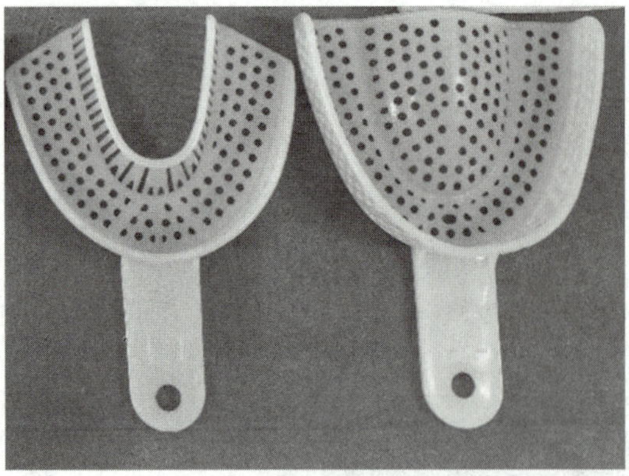

图 A-37　塑料托盘

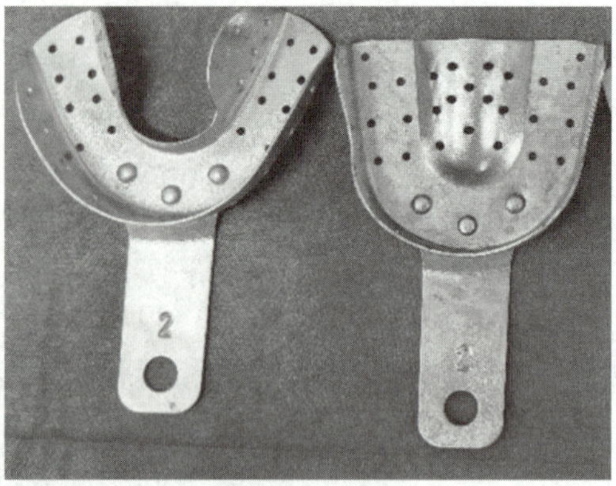

图 A-38　铝制托盘

上颌托盘后缘应盖过上颌结节和腭颤动线，下颌托盘后缘应盖过磨牙后垫区。如果成品托盘的某个部位与口腔情况不太适合，可以用技工钳调改；如长度不够可用蜡或印模膏添加边缘长度；如口腔情况特殊，还可用自凝塑料或印模膏等材料，制作一副适合患者口腔情况的个别托盘。

2. 患者准备　系胸巾，氯己定含漱液漱口，递纸巾，术前健康指导，戴护目镜。患者直坐在治疗椅上，操作者站立在治疗椅的右侧。取上颌印模时，头稍前倾，使上颌的平面与地面平行；取下颌印模时，头稍后仰，使下颌的平面与地面平行。

3. 物品准备　检查物品准备是否齐全，再次核对材料名称、性状及有效期。评估患者配合度，根据患者牙弓大小，准备合适的托盘。

二、印模材料调拌

（一）患者准备

（二）操作步骤

1. 加入水和粉　按水、粉体积比例为 1∶1，量取藻酸盐印模粉和水。先将粉加入橡皮碗，再加入等量清水，用调拌刀将水、粉轻轻混匀（图 A-39）。

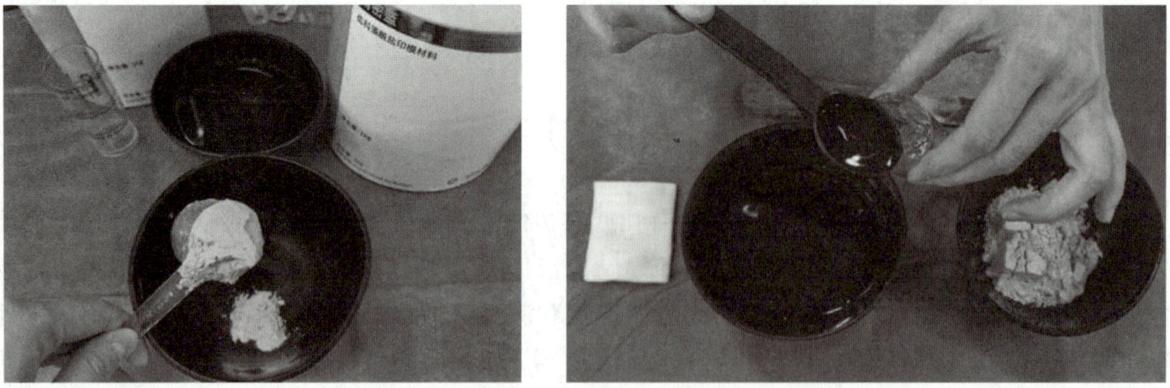

A　　B

图 A-39　加入水和粉

A. 量取藻酸盐印模粉；B. 量取等比例水；C. 将水倒入橡皮碗；D. 混匀粉液。

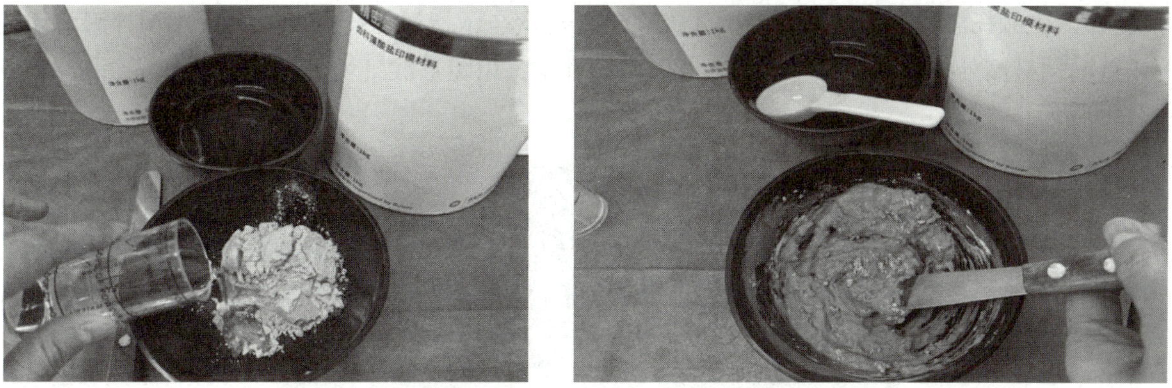

C　　　　D

图 A-39 （续图）

2. 调拌　左手握住橡皮碗，右手持调拌刀（图 A-40A），调拌刀与橡皮碗的侧壁平面接触，用手腕部的力量沿顺时针方向旋转，加压研磨（图 A-40B），将材料调拌至均匀细腻无颗粒感（图 A-40C），呈奶油状时即可。调拌刀与碗壁平面接触，开始 10 秒轻轻调和，使粉与水混合均匀，然后增加调拌速度为 200 转 / 分，直至呈奶油状，材料均匀、表面光滑、无气泡，调拌时间约 45 秒。

3. 排除气泡　收拢调拌好的印模材料，左手转动橡皮碗，右手用调拌刀的刀刃部将材料收集于碗的一侧（图 A-40D），并反复用调拌刀挤压材料进行排气，减少材料内空泡形成。

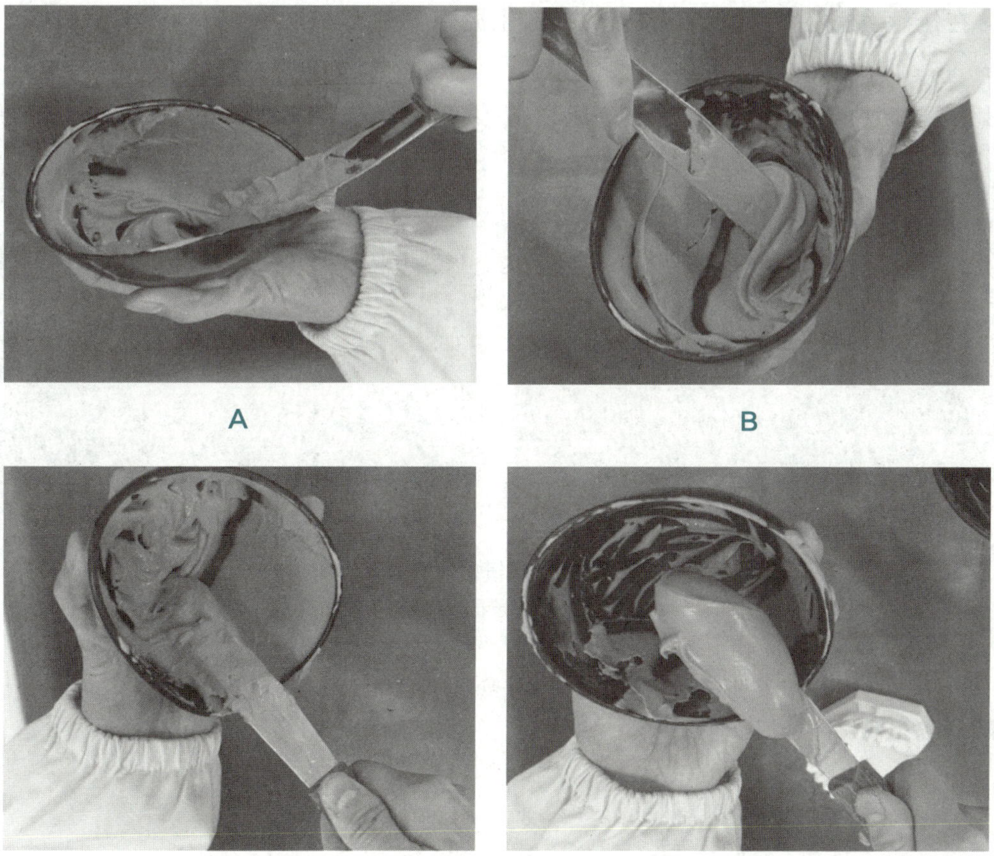

A　　　　B

C　　　　D

图 A-40　印模材料调拌

A. 左手握住橡皮碗，右手持调拌刀；B. 加压研磨；C. 均匀细腻无颗粒感；D. 收集于碗的一侧。

4. 装入上颌托盘 护士左手掌心握住橡皮碗，拇指与示指捏住托盘柄，右手用调拌刀将印模材料由托盘远端最高处放入（图 A-41），逐渐向两端推平，以免形成气泡。

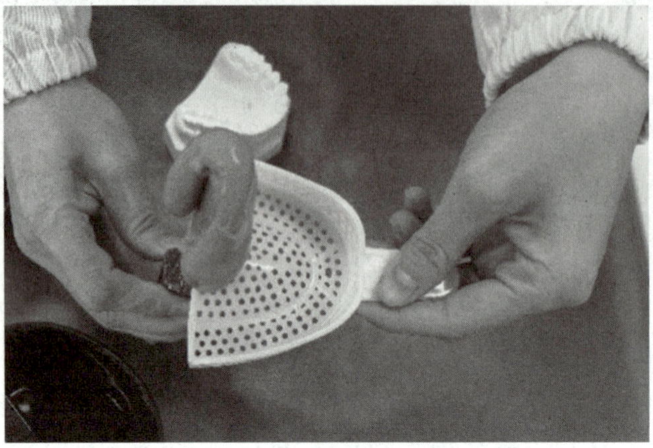

图 A-41 印模材料装入上颌托盘

5. 装入下颌托盘 将材料形成条状置于调拌刀上（图 A-42A），从托盘的远中端向近中端旋转盛入，材料应该表面光滑，均匀适量。

6. 传递托盘 嘱患者用鼻深吸气，用口呼气（不适举左手示意），将盛有印模材料的托盘传递给医生，在托盘手柄处要留出足够位置方便医生握持（图 A-42B）。

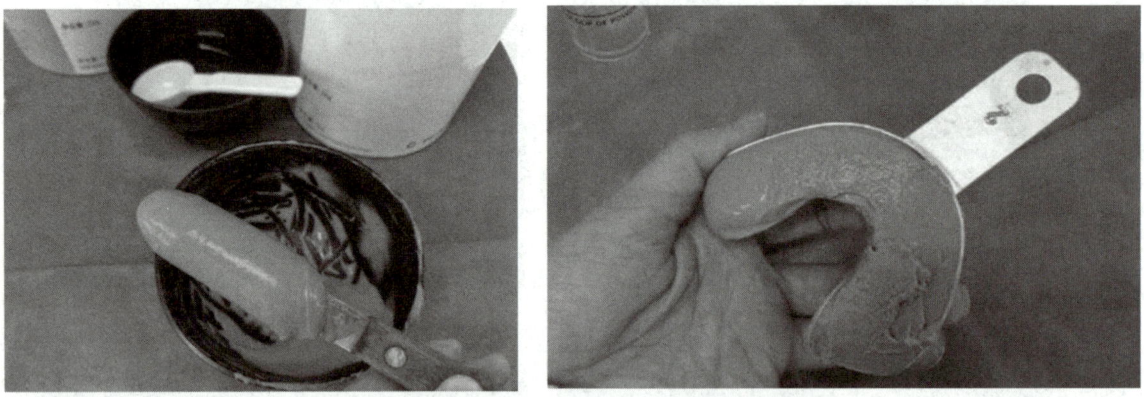

A B

图 A-42 印模材料装入下颌托盘

A. 将材料形成条状；B. 装入下颌托盘。

7. 清洁口腔 材料凝固后协助医生取出托盘（图 A-43），取模完成后协助患者漱口并帮患者擦净口周的残余材料。

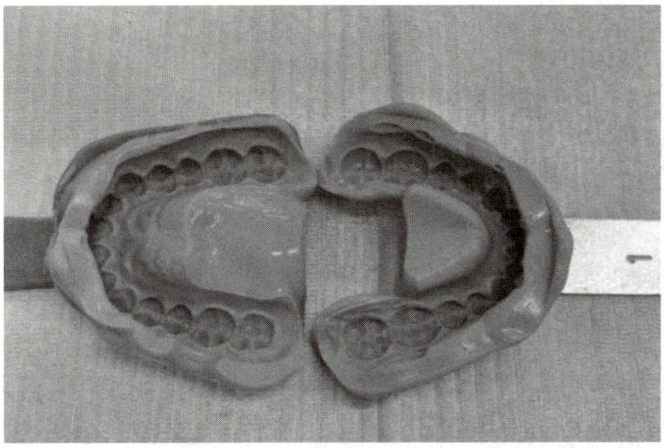

图 A-43　材料凝固后，取出托盘

8．印模消毒　将印模登记密封运送到灌模室，用流动水冲洗消毒后立即灌模。采用 2% 戊二醛喷雾消毒或 1% 次氯酸钠浸泡 10 ～ 30 分钟。

【注意事项】

1．取完藻酸盐印模材料后及时拧紧瓶盖，防止潮解。印模材料贮存应注意密封、干燥、阴凉处保存不应超过一年。

2．水温升高或降低会缩短或延长材料的凝固时间，要注意温度对材料的影响。

3．藻酸盐印模材料临床操作时间为 60 秒左右，应严格掌握调拌时间，材料调拌要快而均匀，调拌时间要适当（30 ～ 45 秒）。

4．调拌工具要及时清洁，调拌比例应适当，参照说明书，调拌应方向一致，以减少气泡。

5．藻酸盐印模材料具有吸水膨胀、失水变形的特性，制取印模后 15 分钟内及时灌注石膏模型，防止脱水变形。若不能马上灌注，可用湿纸巾覆盖。

6．印模取出时，不得与托盘分离，取模时应保持托盘位置稳定至印模材料凝固，否则印模易变形。

7．取模时，应避免气泡的产生，以保证印模的完整无缺。可在倒凹区、制备牙的窝洞等的间隙处，先放少许印模材料，再将盛满材料的托盘放入。

8．印模自口内取出时，一般先取后部，再沿前牙长轴方向取下印模。取下印模后，应对照口腔情况进行检查，印模应完整、清晰、边缘伸展适度。

9．印模从患者口腔取出后立即用流动水冲洗 15 秒，按说明书进行消毒。

【实习报告与评定】

1．评定学生藻酸盐印模材料调拌的掌握情况。

2．评定学生藻酸盐印模制取的护理、操作能力。

3．完成实训报告。

【思考题】

1. 如何更好地调拌藻酸盐印模材料？
2. 如何更好地维护患者印模制取期间的心理健康，减少患者不适？

【评分细则】

藻酸盐印模材料调拌及印模制取的护理评分细则

项目	分值	护理要求	评分标准	得分
心理护理	5分	1. 诊室环境安全、整洁、明亮，口腔综合治疗台功能正常 2. 使用通俗易懂的语言讲解印模制取的操作过程和目的，消除患者的顾虑，取得患者的信任 3. 告知患者在检查和治疗中应配合医生的操作，如有不适可以举左手示意	少或错一项扣2分	
物品准备	5分	一次性口腔器械盘、托盘、调拌橡皮碗、调拌刀、印模材料、酒精灯、备蜡片、打火机、蜡刀、查对用物名称及有效期、密封保存情况、胶布、漱口杯、水、量杯	必备物品缺一个扣1分	
藻酸盐印模材料调拌	40分	1. 穿戴工作服、帽子、口罩，洗手、戴手套，检查患者配合度 2. 选择大小合适的托盘在患者口内进行测试 3. 核对材料名称和有效期，是否变质、凝固 4. 清洁调拌器械及洗手、戴手套 5. 评估材料用量，适量取粉放入橡皮碗，按比例加入水 6. 调拌方式 7. 调拌时间 8. 调拌状态	少或错一项扣5分	
印模制取的配合	40分	1. 将材料放置于上颌托盘 2. 将材料放置于下颌托盘 3. 嘱患者用鼻深吸气，用口呼气（不适举左手示意） 4. 调整灯光 5. 传递托盘给医生 6. 协助医生取出印模，合理保存印模 7. 消毒印模 8. 及时灌注石膏模型	少或错一项扣5分	
术后物品整理及健康宣教	10分	1. 协助患者进行漱口 2. 帮助患者清除面部污渍，协助患者整理容貌 3. 污物放进医疗垃圾桶。将器械整理分类，经酶清洗液浸泡，送消毒室清洗消毒 4. 清洁吸唾器、痰盂，保持排水管通畅 5. 口腔综合治疗台清洁、消毒 6. 健康指导和注意事项	少或错一项扣2分	
总分				

实训 A-4　硅橡胶印模材料的调拌及印模制取

实训目标

素质目标

（1）具有分析问题和解决问题的能力。

（2）具有良好的学习态度及爱伤意识。

（3）具有爱卫生爱劳动的好习惯。

知识目标

（1）掌握：硅橡胶印模材料的调拌方法。

（2）熟悉：硅橡胶印模材料的临床应用范围。

（3）了解：硅橡胶印模材料的特点。

能力目标

（1）能够独立进行硅橡胶印模材料的调拌。

（2）能够配合医生进行硅橡胶印模材料取模。

【实训内容】

1. 口腔托盘的选择。
2. 硅橡胶印模材料的调拌。
3. 硅橡胶印模制取。

【实训器材】

电脑、投影等多媒体设备、口腔综合治疗台、医生椅、护士椅、托盘、双组分硅橡胶初印模材料（基质和催化剂）、专用硅橡胶基质量勺、催化剂量勺、专用注射器、托盘等（图 A-44）。

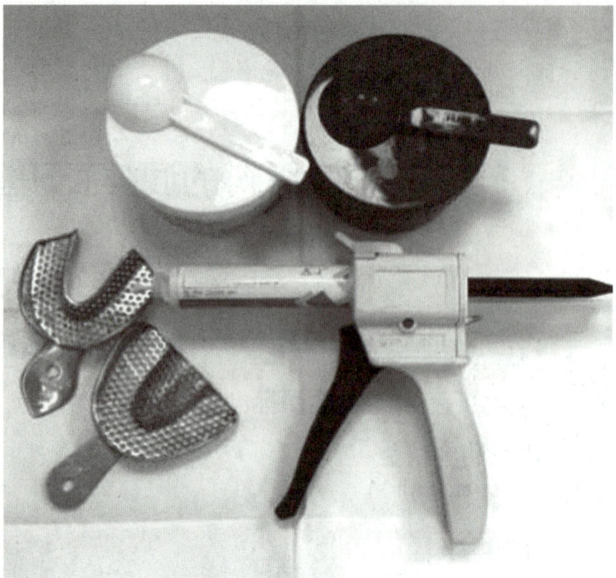

图 A-44　物品准备

【实训方法】

视频：硅橡胶的调拌

1．教师示教演示托盘的选择、材料的调和、印模的制取方法。采用硅橡胶印模材料，制取仿头模的全口印模。

2．同学 2 人一组，在牙齿模型上制取印模。

3．展示小组的印模制取成果，由教师和全体学生共同点评。

【实训步骤】

1．物品准备　准备是否齐全，核对材料名称及有效期，选择合适的托盘。

2．重体调和　根据托盘大小等具体情况，使用专用硅橡胶基质量勺，量取一平勺初印模基质材料，使用催化剂量勺，取等量的初印模催化剂材料，注意不能混用量勺。清洁、干燥双手，将重体材料搓成长条。以 1∶1 的比例用双手指尖或指腹反复揉捏混合基质材料和催化剂，直至颜色均匀一致。

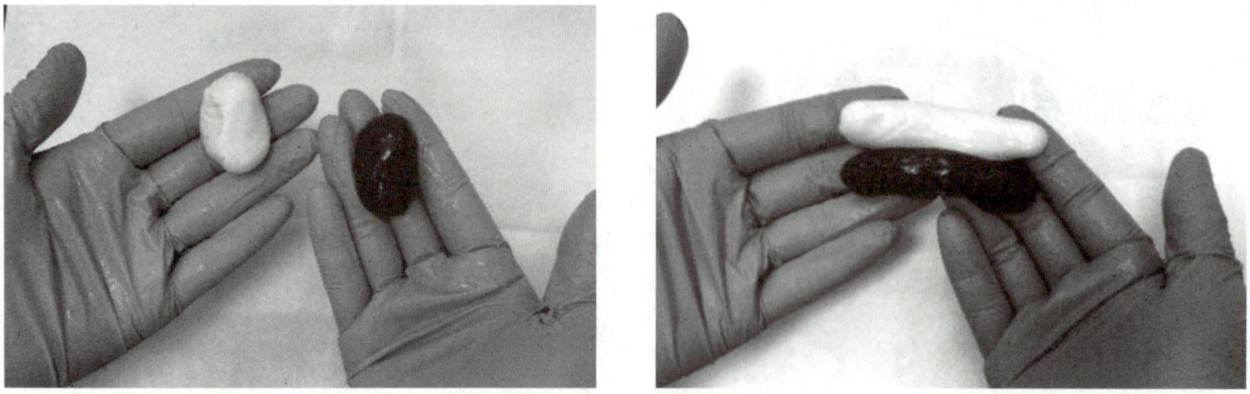

A　　B

图 A-45　重体调和

A. 取等量硅橡胶重体印模材料；B. 搓成长条；C. 反复揉捏混合；D. 颜色均匀一致。

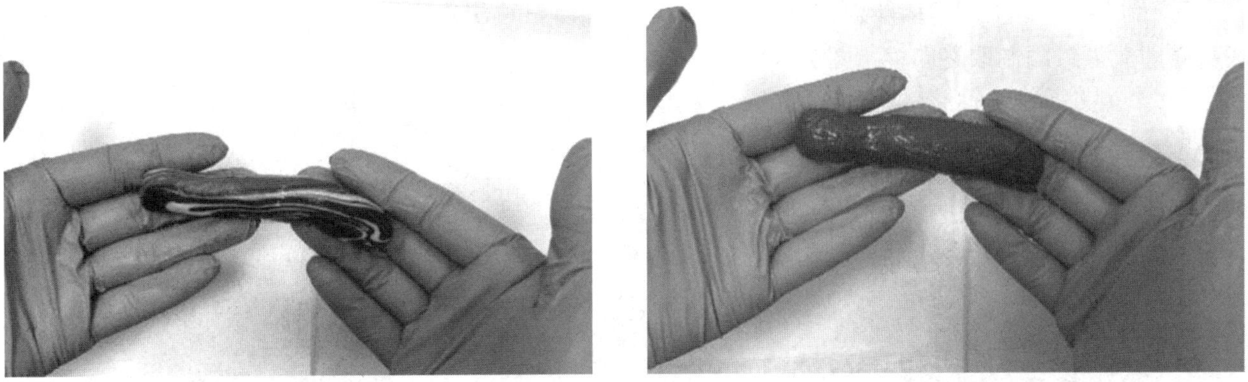

C　　　　D

图 A-45（续图）

3. **制取初印模**　将硅橡胶初印模材料聚拢成条状，放入托盘，传递给医生制取初印模（图 A-46）。

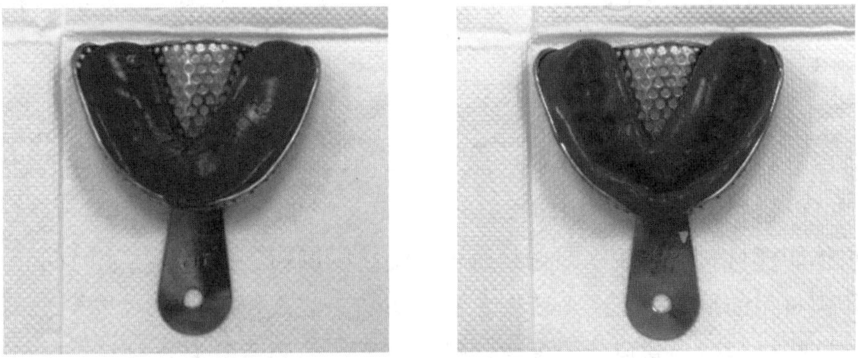

A　　　　B

图 A-46　制取初印模

A. 放入托盘；B. 制取。

4. **注射轻体**　取轻体印模材料基质和催化剂，按照 1∶1 的比例进行混合，将调拌好的终印模材料注入专用注射器内，注射器头部需埋入轻体材料中，避免带入空气，影响取模的准确性。将注射器内的材料注射到初印模的牙列内（图 A-47）。

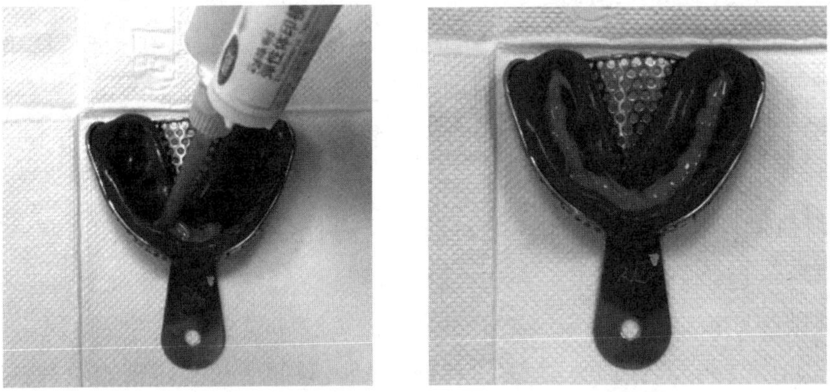

A　　　　B

图 A-47　注射轻体到初印模

A. 专用注射器；B. 将材料注射到初印模的牙列内。

5. 制取终印模 传递终印模注射器给医生，将轻体材料注射到患者的牙列内（图 A-48），并将托盘立即放入口内制取终印模（图 A-49）。

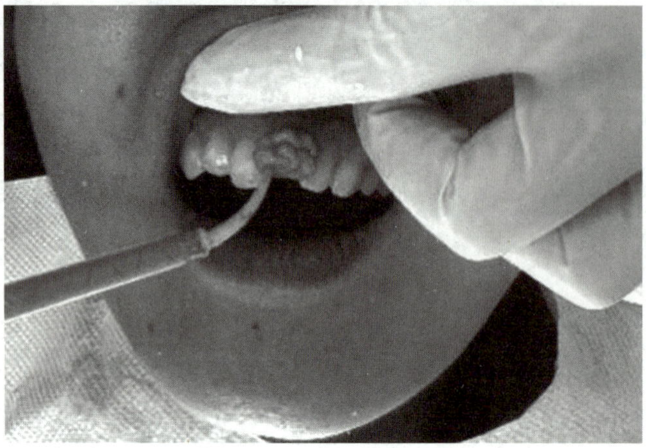

图 A-48　注射轻体到牙列

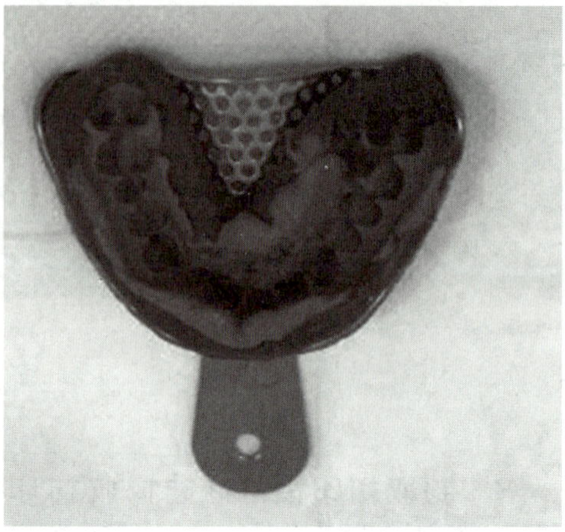

图 A-49　终印模

【注意事项】

1. 每个品牌的硅橡胶印模材料调拌要求都不同，使用前须仔细阅读产品使用说明书，严格按照标准进行操作。初印模材料调和比例为 1∶1。

2. 硅橡胶重体印模材料使用后立即盖紧瓶盖，防止受潮污染，延长凝固时间。

3. 量取初印模材料的量勺禁止交叉使用，混合头禁止二次使用。

4. 混合初次印模材料时，建议使用聚氯乙烯或聚乙烯薄膜手套混合材料，避免使用橡胶或乳胶手套，滑石粉和橡胶手套都会影响硅橡胶材料的聚合。如使用前接触过橡胶手套，请彻底清洗双手后，再接触材料。

5. 调和时应使用手指尖部揉捏，避免使用手掌心揉搓混合材料，因为掌心温度较高，会加速印模材料的凝固。

6. 终印模材料首次使用前，需将材料挤出至双组份在混合头内 1∶1 混合，挤出的前段材料弃用。混合头使用后，可放置在药桶上作为保护盖使用，下次使用时丢弃，并更换新的混合头。

7. 过敏体质及口腔溃疡患者，谨慎使用。

8. 印模材料工作时间为 1.5 ～ 3.0 分钟，口腔内凝固时间为 2 ～ 4 分钟。环境及材料本身的温度升高或降低会引起印模材料凝固时间的缩短或延长。

9. 浸泡消毒印模托盘时，请勿使用含有机溶剂类消毒液，防止材料发生形变，从而影响印模精确度。

10. 印模材料稳定性好，取好的印模于常温、干燥处保存，再次灌模，基本不影响取模的精确性。

11. 禁止与其他类印模材料（如聚醚类、缩聚类硅橡胶印模材料）混合使用。

12. 延长初次印模材料捏合时间，会缩短材料的凝固时间。初次印模的两种材料非 1∶1 比例捏合时，会导致材料的凝固时间延长或缩短。捏合初次印模材料的时间建议不应超过 30 秒。

13. 印模材料放置在儿童不易接触的地方。

【实习报告与评定】

1．评定学生硅橡胶印模材料调拌的掌握情况。
2．评定学生硅橡胶印模制取的护理操作能力。
3．完成实训报告。

【思考题】

1．如何更好地调拌硅橡胶印模材料？
2．如何更好地维护患者硅橡胶印模制取期间的心理健康，减少患者不适？

【评分细则】

硅橡胶印模材料调拌及印模制取的护理评分细则

项目	分值	护理要求	评分标准	得分
心理护理	5分	1．使用通俗易懂的语言讲解印模制取的操作过程和目的 2．消除患者的顾虑，取得患者的信任 3．告知患者在检查和治疗中应配合医生的操作，如有不适可以举左手示意	少或错一项扣2分	
物品及器械准备	5分	一次性口腔器械盘、托盘、硅橡胶印模材料、查对用物名称及有效期、密封保存情况、胶布、漱口杯	必备物品缺一个扣1分	
硅橡胶印模材料调拌	40分	1．选择合适的托盘 2．在患者口内进行测试大小 3．核对硅橡胶印模材料名称和有效期 4．洗手、戴手套	少或错一项扣5分	
硅橡胶印模材料调拌	40分	5．按比例量取重体 6．调拌方式 7．调拌时间 8．调拌状态	少或错一项扣5分	
印模制取的配合	40分	1．将材料放置于上颌托盘 2．将材料放置于下颌托盘 3．嘱患者用鼻深吸气，用口呼气（不适举左手示意） 4．调整灯光 5．传递托盘给医生 6．合理保存印模 7．消毒印模 8．及时灌注石膏模型	少或错一项扣5分	
术后物品整理及健康宣教	10分	1．协助患者进行漱口 2．帮助患者清除面部污渍，协助患者整理容貌 3．污物放进医疗垃圾桶。将器械整理分类，经酶清洗液浸泡，送消毒室清洗消毒 4．清洁吸唾器、痰盂，保持排水管通畅 5．口腔综合治疗台清洁、消毒 6．健康指导和注意事项	少或错一项扣2分	
总分				

实训 A-5　石膏模型材料的调拌及模型制取

实训目标

素质目标

（1）具有分析问题和解决问题的能力。

（2）具有良好的学习态度及爱伤意识。

（3）具有爱卫生爱劳动的好习惯。

知识目标

（1）掌握：熟石膏模型材料的性能。

（2）熟悉：熟石膏模型材料的临床应用范围。

（3）了解：熟石膏模型材料的消毒方法。

能力目标

（1）能够独立进行熟石膏模型材料的调拌。

（2）能够进行石膏模型的灌注。

【实训内容】

1．石膏模型材料性能及调拌方法。

2．石膏模型的灌注方法。

【实训器材】

橡皮碗、石膏调拌刀、量筒、石膏模型材料、水、2% 戊二醛或 10% 次氯酸钠、藻酸盐或硅橡胶印模一副、振荡器、废旧报纸（图 A-50、图 A-51）。

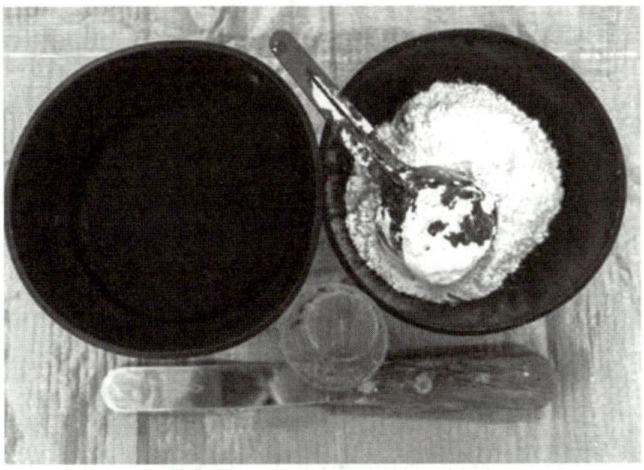

图 A-50　调拌工具

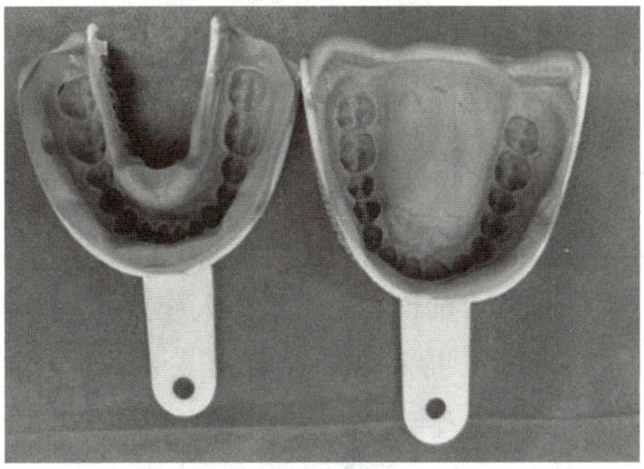

图 A-51　藻酸盐印模

【实训方法】

1．教师讲授并演示石膏的选择、材料的调拌并观察凝固反应，也可播放石膏模型材料的调拌和模型制取方法的视频。

视频：石膏的调拌

2．同学 2 人一组，进行石膏模型材料的调拌，在藻酸盐或硅橡胶印模上制取模型。

3．随机展示一组的石膏模型材料的调拌过程和石膏模型制取成果，由教师和全体学生共同点评，具体点评内容见评分细则。

【实训步骤】

一、材料调拌前准备

1．物品准备　检查物品准备是否齐全，核对材料名称及有效期，检查硅橡胶印模是否合格。若不合格需要重新进行印模制取，检查托盘：包括不锈钢托盘或塑钢托盘，托盘和印模无脱离现象。

2．患者准备

（1）牙冠清晰完整：①口内存在萌出的第三磨牙，对应第三磨牙能建立正常咬合的，硅胶取至第三磨牙的近中 1/2 处。②口内存在萌出的第三磨牙，对应第三磨牙无法建立正常咬合的，硅橡胶的制取，需把第二磨牙完整取全。③口内不存在萌出的第三磨牙，硅橡胶的制取，需将第二磨牙完全覆盖。

（2）牙龈：牙龈正常的矫治患者，牙龈边缘需清晰、连续、完整；牙龈不正常（牙周炎、牙龈萎缩等）的矫治患者，需取全解剖牙冠。

（3）牙体形态：完整、无形变、无过大气泡、褶皱、分层等。

3．灌注前准备

（1）检查修整印模：硅胶印模边缘若倒凹过大，可先用手术刀或金冠剪去除。用流动水冲洗印模，去除残存唾液、血和食物残渣。

（2）印模消毒：①浸泡法：适用于硅橡胶印模，选用 2% 戊二醛或 10% 次氯酸钠浸泡 10 ～ 15 分钟。②喷雾法：既可以用于藻酸盐类印模消毒，也可用于硅胶印模消毒，常用 10% 次氯酸钠进行喷雾，然后用浸湿的纱布包裹印模放置 10 分钟。最后使用流动水大量冲洗，气枪吹干印模。

二、石膏的调拌

1. 量取石膏粉和水 量取 100g 普通石膏粉和 45 ～ 50ml 水，不同石膏粉类型水粉比例不同，具体参照说明书进行操作。

2. 加水、加粉 先将水加入橡皮碗内，再按比例一次性加入石膏粉。

3. 调拌 待石膏粉全部沉入水中（图 A-52A），用调拌刀顺着同一个方向调拌（图 A-52B）。稍加力使调拌刀紧贴橡皮碗内侧壁边压边刮（图 A-52C），速度快而均匀，直至水粉全部调拌均匀（图 A-52D）。普通石膏调拌时间一般为 1 分钟，普通人造石及高强度人造石为 50 秒。

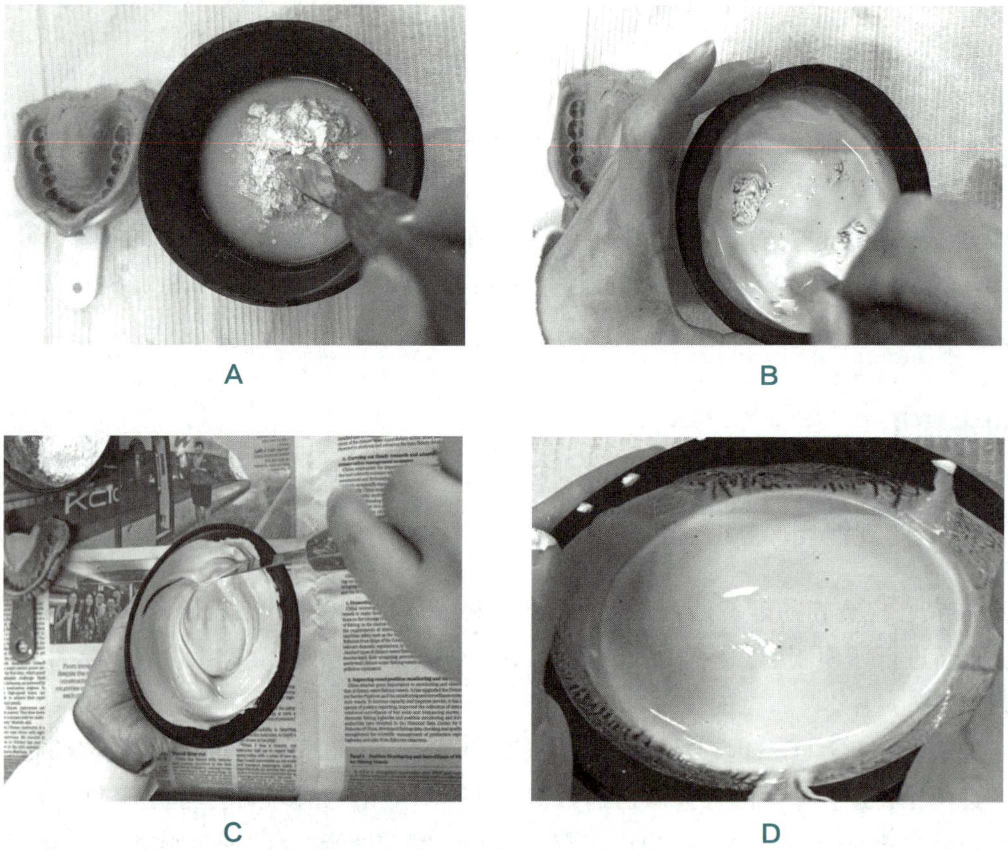

图 A-52 石膏印模材料调拌

A. 石膏粉全部沉入水中；B. 一个方向调拌；C. 边压边刮；D. 调拌均匀。

4. 排气 调拌后的石膏要放在石膏振荡器上振荡 10 秒，排出气泡。

三、石膏模型灌注

1. 左手握紧托盘手柄处，放在振荡器的边缘，将振荡强度调至合适档位，右手用调拌刀取少量调拌均匀的石膏从腭顶处开始放入（图 A-53A）。

2. 利用振荡器的振动，让石膏慢慢流入基牙内，直至整个牙列充满石膏（图 A-53B）。注意观察石膏稠度，过稀或过稠都会影响模型质量。

3．关闭振荡器，再次从腭顶处开始添加石膏（图 A-53C），不断添加直至到达所需高度（图 A-53D）。

4．修整石膏表面外形（图 A-53E），使之平整光滑。修整托盘外侧多余石膏，尽量向中心收拢聚合，修整完成即可（图 A-53F）。

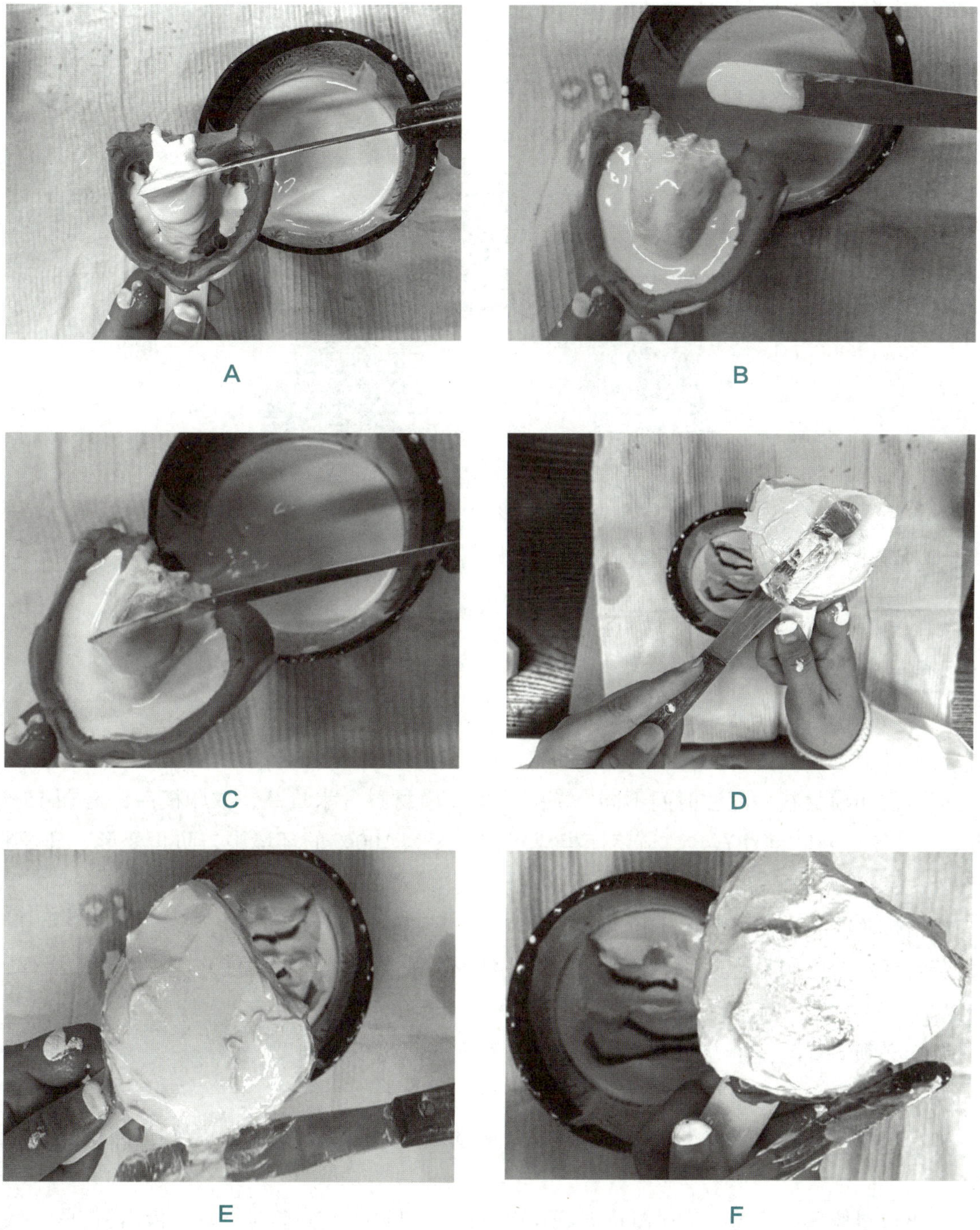

图 A-53　石膏灌模

A. 从腭顶处开始放入石膏；B. 整个牙列充满石膏；C. 再次从腭顶处添加石膏；D. 石膏达所需高度；E. 修整石膏外形；F. 修整完成。

四、模型修整

1．灌注 1 ～ 2 小时后可以从托盘上取下模型。用石膏修整钳子去除多余石膏，暴露托盘的边缘。

2．一手握持模型底座，一手拿托盘，顺着牙长轴方向轻轻摇晃，使印模和模型分开。

3．检查石膏模型有无缺损、气泡、突起等（图 A-54）。

4．使用石膏打磨机修整石膏模型边缘多余部分，使模型左右侧壁与前磨牙、磨牙的颊尖连线平齐，前壁与牙弓形态一致，后壁与底壁垂直，底壁与𬌗平面平行，且厚度大于 10mm。

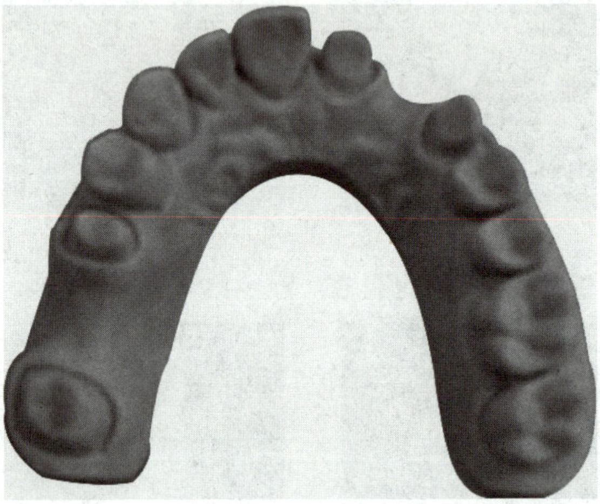

图 A-54　石膏模型

【注意事项】

1．石膏模型灌注时，印模表面应保持干燥，水分过多会影响石膏的水粉比。

2．不同的印模材料，灌注时间不同。藻酸盐类印模材料含水量高，取印模后，需在 15 分钟内灌注模型。若不能及时灌注石膏，应将印模放置在湿度为 100% 的环境中，防止变形。硅橡胶类印模由于其尺寸稳定性好，一般在 7 天内灌注即可。具体以产品说明书为准。

3．严格按照产品说明书进行粉和水的量取。

4．若发现水粉比例不合适，不可中途加水或加粉，避免降低模型强度，应立即停止操作，重新量取调拌。

5．调拌必须顺着同一个方向进行，以免带入气泡，降低模型强度。

6．调拌时水温会影响石膏凝固时间，常温即可。

7．灌注模型时石膏宜少量多次逐渐加入，从高处逐渐流向低处，以便更好地排出空气，避免产生气泡。

8．不可过早脱模，模型未完全凝固时脱模会导致模型和印模分离时石膏牙齿断裂。

9．脱模时应左右轻轻摆动模型，不可使用暴力，以免石膏牙折断。

10．使用完毕后及时密封石膏的盖子，避免受潮。

【实习报告与评定】

1. 评定学生石膏材料调拌的情况。
2. 评定学生石膏模型的制作能力。
3. 完成实训报告。

【思考题】

1. 如何更好地调拌石膏模型材料？
2. 如何更好地制作石膏模型？

【评分细则】

石膏模型材料调拌及模型制作评分细则

项目	分值	护理要求	评分标准	得分
物品及器械准备	5分	1. 物品准备是否齐全 2. 查对用物名称及有效期 3. 密封保存情况	少或错一项扣2分	
石膏调拌	40分	1. 检查藻酸盐或硅橡胶印模是否合格 2. 按比例取水和粉 3. 先加水，再加粉 4. 同一方向，快速均匀调拌 5. 调拌时间 6. 排气泡	必备物品缺一个扣5分	
模型灌注	40分	1. 灌注起始位置 2. 排气泡 3. 少量多次加入 4. 外形修整	少或错一项扣5分	
模型修整	10分	1. 脱模时间 2. 脱模方式 3. 模型修整	少或错一项扣5分	
物品整理	5分	1. 整理操作区域，清洗调拌工具 2. 记录患者模型信息 3. 及时密封石膏粉，以免吸水变性	少或错一项扣2分	
总分				

实训 A-6　水门汀的调拌

实训目标

素质目标

（1）具有分析问题和解决问题的能力。

（2）具有良好的学习态度及爱伤意识。

（3）具有爱卫生爱劳动的好习惯。

知识目标

（1）掌握：水门汀材料的性能。

（2）熟悉：水门汀材料的临床应用范围。

（3）了解：口内其他充填材料的应用。

能力目标

（1）能够进行水门汀材料的调拌。

（2）能够配合医生进行水门汀的使用。

【实训内容】

1. 水门汀材料性能特点及用途。
2. 水门汀材料调拌方法。

【实训器材】

玻璃板、调拌纸、金属调拌刀、塑料调拌刀、水门汀充填器、牙胶尖等、各种类型水门汀粉剂及液剂、酒精棉球、干棉球、镊子（图 A-55）。

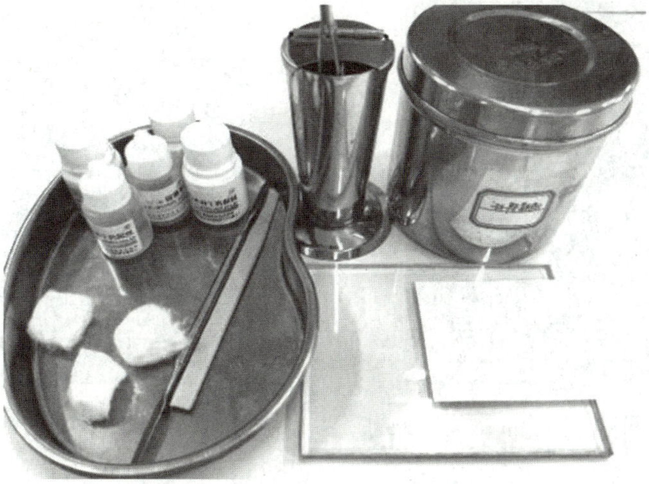

图 A-55 各种水门汀材料及调拌工具

【实训方法】

1. 教师讲授水门汀特点及应用相关理论知识，并演示不同水门汀的调拌方法。
2. 学生分组进行水门汀的调拌。
3. 教师巡回检查和指导每一组学生操作注意事项。
4. 任意抽取同学进行考核，由教师和全体学生共同点评（具体点评内容见评分细则）。

视频：水门汀的调拌

【实训步骤】

一、物品准备

检查物品准备是否齐全，核对名称、有效期，材料有无结块、凝固等。

二、不同水门汀的调拌方法

1. 磷酸锌水门汀的调拌

（1）取粉：将粉摇松，取一平勺粉置于玻璃板上，分成 2 ～ 3 份（图 A-56）。

（2）取液：将液剂瓶垂直倒置，平稳缓慢地挤出一滴液体（图 A-57），如出现气泡，可倒置液剂瓶时轻轻用手敲打，令气泡上升离开瓶嘴。粉液比通常为每 3g 粉配 1ml 液，具体参照说明书。

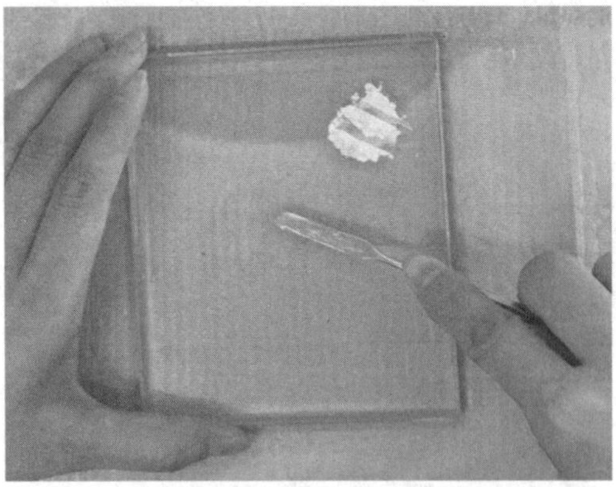

图 A-56　取粉

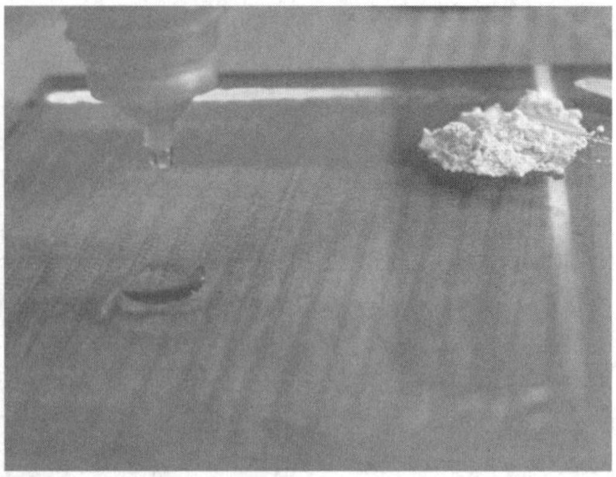

图 A-57　取液

（3）调拌：一手固定调和板，一手持调拌刀将粉剂分成大、中、小三份。先加入大份粉剂（图 A-58），将调拌刀工作端前 1/3 ～ 1/2 紧贴调和板，轻快转动调拌刀形成一较大调和区，以尽快散去反应过程中生成的热量，达到最好的固化效果，推拉或旋转加压研磨调和至粉液混合均匀（图 A-59），再依次加入中份粉剂和小份粉剂（图 A-60），直到达到充填和粘接所需要的黏稠度（图 A-61）。调和时间控制在 2 分钟内。

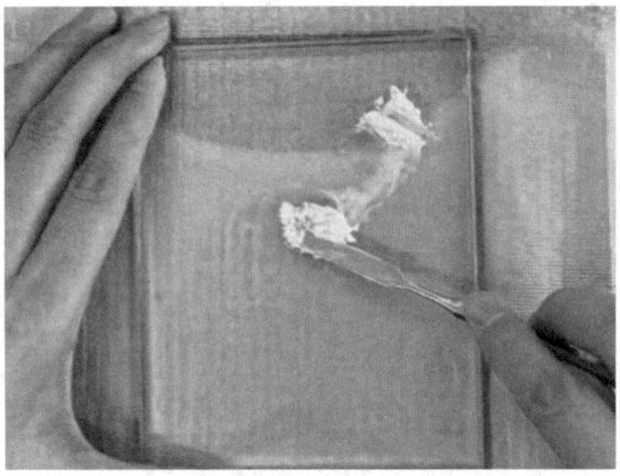

图 A-58　加入大份粉剂

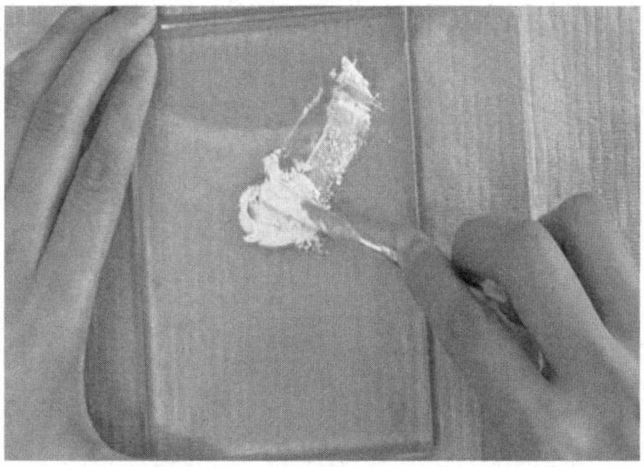

图 A-59　混合均匀

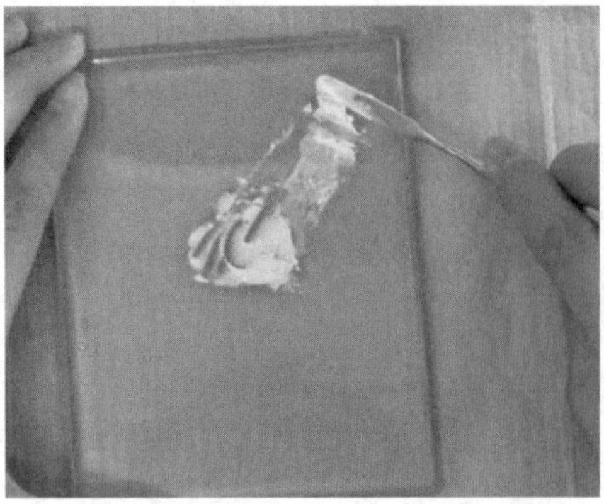

图 A-60　全部加入

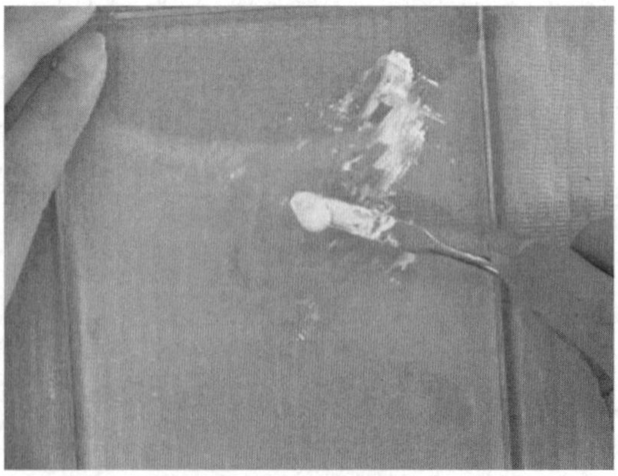

图 A-61　调拌完毕

（4）清理：调拌完毕后及时清理调拌刀和玻璃板（图 A-62）。

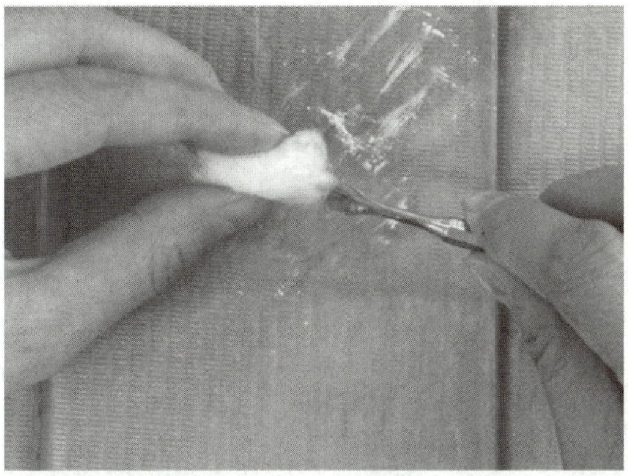

图 A-62　清理调拌刀和玻璃板

2. 玻璃离子水门汀的调拌

（1）取粉：准备好塑料调拌刀和调拌纸，用手轻拍瓶底，使粉松散，使用专用的量勺取一平勺玻璃离子粉剂放于调和纸板上（图 A-63）。

（2）取液：先将液剂瓶缓缓倒置（图 A-64），垂直于桌面排出瓶内气泡后，轻轻挤出液体。水门汀材料用途不同，粉液比例不同，具体应参照说明书严格按比例进行量取。使用后用棉球或纱布及时擦净瓶口（图 A-65）。

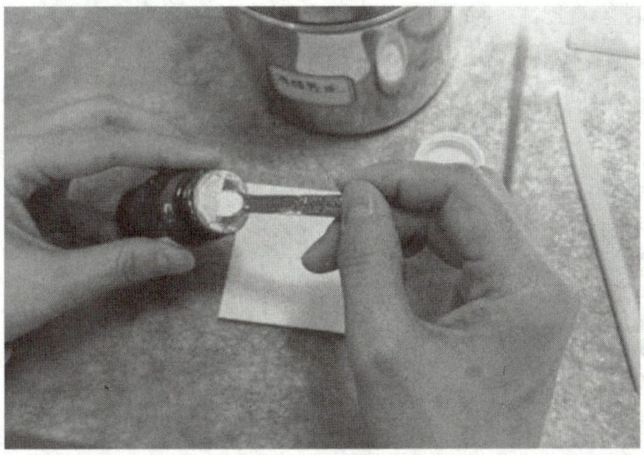

图 A-63　取粉

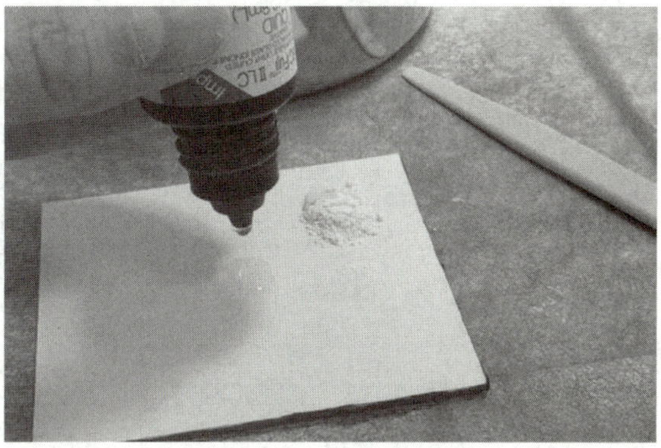

图 A-64　取液

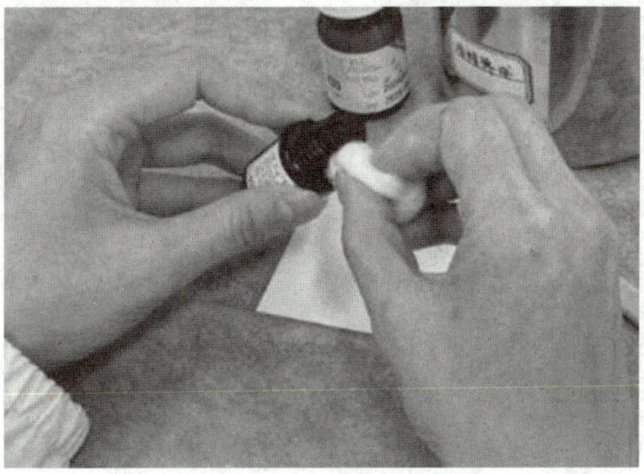

图 A-65　擦净瓶口

（3）调拌：左手固定调拌纸板，右手持塑料调拌刀，将粉剂分为 2 ～ 3 等份（图 A-66）。将液体推开，先将第一份粉加入液剂中，调拌刀工作端前 1/3 ～ 1/2 紧贴调和板，使调拌刀与调拌纸板充分接触，待粉全部混入后，加入第二份粉，推拉或旋转加压研磨调拌（图 A-67），直至细腻无颗粒（图 A-68），成为合适稠度的材料，用作粘接剂时应调拌为淡奶油状糊剂（图 A-69），用于充填窝洞或垫底材料时应调拌为软面团状（图 A-70），表面有光泽（图 A-71），调和在 45 秒内完成。

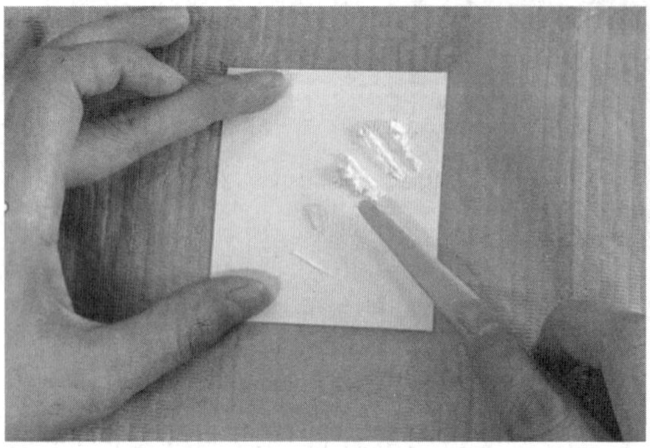

图 A-66　将粉剂分为 2 ～ 3 等份

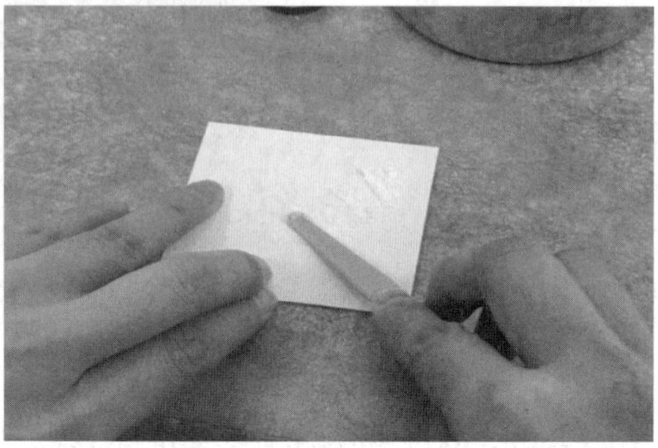

图 A-67　旋转加压研磨

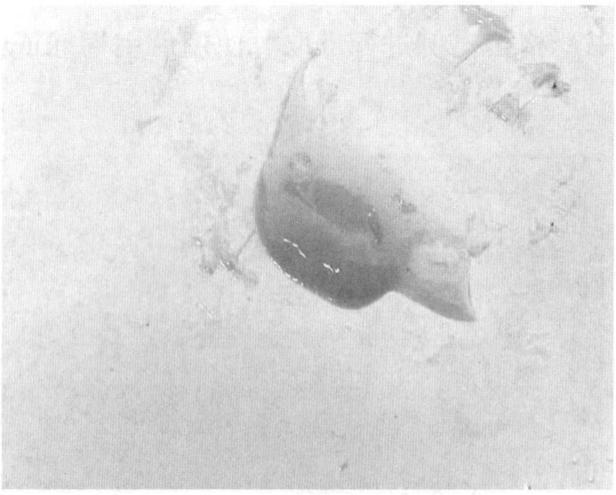

图 A-68　细腻无颗粒

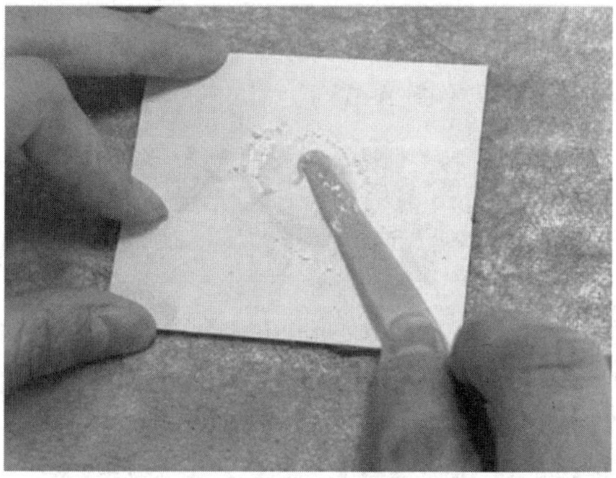

图 A-69　粘接用拉丝状糊剂

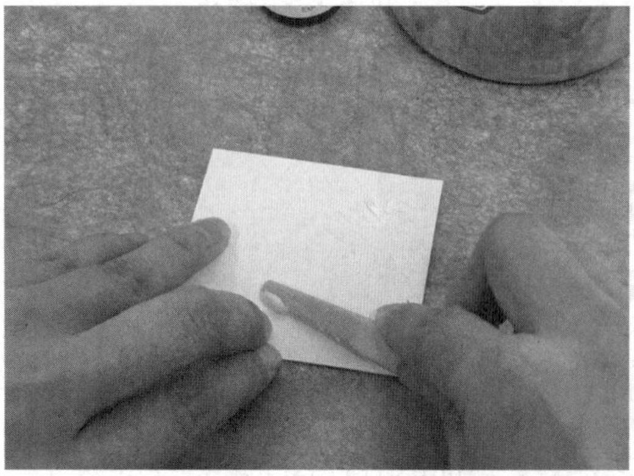

图 A-70　软面团状

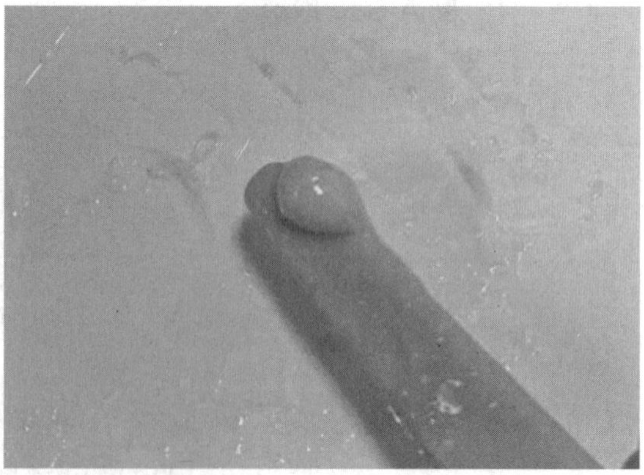

图 A-71　表面有光泽

【注意事项】

1. 严格按照粉液比进行调和，避免将粉剂瓶过度摇动或倒置。液剂瓶应垂直桌面挤压，平稳、缓慢地挤出液体。

2. 调和过程中要形成一定调和区域，以使粉液充分混合。

3. 玻璃离子水门汀调和过程中切勿使用金属调拌刀，以免着色。

4. 只能将粉剂分次加入液剂中，不能调换顺序。

5. 第1份粉调和均匀后，再加入第2份粉，切勿粉液未调和均匀就急于加入剩下的粉剂。

6. 调拌时间过长、粉剂过多、温度过高等会加快磷酸锌水门汀的固化，故调拌时间应控制在90秒左右。

7. 使用后立即拧紧瓶盖，以免粉剂受潮或液剂挥发。

8. 调拌完成后立即用酒精棉球清洁玻璃板、调拌刀和充填器。

【实习报告与评定】

1. 评定学生水门汀材料调拌的情况。

2. 评定学生水门汀材料的应用能力。

3. 完成实训报告。

【思考题】

1. 如何更好地调拌水门汀材料？

2. 如何更好地应用水门汀材料？

【评分细则】

水门汀材料调拌及应用的评分细则

项目	分值	护理要求	评分标准	得分
物品及器械准备	10分	1. 物品准备是否齐全 2. 查对用物名称及有效期、密封保存情况	少或错一项扣2分	
清洁	10分	清洁调拌刀、玻璃拌	必备物品缺一个扣1分	
材料调拌	50分	1. 按比例量取粉和液 2. 调拌方式 3. 调拌时间 4. 调拌状态 5. 调拌刀的选择	少或错一项扣5分	
材料应用	20分	1. 不同材料的特点 2. 材料的用途	少或错一项扣5分	
物品整理	10分	1. 及时清理材料调拌区域 2. 及时清洁工具	少或错一项扣2分	
总分				

（刘泽念　蔡成莲）

实训B　口腔颌面及牙体牙周组织解剖生理

实训 B-1　认识口腔颌面部

实训目标

素质目标

（1）具有感恩和尊敬之心，爱惜标本和科学解剖尸体的态度。

（2）具有努力的学习态度及严谨地分析问题和解决问题的能力。

（3）具有爱伤观念。

知识目标

（1）掌握：颌面部骨骼、关节、肌肉、神经、血管的分布及结构。

（2）熟悉：唇、舌、腭等的表面标志。

（3）了解：颌面部骨骼、关节、肌肉、神经、血管的临床意义。

能力目标

（1）能够说出口腔颌面部常见结构的名字。

（2）能够解释口腔相关疾病与解剖的关系。

【实训内容】

1. 上下颌骨的结构特点及与邻近组织的临床意义。
2. 颞下颌关节的组成及作用。
3. 咀嚼肌和表情肌的临床意义。
4. 三叉神经和面神经的分布及临床意义。
5. 颌面部动脉及静脉的走向及分布。
6. 唇、舌、腭等的表面标志。

【实训器材】

电脑、投影等多媒体设备、头颈部实体标本及模型、镊子、口腔解剖图谱、口腔解剖视频，医用口罩、乳胶手套。

【实训方法】

1. 教师先展示口腔解剖图片或视频，后对尸体标本和模型进行详细讲解。
2. 学生分组对尸体标本和模型进行观察学习。
3. 教师巡回指导学生，回答学生的不解之处。
4. 随机对学生掌握情况进行提问，由教师和全体学生共同点评给分。

【实训步骤】

一、介绍实训标本

教师介绍尸体标本的来源，科普遗体捐献相关知识，要求学生在观察学习过程中尊重、爱护尸体标本，不能嬉笑打闹，珍惜来之不易的学习机会，带领全体学生向尸体标本鞠躬后开始进行分组观察。

二、观察尸体标本和模型

1．上颌骨　观察上颌骨的形态结构（图 B-1），理解其临床意义。观察上颌骨的四个面，上颌窦的形态位置，观察上颌骨额突、颧突、牙槽突、腭突的位置，观察眶下孔、眶下缘、上颌结节、腭大孔、切牙孔、切牙管、腭中缝、牙槽嵴、牙槽间隔、牙根间隔、上牙槽神经的位置。

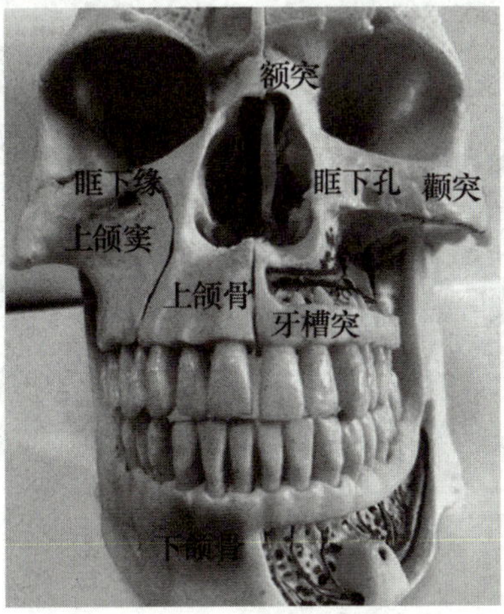

图 B-1　上颌骨的形态

2. 下颌骨 观察下颌骨的形态结构（图 B-2），理解其临床意义。观察颏孔、下颌角、下颌孔、喙突、髁突及前、后斜面髁突颈部、下牙槽神经、关节翼肌的位置，观察下颌骨薄弱部位：正中联合、颏孔区、下颌角及髁突颈部。

3. 颞下颌关节 观察颞下颌关节的组成（图 B-3），理解其临床意义。观察颞骨关节窝、关节结节、关节盘、关节囊、关节韧带。

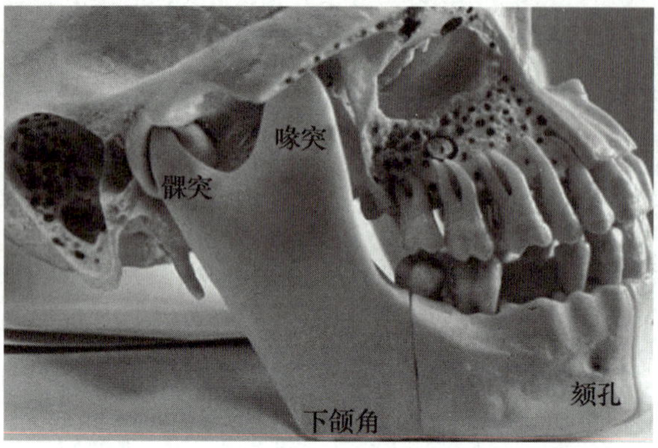

图 B-2 下颌骨的形态

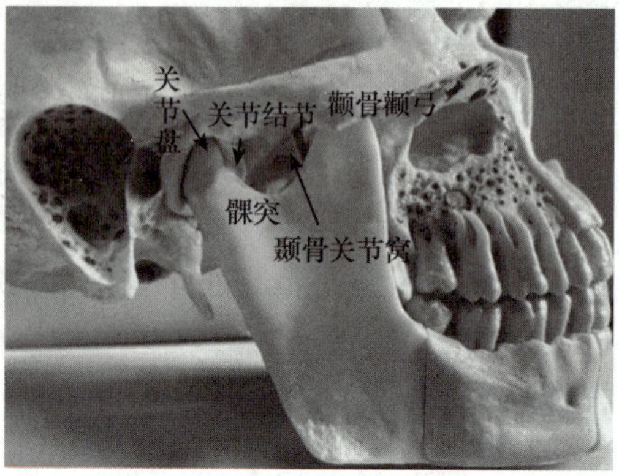

图 B-3 颞下颌关节的组成

4. 表情肌 观察表情肌的走行口轮匝肌、口周肌群上组（颧大肌、颧小肌、提上唇肌、提上唇鼻翼肌和提口角肌），口周肌群下组（降口角肌、降下唇肌、颏肌）的位置。

5. 咀嚼肌 观察咀嚼肌（咬肌颞肌、翼内肌和翼外肌）的位置肌纤维方向及起止点。

三、学生分组观察彼此唇、舌、腭、口腔及颌面部等的体表标志

1. 观察唇的体表标志 上唇、下唇、唇红、唇红缘、唇弓、唇峰、唇珠、人中、人中穴和人中嵴等。

2. 观察舌的体表标志 舌背（图 B-4）、舌根、界沟、舌盲孔、舌尖、舌腹、舌系带、丝状乳头、菌状乳头、轮廓乳头和叶状乳头等。

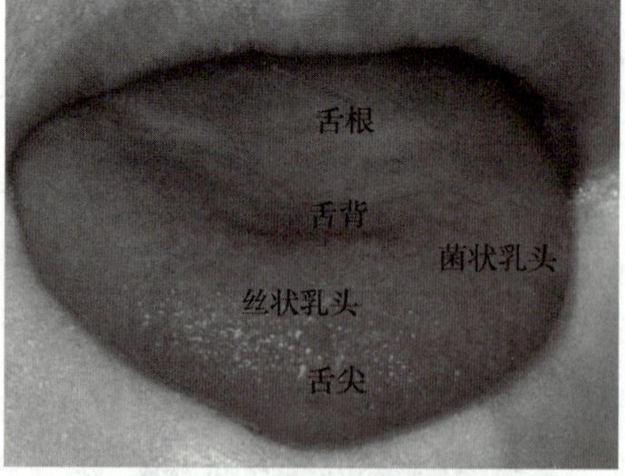

图 B-4 舌背的解剖标志

3. 观察腭的体表标志 ①软腭：腭凹、腭帆、腭垂、腭舌弓、腭咽弓、咽门。②硬腭、腭中缝、切牙乳头、腭皱襞、上颌硬区、上颌隆突、腭大孔、翼钩。

4. 观察口腔的体表标志　口腔前庭沟、上下唇系带、颊系带、腮腺乳头、磨牙后三角、磨牙后垫、翼下颌皱襞、颊脂垫尖、舌下肉阜和舌下襞等。

5. 观察颌面部的体表标志　鼻根、鼻尖、鼻背、鼻底、鼻孔、鼻小柱、鼻翼、鼻唇沟、口裂、口角、颏唇沟、眉间点、鼻下点、颏前点、颏下点、耳屏等。

【注意事项】

1. 学习中严禁对标本进行拍照，爱惜标本，尊重标本。
2. 严禁对尸体做出不礼貌的动作，保护逝者隐私。
3. 实训完毕，教师带领全体学生向尸体标本鞠躬、默哀，以示尊敬和感恩。

【实习报告与评定】

1. 评定学生口腔颌面部常见结构的掌握情况。
2. 评定学生对口腔颌面部常见结构的临床意义掌握情况。
3. 完成实训报告。

【思考题】

1. 下颌骨上的重要解剖结构有哪些?
2. 上颌骨与上颌窦的关系及临床意义?
3. 颞下颌关节的组成及临床意义?

实训 B-2　认识牙齿与牙位记录

实训目标

素质目标

（1）具有常怀感恩和尊敬之心，爱惜标本和科学解剖尸体的态度。
（2）具有努力的学习态度及严谨地分析问题和解决问题的能力。
（3）具有爱伤观念。

知识目标

（1）掌握：牙、牙列及牙周组织解剖生理特点。

（2）熟悉：牙位记录的方法。

（3）了解：牙、牙列及牙周组织解剖生理临床意义。

能力目标

（1）能够利用牙及牙周组织的解剖生理特点及作用，向患者解释相关疾病的特点。

（2）能够配合医生进行牙位记录。

【实训内容】

1. 牙及牙列的解剖生理特点及临床意义。
2. 牙周组织解剖生理特点及临床意义。
3. 乳牙牙位记录方法、恒牙牙位记录方法。

【实训器材】

电脑、投影等多媒体设备、头颈部实体标本及模型、牙齿模型、镊子、X 线片口腔解剖图谱及视频，医用口罩、乳胶手套、帽子。

【实训方法】

1. 先展示口腔解剖图片或视频，后由教师对尸体标本和模型进行详细讲解。
2. 学生分组对尸体标本和模型进行观察学习。
3. 教师巡回指导学生，回答学生的不解之处。
4. 随机对学生掌握情况进行提问，由教师和全体学生共同点评给分。

【实训步骤】

一、介绍实训标本

教师介绍尸体标本的来源，科普遗体捐献相关知识，要求学生在观察学习过程中尊重、爱护尸体标本，不能嬉笑打闹，珍惜来之不易的学习机会，带领全体学生向尸体标本鞠躬后开始进行分组观察。

二、观察尸体标本和模型

1. 上、下牙列 观察上、下牙列的形态结构，理解其临床意义。观察上下颌中切牙、侧切牙、尖牙、前磨牙、第一恒磨牙、第二恒磨牙、第三恒磨牙（图 B-5、图 B-6）；观察乳上下颌中切牙、侧切牙、尖牙、磨牙。

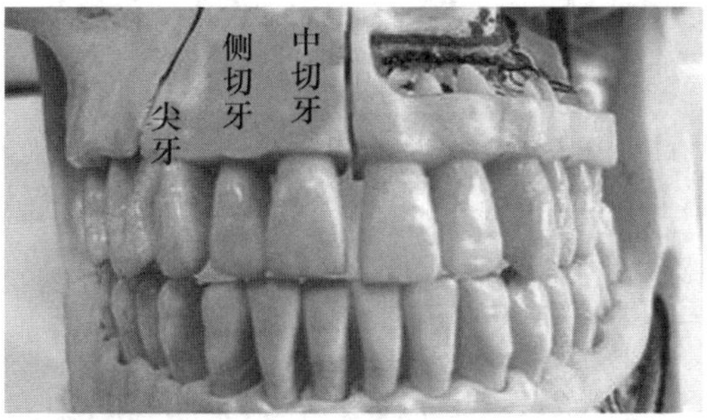

图 B-5　上颌前牙

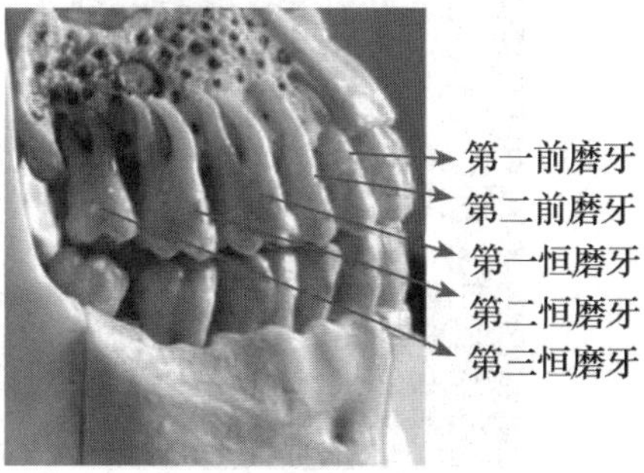

图 B-6　上颌后牙

2. 混合牙列　观察混合牙列形态结构，理解其临床意义。观察不同时期牙齿萌出、替换的规律和特点（图 B-7）。

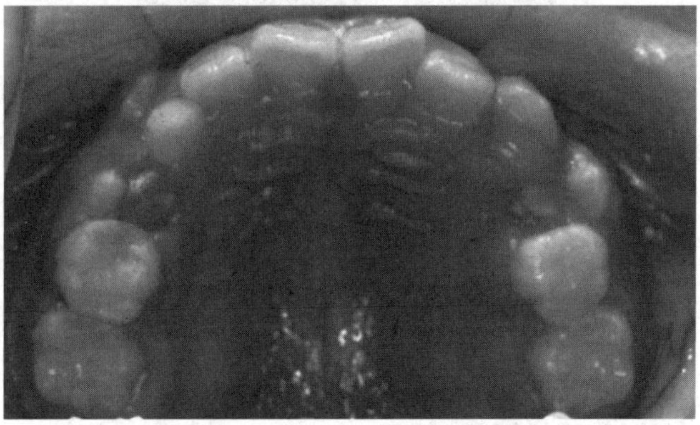

图 B-7　混合牙列

3. 牙冠、牙根、牙颈　观察牙冠、牙根、牙颈部。不同牙齿的牙冠、牙根、牙颈部形态不同、功能不同（图 B-8、图 B-9）。

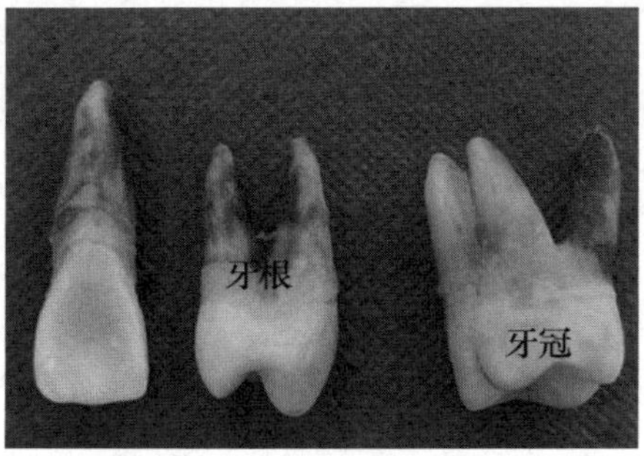

图 B-8　上颌牙冠、牙根

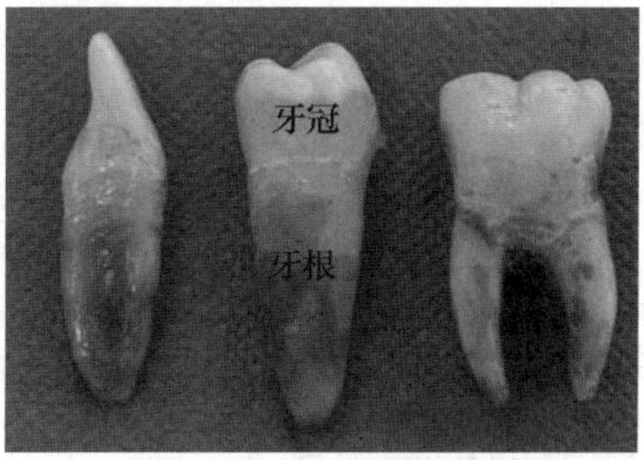

图 B-9　下颌牙冠、牙根

4. 牙釉质、牙本质、牙髓腔　观察牙釉质、牙本质、牙髓腔及牙骨质不同部位牙釉质的厚度并讨论其临床意义（图 B-10、图 B-11）。

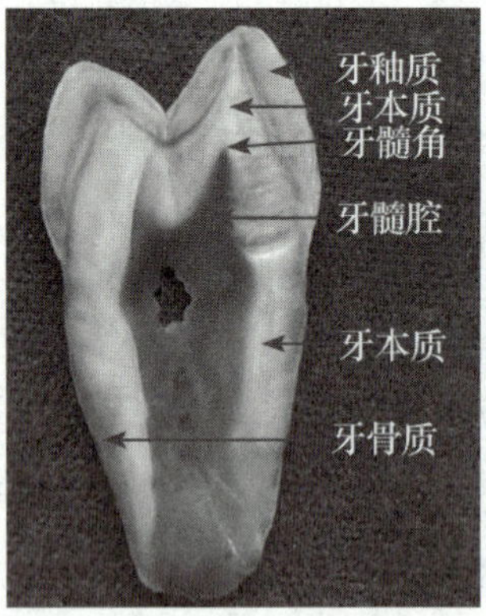

图 B-10　牙釉质、牙本质、牙髓腔

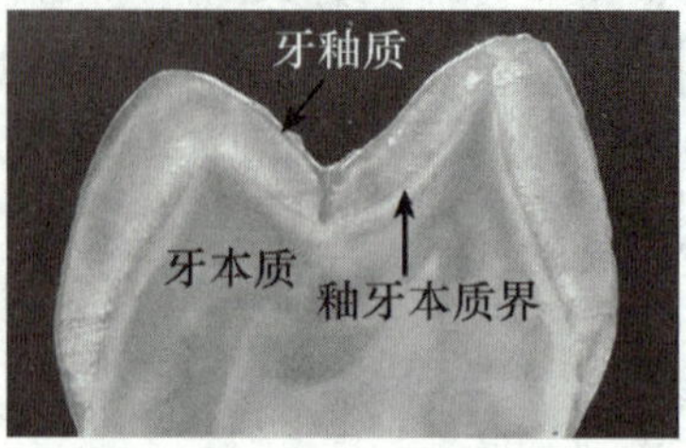

图 B-11　釉牙本质界

5. 牙龈　观察游离龈、附着龈、点彩、龈乳头、牙槽黏膜并讨论其临床意义（图 B-12），龈缘呈扇贝状。

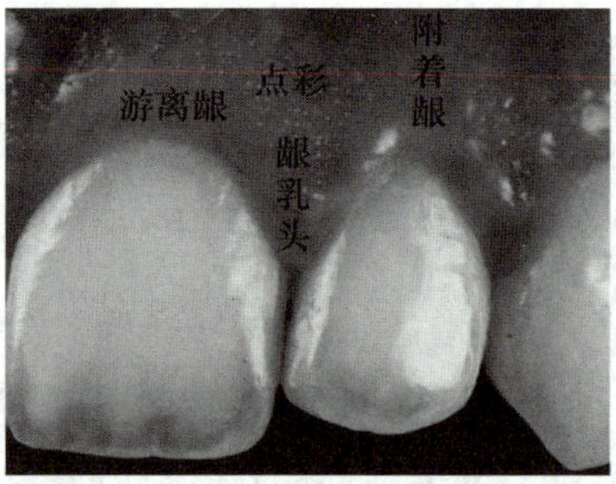

图 B-12　游离龈、附着牙龈、点彩

三、学生互相观察并进行牙位记录练习

1. 学生分组互相观察彼此牙列，观察牙齿模型。
2. 在 X 线片上进行牙位记录的练习。

【注意事项】

1. 学习中严禁对标本进行拍照，爱惜标本，尊重标本。
2. 严禁对尸体做出不礼貌的动作，保护逝者隐私。
3. 实训完毕，教师带领全体学生向尸体标本鞠躬、默哀，以示尊敬和感恩。

【实习报告与评定】

1. 评定学生牙、牙列及牙周组织结构特点的掌握情况。
2. 评定学生对乳恒牙替换及牙位记录的掌握情况。
3. 完成实训报告。

【思考题】

1．牙齿的组成及特点与口腔疾病的关系？
2．牙齿替换时间和顺序对牙列排列的影响？
3．牙及牙周组织的特点与疾病发生的关系？

（刘泽念　蔡成莲）

实训C　口腔预防保健

实训C-1　刷牙指导

实训目标

素质目标

（1）具有分析问题和解决问题的能力。
（2）具有良好的学习态度及严谨的工作作风。
（3）具有爱伤意识。

知识目标

（1）掌握：正确的刷牙方法。
（2）熟悉：菌斑显示剂的使用。
（3）了解：菌斑百分率的计算方法。

能力目标

（1）能够独立指导患者正确的刷牙方法。
（2）能够对患者进行口腔健康宣教。

【实训内容】

1. 改良巴氏刷牙法。
2. 菌斑显示剂的应用。
3. 菌斑百分率的计算。

【实训器材】

电脑、投影等多媒体设备、刷牙模型、牙膏、牙刷、液体菌斑显示剂（图C-1）、便携式菌斑显示剂（图C-2）、口杯、笔记本、笔、棉签等。

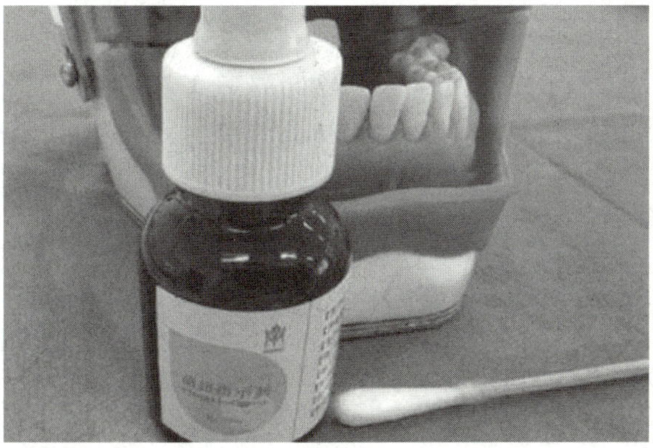

图 C-1　液体菌斑显示剂

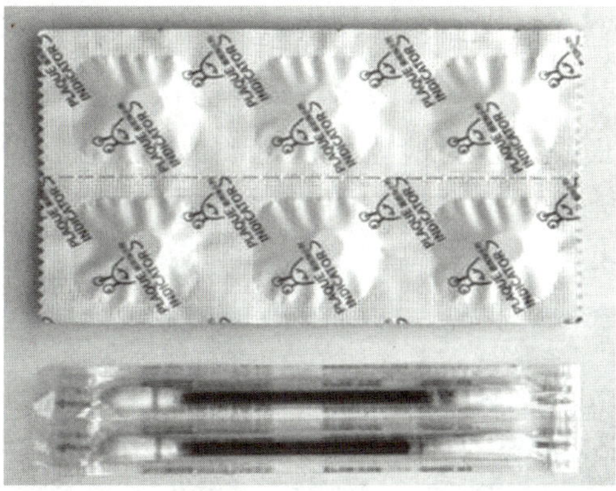

图 C-2　便携式菌斑显示剂

【实训方法】

1．教师演示改良巴氏刷牙法、圆弧刷牙法并详细讲述操作要领。

2．刷牙前涂布菌斑显示剂并记录显示菌斑分布的牙面情况，刷牙后再次涂布菌斑显示剂，记录刷牙前后的菌斑分布情况。

视频：刷牙指导

3．学生操作练习，掌握操作方法，体会操作要领，熟悉操作步骤，教师巡回指导学生，回答学生的不解之处。

4．教师小结操作中出现的问题，对刷牙后菌斑较多的同学进行原因分析。

【实训步骤】

1．涂布菌斑显示剂　将蘸有显示剂的棉签涂布牙面（图 C-3），滞留 1 分钟后漱口，无菌斑处显示剂被冲掉，有菌斑处显示剂不易冲掉而着色（图 C-4）。使用片剂时，可嘱患者将药片放入口中，左、右侧共咀嚼 1 分钟，再用舌舔至牙的颊舌面，然后漱口，菌斑就可被染色，双色菌斑显示剂还可以显示陈旧性菌斑（图 C-5）。个别人对显示剂中的某些成分可能发生变态反应，故使用前要仔细询问过敏史。还有一种便携式的菌斑显示剂棉棒，打开后直接涂抹在牙面上。

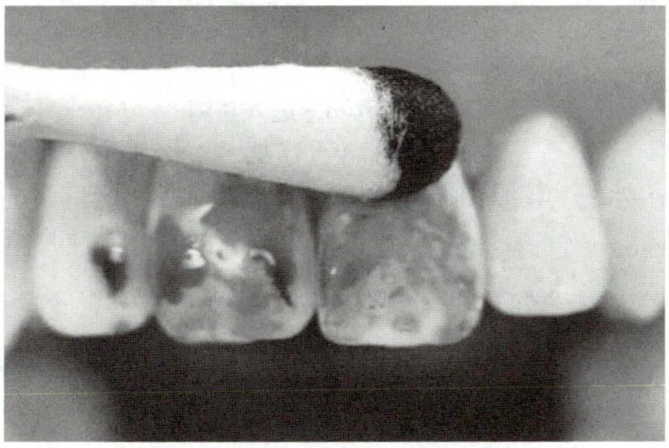

图 C-3　棉签涂布牙面

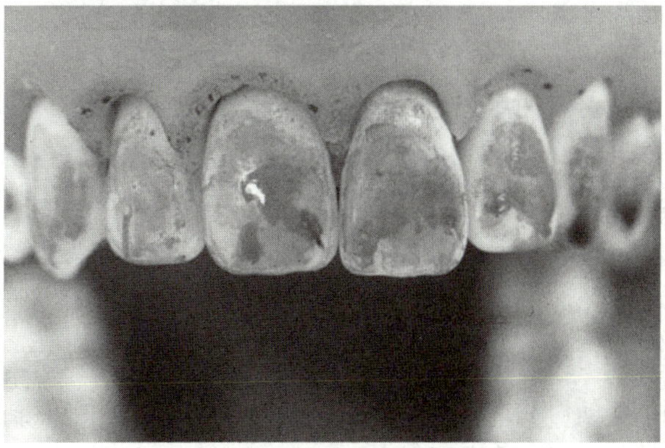

图 C-4　菌斑处染色

2. 记录菌斑分布情况 全口每一个牙的4个牙面（唇侧、舌侧、近中、远中），凡显示有牙菌斑存在的牙面，可在菌斑百分率记录卡（图C-6）中相应部位的格内用“–”表示；凡未萌出或缺失的牙，用“×”表示。计算方法：菌斑百分率=（有菌斑牙面总数/受检牙面总数）×100%。受检牙面总数=受检牙总数×4，如菌斑百分率在20%以下，可认为牙菌斑基本被控制；如菌斑百分率为10%或小于10%，则已达到良好目标。

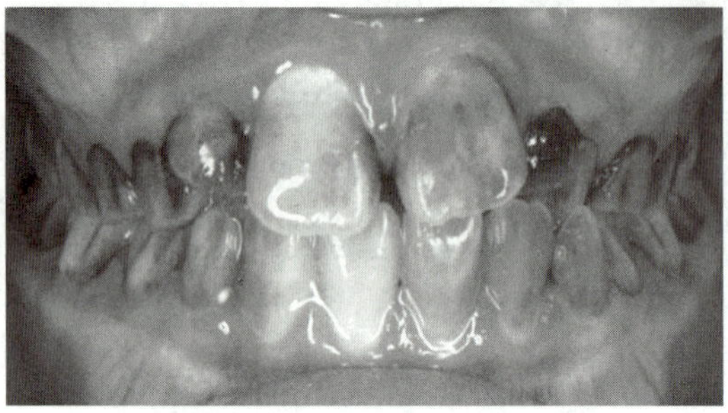

图C-5 陈旧性菌斑

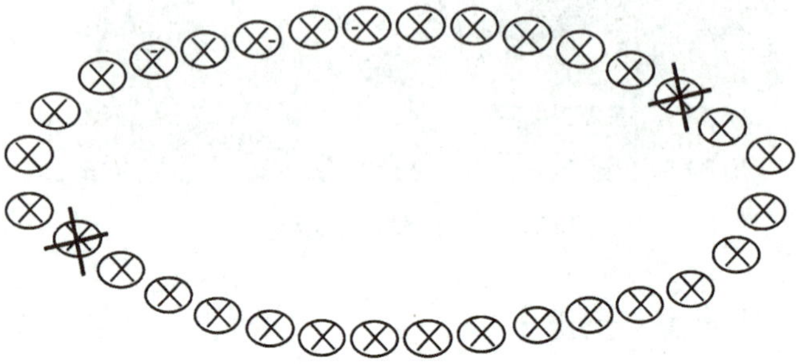

图C-6 菌斑百分率记录卡

3. 改良巴氏刷牙法 又称水平颤动拂刷法，能有效地清除龈缘附近及龈沟内牙菌斑。

（1）拇指前伸比“赞”的手势，握紧刷柄不打滑，以免损伤牙龈。

（2）刷牙唇颊、舌（腭）面时，将刷头置于牙颈部（图C-7），牙刷对准龈缘，刷毛与牙长轴成45°，刷毛指向牙根方向（上颌牙向上，下颌牙向下），轻微加压，使刷毛部分进入龈沟（图C-8），部分置于龈缘上。

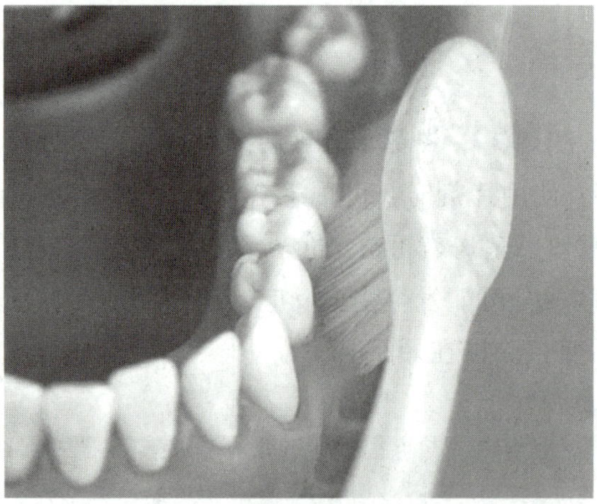

图C-7 刷头置于牙颈部

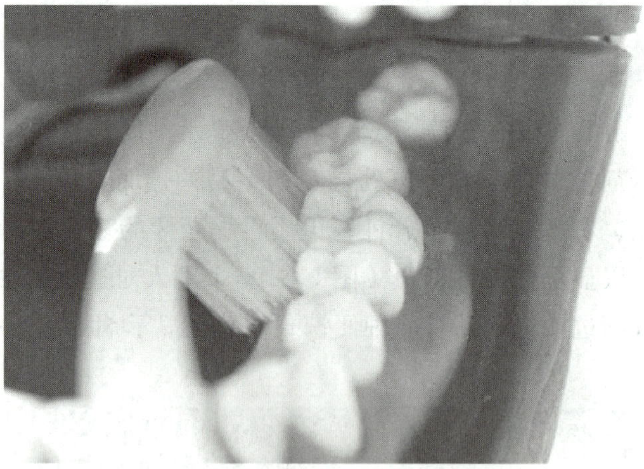

图C-8 刷毛部分进入龈沟

（3）以2～3颗牙为一组，以短距离（1～2mm）水平颤动牙刷8～10次。然后将牙刷向牙冠方向转动，拂刷唇舌（腭）面，注意动作要轻柔。

（4）将牙刷移至下一组2～3颗牙的位置重新放置，注意每次放置要有1～2颗牙的位置重叠。

（5）刷上前牙舌（腭）面时将刷头竖放在牙面上，使前部刷毛接触龈缘或进入龈沟，做上下提拉颤动，自上而下拂刷（图C-9），不做来回拂刷。刷下前牙舌面时，自下而上拂刷（图C-10）。

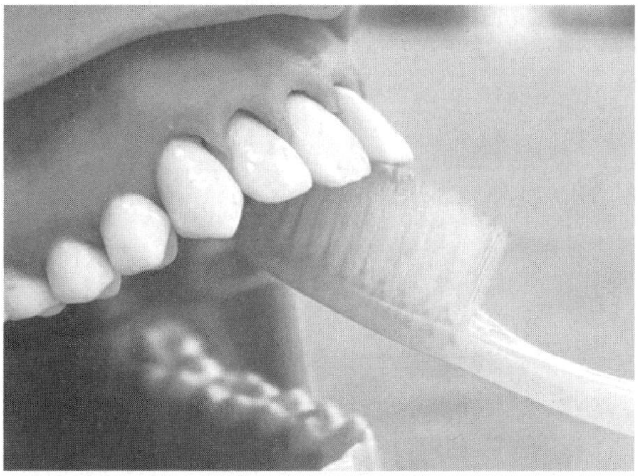

图 C-9　自上而下拂刷

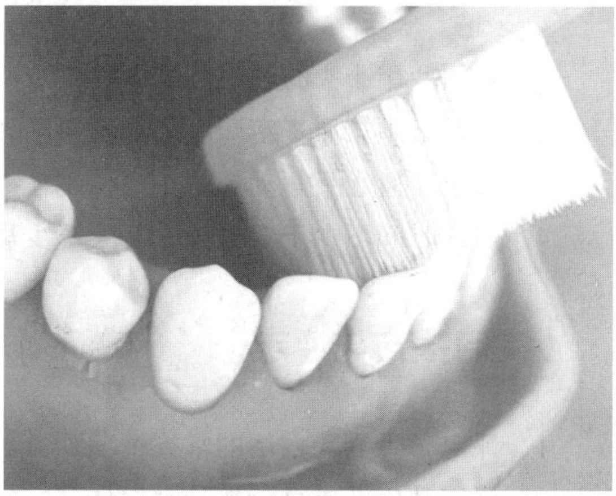

图 C-10　自下而上拂刷

（6）刷咬合面时手持刷柄，刷毛指向咬合面（图 C-11），稍用力做前后来回颤动（图 C-12），注意上、下、左、右区段后牙咬合面都必须刷到。

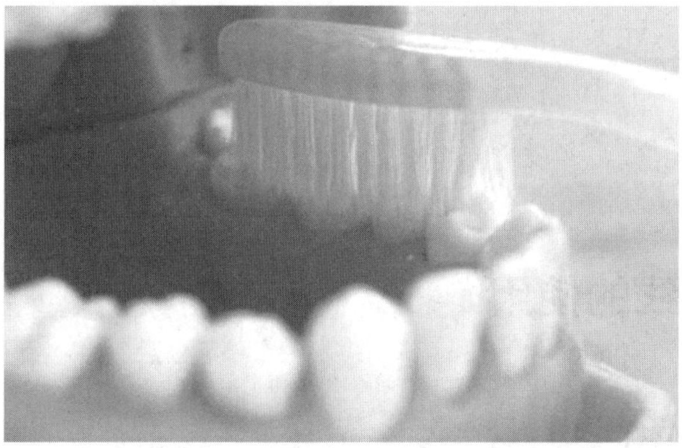

图 C-11　刷毛指向咬合面

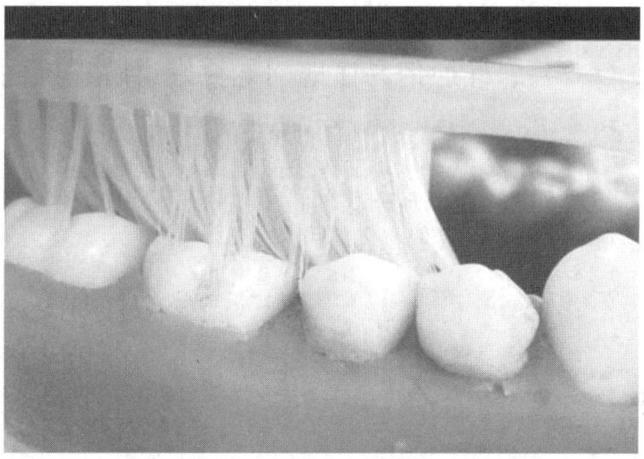

图 C-12　稍用力做前后来回颤动

（7）刷牙时要依顺序，要刷到上下颌牙弓唇舌（腭）面的每个部位，不要有遗漏。刷牙时张大嘴，程度为能看到上排右边最后一颗牙。由右后方颊侧开始，刷到左边，然后左边咬合面、左边舌侧再回到右边舌侧，最后刷右边咬合面。

（8）为了保证每个牙面都有足够的拂刷时间，每次使用改良巴斯刷牙法刷法时，刷牙时间不少于 3 分钟。为了控制牙菌斑，保持口腔卫生与口气清新，每天早晚都要刷牙。

4. 圆弧刷牙法　是儿童容易掌握的刷牙方法，在闭颌下牙刷进入颊间隙，刷毛轻度接触上颌最后磨牙的牙龈区，用较快，较宽的圆弧动作，很小的压力从上颌牙龈拖拉至下颌牙龈。前牙切端对切端接触，做连续的圆弧形颤动，舌侧面与腭侧面需往返颤动，由上颌牙弓到下颌牙弓（图 C-13）。

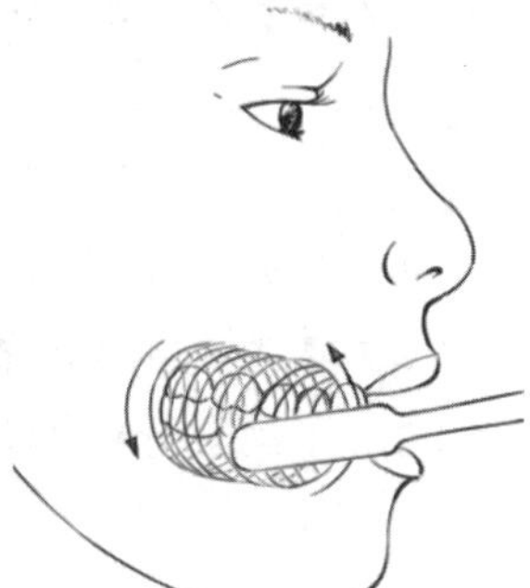

图 C-13　圆弧刷牙法示意图

【注意事项】

1．必须使用小头的软毛牙刷。
2．刷牙必须按照一定顺序才能不遗漏牙面。
3．每组牙齿水平颤动 8 ～ 10 次。
4．刷牙时间不少于 3 分钟，每天至少早晚各一次。

【实习报告与评定】

1．评定学生刷牙方法的掌握情况。
2．评定学生菌斑百分率的掌握情况。
3．完成实训报告。

【思考题】

1．如何才能做到不遗漏牙面？
2．怎样通俗易懂地向老百姓讲解正确刷牙的方法？

实训 C-2　牙线的使用

实训目标

素质目标

（1）具有分析问题和解决问题的能力。
（2）具有良好的学习态度及严谨的工作作风。
（3）具有爱伤意识。

知识目标

（1）掌握：牙线的正确使用方法。
（2）熟悉：牙线的种类。
（3）了解：牙线的作用。

能力目标

（1）能够独立指导患者进行正确的牙线使用方法。
（2）能够帮助患者选择合适的牙线。

【实训内容】

1．牙线的种类。

2．牙线的使用方法。

【实训器材】

电脑、投影等多媒体设备、刷牙模型、牙线、牙线架、牙线棒、口杯等（图 C-14、图 C-15）。

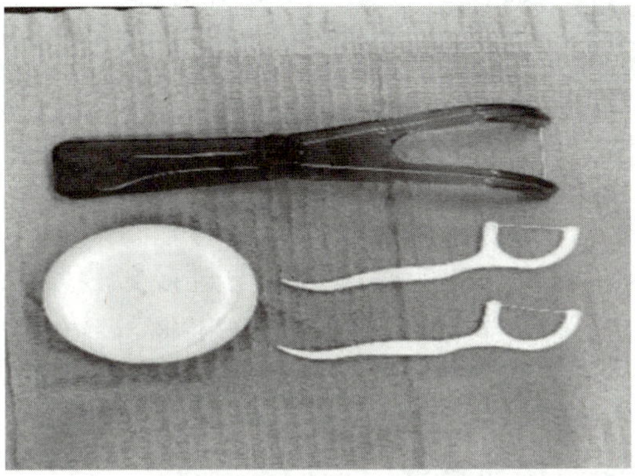

图 C-14　牙线、牙线架

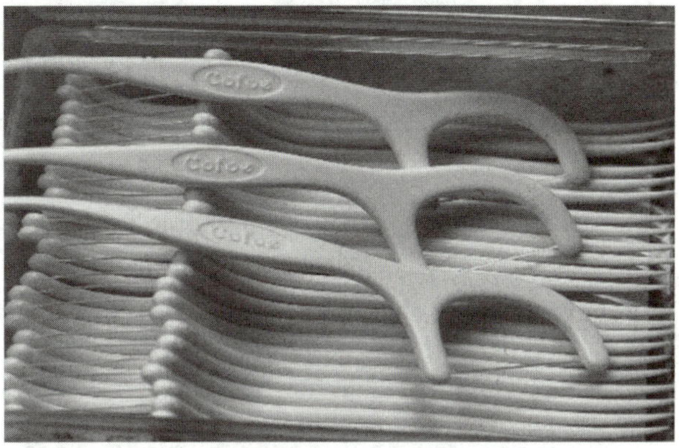

图 C-15　牙线棒

【实训方法】

1．教师演示牙线使用方法详细讲述操作要领。

2．2 人为一小组，每 8 个小组为一大组，互相监督练习。

3．同学操作练习，掌握操作方法，体会操作要领，熟悉操作步骤（每人）。

4．教师小结实验中出现的问题并进行纠正。

视频：牙线的使用

【实训步骤】

1．将牙线从牙线盒中拉出，拉取一个手臂长（35 ～ 40cm）的牙线（图 C-16）。

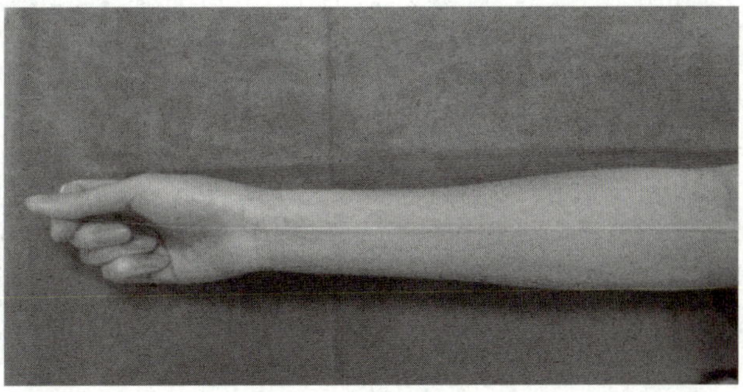

图 C-16　取手臂长的牙线

2. 将牙线绕在两手的中指约第二指节处，绕两三圈（图 C-17），使牙线固定即可，两手间距 15cm（图 C-18），不要将所有牙线都缠绕在示指上，可能会影响血液循环。

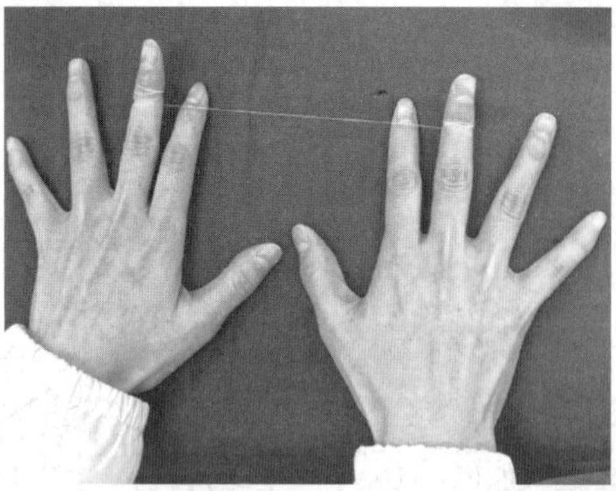
图 C-17　牙线绕在两手的中指约第二指节处

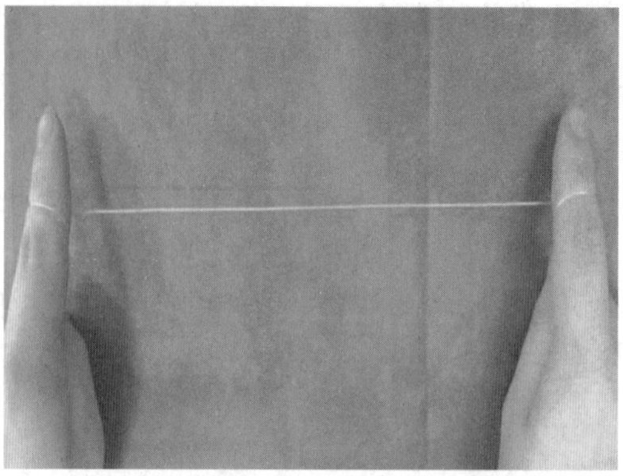
图 C-18　两手间距 15cm

3. 清理下颌牙齿时，用双手示指将线绷紧（图 C-19），两指之间长度为 1.0 ～ 1.5cm。

4. 手指轻轻加力使牙线通过接触区进入牙间隙中（图 C-20），切勿使用蛮力通过接触较紧的邻面接触点，避免损伤龈乳头，可绷紧牙线在邻面接触点以上做水平拉锯式动作，逐渐通过接触点（图 C-21）。

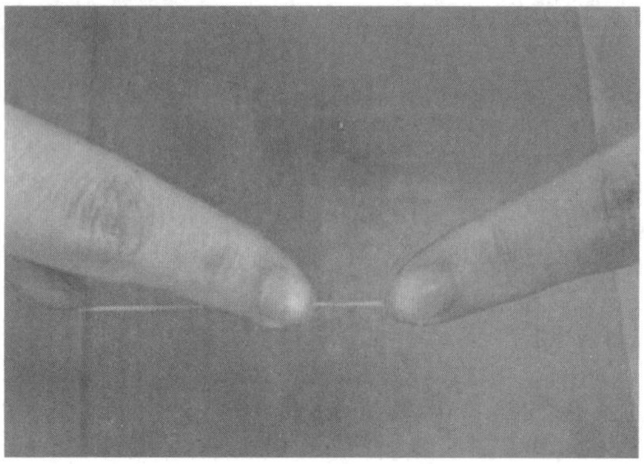
图 C-19　将线绷紧

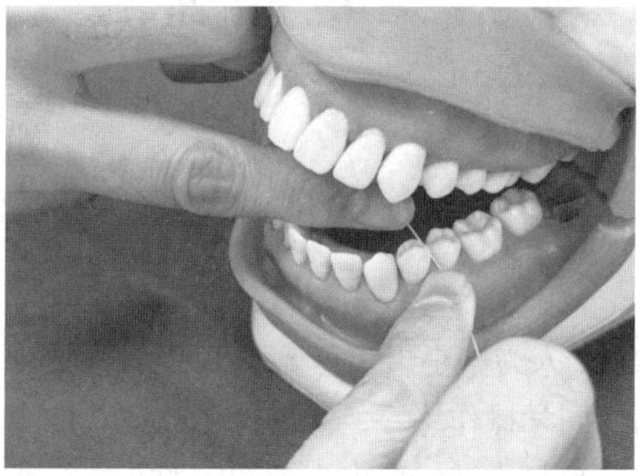
图 C-20　手指轻轻加力

5. 牙线通过接触区后紧贴一侧牙面颈部，呈“C”字形包绕牙面（图 C-22），使牙线与牙面最大面积接触，牵动牙线上下刮擦 4 ～ 6 次，直到牙面清洁。

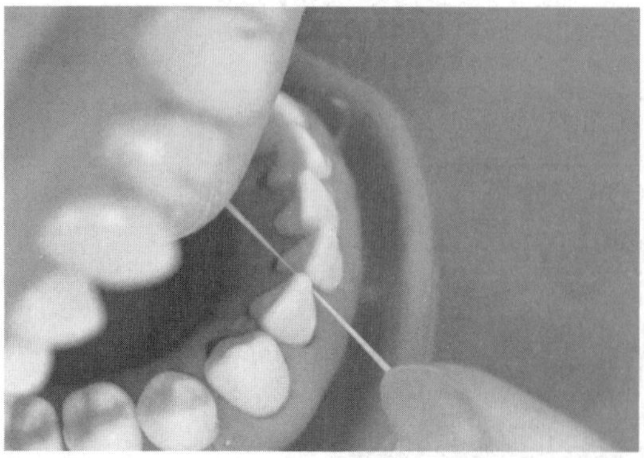
图 C-21　通过接触点

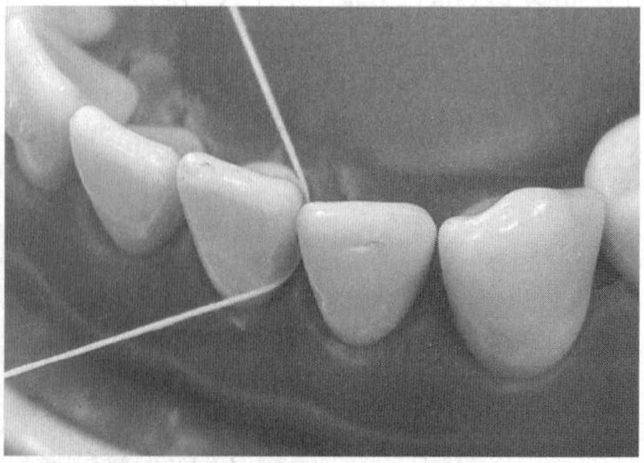
图 C-22　呈“C”字形包绕

6．将牙线移动到另一侧的牙面，将牙线做上下移动，牙线在牙颈部牙面上刮动，并进入龈缘以下，清除邻面及龈缘下牙菌斑。

7．清理完毕后将牙线从牙冠方向取出，冲洗污物后更换另一段干净的牙线，再次以同样的方法对其余牙齿的邻面依次进行清理。

8．清洁左上后牙邻间隙时，为左手拇指和右手示指持线（图C-23），拇指在牙齿外面，将面颊牵拉开。清洁右上后牙邻间隙时，为右手拇指和左手示指持线（图C-24），绷紧牙线通过邻接触区，右手拇指将面颊推开，将牙线紧贴牙面，呈“C”字形包绕作上下刮擦4～6次。

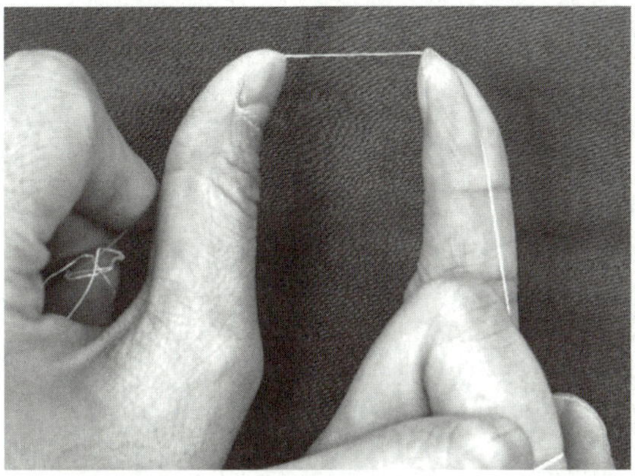

图C-23 左手拇指和右手示指持线

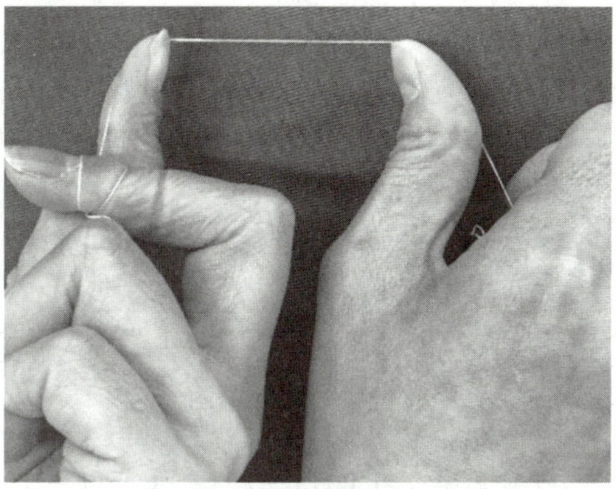

图C-24 右手拇指和左手示指持线

9．如此反复，将所有牙齿邻面菌斑彻底清除，每个区域菌斑清除后以清水漱口，用流水冲洗牙线上的菌斑。牙线对邻面菌斑和垂直型食物嵌塞有效，龈乳头无明显退缩的牙间隙最为适用。

【注意事项】

1．避免暴力使用牙线通过邻间隙，以免损伤龈乳头。

2．注意不要遗漏牙面。

【实习报告与评定】

1．评定学生牙线使用的掌握情况。

2．评定学生牙线的选择的掌握情况。

3．完成实训报告。

【思考题】

1．如何才能做到不遗漏牙面、不损伤牙龈？

2．怎样通俗易懂地向老百姓讲解正确使用牙线的方法？

实训 C-3 自我口腔保健

实训目标

素质目标

（1）具有分析问题和解决问题的能力。

（2）具有良好的学习态度及严谨的工作作风。

（3）具有爱伤意识。

知识目标

（1）掌握：牙刷、牙线、牙签和牙间隙刷的使用方法。

（2）熟悉：牙刷、牙膏的选择。

（3）了解：不同口腔保健用品的适应证。

能力目标

（1）能够独立指导患者口腔健康保健用品的选择。

（2）能够独立指导患者正确的刷牙方法，以及牙线、牙签及牙间隙刷的使用方法。

【实训内容】

1. 牙签、牙间隙刷的使用及注意事项。
2. 牙膏、牙刷的选择。

【实训器材】

刷牙模型、牙线、牙膏、牙刷、牙签、牙线棒、牙间隙刷、菌斑显示剂、口杯、一次性口腔器械盘、笔记本、铅笔等（图 C-25）。

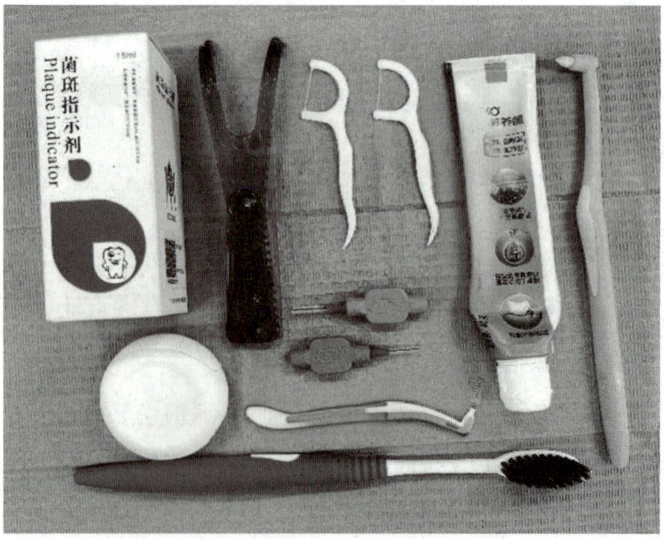

图 C-25 自我口腔保健物品准备

【实训方法】

1. 教师演示牙签、牙间隙刷使用并详细讲述操作要领。
2. 2 人为一小组，每 8 个小组为一大组，互相监督进行口腔保健用品操作。
3. 同学操作练习，掌握操作方法，体会操作要领，熟悉操作步骤。
4. 教师小结实验中出现的问题，对操作中同学们出现的共同问题进行分析。

视频：牙间隙刷的使用

【实训步骤】

1. 复习牙刷和牙线的使用　刷牙能去除牙菌斑、软垢和食物残渣，保持口腔卫生，维护牙齿和牙周组织健康。刷牙清除牙菌斑数小时后，菌斑就可以在清洁的牙面上重新附着，不断形成。特别是夜间入睡后，唾液分泌减少，口腔自洁作用差，细菌更容易生长。因此，每天至少要刷牙两次，晚上睡前刷牙更重要。提倡用水平颤动拂刷法刷牙，刷牙时牙刷刷毛不能完全伸及牙缝隙，如果在每天刷牙后，能够配合使用牙线或牙间隙刷等帮助清洁牙间隙，可以达到彻底清洁牙齿的目的。咀嚼无糖口香糖也可以刺激唾液分泌，降低口腔酸度，有助于口气清新，牙齿清洁。

2. 牙线架和牙线棒的使用　对于无法掌握卷轴式牙线者，可以将牙线缠绕到牙线架上进行使用。牙线架绷紧牙线，顺着牙间隙的方向水平拉锯式通过邻面接触点（图 C-26），上下刮擦 5 ～ 6 次（图 C-27），直至将所有牙齿邻面清洁干净。手不太灵活的人，推荐使用牙线棒。市场上独立包装的一次性牙线棒携带方便、卫生，但成本较高。

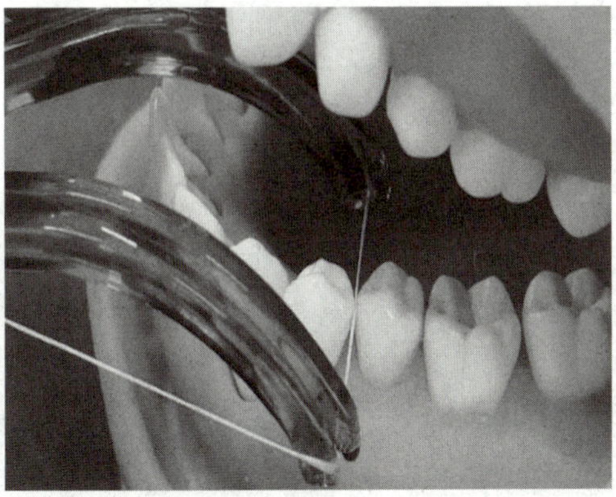

图 C-26　通过邻面接触点

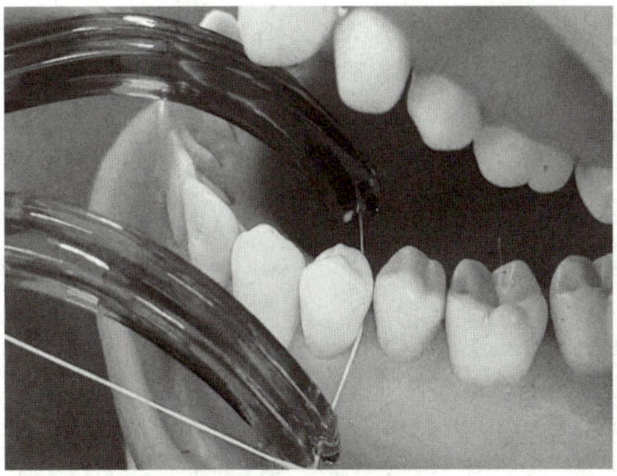

图 C-27　上下刮擦

3. 牙签的使用　牙签尖端纤细光滑，呈三角楔形或扁圆形，可以是塑料、竹制或木制。可用于剔除嵌塞在牙间隙内的食物碎屑，清洁牙间隙、按摩牙龈。龈乳头退缩或间隙增大时用来清洁邻面和牙根分叉处。使用方法：抵在牙齿颊面（图 C-28），45°滑行到牙缝，紧贴牙面（图 C-29），朝向𬌗面，由内向外剔除。

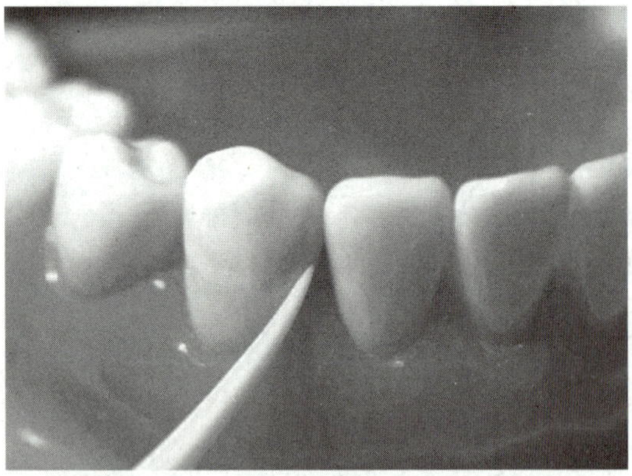

图 C-28　牙签尖端抵在牙齿颊面

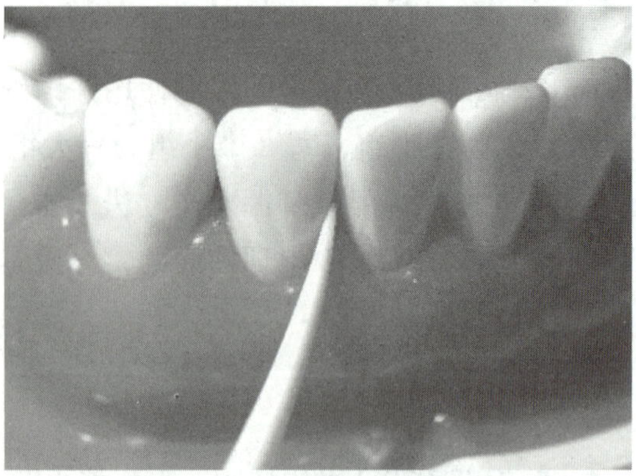

图 C-29　牙签尖端紧贴牙面

4. 牙间隙刷的使用　牙齿与牙齿之间的间隙称为邻间隙或牙间隙，牙间隙最容易滞留菌斑和软垢。刷牙时牙刷刷毛不能完全伸及牙间隙，如果在每天刷牙的同时，能够配合使用牙线或牙间隙刷等帮助清洁牙间隙，可以达到彻底清洁牙齿的目的。牙间隙刷的刷头为金属丝，其四周附带有柔软的刷毛（图 C-30），适用于牙龈退缩和牙根外露的患者清除牙间隙处的牙面和根面的牙菌斑（图 C-31），尤其适用于牙邻面颈部凹陷处和根面上的牙菌斑，适合固定矫治器、修复体，种植牙及缺隙保持器患者使用。使用时应注意，龈乳头无退缩、插入有困难时，不要勉强进入，以免损伤牙龈。使用方法：从牙齿颊面进入，颊舌向水平来回刷动，使刷毛到达牙龈以下，每个间隙来回 4 次左右即可。

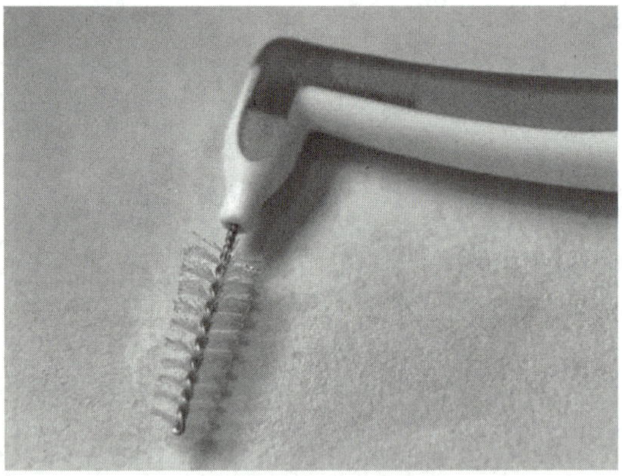

图 C-30　牙间隙刷

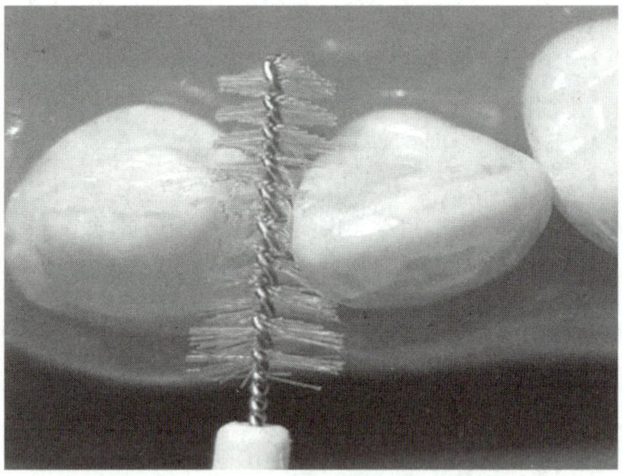

图 C-31　清除牙间隙处的牙菌斑

5. 牙刷的选择　①刷头小，以便在口腔内（特别是口腔后部）转动自如。②刷毛排列合理，为 10 ～ 12 束长，3 ～ 4 束宽（图 C-32），各束之间有一定间距，既有利于有效清除牙菌斑，又使牙刷本身容易清洗。③刷毛较软，刷毛长度适当，刷毛顶端圆钝（图 C-33），避免牙刷对牙齿和牙龈的损伤。④牙刷柄长度、宽度适中，并具有防滑设计，使握持方便、感觉舒适。

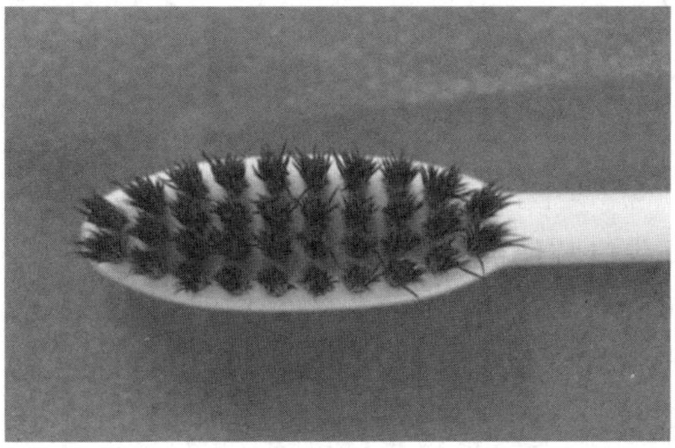
图 C-32　10 ～ 12 束长，3 ～ 4 束宽

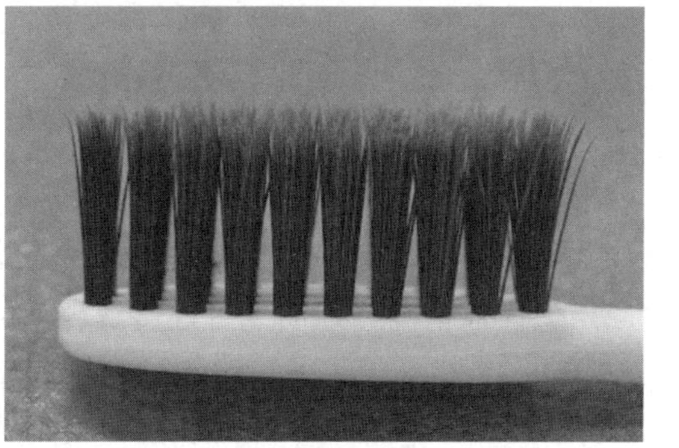
图 C-33　刷毛较软，顶端圆钝

6. 牙刷的保管　刷牙后，牙刷刷毛间往往粘有食物残渣和细菌，可能导致疾病的传播。刷牙后应用清水冲洗牙刷，并将刷毛上的水分甩干，刷头向上放在口杯中置于通风处。为防止牙刷藏匿细菌，一般应每三个月左右更换一把牙刷。若刷毛发生弯曲或倒伏，会对口腔的软、硬组织造成损伤，则需立即更换。

7. 牙膏的选择　根据口腔健康需要选择牙膏，提倡使用含氟牙膏预防龋病。牙膏是辅助刷牙的一种制剂，可增强刷牙的摩擦力，帮助去除食物残屑、软垢和牙菌斑，有助于消除或减轻口腔异味，使口气清新。成人每次刷牙只需用大约 1g（长度约 1cm）的膏体即可。加入氟化物、抗菌药物、控制牙石和抗敏感的化学物质的牙膏分别具有防龋、减少牙菌斑、抑制牙石形成和抗牙齿敏感的作用。含氟牙膏有明显的防龋效果，其在世界范围的广泛应用是龋病发病率大幅度下降的主要原因之一。使用含氟牙膏刷牙是安全、有效的防龋措施，特别适用于有患龋倾向的儿童和老年人使用。但应该注意的是，牙膏不是药，只能预防口腔疾病，不能治疗口腔疾病，有了口腔疾病还是应该及时就医治疗。

8. 漱口液的选择和使用　清水漱口可清除口腔内的食物残渣，但其清洁力量微弱，不足以去除牙菌斑。目前市售的一些漱口液添加了某些抗菌消炎物质，有一定的辅助控制牙菌斑、维护口腔健康的作用。如含氟漱口液是一种局部用氟预防龋病的方法，适合在低氟区、适氟区的学校和家庭中使用；氯己定漱口液能杀灭唾液中和吸附到牙面上的细菌，适用于牙周病患者使用；以香精油为主要活性成分的漱口液，有广谱灭菌作用，适合每天使用。还有的漱口液可在患有口炎、唇炎时含漱，起到预防感染、促进伤口愈合的作用。

【注意事项】

1. 根据不同人群口腔特点选择合适的口腔自我保健护理用品。
2. 注意牙刷、牙线、牙签等的正确使用方式，避免损伤牙龈。
3. 不能遗漏最后一颗牙齿的远中面和舌苔的清理。

【实习报告与评定】

1. 评定学生自我口腔保健方法的掌握情况。

2．评定学生口腔护理用品的选择的掌握情况。

3．完成实训报告。

【思考题】

1．如何才能做到根据不同的人群特点选择合适的自我口腔保健方法？

2．怎样通俗易懂地向老百姓讲解合适的口腔护理产品的选择和使用？

实训 C-4　口腔健康教育

实训目标

素质目标

（1）具有分析问题和解决问题的能力。

（2）具有良好的学习态度及严谨的工作作风。

（3）具有组织社会实践活动的综合能力。

知识目标

（1）掌握：口腔健康教育的方法。

（2）熟悉：口腔健康教育材料的制作和科普演讲的技巧。

（3）了解：口腔健康教育的意义。

能力目标

（1）能够独立进行口腔常见疾病的病因及预防措施宣教。

（2）能够制作简单科普宣传资料。

【实训内容】

1．学习口腔健康教育材料的制作。

2．学习口腔健康科普演讲的技巧。

3．根据近年爱牙日的主题，制作一份口腔健康教育材料（折页、海报、图文、幻灯、动画、视频等形式不限），或准备一次口腔健康科普演讲（10 ～ 15 分钟）。

【实训器材】

电脑、投影等多媒体设备，牙刷、牙线、菌斑显示剂、健康或龋齿及牙周病牙齿模型、活动或固定修复义齿及种植牙模型等。

【实训方法】

1．由教师讲授口腔健康教育材料的制作和口腔健康科普演讲的技巧。

2．学生分组后分别准备一次口腔健康科普演讲或进行口腔健康教育宣传资料的制作，以小组为单位进行设计、制作，分工合作，明确每个人负责的内容并记录。

3．集中展示各小组所制作的成果，由教师和全体学生共同进行点评。

【实训步骤】

1．确定制作的类型　口腔健康教育材料应主题鲜明，贴合目标人群，具有科学性、艺术性、通俗性和实用性。主要形式包括：海报、动画、漫画、视频、幻灯片或科普演讲。海报或幻灯片需要做到图文并茂，比例合适，文字大小适中，图画生动形象（图C-34），语言简明扼要（图C-35），提炼核心信息关键词或关键句，逻辑清晰，用词科学准确，语言通俗易懂，忌照搬教科书，内容符合目标人群需求。漫画、动画、视频需要做到内容生动有趣，画面清晰连贯，故事性强，时间不宜过长，3～5分钟最佳。避免出现以下情况：①文字太多，导致核心信息不突出。②字号太小，分不清主次。③文字在图画上或文字与底色的反差小。④变形字，难以辨认，不利于信息传播。⑤一般不建议使用英文。⑥画面过杂、色彩过暗。

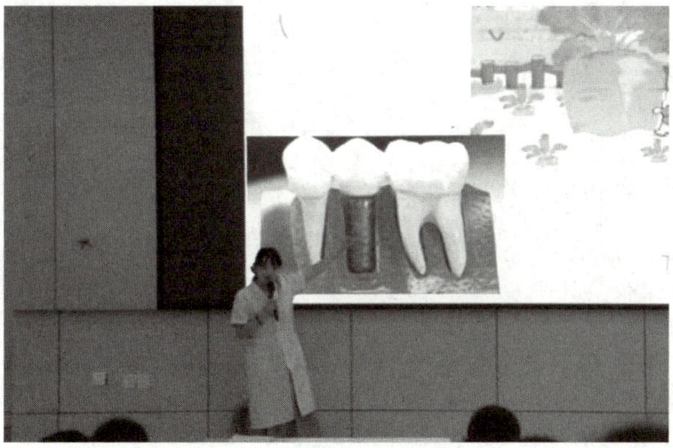

图C-34　图画生动形象

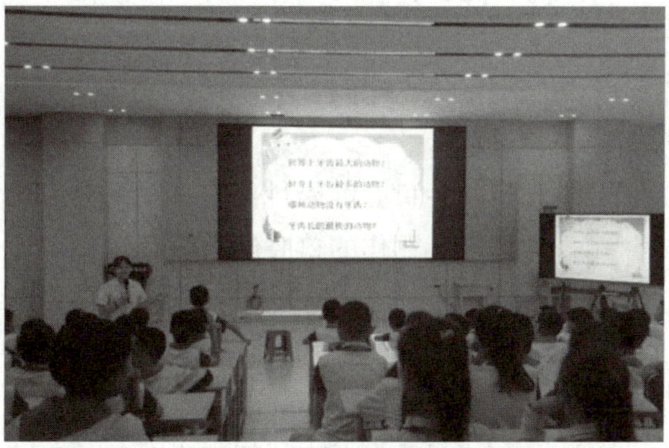

图C-35　语言简明扼要

2．确定制作的重点内容　选择目标人群，进行问卷调查，确定主题，幼儿、中小学生、大学生、中老年人群或妊娠期女性等不同群体对口腔健康的需要不一样，通过问卷调查，了解他们的口腔健康需求，可以更有针对性地进行讲解口腔保健知识。

3．确定活动的形式　一对一或一对多的交谈或讲座（图C-36），小型讨论会及社区活动（图C-37）等。

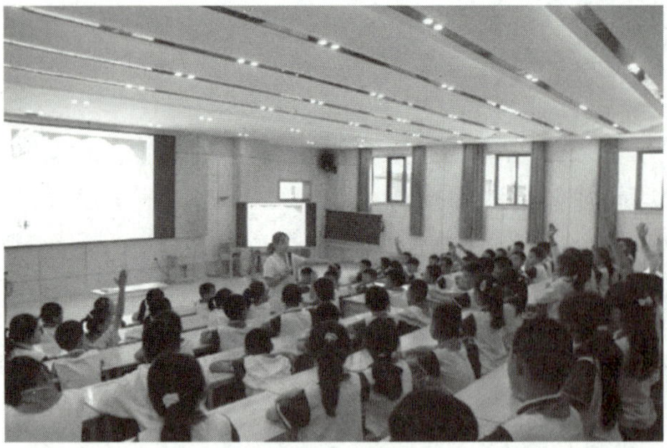

图 C-36　讲座

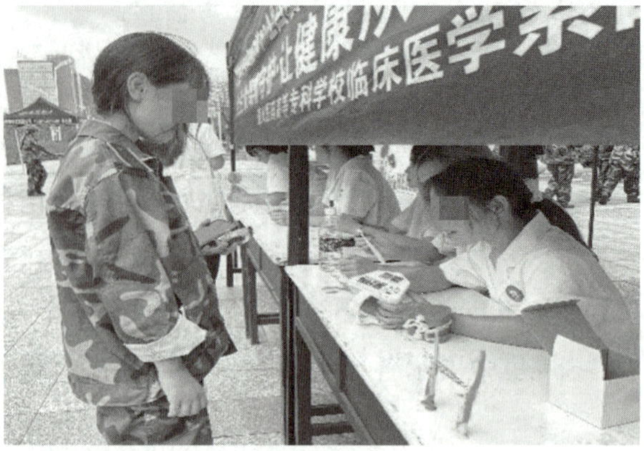

图 C-37　社区活动

4. 任务分配　组长根据大家各自擅长的技能不同进行工作分配，团结协作，完成作品。

5. 作品展示和评价　分组进行作品展示，并由教师和同学共同进行点评。

【注意事项】

1. 科普演讲时要充分了解听众的需求和特点，讲解通俗易懂、实用易学。
2. 讲解时要多和现场听众互动，增加讲解趣味性。
3. 注意讲解内容的科学性与艺术性相统一。
4. 注意眼神、姿态和面部表情管理。
5. 专注重点，时间适宜。

【实习报告与评定】

1. 评定学生口腔健康科普演讲（评分占比：演讲资料 50%，演讲能力 50%）。
2. 评定学生制作的口腔健康教育资料（评分占比：核心信息文字稿 50%，设计、制作 50%）。

【思考题】

1. 如何通过问卷调查了解宣讲对象的口腔保健需求？
2. 何如提高口腔健康科普演讲和口腔健康宣传资料制作的技能？

实训 C-5　Cariostat 龋态检测技术

实训目标

素质目标

（1）具有良好的学习态度及严谨的临床思维能力。
（2）具有患者至上的服务态度。
（3）具有分析问题和解决问题的能力。
（4）具有爱伤观念和责任心。

知识目标

（1）掌握：Cariostat 龋态检测技术操作方法。
（2）熟悉：个性化龋病预防措施。
（3）了解：龋病风险评估的其他方法。

能力目标

（1）能够与医生配合进行 Cariostat 龋态检测。
（2）能够向患者介绍 Cariostat 龋态检测的必要性。

【实训内容】

1. Cariostat（CAT）龋态检测技术的操作方法及注意事项。
2. 个性化龋病预防措施。

【实训器材】

电脑、投影等多媒体设备、Cariostat 龋态检测培养基（图 C-38）、恒温箱、棉签、口腔综合治疗台、医生椅、护士椅、护士移动柜、一次性口腔器械盘、吸唾器、三用枪头、医用口罩、乳胶手套、帽子、一次性漱口杯、一次性隔离防护膜、pH 试纸等（图 C-39）。

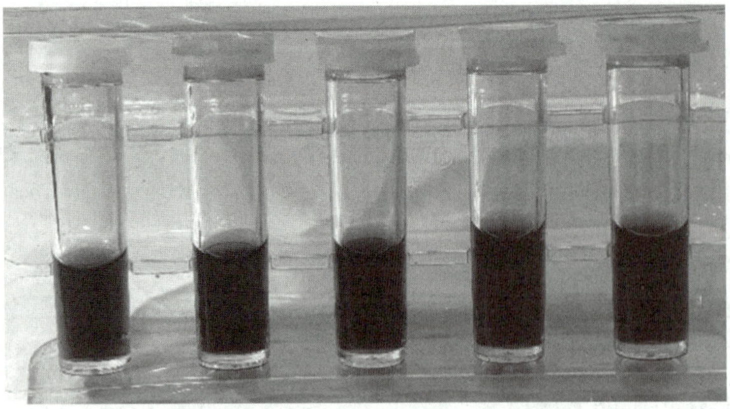

图 C-38　Cariostat 龋态检测培养基

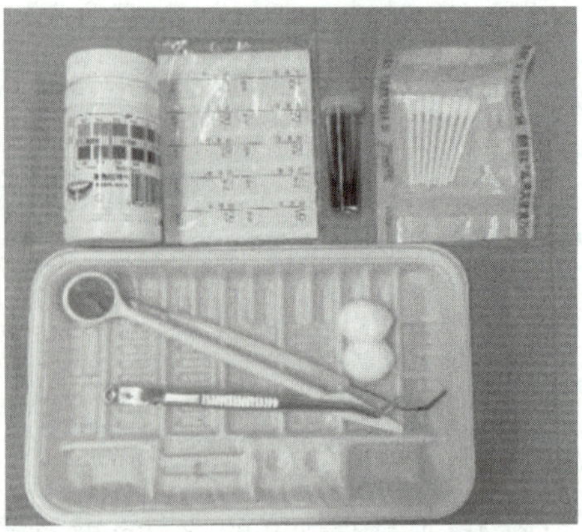

图 C-39　Cariostat 龋态检测物品准备

【实训方法】

1．教师讲授并演示 Cariostat 龋态检测技术的用途、原理及操作方法。
2．学生 2 ～ 3 人一组，分别扮演护士、患者，操作 Cariostat 龋态检测技术。
3．学生根据不同的 Cariostat 龋态检测结果，制定个性化龋病预防措施。
4．各小组总结实验中遇到的问题及解决方法，展示实验结果，教师和同学共同点评。

【实训步骤】

一、检查前准备

1．提前告知患者不进行专业人员的口腔菌斑清除，1 ～ 2 日不口服抗生素及不涂氟治疗。
2．口腔卫生指导（刷牙、漱口、牙线、牙间隙刷的正确使用）。

二、检查方法

1．取无菌棉棒在上颌磨牙区近牙颈部和上前牙唇侧牙颈部分别擦拭 3 ～ 5 回（图 C-40），将棉棒放入无菌试剂瓶中（图 C-41），并标记好时间和患者基本信息。

2．将试剂瓶放入 37℃恒温箱中，放置培养 48 小时后取出读数。在统一读片灯下，参照判定色样本进行比色（图 C-42），结合结果判定示意图读取结果（图 C-43）。

3．根据龋态结果，给出口腔指导计划方案。

4．教师讲授 2 岁内婴幼儿采取不同的样本采集方法，牙未萌出时，擦拭上、下颌牙槽黏膜（图 C-44）；前牙萌出后则需擦拭所有牙的唇面。

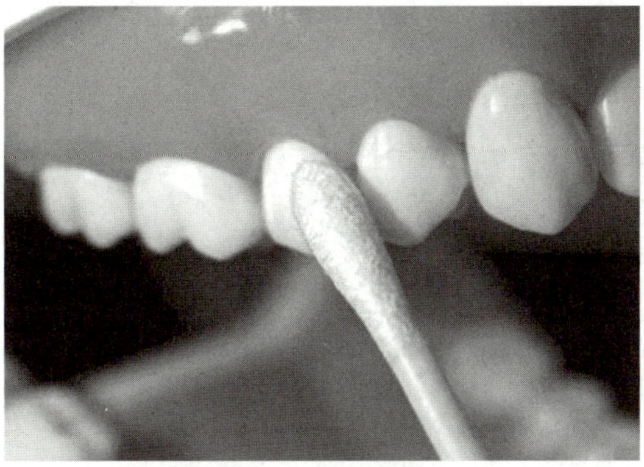

图 C-40　牙颈部擦拭

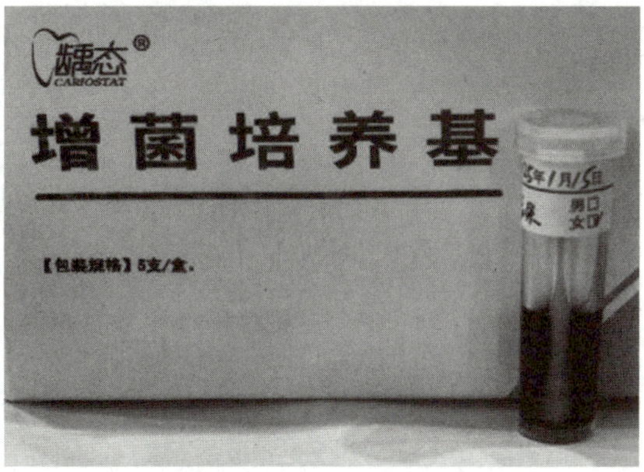

图 C-41　放入无菌试剂瓶

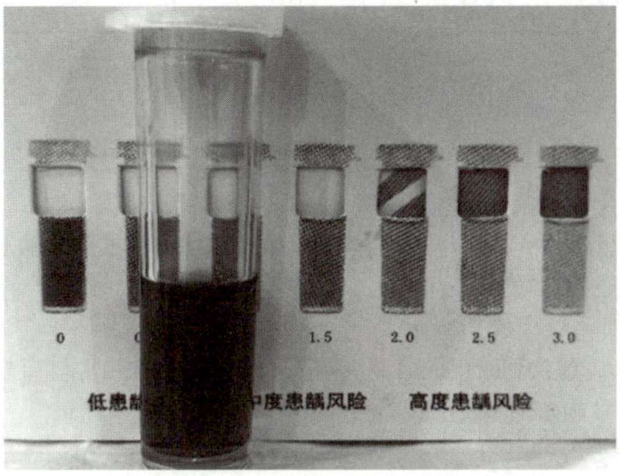

图 C-42　比色

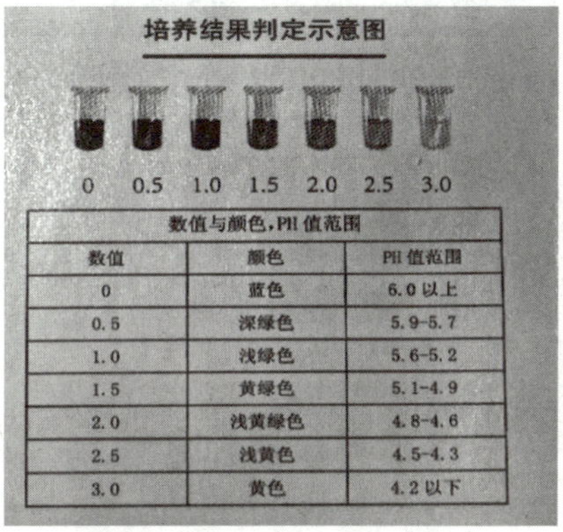

图 C-43　结果判定示意图

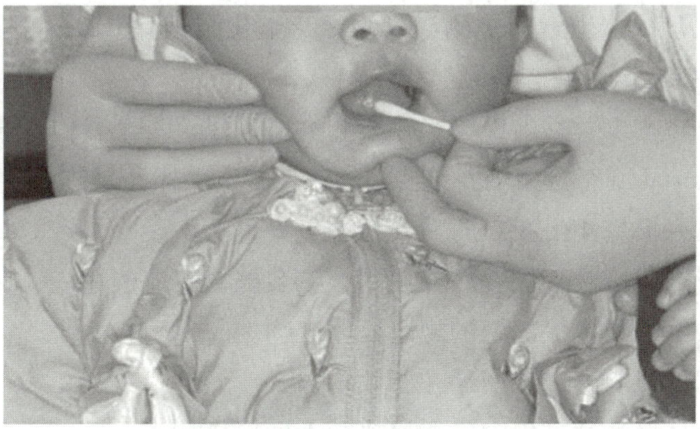

图 C-44　擦拭下颌牙槽黏膜

三、Cariostat 龋态检测结果及健康指导

根据试剂颜色的变化情况，参照结果判定示意图对龋病易感性进行判定，患龋风险分区包括相对安全区、注意区、危险区、高度危险区（图 C-45）。CAT 龋态值 0 ～ 0.5 是相对安全区，0.5 ～ 1.0 是注意区，1.0 ～ 2.0 是危险区，2.0 ～ 3.0 是高度危险区。根据龋态检测结果对患者进行个性化的健康指导（表 C-1）。

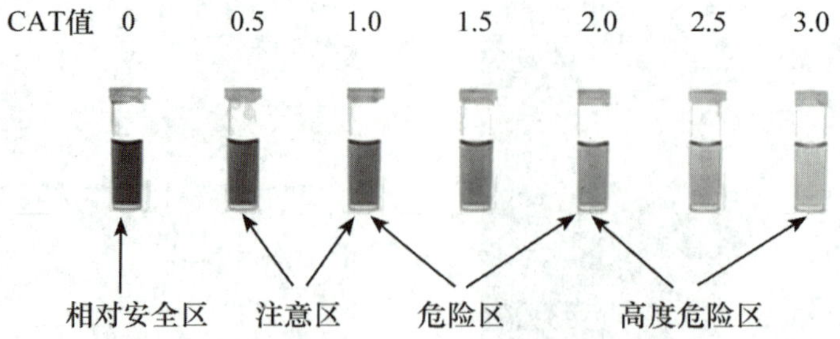

图 C-45 患龋风险分区

表 C-1 Cariostat 龋态检测结果及健康指导

CAT 值	易感性结果	健康指导
0	相对安全区	请坚持良好的口腔护理习惯，保持口腔卫生
0.5 ~ 1.0	注意区	有可能发生龋病，建议接受专业口腔护理指导，改善口腔护理习惯
1.0 ~ 2.0	危险区	龋病易感性高，产生新龋的可能性较大，建议到正规口腔医疗机构接受诊治（洁治、涂氟等基础上加强口腔保健护理），每年 4 次以上定期口腔检查。减少吃零食的次数，吃完零食立刻漱口、刷牙
2.0 ~ 3.0	高度危险区	现有龋坏进一步加重及产生新龋可能性非常大，建议到正规的口腔医疗机构诊治并强化口腔健康教育，全面改善口腔护理习惯。患龋风险降低之前，杜绝含糖零食、饮料

【注意事项】

1．检测前 1 ～ 2 周口服抗生素、检测当日涂氟（氟化胺银除外）、龈下刮治术后会影响检测数值，建议一周以后再做 Cariostat 龋态检测。

2．氟化胺银牙面涂布在 1 个月内都会影响检测数值，建议一个月以后再做 Cariostat 龋态检测。

3．不同厂家的 Cariostat 龋态检测培养基使用的比色卡不一样，具体请参考产品说明书进行使用。

4．颜色判定应在投入棉签 48±3 小时后，在明亮处进行。

5．本品仅用于体外细菌培养，供一次性使用，包装破损不应使用。

6．本品使用后应按医院或环保部门的规定处置废物。

7．使用前应仔细阅读说明书确保产品在有效期内。

8．在标本采集和接种培养基过程中应严格执行无菌操作技术。

9．使用前发现培养基有明显颜色变化不应使用。

【实习报告与评定】

1．评定学生 Cariostat 龋态检测技术的掌握情况。

2．评定学生制定口腔龋病预防措施的能力。

3．完成实训报告。

【思考题】

1. 如何才能做到根据不同的人群特点选择合适的龋病风险评估方法？
2. 怎样通俗易懂地向老百姓讲解龋态检测的临床意义？

实训 C-6　窝沟封闭护理技术

视频：窝沟封闭术的护理

实训目标

素质目标

（1）具备良好的学习态度及严谨的临床护理思维能力。
（2）具备患者至上的服务态度。

知识目标

（1）掌握：窝沟封闭术的操作护理流程及护理要点。
（2）熟悉：窝沟封闭术的医患沟通和心理护理。
（3）了解：窝沟封闭剂的组成及使用方法。

能力目标

（1）能够与医生配合进行窝沟封闭。
（2）能够与患儿及家长进行有效沟通。

【实训内容】

1. 窝沟封闭术的医患沟通和患者的心理护理。
2. 窝沟封闭术的护理流程。

【实训器材】

电脑、投影等多媒体设备、口腔综合治疗台、医生椅、护士椅、护士移动柜、一次性口腔器械盘、吸唾器、低速牙科手机、三用枪头、窝沟封闭剂、酸蚀剂、光固化灯、医用口罩、乳胶手套、帽子、一次性漱口杯、一次性隔离防护膜、消毒湿纸巾、仿头模、口腔模拟诊室（图 C-46）。

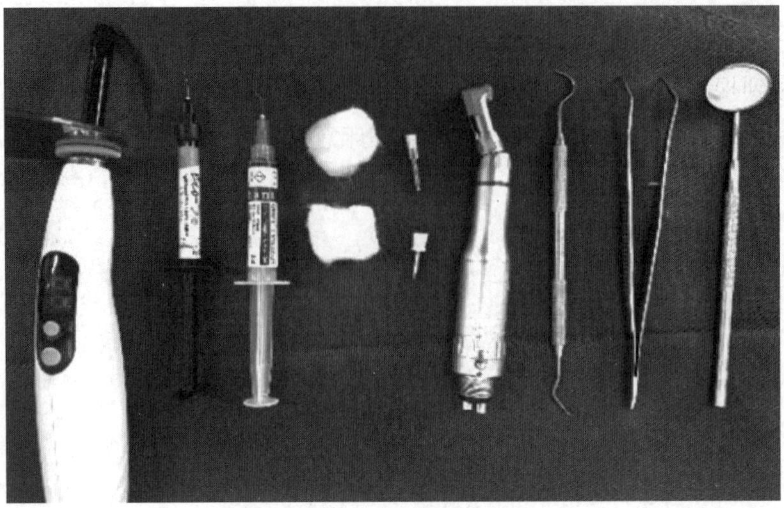

图 C-46 窝沟封闭物品准备

【实训方法】

1. 由教师讲授并演示窝沟封闭操作流程，以及材料传递、交换的方法和原则，并播放窝沟封闭操作流程视频。

2. 3 人一组，分别扮演医生、护士和患者，模仿临床实际，进行窝沟封闭四手操作（器械、材料的传递、交换）；或者 2 人一组，分别扮演医生和护士，利用口腔仿头模，进行窝沟封闭四手操作（器械、材料的传递、交换）。

3. 集中展示各小组的窝沟封闭的操作护理流程，由教师和全体学生共同点评，具体点评内容见评分细则。

【实训步骤】

一、术前准备

1. 物品准备 检查物品准备是否齐全，再次核对材料名称、性状及有效期。

2. 患者准备 引导患者就座于治疗椅上，系好胸巾，调节椅位及灯光，播放窝沟封闭的动画并耐心讲解注意事项以期取得其合作，提高工作效率，减少患者对口腔治疗的恐惧，为将来的口腔健康管理打好基础。

3. 医护准备 医生、护士做好标准预防，检查口腔综合治疗台的水电气等能否正常使用。

二、术中护理配合

1. 清洁牙面 护士传递口镜和探针给医生，检查牙齿窝沟点隙（图 C-47），护士在低速牙科手机上装好锥形小毛刷或橡皮杯，蘸上适量抛光膏递给医生，来回刷洗牙面，也可不使用抛光膏，直接进行来回颤动刷洗牙面（图 C-48）。刷洗后医生用三用枪冲净残留污渍（图 C-49），护士及时吸去冲洗液。禁用含有油质或氟化物的清洗膏清洁牙面，以免影响酸蚀效果。再次递探针给医生，检查是否有残余抛光膏。清洗完成后协助患者漱口。

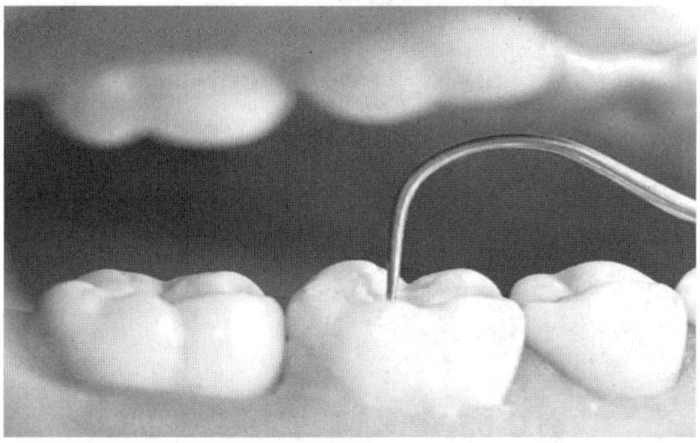
图 C-47 探针检查窝沟

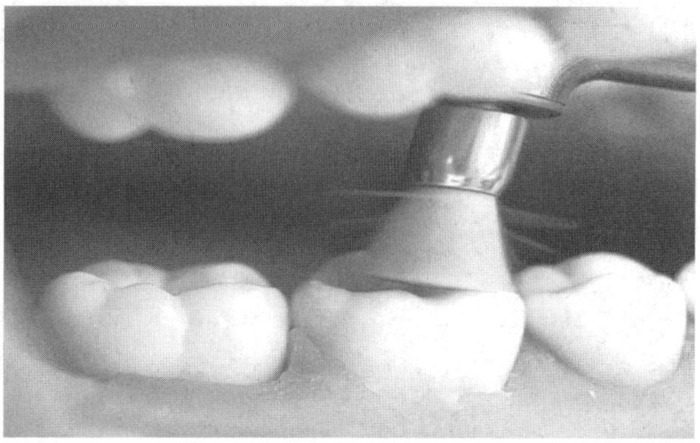
图 C-48 刷洗牙面

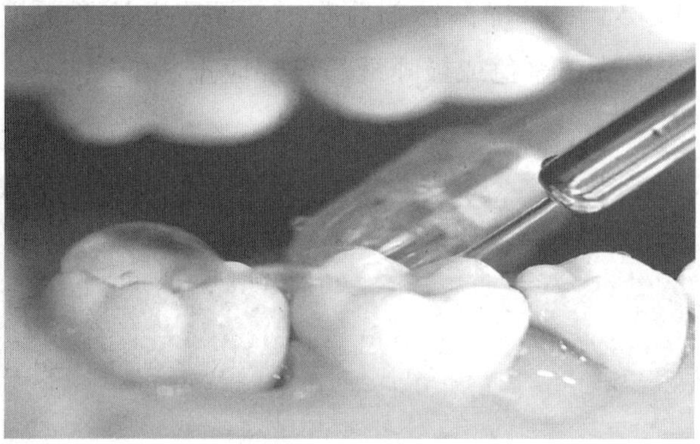
图 C-49 三用枪冲洗

2. 酸蚀牙面 护士递干棉球给医生，隔湿牙面（图 C-50）。护士递酸蚀剂，医生涂在𬌗面、颊（腭）面沟裂处（图 C-51），不可用力太大，范围应宽于窝沟封闭剂涂布面，一般为牙尖斜面 2/3（图 C-52）。护士记录酸蚀时间：恒牙酸蚀 20 ～ 30 秒，乳牙酸蚀 60 秒。酸蚀剂用量不宜过多，避免损伤口腔软组织。

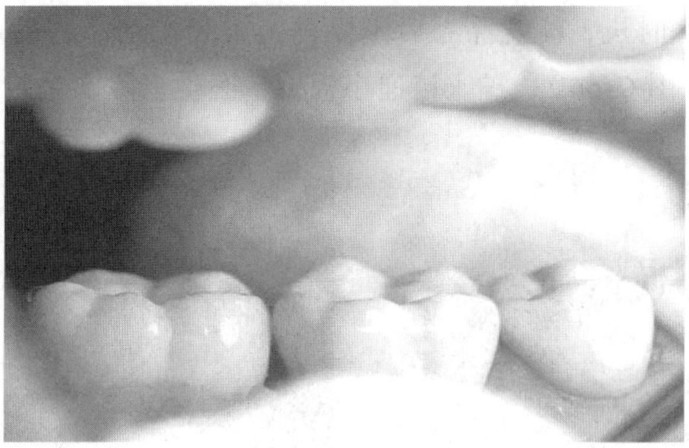
图 C-50 棉球隔湿牙面

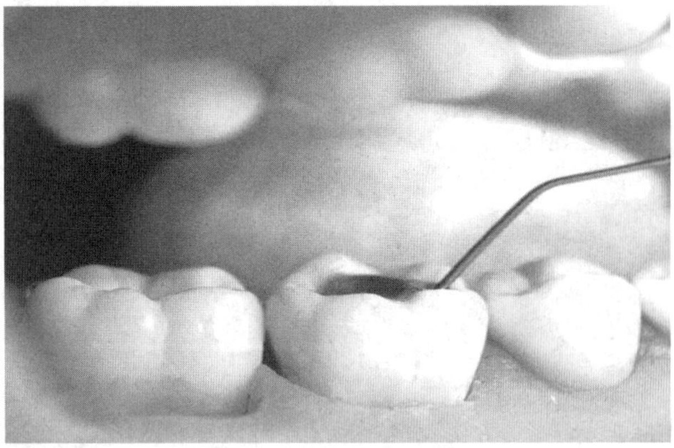

图 C-51　涂布酸蚀剂

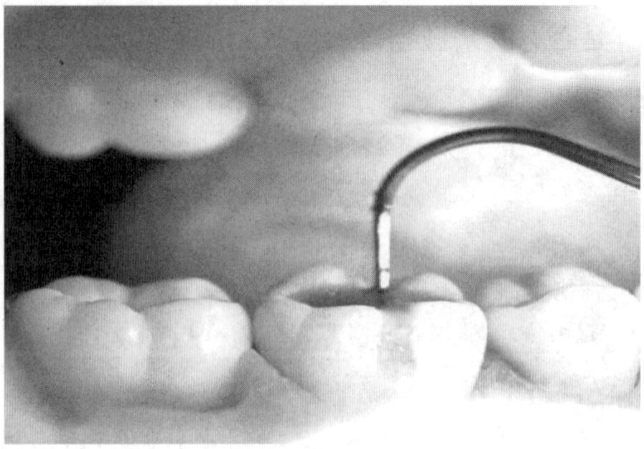

图 C-52　酸蚀剂涂布牙尖斜面 2/3

3. 冲洗和干燥　酸蚀后用清水彻底冲洗，通常用水枪加压冲洗牙面 10 ～ 15 秒，边冲洗，护士边用吸唾器吸去冲洗液（图 C-53）。冲净酸蚀剂后吹干牙面，并注意更换干棉卷隔湿。酸蚀后的牙面呈白垩色（图 C-54），如未形成白垩色或被唾液污染都应重新酸蚀。

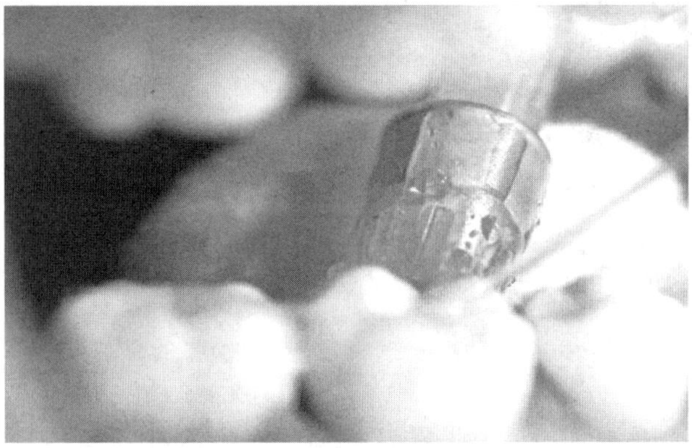

图 C-53　吸唾器吸去冲洗液

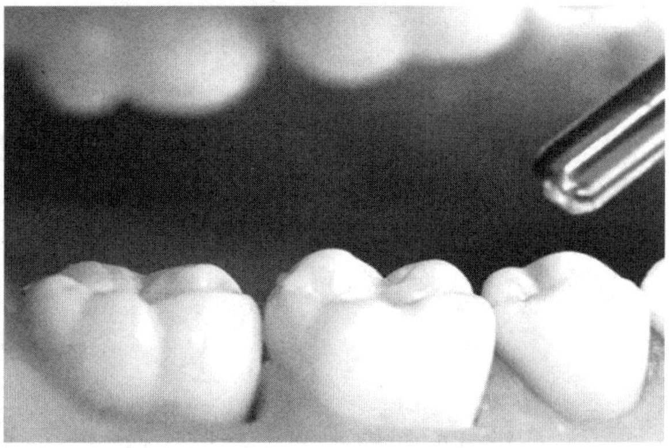

图 C-54　酸蚀后呈白垩色

4. 涂布封闭剂　护士传递封闭剂，医生将光固化封闭剂沿沟裂方形由远中向近中涂布（图 C-55），让封闭剂深入窝沟内，在不影响咬合情况下尽量涂厚一点。涂布范围应小于酸蚀面，要求无气泡。涂布时应掌握好时机，注意涂布后不要再污染和搅动。若发现气泡，由护士传递探针，医生去除封闭剂中的气泡（图 C-56）；护士传递小棉棒，医生去除多余封闭剂。

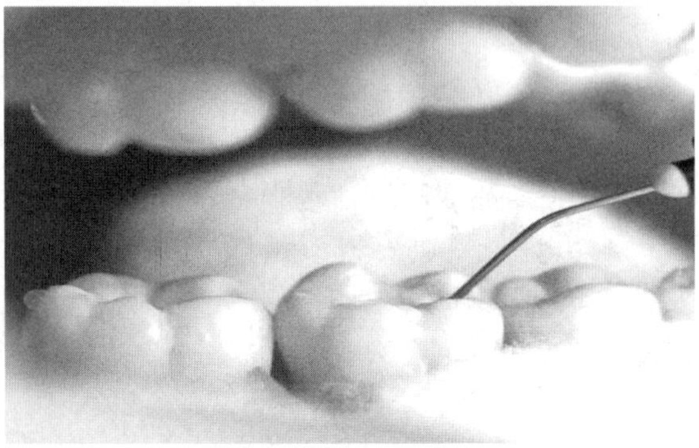

图 C-55　涂布封闭剂

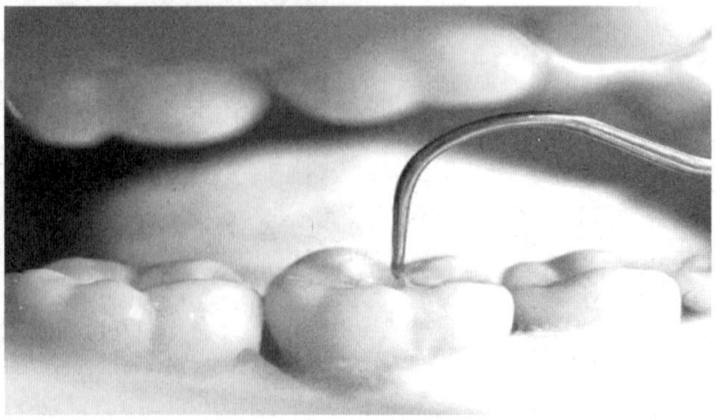

图 C-56　去除气泡

5. 固化 护士调好光固化时间并将光固化灯递给医生，一般固化时间为 20 秒（图 C-57）。

6. 检查 用探针检查固化情况，有无漏涂、气泡，与牙面的结合情况等（图 C-58）。

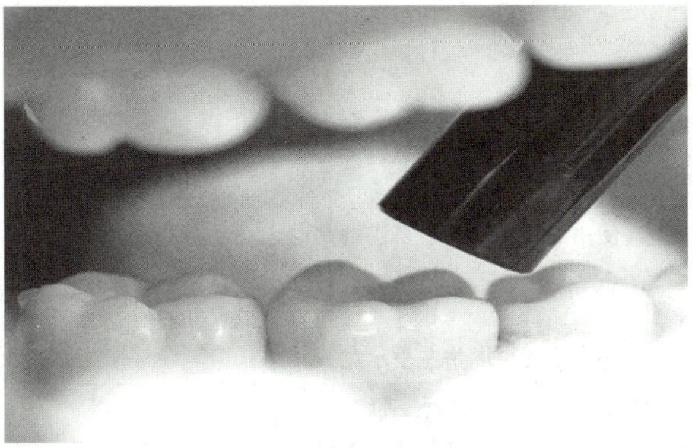

图 C-57 光固化

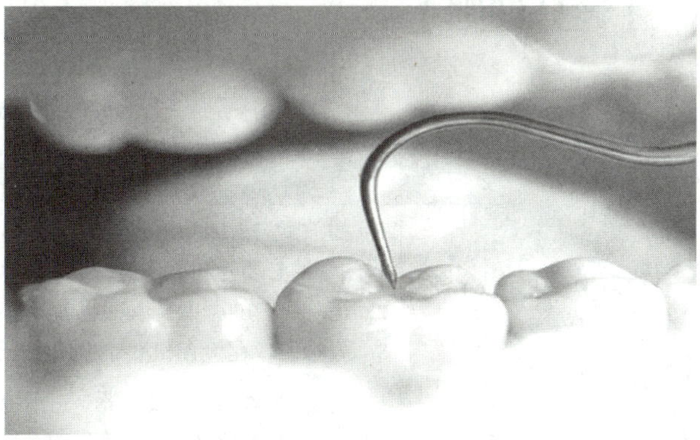

图 C-58 探针检查

三、健康指导

告知患者每三个月、半年和一年定期复查一次，检查窝沟封闭剂保留及龋病发生情况。指导家长观察封闭剂的保留情况。嘱患者定期接受口腔医生的专业保健知识宣教，了解预防口腔疾病的方法及途径。

【注意事项】

1. 术前与患者及家长有效沟通，争取家长积极地配合。
2. 术中密切关注隔湿情况，及时吸取唾液和水，更换干燥棉卷，避免酸蚀后牙面被唾液污染，提高窝沟封闭的成功率。
3. 使用光固化灯时，要做好眼睛防护，戴护目镜，不能长时间直视光束，避免对视网膜造成不可逆转的伤害。
4. 登记好患者治疗信息和联系方式，以便后期及时电话提醒家长定期复查，观察封闭剂是否有脱落的情况，若有脱落，需要重新封闭。
5. 叮嘱家长术后三个月、半年、一年复诊。

【实习报告与评定】

1. 评定学生窝沟封闭术护理能力的掌握情况。
2. 评定学生与家属进行窝沟封闭术沟通的能力。
3. 完成实训报告。

【思考题】

1. 如何才能让患者家属理解窝沟封闭的必要性？

2．怎样通俗易懂地向老百姓解释窝沟封闭术的操作步骤？

【评分细则】

窝沟封闭护理技术评分细则

项目	分值	护理要求	评分标准	得分
心理护理	10分	1. 播放窝沟封闭动画视频或展示龋病牙齿模型，使用通俗易懂的语言讲解窝沟封闭术的必要性和操作过程 2. 消除患者的顾虑，取得患者及家长的信任 3. 告知患者在检查和治疗中应配合医生的操作，如有不适可以举左手示意	少或错一项扣2分	
物品及器械准备	10分	一次性口腔器械盘、吸唾器、三用枪头、橡皮障隔离套装、医用口罩、乳胶手套、帽子、一次性漱口杯、一次性隔离防护膜、消毒湿纸巾、棉球、低速牙科手机、毛刷、吸唾器、开口器、咬合纸、光固化灯、光固化封闭剂、酸蚀剂、不含氟化物的抛光膏、37% 磷酸酸蚀凝胶等	必备物品缺一个扣1分	
术前护理	20分	1. 诊室准备　整洁、明亮、舒适、安全，口腔综合治疗台功能正常 2. 个人防护　洗手（按七步洗手法），戴口罩 3. 患者准备　询问病史及过敏史，为患者系好胸巾、戴护目镜，递漱口水给患者漱口，嘱患者家长签署《治疗知情同意书》 4. 调节椅位和灯光　调整合适的椅位，将光源移至治疗牙位相应位置	少或错一项扣5分	
术中配合	50分	1. 口腔检查　护士左手持探针一端，右手持口镜非工作端双手传递给医生，进行牙齿船面点隙裂沟检查 2. 清洁牙面　安装低速牙科弯手机，递给医生，及时吸唾液，清洗完成后协助患者漱口 3. 酸蚀　传递酸蚀剂给医生，记录酸蚀时间 4. 冲洗吹干　协助医生冲洗并及时吸唾，避免患者误吞酸蚀剂 5. 涂布封闭剂　传递封闭剂给医生 6. 检查　将探针传递给医生，检查封闭情况，传递咬合纸给医生，检查有无咬合过高，若有咬合过高则传递调船车针给医生调整咬合 7. 健康指导和注意事项	少或错一项扣5分	
术后物品整理及健康宣教	10分	1. 帮助患者清除面部污渍和漱口，协助整理容貌 2. 污物放进医疗垃圾桶。将器械整理分类，经酶清洗液浸泡，送消毒室清洗消毒。 3. 清洁吸唾器、痰盂，保持排水管通畅 4. 口腔综合治疗台清洁、消毒	少或错一项扣2分	
总分				

实训 C-7　氟化物防龋护理技术

实训目标

素质目标

（1）具有良好的学习态度及严谨的临床护理思维能力。

（2）具有患者至上的服务态度。

知识目标

（1）掌握：涂氟的操作护理流程及护理要点。

（2）熟悉：涂氟的防龋机制。

（3）了解：涂氟的组成。

能力目标

（1）能够与医生配合进行涂氟。

（2）能够和患者解释氟化物的防龋作用。

【实训内容】

涂氟的操作护理流程。

【实训器材】

电脑、投影等多媒体设备、口腔综合治疗台、医生椅、护士椅、护士移动柜、一次性口腔器械盘、吸唾器、低速牙科弯手机、三用枪头、氟化泡沫、托盘、氟保护漆、医用口罩、乳胶手套、帽子、一次性漱口杯、一次性小毛刷、一次性隔离防护膜、消毒湿纸巾、仿头模、口腔模拟诊室（图 C-59）。

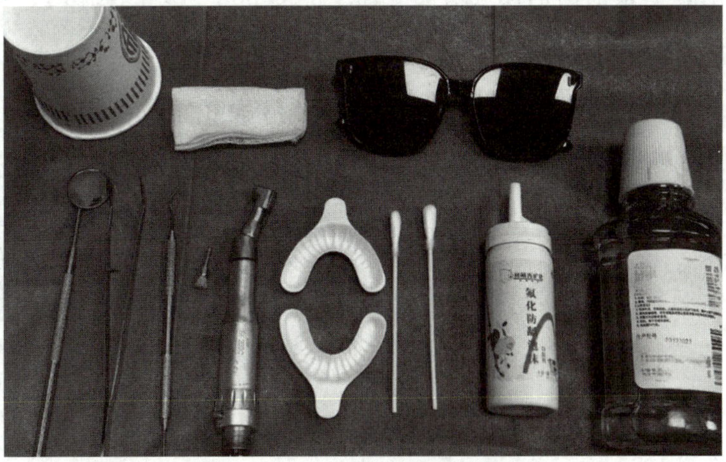

图 C-59　涂氟治疗物品准备

【实训方法】

1．由教师讲授并演示涂氟的操作、材料的传递。

2．3 人一组，分别扮演医生、护士和患者，按照临床涂氟的操作进行器械材料的传递、交换；或者 2 人一组，分别扮演医生和护士，利用口腔仿头模，进行涂氟的操作（器械材料的传递、交换）。

3．集中展示各小组的涂氟的操作护理流程，由教师和全体学生共同点评。

【实训步骤】

一、术前准备

1. 心理护理 护士态度要和蔼亲切，热情主动接待患者和家长，尽量与患者沟通，给患者心理上的支持。根据学龄期儿童不同性格特点区别对待，消除患者恐惧心理，使患者合作，接受检查、治疗。与患者交朋友，让治疗室充满温馨、自然的气氛，给患者看相关图片，介绍龋病危害及治疗的好处，对待胆小患者多用鼓励、赞美的语言，对胆大、活泼患者多用表扬词语。让患者感到自己很勇敢、坚强，并请家长配合做好思想工作。

2. 物品准备 检查物品准备是否齐全，再次核对材料名称、性状及有效期。

3. 患者准备 引导患者进入诊室，询问患者的既往史、过敏史。调节椅位使患者舒适地仰卧于治疗椅上，上颌平面与地平面成 45°，下颌平面与地面平行。调节光源，为患者系上胸巾、戴护目镜，让患者用温水漱口。鼓励患者勇敢面对，增强信心，使其放松，不再恐惧，以更好的状态配合医生。监督家长签署《治疗知情同意书》。

二、术中护理配合

1. 牙面清洁 护士把毛刷安装在低速牙科弯手机上，将清洁剂放在治疗盘里，以便医生用毛刷蘸适量清洁剂彻底清洁牙面（图 C-60）。医生操作时，护士吸取唾液、水及碎屑，保持手术视野清晰。

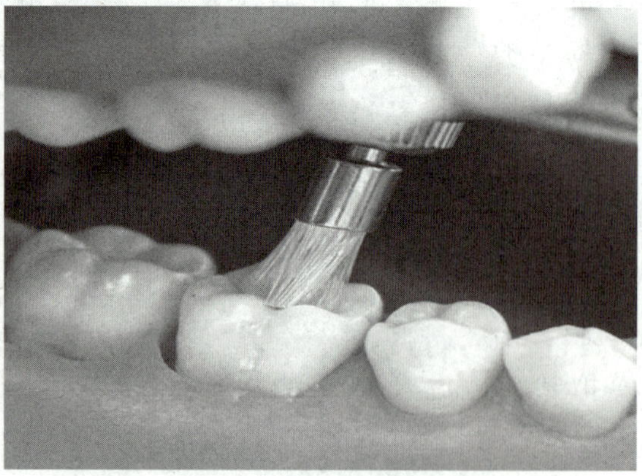

图 C-60 清洁牙面

2. 干燥牙面　清洗完毕后用水枪冲洗窝沟，将残存的清洁剂洗净，及时吸唾。吸取时动作要轻巧、灵敏，防止黏膜损伤；吸唾器避免接触舌根、咽喉部位，以免引起患者恶心、呕吐。护士协助患者用温水漱口，清除口腔内食物残渣。协助医生清洁、吹干牙面或者用棉球擦干牙面。

3. 涂氟　将小毛刷蘸上氟保护漆（图 C-61），递给医生（图 C-62），用一次性小毛刷均匀涂布在牙齿表面，观察牙齿表面不能涂太多，尽量避开牙龈以防过敏，涂完后嘱患者保持张口 30 秒。护士要及时吸净唾液，避免唾液过多引起患者恶心、不适，若发现患者出现不适，应立刻停止操作。

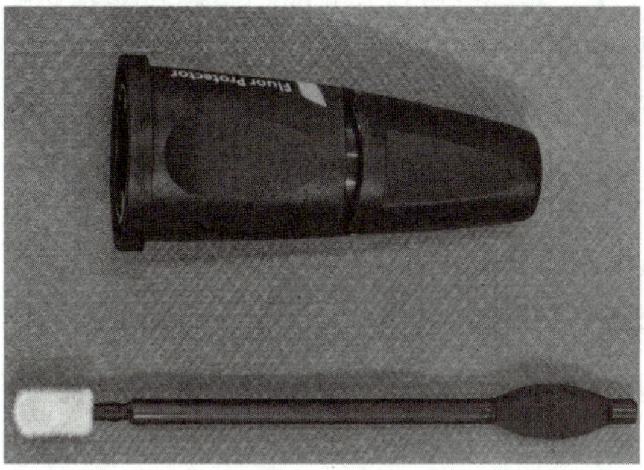

图 C-61　氟保护漆

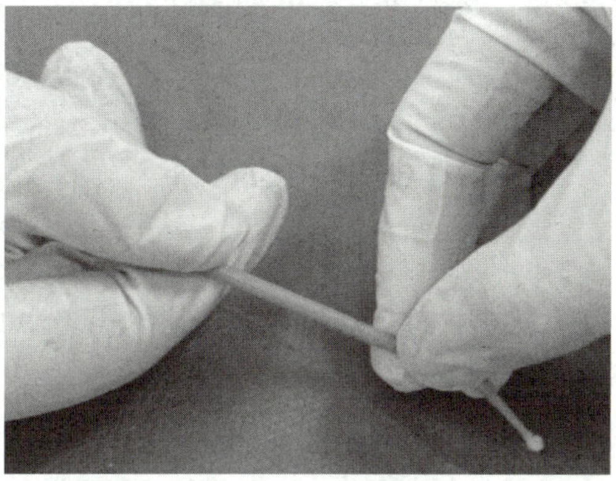

图 C-62　递给医生

4. 涂含氟泡沫

（1）打开瓶盖，轻推瓶嘴，断开连接点，即可开封使用。

（2）摇动瓶子 3 ～ 4 秒，将瓶口垂直朝下（图 C-63），放置托盘底，缓缓在瓶口处加压，氟化泡沫即会喷出。

（3）将瓶口从托盘一端移至另一端，注意不应用力过猛，以防氟化泡沫喷出过多。根据不同的年龄选择与其相适应的托盘，每次使用量应控制在 0.6 ～ 0.8g，一般灌注托盘 1/2 ～ 2/3 高度即可（图 C-64）。由于泡沫挤出后有轻微膨胀，挤出泡沫不宜过多避免浪费。

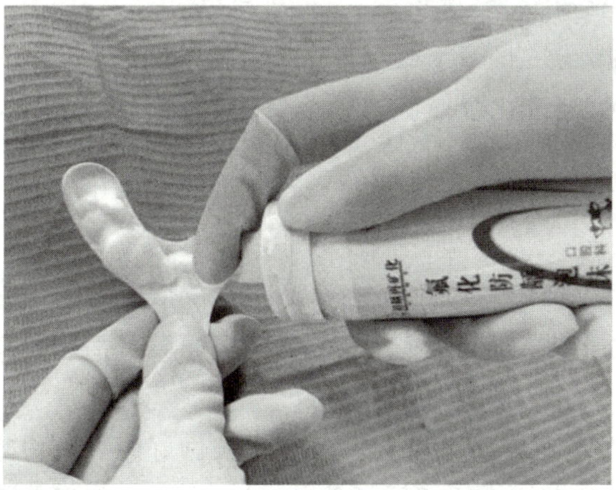

图 C-63　含氟泡沫瓶口垂直朝下

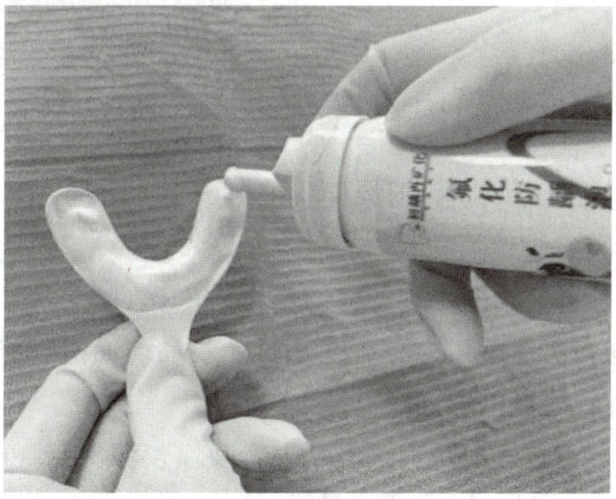

图 C-64　灌注托盘高度

（4）将托盘置于口中（图 C-65），用牙齿咬住托盘 3 分钟（图 C-66），头稍向前倾，使唾液流出。

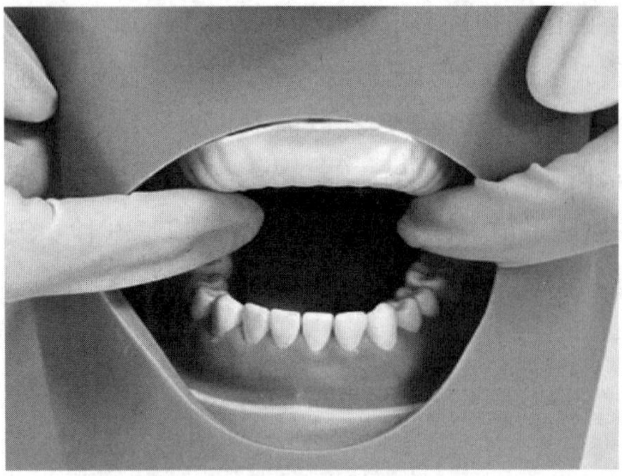

图 C-65 将托盘置于口中

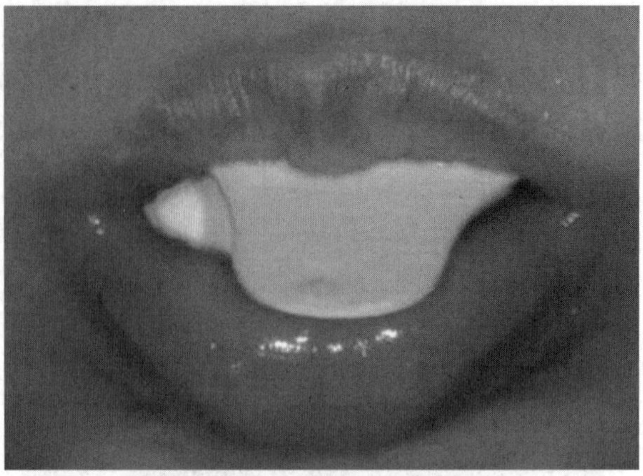

图 C-66 牙齿咬住托盘

（5）取出托盘后，嘱患者彻底吐净口腔内残余的氟化泡沫。

5. 患者护理 涂氟完毕，协助患者漱口，清除口腔中的残余氟化物（图 C-67），帮助其清理面部污渍。

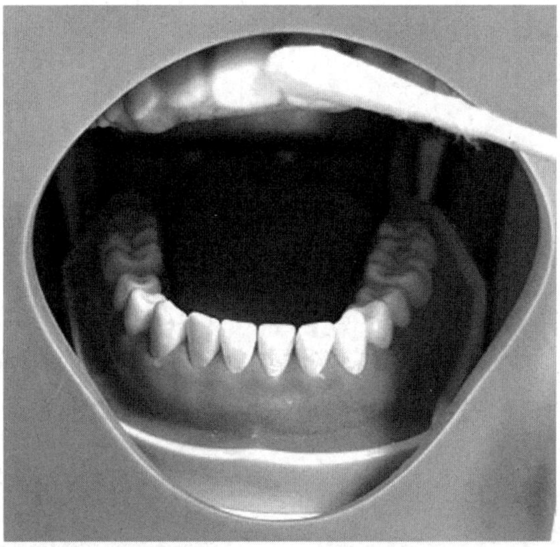

图 C-67 清除口腔中的残余氟化物

三、术后护理

1. 物品整理 将使用过的一次性物品放入指定垃圾桶内，刀片、针等锐器放在指定的锐器盒内。清点手术器械，使用过的物品表面进行终末消毒，器械进行消毒、灭菌。将口腔综合治疗台复位、擦拭消毒。

2. 健康教育 告知患者及家长涂氟后 30 分钟之内不漱口、不进食。叮嘱家长做好患者的思想工作，建议一年内涂氟 2 ～ 4 次，每次间隔 3 ～ 6 个月，以保证效果。告知患者及家长涂氟后若有不适，应及时来医院就诊。

【注意事项】

1．为保证疗效，涂氟后 30 分钟内勿漱口、进食或饮水。

2．定期使用，一年 2 ～ 4 次，正畸儿童预防龋病应每月一次。

3．高氟区禁止涂氟保护漆或使用含氟泡沫。

4．放置托盘时应动作轻柔，避免刺激咽后部，引起患者条件反射性的恶心、呕吐。

5．嘱咐患者勿吞食。

6．3 岁以下儿童不宜使用。

7．过敏体质及智力障碍患者慎用。

8．感冒、发烧，胃病或胃肠不适等发病期间，不宜使用。

9．瓶口开封后应连续使用，避免放置时间过长。

10．本品为充气包装，应避免被尖利物品刺穿，请勿接近火源，请勿放置在儿童可触及之处。

11．涂氟前 1 小时内不要进食，防止出现呕吐。

12．涂氟后 4 小时内不要进食过硬食物。

13．当天不刷牙，用清水漱口即可。

14．涂氟虽然可以有效预防蛀牙，但不能代替刷牙，生活中要做好清洁，坚持正确刷牙与使用牙线。

【实习报告与评定】

1．评定学生氟化物应用的掌握情况。

2．评定学生局部涂氟的护理能力。

3．完成实训报告。

【思考题】

1．如何根据不同的人群特点选择合适的氟化物防龋方法？

2．怎样通俗易懂地向老百姓讲解氟化物防龋的安全性？

实训 C-8　非创伤性修复治疗护理技术

实训目标

素质目标

（1）具有良好的学习态度及严谨的临床护理思维能力。

（2）具有患者至上的服务态度。

知识目标

（1）掌握：非创伤性修复的护理流程。

（2）熟悉：非创伤性修复的护理要点。

（3）了解：非创伤性修复的适应证和禁忌证。

能力目标

能够与医生配合进行非创伤性修复治疗。

【实训内容】

1. 非创伤性修复治疗的概念及适应证。
2. 非创伤性修复治疗的操作护理流程。

【实训器材】

电脑、投影等多媒体设备、口腔综合治疗台、仿头模、模拟诊室、牙齿模型、医生椅、护士椅、护士移动柜、一次性口腔器械盘、吸唾器、三用枪头、一次性口腔治疗盘、非创伤性修复治疗专用挖匙、雕刻刀、调拌刀、玻璃离子粉和液、牙本质处理剂、棉卷、酒精棉球、干棉球、纱布、凡士林、邻面成型片、木楔、树脂条和 T 形带、调拌纸、牙用手斧（锄形器）。

【实训方法】

1. 教师讲授非创伤性修复治疗相关理论知识。
2. 教师演示非创伤性修复治疗操作流程及注意事项。
3. 教师指导学生分组进行非创伤性修复治疗操作。

4．教师对学生操作进行考核。

【实训步骤】

一、教师讲授相关理论知识

1．概念 非创伤性修复指使用手用器械清除龋坏组织，然后用耐压和耐磨性能较好的新型玻璃离子材料将龋洞充填。优点：不需要电动牙科设备，术者容易操作，患者易于接受，玻璃离子的化学性粘接可避免去除过多的牙体组织，材料中氟离子的释放可使牙本质硬化以阻止龋的发展，兼有治疗和预防效果等。

2．适应证 适用于恒牙和乳牙的中、小龋洞；适用于牙科设备短缺的地区；也适用于因为精神或身体原因不能耐受常规牙科治疗的特殊人群，如儿童、老年人、患有精神疾病的个体等。

二、术前准备

1．物品准备 玻璃离子粉、液，牙本质处理剂、口镜、镊子、探针、调拌纸、调拌刀、挖匙、牙用斧形器或锄形器、玻璃板和调拌刀、雕刻刀、木楔、树脂条和T形带等（图C-68）。

①口镜：牵拉口角，反射光线到术区，便于观察龋损牙。②探针：探查龋损牙，但髓腔暴露时不应直接进行探查。③镊子：从盘中取用棉卷或棉球。④挖匙：去除软的腐质，清洁窝洞；一般分为3个型号，小号直径0.6～1.0mm，中号直径1.5mm，大号直径2.0mm（图C-69）。⑤牙用斧形器或锄形器：扩展洞形，用于进一步扩大洞口利于挖匙进入。⑥玻璃板和调拌刀：用于调拌玻璃离子材料。⑦雕刻刀：有两种作用，扁平的一端用于将材料放入龋洞，尖锐的一端用于去除多余的充填材料及修复牙的外形。⑧树脂条和T形带：用于恢复牙的邻间隙外形，前者用于恒牙，后者用于乳牙。⑨木楔：用于放入邻面固定树脂条，使材料不压入牙龈，预防悬突，应用软木制成。

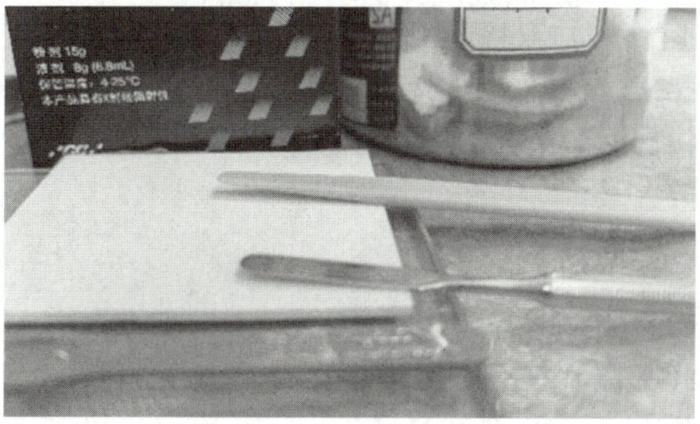

图C-68 材料及器械

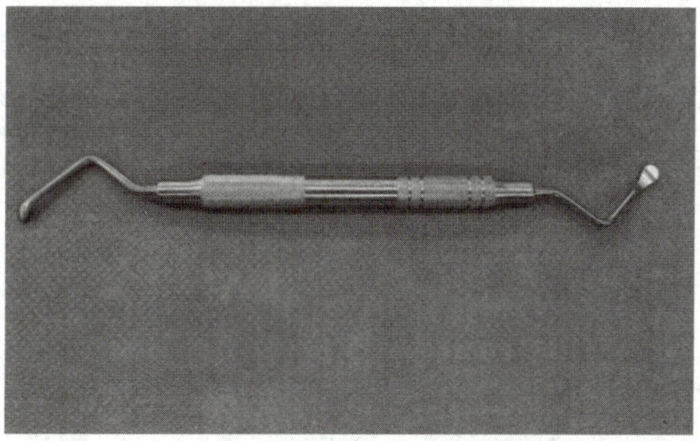

图C-69 大号挖匙

2．心理护理 患者由于年龄较小、好奇心强，就诊时对各种器械会有不同程度的恐惧、紧张，对陪同的家长有依赖心理。护士针对患者的心理特点，采用简明的语言、亲切的语调、通俗易懂的词汇向患者及家长介绍治疗的操作步骤、治疗过程中的注意事项。同时，耐心细致地告知患者及家长治疗后能达到的临床效果，以及治疗的安全性，从而消除患者畏惧心理，争取到家长的信任，取得他们的积极配合，建立良好的医护患关系。

3. 患者准备 引导患者进入诊室后，询问患者的既往史、过敏史。调节椅位使患者舒适地仰卧于治疗椅上，调整光源，为患者系好胸巾、戴护目镜，让患者用漱口液漱口。

三、术中护理配合

1. 去腐备洞 护士协助医生牵拉口角，棉卷隔湿，压住舌体，传递湿棉球给医生擦去牙面菌斑，再用干棉球擦干表面，根据医生的习惯和需要，准备手用器械给医生，去除龋坏牙体组织。

2. 窝洞清洁 护士用小棉球或小海绵蘸适量处理液递送给医生，轻轻涂布于窝洞，持续10秒，并用水枪冲净（条件有限时可用小棉球蘸温水清洗窝洞两次，干棉球擦干窝洞即可）。如窝洞被血及唾液污染，及时止血，冲洗并干燥，用干棉卷隔湿再涂处理剂。

3. 材料调拌 根据厂家推荐的粉液比例，将粉在调拌纸上分为两等份，将液体瓶倒置放置片刻使空气进入瓶底，然后将一滴液体滴到调拌纸上。使用调拌刀将粉与液体混合，不要使其到处扩散。当一半粉剂湿润后，再混合另一半粉。调拌应在20～30秒内完成，然后尽快将调拌好的材料传递给医生，放入要充填的洞内。充填应在材料失去光泽之前进行，如果材料已经失去光泽、变干，应重新调拌。

4. 窝洞充填 配合医生充填窝洞，护士可在戴手套的示指上涂抹少许凡士林，用力按压窝洞和窝沟里的玻璃离子水门汀（称为指压法），约30秒后移开手指，用器械去除多余材料。注意要充填密实，修整边缘与咬合，最后涂凡士林。充填过程中注意隔湿，保持干燥。

四、术后护理

1. 患者整理 护士帮助患者清理面部污渍。

2. 物品整理 将口腔综合治疗台复位、擦拭消毒，清点手术器械，使用过的一次性物品放入指定垃圾桶内，使用过的物品表面进行终末消毒，器械进行消毒、灭菌。

3. 健康指导 告知患者充填结束后1小时内不进食，勿咬过硬食物。指导患者保持口腔卫生，采用正确的刷牙方法。告知患者及家长注意事项，若充填材料脱落，及时复诊重新修复窝洞。若发现患者有磨牙、咬牙习惯，家长应及时予以纠正。治疗后若有不适，应及时复诊。

【注意事项】

1．取出粉、液之后将装粉剂的瓶盖旋紧，以防受潮。

2．调拌完成后，立即将器械上的材料去除干净或放入水中，便于清洁。

【实习报告与评定】

1．评定学生非创伤性修复理论知识的掌握情况。

2．评定学生非创伤性修复的护理能力。

3．完成实训报告。

【思考题】

1．如何更好地配合医生进行非创伤性修复？
2．怎样通俗易懂地向老百姓讲解非创伤性修复的预防意义？

实训 C-9　预防性树脂充填护理技术

实训19 复合树脂充填护理技术

实训目标

素质目标

（1）具有良好的学习态度及严谨的临床护理思维能力。
（2）具有患者至上的服务态度。

知识目标

（1）掌握：预防性树脂充填操作的护理流程。
（2）熟悉：预防性树脂充填操作的护理要点。
（3）了解：预防性树脂充填操作的适应证和禁忌证。

能力目标

能够与医生配合进行预防性树脂充填。

【实训内容】

1．预防性树脂充填的概念及适应证。
2．预防性树脂充填的操作护理流程。

【实训器材】

电脑、投影等多媒体设备、口腔综合治疗台、医生椅、护士椅、护士移动柜、一次性口腔器械盘、吸唾器、三用枪头、高速牙科手机、低速牙科手机、口杯、充填器、柳叶蜡刀、车针、光固化灯、37% 磷酸酸蚀剂、光固化窝沟封闭剂、氢氧化钙、流动树脂、粘接剂、3% 过氧化氢溶液、生理盐水、润唇膏、仿头模、模拟诊室、牙齿模型（图 C-70）。

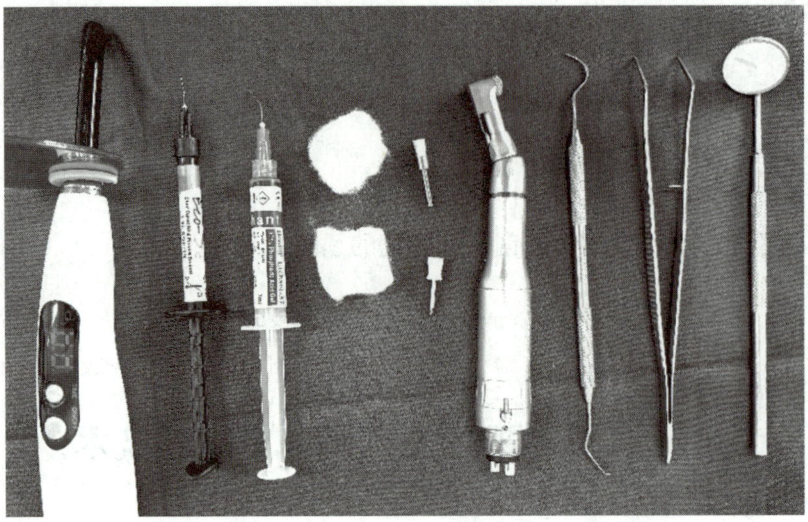

图 C-70　物品准备

【实训方法】

1．教师讲授预防性树脂充填治疗相关理论知识。

2．教师演示预防性树脂充填治疗操作流程及注意事项。

3．教师指导学生分组进行预防性树脂充填修复治疗操作。

4．教师对学生操作进行考核。

【实训步骤】

一、教师讲授相关理论知识

1．概念　预防性树脂充填指对早期的窝沟龋坏，仅去除窝沟处的龋损釉质或牙本质，配合酸蚀和树脂充填技术，并使用窝沟封闭剂将窝沟封闭，减少微渗漏的可能，不做预防性扩展，最大程度保留健康的牙体组织。

2．适应证与禁忌证

（1）适应证：①窝沟有龋损能卡住探针。②深的点隙裂沟有患龋倾向。③沟裂有早期龋迹象，釉质浑浊或呈白垩色。④无邻面龋损。

（2）禁忌证：大范围龋损、需要邻殆面修复者。

二、术前准备

1．心理护理　护士应和蔼、热情地接待来诊患者，为患者讲解诊疗过程中的有关事项时尽量使用肢体语言，多做示范，形象具体，便于患者理解，保证治疗能够顺利完成。避免治疗过程中因患者挣扎等行为发生意外穿髓、软组织割伤等损害患者健康的情况。护士询问患者的既往史、过敏史。

2．患者护理　调节椅位使患者舒适地仰卧于治疗椅上，调整光源，为患者系好胸巾、戴护目镜，让患者用漱口液含漱，给患者涂上润唇膏，以防嘴唇皲裂。

三、术中护理配合

1. 窝洞制备　术中护士协助医生牵拉患者口角，保证术中视野清晰。安装高速牙科手机和车针，传递给医生去除龋坏的牙体组织。

2. 冲洗隔湿　医生使用三用枪冲洗窝洞，护士吸净口中唾液和水，协助隔湿，吹干牙面。

3. 酸蚀干燥　护士传递棉球隔湿，传递37%磷酸酸蚀剂，协助医生酸蚀窝洞及牙面，记录酸蚀时间，医生冲洗，护士协助更换棉球隔湿，气枪干燥窝洞。

4. 窝洞垫底　如果窝洞较深，护士需调拌氢氧化钙，配合医生对窝洞进行垫底。

5. 窝洞充填　护士传递粘接剂或窝沟封闭剂，医生按照窝洞的深度进行充填，在窝洞或者垫底材料表面涂布粘接剂，如洞底位于釉质内或釉牙骨质界，可直接窝沟封闭；如洞底位于牙本质浅层，涂布粘接剂，用流动树脂充填，然后将封闭剂涂布在颌面上。如果窝洞较深，位于牙本质中层，涂布粘接剂，复合树脂充填，再用封闭剂涂布在𬌗面上。护士传递探针，医生使用探针尖端探入窝沟底部来回检查，防止气泡产生。

6. 固化　护士调好固化时间，光照20～40秒，传递光固化灯给医生。固化完毕后传递探针给医生，检查充填及材料固化情况，看有无漏涂、有无咬合高点。

7. 调𬌗　护士传递手机和咬合纸，调整咬合，抛光树脂表面。

四、术后护理

1. 患者整理　帮助患者清理面部污渍。

2. 物品整理　将口腔综合治疗台复位、擦拭消毒。清点手术器械，使用过的一次性物品放入指定垃圾桶内。使用过的物品表面进行终末消毒，器械进行消毒、灭菌。

3. 健康指导　叮嘱患者及家长充填结束后1小时内不进食；平时应多吃粗纤维，多咀嚼食物；早、晚认真刷牙，三餐后漱口；定期复查，不适随诊。

【实习报告与评定】

1. 评定学生预防性树脂充填相关知识的掌握情况。
2. 评定学生预防性树脂充填的护理能力。
3. 完成实训报告。

【思考题】

1. 如何更好地配合医生进行预防性树脂充填？
2. 怎样通俗易懂地向老百姓讲解预防性树脂充填的意义？

实训 C-10　预防性清洁护理技术

实训目标

素质目标

（1）具有良好的学习态度及严谨的临床护理思维能力。

（2）具有患者至上的服务态度。

知识目标

（1）掌握：预防性清洁术操作的护理流程。

（2）熟悉：预防性清洁术操作的护理要点。

（3）了解：预防性清洁术填操作的适应证和禁忌证。

能力目标

能够与医生配合进行预防性清洁术的护理。

【实训内容】

1. 预防性清洁术的意义。
2. 预防性清洁术的护理流程。

【实训器材】

电脑、投影等多媒体设备、口腔综合治疗台、医生椅、护士椅、护士移动柜、一次性口腔器械盘、吸唾器、三用枪头、电动马达低速手机（图 C-71）、抛光杯、抛光刷、抛光膏、牙线、检查盘、医用凡士林、菌斑显示剂、牙刷、牙膏、手套、镜子、双氧水、碘甘油（图 C-72）、生理盐水、含漱液、氟化物、护牙素、棉球、5ml 冲洗针等。

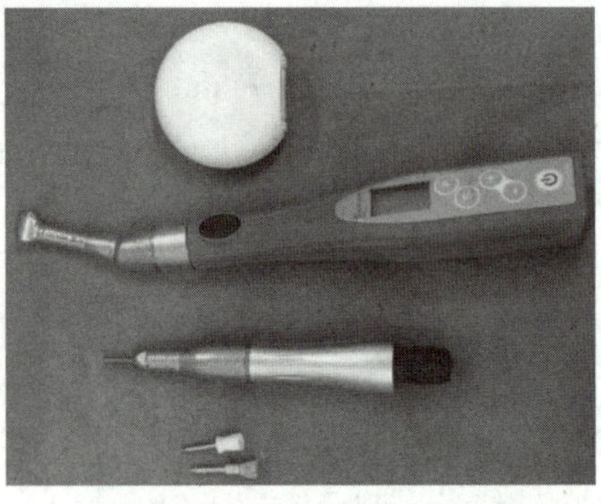

图 C-71　电动马达低速手机

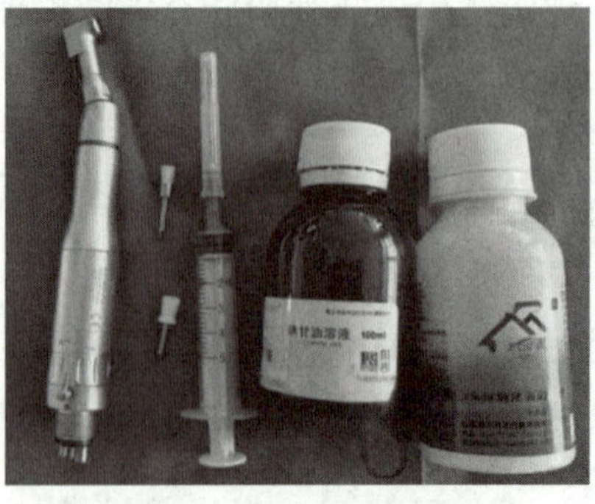

图 C-72　双氧水与碘甘油

【实训方法】

1．教师讲授预防性清洁术相关理论知识。
2．教师演示预防性清洁术操作流程及注意事项。
3．教师指导学生分组进行预防性清洁术治疗操作。
4．教师对学生操作进行考核。

【实训步骤】

一、教师讲解相关理论知识

1．概念　预防性清洁术是口腔专业人员针对牙龈健康者的牙周维护措施。采用洁治和抛光技术去除牙冠上的菌斑、牙石及着色，仅用于没有龈下牙石或牙周袋的牙龈健康者。

2．适应证　通常是针对能够每 6 个月进行一次口腔检查、自我口腔清洁效果较好、牙龈组织健康、没有探诊出血、没有超过 4mm 牙周袋的患者。

二、术前准备

1．心理护理　护士应和蔼、热情地接待来诊患者，为患者讲解诊疗过程中的有关事项时尽量使用肢体语言，多做示范，形象具体，便于患者理解，保证治疗能够顺利完成。避免治疗过程中因患者挣扎等行为发生意外穿髓、软组织割伤等损害患者健康的情况。护士询问患者的既往史、过敏史。

2．患者护理　调节椅位使患者舒适地仰卧于治疗椅上，调整光源，为患者系好胸巾、戴护目镜，让患者用漱口液含漱，给患者涂上润唇膏，以防嘴唇皲裂。

三、术中护理配合

1．菌斑染色　护士使用口腔专用的菌斑染色剂均匀涂布患者牙齿颊舌面及牙间隙（图 C-73），涂布结束后嘱患者等待 1 分钟，递水杯给患者漱口，观察菌斑染色情况（图 C-74），并作记录。

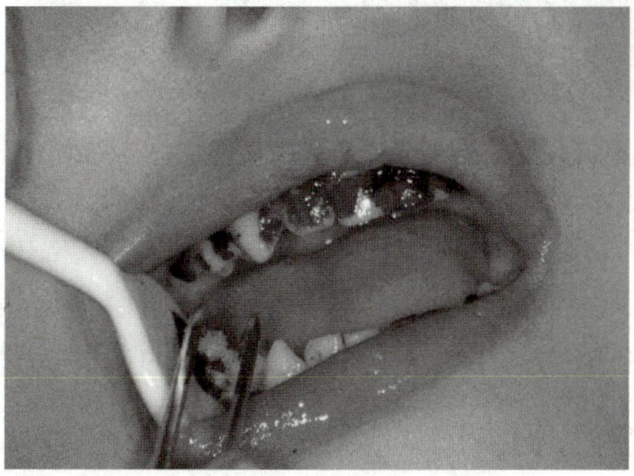

图 C-73　涂布菌斑染色剂

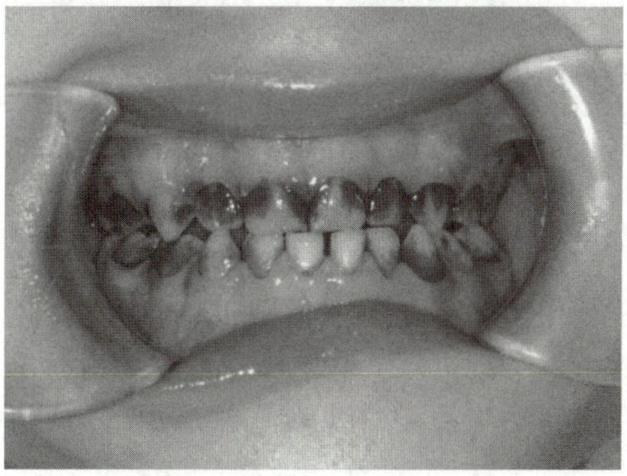

图 C-74　观察菌斑染色情况

2. 消除菌斑 用牙刷清除难刷部位的菌斑（图 C-75），护士或医生使用邻面清洁器或牙线清除邻面菌斑，若有龈上牙石，医生使用洁治器去除（图 C-76）。

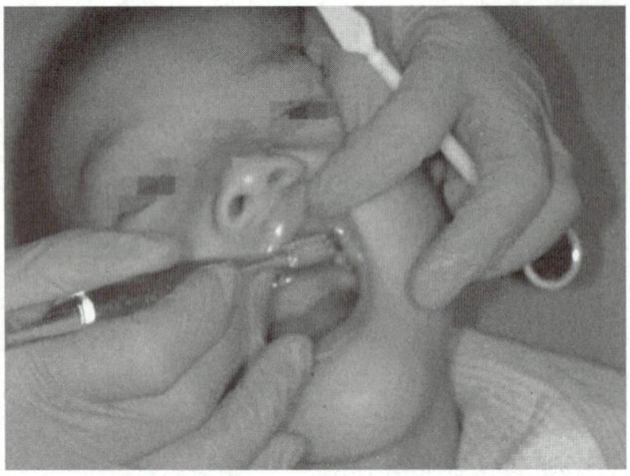

图 C-75 牙刷消除菌斑

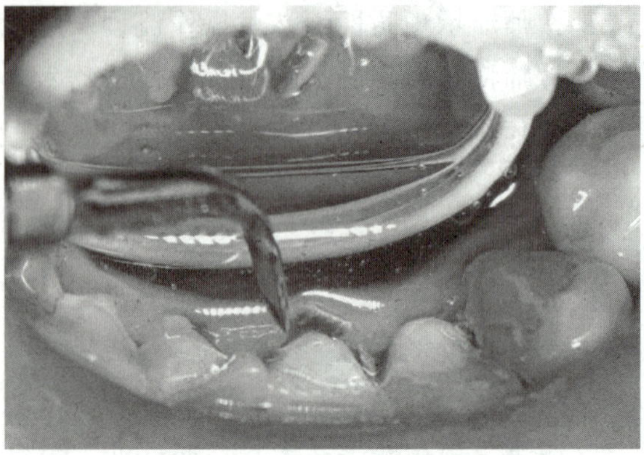

图 C-76 去除龈上牙石

3. 研磨剂的注入与涂布 护士准备研磨剂，用橡皮杯蘸抛光膏递给医生，进行清洁、抛光牙面。研磨剂的涂布方法有两种，研磨剂的使用量较大时，一般采用将研磨剂装填于专用的注射器中，用注入的方法进行涂布，这种方法也适用于牙间及牙颈部的涂布。而用量较少时，可采用将专用研磨头蘸取少量研磨剂的方法进行涂布。不论采用何种涂布方式，都应保证菌斑着色区有充分的研磨剂涂布。

4. 牙间邻接面的研磨与清扫 对于牙间邻接面，可选用牙间洁治研磨头进行研磨，可采用垂直及平行移动研磨头的方法保证牙间邻接面所有区域的研磨效果（图 C-77）。由于龈乳头具有一定的弹性，因此在研磨清扫时应尽量到达牙齿邻面缘下 2 ～ 3mm，以达到确实的洁治效果（图 C-78）。

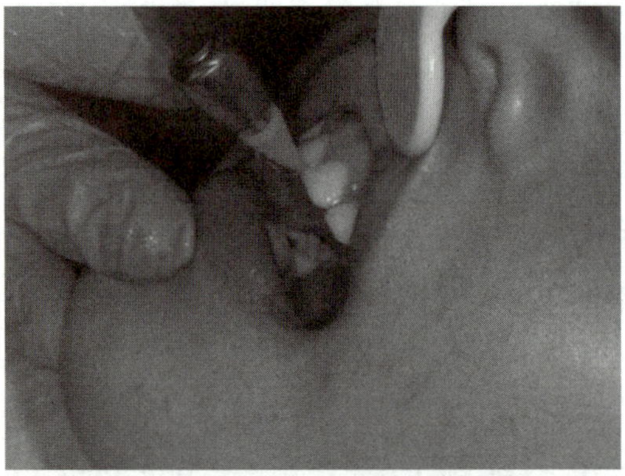

图 C-77 牙间邻接面的研磨

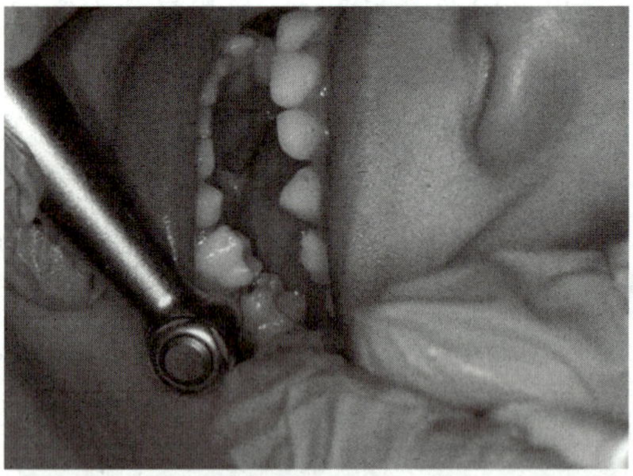

图 C-78 尽量到达牙齿邻面缘下 2 ～ 3mm

5. 颊舌侧牙面及咬合面的研磨与清扫 颊舌侧牙面一般选用圆柱形的研磨头（图 C-79），可根据菌斑着色的程度选取不同纹理的研磨头；而对于窝沟及牙邻面，则可选用圆锥形的研磨头进行操作（图 C-80）。对于正在进行口腔牙齿矫形及牙齿上有充填物的患者，应选用圆锥形的研磨头进行细致的研磨与清扫，以免影响矫形治疗或造成充填物的损伤。

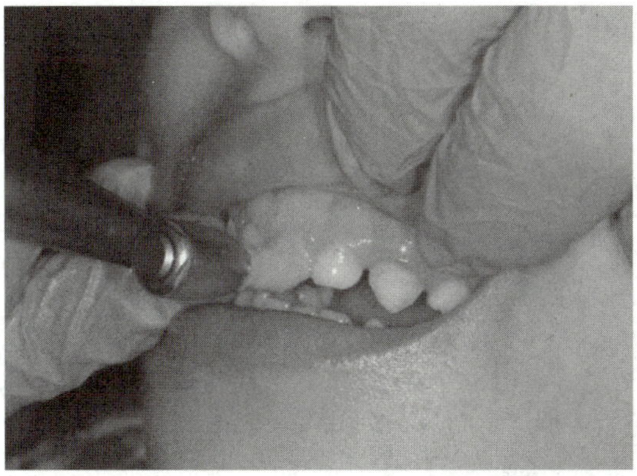

图 C-79　圆柱形的研磨头

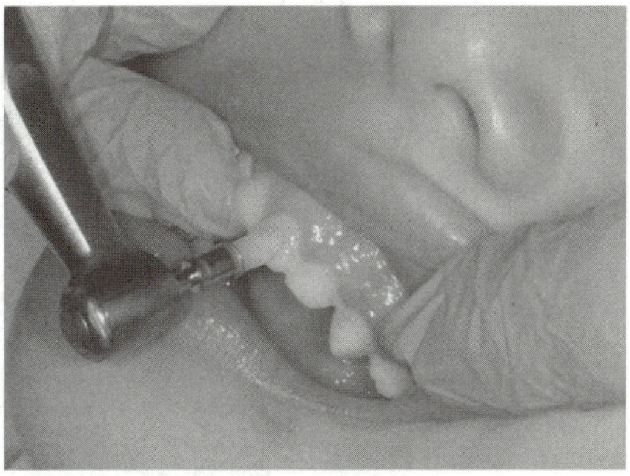

图 C-80　圆锥形的研磨头

6. 口腔内研磨剂的冲洗　研磨结束后（图 C-81），护士传递冲洗针，医生需使用冲洗液对口腔内牙周残留的研磨剂进行冲洗。冲洗一般抽取 5ml 冲洗液，用注射器进行冲洗。

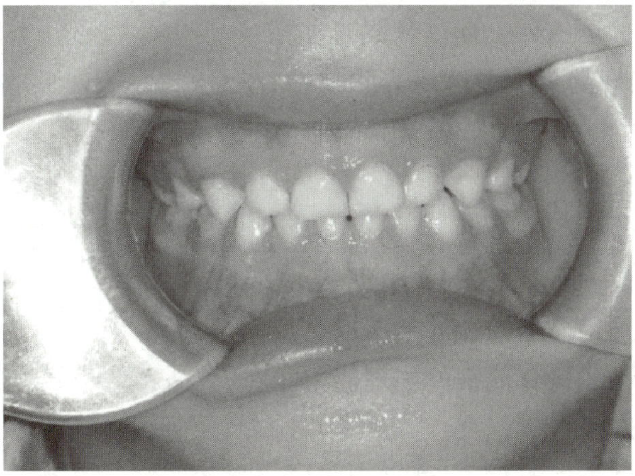

图 C-81　研磨结束后

7. 氟化物的涂布　治疗结束后，对口腔内窝沟及邻面进行氟化物涂布，以预防龋齿。对于牙齿感觉过敏的患者，应在冲洗时添加抗过敏成分，以减轻患者不适。

四、术后护理

1. 患者整理　帮助患者清理面部污渍。

2. 物品整理　将口腔综合治疗台复位、擦拭消毒。清点手术器械，使用过的一次性物品放入指定垃圾桶内。使用过的物品表面进行终末消毒，器械进行消毒、灭菌。

3. 健康指导　叮嘱患者及家长充填结束后 1 小时内不进食；平时应多吃粗纤维，多咀嚼食物；早、晚认真刷牙，三餐后漱口；建议使用菌斑显示剂检测刷牙效果（图 C-82）；定期复查，不适随诊。

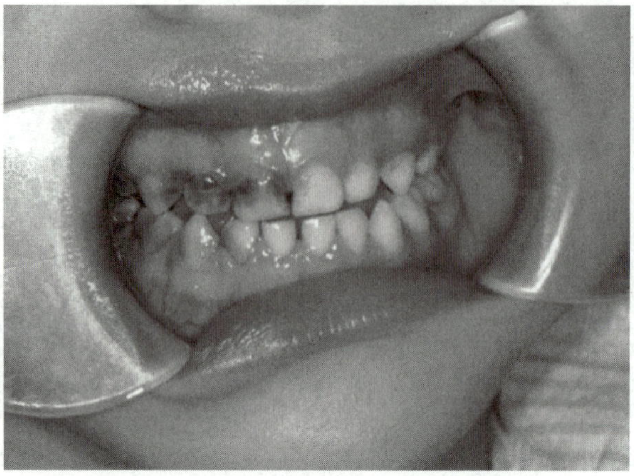

图 C-82　使用菌斑显示剂检测刷牙效果

【注意事项】

1．根据预防性清洁术的适应证，选择合适的人群。

2．预防性清洁术是很好的机械性菌斑去除技术，在牙结石还未形成之前，及时去除菌斑和软垢，若已有牙结石需要采用龈上洁治术进行治疗。

【实习报告与评定】

1．评定学生对预防性清洁术优缺点的掌握情况。

2．评定学生预防性清洁术操作流程的护理能力。

3．完成实训报告。

【思考题】

1．如何更好地配合医生进行预防性清洁术的护理？

2．怎样通俗易懂地向老百姓讲解预防性清洁术的意义？

【评分细则】

预防性清洁护理技术评分细则

项目	分值	护理要求	评分标准	得分
心理护理	5 分	1. 播放龋病牙齿模型，使用通俗易懂的语言讲解预防性清洁术的必要性和操作过程 2. 消除患者的顾虑，取得患者的信任 3. 告知在检查和治疗中应配合医生的操作，如有不适可以举左手示意	少或错一项扣 2 分	

续 表

项目	分值	护理要求	评分标准	得分
物品及器械准备	5分	电动马达低速手机、抛光杯、抛光刷、抛光膏、牙线、检查盘、医用凡士林、菌斑显示剂、牙刷、牙膏、手套、镜子、双氧水、生理盐水、含漱液、氟化物、护牙素、碘甘油、棉球、5ml 冲洗针	必备物品缺一个扣1分	
术前护理	10分	1. 诊室准备 整洁、明亮、舒适、安全，口腔综合治疗台功能正常 2. 个人防护 洗手（按七步洗手法），戴口罩 3. 患者准备 询问病史及过敏史，为患者系好胸巾、戴护目镜，递漱口水给患者漱口 4. 调节椅位和灯光 调整合适的椅位，将光源移至治疗牙位相应位置	少或错一项扣5分	
术中配合	70分	1. 口腔检查 护士左手持探针一端，右手持口镜非工作端双手传递给医生，进行口腔检查 2. 涂布菌斑显示剂 传递显示剂给医生 3. 冲洗漱口 协助医生冲洗并及时吸唾，帮助患者漱口 4. 记录菌斑百分率 传递口镜给医生，记录菌斑显示剂分布情况 5. 研磨剂的注入与涂布 传递研磨剂给医生 6. 牙面清洁 安装抛光头、传递低速手机 7. 牙周袋的冲洗 传递双氧水和生理盐水给医生进行冲洗 8. 氟化物的涂布	少或错一项扣5分	
术后物品整理及健康宣教	10分	1. 帮助患者清除面部污渍和漱口，协助整理容貌 2. 污物放进医疗垃圾桶。将器械整理分类，经酶清洗液浸泡，送消毒室清洗消毒 3. 清洁吸唾器、痰盂，保持排水管通畅，口腔综合治疗台清洁、消毒 4. 健康指导和注意事项	少或错一项扣2分	
总分				

（蔡成莲 刘泽念）

实训D　口腔内科疾病护理

实训D-1　复合树脂充填护理技术

实训目标

素质目标

（1）具有尊重患者、保护患者隐私、患者利益至上的服务精神。

（2）具有感染防控意识。

（3）具有对就诊患者的安全负责的责任心。

知识目标

（1）掌握：复合树脂充填的操作护理流程及护理要点。

（2）熟悉：复合树脂充填的护患沟通和心理护理。

（3）了解：复合树脂的组成及使用方法。

能力目标

（1）能够配合医生完成复合树脂充填。

（2）能够根据患者病情进行护患沟通、协助患者理解并签署知情同意书。

（3）能够对患者进行术前、术中和术后的心理护理和健康指导。

【实训内容】

1. 复合树脂充填的操作护理流程。
2. 复合树脂充填的护患沟通和心理护理。

【实训器材】

电脑、投影等电教设备、牙齿模型等宣教用品、复合树脂充填用品。

【实训方法】

1. 由教师讲授并演示学习复合树脂充填护理流程，讲授复合树脂的组成及使用方法。

2. 3 人一组，分别扮演医生、护士和患者，模仿临床实际进行复合树脂充填四手操作（器械材料的传递、交换）；或者 2 人一组，分别扮演医生和护士，利用口腔仿头模进行复合树脂充填四手操作（器械材料的传递、交换）。

3. 集中展示各小组的复合树脂充填的操作护理流程，由教师和全体学生共同点评。

【实训步骤】

一、术前准备

1. 物品准备

（1）基本器械：一次性口腔器械盘、吸唾器、棉卷、三用枪头、一次性口杯、凡士林、棉签、护目镜、面罩、一次性防污膜、一次性乳胶手套、塑料调拌刀、调拌纸、75% 酒精棉球、比色板。

（2）麻醉用品：碘伏、表面麻醉剂、麻醉药物、麻醉注射器、一次性针头。

（3）橡皮障用品：橡皮布、橡皮障定位打孔模板、打孔器、橡皮障架、橡皮障夹、橡皮障钳、牙龈分离器、牙线、剪刀。

（4）窝洞预备及充填器械：排龈器、排龈线、高速及低速牙科手机、车针、挖匙、木楔、成形片、成形片夹、树脂充填器、咬合纸、抛光杯、树脂抛光条、粘接剂分装碟、涂药棒。

（5）材料：垫底材料、酸蚀剂、粘接剂和光固化树脂（图 D-1）。

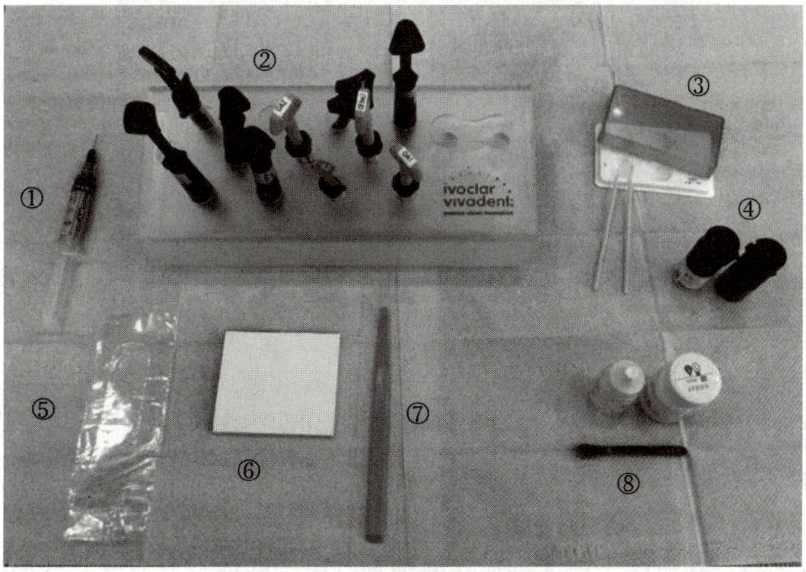

图 D-1 树脂充填及垫底材料

1. 酸蚀剂；2. 复合树脂；3. 粘接剂分装碟与涂药棒；4. 粘接剂；5. 一次性光固化灯隔离套；6. 一次性调拌纸；7. 调拌刀；8. 垫底用玻璃离子水门汀。

2. 患者准备

（1）核对信息：核对患者姓名、性别、病历和牙位，准备好患牙的 X 线片，安排患者坐在治疗椅上并帮助患者系好胸巾，准备漱口水嘱患者漱口，调整椅位等待医生指令。

（2）心理护理：在接待安排患者就诊时，以关心、理解、和蔼的态度接待每一位患者，让患者感受到医务人员的关心，减轻焦虑及恐惧的心理。

二、术中护理配合

1. 麻醉

（1）若为深龋，则窝洞制备前需注射局麻药。注射局麻药前询问患者有无药物过敏史，并在测量血压正常后，协助患者签署麻醉知情同意书。

（2）用凡士林棉签润滑口角，防止口镜牵拉患者口角引起疼痛。传递碘伏棉签，医生消毒麻醉部位。

（3）准备麻醉药物，麻醉药物、剂量、患者信息核对无误后，将局麻药和一次性针头安装在麻醉注射器上，医生进行麻醉。

2. 窝洞制备 用氯己定含漱液漱口。根据龋洞的位置、大小、洞形分类，在牙科手机上安装合适的车针；医生预备合适的洞形（图 D-2）。及时用吸唾器吸唾，注意吸唾时不要损伤软组织。

3. 比色 引导患者至自然光线处，传递比色板，医生进行比色，选择合适型号的树脂。

4. 安装橡皮障 协助医生安装橡皮障。

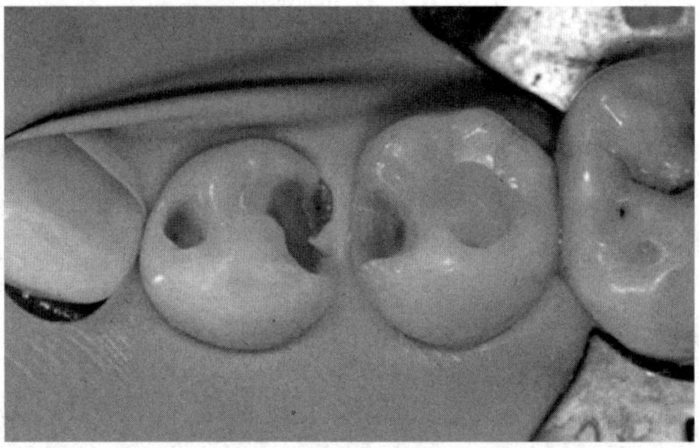

图 D-2 深龋窝洞制备

5. 垫底

（1）调拌垫底材料，递送充填器，及时用棉球擦净器械上多余材料。

（2）在垫底材料未干时，递挖匙或雕刻刀修整外形，待固化后递牙科手机修整垫底部位。

6. 充填 准备合适的成形器械，并正确安装。

（1）酸蚀：医生持三用枪吹干患牙，递送酸蚀剂，医生酸蚀窝洞洞壁（图 D-3）。约 30 秒后充分冲洗患牙，及时吸干冲洗液，保持干燥。

（2）粘接：传递蘸有适量粘结剂的一次性涂药棒，医生将粘接剂均匀涂布处理后的牙面，轻吹粘接剂，传递含有隔离套的光固化灯，医生进行光固化。

（3）树脂充填：移开灯光，防止光照造成树脂过早固化。用水门汀充填器分次传递树脂，医生按照窝洞大小分层充填树脂（图 D-4），及时用棉球擦净充填器械；传递光固化灯，充分光固化树脂。

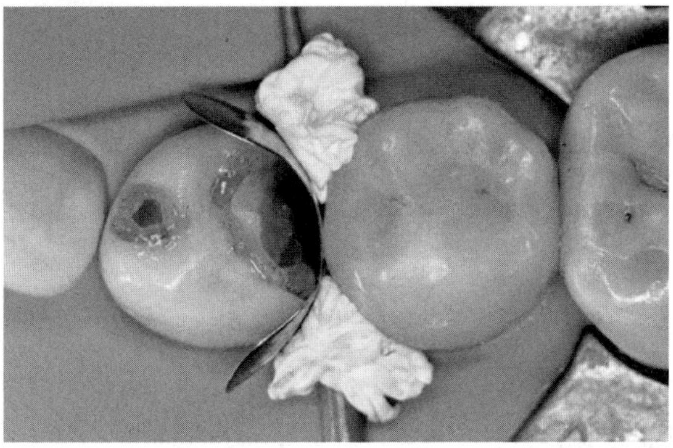

图 D-3 酸蚀

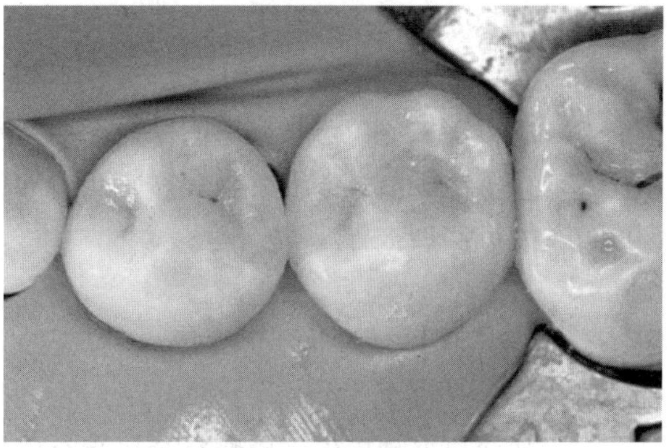

图 D-4 窝洞充填完成

（4）修整外形、调𬌗：充填完毕递送咬合纸检查咬合情况，更换调𬌗车针，调𬌗。

7. 卸除橡皮障 协助医生卸除橡皮障。

8. 打磨、抛光 用镊子传递咬合纸，医生试咬合高点；在低速牙科手机上依次装上抛光车针、橡皮砂轮和打磨膏，医生调整修复体外形并抛光。

9. 清理治疗单元 治疗完成后，清理用物，并进行分类消毒处理，消毒备用。

三、术后护理

1. 健康指导 ①一周内不要用粗硬牙刷刷牙，并指导患者正确刷牙方式。向患者特别强调龋病的发生与患者口腔卫生习惯密切相关，定期接受医生的检查和指导，才能巩固疗效，阻止疾病发展。②尽量不要用治疗牙咬坚硬的食物。③如有任何不适，请随时复诊。

2. 术后回访 术后当天及第二天均应该积极与患者沟通治疗后有无不适，并恰当处理患者的疑问及诉求。

3. 心理护理 龋病为慢性疾病，早期症状较轻，容易被患者忽视而得不到及时治疗，或由于惧怕口腔治疗及惧怕传染上其他疾病而不愿到医院就诊。晚期由于牙体组织破坏严重，患者可出现烦躁等情绪。护士应掌握患者的情绪变化，积极反馈患者病情给医生，并给予患者恰当的鼓励和疾病知识，精心护理患者。

【注意事项】

1. 复合树脂充填的操作护理根据病情不同，医患沟通的内容也应该因人而异。
2. 与患者沟通时注意语言技巧，多渠道获取相关知识。
3. 酸蚀剂不要接触邻牙，酸蚀完成后，彻底冲洗干净。
4. 挤出的粘接剂和树脂避开灯光，防止提前固化。
5. 根据窝洞的位置、大小、形状选择合适的充填器械。
6. 树脂需分层充填。

7．医生充填时，应及时为医生擦净器械。

【实习报告与评定】

1．评定学生复合树脂充填的操作护理的完成情况。
2．评定学生与患者进行复合树脂充填的护患沟通能力。
3．完成实训报告。

【思考题】

1．如何更好地向患者解释复合树脂充填的操作护理流程？
2．如何更好地维护患者就诊期间的心理健康，避免医患纠纷？

【评分细则】

复合树脂充填护理操作评分细则

项目	分值	护理要求	评分标准	得分
心理护理	5分	1. 使用通俗易懂的语言讲解树脂充填的操作过程 2. 消除患者的顾虑，取得患者的信任 3. 告知患者在治疗中应配合医生的操作，如有不适可以举左手示意	少或错一项扣2分	
物品及器械准备	10分	1. 基本器械准备 2. 麻醉用品准备 4. 窝洞预备及充填器械准备 5. 材料准备	必备物品缺一个扣1分	
术前护理	15分	1. 诊室准备 2. 个人防护措施 3. 患者准备 4. 调节椅位和灯光 5. 嘱患者签署《治疗知情同意书》	少或错一项扣3分	
术中护理	50分	1. 麻醉护理 2. 窝洞制备护理 3. 比色 4. 协助医生安装橡皮障 5. 垫底的护理 6. 充填护理 7. 协助医生卸除橡皮障 8. 打磨抛光护理 9. 清理治疗单元	少或错一项扣5分	
术后护理及健康宣教	20分	1. 患者护理 2. 整理用物 3. 口腔综合治疗台清洁、消毒 4. 术后健康指导和注意事项	少或错一项扣5分	
总分				

实训 D-2　根管预备护理技术

实训
根管预备
护理技术

实训目标

素质目标

（1）具有尊重患者、保护患者隐私、患者利益至上的服务精神。

（2）具有感染防控意识。

（3）具有对就诊患者的安全负责的责任心。

知识目标

（1）掌握：根管预备的操作护理流程及护理要点。

（2）熟悉：根管预备的护患沟通和心理护理。

（3）了解：根管充填剂的组成及使用方法。

能力目标

（1）能够配合医生完成根管预备。

（2）能够根据患者病情进行护患沟通、协助患者理解并签署知情同意书。

（3）能够对患者进行术前、术中和术后的心理护理和健康指导。

【实训内容】

1．根管预备的操作护理流程。

2．根管预备医患沟通和心理护理。

【实训器材】

电脑、投影等电教设备、牙齿模型等宣教用品、根管预备用品。

【实训方法】

1．由教师讲授并演示学习根管预备的操作护理流程、材料的传递、交换的方法和原则，讲授根管充填剂的组成及使用方法，并播放根管预备操作流程视频。

2．3 人一组，分别扮演医生、护士和患者，模仿临床实际进行根管预备四手操作（器械材料的传递、交换）；或者2人一组，分别扮演医生和护士，利用口腔仿真头模型进行根管预备四手操作（器械材料的传递、交换）。

3．集中展示各小组的根管预备的操作护理流程，由教师和全体学生共同点评。

【实训步骤】

一、术前准备

1．物品准备

（1）基本器械：一次性口腔器械盘、吸唾器、棉卷、三用枪头、一次性口杯、凡士林、棉签、护目镜、面罩、一次性防污膜、一次性乳胶手套、塑料调拌刀、调拌纸、75%酒精棉球。

（2）橡皮障用品：橡皮布、橡皮障定位打孔模板、打孔器、橡皮障架、橡皮障夹、橡皮障钳、牙龈分离器、牙线、剪刀。

（3）局部麻醉用品：碘伏、表面麻醉剂、麻醉药物、麻醉注射器、一次性针头。

（4）窝洞预备器械：高速及低速牙科手机、车针。

（5）根管预备器械：拔髓针、根管口探针、扩大针、根管锉、吸潮纸尖、牙髓镊、根管润滑剂（ethylene diamine tetraacetic acid, EDTA）、根管冲洗剂（次氯酸钠、EDTA等）、生理盐水、根尖定位仪、根管冲洗器、根管治疗测量尺、唇勾、夹持器、水门汀充填器、暂时封闭材料、根管预备机、镍钛锉、清洁台、根管超声荡洗笔（图D-5）。

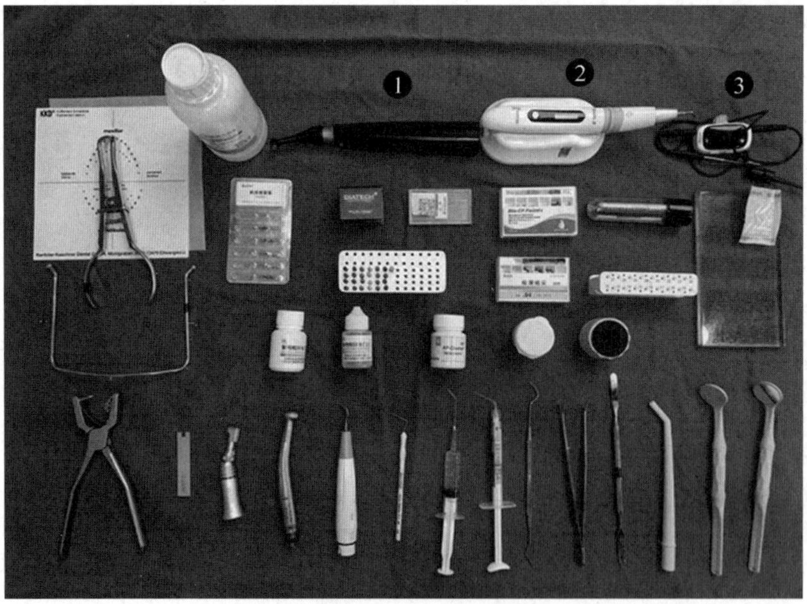

图D-5 根管预备器械

1. 根管预备机；2. 根管超声荡洗笔；3. 根尖定位仪。

2．患者准备

（1）核对信息：核对患者姓名、性别、病历和牙位，准备好患牙的X线片，安排患者坐在治疗椅上并帮助患者系好胸巾，准备漱口水嘱患者漱口，调整椅位等待医生指令。询问患者有无药物过敏史，并在测量血压正常后，协助患者签署麻醉知情同意书。

（2）心理护理：在接待安排患者就诊时，以关心、理解、和蔼的态度接待每一位患者，让患者感受到医务人员的关心，减轻焦虑及恐惧的心理。

二、术中护理配合

1．麻醉　用凡士林棉签润滑口角。局麻药核对无误后将局麻药准备好，传递碘伏棉签和准备好的局麻药注射器。

2．放置橡皮障　协助医生放置橡皮障。

3．髓腔冠部预备

（1）髓腔冠部预备：在高、低速牙科手机上安装相应车针递给医生（图 D-6），及时吸唾，用三用枪水雾间断地冲净口镜，保证术野清晰。

（2）牙髓摘除：传递装有次氯酸钠液的冲洗器，医生向髓腔内滴入次氯酸钠；将拔髓针递予医生（图 D-7），医生使用拔髓针拔出牙髓。协助清除残留在髓针上的牙髓组织。

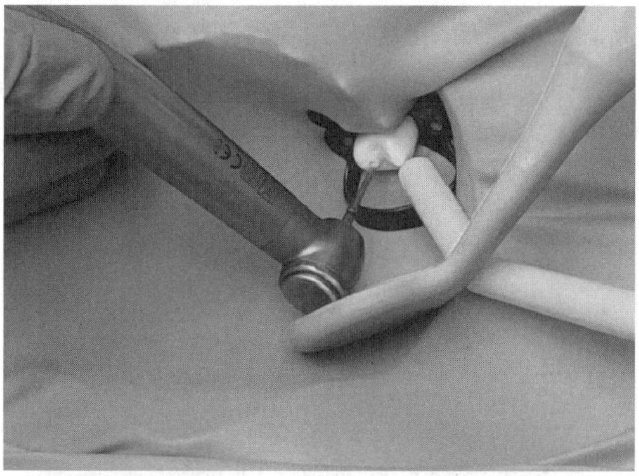

图 D-6　髓腔冠部预备

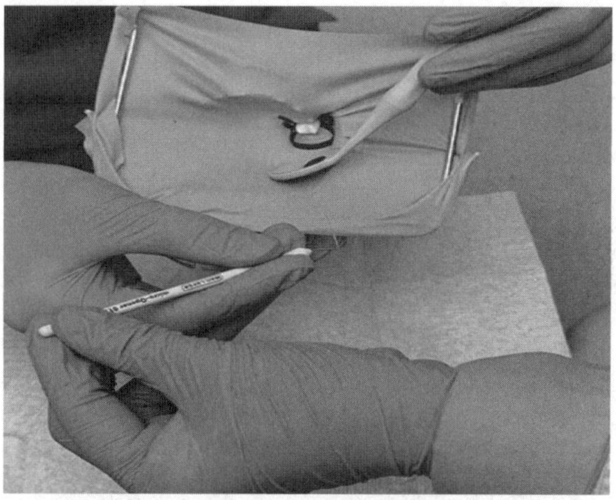

图 D-7　传递拔髓针

4．根管预备和成形

（1）定位根管口：递根管口探针予医生，医生定位根管口。

（2）疏通根管：传递小号根管锉（图 D-8）和根管润滑剂，医生疏通根管。

（3）测量并记录根管工作长度：准备根尖定位仪，连接唇勾后挂于患牙对侧口角，打开电源，传递根管锉和根尖定位仪的夹持器（图 D-9），医生测量根管长度；递根管治疗测量尺与医生，记录根管工作长度数据。

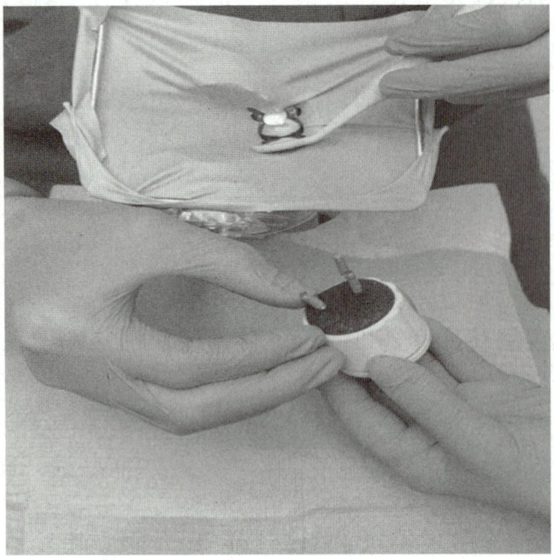

图 D-8　传递根管锉

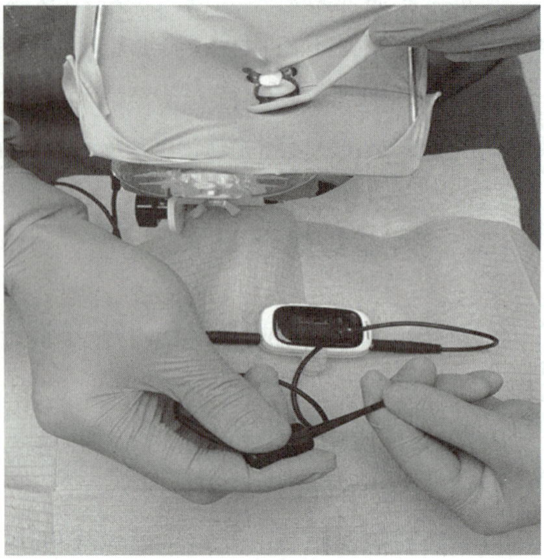

图 D-9　传递根尖定位仪的夹持器

（4）根管预备：将不同型号镍钛锉的止动片标记为工作长度，插于清洁台；在根管预备机上安装镍钛锉，依次传递给医生，同时将根管润滑剂递给医生，医生用镍钛锉蘸取根管润滑剂逐步进行根管预备；每次镍钛锉从根管取出后，传递冲洗器（图 D-10），医生冲洗根管；用酒精棉球擦净镍钛锉表面碎屑；传递根管主锉、根尖定位仪的夹持器、测量尺，医生使用主锉测量根管工作长度（图 D-11）。

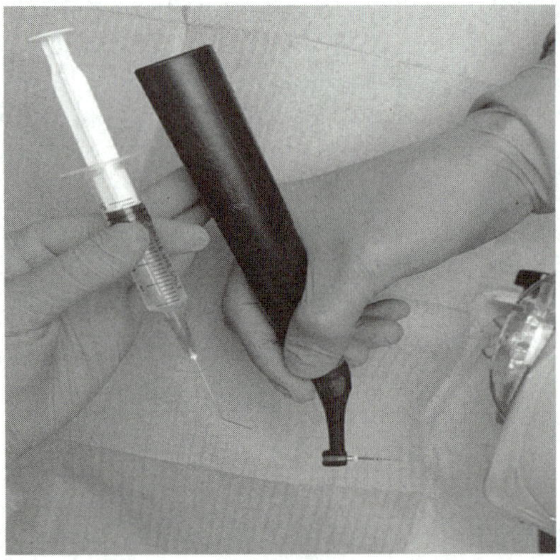

图 D-10　传递根管预备机和冲洗器

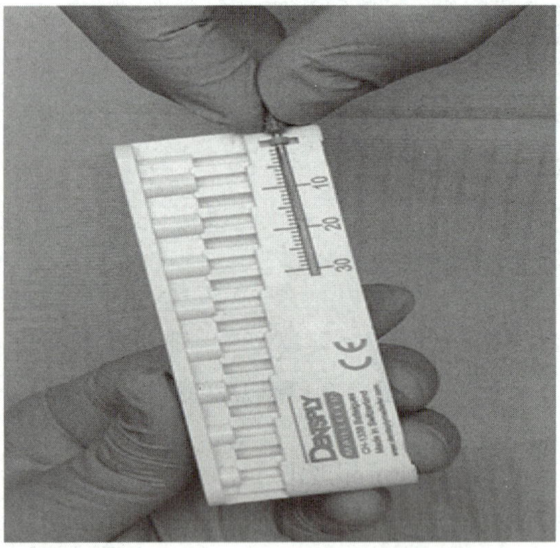

图 D-11　复测根管工作长度

（5）根管消毒：传递冲洗器（图 D-12），医生冲洗根管；选择合适尺寸和长度的工作尖，传递根管超声荡洗笔（图 D-13），医生清除多余碎屑；递吸潮纸尖给医生，医生干燥根管；在低速牙科手机上安装螺旋充填器，将根管消毒剂置于玻璃板上递给医生，医生将消毒剂封于根管内。

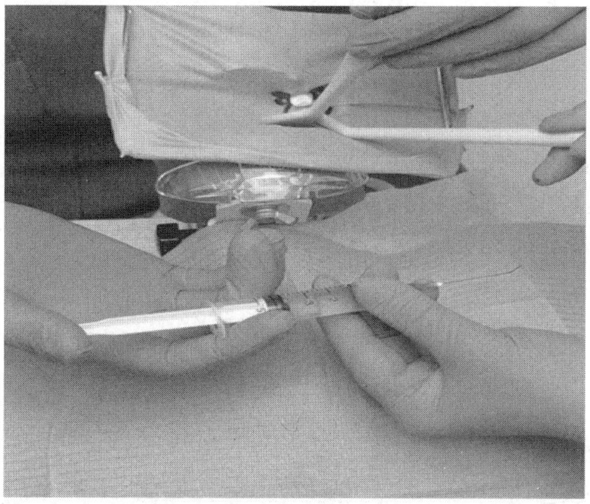

图 D-12 传递根管冲洗剂

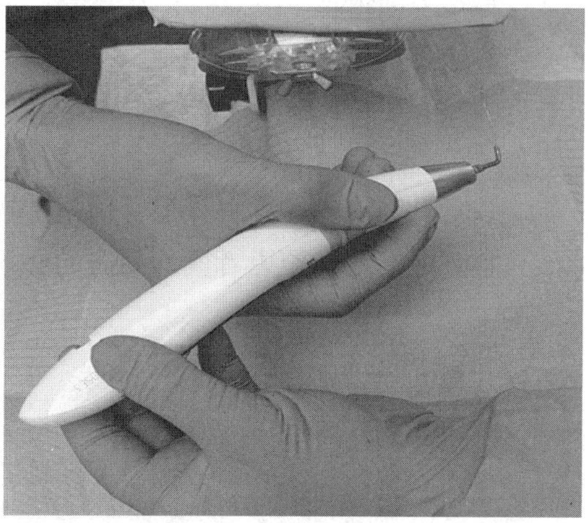

图 D-13 传递根管超声荡洗笔

（6）冠部暂封：用水门汀充填器取适量暂封材料递给医生，医生暂时封闭冠部。

（7）卸除橡皮障。

三、术后护理

1. 健康指导 告知患者治疗后如有明显疼痛、肿胀等，应及时就诊。根管治疗后牙体组织变脆，嘱患者避免用患牙咬硬物。缺损较大的患牙，为防止牙体崩裂，建议行冠修复。

2. 术后回访 术后当天及第二天均应该积极与患者沟通治疗后有无不适，并恰当处理患者的疑问及诉求。

3. 心理护理 牙髓病和根尖周病的疼痛较为严重，往往影响患者进食、睡眠，导致患者产生焦虑、烦躁等情绪。护士应掌握患者的情绪变化，积极反馈患者病情给医生，并给予患者恰当的鼓励和疾病知识，精心护理患者。

【注意事项】

1. 根管预备的操作护理根据病情不同，医患沟通的内容也应该因人而异。
2. 与患者沟通时注意语言技巧，多渠道获取相关知识。
3. 确认冲洗器接头是否连接紧密，防止接头脱离。
4. 冲洗根管时，吸引器管稍微远离冲洗器针头，防止直接吸走冲洗液，影响冲洗根管效果。
5. 传递根管锉和冲洗器等锐利器械时，防止刺伤。
6. 每次根管锉从根管取出后，都在用酒精棉球擦净镍钛锉表面碎屑。

【实习报告与评定】

1. 评定学生根管预备的操作护理的完成情况。
2. 评定学生与患者进行根管预备护患沟通的能力。

3．完成实训报告。

【思考题】

1．如何更好地向患者解释根管预备的操作护理流程？
2．如何更好地维护患者就诊期间的心理健康，避免医患纠纷？

【评分细则】

根管预备护理技术操作评分细则

项目	分值	护理要求	评分标准	得分
心理护理	5分	1. 使用通俗易懂的语言讲解冷侧压根管充填的操作过程 2. 消除患者的顾虑，取得患者的信任 3. 告知患者在治疗中应配合医生的操作，如有不适可以举左手示意	少或错一项扣2分	
物品及器械准备	10分	1. 基本器械准备 2. 橡皮障用品准备 3. 局部麻醉用品准备 4. 窝洞预备器械准备 5. 根管预备器械准备	必备物品缺一个扣1分	
术前护理	15分	1. 诊室准备 2. 个人防护准备 3. 患者准备 4. 调节椅位和灯光准备 5. 嘱患者签署《治疗知情同意书》	少或错一项扣3分	
术中护理	50分	1. 麻醉护理 2. 放置橡皮障 3. 髓腔冠部预备的护理 4. 根管预备和成形的护理	少或错一项扣5分	
术后护理及健康宣教	20分	1. 患者护理　帮助患者清除面部污渍或血迹，协助患者整理容貌 2. 整理用物　污物弃入医疗垃圾桶。将器械整理分类，经酶清洗液浸泡，送消毒室清洗消毒。清洁吸唾器、痰盂，保持排水管通畅 3. 口腔综合治疗椅清洁、消毒 4. 术后健康指导和注意事项	少或错一项扣5分	
总分				

实训 D-3　冷侧压根管充填护理技术

实训目标

素质目标

（1）具有尊重患者、保护患者隐私、患者利益至上的服务精神。

（2）具有感染防控意识。

（3）具有对就诊患者的安全负责的责任心。

知识目标

（1）掌握：冷侧压根管充填的操作护理流程。

（2）熟悉：冷侧压根管充填的护理的护患沟通和心理护理。

（3）了解：牙胶尖的组成及使用方法。

能力目标

（1）能够配合医生完成冷侧压根管充填的护理。

（2）能够根据患者病情进行护患沟通、协助患者理解并签署知情同意书。

（3）能够对患者进行术前、术中和术后的心理护理和健康指导。

【实训内容】

1．冷侧压根管充填的操作护理流程。

2．冷侧压根管充填的护患沟通和心理护理。

【实训器材】

电脑、投影等电教设备、牙齿模型等宣教用品、冷侧压根管充填的护理用品。

【实训方法】

1．由教师讲授并演示学习冷侧压根管充填的护理的操作护理流程、材料的传递、交换的方法和原则，讲授牙胶尖的组成及使用方法，并播放冷侧压根管充填操作流程视频。

2．3 人一组，分别扮演医生、护士和患者，模仿临床实际进行冷侧压根管充填四手操作（器械材料的传递、交换）；或者 2 人一组，分别扮演医生和护士，利用口腔仿真头模型进行冷侧压根管充填四手操作（器械材料的传递、交换）。

3．集中展示各小组的冷侧压根管充填的护理的操作护理流程，由教师和全体学生共同点评，具体点评内容见评分细则。

【实训步骤】

一、术前准备

1．物品准备

（1）基本器械：一次性口腔器械盘、吸唾器、棉卷、三用枪头、一次性口杯、凡士林、棉签、护目镜、面罩、一次性防污膜、一次性乳胶手套、塑料调拌刀、调拌纸、75% 酒精棉球。

（2）橡皮障用品：橡皮布、橡皮障定位打孔模板、打孔器、橡皮障架、橡皮障夹、橡皮障钳、牙龈分离器、牙线、剪刀。

（3）冷侧压根管充填器械：钻针、根管锉、显微镜平面反射口镜、水门汀充填器、调拌刀、根管冲洗器、根管充填剂、超声工作尖、垂直加压器、牙髓镊、牙胶尖、吸潮纸尖、暂时封闭剂、侧压针、根管治疗测量尺、唇勾、携热器、根管冲洗剂、根尖定位仪及夹持器（图 D-14）。

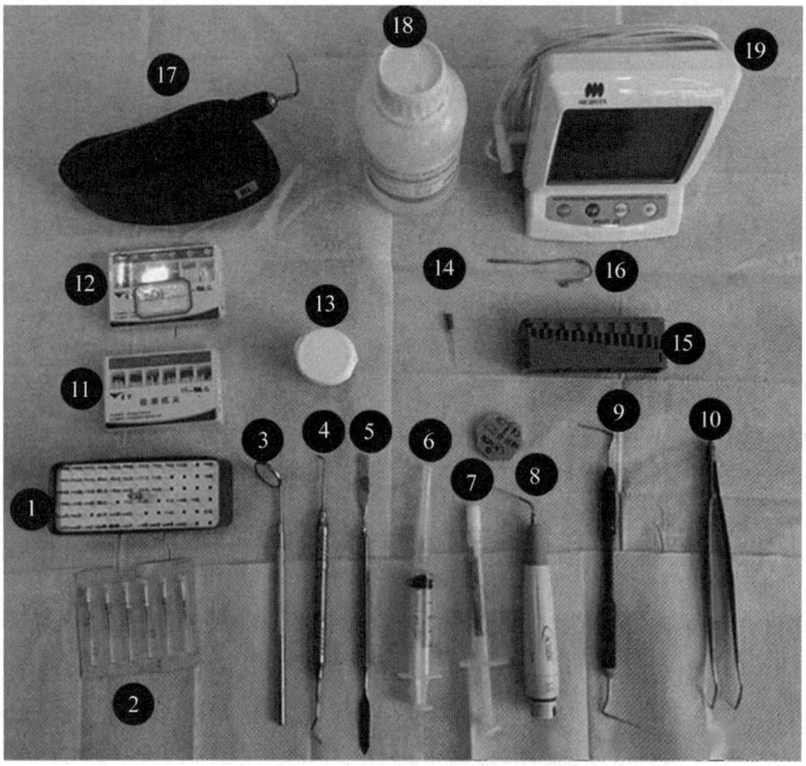

图 D-14　冷牙胶侧方加压根管充填用物

1. 钻针；2. 根管锉；3. 显微镜平面反射口镜；4. 水门汀充填器；5. 调拌刀；6. 根管冲洗器；7. 根管充填剂；8. 超声工作尖；9. 垂直加压器；10. 牙髓镊；11. 牙胶尖；12. 吸潮纸尖；13. 暂时封闭剂；14. 侧压针；15. 根管治疗测量尺；16. 唇勾；17. 携热器；18. 根管冲洗剂；19. 根尖定位仪及夹持器。

2. 患者准备

（1）核对信息：核对患者姓名、性别、病历和牙位，准备好患牙的X线片。安排患者坐在治疗椅上并帮助系好胸巾，准备漱口水嘱患者漱口，调整椅位等待医生指令。

（2）心理护理：在接待安排患者就诊时，以关心、理解、和蔼的态度接待每一位患者，让患者感受到医务人员的关心，减轻焦虑及恐惧的心理。

二、术中护理配合

1. 放置橡皮障　协助医生放置橡皮障。

2. 根管充填

（1）试主牙胶尖：选择与根管预备时主尖锉相同型号的牙胶尖，用测量尺测量根管工作长度并做标记（图D-15），用牙髓镊将主牙胶尖递给医生，医生将主牙胶尖插入根管内，试主牙胶尖。

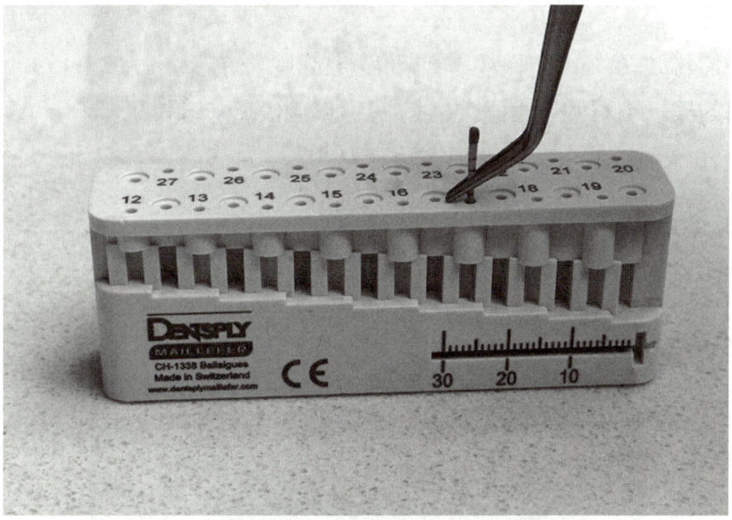

图D-15　测量主牙胶尖长度

（2）充填主牙胶尖：按比例调拌根管封闭剂；用牙髓镊夹住主牙胶尖，蘸少许根管封闭剂后，递给医生（图D-16），医生将主牙胶尖插入根管；接过牙髓镊传递侧压器，医生用侧压器向根管壁的一侧加压。

（3）充填辅牙胶尖：用牙髓镊夹辅牙胶尖，蘸少许根管封闭剂后，递给医生，医生插入辅牙胶尖；传递侧压器，医生继续侧方加压，交替传递辅牙胶尖及侧压器，当侧压器只能进入根管口2～3mm时，完成根管充填。

（4）烫断多余牙胶尖：传递携热器（图D-17），医生用携热器烫断根管口多余的牙胶尖。

（5）压实根管口牙胶：传递垂直加压器，医生用垂直加压器压实根管口牙胶。

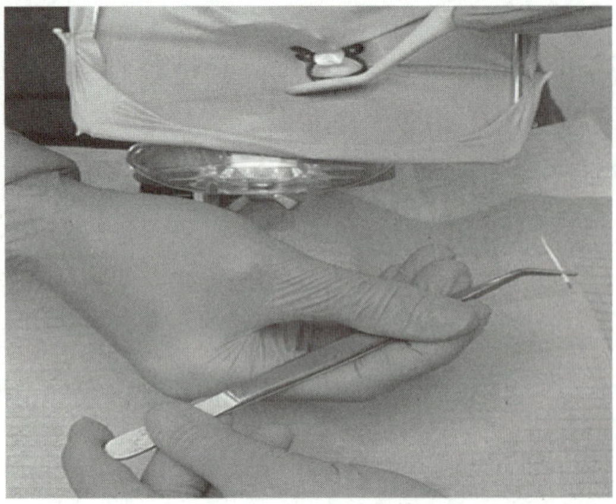

图 D-16　传递主牙胶尖

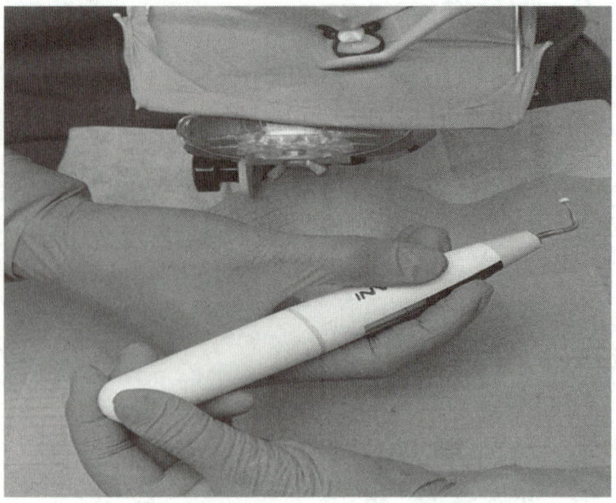

图 D-17　传递携热器

（6）髓室处理　用牙髓镊夹酒精棉球递给医生，医生用酒精棉球擦净髓室的根管封闭剂。

3. 冠部暂时封闭　根据患牙缺损大小用水门汀充填器取适量暂时封闭材料递给医生，医生封闭冠部。

4. 卸除橡皮障　递橡皮障夹钳与医生，协助医生卸除橡皮障。

5. 观察根管充填效果　引导患者拍摄 X 线片，观察根管充填效果。

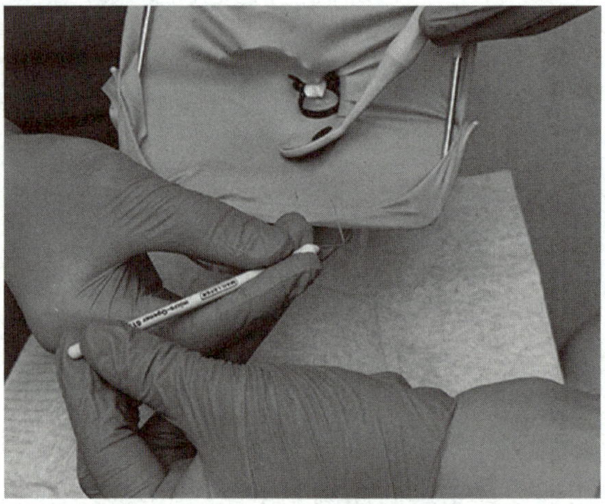

图 D-18　用牙髓镊传递酒精棉球

三、术后护理

1. 健康指导　告知患者治疗后如有明显疼痛、肿胀等，应及时就诊。根管治疗后牙体组织变脆，嘱患者避免用患牙咬硬物。缺损较大的患牙，为防止牙体崩裂，建议行冠修复。

2. 术后回访　术后当天及第二天均应该积极与患者沟通治疗后有无不适，并恰当处理患者的疑问及诉求。

3. 心理护理　牙髓病和根尖周病的疼痛较为严重，往往影响患者进食、睡眠，导致患者产生焦虑、烦躁、性格变化等。护士应掌握患者的情绪变化，积极反馈患者病情给医生，并给予患者恰当的鼓励和疾病知识，精心护理患者。

【注意事项】

1. 冷侧压根管充填的护理的操作护理根据病情不同，医患沟通的内容也应该因人而异。
2. 与患者沟通时注意语言技巧，多渠道获取相关知识。
3. 侧压器的选择要与根管尺寸相匹配。
4. 烫断根管口多余牙胶尖时，易产生烟雾，应及时用吸引器吸走。

【实习报告与评定】

1. 评定学生冷侧压根管充填操作护理的完成情况。
2. 评定学生与患者进行冷测压根管充填的护患沟通能力。
3. 完成实训报告。

【思考题】

1. 如何更好地向患者解释冷侧压根管充填的操作护理流程？
2. 如何更好地维护患者就诊期间的心理健康，避免医患纠纷？

【评分细则】

冷侧压根管充填的护理操作评分细则

项目	分值	护理要求	评分标准	得分
心理护理	5分	1. 使用通俗易懂的语言讲解冷侧压根管充填的操作过程 2. 消除患者的顾虑，取得患者的信任 3. 告知患者在治疗中应配合医生的操作，如有不适可以举左手示意	少或错一项扣2分	
物品及器械准备	10分	1. 基本器械准备 2. 橡皮障用品准备 3. 冷侧压根管充填护理器械准备	必备物品缺一个扣1分	
术前护理	15分	1. 诊室准备 2. 个人防护 3. 患者准备 4. 调节椅位和灯光	少或错一项扣3分	
术中护理	50分	1. 协助放置橡皮障 2. 根管充填的护理 3. 冠部暂时封闭 4. 卸除橡皮障 5. 观察根管充填效果	少或错一项扣5分	
术后护理及健康宣教	20分	1. 患者护理 2. 整理用物 3. 口腔综合治疗椅清洁、消毒 4. 术后健康指导和注意事项	少或错一项扣5分	
总分				

实训 D-4　热牙胶根管充填护理技术

实训
热牙胶根管充填护理技术

实训目标

素质目标

（1）具有尊重患者、保护患者隐私、患者利益至上的服务精神。

（2）具有感染防控意识。

（3）具有对就诊患者的安全负责的责任心。

知识目标

（1）掌握：热牙胶根管充填的操作护理流程。

（2）熟悉：热牙胶根管充填的护理四手操作。

（3）了解：回填仪的使用方法。

能力目标

（1）能够配合医生完成热牙胶根管充填。

（2）能够根据患者病情进行护患沟通、协助患者理解并签署知情同意书。

（3）能够对患者进行术前、术中和术后的心理护理和健康指导。

【实训内容】

1. 热牙胶根管充填的操作护理流程。
2. 热牙胶根管充填的护患沟通和心理护理。

【实训器材】

电脑、投影等电教设备、牙齿模型等宣教用品、热牙胶根管充填的护理用品。

【实训方法】

1．由教师讲授并演示学习热牙胶根管充填的护理操作流程、材料的传递、交换的方法和原则，以及回填仪的使用方法，并播放热牙胶根管充填操作流程视频。

2．3 人一组，分别扮演医生、护士和患者，模仿临床实际进行热牙胶根管充填四手操作（器械材料的传递、交换）；或者 2 人一组，分别扮演医生和护士，利用口腔仿头模进行热牙胶根管充填四手操作（器械材料的传递、交换）。

3．集中展示各小组的热牙胶根管充填的护理的操作护理流程，由教师和全体学生共同点评，具体点评内容见评分细则。

【实训步骤】

一、术前准备

1．物品准备

（1）基本器械：一次性口腔器械盘、吸唾器、棉卷、三用枪头、一次性口杯、凡士林、棉签、护目镜、面罩、一次性防污膜、一次性乳胶手套、塑料调拌刀、调拌纸、75% 酒精棉球。

（2）橡皮障用品：橡皮布、橡皮障定位打孔模板、打孔器、橡皮障架、橡皮障夹、橡皮障钳、牙龈分离器、牙线、剪刀。

（3）热牙胶根管充填器械：根管锉、水门汀充填器、根管冲洗器、根管封闭剂、垂直加压器、牙髓镊、吸潮纸尖、暂时封闭材料、侧压器、清洁台、根管治疗测量尺、大锥度牙胶尖、携热器、回填仪、根管冲洗剂、根尖定位仪、唇勾及夹持器（图 D-19）。

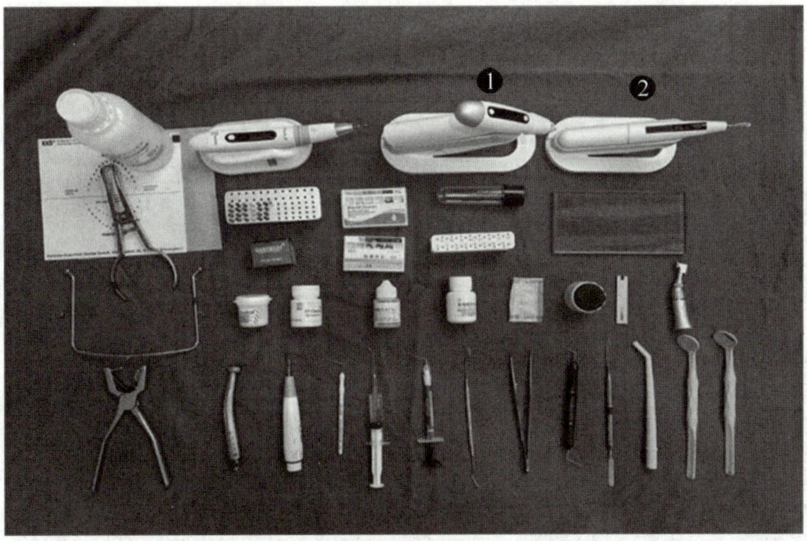

图 D-19　热牙胶根管充填器械

1. 回填仪；2. 携热器。

2．患者准备

（1）核对信息：核对患者姓名、性别、病历和牙位，准备好患牙的 X 线片。安排患者坐在治疗椅上并帮助患者系好胸巾，准备漱口水嘱患者漱口，调整椅位等待医生指令。

（2）心理护理：在接待安排患者就诊时，以关心、理解、和蔼的态度接待每一位患者，让患者感受到医务人员的关心，减轻焦虑及恐惧的心理。

二、术中护理配合

1. 放置橡皮障 协助医生放置橡皮障。

2. 根管充填

（1）试主牙胶尖：选择合适锥度的牙胶尖，修剪尖端，用测量尺测量根管工作长度并做标记，用牙髓镊递给医生，医生将主牙胶尖插入根管内，试主牙胶尖。

（2）试垂直加压器：选择 2 ～ 3 支适用于根管口、根中部和距根尖 4 ～ 5mm 处的根管的垂直加压器，递给医生，医生试垂直加压器。

（3）充填主牙胶尖：按比例调拌根管封闭剂；用牙髓镊夹主牙胶尖蘸少许根管封闭剂后递予医生，医生将主牙胶尖插入根管。

（4）热压主牙胶尖：打开携热器，当温度升至 160℃时，递给医生携热器手柄，医生用携热器工作尖在齐根管口处切断主牙胶尖；传递垂直加压器，医生用垂直加压器压实；将携热器工作尖量至工作长度 –5mm，传递携热器，医生用携热器加热，将根管内的主牙胶尖迅速压至距根尖 4 ～ 5mm，停止加热，继续加压，再加热并快速去除上段牙胶；传递小号垂直加压器（图 D-20），医生用其压实根尖部的主牙胶尖；及时清理垂直加压器和携热器工作尖的牙胶。

（5）回填牙胶：传递中号垂直加压器，医生安装牙胶；回填仪注射头工作长度 –5mm，升温，递给医生（图 D-21），医生将回填仪注射头插入根管回填至根管口；传递大号垂直加压器，医生用大号垂直加压器在根管口压紧牙胶；及时清理垂直加压器和回填仪工作尖的牙胶。

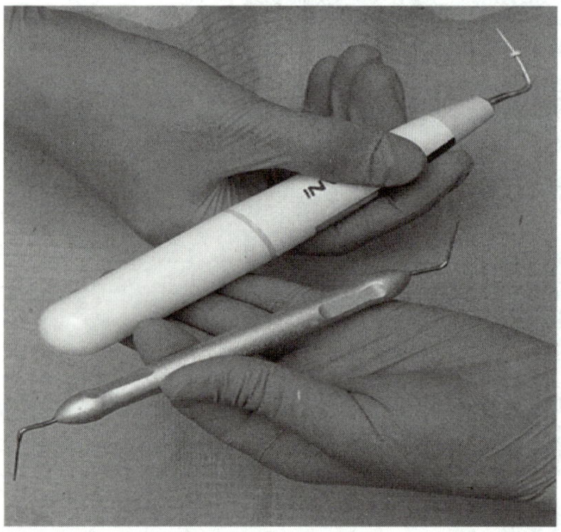

图 D-20 传递携热器和垂直加压器

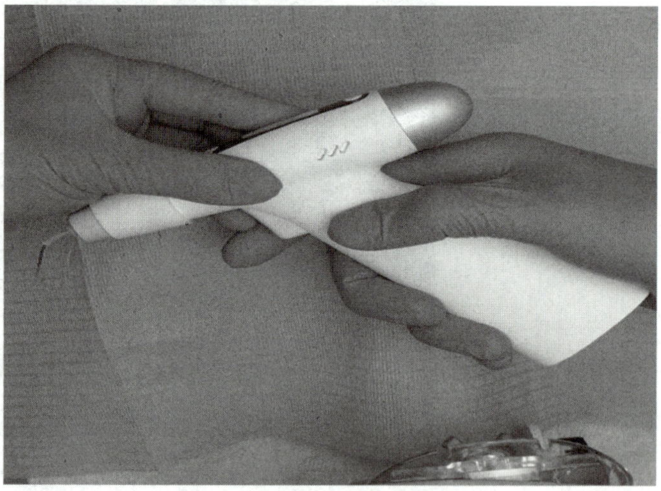

图 D-21 传递回填仪

（6）髓室处理：用牙髓镊夹酒精棉球递予医生，医生擦净髓室的糊剂。

3. 冠部暂时封闭 根据患牙缺损大小用水门汀充填器取适量暂时封闭材料递给医生，医生封闭冠部。

4. 卸除橡皮障 递橡皮障夹钳予医生，协助医生卸除橡皮障。

5. 观察根管充填效果 引导患者拍摄 X 线片，观察根管充填效果。

三、术后护理

1. 健康指导　告知患者治疗后如有明显疼痛、肿胀等，应及时就诊。根管治疗后牙体组织变脆，嘱患者避免用患牙咬硬物。缺损较大的患牙，为防止牙体崩裂，建议行冠修复。

2. 术后回访　术后当天及第二天均应该积极与患者沟通治疗后有无不适，并恰当处理患者的疑问及诉求。

3. 心理护理　牙髓病和根尖周病的疼痛较为严重，往往影响患者进食、睡眠，导致患者产生焦虑、烦躁等情绪。护士应掌握患者的情绪变化，积极反馈患者病情给医生，并给予患者恰当的鼓励和疾病知识，精心护理患者。

【注意事项】

1. 热牙胶根管充填的护理的操作护理根据病情不同，医患沟通的内容也应该因人而异。
2. 与患者沟通时注意语言技巧，多渠道获取相关知识。
3. 垂直加压器和携热器、回填仪工作尖的选择需与根管尺寸匹配。
4. 每次使用完，及时用酒精棉球清理垂直加压器和携热器、回填仪工作尖。

【实习报告与评定】

1. 评定学生热牙胶根管充填的操作护理的完成情况。
2. 评定学生与患者进行热牙胶根管充填护患沟通的能力。
3. 完成实训报告。

【思考题】

1. 如何更好地向患者解释热牙胶根管充填的操作护理流程？
2. 如何更好地维护患者就诊期间的心理健康，避免护患纠纷？

【评分细则】

热牙胶根管充填的护理操作评分细则

项目	分值	护理要求	评分标准	得分
心理护理	5分	1. 使用通俗易懂的语言讲解热牙胶根管充填的操作过程 2. 消除患者的顾虑，取得患者的信任 3. 告知患者在治疗中应配合医生的操作，如有不适可以举左手示意	少或错一项扣2分	
物品及器械准备	10分	1. 基本器械准备 2. 橡皮障用品准备 3. 局部麻醉用品准备 4. 热牙胶根管充填的护理器械准备	必备物品缺一个扣1分	

续 表

项目	分值	护理要求	评分标准	得分
术前护理	15 分	1. 诊室准备 2. 个人防护 3. 患者准备 4. 调节椅位和灯光 5. 嘱患者签署《治疗知情同意书》	少或错一项扣 3 分	
术中护理	50 分	1. 协助放置橡皮障 2. 根管充填的护理 3. 冠部暂时封闭护理 4. 卸除橡皮障 5. 观察根管充填效果	少或错一项扣 5 分	
术后护理及健康宣教	20 分	1. 患者护理 2. 整理用物 3. 口腔综合治疗椅清洁、消毒 4. 术后健康指导和注意事项	少或错一项扣 5 分	
总分				

实训 D-5　变色牙漂白护理技术

实训目标

素质目标

（1）具有尊重患者、保护患者隐私、患者利益至上的服务精神。

（2）具有感染防控意识。

（3）具有对就诊患者的安全负责的责任心。

知识目标

（1）掌握：变色牙漂白的操作护理流程。

（2）熟悉：变色牙漂白护理的四手操作。

（3）了解：美白凝胶的组成及使用方法。

能力目标

（1）能够配合医生完成变色牙漂白。

（2）能够根据患者病情进行护患沟通、协助患者理解并签署知情同意书。

（3）能够对患者进行术前、术中和术后的心理护理和健康指导。

【实训内容】

1．变色牙漂白的护理的操作护理流程。
2．变色牙漂白的护患沟通和心理护理。

【实训器材】

电脑、投影等电教设备、牙齿模型等宣教用品、变色牙漂白的护理用品。

【实训方法】

1．由教师讲授并演示学习变色牙漂白的护理的操作护理流程、材料的传递、交换的方法和原则，讲授美白凝胶的组成及使用方法，并播放变色牙漂白护理操作流程视频。

2．3人一组，分别扮演医生、护士和患者，模仿临床实际进行变色牙漂白四手操作（器械材料的传递、交换）；或者2人一组，分别扮演医生和护士，利用口腔仿头模进行变色牙漂白四手操作（器械材料的传递、交换）。

3．集中展示各小组的变色牙漂白的护理的操作护理流程，由教师和全体学生共同点评。

一、术前准备

1．物品准备

（1）基本器械：一次性口腔器械盘、吸唾器、棉卷、三用枪头、一次性口杯、凡士林、棉签、护目镜、面罩、一次性防污膜、一次性乳胶手套、75%酒精棉球、比色板、低速牙科手机。

（2）变色牙漂白用物：护唇膏、抛光砂、开口器、护面纸巾、美白牙膏、光敏固化灯、光固化牙龈保护剂、隔湿棉卷、变色牙漂白凝胶及注射头、吸引器管（图D-22）。

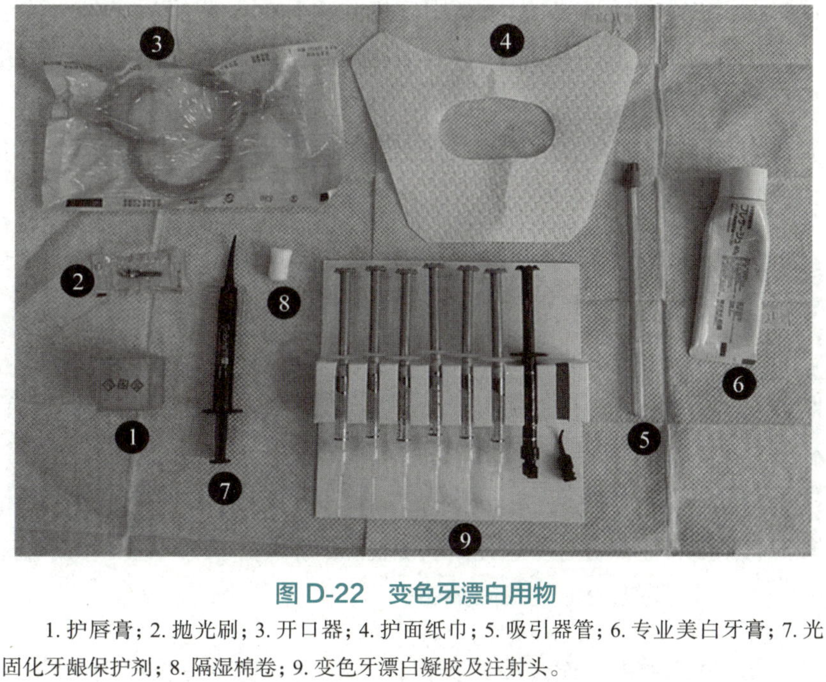

图D-22　变色牙漂白用物

1. 护唇膏；2. 抛光刷；3. 开口器；4. 护面纸巾；5. 吸引器管；6. 专业美白牙膏；7. 光固化牙龈保护剂；8. 隔湿棉卷；9. 变色牙漂白凝胶及注射头。

2．患者准备

（1）核对信息：核对患者姓名、性别、病历。安排患者坐在治疗椅上并帮助患者系好胸巾，准备漱口水嘱患者漱口，调整椅位等待医生指令。

（2）心理护理：在接待安排患者就诊时，以关心、理解、和蔼的态度接待每一位患者，让患者感受到医务人员的关心，减轻焦虑及恐惧的心理。

二、术中护理配合

1. 术前比色 递给医生比色板（图 D-23），医生用其确认美白前牙齿颜色，协助医生术前拍照。

2. 牙面抛光 用护唇膏润滑口角，为患者配戴护目镜，在口杯内加水，嘱患者漱口；递给医生护目镜；医生用低速牙科手机进行牙面抛光（图 D-24）。

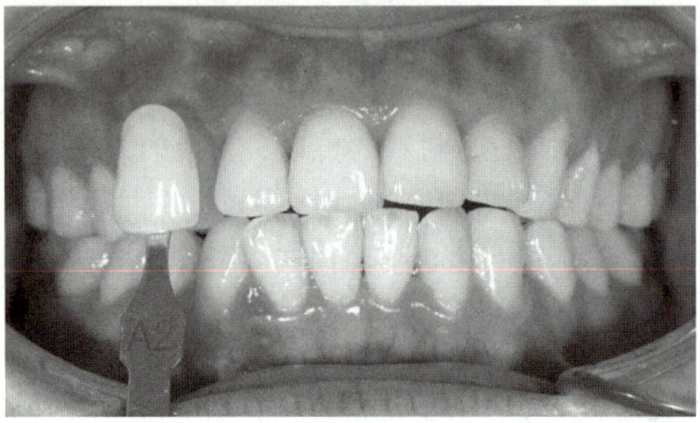

图 D-23 术前比色

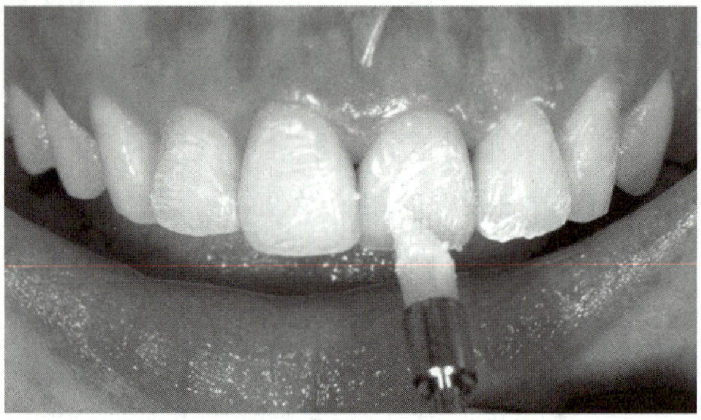

图 D-24 牙面抛光

3. 牙龈保护 递给医生开口器、护面纸巾，医生给患者安装开口器，并将护面纸巾固定于开口器与面部皮肤之间；医生用三用气枪吹干牙面及龈缘后，护士安装光固化牙龈保护剂的注射头，递给医生，并将光固化牙龈保护剂涂在牙龈上（图 D-25）；递给医生光敏固化灯，医生用其照射牙龈保护剂至固化。

4. 涂抹美白凝胶 医生吹干牙齿表面，护士安装美白凝胶注射头，递与医生，医生将美白凝胶均匀涂抹于牙上（图 D-26）。

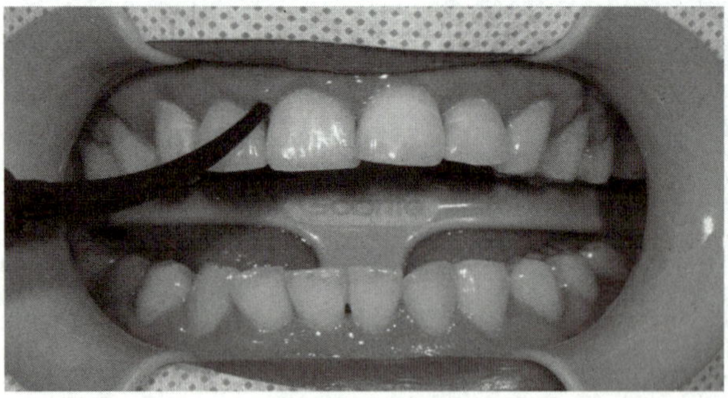

图 D-25 涂牙龈保护剂

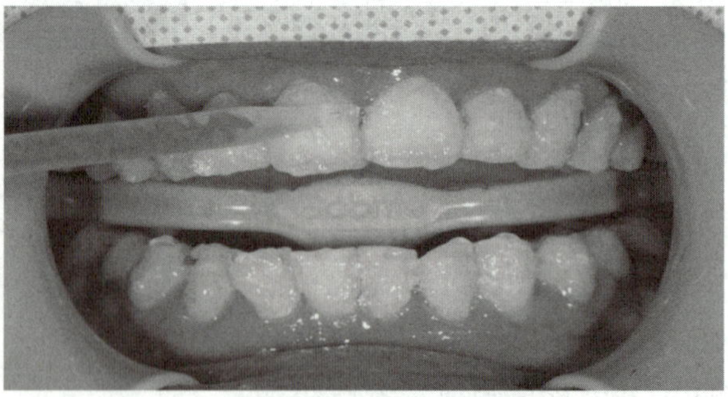

图 D-26 涂抹美白凝胶

5. 冷光照射 连接冷光美白仪，医生调整美白仪照射角度，按下开始键，开始第一次 15 分钟照射（图 D-27），随时监测患者治疗过程中的反应；冷光美白仪停止照射后，递给医生吸引器管，医生吸掉牙面的美白凝胶；重复步骤 3 ～ 5 两次。

6. 术后比色 用吸引器吸走美白凝胶；取下牙龈保护剂、开口器、护面纸巾，递给医生比色板进行牙齿比色（图 D-28），拍照存档；取下患者护目镜，嘱患者漱口，整理用物。

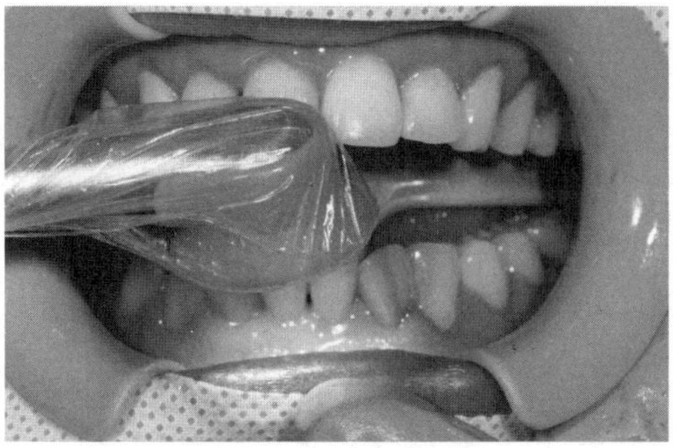

图 D-27　冷光照射

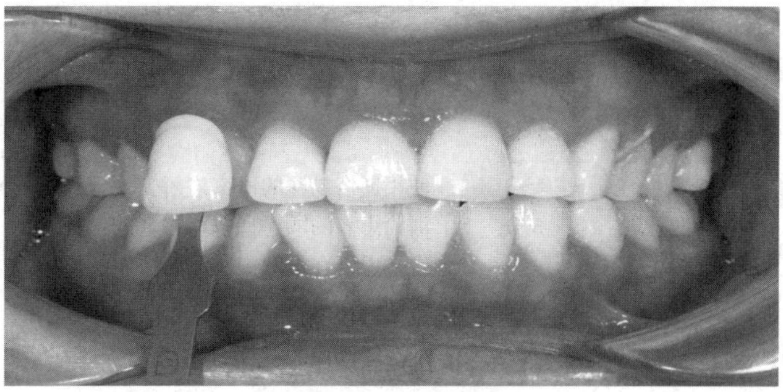

图 D-28　术后比色

三、术后护理

1. 健康指导　告知患者治疗后 1 周内禁食有色食品（红酒、咖啡、可乐等），避免吸烟；使用美白牙膏。告知患者若术后牙齿出现不适随时就诊。

2. 心理护理　告知患者变色牙漂白后有一些牙齿过敏的现象，一般在 48 小时内可自行消失；术后部分患者会有牙龈或唇黏膜变白，在 24 小时后会自行消失。

【注意事项】

1. 变色牙漂白的护理操作根据病情不同，医患沟通的内容也应该因人而异。
2. 与患者沟通时注意语言技巧，多渠道获取相关知识。
3. 要用吸引器吸走美白凝胶，禁用水冲洗，防止刺激黏膜。
4. 在漂白过程中若患者有不适，应该调低光照强度再继续，若有严重的敏感或者疼痛，应通知医生立即终止操作。

【实习报告与评定】

1. 评定学生变色牙漂白的护理操作完成情况。
2. 评定学生与患者进行变色牙漂白护患沟通的能力。
3. 完成实训报告。

【思考题】

1. 如何更好地向患者解释变色牙漂白的护理流程？
2. 哪些患者或患牙禁用变色牙漂白术？

【评分细则】

变色牙漂白的护理操作评分细则

项目	分值	护理要求	评分标准	得分
心理护理	5 分	1. 使用通俗易懂的语言讲解变色牙漂白的操作过程 2. 消除患者的顾虑，取得患者的信任 3. 告知患者在治疗中应配合医生的操作，如有不适可以举左手示意	少或错一项扣 2 分	
物品及器械准备	10 分	1. 基本器械准备 2. 变色牙漂白的护理用品	必备物品缺一个扣 1 分	
术前护理	15 分	1. 诊室准备 2. 个人防护 3. 患者准备 4. 调节椅位和灯光 5. 嘱患者签署《治疗知情同意书》	少或错一项扣 3 分	
术中护理	50 分	1. 术前比色 2. 牙面抛光护理 3. 牙龈保护护理 4. 涂抹美白凝胶护理 5. 冷光照射护理 6. 术后比色	少或错一项扣 5 分	
术后护理及健康宣教	20 分	1. 患者护理 2. 整理用物 3. 口腔综合治疗椅清洁、消毒 4. 术后健康指导和注意事项	少或错一项扣 5 分	
总分				

实训 D-6　全口龈上洁治护理技术

实训目标

素质目标

（1）具有尊重患者、保护患者隐私、患者利益至上的服务精神。

（2）具有感染防控意识。

（3）具有对就诊的患者安全负责的责任心。

知识目标

（1）掌握：全口龈上洁治的操作护理流程及护理要点。

（2）熟悉：全口龈上洁治的护患沟通和心理护理。

（3）了解：碘甘油的组成及使用方法。

能力目标

（1）能够配合医生完成全口龈上洁治。

（2）能够根据患者病情进行护患沟通。

（3）能够对患者进行术前、术中和术后的心理护理和健康指导。

【实训内容】

1．全口龈上洁治的操作护理流程。

2．全口龈上洁治的护患沟通和心理护理。

【实训器材】

电脑、投影等电教设备、牙齿模型等宣教用品、龈上洁治用品。

【实训方法】

1．由教师讲授并演示学习全口龈上洁治的操作护理流程、材料的传递、交换的方法和原则，讲授碘甘油的组成及使用方法，并播放全口龈上洁治操作流程视频。

实训 全口龈上洁治护理技术

2．3 人一组，分别扮演医生、护士和患者，模仿临床实际进行全口龈上洁治四手操作（器械材料的传递、交换）；或者 2 人一组，分别扮演医生和护士，利用口腔仿头模进行龈上洁治四手操作（器械材料的传递、交换）。

3．集中展示各小组的全口龈上洁治护理流程，由教师和全体学生共同点评。

【实训步骤】

一、术前准备

1．物品准备

（1）基本器械：一次性口腔器械盘、吸唾器、棉签、三用枪头、一次性口杯、凡士林、棉签、护目镜、防护面罩、一次性防污膜、一次性乳胶手套、塑料调拌刀、调拌纸、75% 酒精棉球、比色板。

（2）药物：3% 过氧化氢溶液、1% 碘伏、碘甘油。

（3）龈上洁治用物：纱布、超声洁牙机及工作尖、牙周探针、牙周冲洗器。

（4）喷砂用物：喷砂头、喷砂粉、喷砂枪。

（5）抛光用物：抛光膏、抛光杯、低速牙科手机（图 D-29）。

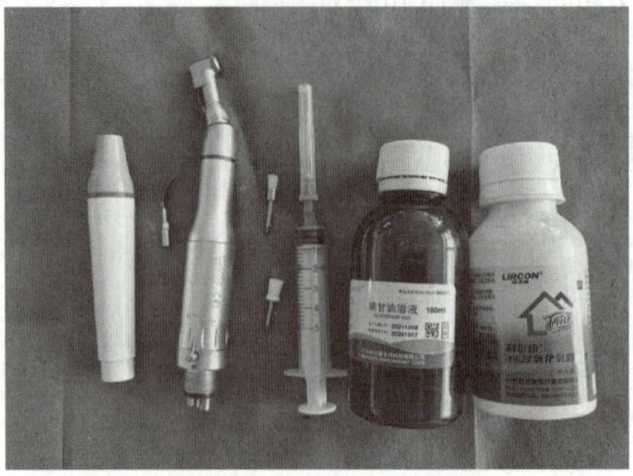

图 D-29　龈上洁治用物

2. 患者准备

（1）医护准备：核对患者姓名、性别、病历和牙位。安排患者坐在治疗椅上并帮助患者系好胸巾，准备漱口水嘱患者漱口，用凡士林棉签润滑患者口角，协助患者戴护目眼镜，调整椅位等待医生指令。

（2）心理护理：在接待安排患者就诊时，以关心、理解、和蔼的态度接待每一位患者，让患者感受到医务人员的关心，减轻焦虑及恐惧的心理。

二、术中护理配合

1. 探测牙周状况　递给医生牙周探针，并协助记录牙周状况数据。

2. 龈上洁治　医护戴防护面罩，安装超声洁牙机工作尖，递给医生，医生分部位用超声洁牙机去除龈上牙石、菌斑及色素；洁治不同部位时，及时调整灯光并吸唾，适时用三用枪冲洗治疗区域和口镜。

（1）洁治上、下前牙唇侧：主要将吸唾器置于洁牙区 1 ～ 2cm 处，协助吸唾；适时用三用枪冲洗治疗区域，保证治疗区域清洁；及时擦净喷溅在患者脸上的水雾；当治疗下前牙唇侧时，协助牵拉患者口唇（图 D-30）。

（2）洁治上、下前牙舌侧：将吸唾器置于后磨牙区或上、下前牙舌侧，协助吸唾。同时要用三用枪吹净口镜的镜面，保证治疗时术野清晰（图 D-31）。

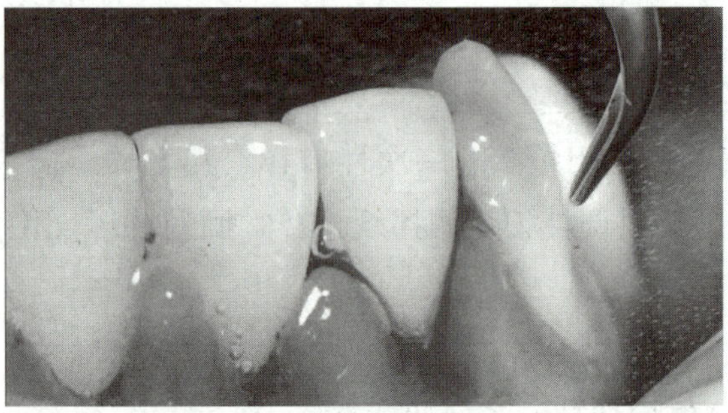

图 D-30　洁治上、下前牙唇侧

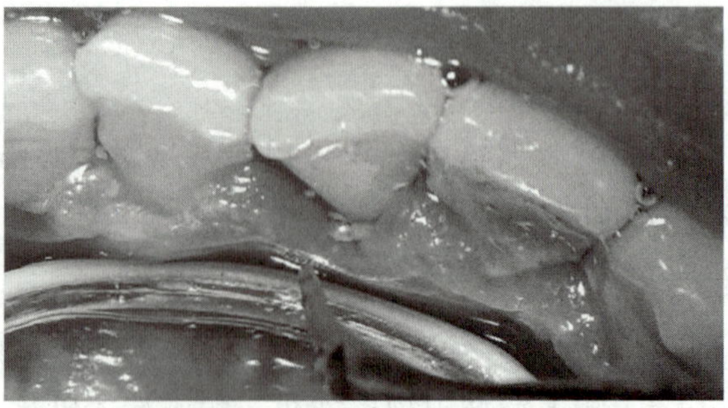

图 D-31　洁治上、下前牙舌侧

（3）洁治上、下颌后牙颊、舌侧：将吸唾器置于后磨牙区，间断吸唾，保护患者的颊、舌黏膜，避免刺激患者的咽部，洁治颊侧时用吸引器管向外牵拉患者口角，扩大术野。适时用三用枪冲洗治疗区域。

3. 冲洗 将3%过氧化氢倒入杯中，用牙周冲洗器抽吸5ml，递给医生，医生用其冲洗龈缘或牙周袋处；及时吸唾。

4. 喷砂 如有必要可进行喷砂。为患者铺盖孔巾，将适量的喷砂粉倒入喷砂机中，连接喷砂机，打开开关调节好水量、砂量，递给医生，医生做全口牙喷砂；及时吸净患者口中的液体及粉雾。

5. 抛光 将抛光杯安装在低速牙科手机上，将抛光膏置于治疗盘一侧并递给医生，医生抛光牙面（图D-32）；协助吸唾。

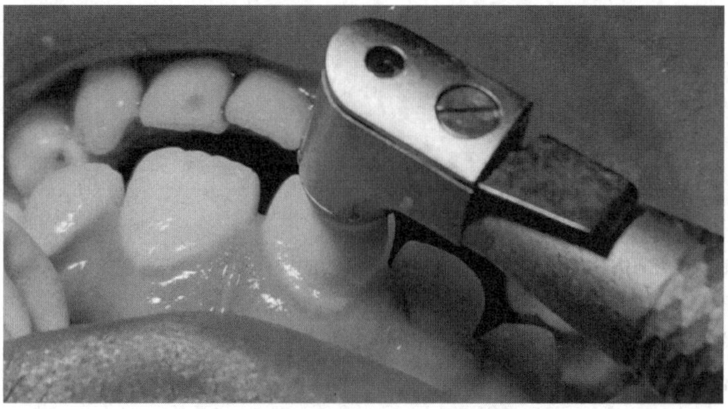

图D-32 抛光

6. 上药 递给医生碘甘油，协助医生全口上药。

三、术后护理

1. 健康指导 ①告知患者上药后30分钟内勿漱口、饮水和进食。②告知患者洁治后会有轻度冷、热敏感不适，属于正常现象，1周左右可恢复。③告知患者正确的刷牙方法，保持良好的口腔卫生状况。④告知患者4～6个月进行一次洁治。

2. 术后回访 术后当天及第二天均应该积极与患者沟通治疗后有无不适，并恰当处理患者的疑问及诉求。

3. 心理护理 洁治后会有轻度冷、热敏感不适，护士应掌握患者的情绪变化，积极反馈患者病情给医生，并给予患者恰当的鼓励，精心护理患者。

【注意事项】

1. 全口龈上洁治的护理操作根据病情不同，医患沟通的内容也应该因人而异。
2. 治疗过程中如有喷溅现象，应及时清洁患者面部。
3. 采用间接吸唾方法，防止长时间对同一部位吸唾造成黏膜损伤。

【实习报告与评定】

1. 评定学生全口龈上洁治护理操作的掌握情况。
2. 评定学生与患者进行全口龈上洁治的护患沟通能力。
3. 完成实训报告。

【思考题】

1. 如何更好地向患者解释全口龈上洁治的操作护理流程?
2. 如何才能让患者家属理解全口龈上洁治的必要性?

【评分细则】

全口龈上洁治护理操作评分细则

项目	分值	护理要求	评分标准	得分
心理护理	5分	1. 使用通俗易懂的语言讲解全口龈上洁治的操作过程 2. 消除患者的顾虑，取得患者的信任 3. 告知患者在治疗中应配合医生的操作，如有不适可以举左手示意	少或错一项扣2分	
物品及器械准备	10分	1. 口腔检查基本器械准备 2. 龈上洁治用物准备	必备物品缺一个扣1分	
术前护理	15分	1. 诊室准备 2. 个人防护 3. 患者准备 4. 调节椅位和灯光 5. 嘱患者签署《治疗知情同意书》	少或错一项扣3分	
术中护理	50分	1. 探测牙周状况 2. 龈上洁治护理 3. 冲洗护理 4. 喷砂护理 5. 抛光护理 6. 上药护理	少或错一项扣5分	
术后护理及健康宣教	20分	1. 患者护理 2. 整理用物 3. 口腔综合治疗椅清洁、消毒 4. 术后健康指导和注意事项	少或错一项扣5分	
总分				

实训 D-7　根尖外科护理技术

实训目标

素质目标

（1）具有尊重患者、保护隐私、患者利益至上的服务精神。
（2）具有感染防控意识。
（3）具有对就诊患者的安全负责的责任心。

知识目标

（1）掌握：根尖外科手术的操作护理流程。
（2）熟悉：根尖外科手术的四手操作。
（3）了解：人工骨粉的组成和作用。

能力目标

（1）能够配合医生完成根尖外科手术。
（2）能够根据患者病情进行护患沟通、协助患者理解并签署知情同意书。
（3）能够对患者进行术前、术中和术后的心理护理和健康指导。

【实训内容】

1．根尖外科手术的操作护理流程。
2．根尖外科手术的护患沟通和心理护理。

【实训器材】

电脑、投影等电教设备、牙齿模型等宣教用品、根尖外科手术用品。

【实训方法】

实训
根尖外科
护理技术

1．由教师讲授并演示学习根尖外科手术的操作护理流程、材料的传递、交换的方法和原则，讲授人工骨粉的组成及作用，并播放根尖外科护理操作流程视频。

2．3 人一组，分别扮演医生、护士和患者，模仿临床实际进行根尖外科手术四手操作器械材料的传递、交换；或者 2 人一组，分别扮演医生和护士，利用口腔仿真头模型进行根尖外科手术四手操作器械材料的传递、交换。

3. 集中展示各小组的根尖外科手术的操作护理流程，由教师和全体学生共同点评，具体点评内容见评分细则。

【实训步骤】

一、物品准备

1. 基本器械 一次性口腔器械盘、吸唾器、棉卷、三用枪头、一次性口杯、凡士林、棉签、护目镜、面罩、一次性防污膜、一次性乳胶手套、生理盐水、75% 酒精棉球。

2. 局部麻醉用品 碘伏、表面麻醉剂、麻醉药物、麻醉注射器、一次性针头。

3. 根尖切除术用品 多功能超声根管治疗仪、超声倒预备工作尖、超声手柄、根尖手术器械：无菌镊子罐、冲洗器、11# 尖刀片、无菌纱布、剪刀、无菌吸潮纸尖、高速牙科手机、钻针、缝针、缝线、孔巾、持针器、金属吸引器管、手术刀柄、牙髓镊、调拌板、调拌刀、玻璃板、骨膜剥离器、挖匙、倒充填器械、双碟、氯己定漱口液、MTA、生物骨粉和胶原膜（图 D-33）。

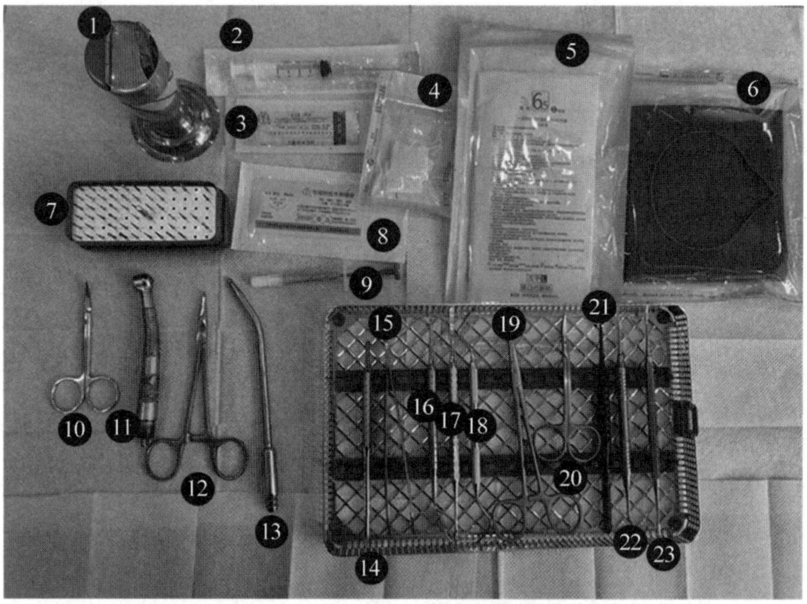

图 D-33 根尖外科手术用物

1. 无菌镊子罐；2. 冲洗器；3. 11# 尖刀片；4. 无菌纱布；5. 无菌手套；6. 孔巾；7. 钻针；8. 缝针、缝线；9. 根管充填材料；10. 眼科剪；11. 高速牙科手机；12. 持针器；13. 金属吸引管；14. 手术刀柄；15. 牙髓镊；16. 调拌刀；17. 骨膜剥离器；18. 挖匙；19. 持针器；20. 手术剪；21. 显微牙科口镜；22. 充填器械；23. 光敏刀。

二、患者准备

1. 核对信息 核对患者姓名、性别、病历和牙位。医生向患者交代病情、手术过程、相关费用、注意事项，签知情同意书。准备好患牙的 X 线片，安排患者坐在治疗椅上并帮助患者系好胸巾，准备漱口水嘱患者漱口，调整椅位等待医生指令。

2. 心理护理 在接待安排患者就诊时，以关心、理解、和蔼的态度接待每一位患者，让患者感受到医务人员的关心，减轻焦虑及恐惧的心理。

三、术中护理配合

1. 麻醉 递给医生碘伏棉签，医生消毒麻醉部位；准备麻醉剂及合适针头并检查注射器各关节是否连接紧密，核对麻醉剂的名称、浓度、剂量、有效期及患者姓名等无误后抽吸或安装麻醉药物递给医生，医生麻醉手术部位。

2. 铺巾 戴无菌手套，传递孔巾给医生，医生戴无菌手套将孔巾铺于患者的头部，暴露手术部位。

3. 切开 用持针器将11# 手术刀片安装于手术刀柄后递给医生，医生用其切口；连接吸引器管，及时用吸引器管吸净渗血，保持术野清晰。

4. 翻瓣 递骨膜剥离器予医生，医生用其剥离黏骨膜瓣（图 D-34），暴露出根尖病损的骨板；用纱布协助止血，及时用吸引器管吸净伤口渗血。

5. 去骨、开窗 对于已经破坏的骨板，递骨凿或锋利的挖匙予医生，医生用其去除；对于完整的骨板，将球钻安装于高速牙科手机后递给医生，医生用其去骨开窗（图 D-35），暴露根尖病灶；及时用吸引器管吸净口内的水和血液。

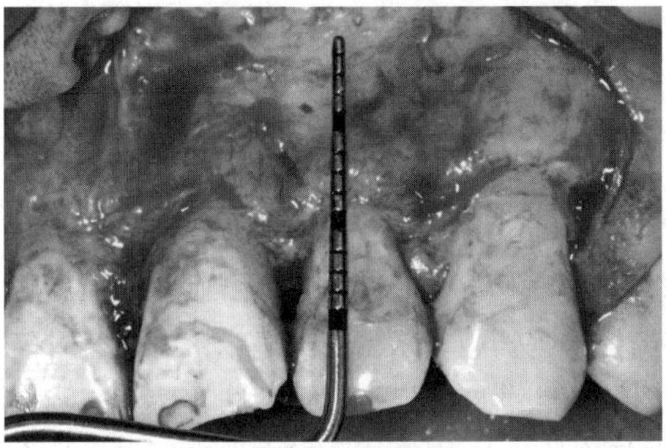

图 D-34 翻瓣

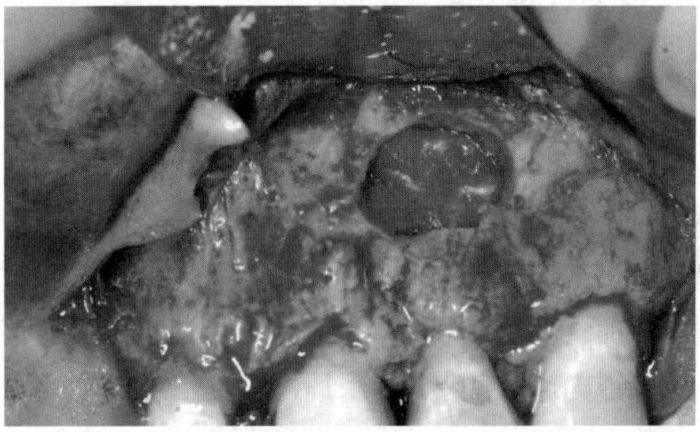

图 D-35 去骨、开窗

6. 刮除病变组织 传递挖匙给医生，医生用其彻底刮除根尖病变的肉芽组织、囊肿等；及时用无菌纱布擦净器械上的血迹及炎性物质。

7. 根尖切除 传递安装好裂钻的高速牙科手机，医生用其将根尖切除 2 ～ 3mm；及时用吸引器管吸净口内的血及唾液。

8. 根尖倒预备 选择不同型号的超声倒预备头，安装于超声手柄后递给医生，医生用其在牙根截断面备出距根尖约 3mm 单面洞；并用生理盐水冲洗，及时用吸引器管吸净血及唾液。

9. 根尖倒充填 传递无菌纱布给医生，医生填塞骨腔止血；用牙髓镊夹取无菌吸潮纸尖递给医生，医生用其干燥倒预备洞形；取适量 MTA 粉和无菌蒸馏水，放于调拌板上用调拌刀调拌至糊状后放入玻璃板上，传递调拌好的 MTA 和倒充填器械给医生，医生用倒充填器械取适量 MTA 送入倒预备的单面洞中；多次传递 MTA 和倒充填器械给医生，医生将 MTA 逐层送入，用不同型号的倒充填器械将 MTA 压实，逐层放入，逐层加压，直至填满（图 D-36）；传递镊子给医生，医生将止血纱布取出，协助清点纱布，避免遗漏。

10. 冲洗术区 递给医生生理盐水冲洗器，医生充分冲洗术区，去除残余的肉芽组织和充填材料。

11. 骨腔填塞 选择人工骨粉，置于双碟中，递给医生镊子，医生直接将骨粉夹入骨腔内，使骨腔中的血液完全浸没骨粉，进行骨腔填塞。

12. 复位缝合 递给医生缝针缝线，并协助剪线（图 D-37）。

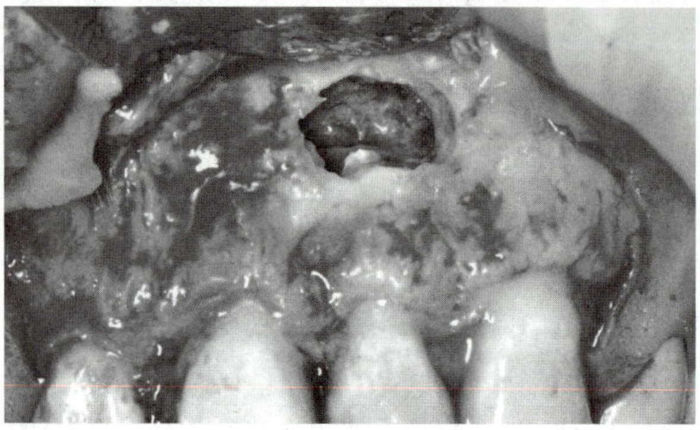

图 D-36 根尖倒充填

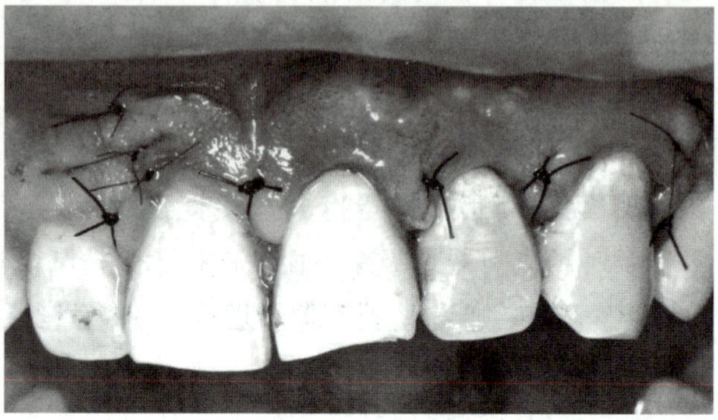

图 D-37 复位缝合

13. 术区止血 递给医生生理盐水湿纱布，医生用其术区止血。

14. 整理用物 整理并清点手术用物。

四、术后护理

1. 健康指导 ①嘱患者术后 2 小时禁食，24 小时内以流食或软食为主，忌食刺激、热的食物，禁烟、酒。②嘱患者 24 小时内勿刷牙、漱口、吸吮伤口及频繁吐口水，防止伤口出血。③嘱患者 24 小时内间歇用冰袋冷敷术区。遵医嘱术后服消炎止痛药。④告知患者术后 3 天内术区可能会有轻度肿痛。⑤嘱患者术后一周内不可用患侧咬硬物，饭后用漱口液漱口，保持清洁，防止感染。⑥嘱患者术后 5 ～ 7 天拆线。⑦嘱患者术后 6 个月、1 年分别复诊拍摄 X 线平片，观察根尖周组织的愈合情况。

2. 术后回访 术后当天及第二天均应该积极与患者沟通治疗后有无不适，并恰当处理患者的疑问及诉求。

3. 心理护理 护士应掌握患者的情绪变化，积极反馈患者病情给医生，并给予患者恰当的鼓励，精心护理患者。

【注意事项】

1. 根尖外科手术的操作护理根据病情不同，医患沟通的内容也应该因人而异。
2. 与患者沟通时注意语言技巧，多渠道获取相关知识。
3. 术中严格遵守无菌操作原则。
4. 人工骨粉为生物制品，现用现打开，剩余的人工骨粉严禁再次使用。

【实习报告与评定】

1. 评定学生根尖外科护理的掌握情况。
2. 评定学生与患者进行根尖外科的护患沟通能力。
3. 完成实训报告。

【思考题】

1. 如何更好地向患者解释根尖外科手术的操作护理流程？
2. 如何更好地维护患者就诊期间的心理健康，避免护患纠纷？

【评分细则】

根尖外科手术护理操作评分细则

项目	分值	护理要求	评分标准	得分
心理护理	5分	1. 使用通俗易懂的语言讲解根尖外科手术的操作过程 2. 消除患者的顾虑，取得患者的信任 3. 告知患者在治疗中应配合医生的操作，如有不适可以举左手示意	少或错一项扣2分	
物品及器械准备	10分	1. 基本器械准备 2. 局部麻醉用品准备 3. 根尖切除术用品准备	必备物品缺一个扣1分	
术前护理	10分	1. 诊室准备 2. 个人防护 3. 患者准备 4. 调节椅位和灯光 5. 嘱患者签署《治疗知情同意书》	少或错一项扣2分	
术中护理	60分	1. 麻醉护理 2. 铺巾护理 3. 切开牙龈护理 4. 翻瓣护理 5. 硬组织的处理护理 6. 刮除病变组织护理 7. 根尖切除护理 8. 根尖倒预备护理 9. 根尖倒充填护理 10. 冲洗术区护理 11. 骨腔填塞护理 12. 复位缝合护理	少或错一项扣5分	
术后护理及健康宣教	15分	1. 患者护理 2. 整理用物 3. 口腔综合治疗椅清洁、消毒，并进行术后健康指导和注意事项	少或错一项扣5分	
总分				

（黄春静　张　林　宋胜玉）

实训 E　口腔修复的护理

实训 E-1　固定义齿修复的护理

视频：固定义齿修复的护理

实训目标

素质目标

（1）具备较高的护理服务意识与责任心，增强患者的舒适感与安全感。

（2）具备良好的团队合作能力和与患者沟通的技巧，确保操作过程顺利进行。

知识目标

（1）掌握：固定义齿修复术前、术中、术后的护理要求及注意事项。

（2）熟悉：固定义齿修复的基本概念与常见操作流程。

（3）了解：固定义齿修复过程中可能出现的并发症及护理预防措施。

能力目标

（1）能够独立完成固定义齿修复护理工作，确保术前准备、术中配合、术后护理顺利进行。

（2）能够评估患者口腔健康状态及固定义齿修复效果，及时发现并处理问题。

【实训内容】

1．固定义齿修复的基本概念。

2．固定义齿修复的护理要点。

3．制作固定义齿修复患者的护理方案。

4．进行固定义齿修复前、修复中、修复后的护理要点情景演练。

【实训器材】

仿头模、各种固定义齿模型、固定义齿修复用品。

【实训方法】

1．在教师的引导下回顾固定义齿修复的基本概念。

2．教师讲授并演示固定义齿修复的操作护理流程。

3．3 人一组，分别扮演医生、护士和患者，进行固定义齿修复的医患沟通、固定义齿修复护理配合和健康指导，并完成护理要求与注意事项记录。

4．集中展示各小组固定义齿修复案例的护理流程，由教师和全体学生共同点评。

【实训步骤】

一、术前准备

1．物品准备

（1）常规用物：一次性口腔器械盘（口镜、镊子、探针）、手套、吸唾器、防护膜、护目镜、口杯、三用枪、高速牙科手机、低速牙科手机、车针、磨头、凡士林棉签、脱敏剂（活髓牙使用）、聚醚或硅橡胶或藻酸盐印膜材料、金属调拌刀、橡皮碗、量杯、量勺、托盘（金属或塑料）、石膏、玻璃板 / 调拌纸、调拌刀、75% 酒精棉球、干棉球或棉卷、咬合纸、牙线、抛光轮、镜子。

（2）特殊用物：咬合记录材料（蜡片或硅胶类材料）、临时修复体制作材料、比色板、排龈线、排龈器、临时修复体粘接剂、永久粘接材料（树脂或玻璃离子）等。

（3）麻醉用品：碘伏、表面麻醉剂、麻醉药物、注射器、一次性针头，供活髓牙患者用。

2．患者准备

（1）核对信息：核对患者姓名、性别、病历和牙位，准备好患牙的 X 线片，进行详细的患者病史询问，评估患者的口腔健康状况，排除禁忌证。安排患者坐在治疗椅上并帮助患者系好胸巾，调整椅位等待医生指令。

（2）心理护理：解释固定义齿修复的过程、可能的并发症及术后护理注意事项，确保患者知情同意。以关心、理解、和蔼的态度接待每一位患者，让患者感受到医务人员的关心，减轻焦虑及恐惧的心理。

（3）口腔清洁：准备漱口水，指导患者进行口腔清洁，确保患者口腔卫生符合操作要求。

二、术中护理配合

1．麻醉　若患牙为活髓牙则牙体制备前需注射麻醉药物。注射麻醉药物前询问患者有无药物过敏史，并在测量血压正常后，协助患者签署麻醉知情同意书。核对无误后将麻醉药物安放好，传递碘伏棉签和安装好麻醉药物的注射器。

2．制取制作临时修复体用的印模　选取合适的托盘。按要求调制印模材料，将注满印模材料的托盘递给医生。印模材料凝固后取出备用，注意保湿。

3．牙体预备　根据医生要求在高速牙科手机上安装车针；使用三用枪和吸引器管保持术野清晰。

4．排龈　根据医生的要求取合适长度和粗细的排龈线递给医生（遵医嘱决定是否需要将排龈线用排龈液或盐酸肾上腺素浸湿）；传递排龈器并及时吸唾；必要时传递眼科剪，协助医生剪掉多余排龈线。

5. 印模制取 选取大小、型号合适的托盘。

（1）工作印模（以硅橡胶二次印模法为例）：按照 1∶1 将初印模基质与催化剂调和 30 秒至颜色均匀后递给医生；待医生取出初印模后，将刮刀递给医生，待医生修整好初印模后，按照 1∶1 的比例将终印模基质与催化剂调和 30 秒至颜色均匀后，注入终印注射器递给医生，剩余材料注满初印模牙列后递给医生。

（2）非工作印模（以藻酸盐印模法为例）：严格按照产品使用要求进行调拌，先加入粉剂后再加入清水进行调拌，调拌好的印模材料应表面光滑细腻无气泡，呈奶油状，将印模材料置入托盘后递给医生。

6. 比色 关闭治疗灯，将比色板递给医生，同时将镜子递给患者，协助比色并记录。

7. 临时修复体制作与粘接（口内直接制作法）

（1）制作：取出之前制取的印模，将枪混的丙烯酸树脂暂时冠材料注入备用的印模或热塑性材料内递与医生，口内就位，凝固后取出。

（2）打磨、抛光：安装低速直牙科手机和树脂磨头，传递咬合纸，辅助医生检查暂时冠咬合高度；暂时冠调磨时，及时调整灯光并用吸引器管吸除粉末。

（3）粘接：调拌临时粘接材料，均匀涂于临时冠内递给医生，口内就位后传递探针，另一只手持棉球及时擦除探针前端的材料。粘接完毕后整理用物，协助患者预约终修复体试戴时间。

8. 终修复体试戴与粘接

（1）取下临时修复体：将去冠器各关节拧紧后递给医生，协助去除临时冠。

（2）终修复体试戴：准备好牙线、咬合纸，安装好低速牙科手机及相应磨头（图 E-1），及时吸唾或吸除磨除修复体时产生的粉尘，辅助医生试戴终修复体。

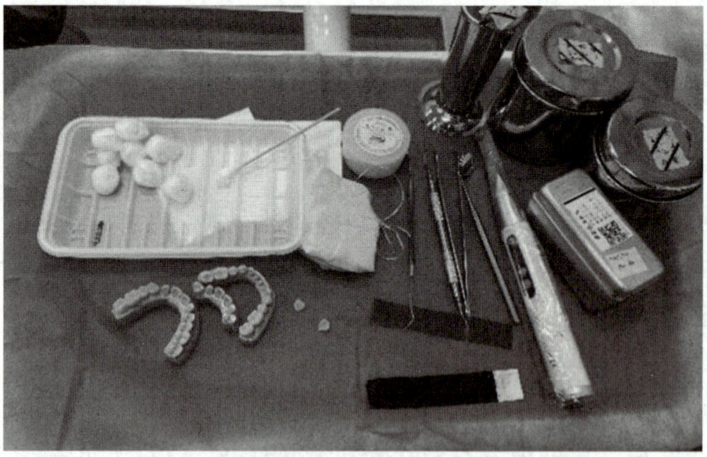

图 E-1 终修复体试戴用物

（3）粘接：用 75% 酒精将终修复体彻底消毒、吹干；递棉卷给医生隔湿；根据医生要求准备相应的粘接剂，严格按照产品使用说明书调拌水门汀或树脂材料，用调拌刀将粘接剂均匀涂布于烤瓷冠的内壁递给医生；递探针给医生，确认已完全就位并清除多余材料，另一只手持棉球及时擦除探针前端的材料；待材料完全固化后递洁治器和牙线给医生并及时用棉球擦除器械上的材料，整理用物。

三、术后护理

（一）戴用临时修复体健康指导

1. 告知患者临时修复体不能够承受过大的咬合力量，应避免咬硬或粘的食物。

2. 告知患者活髓牙牙体预备后，易出现牙齿敏感现象，嘱患者避免进食过冷、过热的食物，若牙齿出现剧烈疼痛，应立即到医院就诊。

3. 嘱患者注意保持口腔卫生，尤其是戴用临时修复体的牙齿。使用牙线有效清洁邻间隙。

4. 嘱患者若临时修复体松动或脱落，及时与医生联系。

（二）终修复体粘固后健康指导

1. 嘱患者注意保持口腔卫生，学会正确使用牙线的方法，必要时使用牙间隙刷、牙缝刷、冲牙器等清洁工具，以保证牙周组织的健康；向患者解释保持牙周健康对修复体及其基牙的意义。初戴修复体时，患者常常不容易咬到正确的位置，教会患者可以先做吞咽动作，然后再用后牙咬合。

2. 告知患者修复体粘接后，24 小时内勿用患侧咀嚼过硬或过黏食物。

3. 嘱患者避免咬过硬的食物，金属义齿硬度较高，咬硬物时会伤及对颌牙，烤瓷义齿在咬硬物时易造成崩瓷现象，影响美观。

4. 告知患者使用固定义齿后要定期复查，一般半年或 1 年复查 1 次。如感觉不适或出现义齿松动等异常，应及时就诊。

【注意事项】

1. 严格遵守固定义齿修复操作流程和麻醉安全规范，确保治疗过程顺利进行。

2. 术中根据医生要求及时提供所需材料和工具，确保操作高效与准确。

3. 术后患者需遵循护理建议，保持口腔卫生，定期复查修复体和基牙状况。

4. 关注患者心理护理，缓解其焦虑情绪，增强患者对治疗过程的理解与配合。

【实习报告与评定】

1. 评定学生实习报告中记录的固定义齿修复的护理要求与注意事项（评分占比：核心信息 70%，讲解、沟通技巧 30%）。

2. 评定学生固定义齿修复护理操作的完成情况（参考评分细则）。

【思考题】

1. 如何通过有效的术前沟通和心理护理，减少患者的焦虑情绪并确保其积极配合治疗？

2. 如何通过有效的患者教育，帮助患者理解并遵循术后护理要求，减少并发症的发生？

【评分细则】

固定义齿修复护理操作评分细则

项目	分值	护理要求	评分标准	得分
心理护理	5分	1. 使用通俗易懂的语言讲解固定义齿修复的操作过程 2. 消除患者的顾虑，取得患者的信任 3. 告知患者在治疗中应配合医生的操作，如有不适可以举左手示意	少或错一项扣2分	
物品及器械准备	10分	一次性口腔器械盘（口镜、镊子、探针）、手套、吸引器管、防护膜、护目镜、口杯、三用枪、高速牙科手机、低速牙科手机、车针、磨头、凡士林棉签、脱敏剂（活髓牙使用）、聚醚或硅橡胶或藻酸盐印膜材、金属调拌刀、橡皮碗、量杯、量勺、托盘（金属或塑料）、石膏、玻璃板 / 调拌纸、调拌刀、75% 酒精棉球、干棉球或棉卷、咬合纸、牙线、抛光轮、镜子；咬合记录材料（蜡片或硅胶类材料）、临时修复体制作材料、比色板、排龈线、排龈器、临时修复体粘接剂、暂时性粘接水门汀、永久粘接材料（树脂或玻璃离子）等	必备物品缺一个扣1分	
术前护理	15分	1. 诊室准备　整洁、明亮、舒适、安全，口腔综合治疗台功能正常 2. 个人防护　洗手（按七步洗手法），戴口罩 3. 患者准备　询问病史及过敏史，为患者系好胸巾、戴护目镜，递漱口水给患者漱口 4. 调节椅位和灯光　调整合适的椅位，将光源移至治疗牙位相应的位置 5. 嘱患者签署《治疗知情同意书》	少或错一项扣3分	
术中护理	50分	1. 口腔检查　左手持探针一侧末端，右手持口镜非工作末端，同时传递于医生进行口腔检查 2. 局部麻醉　依次递予医生干棉球、表面麻醉剂、碘伏棉签、麻药注射器，将注射器手柄指环套入医生拇指，并协助医生用中指和示指夹住注射器握持部位，可视窗朝上，协助取下注射针头帽，待注射完毕将注射帽套回 3. 牙体预备　传递给医生合适的车针，及时吸唾及三用枪吹干患牙，保持术野清晰 4. 排龈　截取合适长度和粗细的排龈线递予医生；递排龈器并及时吸唾 5. 印模制取　选取合适的托盘；遵医嘱按合适的比例调制相应的印模材料并放置于托盘上递予医生 6. 比色　在自然光线下，递比色板配合比色，选择合适的颜色 7. 制作临时修复体。将枪混的丙烯酸树脂暂时冠材料注入到提前取好的牙体预备前的印模内递予医生，及时吸唾保持术野清晰 8. 粘接临时修复体　调拌临时粘接材料，均匀涂于临时冠内递给医生 9. 修复体试戴　将去冠器递予医生取下临时修复体；将终修复体递予医生；根据医生需求传递牙线、咬合纸、车针、磨头；整个过程中及时吸唾，保持术野清晰 10. 修复体粘接　根据医生要求准备相应的粘接剂并调拌好，用调拌刀将粘接材料均匀涂布于烤瓷冠的内壁递给医生	少或错一项扣5分	
术后护理及健康宣教	20分	1. 患者护理　帮助患者清除口腔和面部污渍，协助患者整理容貌 2. 整理用物　污物弃入医疗垃圾桶。将器械整理分类，经酶清洗液浸泡，送消毒室清洗消毒。清洁吸唾器、痰盂，保持排水管通畅 3. 口腔综合治疗台清洁、消毒 4. 术后健康指导和注意事项	少或错一项扣5分	
总分				

实训 E-2　嵌体和瓷贴面修复的护理

视频：嵌体及瓷贴面修复的护理

实训目标

素质目标

（1）具备细致入微的护理态度和专业技能。

（2）具备分析问题和解决问题的能力。

（3）具备较好的感染防控意识。

知识目标

（1）掌握：嵌体和瓷贴面修复的护理要求。

（2）熟悉：嵌体和瓷贴面修复材料（如陶瓷、复合树脂等）的特点及临床应用。

（3）了解：嵌体和瓷贴面修复的适应证、禁忌证及修复技术。

能力目标

（1）能够独立进行嵌体和瓷贴面修复的护理操作。

（2）能够根据患者的不同口腔情况和治疗需求，制定个性化的护理方案。

（3）能够识别并及时处理嵌体和瓷贴面修复过程中可能出现的问题。

【实训内容】

1．嵌体和瓷贴面修复的适应证、技术要求及材料选择。

2．嵌体和瓷贴面修复过程中的护理要求。

3．制作嵌体和瓷贴面修复患者的护理方案。

4．嵌体和瓷贴面修复前、修复中、修复后的护理要点情景演练。

【实训器材】

仿头模、各种固定义齿模型、嵌体和瓷贴面修复用品。

【实训方法】

1．在教师的引导下回顾嵌体和瓷贴面修复的适应证、技术要求及材料选择。

2．教师讲授并演示嵌体和瓷贴面修复的操作护理流程。

3．3 人一组，分别扮演医生、护士和患者，进行嵌体和瓷贴面修复的医患沟通、护理配合和健康指导，并记录护理要求与注意事项。

4．集中展示各小组嵌体和瓷贴面修复的护理流程，由教师和全体学生共同点评。

【实训步骤】

一、术前准备

1. 物品准备

（1）常规用物：一次性口腔器械盘（口镜、镊子、探针）、手套、吸引器管、防护膜、护目镜、口杯、三用枪、高速牙科手机、低速牙科手机、车针、磨头、凡士林棉签、脱敏剂（活髓牙使用）、聚醚或硅橡胶或藻酸盐印膜材料、金属调拌刀、橡皮碗、量杯、量勺、托盘（金属或塑料）、石膏、玻璃板 / 调拌纸、调拌刀、75% 酒精棉球、干棉球或棉卷、咬合纸、牙线、抛光轮、镜子。

（2）特殊用物：咬合记录材料（蜡片或硅胶类材料）、比色板、排龈线、排龈器、5% 氢氟酸、酸蚀剂、光固化灯、粘接材料（树脂或玻璃离子）（图 E-2）等。

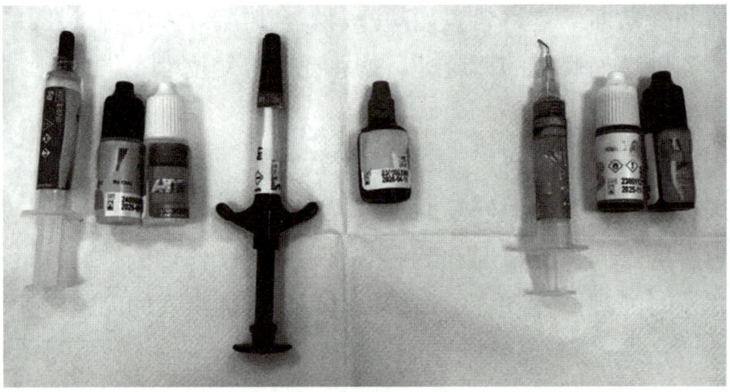

图 E-2　粘接材料

（3）麻醉用品：碘伏、表面麻醉剂、麻醉药物、麻醉注射器、一次性针头，供活髓牙患者使用。

2. 患者准备

（1）核对信息：核对患者姓名、性别、病历和牙位，准备好患牙的 X 线片以备医生了解患者髓腔大小及髓角高度，进行详细的患者病史询问，评估患者的口腔健康状况，排除禁忌证。安排患者坐在治疗椅上并帮助患者系好胸巾，调整椅位（图 E-3）等待医生指令。

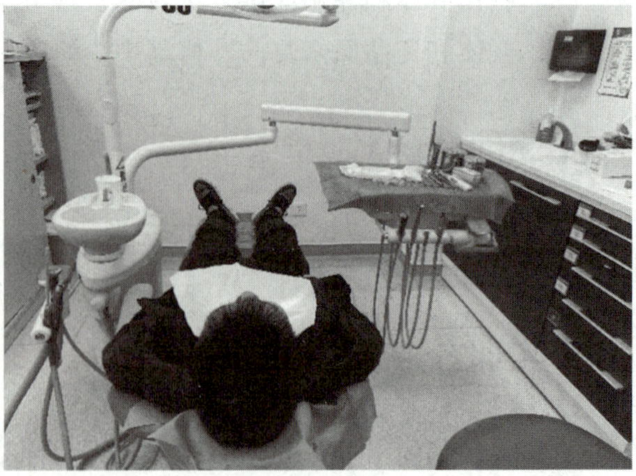

图 E-3　患者准备

（2）心理护理：向患者解释固定义齿修复的过程、可能的并发症及术后护理注意事项，确保患者知情同意。以关心、理解、和蔼的态度接待每一位患者，让患者感受到医务人员的关心，减轻焦虑及恐惧的心理。

3. 口腔清洁 准备漱口水，指导患者进行口腔清洁，确保患者口腔卫生符合操作要求。

二、术中护理配合

1. 麻醉 若患牙为活髓牙则牙体预备前需注射麻醉药物。注射麻醉药物前询问患者有无药物过敏史，并在测量血压正常后，签署麻醉知情同意书。核对无误后将麻醉药物安放好，传递碘伏棉签和安装好麻醉药物的注射器。

2. 牙体预备 根据医生要求在高速牙科手机上安装车针；使用三用枪和吸引器管保持术野清晰；后牙嵌体预备需准备相应厚度的咬合纸或基托蜡以备医生测量殆面预备咬合间隙。

3. 排龈、印模制取、比色 参考实训 E-1 对应步骤（图 E-4）。

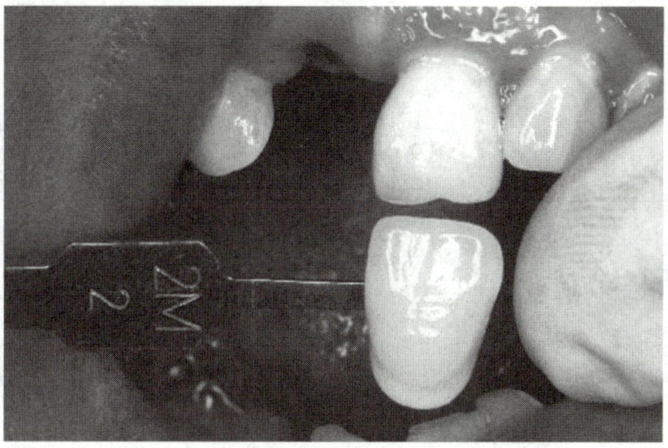

图 E-4 比色

4. 试戴与粘接

（1）修复体试戴：准备好牙线、咬合纸，安装好低速牙科手机及相应磨头，及时吸唾或吸除磨除修复体时产生的粉尘，辅助医生试戴修复体（图 E-5）。

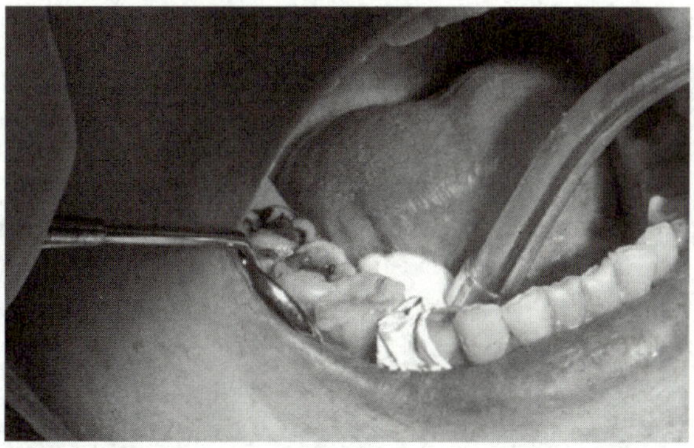

图 E-5 试戴修复体（46 牙嵌体）

（2）嵌体的粘接：用 75% 酒精将修复体彻底消毒、吹干；递 37% 的磷酸酸蚀剂给医生，医生酸蚀牙面，冲洗过程中配合吸净水；递棉卷给医生隔湿；根据医生要求准备相应的粘接剂，严格按照产品使用说明书调拌粘接水门汀或树脂材料，用调拌刀将粘接材料均匀涂布于嵌体的内壁递给医生；递探针给医生，确认已完全就位并清除多余材料，另一只手持棉球及时擦除探针前端的材料；递光固化灯进行固化，待材料完全固化后递洁治器和牙线给医生并及时用棉球擦除器械上的材料，整理用物（图 E-6）。

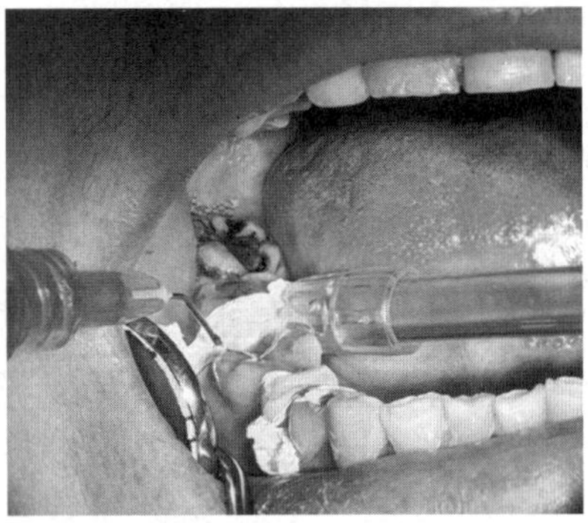
A

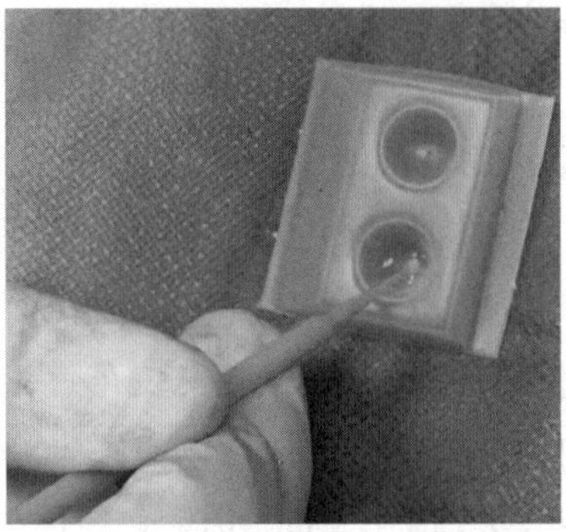
B

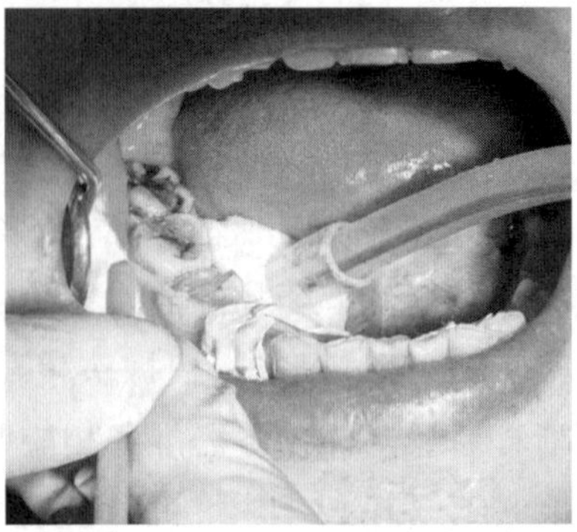
C

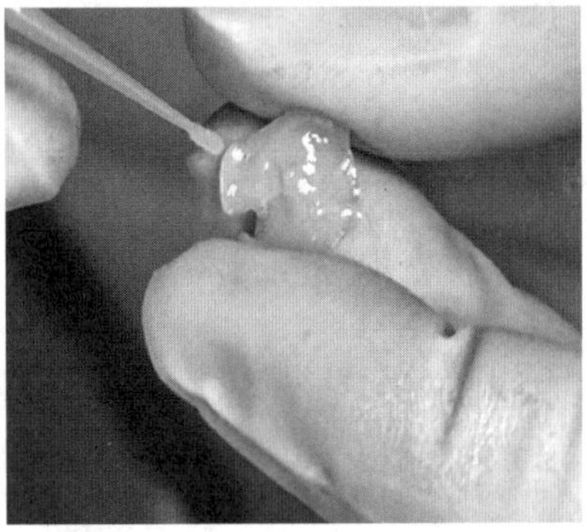
D

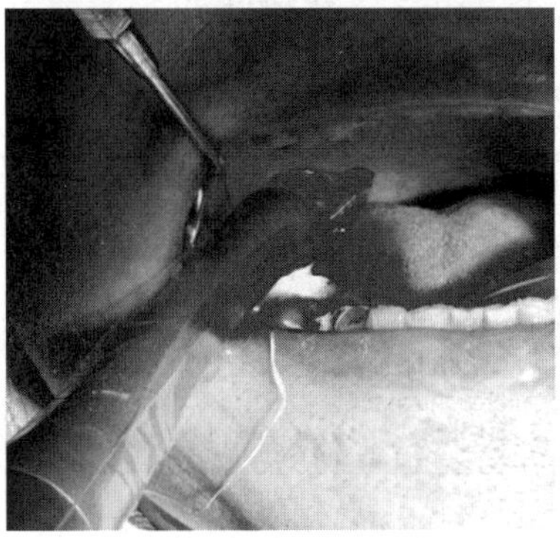
E

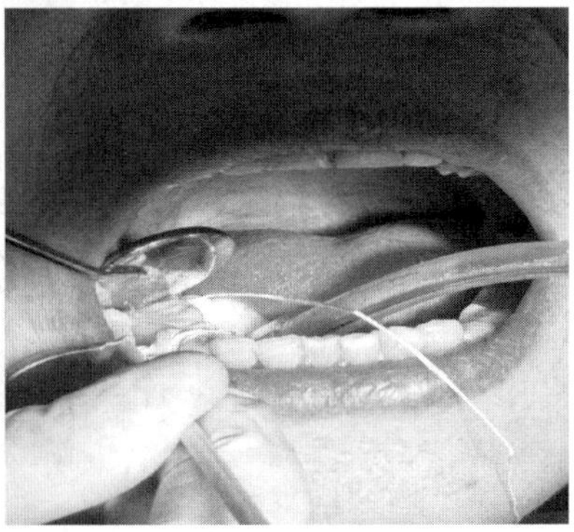
F

图 E-6　嵌体粘接

A. 酸蚀牙面；B. 准备粘接剂；C. 涂布粘接剂；D. 嵌体内壁涂布粘接剂；E. 光固化；F. 传递牙线清理邻面。

（3）瓷贴面的粘接

1）瓷贴面的处理：用 5% 氢氟酸凝胶酸蚀修复体瓷贴面，1 分钟后用三用枪加压冲洗 15 秒后吹干，酸蚀合格的组织面呈白垩色；使用硅烷偶联剂涂抹瓷贴面 1 分钟，吹干；涂抹粘接剂，气枪吹匀备用（图 E-7）。

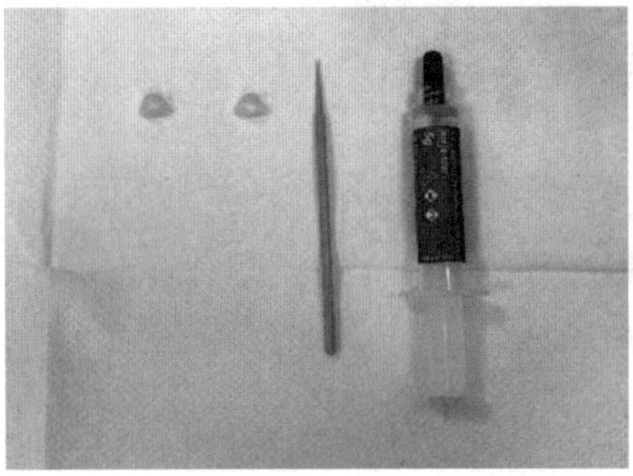
A

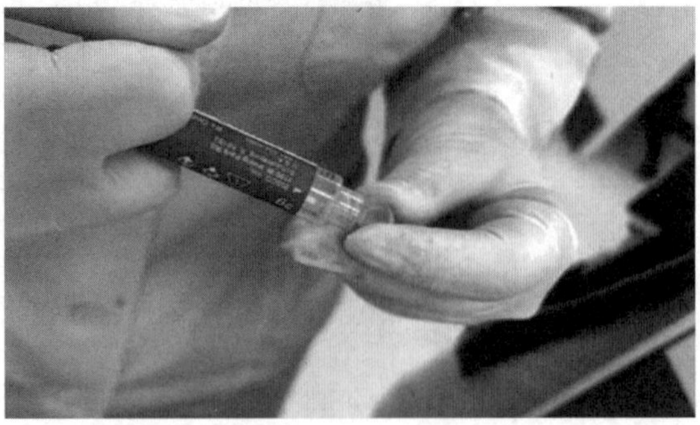
B

图 E-7　瓷贴面的处理

A. 酸蚀用物；B. 氢氟酸处理瓷贴面；C. 酸蚀后的瓷贴面；D. 涂抹硅烷偶联剂。

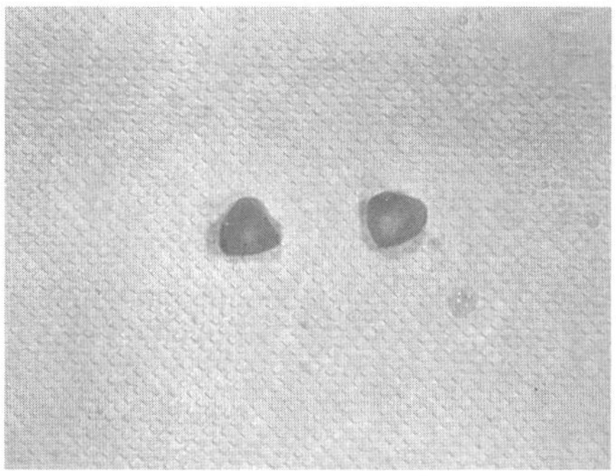

C

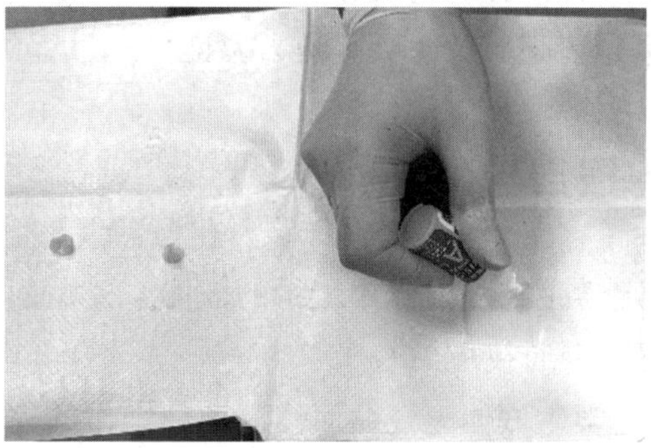

D

图 E-7 （续图）

2）牙面的处理：递棉卷给医生隔湿；递 37% 的磷酸酸蚀剂予医生，配合医生酸蚀并及时吸唾，保持术野干燥清晰。

3）粘接：递递棉卷给医生隔湿；遵医嘱选取合适的光固化粘接剂并按要求进行调拌，将调拌好的粘接剂均匀涂抹到瓷贴面，按医生方便拿取的方向摆放在手心递给医生；配合去除多余粘接剂；递光固化灯进行光照固化；递洁治器给医生去除各面多余树脂粘接剂，并及时用棉球擦除器械上的材料，整理用物。

三、术后护理

1．告知患者术后患牙可能会有轻度不适、冷热刺激敏感症状，属于正常现象，尽量避免刺激患牙，3 ～ 5 日可逐渐恢复。

2．嘱患者注意保持口腔卫生，除刷牙外要学会正确使用牙线的方法，必要时使用牙间隙刷、牙缝刷、冲牙器等清洁工具，以保证牙周组织的健康。

3．嘱患者修复体粘接后，24 小时内勿用患侧咀嚼食物。

4．嘱患者避免用患牙咬过硬的食物，前牙贴面修复者还应注意勿用前牙啃咬食物。

5．嘱患者定期复查，不适随诊。

【注意事项】

1．无论是瓷贴面还是嵌体修复，操作步骤多且细致。护理人员应与医生反复核对患者的牙位、粘接顺序，以及粘接剂的类型与颜色、比例，确保操作顺利进行，避免混淆。

2．在瓷贴面修复中，使用强酸（如氢氟酸）时要避免接触非组织面，以免影响光泽。同时，未固化的树脂材料、精细印模材料在操作时可能对皮肤和黏膜产生刺激，应避免直接接触皮肤和黏膜，若不慎接触应立即用清水冲洗。

3．粘接过程中，医护人员和患者应佩戴护目镜，以保护眼睛免受光照伤害。树脂材料对光线敏感，操作时应确保遮光，避免光线对材料的影响。

4．在粘接操作中，及时吸走水分、酸蚀剂等液体，避免灼伤患者黏膜或污染操作区域。

5．术中对患者反应保持严密观察，特别是需注射麻醉药物时，要确保麻醉药物的安全使用。此外，确保术野清晰，及时吸唾液，保证修复过程的顺利进行。

【实习报告与评定】

1．评定学生实习报告中记录的嵌体、瓷贴面修复的护理要求与注意事项（评分占比：核心信息70%，讲解、沟通技巧30%）。

2．评定学生嵌体、瓷贴面修复护理操作的完成情况。

【思考题】

1．如何评估嵌体和瓷贴面修复的长期效果？

2．有哪些方法可以帮助护理人员判断修复体是否稳定？

3．术后如何管理患者的修复体稳定性和咬合关系，防止修复体出现松动或不适？

【评分细则】

嵌体及瓷贴面修复护理操作评分细则

项目	分值	护理要求	评分标准	得分
心理护理	5分	1．使用通俗易懂的语言讲解固定义齿修复的操作过程 2．消除患者的顾虑，取得患者的信任 3．告知患者在治疗中应配合医生的操作，如有不适可以举左手示意	少或错一项扣2分	
物品及器械准备	10分	一次性口腔器械盘（口镜、镊子、探针）、手套、吸引器管、防护膜、护目镜、口杯、三用枪、高速牙科手机、低速牙科手机、车针、磨头、凡士林棉签、脱敏剂（活髓牙使用）、聚醚或硅橡胶或藻酸盐印膜材、金属调拌刀、橡皮碗、量杯、量勺、托盘（金属或塑料）、石膏、玻璃板/调拌纸、调拌刀、75%酒精棉球、干棉球或棉卷、咬合纸、牙线、抛光轮、镜子；咬合记录材料（蜡片或硅胶类材料）、氢氟酸、酸蚀剂、比色板、排龈线、排龈器、光固化灯、粘接材料（树脂或玻璃离子）等	必备物品缺一个扣1分	
术前护理	15分	1．诊室准备　整洁、明亮、舒适、安全，口腔综合治疗椅功能正常 2．个人防护　洗手（按七步洗手法），戴口罩 3．患者准备　询问病史及过敏史，为患者系好胸巾、戴护目镜，递漱口水给患者漱口 4．调节椅位和灯光　调整合适的椅位，将光源移至治疗牙位相应的位置 5．嘱患者签署《治疗知情同意书》	少或错一项扣3分	
术中护理	50分	1．口腔检查　左手持探针一侧末端，右手持口镜非工作末端，同时传递于医生进行口腔检查 2．局部麻醉　依次递予医生干棉球、表面麻醉剂、碘伏棉签、麻药注射器，将注射器手柄指环套入医生拇指，并协助医生用中指和示指夹住注射器握持部位，可视窗朝上，协助取下注射针头帽，待注射完毕将注射帽套回 3．牙体预备　传递给医生合适的车针，及时吸唾及三用枪吹干患牙，保持术野清晰 4．排龈　截取合适长度和粗细的排龈线递予医生；递排龈器并及时吸唾	少或错一项扣5分	

续　表

项目	分值	护理要求	评分标准	得分
术中护理	50分	5. 印模制取　选取合适的托盘；遵医嘱按合适的比例调制相应的印模材料并放置于托盘上递予医生 6. 比色　在自然光线下，递比色板配合比色，选择合适的颜色 7. 修复体试戴　将终修复体递予医生；根据医生需求传递牙线、咬合纸、车针、磨头；整个过程中及时吸唾，保持术野清晰 8. 嵌体/瓷贴面的处理　用5%氢氟酸凝胶酸蚀修复体组织面，1分钟后用三用枪加压冲洗15秒后吹干；使用硅烷偶联剂涂抹组织面1分钟，吹干；涂抹粘接剂，气枪吹匀备用 9. 牙面的处理　递37%的磷酸予医生，待冲洗过程中配合吸净水；遵医嘱将牙面粘接处理材料递予医生，配合医生并及时吸唾，保持术野干燥清晰 10. 粘接　遵医嘱选取合适的粘接剂并按要求进行调拌，将调拌好的粘接剂均匀涂抹到瓷贴面/瓷嵌体组织面，按医生方便拿取的方向摆放在手心递予医生	少或错一项扣5分	
术后护理及健康宣教	20分	1. 患者护理　帮助患者清除口腔和面部污渍，协助患者整理容貌 2. 整理用物　污物弃入医疗垃圾桶。将器械整理分类，经酶清洗液浸泡，送消毒室清洗消毒。清洁吸唾器、痰盂，保持排水管通畅 3. 口腔综合治疗台清洁、消毒 4. 术后健康指导和注意事项	少或错一项扣5分	
总分				

实训E-3　桩核冠修复的护理

视频：桩核冠修复的护理

实训目标

素质目标

（1）具备良好的团队合作能力和医患沟通能力。

（2）具备较高的护理服务意识与责任心。

（3）具备细致入微的护理态度和专业技能。

知识目标

（1）掌握：桩核冠修复术前、术中、术后的护理要求及注意事项。

（2）熟悉：桩核冠修复过程中可能出现的并发症及护理预防措施。

（3）了解：桩核冠修复的基本概念与临床操作流程。

能力目标

（1）能够独立完成桩核冠修复护理工作。

（2）能够评估患者口腔健康状态及桩核冠修复效果，及时发现并处理问题。

【实训内容】

1．桩核冠修复的基本概念及临床操作流程。
2．桩核冠修复术前、术中、术后的护理要点。
3．制作桩核冠修复患者的护理方案。
4．桩核冠修复术前、术中、术后的护理要点情景演练。

【实训器材】

仿头模、各种桩核冠修复模型、桩核冠修复临床用品。

【实训方法】

1．在教师的引导下回顾桩核冠修复的基本概念及临床操作流程。
2．教师讲授并演示桩核冠修复的护理操作流程。
3．3 人一组，分别扮演医生、护士和患者，进行桩核冠修复的案例进行医患沟通、桩核冠修复护理配合和健康指导，并完成护理要求与注意事项记录。
4．集中展示各小组桩核冠修复案例的护理流程，由教师和全体学生共同点评。

【实训步骤】

一、术前准备

1．物品准备

（1）常规用物：一次性口腔器械盘（口镜、镊子、探针）、手套、吸引器管、防护膜、护目镜、口杯、三用枪、高速牙科手机、低速牙科手机、车针、球钻、磨头、凡士林棉签、消毒纱布、聚醚或硅橡胶或藻酸盐印膜材料、金属调拌刀、调拌纸、橡皮碗、量杯、量勺、托盘、石膏、75% 酒精棉球、干棉球或棉卷、咬合纸、牙线、镜子。

（2）特殊用物：根管预备钻（P 钻）、螺旋输送器、直尺、一次性搅拌头、材料混合枪、暂时封闭材料、水门汀充填器、树脂粘接剂、小药棒、吸潮纸尖、光固化灯、双固化粘接树脂（图 E-8）、玻璃离子水门汀等。

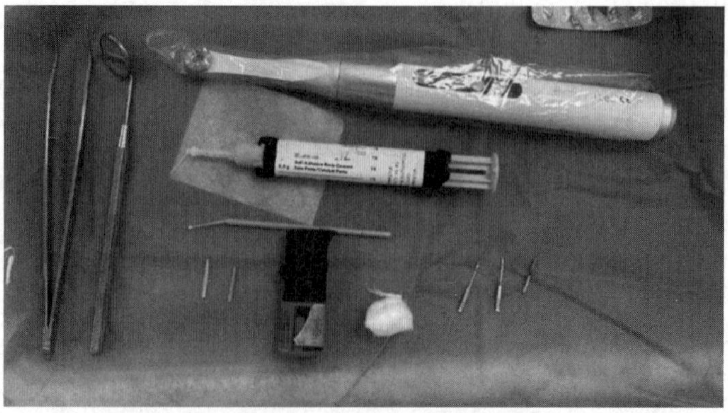
图 E-8　桩核冠修复用物

2．患者准备

（1）核对信息：核对患者姓名、性别、病历和牙位，打开患者 X 线片，进行详细的患者病史询问，评估患者的口腔健康状况。安排患者坐在治疗椅上并帮助患者系好胸巾，用凡士林棉签润滑口角，调整椅位等待医生指令。

（2）心理护理：向患者解释桩核冠修复的过程及术后护理注意事项，确保患者知情同意。以关心、理解、和蔼的态度接待每一位患者，让患者感受到医务人员的关心，减轻焦虑及恐惧的心理。

（3）口腔清洁：准备漱口水，指导患者进行口腔清洁，确保患者口腔卫生符合操作要求。

二、术中护理配合

1. 牙体预备 根据医生要求在高速牙科手机上安装车针；使用三用枪和吸引器管保持术野清晰；若为后牙修复，还需准备相应厚度的咬合纸以备医生测量殆面预备咬合间隙。

2. 根管预备

（1）确定工作长度：将X线片放于观片灯上；打开患者之前根管治疗的病历核对根管长度。

（2）桩道预备：准备好低速牙科手机、P钻（或纤维桩配套的根管预备钻）和直尺，在医生操作过程中适时使用三用枪轻轻吹掉根管口附近切碎的氧化锌糊剂、牙胶等根管充填材料；及时吸唾保持术野清晰（图E-9）。

3. 桩核制取

（1）成品纤维桩

1）试纤维桩：准备并选择与根管形态相适应的纤维桩（图E-10），用酒精棉球消毒后递给医生；将75%酒精棉球用镊子挑成细棉条递予医生。

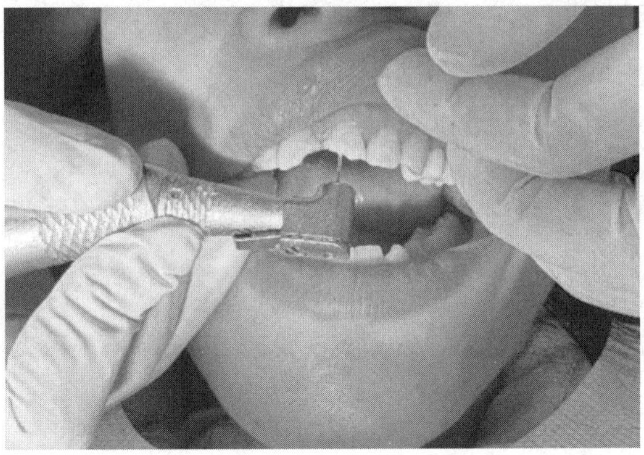

图E-9 桩道预备

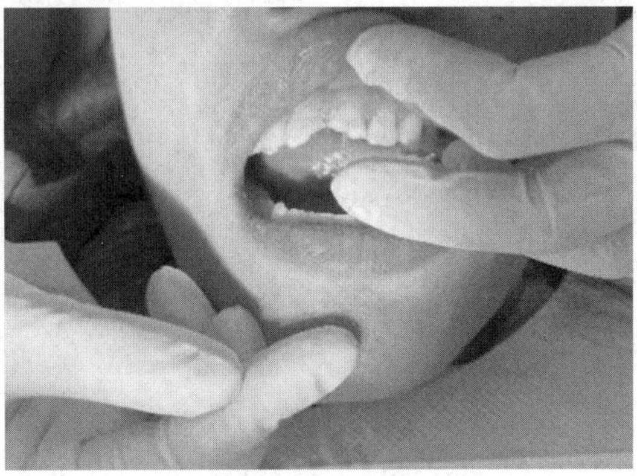

图E-10 试纤维桩

2）纤维桩核制作：选择与根管相应粗细的吸潮纸尖按需递给医生，干燥根管；传递粘接剂和纸尖，医生将粘接剂均匀涂布于根管内壁。将双固化树脂安装于注射枪内并递给医生。根管内注入树脂，根据医生需要准备螺旋输送器。将试好的纤维桩递给医生，纤维桩就位后再次传递树脂注射枪。按需传递树脂充填器。待医生将桩核塑形完毕，传递光固化灯并光照固化（图E-11）。

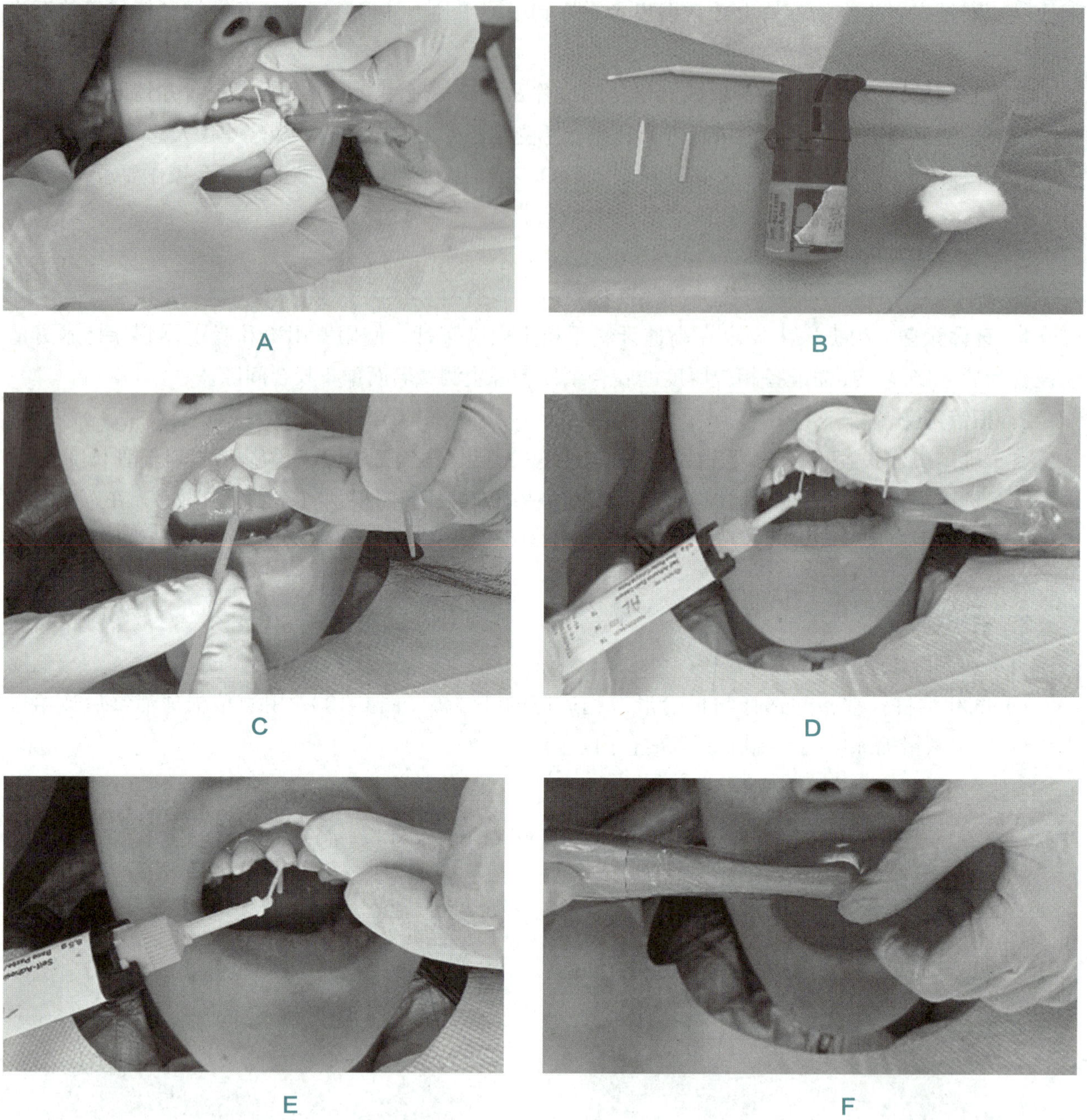

图 E-11　纤维桩核制作

A. 干燥根管；B. 粘接剂、纤维桩；C. 根管内涂布粘接剂；D. 根管内注入树脂；E. 插入纤维桩；F. 固化。

（2）制取桩核模型（硅橡胶间接法）

1）试托盘：选择与患者牙弓大小、高低合适型号的托盘，待医生试好后吹干备用。

2）根管处理：将 75% 酒精棉球用镊子挑成细棉条递给医生进行根管消毒；传递纸尖供医生擦干根管内壁。

3）制取桩核印模：根据医生操作习惯，酌情准备金属加强钉；在低速牙科手机上安装好螺旋输送器备用。将硅橡胶轻体安装至混合枪上并安装好一次性混合枪头。根据医生需要，配合医生适时、按需推注硅橡胶轻体至指定位置，传递金属加强钉。准备好硅橡胶重体并放置在托盘上递给医生。按材料要求计时。待医生取出印模后标记好患者姓名，将模型保湿待送往技工室。

4. 根管暂封 备好干棉球，根据根管口大小取适量暂时封闭材料，置于充填器上递给医生。

5. 制取对颌模型 选取合适的托盘；按照藻酸盐印模材料调拌要求进行调拌，调拌好的印模材料应表面光滑细腻无气泡，呈奶油状，将印模材料置入托盘后递给医生；待医生取出模型后，及时灌注石膏模型。整理用物，为患者预约复诊时间。

6. 桩核试戴与粘接

（1）去除暂封材料：传递探针供医生去除暂封材料，及时吸唾保持术野清晰。

（2）桩核试戴：将消毒好的桩核递给医生；准备薄咬合纸，协助检查桩核就位情况；根据医生习惯准备相应的车针，配合医生调磨桩核，及时吸走粉尘。

（3）桩核粘接：将75%酒精棉球用镊子挑成细棉条，递给医生消毒根管；再次消毒桩核备用；在低速牙科手机上安装螺旋充填器；严格按照材料使用说明书调拌玻璃离子水门汀；用调拌刀将水门汀置于根管口，待医生将水门汀导入根管后，在桩核组织面涂抹适量水门汀，桩核就位后递探针或洁治器给医生检查边缘，并去除多余的水门汀。

7. 冠修复 术中护理流程，详见实训E-1，固定义齿修复的护理。

三、术后护理

1. 桩核制作期间，嘱患者勿用患侧咬物，避免食用过硬的食物，防止牙体劈裂或折断。如果暂时封闭材料脱落，需及时复诊。

2. 24小时后粘接剂才能达到最高强度，在此期间避免食用过粘食物，防止修复体脱落。

3. 注意保持口腔卫生，学会正确使用牙线的方法，必要时使用牙间隙刷、牙缝刷、冲牙器等清洁工具，以保证牙周组织的健康；向患者解释保持牙周健康对修复体及其基牙的意义。

4. 避免咬过硬的食物，金属冠硬度较高，咬硬物时会伤及对颌牙，烤瓷冠在咬硬物时易造成崩瓷现象，影响美观。

5. 定期复查，一般半年或1年复查1次。如感觉不适或出现义齿松动等异常情况，应及时就诊。

【注意事项】

1. 去除根充材料时，低速牙科手机的转速应调至高速并处于反转状态。

2. 制取桩核印模时，注意将低速牙科手机的转速调至低速并处于正转状态，防止手机反转且转速过快时，螺旋输送器将材料带出并折断。

3. 术中根据医生要求，及时提供所需材料和工具，确保操作的高效与准确。

4. 桩核粘接时，将置于根管口的材料不宜过多，以免挡住根管口视野，妨碍操作。

5. 关注患者心理护理，缓解其焦虑情绪，增强患者对治疗过程的理解与配合。

【实习报告与评定】

1. 评定学生实习报告中记录的针对桩核冠修复案例的护理要求与注意事项（评分占比：核心信

息 70%，讲解、沟通技巧 30%）。

2．评定学生桩核冠修复护理操作的完成情况。

【思考题】

1．如何调整低速牙科手机转速及旋转方向？

2．使用纤维桩及树脂粘接材料的注意事项有哪些？

【评分细则】

桩核冠修复护理操作评分细则

项目	分值	护理要求	评分标准	得分
心理护理	5 分	1. 使用通俗易懂的语言讲解桩核冠修复的操作过程 2. 消除患者的顾虑，取得患者的信任 3. 告知患者在治疗中应配合医生的操作，如有不适可以举左手示意	少或错一项扣 2 分	
物品及器械准备	10 分	一次性口腔器械盘（口镜、镊子、探针）、手套、吸引器管、防护膜、护目镜、口杯、三用枪、高速牙科手机、低速牙科手机、车针、磨头、凡士林棉签、硅橡胶、藻酸盐印膜材料、金属调拌刀、调拌纸、橡皮碗、量杯、量勺、托盘（金属或塑料）、石膏、75% 酒精棉球、干棉球或棉卷、咬合纸、牙线、镜子、根管预备钻（P 钻）、螺旋输送器、直尺、一次性搅拌头、材料混合枪、暂时封闭材料、水门汀充填器、树脂粘接剂、小药棒、吸潮纸尖、光敏固化灯、双固化粘接树脂、玻璃离子水门汀等	必备物品缺一个扣 1 分	
术前护理	15 分	1. 诊室准备　整洁、明亮、舒适、安全，口腔综合治疗台功能正常 2. 个人防护　洗手（按七步洗手法），戴口罩 3. 患者准备　询问病史及过敏史，为患者系好胸巾、戴护目镜，递漱口水给患者漱口 4. 调节椅位和灯光　调整合适的椅位，将光源移至治疗牙位相应的位置 5. 嘱患者签署《治疗知情同意书》	少或错一项扣 3 分	
术中护理	50 分	1. 口腔检查　左手持探针一侧末端，右手持口镜非工作末端，同时传递于医生进行口腔检查 2. 牙体预备　根据医生要求在高速牙科手机上安装车针；使用三用枪和吸引器管保持术野清晰 3. 根管预备　准备好患者的 X 线片、直尺、低速牙科手机、根管预备钻并根据医生需要适时传递；及时吸唾保持术野清晰 4. 桩核制取（根据抽取的病例确定评分标准，按 1 项评分） （1）纤维桩：根据医生要求准备纤维桩、吸潮纸尖、酒精棉条、螺旋输送器、双固化树脂、树脂充填器、光固化等并适时传递，及时吸唾保持术野清晰 （2）硅橡胶间接取桩：根据医生要求准备托盘、硅橡胶（含混合枪及一次性混合枪头）、吸潮纸尖、酒精棉条、螺旋输送器、金属加强钉等并适时传递，及时吸唾保持术野清晰。传递暂封材料暂封根管口 5. 制取对颌模型　选取合适的托盘；遵医嘱按合适的比例调制相应的印模材料并放置于托盘上递予医生；模型取出后及时灌注石膏模型 6. 桩核试戴　传递探诊供医生取出暂封材料；将消毒好的桩核递给医生；准备薄咬合纸，协助检查桩核就位情况；根据医生习惯准备相应的车针，配合医生调磨桩核，及时吸走粉尘	少或错一项扣 5 分	

续　表

项目	分值	护理要求	评分标准	得分
术中护理	50分	7. 桩核粘接　根据医生要求准备吸潮纸尖、酒精棉条、螺旋输送器，调拌粘接玻璃离子水门汀，传递探针或洁治器；及时吸唾保持术野清晰 8. 牙体预备　传递给医生合适的车针，及时吸唾及三用枪吹干患牙，保持术野清晰 9. 制取工作模型　选取合适的托盘；遵医嘱按合适的比例调制相应的印模材料并放置于托盘上递予医生 10. 冠的试戴与粘接　核对姓名及终修复体，并准备咬合纸、牙线、高速牙科手机、车针、低速手机、磨头、终修复体粘接材料等，适时传递医生所需物品，及时吸除唾液及粉尘		
术后护理及健康宣教	20分	1. 患者护理　帮助患者清除口腔和面部污渍，协助患者整理容貌 2. 整理用物　污物弃入医疗垃圾桶。将器械整理分类，经酶清洗液浸泡，送消毒室清洗消毒。清洁吸唾器、痰盂，保持排水管通畅 3. 口腔综合治疗台清洁、消毒 4. 术后健康指导、口腔卫生宣教和注意事项	少或错一项扣5分	
总分				

实训E-4　全口义齿修复的护理

视频：全口义齿修复的护理

实训目标

素质目标

（1）具备较高的护理服务意识与责任心，增强患者的舒适感与安全感。

（2）具备良好的团队合作能力和与患者沟通的技巧，确保操作过程顺利进行。

知识目标

（1）掌握：全口义齿修复术前、术中、术后的护理要求及注意事项。

（2）熟悉：全口义齿修复过程中可能出现的并发症及护理预防措施。

（3）了解：全口义齿修复的基本概念与常见操作流程。

能力目标

（1）能够独立完成全口义齿修复护理工作。

（2）能够评估患者口腔健康状态及全口义齿修复效果、及时发现并处理问题。

【实训内容】

1. 全口义齿修复的基本概念及制作流程。
2. 全口义齿修复术前、术中、术后的护理要点。
3. 制作全口义齿修复患者的护理方案。
4. 全口义齿修复术前、术中、术后的护理要点情景演练。

【实训器材】

仿头模、各种全口义齿模型、全口义齿修复用品。

【实训方法】

1. 在教师的引导下回顾全口义齿修复的基本概念及制作流程。
2. 教师讲授并演示全口义齿修复的操作护理流程。
3. 3 人一组，分别扮演医生、护士和患者，进行全口义齿修复的医患沟通、全口义齿修复护理配合和健康指导，并完成护理要求与注意事项记录。
4. 集中展示各小组全口义齿修复案例的护理流程，由教师和全体学生共同点评（具体点评内容见评分细则）。

【实训步骤】

一、术前准备

1. 物品准备

（1）常规用物：一次性口腔器械盘（口镜、镊子、探针）、手套、吸引器管、防护膜、护目镜、口杯、三用枪、高速牙科手机、低速牙科手机、车针、磨头、凡士林棉签、消毒纱布、聚醚或硅橡胶或藻酸盐印膜材料、金属调拌刀、橡皮碗、量杯、量勺、技工剪、托盘（全口用）、石膏、75% 酒精棉球、干棉球或棉卷、咬合纸、抛光轮、镜子、记号笔。

（2）特殊用物：印模膏（红膏）、水浴容器、蜡片、蜡勺、酒精灯、火柴、光固化树脂材料（制作个别托盘）、光固化灯仓、硅橡胶咬合记录材料、一次性搅拌头、材料混合枪、颌平面板、垂直距离测量尺、面弓、技工钳、抛光轮、压力指示糊等。

2. 患者准备

（1）核对信息：核对患者姓名、性别、病历和牙位，进行详细的患者病史询问，评估患者的口腔健康状况。

（2）心理护理：向患者解释全口义齿修复的过程及术后护理注意事项，确保患者知情同意。以关心、理解、和蔼的态度接待每一位患者，让患者感受到医务人员的关心，减轻焦虑及恐惧的心理。

（3）口腔清洁：准备漱口水，指导患者进行口腔清洁，确保患者口腔卫生符合操作要求。

（4）椅位调整：安排患者坐在治疗椅上并帮助患者系好胸巾，协助医生调整患者椅位，使患者保持直立状态，下颌牙槽与地面平行，头部有足够支撑。调节灯光，用凡士林棉签润滑口角，防止口镜牵拉造成患者痛苦。

二、术中护理配合

1. 制取初印模

（1）准备托盘：选择与患者颌弓匹配的全口义齿托盘递给医生，如边缘延伸过度需做修改，传递技工剪或安装低速直牙科手机及相应磨头，磨钝托盘边缘（图 E-12）。

（2）调制印模材料：调制藻酸盐印模材料，将少许材料递给医生涂抹于患者牙槽倒凹区，剩余的装满成品托盘，递与医生，待印模材料凝固后从口内取出，标注患者姓名后送至模型室，灌注初印石膏模型。

2. 制作个别托盘

（1）准备：取下初印石膏模型，在模型上涂布分离剂，将石膏模型、光固化树脂材料与蜡刀递给医生制作个别托盘（图 E-13）。

（2）光固化：待医生制作好个别托盘，将其放入光固化灯仓，光照时间根据灯仓使用说明进行操作，使材料固化；光照结束，从石膏模型上取下个别托盘，将组织面朝上，再次放入光固化灯仓固化，使其充分固化。

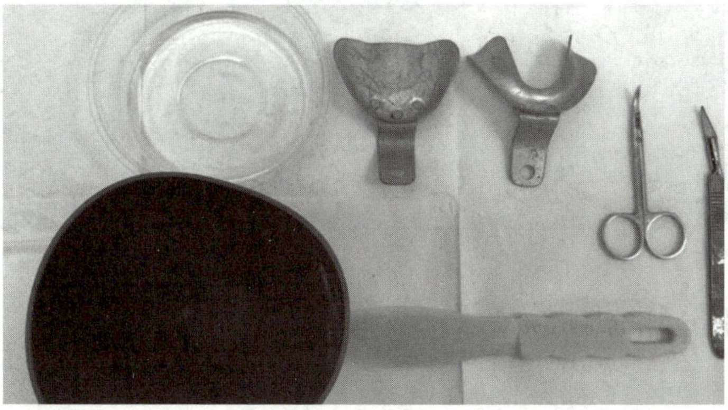

图 E-12 初印模制取用物

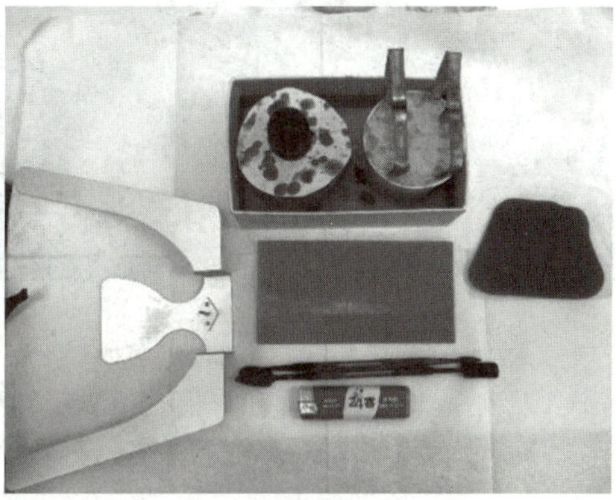

图 E-13 个别托盘制作用物

（3）打磨、抛光：安装低速直牙科手机及钨钢或树脂磨头，在医生磨改修整个别托盘边缘时用强力吸引器管吸除树脂粉尘（图 E-14）。

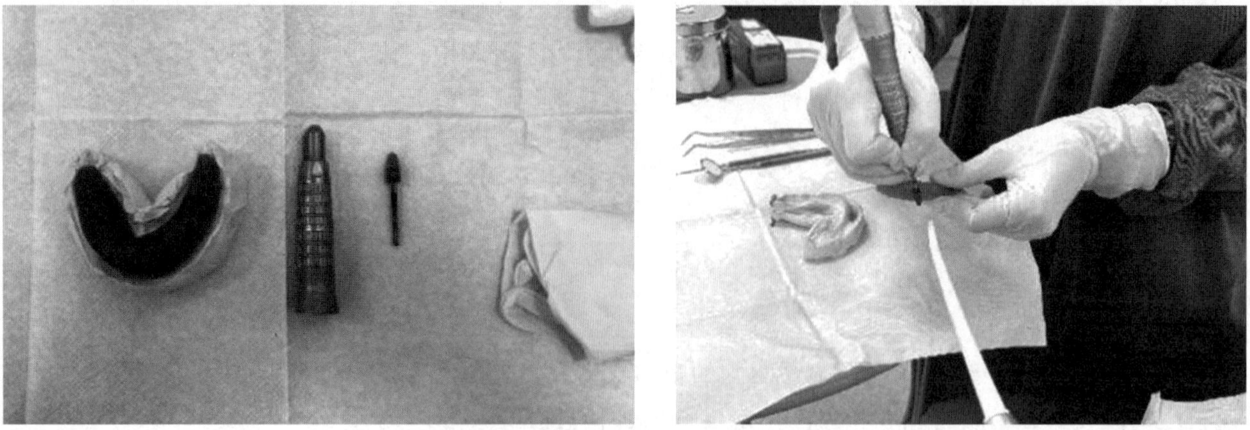

A　　B

图 E-14　个别托盘打磨、抛光

A. 打磨、抛光用物；B. 打磨、抛光。

（4）消毒备用：清水冲洗树脂个别托盘，酒精棉擦拭消毒，待用（图 E-15）。

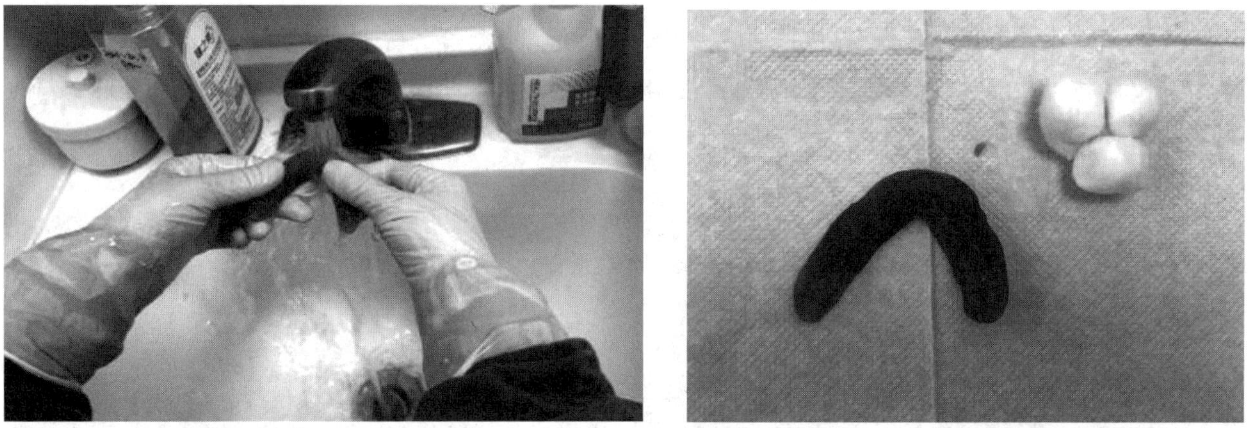

A　　B

图 E-15　个别托盘制作完成

A. 清水冲洗个别托盘；B. 酒精棉球消毒备用。

3. 制取终印模（硅橡胶法）

（1）材料准备与终印模制取：准备硅橡胶印模材料及个别托盘等。先在托盘内均匀涂抹粘接剂，然后按比例调拌硅橡胶印模材料（重体涂在托盘组织面，轻体递给医生处理倒凹区），向医生传递放置好硅橡胶的终印模托盘，待医生将托盘放入患者口腔后，护士协助用轻体材料进行边缘整塑。边缘整塑完成后，再补充轻体材料获取精细印模，待材料凝固后取出检查，确保印模完整、边缘清晰即可（图 E-16）。

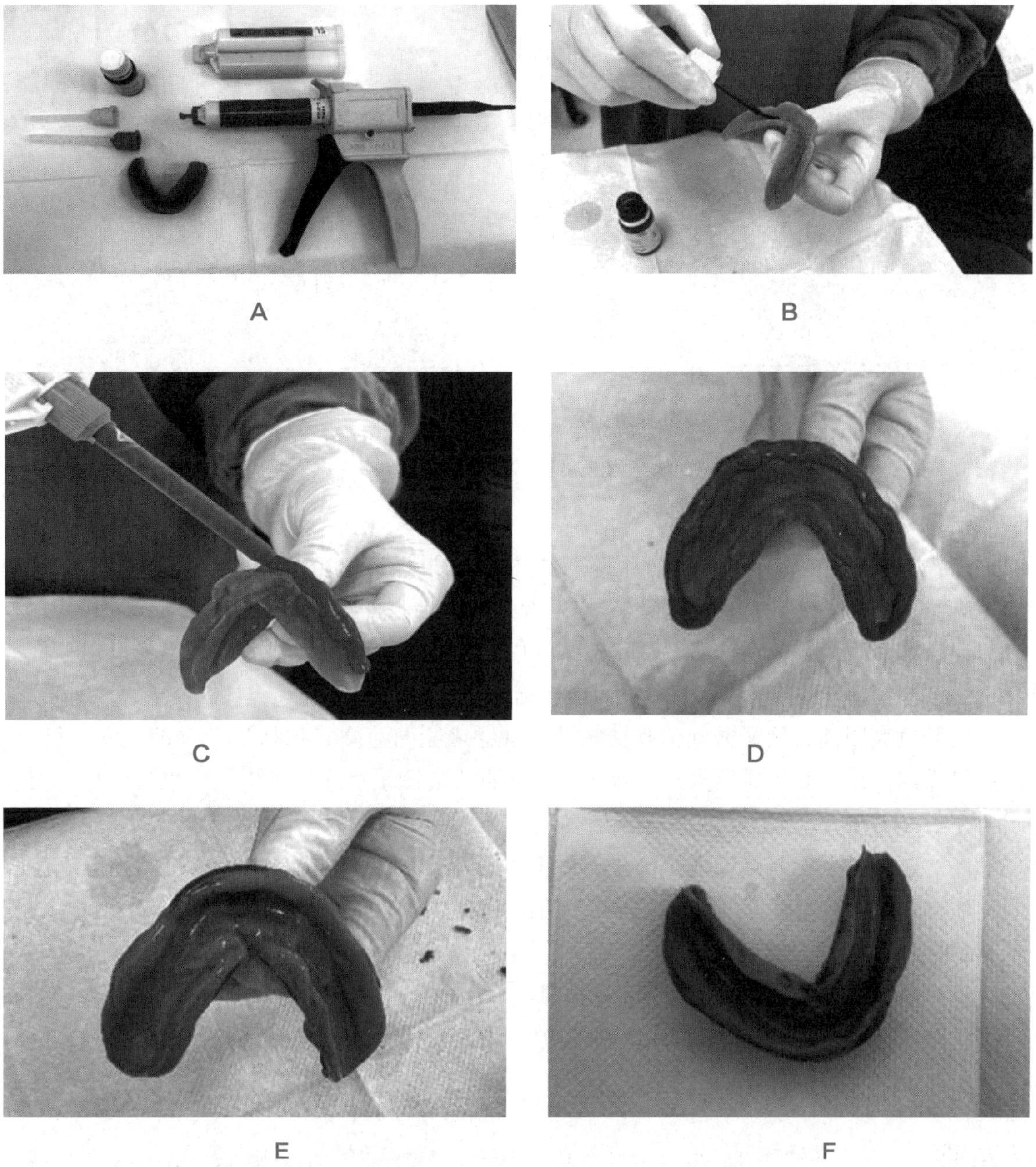

图 E-16　制取终印模

A. 准备印模材料；B. 粘接剂涂布托盘；C. 打入边缘整塑材料；D. 边缘整塑；E. 打入轻体；F. 制取好的终印模。

（2）时刻关注患者：观察患者反应，指导患者呼吸，协助患者减轻不适感。待印模从患者口中取出后，清洁患者口周及面部皮肤。

（3）终印模灌制：将取出的印模用清水冲洗干净，并用湿纸巾包裹后放入塑料袋内，注明患者信息后送模型灌注室消毒，并灌注石膏模型。

4．确定颌位关系

（1）制作暂基托：准备修整好并涂好分离剂的石膏模型，点燃酒精灯，准备蜡片，递蜡勺及雕刻刀给医生，协助医生烤软蜡片制作颌堤（图 E-17）。

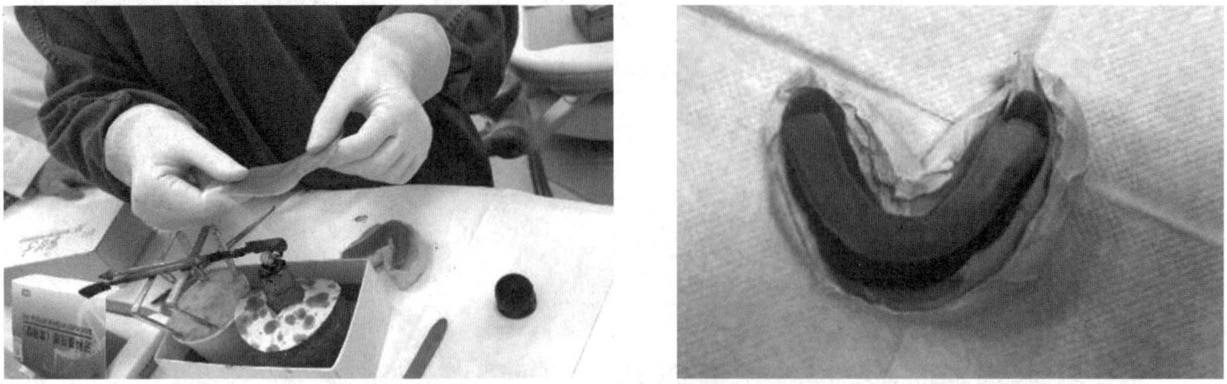

A　　B

图 E-17　制作暂基托

A. 烤软蜡片；B. 制作颌堤。

（2）患者护理：医生制作颌堤时，用凡士林棉签润滑患者口角，防止口镜牵拉造成患者痛苦。调整治疗椅，将椅背调成与水平面后倾 45°，患者张口时殆平面与水平面平行。

（3）记录殆平面：嘱患者唇部、口腔自然放松，配合医生将上颌颌堤戴入患者口内；将镜子递给患者，给患者看看唇部丰满度；将殆平面板递给医生。

（4）记录垂直距离：缓慢升起治疗椅椅背，让患者上身直立，保持头、颈部直立，目光平视；将下颌颌堤递给医生，并传递笔供医生做标记；将直距离测量尺递给医生，嘱患者放松，上、下唇轻轻闭合（图 E-18）。

（5）确定正中关系：将蜡刀递给医生，做上颌颌堤“V”字形沟切迹；点燃酒精灯，待医生将下颌颌堤加热软化后戴入患者口内，传递蜡勺给医生，做颌堤唇面标志线。

5. 试戴全口义齿排牙蜡型

（1）核对信息：核对患者姓名及修复体信息。

（2）试戴排牙蜡型：将消好毒的全口义齿蜡型递给医生；准备好酒精灯、蜡勺、蜡片供医生调整蜡型（图 E-19）。

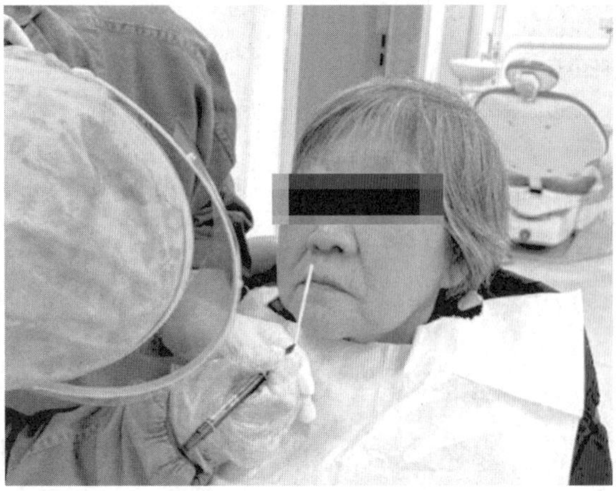

图 E-18　记录垂直距离

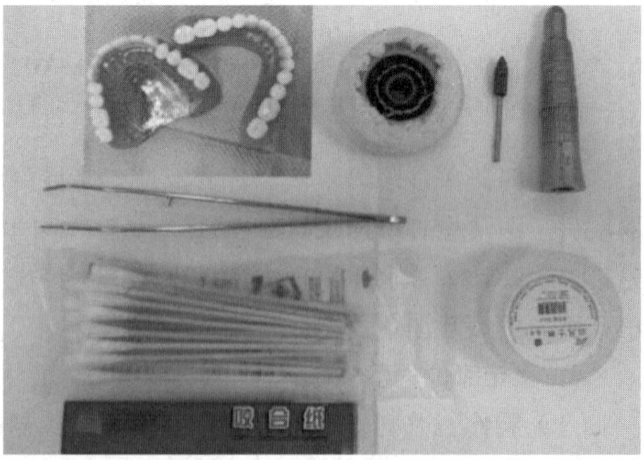

图 E-19　试戴排牙蜡型用物

（3）患者确认：医生调整合适后，将镜子递给患者，看预期效果。整理用物，协助预约患者戴义齿时间。

6. 戴终修复体

（1）核对信息：核对患者姓名及修复体信息。

（2）基托调改：用棉签取适量的压力指示糊递给医生（图 E-20）。医生用低速牙科手机调磨基托时，及时调整灯光，并用吸引器管吸除调磨后的粉末（图 E-21）。

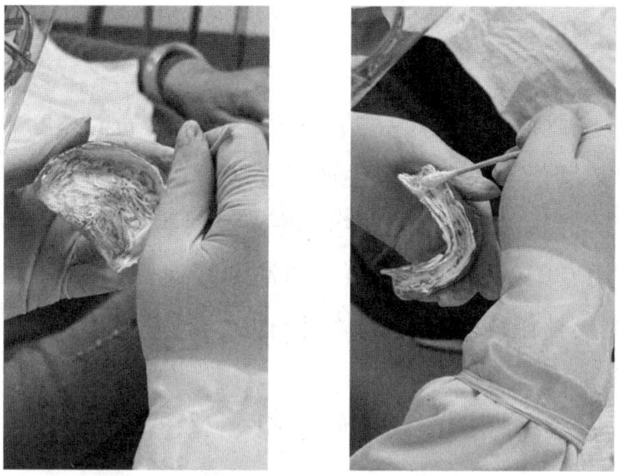

A　　　　B

图 E-20　涂压力指示糊

A. 上颌；B. 下颌。

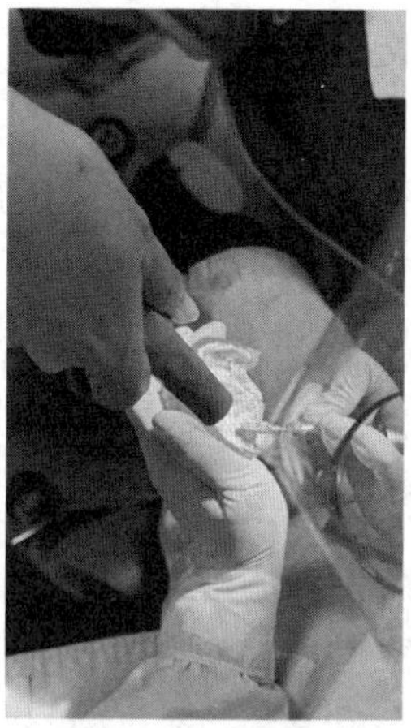

图 E-21　调磨压力点

（3）咬合检查与调整：传递咬合纸，辅助医生检查义齿咬合情况（图 E-22），传递合适磨头，及时调整灯光并用吸引器管吸除调磨后的粉末；时刻关注患者口内情况，及时吸唾。

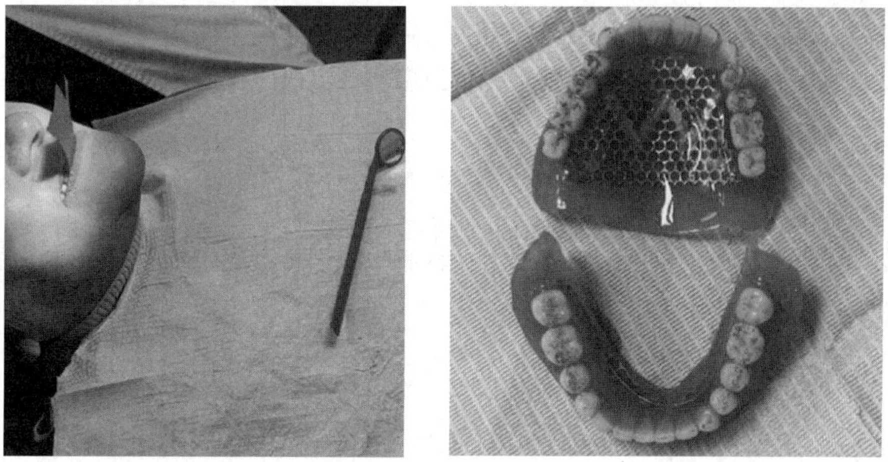

A　　　　B

图 E-22　咬合检查与调整

A. 咬合纸口内检查；B. 检查咬合。

（4）抛光：安装抛光布轮，协助医生抛光并用吸引器管吸除抛光产生的粉末；抛光结束后用酒精棉球擦拭修复体，递给医生，整理用物。

7. 教患者摘戴义齿 让患者手持镜子，教会患者正确的摘戴义齿的方法。

三、术后护理

1. 告知患者初戴义齿时口内暂时会有异物感，以及恶心、发音不清、口水多、义齿摘戴不便等情况。告知患者经耐心练习，1～2周后会有改善。

2. 告知患者初戴义齿时，一般不宜咬切食物。先吃软的小块食物，以便逐渐适应。

3. 初戴义齿时，患者常常不容易咬到正确的位置关系，指导患者先做吞咽动作，然后再用后牙咬合。

4. 初戴义齿后如出现黏膜压痛、溃疡、咬腮、吃饭易脱位等情况，嘱患者暂时停戴义齿并及时复诊，不可自行磨改。就诊前2～3小时将义齿戴入，以便医生通过黏膜上的压痕协助诊断。

5. 注意保持义齿的干净卫生。饭后和睡觉前取下义齿刷干净，嘱患者不可用酒精擦拭或浸泡义齿，不能用热水烫，要泡在清水中，也可以用专门的义齿清洁剂来清洁和浸泡义齿。

6. 告知患者夜间最好不戴义齿，让口腔支持组织有一定的休息时间。

7. 告知患者摘戴义齿时应避免义齿掉在地上摔坏。

8. 告知患者如果义齿发生损坏或折断，要将折断的部分一同带到医院及时修理。

9. 告知患者建议每半年或一年复查一次。

【注意事项】

1. 制取印模时，嘱患者嘴部放松，做闭口、吸吮、抬舌等主动塑形动作，以便取出清晰、准确的印模。

2. 术中根据医生要求及时提供所需材料和工具，确保操作的高效与准确。

3. 术后患者需遵循护理建议，保持口腔卫生，定期复查修复状况。

4. 关注患者心理护理，缓解其焦虑情绪，增强患者对治疗过程的理解与配合。

【实习报告与评定】

1. 评定学生实习报告中记录的针对全口义齿修复案例的护理要求与注意事项（评分占比：核心信息70%，讲解、沟通技巧30%）。

2. 评定学生全口义齿修复护理操作的完成情况。

【思考题】

1. 如何协助医生确保印模的准确性和修复体的适配性？

2. 如何通过术后护理指导帮助患者正确佩戴和清洁义齿，避免常见的并发症（如口腔溃疡、牙龈炎等）？

【评分细则】

全口义齿修复护理操作评分细则

项目	分值	护理要求	评分标准	得分
心理护理	5分	1. 使用通俗易懂的语言讲解全口义齿修复的操作过程 2. 消除患者的顾虑，取得患者的信任 3. 告知患者在治疗中应配合医生的操作，如有不适可以举左手示意	少或错一项扣2分	
物品及器械准备	10分	一次性口腔器械盘（口镜、镊子、探针）、手套、吸引器管、防护膜、护目镜、口杯、三用枪、高速牙科手机、低速牙科手机、车针、磨头、凡士林棉签、聚醚或硅橡胶或藻酸盐印膜材料、金属调拌刀、橡皮碗、量杯、量勺、托盘（金属或塑料）、石膏、75%酒精棉球、干棉球或棉卷、咬合纸、抛光轮、镜子、印模膏（红膏）、水浴容器、蜡片、蜡勺、酒精灯、火柴、光固化树脂材料（制作个别托盘）、光固化灯仓、硅橡胶咬合记录材料、一次性搅拌头、材料混合枪、颌平面板、垂直距离测量尺、面弓、技工钳、抛光轮、压力指示糊	必备物品缺一个扣1分	
术前护理	15分	1. 诊室准备　整洁、明亮、舒适、安全，口腔综合治疗台功能正常 2. 个人防护　洗手（按七步洗手法），戴口罩 3. 患者准备　询问病史及过敏史，为患者系好胸巾、戴护目镜，递漱口水给患者漱口 4. 调节椅位和灯光　调整合适的椅位，将光源移至治疗牙位相应的位置 5. 嘱患者签署《治疗知情同意书》	少或错一项扣3分	
术中护理	50分	1. 口腔检查　左手持探针一侧末端，右手持口镜非工作末端，同时传递于医生进行口腔检查 2. 制取初印模　选取合适的托盘；准备技工剪、低速牙科手机及磨头供医生调磨托盘边缘；调制藻酸盐印模材料，将少许材料递给医生涂抹于患者牙槽倒凹区，剩余的装满成品托盘，递予医生；标注患者姓名，灌注初印石膏模型 3. 制作个别托盘　在石膏模型上涂分离剂；准备光固化树脂与蜡刀；将个别托盘放至光固化仓内固化；配合打磨抛光；消毒备用 4. 制取终印模　调制硅橡胶印模材，均匀涂布在个别托盘组织面及黏膜转折处，留取少许印模材料递予医生涂抹牙槽嵴倒凹区，向医生传递终印模托盘；注明患者信息并灌注模型 5. 制作暂基托　准备修整好并涂好分离剂的石膏模型，点燃酒精灯，准备蜡片，递蜡勺及雕刻刀给医生，协助医生烤软蜡片、制作暂基托及颌堤 6. 确定殆平面及垂直距离、正中关系位　准备酒精灯、蜡勺、雕刻刀及殆平面板、垂直距离测量尺、面弓、记号笔，遵医嘱适时传递并配合调整椅位 7. 试戴全口排牙蜡型　将消好毒的全口义齿蜡型递给医生；准备好酒精灯、蜡勺、蜡片供医生调整蜡型；准备好镜子供患者查看效果 8. 戴终修复体　核对姓名及终修复体，并准备咬合纸、低速牙科手机、磨头等，适时传递医生所需物品，及时吸除唾液及粉尘 9. 基托抛光　准备抛光轮，协助医生进行抛光；抛光结束后用酒精为修复体消毒后再戴入患者口内 10. 教会患者摘戴义齿　教会患者正确的摘戴义齿的方法	少或错一项扣5分	
术后护理及健康宣教	20分	1. 患者护理　帮助患者清除口腔和面部污渍，协助患者整理容貌 2. 整理用物　污物弃入医疗垃圾桶。将器械整理分类，经酶清洗液浸泡，送消毒室清洗消毒。清洁吸唾器、痰盂，保持排水管通畅 3. 口腔综合治疗台清洁、消毒 4. 术后健康指导和注意事项	少或错一项扣5分	
总分				

（高秋爽）

实训 F　口腔颌面外科的护理

实训 F-1　口腔局部麻醉护理技术

实训目标

素质目标

（1）具有尊重患者、保护患者隐私、患者利益至上的服务精神。

（2）具有感染防控意识。

（3）具有对就诊的患者的安全负责的责任心。

知识目标

（1）掌握：口腔常用麻醉药物的特点及使用方法。

（2）熟悉：口腔局部麻醉的基本原理和操作护理流程。

（3）了解：口腔局部麻醉分类及适应证。

能力目标

（1）能够配合医生完成口腔局部麻醉。

（2）能够根据患者病情进行医患沟通，协助患者理解并签署知情同意书。

（3）能够对患者进行术前、术中和术后的心理护理和健康指导。

【实训内容】

1．口腔局部麻醉的操作护理流程。

2．口腔局部麻醉术后注意事项。

3．准备一次口腔局部麻醉注意事项科普演讲（5～8 分钟）。

【实训器材】

头颅标本、一次性注射器、碘伏、一次性口腔器械盘、麻醉拔牙实习模型。

【实训方法】

1. 由教师讲授并演示学习局部麻醉的基本原理和操作护理流程。

2. 3 人一组，分别扮演医生、护士和患者，进行医患沟通、护理配合、术后护理。

3. 在仿头模上进行麻醉模拟练习操作护理流程，并且进行集中展示，由教师和全体学生共同点评。

【实训步骤】

一、术前准备

1. 物品准备

（1）常规用物：口腔检查器械、无菌医用手套、口腔黏膜消毒剂（如 0.5% 碘伏）、棉签。

（2）麻醉用物：碘伏、1% ～ 2% 普鲁卡因或 1% ～ 2% 利多卡因、金属注射器。

（3）其他用物：牙龈分离器、拔牙钳、口腔外科专用刮匙、棉球等。

2. 患者准备

（1）询问患者既往有无麻醉不良反应，以及有无高血压、心脏病、肝、肾疾病及血液病等情况，从而确定有无麻醉和拔牙的禁忌证，并协助患者签署知情同意书。

（2）调节头位，椅位，灯光，麻醉上颌牙时，上颌平面与地平面成 45°，麻醉下颌牙时，患者大张口，下颌平面与地平面平行。椅位高度调节至医生的肘关节水平。

（3）请患者漱口、铺小方巾。

二、术中护理配合

1. 协助打开并调节灯光。

2. 再次核对需麻醉的牙位。

3. 核对麻醉药物，确定麻醉方法，检查注射针头质量及麻醉药物是否含有杂质，或变色。

4. 传递棉签消毒注射区域，保持术野清晰，调整光源。用干纱布揩干注射部位，然后用 1% 的碘酊消毒进针部位。

5. 抽吸麻醉药物时应注意无菌操作，协助医生排出注射器内的气泡并固定注射针头。

6. 正确注射麻醉药物（图 F-1），进针后在回抽无血的情况下边注射边观察患者面色，注射速度应缓慢，不宜太快。

7. 注射完毕，关掉灯光，并立即询问患者是否有不适。等待麻醉显效，并应随时观察患者有无晕厥等麻醉并发症。如出现晕厥，应立即放平椅位，松解患者衣领，进行抢救。麻醉显效检查：刺激患者的牙龈无疼痛感或下唇、舌体有麻木感。

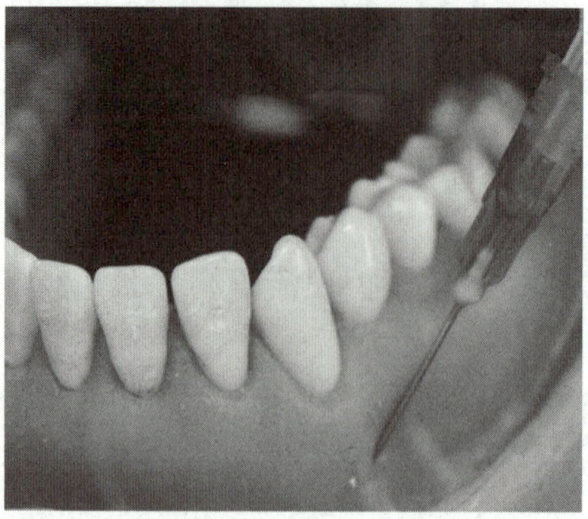

图 F-1　注射麻醉药物

三、术后护理

1. 患者护理　清除面部污垢，递纸巾、镜子，让患者整理容貌。

2. 物品整理

（1）将器械归类放置。

（2）回收可高温灭菌器械。

（3）清洗吸唾导管及痰盂，保持其通畅、清洁。

（4）用消毒剂进行治疗椅表面消毒。

（5）弃去一次性物品，如胸巾、吸唾器、漱口杯、口腔器械盘、牙椅套及避污薄膜，按要求进行分类处理。

3. 心理护理　进行口腔保健知识的指导，保持患者的口腔清洁卫生。根据不同的患者存在的心理问题做针对性的指导，消除紧张情绪，使其认识到局麻在治疗中的重要作用。

【注意事项】

1．严格按照操作规程进行麻醉，确保患者安全。

2．与患者沟通时注意语言技巧，多渠道获取相关知识。

3．观察患者麻醉效果，及时调整麻醉剂量。

4．术后密切观察患者生命体征，预防并发症。

【实习报告与评定】

评定学生口腔局部麻醉操作护理的完成情况。

【思考题】

1．上、下颌神经及其重要分支阻滞麻醉注射方法有哪些？

2．神经阻滞麻醉的并发症有哪些？如何应对处理？

【评分细则】

口腔局部麻醉护理操作评分细则

项目	分值	护理要求	评分标准	得分
心理护理	5分	1. 使用通俗易懂的语言讲解口腔局部麻醉的操作过程 2. 消除患者的顾虑，取得患者的信任 3. 告知患者在治疗中应配合医生的操作，如有不适可以举左手示意	少或错一项扣2分	
物品及器械准备	10分	头颅标本、一次性注射器、碘伏、一次性口腔器械盘、麻醉拔牙实习模型。口腔检查器械、无菌医用手套、口腔黏膜消毒剂（如0.5%碘伏）、棉签、碘伏、1%～2%普鲁卡因或1%～2%利多卡因麻醉药、如牙龈分离器、拔牙钳、口腔外科专用刮匙、棉球等。	必备物品缺一个扣1分	
术前护理	15分	1. 诊室准备　整洁、明亮、舒适、安全，口腔综合治疗台功能正常 2. 个人防护　洗手、戴口罩 3. 患者准备　询问病史及过敏史，为患者系好胸巾、戴护目镜，递漱口水给患者漱口。 4. 调节椅位和灯光　调整合适的椅位，将光源移至治疗牙位相应的位置 5. 嘱患者签署《治疗知情同意书》	少或错一项扣3分	
术中护理	50分	1. 打开并调整灯光 2. 请患者张口，再次核对需麻醉的牙位 3. 核对麻醉药物，确定麻醉方法，检查注射针头质量及麻醉药物是否含有杂质或变色 4. 用干纱布揩干注射部位，然后用1%的碘酊消毒进针部位。传递棉签消毒注射区域，协助医生维护好操作视野，调整光源 5. 抽吸麻醉药物时应注意无菌操作，协助医生排出注射器内的气泡并固定注射针头 6. 按正确的麻醉方法注射麻醉药物，进针后在回抽无血的情况下边注射边观察患者面色，注射速度应缓慢，不宜太快 7. 注射完毕，请护士关掉灯光，并立即询问患者是否有不适，等待麻醉显效 8. 注意观察患者有无晕厥等麻醉并发症，如出现晕厥反应立即放平椅位，松解衣领，并做其他的抢救措施	少或错一项扣5分	
术后护理及健康指导	20分	1. 患者护理　帮助患者清除面部污渍或血迹，协助患者整理容貌 2. 整理用物　污物弃入医疗垃圾桶。将器械整理分类，经酶清洗液浸泡，送消毒室清洗消毒。清洁吸唾器、痰盂，保持排水管通畅 3. 口腔综合治疗台清洁、消毒 4. 术后健康指导和注意事项	少或错一项扣5分	
总分				

视频：
牙拔除术

实训 F-2　牙拔除术护理技术

实训目标

素质目标

（1）具有尊重患者、保护患者隐私、患者利益至上的服务精神。

（2）具有感染防控意识。

（3）具备对就诊患者安全负责的责任心。

知识目标

（1）掌握：牙拔除术的常用拔牙器械和操作护理流程。

（2）熟悉：牙拔除术的适应证、禁忌证。

（3）了解：牙拔除术的医患沟通。

能力目标

（1）能够配合医生完成牙拔除术。

（2）能够根据患者病情进行医患沟通、协助患者理解并签署知情同意书。

（3）能够对患者进行术前、术中和术后的心理护理和健康指导。

【实训内容】

1．牙拔除术的操作护理流程。

2．制作一份牙拔除术健康教育材料（折页、海报、图文、幻灯、动画、视频等形式不限），或准备一次牙拔除术科普演讲（5～8 分钟）。

【实训器材】

一次性口腔器械盘、5ml 一次性注射器、5ml 利多卡因、拔牙器械、碘伏、棉球、纱布、麻醉拔牙实习模型。

【实训方法】

1．由教师讲解拔牙器械并演示学习牙拔除术的操作护理流程。

2．3 人一组，分别扮演医生、护士和患者，进行医患沟通、护理配合、术后回访和健康指导。

3．在实习模型上进行模拟练习，并由教师和全体学生共同点评。

【实训步骤】

一、认识拔牙器械

1．拔牙钳　是拔牙手术中使用频率最高也是最基本的器械。拔牙钳由钳柄、关节及钳喙组成。钳柄是医生用手握持施力的部位，钳喙是夹持牙齿的部分，为了紧密贴合牙冠或者牙根，钳喙的工作面被设计成不同的形状和大小。

（1）上颌磨牙钳：用于拔除上颌磨牙，左右牙钳形状不同（图 F-2）。

（2）上颌前牙钳：用于拔除上颌的中切牙、侧切牙和尖牙（图 F-3）。

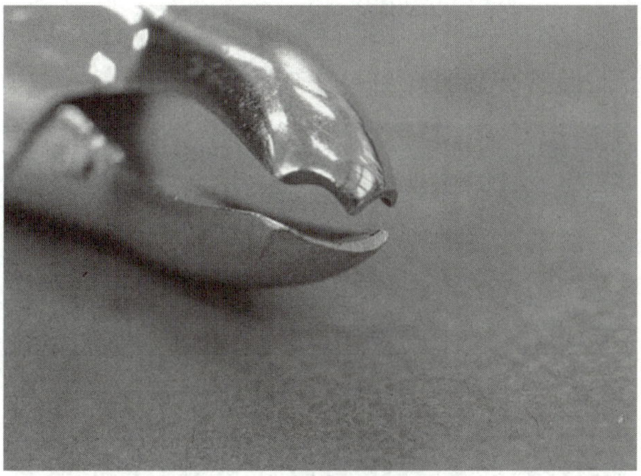

图 F-2　上颌磨牙钳

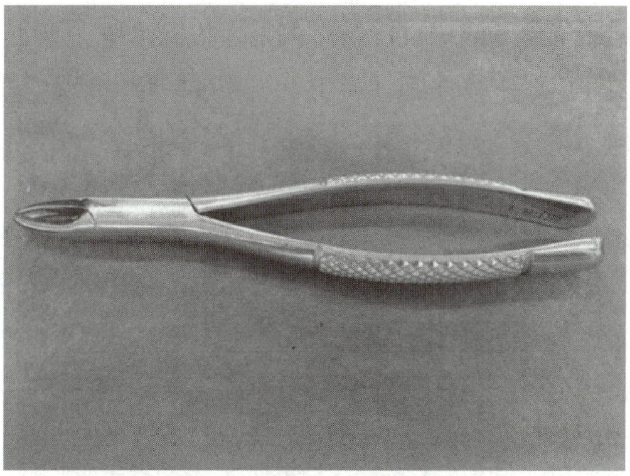

图 F-3　上颌前牙钳

（3）上颌前磨牙钳：用于拔除上颌的前磨牙（图 F-4）。

（4）下颌磨牙钳：用于拔除下颌磨牙（图 F-5）。

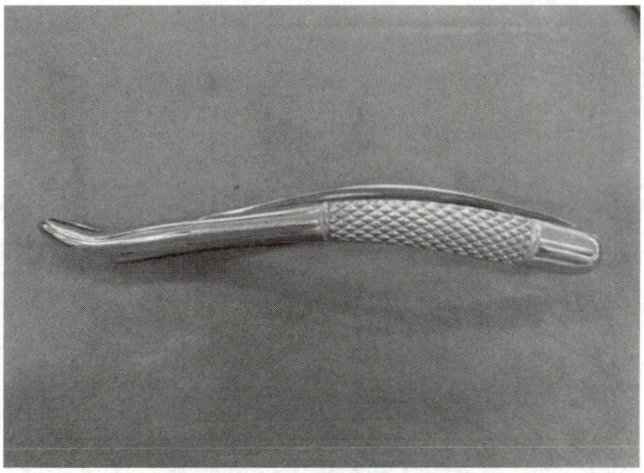

图 F-4　上颌前磨牙钳

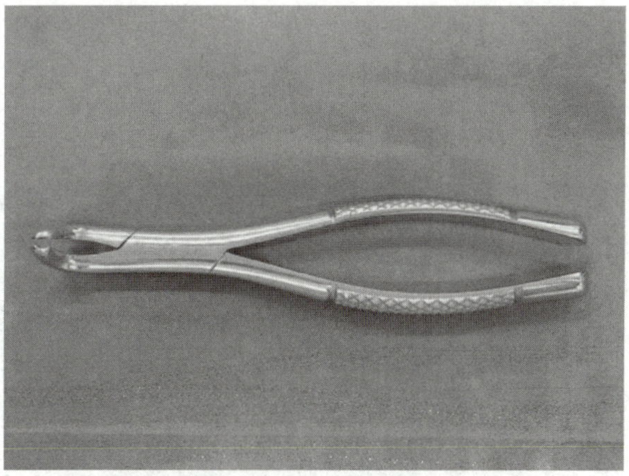

图 F-5　下颌磨牙钳

（5）下颌前牙钳：用于下颌中切牙至侧切牙的拔除（图 F-6）。

（6）下颌前磨牙钳：除用于下颌前磨牙的拔除外，在特定情况下还可用于下颌前牙或残根的拔除（图 F-7）。

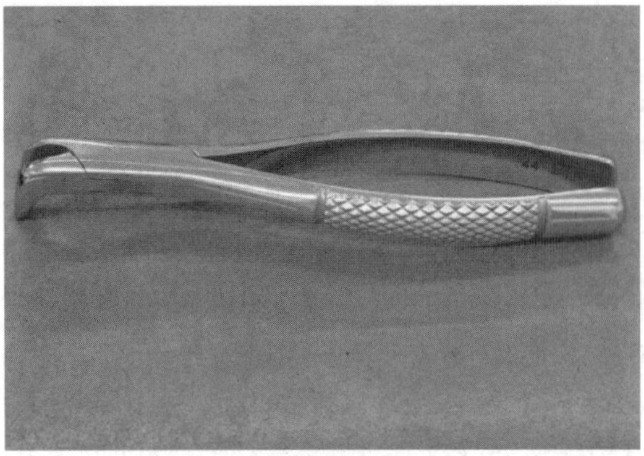

图 F-6　下颌前牙钳

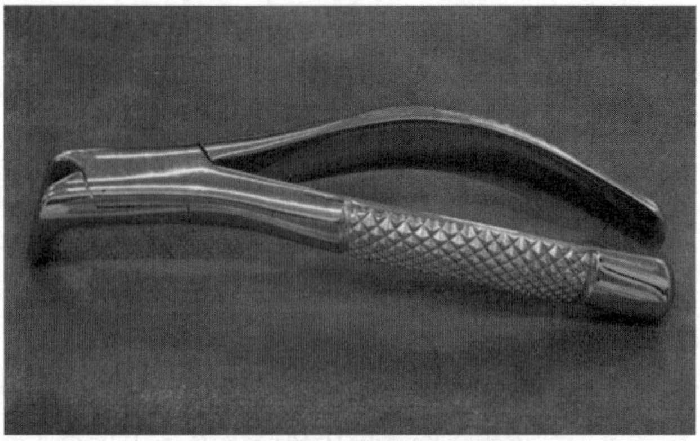

图 F-7　下颌前磨牙钳

2. 牙挺　与拔牙钳都是牙拔除术中主要使用的器械，牙挺由挺喙、挺柄和挺杆构成，分为直挺（图 F-8）、丁字挺（图 F-9）、弯挺和三角挺。牙挺主要起断裂牙周膜、挺松牙根的作用。

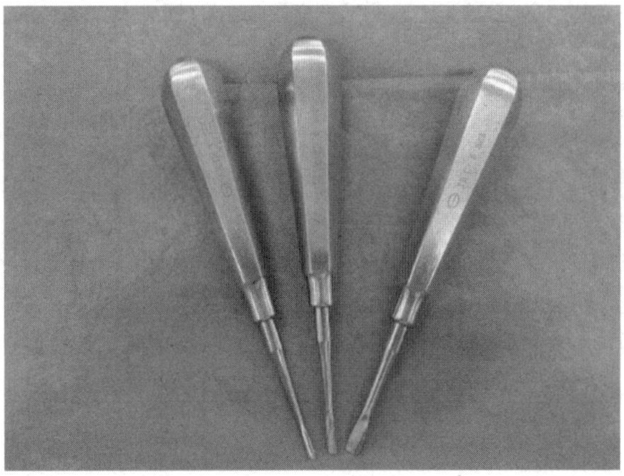

图 F-8　直挺

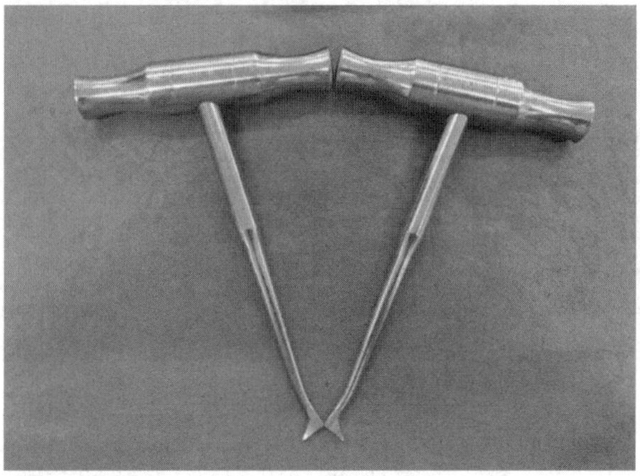

图 F-9　丁字挺

3. 刀柄和刀片

（1）刀柄：见图 F-10。

（2）刀片：用来切割软组织，口腔外科常用的刀片有 11# 尖刀片、15# 刺枪式圆刀片和 12# 镰形刀片（图 F-11）。

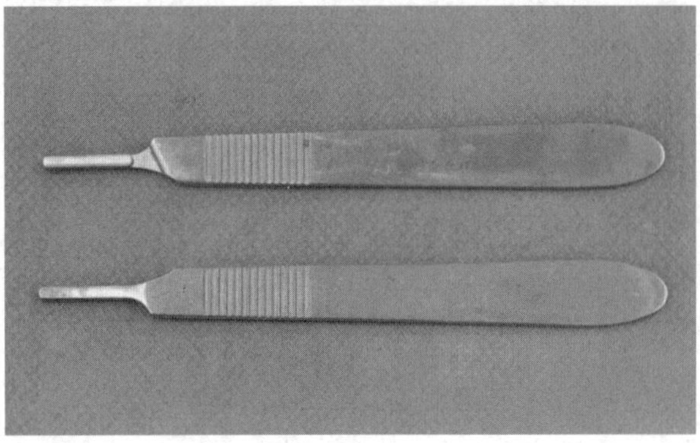

图 F-10　刀柄

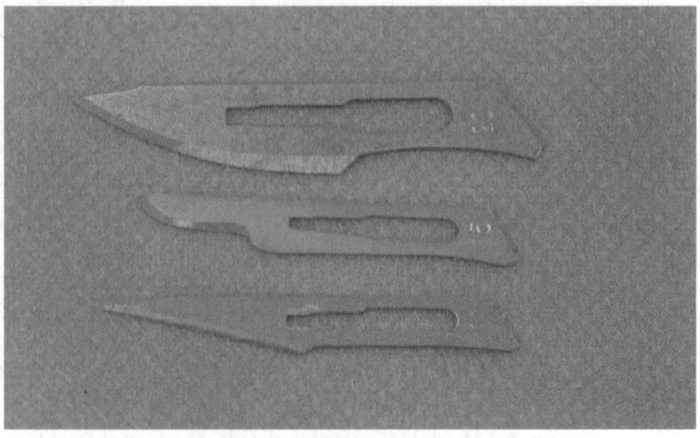

图 F-11　刀片

4. 骨膜剥离器 口腔外科常用的骨膜剥离器分为大骨膜剥离器和小骨膜剥离器两种，用于骨膜的剥离，大骨膜剥离器还可起到牵拉口角的作用（图 F-12）。

5. 拉钩 在口腔外科中，主要用于固定和牵拉牙齿，以便医生进行拔牙、种植牙或其他相关操作（图 F-13）。

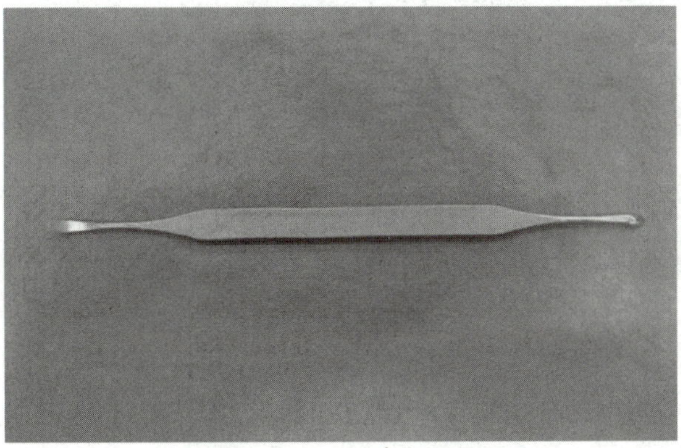

图 F-12 骨膜剥离器

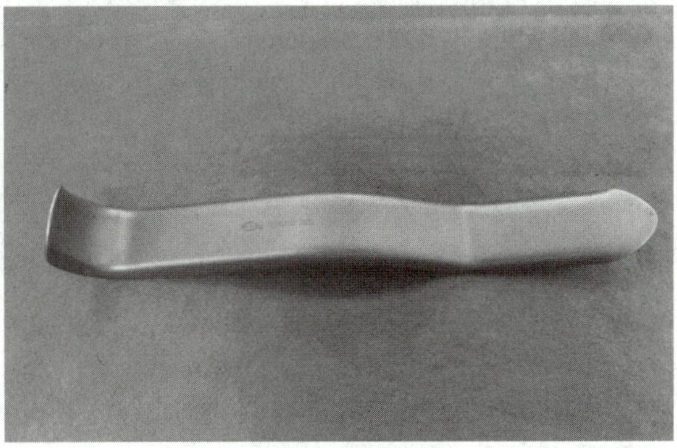

图 F-13 拉钩

6. 牙龈分离器 用于拔牙前分离牙龈，以免牙龈在拔牙时发生损伤（图 F-14）。

7. 刮匙 用于探查牙槽窝，除去牙槽窝中的碎片、残渣、牙石、肉芽肿或囊肿等（图 F-15）。

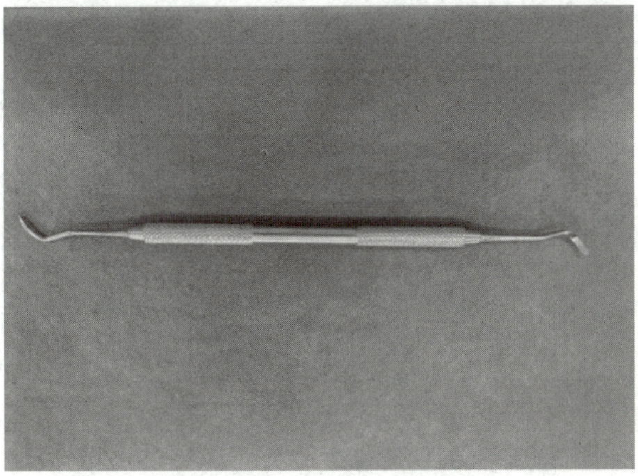

图 F-14 牙龈分离器

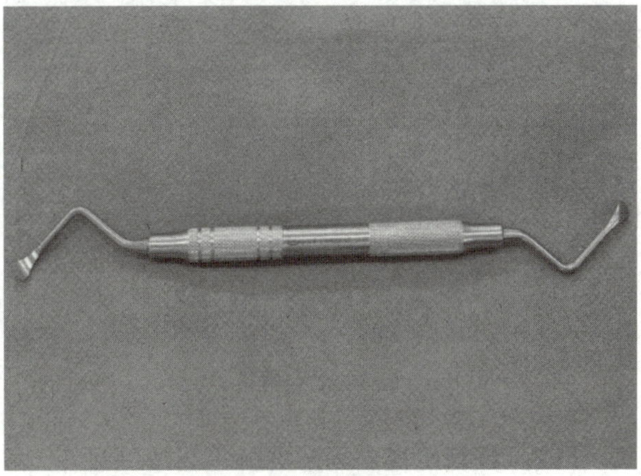

图 F-15 刮匙

8. 吸唾器 在口腔操作过程中用于吸除唾液、血液及渗出物等，使术野更清楚，防止患者误吸和呛咳（图 F-16）。

9. 缝合、止血器械 持针器、缝针、缝线、线剪在外科手术中用于结扎止血、缝合止血及组织缝合（图 F-17）。

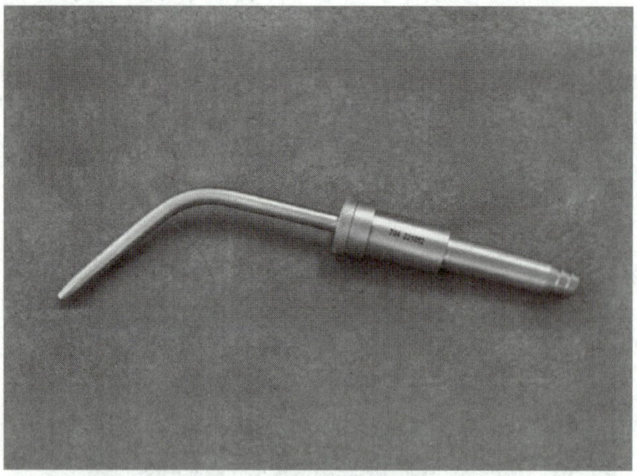

图 F-16　吸唾器

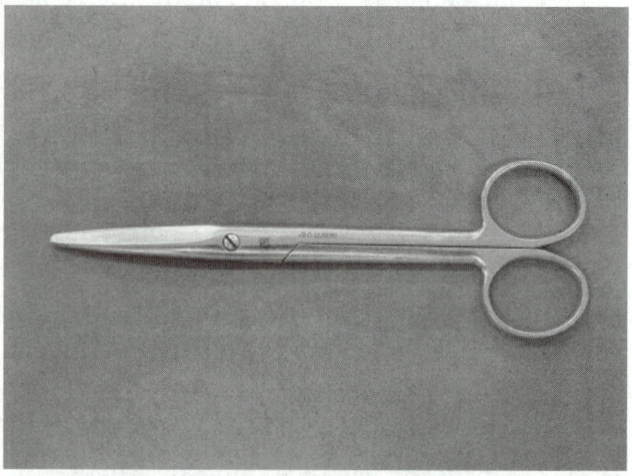

图 F-17　线剪

10. 骨锉　用于手术时锉削和修正骨组织，锉平骨断端，使之变钝，避免刺破组织导致出血（图 F-18）。

11. 牙骨凿　用于口腔手术时切割或凿开骨质等组织（图 F-19）。

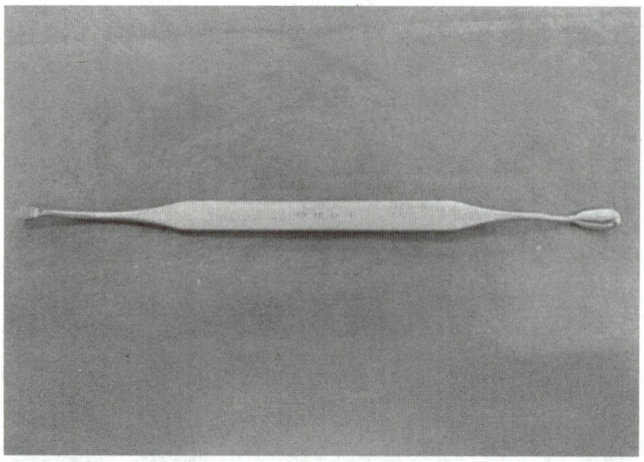

图 F-18　骨锉

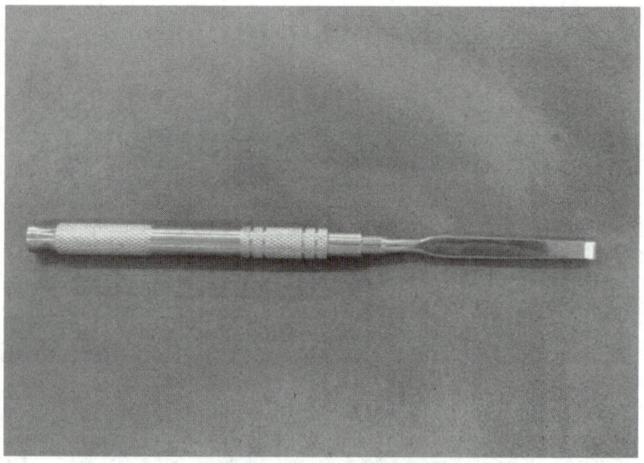

图 F-19　牙骨凿

12. 计算机控制局部麻醉　通过一种电动的且带有预设程序的局麻输注设备（图 F-20）完成麻醉，主要特点是可以精确控制麻醉药物注射速率。主要的操作步骤如下。

（1）消毒卡局芯式麻醉剂。

（2）卡局芯式麻醉剂就位。

（3）注射手柄插入针头帽插屉内。

（4）药筒盒插入插槽内。

（5）麻醉系统准备完毕。

（6）传递注射手柄。

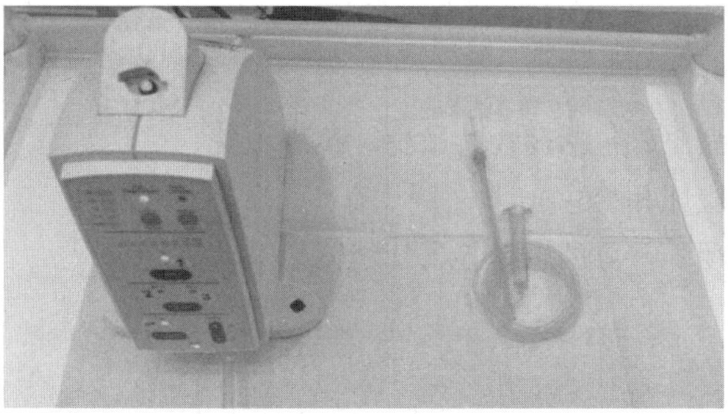

A

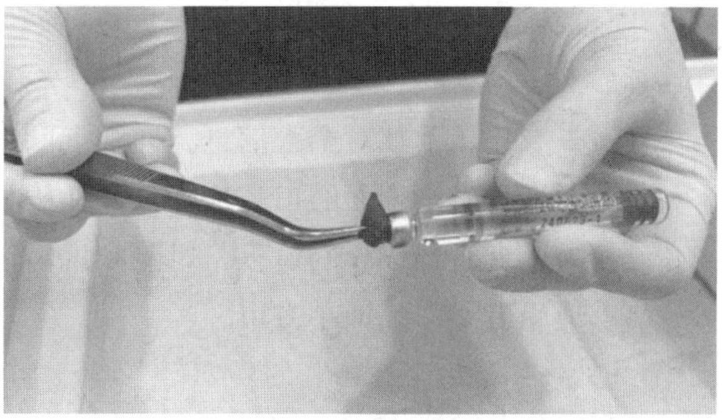

B

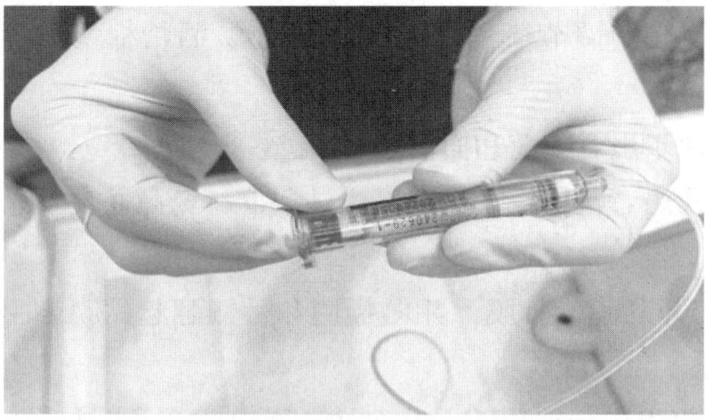

C

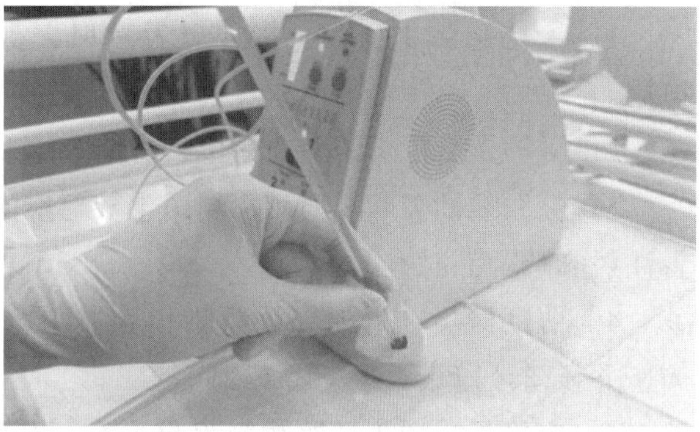

D

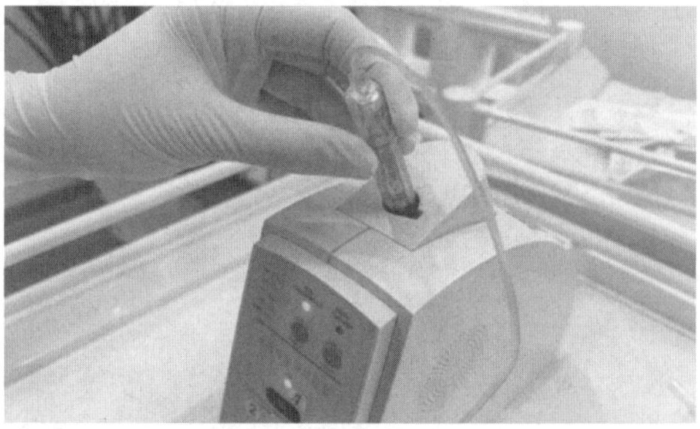

E

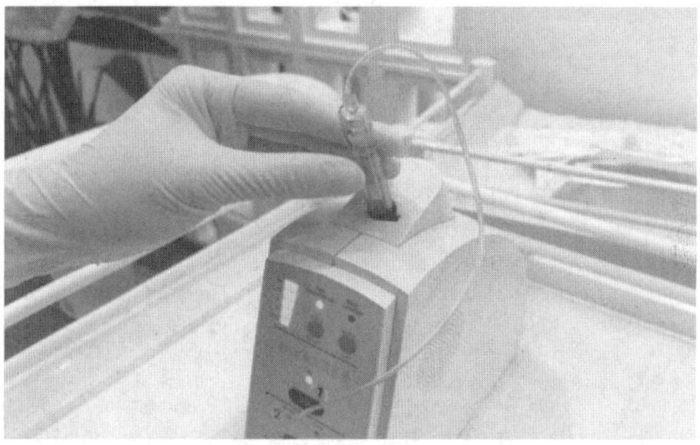

F

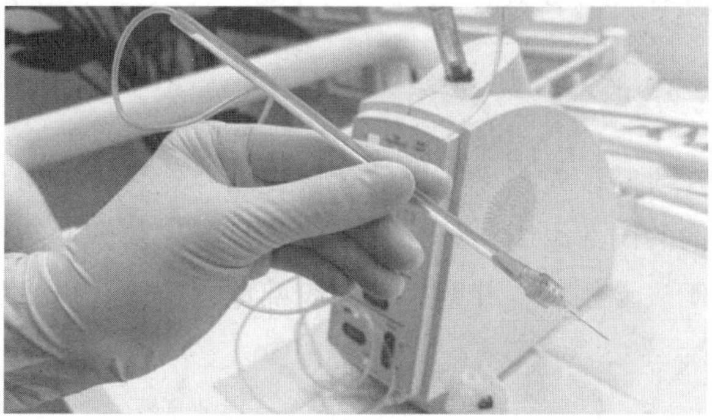

G

图 F-20　计算机控制局部麻醉

A. 带有预设程序的局麻输注设备；B. 消毒卡局芯式麻醉剂；C. 卡局芯式麻醉剂就位；D. 注射手柄插入针头帽插屉内；E. 药筒盒插入插槽内；F. 麻醉系统准备完毕；G. 传递注射手柄。

二、术前准备

1. 查看病历及核对个人信息，详细询问患者的病史，包括药物过敏史、拔牙史等。

2. 对患者进行全面的口腔检查，评估拔牙的适应证和禁忌证。

3. 向患者解释拔牙的过程、风险和术后注意事项，并协助患者签署知情同意书。

4. 请患者漱口，铺小方巾。

三、术中护理配合

1. 接待患者上椅位，指导患者漱口，戴上护目镜，调节椅位及光源，用75%酒精棉签消毒口周。

2. 医护人员位于四手操作位，将治疗巾和洞巾铺于患者胸前和面部。

3. 遵医嘱抽吸麻醉药品，与医生核对麻醉药品及患者过敏史，配合医生注射麻醉药品并观察患者注射麻醉药品时有无不适。

4. 协助医生在近中邻牙颊侧和远中作切口，切开黏膜、骨膜，并向颊侧和舌侧翻起黏膜骨膜瓣，并显露牙冠最大径（图 F-21）。

5. 应用骨凿置于牙冠颊侧（或舌侧）发育沟，将阻生牙劈成两半或多块（图 F-22），以消除邻牙和牙槽骨的阻力。

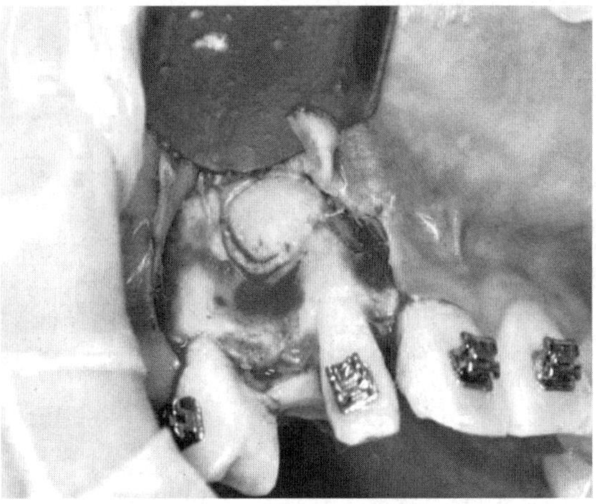

图 F-21　作切口显露牙冠最大径

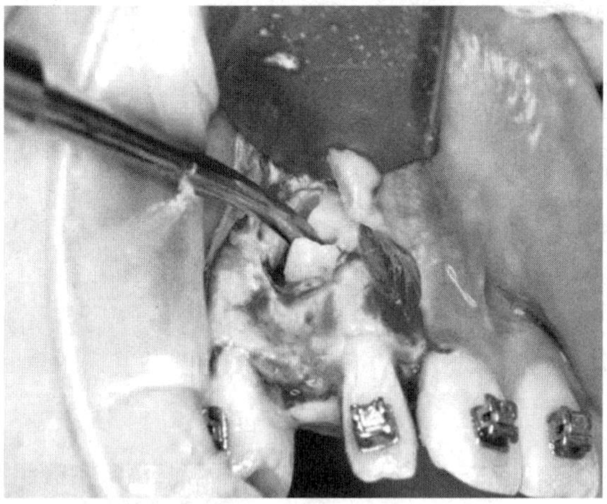

图 F-22　将阻生牙劈成两半或多块

6. 将牙挺挺喙插入劈开线间，先将无阻挡的牙块挺出，然后再分块拔除（图 F-23）。

7. 用刮匙刮净拔牙创内的肉芽组织、碎牙片、碎骨片，让新鲜血块充填。

8. 传递棉球给医生放于拔牙创口，并嘱患者紧咬棉球以压迫止血（图 F-24）。

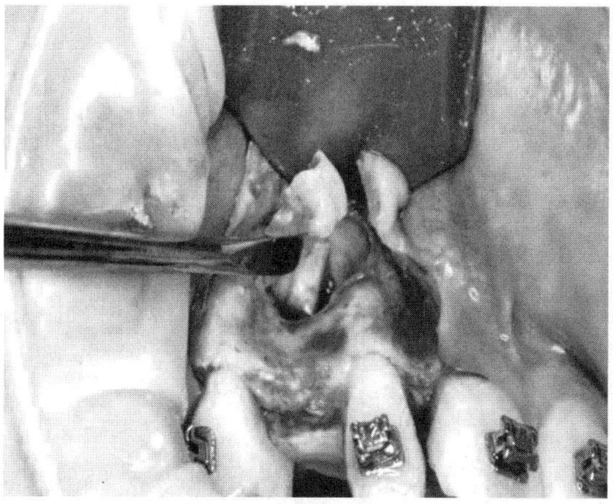
图 F-23　将无阻挡的牙块挺出

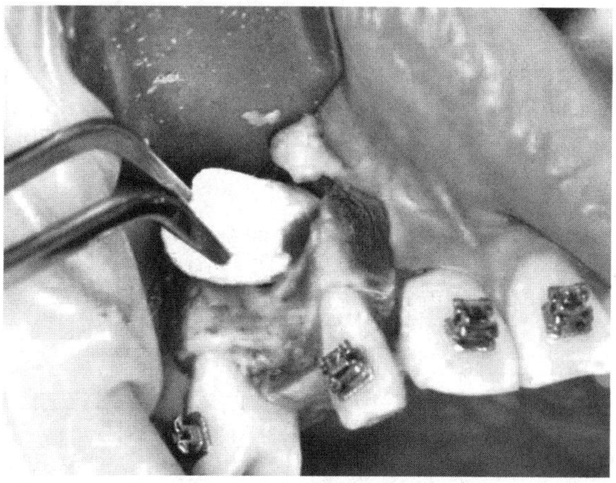
图 F-24　压迫止血

9．将缝针、缝线、剪刀及针持放在弯盘中传递给医生行拔牙创口缝合（图 F-25）。

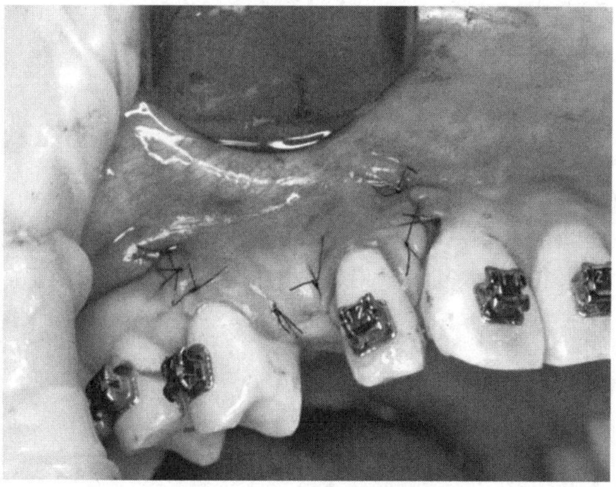
图 F-25　拔牙创口缝合

四、术后护理

1．清洁患者口周，撤除用物，询问有无不适。

2．协助患者从操作位变成坐位，稍作休息，观察无不适后协助患者下椅位到休息区，预约复诊时间。

3．治疗后的用物按规范分类处置。

（1）缝合针头、注射针头及手术刀片置于锐器盒内。

（2）牙挺、牙钳、骨膜剥离器及手术刀柄等复用器械置于多酶液内保湿。

（3）涡轮机机头用后由消毒供应中心养护与消毒。

（4）棉球、一次性用品等医疗废物置于黄色垃圾袋内。

（5）拔除的牙放入装病理性废物的特殊垃圾袋内。

4．牙椅进行诊间消毒处置。

【健康指导】

1. 告知病人术后应咬紧压迫在伤口上的纱卷 30 分钟，以达到加压止血的目的。

2. 告知病人术后 1 ～ 2 天内伤口有少量渗血，无须特殊处理。若出现明显出血应及时到医院复诊。

3. 告知病人术后不要反复吸吮伤口，以免增加口内负压，引起出血。

4. 告知病人术后当日应进食温凉软食或流质饮食，不宜进食过热、过硬的食物，防止出血烫伤。

5. 告知病人注意休息，勿参加激烈运动，尽量少说话。

6. 告知病人面部肿胀，可用冷毛巾或包有冰块的干毛巾间断冷敷，间隔 15 分钟冷敷 15 分钟。

7. 告知病人按医嘱服用镇痛药缓解疼痛。若出现局部肿胀、疼痛难忍等不适，及时来院复诊。

8. 告知病人术后遵医嘱服用抗生素，并注意服药后有无不良反应。

9. 告知病人进食后应及时漱口，保持口腔清洁，每日使用含漱液 3 ～ 4 次，预防感染。

10. 缝合伤口者嘱 5 ～ 7 天拆线。

【注意事项】

1. 严格按照操作规程行牙拔除术，确保患者安全。

2. 与患者沟通时注意语言技巧，多渠道获取相关知识。

3. 拔牙操作过程中要认真仔细观察患者的反应，发现患者有异常反应，及时汇报医生，配合医生做好应急处置，确保手术安全。

【实习报告与评定】

1. 评定学生牙拔除术的护理操作是否规范、熟练，并指出存在的问题和改进的方向。

2. 评定学生在与患者沟通、解释拔牙过程和术后注意事项等方面的表现，并鼓励其提高沟通能力。

【思考题】

1. 某老年患者要求拔牙，自诉有“心脏病”，应怎样处理？

2. 某青年女性，下颌前倾低位阻生牙，行切开劈冠拔除术后 2 小时，仍有较多血液流出，可能有哪些原因？应做怎样处理？

【评分细则】

牙拔除术护理操作评分细则

项目	分值	护理要求	评分标准	得分
心理护理	5分	1. 使用通俗易懂的语言讲解牙拔除术的操作过程 2. 消除患者的顾虑，取得患者的信任 3. 告知患者在治疗中应配合医生的操作，如有不适可以举左手示意	少或错一项扣2分	
物品及器械准备	10分	1. 常规用物　一次性口腔器械盘、口杯、无菌手套 2. 拔牙包内用物　弯盘、避污套、洞巾、治疗巾、纱球、牙钳、牙挺、刮匙。若需翻瓣应准备11#尖刀片及刀柄、大骨膜剥离器、小骨膜剥离器、剪刀、持针器、缝针线。若需去骨、分牙应准备高速涡轮机和吸唾器 3. 其他用物　氯己定漱口液、75%酒精、麻醉药品、注射器、安尔碘、棉签、纱球	必备物品缺一个扣1分	
术前护理	15分	1. 诊室准备　整洁、明亮、舒适、安全，口腔综合治疗台功能正常 2. 个人防护　洗手、戴口罩 3. 患者准备　询问病史及过敏史，为患者系好胸巾、戴护目镜，递漱口水给患者漱口 4. 调节椅位和灯光　调整合适的椅位，将光源移至治疗牙位相应的位置 5. 嘱患者签署《治疗知情同意书》	少或错一项扣3分	
术中护理	50分	1. 医护人员位于四手操作位 2. 将治疗巾和洞巾铺于患者胸前和面部 3. 持探针、口镜传递给医生检查麻醉效果 4. 传递牙龈分离器给医生分离紧密附着的牙龈 5. 传递牙挺给医生将患牙挺松 6. 传递适宜的牙钳，核对牙位，正确安放 7. 用牙钳夹紧牙齿，用摇动、扭转和牵引的方法拔除患牙 8. 若需翻瓣可将置于弯盘中的手术刀，骨膜剥离器依次传递给医生行牙龈翻瓣术以暴露术野 9. 若需去骨、分牙可配合医生用高速涡轮机进行去骨、分牙 10. 传递刮匙给医生搔刮牙槽窝及碎片或肉芽组织 11. 将缝针线、剪刀及针持放在弯盘中传递给医生行拔牙创口缝合 12. 传递纱球给医生放于拔牙创口并嘱患者紧咬以压迫止血	少或错一项扣5分	
术后护理及健康宣教	20分	1. 清洁患者口周，撤除用物，询问有无不适 2. 协助患者下椅位到休息区，预约复诊时间 3. 治疗后的用物按规范分类处置 4. 牙椅进行诊间消毒处置 5. 术后健康指导和注意事项	少或错一项扣5分	
总分				

实训 F-3　阻生牙拔除术护理技术

实训目标

素质目标

（1）具有尊重患者、保护患者隐私、患者利益至上的服务精神。
（2）具有感染防控意识。
（3）具有对就诊的患者的安全负责的责任心。

知识目标

（1）掌握：阻生牙拔除的手术技巧与操作护理流程。
（2）熟悉：阻生牙拔除术的适应证与禁忌证。
（3）了解：手术前的评估与准备。

能力目标

（1）能够配合医生完成阻生牙拔除术。
（2）能够根据患者病情进行医患沟通、协助患者理解并签署知情同意书。
（3）能够对患者进行术前、术中和术后的心理护理和健康指导。

【实训内容】

1．阻生牙拔除术的操作护理流程。
2．阻生牙拔除术的知情同意书。
3．准备一次阻生牙危害健康的科普演讲（5～8分钟）。

【实训器材】

一次性口腔器械盘、牙挺、牙镊、牙钳、牙针、卡托式剪线器、麻醉注射器、口腔镜、缝针、缝线、吸引器、碘伏、模拟牙齿模型、口腔仿头模。

【实训方法】

1．由教师讲授并演示学习阻生牙拔除术的操作护理流程。
2．3人一组，分别扮演医生、护士和患者，进行医患沟通、护理配合、术后回访和健康指导。

3. 在实习模型上进行模拟练习，并由教师和全体学生共同点评。

【实训步骤】

一、术前准备

参见实训 F-3 牙拔除护理技术。

二、术中护理配合

1. 接待患者上椅位，协助患者采取正确的仰卧位，头部稍后仰，确保呼吸道通畅。指导患者漱口，戴上护目镜，调节椅位及光源，用 75% 酒精棉签消毒口周。

2. 医护人员位于四手操作位，将治疗巾和洞巾铺于患者胸前和面部。

3. 遵医嘱抽吸麻醉药品，与医生核对麻醉药品及患者过敏史，配合医生注射麻醉药品并观察患者注射麻醉药品时有无不适（图 F-26）。

4. 协助医生在近中邻牙颊侧和远中作切口，切开黏膜、骨膜，并向颊侧和舌侧翻起黏膜骨膜瓣，并显露牙冠最大径（图 F-27）。

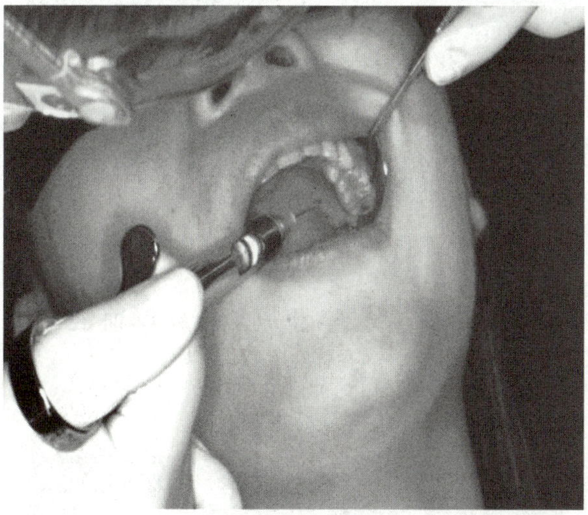

图 F-26　麻醉

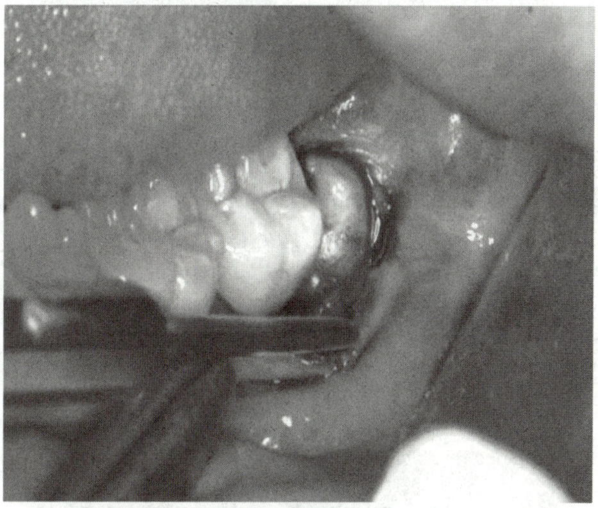

图 F-27　作切口显露牙冠最大径

5. 应用骨凿置于牙冠颊侧（或舌侧）发育沟，将阻生牙劈成两半或多块，以消除邻牙和牙槽骨的阻力（图 F-28）。

6. 安放牙挺，将牙挺挺喙插入劈开线间，先将无阻挡的牙块挺出（图 F-29）。

7. 继续分牙，拔除剩余部分患牙（图 F-30、图 F-31）。

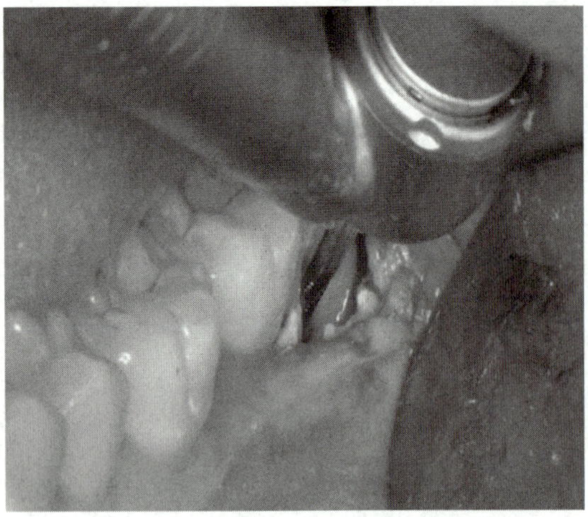

图 F-28　将阻生牙劈成两半或多块

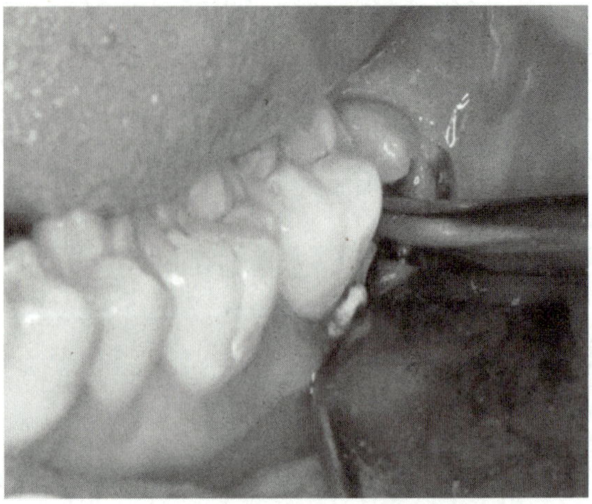

图 F-29　将无阻挡的牙块挺出

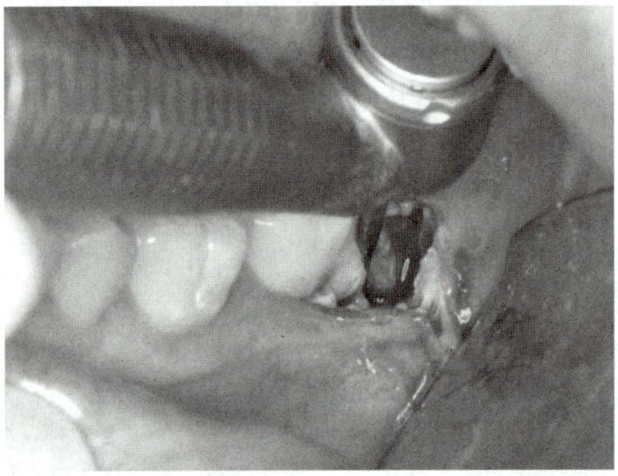

图 F-30　继续分牙

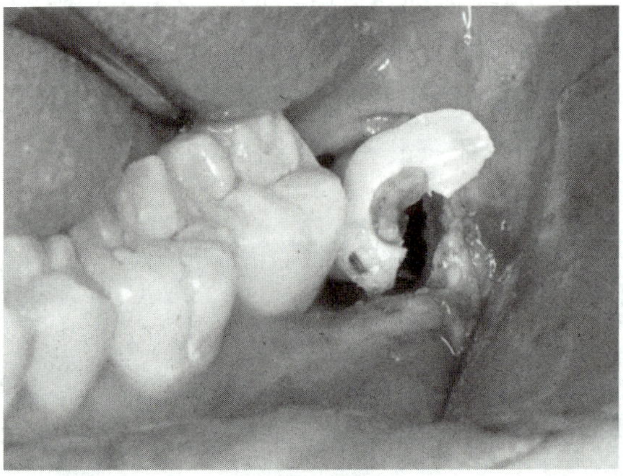

图 F-31　剩余牙块拔除

8. 处理拔牙窝，用刮匙刮净拔牙创口内的肉芽组织、碎牙片、碎骨片，让新鲜血液充填（图 F-32、图 F-33）。

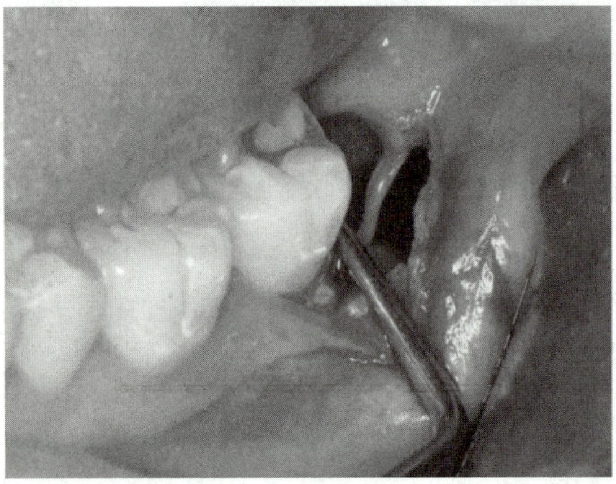

图 F-32　处理拔牙窝

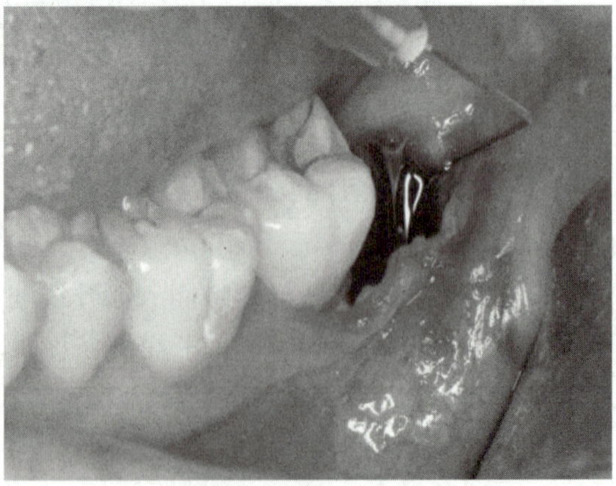

图 F-33　新鲜血液充填

9．传递碘伏明胶海绵，医生放于拔牙创口并嘱患者紧咬以压迫止血（图 F-34）。

10．检查拔出牙根是否完整（图 F-35）。

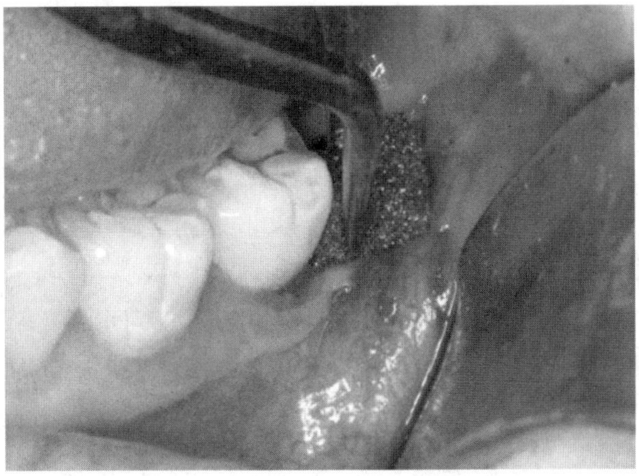

图 F-34　压迫止血

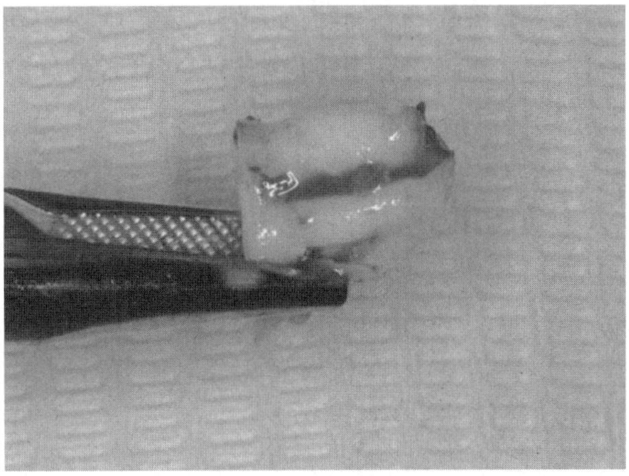

图 F-35　检查牙根

11．将缝针、缝线、剪刀及针持放在弯盘中传递给医生行拔牙创口缝合（图 F-36）。

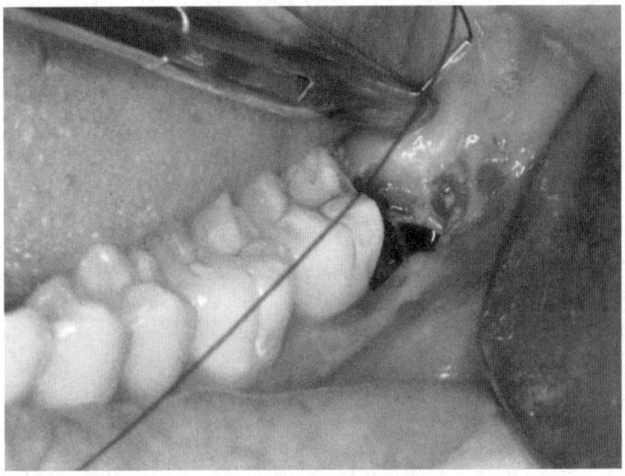

图 F-36　拔牙创口缝合

三、术后护理

1．清洁患者口周，撤除用物，询问有无不适。

2．协助患者从操作位变成坐位，休息 3 ～ 5 分钟，观察无不适后协助患者下椅位到休息区，预约复诊时间。

3．嘱患者手术后 2 小时内应避免进食，以免食物残渣进入手术部位引起感染。

4．嘱患者手术后 24 小时内应避免刷牙和漱口，以免刺激手术部位，引发出血或疼痛。

5．嘱患者手术后应定期回诊复查，以便医生了解手术部位的恢复情况，及时处理可能出现的问题。

【注意事项】

1．在手术过程中，应确保患者的安全，避免意外伤害。

2．无菌操作是防止感染的重要措施，护理人员应严格遵守。

3．在手术过程中，应密切观察患者的反应，如有异常应及时报告医生。

4．在手术过程中，应尽量保护周围组织，减少损伤和术后并发症。

【实习报告与评定】

1．评定学生阻生牙拔除术的护理操作是否规范、熟练，并指出存在的问题和改进的方向。

2．评定学生在与患者沟通、解释拔牙过程和术后注意事项等方面的表现，并鼓励其提高沟通能力。

【思考题】

1．阻生牙拔除术通常选择哪种麻醉方式？为什么？

2．术后疼痛如何缓解？有哪些常用的药物和方法？

【评分细则】

阻生牙拔除术护理操作评分细则

项目	分值	护理要求	评分标准	得分
心理护理	5 分	1. 使用通俗易懂的语言讲解阻生牙拔除术的操作过程 2. 消除患者的顾虑，取得患者的信任 3. 告知患者在治疗中应配合医生的操作，如有不适可以举左手示意	少或错一项扣 2 分	
物品及器械准备	10 分	1. 常规用物　一次性口腔器械盘、口杯、无菌手套 2. 器械　牙挺、牙镊、牙钳、牙针、卡托式剪线器、口腔镜、缝针、缝线、吸引器 3. 其他用物　氯己定漱口液、75% 酒精、麻醉药品、注射器、安尔碘、棉签、纱球	必备物品缺一个扣 1 分	
术前护理	15 分	1. 诊室准备　整洁、明亮、舒适、安全，口腔综合治疗台功能正常 2. 个人防护　洗手、戴口罩 3. 患者准备　询问病史及过敏史，为患者系好胸巾、戴护目镜，递漱口水给患者漱口 4. 调节椅位和灯光　调整合适的椅位，将光源移至治疗牙位相应的位置 5. 嘱患者签署《治疗知情同意书》	少或错一项扣 3 分	
术中护理	50 分	1. 接待患者上椅位，协助患者采取正确的仰卧位，头部稍后仰，确保呼吸道通畅指导患者漱口，戴上护目镜，调节椅位及光源，用 75% 酒精棉签消毒口周 2. 医护人员位于四手操作位，将治疗巾和洞巾铺于患者胸前和面部 3. 遵医嘱抽吸麻醉药品，与医生核对麻醉药品及患者过敏史，配合医生注射麻醉药品并观察患者注射麻醉药品时有无不适 4. 协助医生在近中邻牙颊侧和远中作切口，切开黏膜、骨膜，并向颊侧和舌侧翻起黏膜骨膜瓣，并显露牙冠最大径	少或错一项扣 5 分	

续　表

项目	分值	护理要求	评分标准	得分
术中护理	50分	5. 应用骨凿置于牙冠颊侧（或舌侧）发育沟，将阻生牙劈成两半或多块，以消除邻牙和牙槽骨的阻力 6. 将牙挺挺喙插入劈开线间，先将无阻挡的牙块挺出，然后再分块拔除 7. 用刮匙刮净拔牙创内的肉芽组织、碎牙片、碎骨片，让新鲜血块充填 8. 将缝针线、剪刀及针持放在弯盘中传递给医生行拔牙创口缝合 9. 传递纱球给医生放于拔牙创口并嘱患者紧咬以压迫止血		
术后护理及健康指导	20分	1. 清洁患者口周，撤除用物，询问有无不适 2. 协助患者从操作位变成坐位，休息3～5分钟，观察无不适协助患者下椅位到休息区，预约复诊时间 3. 手术后2小时内应避免进食，以免食物残渣进入手术部位引起感染 4. 手术后24小时内应避免刷牙和漱口，以免刺激手术部位，引发出血或疼痛 5. 手术后应定期回诊复查，以便医生了解手术部位的恢复情况，及时处理可能出现的问题	少或错一项扣5分	
总分				

实训F-4　牙再植术护理技术

实训目标

素质目标

（1）具有尊重患者、保护患者隐私、患者利益至上的服务精神。

（2）具有感染防控意识。

（3）具有对就诊患者安全负责的责任心。

知识目标

（1）掌握：牙再植术的操作护理流程。

（2）熟悉：牙再植术中的基本操作。

（3）了解：牙再植术发展历史。

能力目标

（1）能够配合医生完成牙再植术。

（2）能够根据患者病情进行医患沟通，协助患者理解并签署知情同意书。

（3）能够对患者进行术前、术中和术后的心理安抚和健康指导。

【实训内容】

1．牙再植术的基本原理、手术步骤及操作护理流程。

2．制作一份牙再植术健康教育材料（折页、海报、图文、幻灯、动画、视频等形式不限），或准备一次牙再植术科普演讲（5～8分钟）。

【实训器材】

拔牙器械、刮匙、生理盐水、根管充填材料、抗生素液、麻醉药物、脱敏剂、结扎丝等。确保所有器械和材料经过严格的消毒和灭菌处理。

【实训方法】

1．由教师讲授并演示学习牙再植术的操作护理流程。

2．3人一组，分别扮演医生、护士和患者，进行医患沟通、护理配合、术后回访和健康指导。

3．集中展示各小组的牙再植术操作护理流程，由教师和全体学生共同点评。

【实训步骤】

一、物品准备

牙科手术器械、牙科手机、超声骨刀、种植体、基台、愈合基台、骨粉和骨膜、消毒液和无菌敷料、麻醉药物、生理盐水、缝线、缝针及其他设备，并检查设备、器械是否处于良好状态。

二、患者准备

1．核对信息 核对患者姓名、性别、病历和牙位，进行详细的患者病史询问，评估患者的口腔健康状况。安排患者坐在治疗椅上并帮助患者系好胸巾，调整椅位等待医生指令。

2．心理护理 帮助患者了解并接受种植义齿手术的过程、效果及可能的风险，确保患者心理准备充分。嘱患者签署知情同意书。

3．健康指导 准备漱口水，指导患者进行口腔清洁，确保患者口腔卫生符合操作要求。

三、术中护理配合

1．协助打开并调整灯光。

2．再次核对缺牙部位和种植牙位（图F-37）。

3．准备麻醉药物和器械，协助医生进行局部麻醉，并在麻醉过程中密切观察患者的反应，若出现异常情况及时告知医生。

4．按照拔牙的常规操作，拔掉患者需要再植的牙齿（图 F-38、图 F-39）。在此过程中，要确保拔牙动作轻柔，以减少对周围组织的损伤。

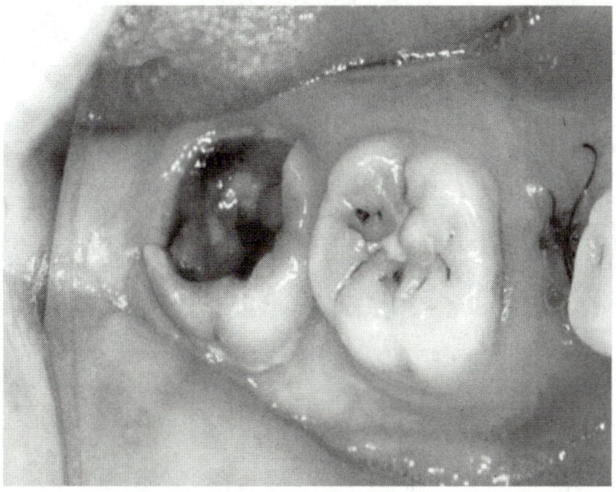

图 F-37　核对患牙部位

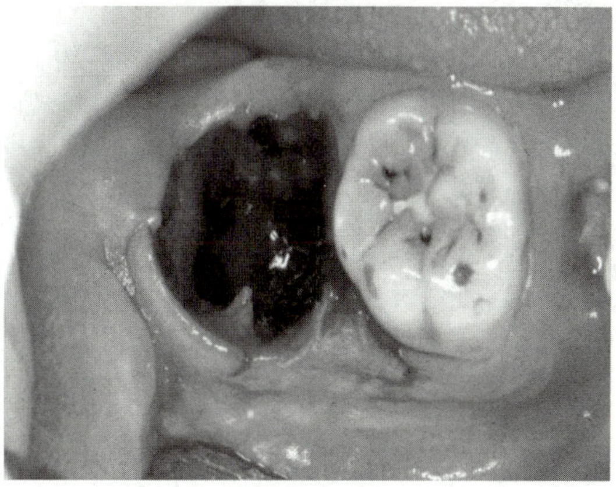

图 F-38　拔掉患牙

5．配合医生进行牙槽窝处理及离体牙再植。将牙槽窝内的病理组织彻底刮除，包括病变的牙周膜、肉芽组织等，然后用消毒纱布填塞牙槽窝，让患者咬紧纱布以止血。

6．配合医生进行离体牙的处理，将脱位牙先清除表面污垢，再用生理盐水反复冲洗干净（图 F-40），小心保护牙周膜。用生理盐水纱布包裹。必要时立即配合行一次性根管充填术。

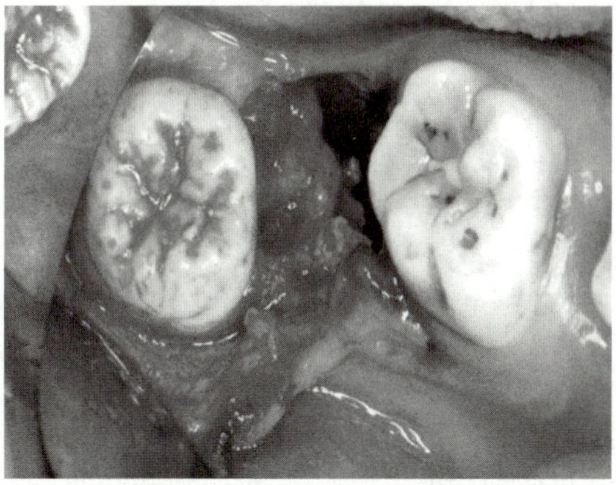

图 F-39　拔掉需要再植的牙齿

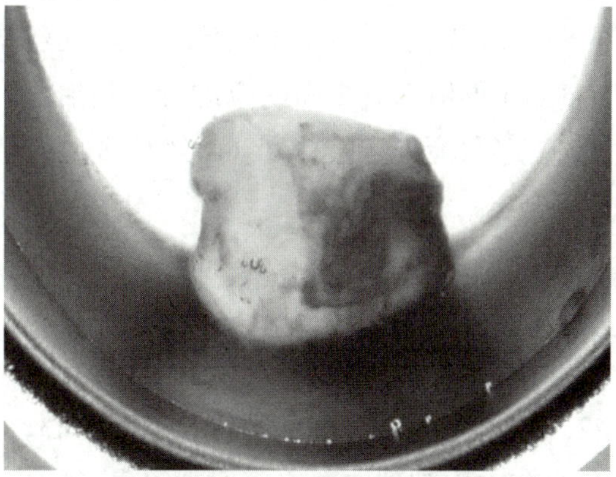

图 F-40　处理离体牙

7．在体外对牙齿进行根管治疗，用根管充填材料将根管封闭，以消除根管内的炎症和感染。

8．将牙齿根尖的病理组织去除干净，尽可能保留健康的牙周组织。

9．将做了根管治疗的牙齿放在抗生素液内浸泡数分钟，以预防感染。有条件的话，还可以将牙齿放在－40℃的水箱内进行脱敏处理，以提高牙齿的再植成功率。

10．将预处理好的牙齿按照拔出的方向放回牙槽窝里，确保牙齿放在正常的咬合位置上（图 F-41）。

11．使用结扎丝、牙弓夹板或其他固定装置对牙齿进行固定，以确保牙齿在愈合过程中保持稳定。固定时间通常为 4 周左右，但具体时间需根据患者的具体情况而定（图 F-42）。

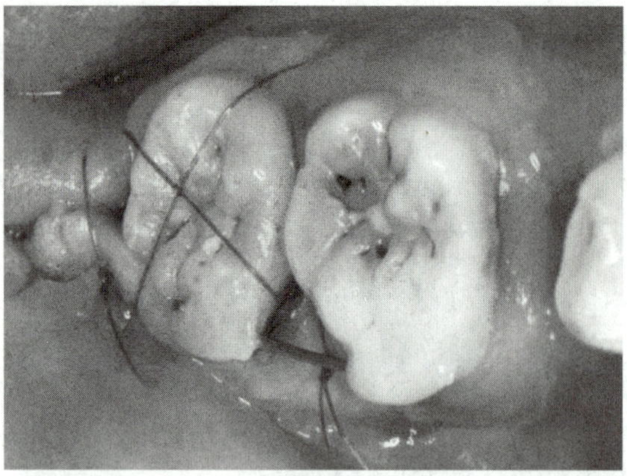

图 F-41　将预处理好的牙齿放回牙槽窝

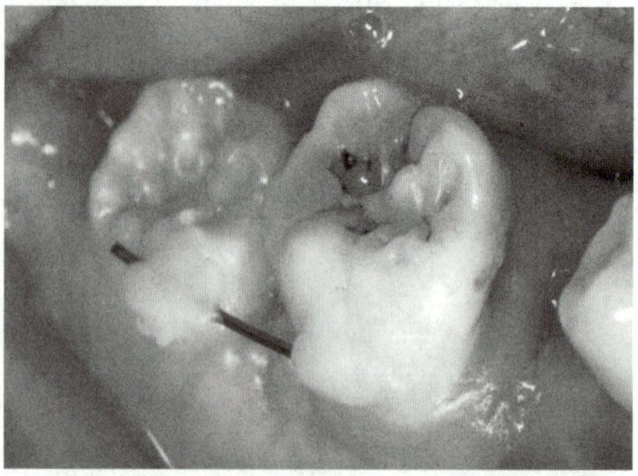

图 F-42　对牙齿进行固定

四、术后护理

清除面部污垢，递纸巾、镜子，让患者整理容貌，并对患者进行健康指导，具体如下。

（1）根据再植牙感染的情况，应用抗生素约一周。

（2）术后应进食流质饮食 1 周左右，逐渐过渡到半流质饮食、普食，且注意进食后漱口保持口腔清洁。

（3）4 周内勿在手术侧咀嚼。

（4）1 周后拆除缝线，4 ～ 6 周后拆除钢丝。

（5）外伤脱落牙多系单根牙，一般钢丝结扎固定 3 ～ 4 周。龋病再植牙术后固定 1 ～ 2 周即可。

（6）牙再植术后 2 周内应进行牙髓治疗。

（7）定期检查牙松动度，X 线检查愈合情况。

【注意事项】

1．在实训过程中，要严格遵守无菌操作原则，确保手术器械和设备的清洁和消毒。

2．护理人员要保持良好的心态和耐心，积极与患者沟通，缓解患者的紧张情绪。

3．在术后护理中，要密切观察患者的反应，及时发现并处理问题。

【实习报告与评定】

评定学生牙再植术操作护理流程的掌握情况。

【思考题】

1．如何有效预防牙再植术后的感染？

2．牙再植术后如何评估再植牙的成功率？

【评分细则】

牙再植护理操作评分细则

项目	分值	护理要求	评分标准	得分
心理护理	5分	1. 使用通俗易懂的语言讲解牙再植术的操作过程 2. 消除患者的顾虑，取得患者的信任 3. 告知患者在治疗中应配合医生的操作，如有不适可以举左手示意	少或错一项扣2分	
物品及器械准备	10分	牙科手术器械、牙科手机、超声骨刀、种植体、基台和愈合基台、骨粉和骨膜、消毒液和无菌敷料、麻醉药物、生理盐水、缝合线和缝合针、刮匙、生理盐水、根管充填材料、抗生素液、麻醉药、脱敏剂、结扎丝等其他设备	必备物品缺一个扣1分	
术前护理	15分	1. 诊室准备整洁、明亮、舒适、安全，口腔综合治疗台功能正常 2. 个人防护　洗手、戴口罩 3. 患者准备　询问病史及过敏史，为患者系好胸巾、戴护目镜，递漱口水给患者漱口 4. 调节椅位和灯光　调整合适的椅位，将光源移至治疗牙位相应的位置 5. 嘱患者签署《治疗知情同意书》	少或错一项扣3分	
术中护理	50分	1. 打开并调整灯光 2. 请患者张口，再次核对需操作的部位 3. 协助医生进行局部麻醉操作，准备麻醉药物和器械，并在麻醉过程中密切观察患者的反应，如出现异常情况及时告知医生 4. 按照拔牙的常规操作，拔掉患者需要再植的牙齿。在此过程中，要确保拔牙动作轻柔，以减少对周围组织的损伤 5. 配合医生进行牙槽窝处理及离体牙再植，调整椅位到医生和患者都感到最适合的位置，使患者感到舒适，医生感到操作方便。将牙槽窝内的病理组织彻底刮除，包括病变的牙周膜、肉芽组织等，然后用消毒纱布填塞牙槽窝，让患者咬紧纱布以止血 6. 配合医生进行离体牙的处理，将脱位牙先清除表面污垢，再用生理盐水反复冲洗干净，小心保护牙周膜。用生理盐水纱布包裹。必要时立即配合行一次性根管充填术 7. 在体外对牙齿进行根管治疗，用根管充填材料将根管封闭，以消除根管内的炎症和感染 8. 牙齿根尖的病理组织去除干净，尽可能保留健康的牙周组织 9. 将做了根管治疗的牙齿放在抗生素液内浸泡数分钟，以预防感染。有条件的话，还可以将牙齿放在－40℃的水箱内进行脱敏处理，以提高牙齿的再植成功率 10. 将预处理好的牙齿按照拔出的方向放回牙槽窝里，确保牙齿放在正常的咬合位置上 11. 使用结扎丝、牙弓夹板或其他固定装置对牙齿进行固定，以确保牙齿在愈合过程中保持稳定。固定时间通常为4周左右，但具体时间需根据患者的具体情况而定	少或错一项扣5分	
术后护理及健康指导	20分	1. 患者护理　帮助患者清除面部污渍或血迹，协助患者整理容貌 2. 整理用物　污物弃入医疗垃圾桶。将器械整理分类，经酶清洗液浸泡，送消毒室清洗消毒。清洁吸唾器、痰盂，保持排水管通畅 3. 口腔综合治疗台清洁、消毒 4. 术后健康指导和注意事项	少或错一项扣5分	
总分				

实训 F-5　舌系带矫正护理技术

实训目标

素质目标

（1）具有尊重患者、保护患者隐私、患者利益至上的服务精神。

（2）具有感染防控意识。

（3）具有对就诊的患者的安全负责的责任心。

知识目标

（1）掌握：舌系带矫正术的手术技巧与操作护理流程。

（2）熟悉：舌系带矫正术的适应证与禁忌证。

（3）了解：舌系带矫正术前的评估与准备。

能力目标

（1）能够配合医生完成舌系带矫正术。

（2）能够根据患者病情进行医患沟通、协助患者理解并签署知情同意书。

（3）能够对患者进行术前、术中和术后的心理护理和健康指导。

【实训内容】

1．舌系带矫正术的操作护理流程。

2．制作一份舌系带矫正术健康教育材料（折页、海报、图文、幻灯、动画、视频等形式不限），或准备一次舌系带矫正术科普演讲（5 ～ 8 分钟）。

【实训器材】

常规用物检查器（口镜、镊子、探针）、吸引器管、防护膜、护目镜、口杯。

【实训方法】

1．由教师讲授并演示学习舌系带矫正术的操作护理流程。

2．3 人一组，分别扮演医生、护士和患者，进行医患沟通、护理配合、术后回访和健康指导。

3．在实习模型上进行模拟练习，并由教师和全体学生共同点评。

【实训步骤】

一、术前准备

1. 物品准备

（1）常规用物：一次性口腔器械盘（口镜、镊子、探针）、吸引器管、防护膜、护目镜、口杯、无菌敷料、凡士林棉签、75% 的酒精棉球、0.1% 苯扎溴铵棉球、棉签。

（2）局部麻醉用物：1% 碘酊、2% 利多卡因（含 1∶200000 肾上腺素）或盐酸复方阿替卡因注射液、注射器。

（3）舌系带矫正术用物：孔巾、4# 缝线及 9×18 圆针、持针器、舌钳、必要时备开口器、蚊式钳 2 把、眼科剪、纱布、无菌手套。

2. 患者准备

（1）查看病历及核对个人信息，详细询问患者的病史，包括药物过敏史、拔牙史等。

（2）对患者进行全面的口腔检查，评估舌系带矫正术的适应证和禁忌证。

（3）向患者解释舌系带矫正术的过程、风险和术后注意事项，并协助患者签署知情同意书。

（4）请患者漱口。

二、术中护理配合

1. 接待患者上椅位，协助患者采取正确的仰卧位，调节椅位及光源。

2. 医护人员位于四手操作位，将治疗巾和洞巾铺于患者胸前和面部。

3. 递 1% 碘酊棉签给医生。遵医嘱准备麻醉剂及合适针头。检查注射器各关节是否连接紧密，核对麻醉剂的名称、浓度、剂量、有效期及患者姓名，无误后抽吸或安装麻醉药物递给医生，配合医生注射麻醉药物并观察患者注射麻醉药物时有无不适。

4. 递 75% 酒精棉球给医生进行口周消毒；递 0.1% 苯扎溴铵棉球进行口内消毒。

5. 将 4# 手术缝线穿于圆针后递予医生。穿过舌体后，用舌钳或线协助提起舌体（图 F-43）。必要时使用开口器。

6. 递眼科剪与医生，将舌系带剪开与口底平行（图 F-44），至舌尖上抬时能接触到上前牙的舌侧面为止，及时用纱布擦除术区渗出血液，保持术野清晰。

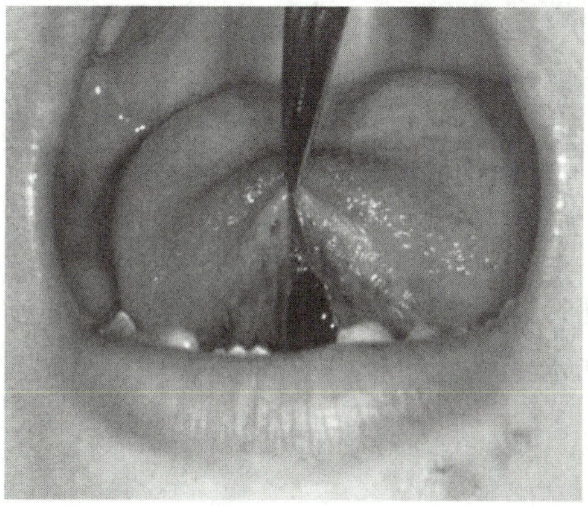

图 F-43　提起舌体

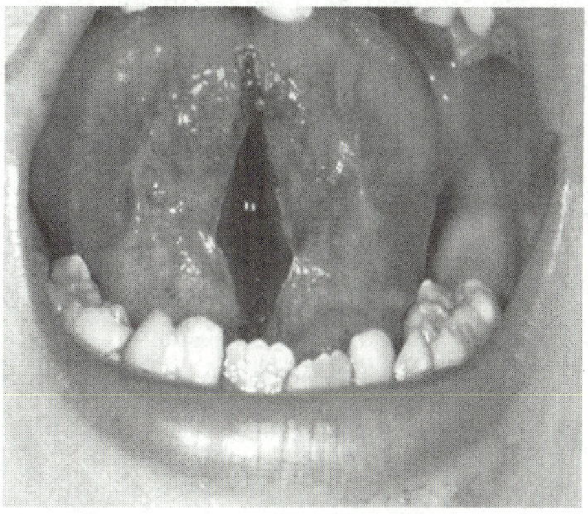

图 F-44　将舌系带剪开

7．将夹好缝针、缝线的持针器递予医生，用口镜牵拉患者口角保持术野清晰，医生缝合后用眼科剪协助剪断缝线（图 F-45）。

8．手术完毕，检查患者伸舌情况（图 F-46），整理用物。

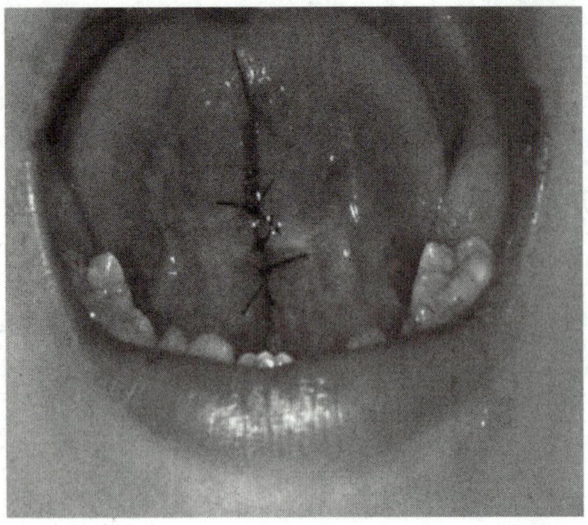

图 F-45　缝合

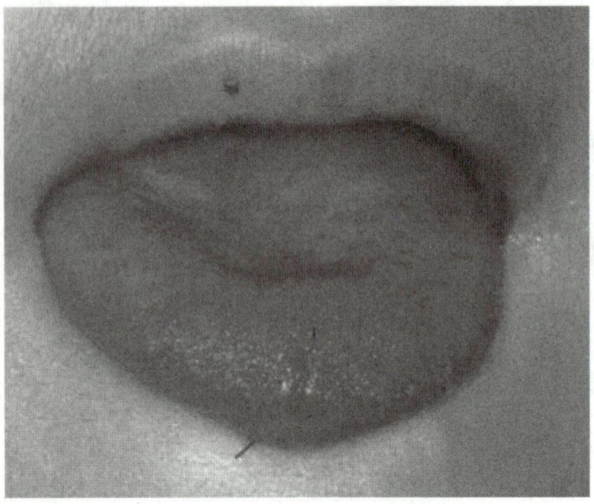

图 F-46　检查伸舌情况

三、术后护理

1．清洁患者口周，撤除用物，询问有无不适。

2．协助患者从操作位变成坐位，休息 3 ～ 5 分钟，观察无不适后协助患者下椅位到休息区，预约复诊时间。

3．术后尽量少说话，避免舌头运动，减少创口的疼痛。

4．术后 24 小时内要口服抗生素，预防创口感染。

5．建议患者吃比较凉的比较软的食物，防止创口再次出血

6．保持口腔卫生，防止创口感染。

【注意事项】

1．在手术过程中，应确保患者的安全，避免意外伤害和并发症。

2．无菌操作是防止感染的重要措施，护理人员应严格遵守。

3．在手术过程中，应密切观察患者的反应，如有异常应及时报告医生。

【实习报告与评定】

1．评定学生舌系带矫正术的护理操作是否规范、熟练，并指出存在的问题和改进的方向。

2．评定学生在与患者沟通、解释舌系带矫正术过程和术后注意事项等方面的表现，并鼓励其提高沟通能力。

【思考题】

先天性舌系带附着异常或过短畸形的矫正手术在患者几岁进行为宜？

【评分细则】

舌系带矫正术护理操作评分细则

项目	分值	护理要求	评分标准	得分
心理护理	5分	1. 使用通俗易懂的语言讲舌系带手术的操作过程 2. 消除患者的顾虑，取得患者的信任 3. 告知患者在治疗中应配合医生的操作，如有不适可以举左手示意	少或错一项扣2分	
物品及器械准备	10分	1. 常规用物　一次性口腔器械盘（口镜、镊子、探针）、吸引器管、防护膜、护目镜、口杯、无菌敷料、凡士林棉签、75%的酒精棉球、0.1%苯扎溴铵棉球、棉签 2. 局部麻醉　用物1%碘酊、2%利多卡因（含1∶200000肾上腺素）或盐酸复方阿替卡因注射液、注射器 3. 舌系带矫正术用物　孔巾、4#缝线及9×18圆针、持针器、舌钳、必要时备开口器、蚊式钳2把、眼科剪、纱布、无菌手套	必备物品缺一个扣1分	
术前护理	15分	1. 诊室准备：整洁、明亮、舒适、安全，口腔综合治疗台功能正常 2. 个人防护　洗手、戴口罩 3. 患者准备　询问病史及过敏史，为患者系好胸巾，递漱口水给患者漱口 4. 调节椅位和灯光　调整合适的椅位，将光源移至治疗相应的位置 5. 嘱患者签署《治疗知情同意书》	少或错一项扣3分	
术中护理	50分	1. 接待患者上椅位，协助患者采取正确的仰卧位，调节椅位及光源 2. 医护人员位于四手操作位，将治疗巾和洞巾铺于患者胸前和面部 3. 递1%碘酊棉签予医生。遵医嘱准备麻醉剂及合适针头。检查注射器各关节是否连接紧密，核对麻醉剂的名称、浓度、剂量、有效期及患者姓名，无误后抽吸或安装麻醉药物递予医生 4. 递75%酒精棉球予医生进行口周消毒；递0.1%苯扎溴铵棉球进行口内消毒，递孔巾予医生 5. 将4#手术缝线穿于圆针后递与医生。穿过舌体后，用舌钳或线协助提起舌体。必要时使用开口器 6. 用蚊式钳轻轻夹住舌系带递眼科剪与医生，及时用纱布擦除术区渗出血液，保持术野清晰 7. 将夹好缝针缝线的持针器递与医生，用口镜牵拉口角保持术野清晰，用眼科剪协助剪断缝线；整理用物	少或错一项扣5分	
术后护理及健康宣教	20分	1. 清洁患者口周，撤除用物，询问有无不适 2. 协助患者从操作位变成坐位，休息3～5分钟，观察无不适协助患者下椅位到休息区，预约复诊时间 3. 术后尽量少说话，避免舌头运动，减少创口的疼痛 4. 术后24小时内要口服抗生素，预防创口感染 5. 进食，建议吃比较凉的比较软的食物，防止创口再次出血 6. 保持口腔卫生，让患者好好刷牙防止创口感染	少或错一项扣5分	
总分				

（崔丹梅　刘泽念）

实训G　口腔正畸护理

实训G-1　口腔正畸摄影的护理

实训目标

素质目标

（1）具有尊重患者、保护患者隐私、患者利益至上的服务精神。

（2）具有感染防控意识。

（3）具备对就诊的患者的安全负责的责任心。

知识目标

（1）掌握：口腔正畸摄影的操作要点。

（2）熟悉：口腔正畸摄影的操作护理流程。

（3）了解：口腔正畸摄影设备的组成。

能力目标

（1）能够独立完成口腔正畸摄影。

（2）能够根据患者病情进行医患沟通，协助患者理解并签署知情同意书。

（3）能够对患者进行心理护理和健康指导。

【实训内容】

1. 口腔正畸摄影操作流程。
2. 口腔正畸摄影知情同意书。

【实训器材】

电脑、投影等电教设备、专业相机（单反相机、微距镜头、环形闪光、内存卡等）、口角拉钩、口内反光板、面相背景。

【实训方法】

1. 由教师讲授并演示学习口腔正畸摄影的操作护理流程。
2. 由 2～3 人为一组，分别扮演护士和患者，进行护患沟通、正畸摄影、健康指导。
3. 集中展示各小组的口腔正畸摄影作品，由教师和全体学生共同点评。

【实训步骤】

一、物品准备

1. 基本器械　一次性口腔器械盘、吸唾器、棉卷、三用枪头、一次性口杯、凡士林、棉签、一次性防污膜、一次性乳胶手套、75% 酒精棉球。

2. 拍摄器械　专业相机（单反相机、微距镜头、环形闪光、内存卡等）、口角拉钩、口内反光板、面像背景。

二、拍摄要求

（一）面相

1. 正位自然像

（1）患者要求：患者端坐，整理头发向后，摘下眼镜，抬头挺胸，两眼平视前方，两唇自然闭合，下颌处于下颌姿势位（图 G-1）。

（2）取景构图：患者面部位于画面的正中，头顶距画面上缘留有适当的距离，画面下缘位于患者的锁骨处。鼻梁与画面左右两侧距离相等，两眼外眦到相应的耳郭距离相等，两眼连线与画面底边平行。焦点对准鼻根。

2. 正位微笑像　患者自然微笑，坐姿要求、取景构图要求和调焦要求同正位自然像（图 G-2）。

3. 正位咬合像　下颌处于牙尖交错位，坐姿要求、取景构图要求和调焦要求同正位自然像（图 G-3）。

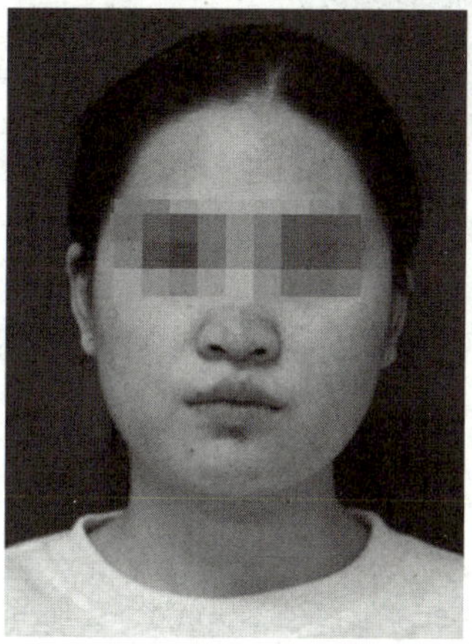

图 G-1　正位自然像

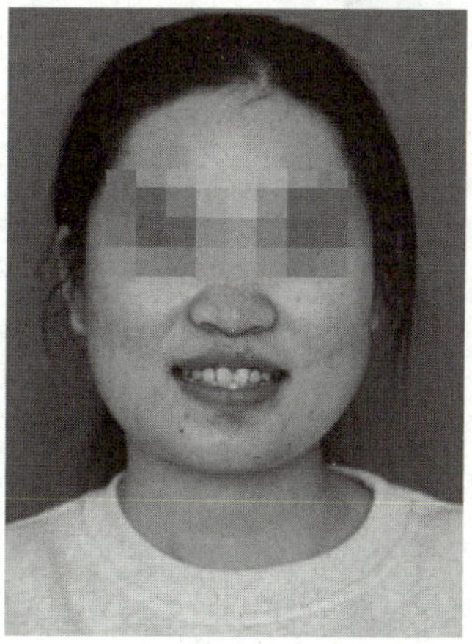

图 G-2　正位微笑像

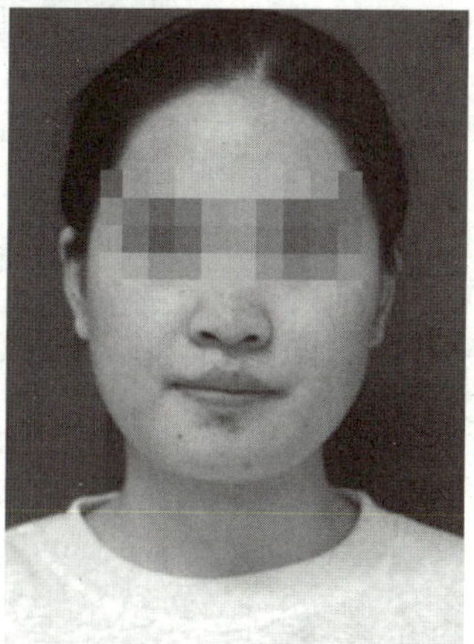

图 G-3　正位咬合像

4．侧面自然像

（1）患者要求：患者位于背景前方，与背景呈 90°，坐姿与正位自然相相同（图 G-4、图 G-5）。

（2）取景构图：患者的眶耳平面与地面平行，鼻尖到画面边缘留适当的距离。患者头顶距画面上缘线留适当的距离，画面下缘至患者锁骨处。焦点在耳屏前。

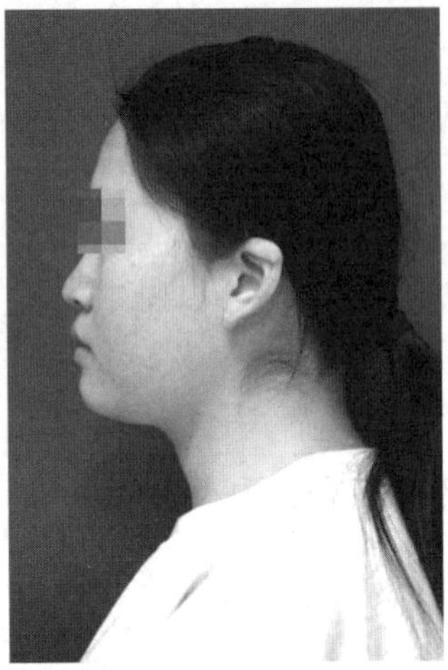

图 G-4　侧面自然像（左）

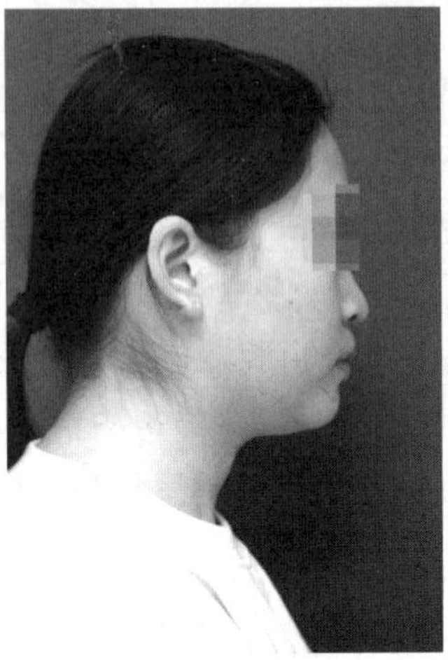

图 G-5　侧面自然像（右）

5．侧面微笑像　患者自然微笑，坐姿要求、取景构图要求和调焦要求同侧位自然像（图 G-6、图 G-7）。

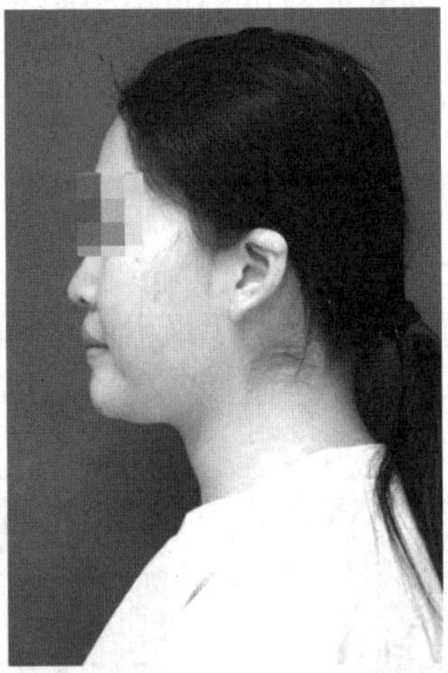

图 G-6　侧面微笑像（左）

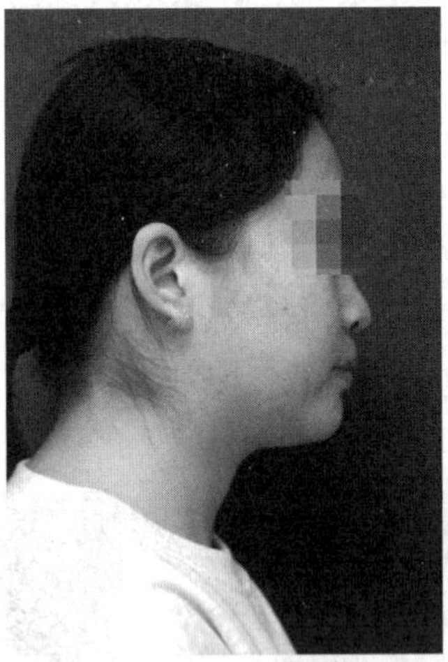

图 G-7　侧面微笑像（右）

6．侧面咬合像　下颌处于牙尖交错位，坐姿要求、取景构图要求和调焦要求同侧位自然像（图 G-8、图 G-9）。

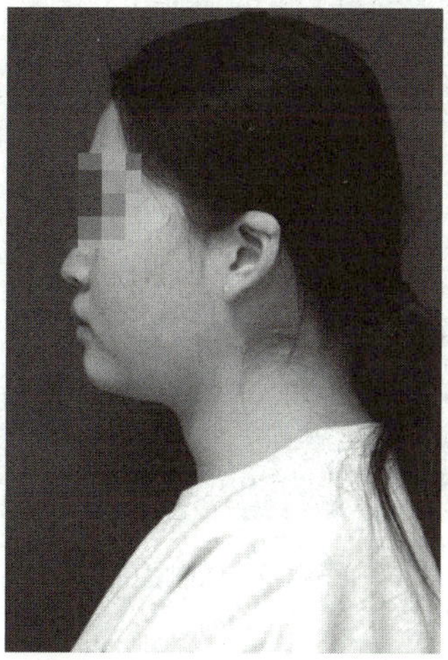

图 G-8　侧面咬合像（左）

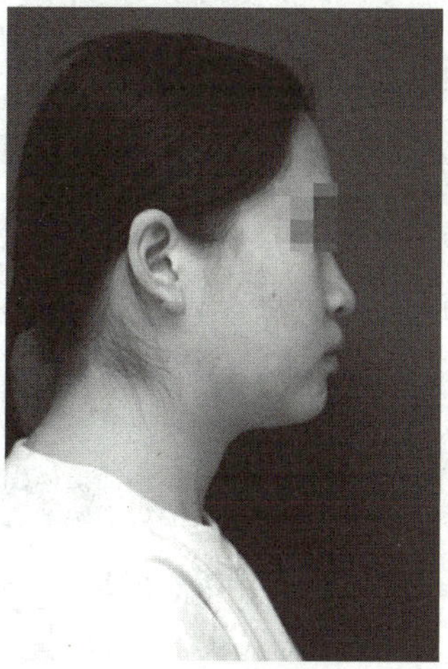

图 G-9　侧面咬合像（右）

（二）口内像

1. 正面咬合相

（1）患者要求：患者端坐，口角拉钩手柄中央的位置与咬合平面位于一条直线上，充分暴露牙列咬合状态下的正面情况（图 G-10）。

（2）取景构图：相机长轴与殆平面保持平行，患者中切牙切缘和左右上颌第一磨牙所形成的假想平面与画面上下缘平行且距离相等。上颌中线位于图像中央（纵向）。左右颊黏膜间隙均等。焦点对准中切牙近中位置。

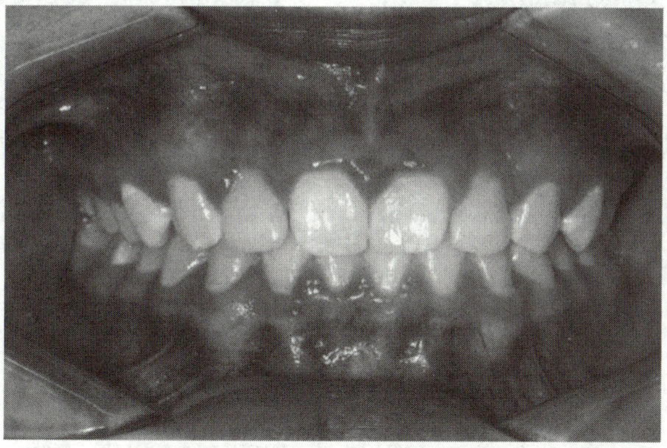

图 G-10　正面咬合相（口内相）

2. 侧面咬合像

（1）患者要求：患者端坐，口角拉钩左右手柄中心与咬合平面在一条线上，充分暴露拍摄区域（图 G-11、G-12）。

（2）取景构图：拍摄时镜头的长轴与咬合平面平行，咬合面位于影像的正中（纵向），与画面上下缘平行且距离相等。前牙侧口角拉钩（非摄影侧）与前牙不接触，磨牙侧口角拉钩（摄影侧）尽可能打开。焦点对准尖牙。

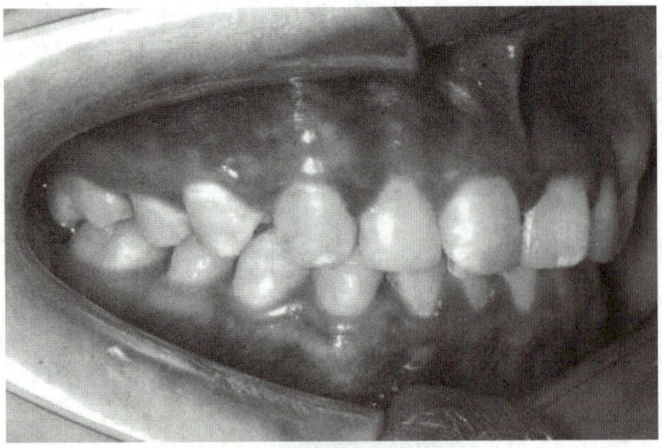

图 G-11 侧面咬合像（口内相、右）

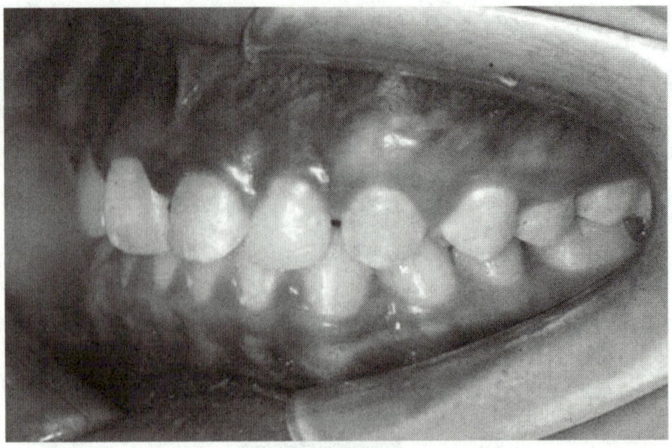

图 G-12　侧面咬合像（口内相、左）

3. 上、下殆面像

（1）患者要求：上下殆面在充分张口，反光板开口角度尽可能大，并离开最后磨牙，口角拉钩打开的幅度大于反光板宽度，能观察到前牙区的舌侧，正中线位于反光板中央（图 G-13、图 G-14）。

（2）取景构图：拍摄上牙殆面时，牙弓位于画面中央，画面视觉效果相当于相机垂直殆面拍照。拍摄下牙殆面时，下牙殆面基本对称位于画面中央，画面视觉效果相当于相机垂直殆面拍照。调焦分两种情况：患者充分张口时，反光板任意点调焦即可；当患者张口受限时，视情况而定。

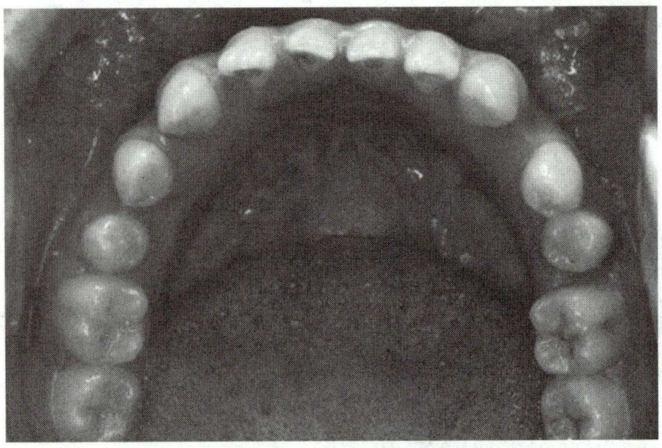

图 G-13　上牙殆面像

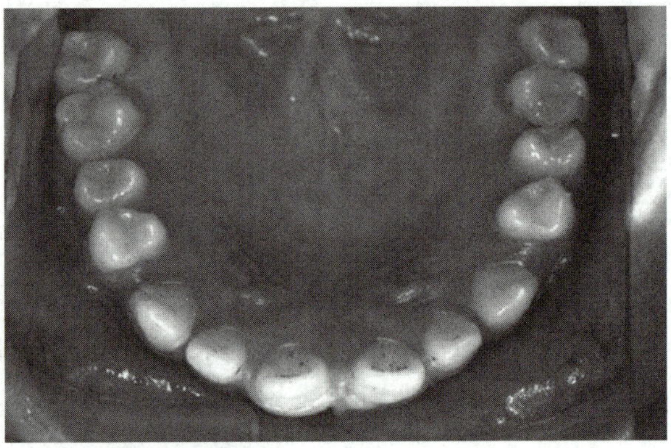

图 G-14　上牙殆面像

【注意事项】

1．拍摄前需与患者沟通，让患者了解摄影目的及摄影的情况，使患者配合。

2．拍摄前患者应漱口或刷牙，去除口内异物，以便清晰显示口腔内软、硬组织，以及治疗的各种装置同治疗效果。

3．拍摄时要控制好曝光量，使画面有统一的光亮度。面像、口内像、殆面像的曝光量都不一样，需要随时调整。

4．在拍摄前先拍带有患者信息的资料如挂号单。

5．拍摄时应关掉冷光手术灯，以免治疗灯的光线影响拍摄效果。

6．每位患者拍摄使用后的拉钩、反光板均应及时消毒。

7．机身配备的锂电池和环形闪光灯用的充电电池应及时充电，使其处于备用状态。

8. 拍摄器材应由专人保管，使用后放于保险柜等安全的地方，以免损坏或丢失。
9. 患者的摄像资料应及时备份留存。

【实习报告与评定】

1. 评定学生制作的口腔正畸指导材料（评分占比：核心信息文字稿 70%，讲解沟通技巧 30%）。
2. 评定学生摄影护理操作完成情况（评分占比：拍摄效果 50%，护理步骤 50%）。

【思考题】

1. 如何更好地向患者解释拍摄面像及口内像的操作护理流程？
2. 如何更好地维护患者就诊期间的心理健康，避免医患纠纷？

【评分细则】

口腔正畸摄影护理操作评分细则

项目	分值	护理要求	评分标准	得分
心理护理	5 分	1. 使用通俗易懂的语言讲解口腔正畸摄影的操作过程 2. 消除患者的顾虑，取得患者的信任 3. 告知患者在治疗中应配合医生的操作，如有不适可以举左手示意	少或错一项扣 2 分	
物品及器械准备	10 分	常规用物　一次性口腔器械盘、吸唾器、棉卷、三用枪头、一次性口杯、凡士林、棉签、一次性防污膜、一次性乳胶手套、75% 酒精棉球 拍摄用物　专业相机（单反相机、微距镜头、环形闪光、内存卡等）、口角拉钩、口内反光板、面像背景	必备物品缺一个扣 1 分	
术前护理	15 分	1. 诊室准备　整洁、明亮、舒适、安全，口腔综合治疗台功能正常 2. 个人防护　洗手、戴口罩 3. 核对患者信息 4. 患者准备　询问病史及过敏史，递漱口水给患者漱口 5. 调节椅位和灯光　调整合适的椅位，将光源移至治疗牙位相应的位置 6. 嘱患者签署《治疗知情同意书》	少或错一项扣 3 分	
术中护理	60 分	1. 口腔检查　检查患者口腔情况，有无食物残渣及溃疡、义齿等 2. 拍摄面像 （1）协助患者整理面容，头发后梳，露出额头、耳朵，去除眼镜 （2）拍摄者位置 （3）正位自然像 （4）正位微笑像 （5）正位咬合像 （6）侧面自然像 （7）侧面微笑像 （8）侧面咬合像 3. 拍摄口内像	少或错一项扣 5 分	
拍摄要点	15 分	拍摄照片符合标准	拍摄照片不符合标准每项扣 1 分	

续 表

项目	分值	护理要求	评分标准	得分
术后护理及健康宣教	10 分	1. 患者护理　帮助患者清除面部污渍，协助患者整理容貌 2. 整理用物　污物弃入医疗垃圾桶。将器械整理分类，经酶清洗液浸泡，送消毒室清洗消毒。清洁吸唾器、痰盂，保持排水管通畅 3. 口腔综合治疗台清洁、消毒 4. 术后健康指导和注意事项	少或错一项扣 3 分	
总分				

实训 G-2　固定矫治器粘接护理

视频：托槽粘结的术中护理

实训目标

素质目标

（1）具有尊重患者、保护患者隐私、患者利益至上的服务精神。

（2）具有感染防控意识。

（3）具有对就诊的患者的安全负责的责任心。

知识目标

（1）掌握：固定矫治器粘接的护理操作要点。

（2）熟悉：固定矫治器粘接的操作护理流程。

（3）了解：固定矫治器粘接方法。

能力目标

（1）能够配合医生完成固定矫治器粘接。

（2）能够根据患者病情进行医患沟通、协助患者理解并签署知情同意书。

（3）能够对患者进行术前、术中和术后的心理护理和健康指导。

【实训内容】

1. 固定矫治器粘接操作流程。

2. 口腔正畸治疗知情同意书。

3. 根据患者病情，制作一份正畸矫治健康教育材料（折页、海报、图文、幻灯、动画、视频等形式不限），或准备一次正畸矫治科普演讲（5～8 分钟）。

【实训器材】

1. 一般检查用物　一次性牙椅套、一次性避污膜、一次性手套、漱口杯、吸唾器、一次性口腔器械盘（口镜、探针、镊子）。

2. 带环粘接用物　带环推子、去带环钳、带环、洁治器、玻璃离子水门汀、玻璃板、塑料调拌刀、量勺。

3. 托槽粘结用物　酸蚀剂、托槽镊、托槽、小毛刷、粘接剂、复合树脂、低速牙科手机、橡皮轮、抛光膏、“U”形开口器。

4. 弓丝结扎用物　弓丝、持针器、细丝切断钳、末端切断钳、结扎丝或结扎圈。

【实训方法】

1．由教师讲授并演示学习固定矫治器粘接的操作护理流程。

2．3 人一组，分别扮演医生、护士和患者，进行医护患沟通、矫治器粘接和健康指导。

3．展示各小组的固定矫治器粘接护理操作过程，由教师和全体学生共同点评（具体点评内容见评分细则）。

【实训步骤】

一、术前准备

1. 核对信息　核对患者姓名、性别、病历和牙位，准备好患牙的 X 线片，固定矫治器。

2. 心理护理　在接待安排患者就诊时，以关心、理解、和蔼的态度接待每一位患者，让患者感受到医务人员的关心，减轻焦虑及恐惧的心理。向患者讲解错𬌗畸形的发病原因、矫治过程、所需的时间、治疗效果及如何配合医生治疗的常识。

3. 患者准备　引导患者安全坐在治疗椅上，系好胸巾，漱口清洁口腔，询问病史及既往治疗经历。调整椅位等待医生指令。

4. 医护准备　医生、护士做好标准预防，检查口腔综合治疗台的水电气等能否正常使用。

二、术中护理配合

1. 带环粘结

（1）医生进行试戴带环时，依次传递探针、带环及带环推子及去带环钳。

（2）粘接带环时，传递棉卷并用吸唾器协助医生隔湿，然后调拌玻璃离子水门汀，均匀放置于带环内面，最后将涂抹好玻璃离子水门汀的带环龈方朝下置于手掌上传递给医生。

2. 托槽粘结

（1）传递开口器、棉卷，使用吸唾器协助医生隔湿。

（2）小棉棒蘸取复合树脂传递给医生。

（3）使用树脂刀取半粒米粒大小托槽复合树脂涂抹于托槽底板中心。

（4）使用托槽镊向医生传递背板带有复合树脂的托槽。

（5）待托槽固定好位置时传递探针去除多余复合树脂。

（6）传递光固化灯。

（7）重复（2）~（6）步骤，按照先下后上，先后后前的顺序粘结托槽，直至全部托槽粘结完毕。

3. 结扎弓丝

（1）传递持针器，弓丝就位后收回。

（2）再传递末端切断钳。

（3）预弯结扎丝，用持针器夹持递给医生，交替进行。

（4）待全部结扎好后传递细丝切断钳。

（5）传递末端回弯钳。

4. 清理治疗单元 治疗完成后，清理用物，并进行分类消毒处理，消毒备用。

三、术后护理

1. 初戴固定矫治器或每次复诊加力时，牙齿可能出现轻度不适或疼痛，一般持续 3 ～ 5 天。如果疼痛严重或持续时间较长，应及时就诊。

2. 若患者被固定矫治器刮伤黏膜，可调整结扎丝末端或使用正畸专用蜡来涂布，保护唇颊黏膜。

3. 注意口腔卫生，每次进食后刷牙或漱口。从不同角度使用牙刷尖端清洁托槽和牙面，必要时配合使用牙线和牙间隙刷。

4. 不能吃过硬和过黏的食物，勿做啃食动作，以免托槽脱落。

5. 佩戴固定矫治器过程中出现损坏、变形、移位、带环及托槽松动、脱落等情况，应及时复诊处理。

6. 嘱患者按时复诊，一般 4 ～ 6 周复诊，最短不少于 3 周。

【注意事项】

1. 全过程遵循无菌操作原则。

2. 保持术野清晰，及时调节灯光、吸唾。

3. 观察患者反应，做好心理护理。

【实习报告与评定】

1. 评定学生制作的正畸矫治健康指导材料（评分占比：核心信息文字稿 70%，讲解沟通技巧 30%）。

2. 评定学生固定矫治器粘接操作护理的完成情况（评分占比：四手操作 50%，护理步骤 50%）。

【思考题】

1. 如何更好地向患者解释固定矫治器粘接的操作护理流程？
2. 如何更好地维护患者就诊期间的心理健康，避免医患纠纷？

【评分细则】

固定矫治器的粘结护理操作评分细则

项目	分值	护理要求	评分标准	得分
心理护理	5分	1. 使用通俗易懂的语言讲解固定矫治器粘接的操作过程 2. 消除患者的顾虑，取得患者的信任 3. 告知患者在治疗中应配合医生的操作，如有不适可以举左手示意	少或错一项扣2分	
物品及器械准备	10分	1. 常规用物　一次性口腔器械盘、干棉球、酒精棉球、棉签、吸引器、胸巾、口杯、纸巾，镜子等 2. 牙面处理及粘结用物　高低速涡轮手机、各型车针、抛光杯、固定矫治器、咬合纸、开口器、抛光膏、酸蚀剂、托槽粘接剂、小毛刷、光固化灯等	必备物品缺一个扣1分	
术前护理	15分	1. 诊室准备　整洁、明亮、舒适、安全，口腔综合治疗台功能正常 2. 个人防护　洗手（按七步洗手法），戴口罩 3. 核对患者信息 4. 患者准备　询问病史及过敏史，为患者系好胸巾、戴护目镜，递漱口水给患者漱口 5. 调节椅位和灯光　调整合适的椅位，将光源移至治疗牙位相应的位置 6. 嘱患者签署《治疗知情同意书》	少或错一项扣3分	
术中护理	50分	1. 口腔检查　左手持探针一侧末端，右手持口镜非工作末端，同时传递于医生进行口腔检查 2. 核对矫治器　取已制作、消毒后的固定保持器置于检查盘内，并进行核对，避免发生错戴 3. 清洁牙齿　安装低速涡轮手机，传递抛光杯蘸取适量抛光膏于医生清洁患者牙齿唇颊面软垢，同时协助吸唾 4. 牙面酸蚀　将酸蚀剂递给医生，涂布酸蚀剂40秒，冲洗，吸干。 5. 隔湿、干燥　酸蚀后协助冲洗、吸唾；然后传递开口器，协助医生撑开患者口角；传递棉球，协助医生隔湿、吹干牙面 6. 涂渗透液　小棉棒蘸取渗透液传递给医生，在患者粘接牙面上均匀地涂布一层渗透液，并使用三用枪吹成薄薄一层 7. 涂粘接剂　根据托槽底板大小，取适量粘接剂涂布于托槽底板上 8. 使用托槽镊向医生传递背板带有粘接剂的托槽 9. 待托槽固定好位置时传递探针去除多余粘接剂 10. 传递光固化灯 11. 重复6～10步骤，按照先下后上，先后后前的顺序粘接托槽，直至全部托槽粘结完毕	少或错一项扣5分	
术后护理及健康宣教	20分	1. 患者护理　帮助患者清除面部污渍，协助患者整理容貌 2. 整理用物　污物弃入医疗垃圾桶。将器械整理分类，经酶清洗液浸泡，送消毒室清洗消毒。清洁吸唾器、痰盂，保持排水管通畅 3. 口腔综合治疗台清洁、消毒 4. 术后健康指导和注意事项	少或错一项扣5分	
总分				

实训 G-3　压膜保持器制作护理

视频：
压膜保持器制作

实训目标

素质目标

（1）具有尊重患者、保护患者隐私、患者利益至上的服务精神。

（2）具有感染防控意识。

（3）具有对就诊的患者的安全负责的责任心。

知识目标

（1）掌握：压膜保持器的制作和护理操作要点。

（2）熟悉：压膜保持器的操作护理流程。

（3）了解：压膜保持器设备的工作过程。

能力目标

（1）能够完成压膜保持器的制作。

（2）能够根据患者病情进行医患沟通、协助患者理解并签署知情同意书。

（3）能够对患者进行术前、术中和术后的心理护理和健康指导。

【实训内容】

1．压膜保持器的制作流程。

2．制作一份佩戴保持器的健康教育材料（折页、海报、图文、幻灯、动画、视频等形式不限），或准备一次佩戴保持器的科普演讲（5～8 分钟）。

【实训器材】

1．一般检查用物　一次性牙椅套、一次性避污膜、一次性手套、漱口杯、吸唾器、一次性口腔器械盘（口镜、探针、镊子）。

2．压膜保持器制作用物　模型、真空成型机、膜片、剪刀、车针、高速牙科手机、模型修正打磨机、酒精灯。

【实训方法】

1. 由教师讲授并演示学习压膜保持器的制作流程。
2. 2人一组，分别扮演护士和患者，进行护患沟通、保持器试戴和健康指导。
3. 展示各小组的压膜保持器操作过程，由教师和全体学生共同点评。

【实训步骤】

一、术前准备

1. 核对信息　核对患者姓名、性别、病历和牙位，准备好患牙的X线片，安排患者坐在治疗椅上并帮助患者系好胸巾，准备漱口水嘱患者漱口。

2. 心理护理　在接待安排患者就诊时，以关心、理解、和蔼的态度接待每一位患者，让患者感受到医务人员的关心，减轻焦虑及恐惧的心理。

3. 用物准备　见实训器材。

二、术中护理配合

1. 压膜保持器制作

（1）模型修整：去除模型部分硬腭及舌底，使其呈“U”形。

（2）放置膜片：在真空成型机上放置膜片和模型，将膜片夹紧，上抬至加热处。将修好的模型放到真空成型机的真空吸盘上。

（3）加热膜片：用真空成型机加热器对膜片加热，使其凹陷2cm左右，将其下移放到模型上，直到完全入位。

（4）抽真空：用真空成型机抽吸15～20秒以确保成型。将加热器移开，待膜片变凉后将其取下。

（5）修整：用剪刀将多余的膜片修剪掉，或用车针直接沿龈缘下2～3mm将其磨下，修整边缘，保留牙龈缘下0.5mm。

（6）检查：保持器修剪完毕后，再次放至模型上，如边缘不密合，则用酒精灯烘烤一下，直至保持器向内弯密合。

2. 压模保持器试戴的护理

（1）压痛检查：医生为患者试戴保持器时观察患者反应，询问是否有明显压痛。如有，传递咬合纸和低速手机，协助医生调磨。

（2）固位检查：观察是否有明显松动甚至脱落。如有协助医生调整。

（3）咬合检查：观察是否有明显咬合高点。如有，传递低速手机及咬合纸，协助医生调磨。

三、术后护理

1. 一般情况下，正畸治疗完成后要求至少保持2年。通常第1年需要全天戴用保持器，第2年开始根据患者具体情况酌情调整，逐步过渡到夜间戴用，直到牙齿稳定为止。对于某些特殊的错䝠畸形则需要终身戴用保持器。

2．摘戴时左右两侧同时用力，避免力量不均衡损坏保持器。

3．吃饭时需摘下，放入专用盒中保存以免损坏或丢失。

4．不戴时将保持器并放置在专用容器中，避免挤压变形和丢失。同时需将保持器浸泡于凉水中，避免置于干燥环境中，勿用热水，以免遇热后发生变形。

5．饭后应及时摘下用清水清洗。

6．饭后漱口，早晚刷牙，保持良好的口腔卫生。

7．如有丢失或损坏，及时就诊，重新制作或修整。

【实习报告与评定】

1．评定学生制作的口腔健康指导材料（评分占比：核心信息文字稿 70%，讲解沟通技巧 30%）。

2．评定学生压膜保持器制作的完成情况（评分占比：制作步骤 50%，制作效果 50%）。

【注意事项】

1．全过程遵循无菌操作技术。

2．保持术野清晰，及时调节灯光、吸唾。

3．观察患者反应做好心理护理。

4．操作熟练配合默契。

【思考题】

1．如何更好地向患者解释戴用保持器的原因？

2．如何更好地维护患者就诊期间的心理健康，避免医患纠纷？

【评分细则】

压膜保持器制作护理操作评分细则

项目	分值	护理要求	评分标准	得分
心理护理	5 分	1. 使用通俗易懂的语言讲解戴用保持器的原因和佩戴操作过程 2. 消除患者的顾虑，取得患者的信任 3. 告知患者在治疗中应配合医生的操作，如有不适可以举左手示意	少或错一项扣 2 分	
物品及器械准备	10 分	1. 一般检查用物　一次性牙椅套、一次性避污膜、一次性手套、漱口杯、吸唾器、一次性口腔器械盘（口镜、探针、镊子） 2. 压膜保持器制作用物　模型、真空成型机、膜片、剪刀、车针、高速牙科手机、模型修正打磨机、酒精灯	必备物品缺一个扣 1 分	

续　表

项目	分值	护理要求	评分标准	得分
术前护理	15分	1. 诊室准备　整洁、明亮、舒适、安全，口腔综合治疗台功能正常 2. 个人防护　洗手（按七步洗手法），戴口罩 3. 核对患者信息 4. 患者准备　询问病史及过敏史，为患者系好胸巾、戴护目镜，递漱口水给患者漱口 5. 调节椅位和灯光　调整合适的椅位，将光源移至治疗牙位相应的位置 6. 嘱患者签署《治疗知情同意书》	少或错一项扣3分	
口腔检查	1分	左手持探针一侧末端，右手持口镜非工作末端，同时传递于医生进行口腔检查	少或错一项扣1分	
压膜保持器制作和戴用	49分	1. 模型修整 2. 放置膜片 3. 加热膜片 4. 抽真空 5. 修整 6. 检查 7. 戴用	少或错一项扣7分	
术后护理及健康指导	20分	1. 患者护理　帮助患者清除面部污渍，协助患者整理容貌 2. 整理用物　污物弃入医疗垃圾桶。将器械整理分类，经酶清洗液浸泡，送消毒室清洗消毒。清洁吸唾器、痰盂，保持排水管通畅 3. 口腔综合治疗台清洁、消毒 4. 术后健康指导和注意事项	少或错一项扣5分	
总分				

（李美静　　刘泽念）

实训H　口腔种植Ⅰ期手术护理

实训目标

素质目标

（1）具有尊重患者、保护患者隐私、患者利益至上的服务精神。

（2）具有感染防控意识。

（3）具有对就诊的患者的安全负责的责任心。

知识目标

（1）掌握：种植Ⅰ期手术的操作护理流程及护理要点。

（2）熟悉：种植Ⅰ期手术的医患沟通和心理护理。

（3）了解：人工骨粉的使用方法。

能力目标

（1）能够配合医生完成种植Ⅰ期手术。

（2）能够根据患者病情进行医患沟通、协助患者理解并签署知情同意书。

（3）能够对患者进行术前、术中和术后的心理护理和健康指导。

【实训内容】

1. 种植Ⅰ期手术的操作护理流程。
2. 种植Ⅰ期手术医患沟通和心理护理。

【实训器材】

电脑、投影等电教设备、牙齿模型等宣教用品、种植Ⅰ期手术用品。

【实训方法】

1. 由教师讲授并演示学习种植Ⅰ期手术技术护理流程及人工骨粉的使用方法。

2．3人一组，分别扮演医生、护士和患者，模仿临床实际进行种植Ⅰ期手术四手操作（器械材料的传递、交换）；或者2人一组，分别扮演医生和护士，利用口腔仿真模进行种植Ⅰ期手术四手操作（器械材料的传递、交换）。

3．集中展示各小组的种植Ⅰ期手术的操作护理流程，由教师和全体学生共同点评。

【实训步骤】

视频：种植1期手术术前准备

一、术前准备

1．物品准备

（1）一般用物：一次性口腔器械盘、吸唾器、棉卷、三用枪头、一次性口杯、凡士林、棉签、护目镜、面罩、一次性防污膜、一次性乳胶手套、吸引装置、无菌凝胶。

（2）无菌手术包：有无菌手术洞巾、包头治疗巾、手术衣、盐水碗，弯盘、麻药杯、小方纱、盐水输液管。

（3）手术常规器械包：口内拉钩、刀柄、骨膜剥离器、牙龈分离器、牙周探针、平镊、齿镊、织钳、缝针、缝线持针器、蚊式钳、直眼科剪和弯眼科剪、15# 小圆刀。

（4）局部麻醉用物：表面麻醉剂，无菌棉签、专用注射针头，卡局芯式麻醉剂，金属注射器或计控制无痛局麻注射仪、碘伏棉签。

（5）消毒用物：0.2% 氯己定棉球，75% 酒精棉球。

（6）种植设备和器械：马达导线、无菌马达套、种植器械盒、种植机、种植弯牙科手机（图H-1、图H-2）。

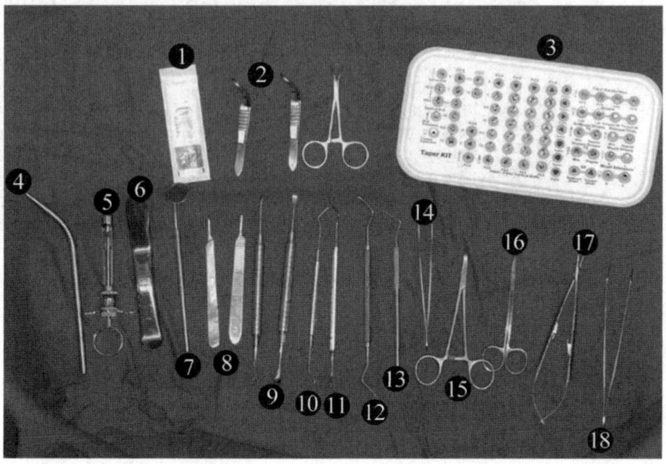

图H-1　种植手术器械

1. 刀片；2. 巾钳；3. 种植器械盒；4. 吸引器；5. 金属注射器；6. 颊拉钩；7. 口镜；8. 刀柄；9. 骨膜剥离器；10. 探针；11. 牙龈分离器；12. 刮匙；13. 牙周探针；14. 组织镊；15. 止血钳；16. 剪刀；17. 显微持针器；18. 镊子。

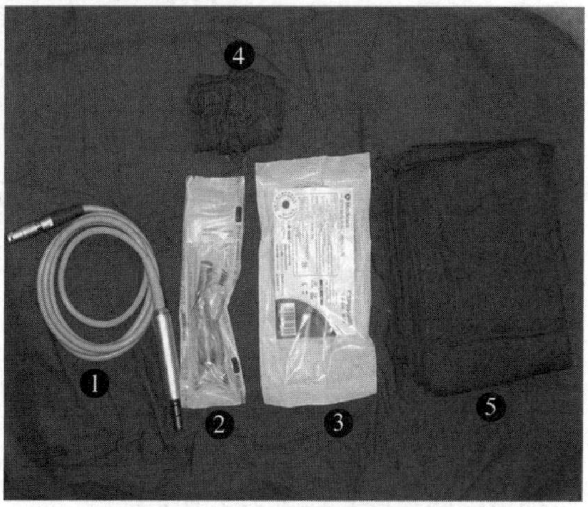

图H-2　种植手术物品

1. 马达导线；2. 种植弯牙科手机；3. 无菌盐水输液管；4. 无菌马达套；5. 无菌手术洞巾。

2. 患者准备 手术前一周完成口腔牙周洁治、口内余留牙的牙体治疗，告知患者手术为无痛治疗，减轻其恐惧和焦虑的心理。术前遵医嘱常规用药（抗生素、镇痛药），氯己定含漱液漱口。协助患者穿隔离衣，戴帽子、鞋套，测量生命体征。

二、术中护理配合

1. 消毒 传递装有 0.2% 氯己定棉球和 75% 酒精棉球的弯盘及组织钳。医生用 0.2% 氯己定棉球消毒口内，用 75% 酒精棉球消毒口外。

2. 铺巾 传递洞巾，医生铺巾。连接吸引器，用凡士林棉签润滑口角，防止口镜牵拉造成患者疼痛。

3. 局部麻醉 传递碘伏棉球，医生消毒麻醉部位。

4. 切开 传递 15 号小圆刀片，医生在种植体入口做切口。

5. 翻瓣 传递骨膜剥离器，医生分离骨膜，暴露骨组织，如有必要，修整骨面，去除锐利骨嵴。

6. 逐级备洞 打开种植器械盒。

（1）先锋钻定点：传递安装先锋钻的牙科手机（图 H-3），如备有种植手术导板（图 H-4），应同时传递，医生确定种植体的植入点。

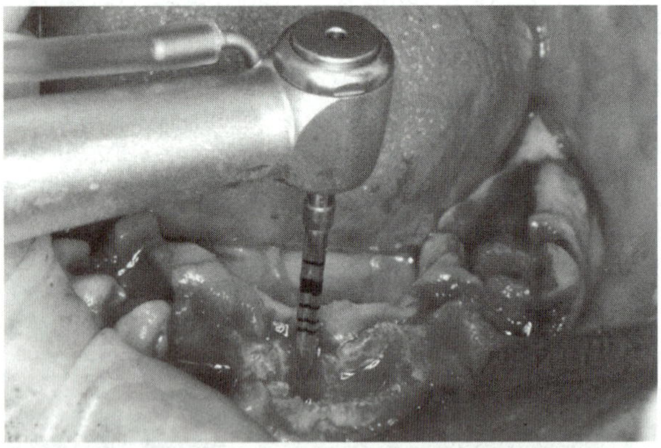

图 H-3 先锋钻定点

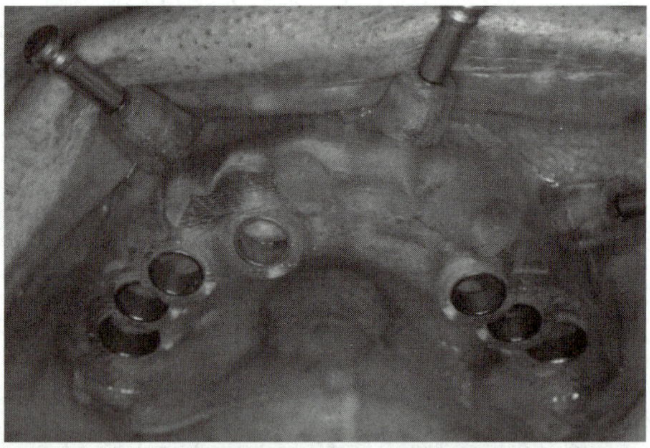

图 H-4 种植手术导板

（2）定向：在低速牙科手机上安装侧切钻，医生用侧切钻调整方向（图 H-5）；在低速牙科手机上依次安装 2.0mm、2.2mm 直径的先锋裂钻，医生先后用 2.0mm、2.2mm 直径的先锋裂钻钻孔，确定种植体的深度与轴向（图 H-6）。

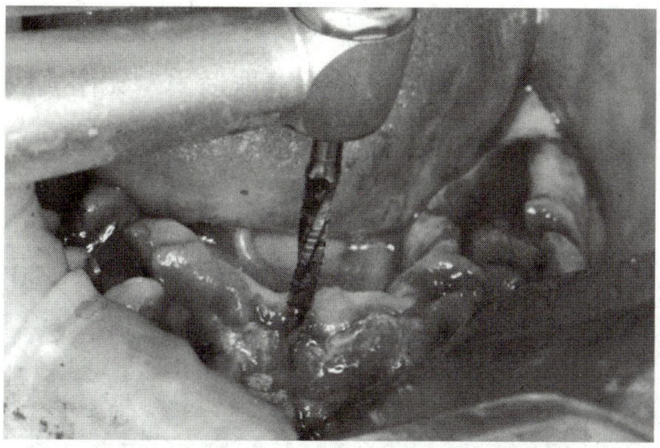

图 H-5　侧切钻调整方向

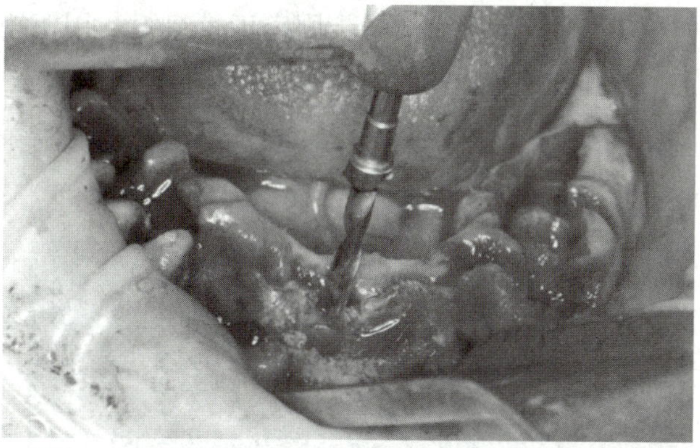

图 H-6　2.0mm 直径先锋裂钻定深

（3）测量：传递牙周探针，测量尺，医生使用每根钻针后，检测种植体位置、深度轴向。

（4）扩大钻逐级备洞：按照直径 3.0mm、3.5mm、4.0mm、4.5mm、5.0mm 的顺序依次更换钻针，医生使用各个扩大钻逐级备洞，直到达到植入种植体所需的直径（图 H-7、图 H-8）。

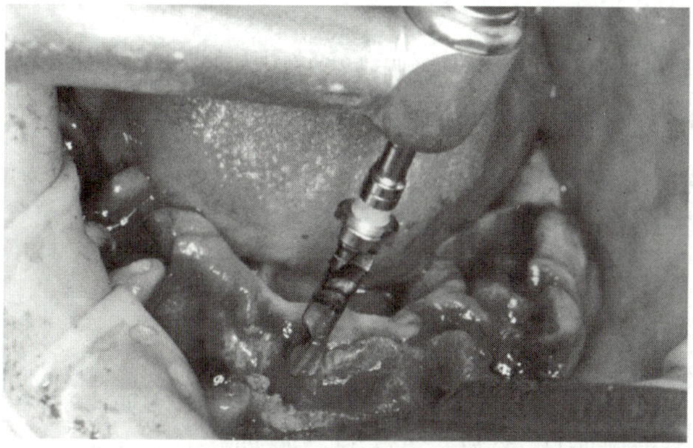

图 H-7　3.0mm 扩大钻扩大预备直径

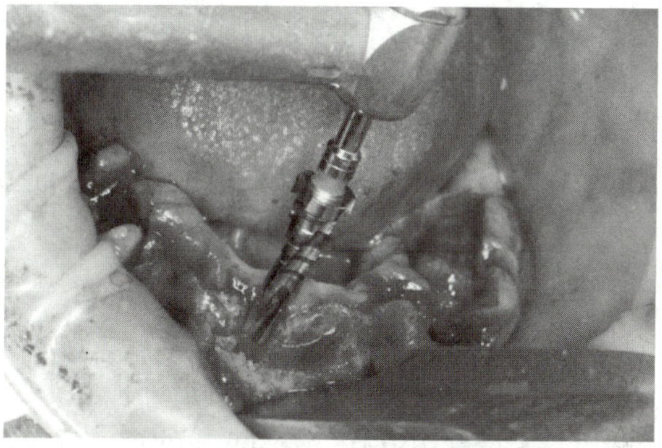

图 H-8　4.0mm 扩大钻预备至最终直径

（5）终末钻成形：根据医生需要，更换并传递颈部成形钻（图 H-9）或者螺纹成形钻，医生使用终末钻成形。

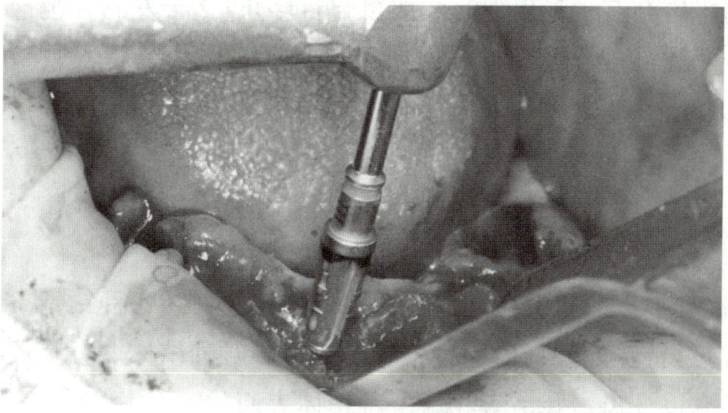

图 H-9　成型钻进行颈部预备

7. 种植体植入　传递相应型号的种植体和种植体输送工具，采用机动或手动旋入种植体

（图 H-10），待种植体初步固定于骨组织，用扭矩扳手将种植体完全植入到骨组织。

8. 安装覆盖螺丝或愈合基台 将覆盖螺丝或愈合基台固定在扳手上，基台上蘸取适当量无菌凝胶递给医生，医生安装愈合基台（图 H-11）。若安装覆盖螺丝，则需进行Ⅱ期手术更换愈合基台。

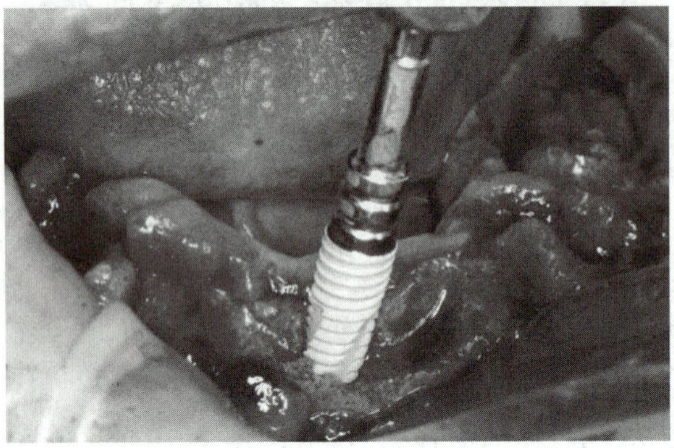

图 H-10 植入种植体

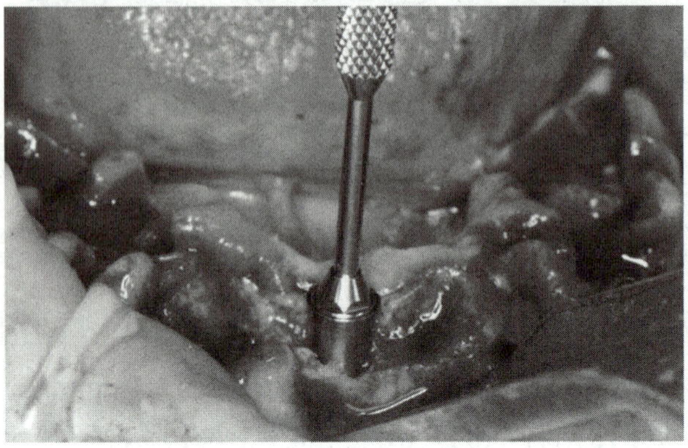

图 H-11 安装愈合基台

9. 缝合 传递缝针、4/0 可吸收线、持针器、齿镊，医生无张力关闭软组织，严密缝合，若需减张，传递 15 号小圆刀片、齿镊，医生在软组织瓣的蒂方切断骨膜或做翻转瓣。

10. 冲洗伤口、压迫止血 冲洗伤口，递无菌湿纱布，嘱患者咬紧，压迫止血。

三、术后护理

1．嘱患者咬住棉球 30 分钟后吐掉。

2．术后食用温凉、清淡流质饮食，手术当天勿用患侧咀嚼食物，勿饮酒、吸烟。

3．保持口腔卫生。除术区外，口腔其他区域常规清洁。术后 24 小时内禁止牙刷触碰术区，避免引起伤口出血。24 小时后可使用清水漱口，防止食物残渣残留，配合氯己定含漱液漱口，预防细菌感染。

4．指导患者术后 2 天冰敷，以减轻伤口水肿反应。

5．术后 24 小时内术区会有少量出血，一般可自行停止；2 天左右在唾液中发现淡血丝属于正常现象。局部有血凝块，两周可自行吸收；若出血不止，应及时就诊。

6．术后一周内预约复诊。

【注意事项】

1．在逐级备洞的过程中，护士应在低速牙科手机上依次安装各种钻针。

2．种植体表面均经过特殊处理，传递种植体时只可碰触种植体非钛金属的持握部分，或传递专门的夹持工具，避免手套、牙齿、唾液等物触及种植体表面。

3．愈合基台蘸取无菌凝胶后，可以封闭种植体与覆盖螺丝或愈合基台之间的间隙，有利于避免感染的发生。

4．种植钻针和扳手等器械边缘锋利易于损坏，使用时注意轻拿轻放，钻针安装好后应查对是否就位，以防操作时钻针从机头脱落飞出，用丝线将扳手等小器械末端拴好，以防患者误吞。

5．备洞过程中应使用生理盐水持续冷却钻头。

【实习报告与评定】

1．评定学生种植Ⅰ期手术操作护理的完成情况。

2．评定学生与患者进行种植Ⅰ期手术的护患沟通的能力。

3．完成实训报告。

【思考题】

1．如何更好地向患者解释种植Ⅰ期手术的操作护理流程？

2．如何更好地维护患者就诊期间的心理健康，避免医患纠纷？

【评分细则】

种植Ⅰ期手术护理操作评分细则

项目	分值	护理要求	评分标准	得分
心理护理	5分	1. 使用通俗易懂的语言讲解种植Ⅰ期手术护理的操作过程 2. 消除患者的顾虑，取得患者的信任 3. 告知患者在治疗中应配合医生的操作，如有不适可以举左手示意	少或错一项扣2分	
物品及器械准备	10分	1. 一般用物准备 2. 无菌手术包准备 3. 手术常规器械包准备 4. 局部麻醉用物准备 5. 种植设备和器械准备	必备物品缺一个扣1分	
术前护理	15分	1. 诊室准备 2. 个人防护 3. 患者准备 4. 调节椅位和灯光 5. 嘱患者签署《治疗知情同意书》	少或错一项扣3分	
术中护理	50分	1. 消毒 2. 铺巾护理 3. 局部麻醉护理 4. 切开牙龈护理 5. 翻瓣护理 6. 逐级备洞护理 7. 种植体植入护理 8. 安装覆盖螺丝或愈合基台护理 9. 缝合护理 10. 冲洗伤口、压迫止血 冲洗伤口，递无菌湿纱布，嘱患者咬紧。	少或错一项扣5分	

续　表

项目	分值	护理要求	评分标准	得分
术后护理及健康宣教	20分	1. 患者护理 2. 整理用物 3. 口腔综合治疗椅清洁、消毒 4. 术后健康指导和注意事项	少或错一项扣5分	
总分				

（黄春静　张　林）

实训Ⅰ　儿童口腔疾病的护理

实训Ⅰ-1　玻璃离子充填术的护理

视频：玻璃离子充填术

实训目标

素质目标

（1）具有尊重患者、保护患者隐私、患者利益至上的服务精神。

（2）具有感染防控意识。

（3）具有良好的学习态度及严谨的临床思维能力。

（4）具有对就诊的患者的安全负责的责任心。

知识目标

（1）掌握：玻璃离子充填术的操作护理流程。

（2）熟悉：玻璃离子充填术的四手操作。

（3）了解：玻璃离子充填术的适应证。

能力目标

（1）能够配合医生完成玻璃离子充填。

（2）能够根据患儿病情进行医患沟通、协助患儿及家长理解并协助家长签署知情同意书。

（3）能够对患儿的疾病进行术前、术中和术后的心理安抚和健康指导。

【实训内容】

1．玻璃离子充填术的操作护理流程。

2．玻璃离子水门汀的调拌。

【实训器材】

电脑、投影等电教设备、牙齿模型等宣教用品、玻璃离子充填用品。

【实训方法】

1. 由教师讲授并演示学习玻璃离子充填的操作护理流程。
2. 3 人一组，分别扮演医生、护士和患者，进行医护患沟通、护理配合、术后回访和健康指导。
3. 集中展示各小组的玻璃离子充填的操作护理流程，由教师和全体学生共同点评。

【实训步骤】

一、术前准备

（一）环境准备

口腔诊疗区域内部通风、采光良好、温度适宜，口腔综合治疗台、高、低速手机、吸唾器等手用器械能正常运行。

（二）物品准备

1. 基本用物 一次性口腔器械盘、吸唾器、棉卷、三用枪头、一次性口杯、护目镜、面罩、一次性防污膜、一次性乳胶手套、氯己定含漱液。

2. 麻醉用物 碘伏、表面麻醉剂、局部麻醉药品、卡局式注射器或计算机控制无痛局麻注射仪。

3. 橡皮障用物 橡皮布、橡皮障定位打孔模板、打孔器、橡皮障架、橡皮障夹、橡皮障钳、牙线、剪刀。

4. 窝洞预备及充填器械 排龈器、排龈线、高速及低速牙科手机、车针、挖匙、木楔、成形片、成形片夹、玻璃离子充填器、咬合纸、抛光杯、雕刻刀、玻璃板、调刀。

5. 充填材料 玻璃离子粉剂、玻璃离子液剂、调拌纸、调拌刀、专用量勺、75% 酒精棉球、凡士林、棉签、干湿纱布、铺巾（图 I-1、图 I-2）。

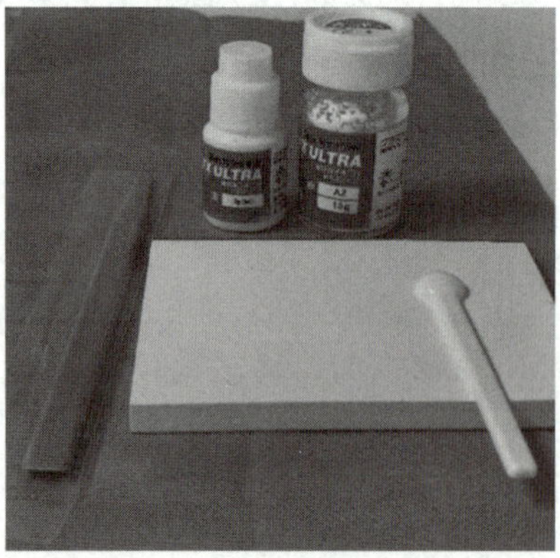

图 I-1 玻璃离子水门汀

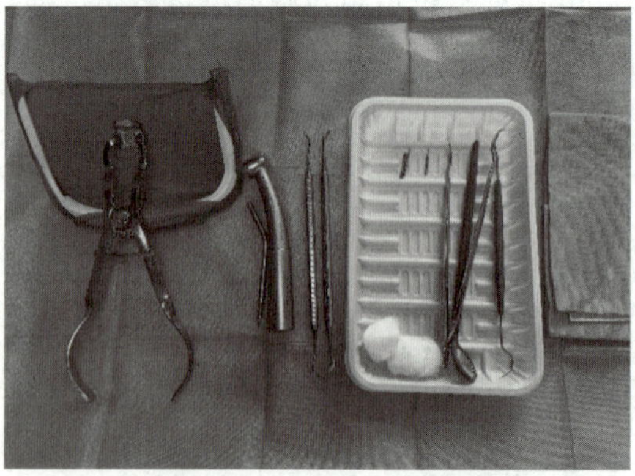

图 I-2 玻璃离子充填用物

（三）患者准备

1．核对患者姓名、性别、病历和牙位，准备好患牙的X线片，安排患者坐在治疗椅上并帮助患者系好胸巾，准备漱口水嘱患者漱口，调整椅位等待医生指令。

2．在接待安排患者就诊时，以关心、理解、和蔼的态度接待每一位患者，让患者感受到医务人员的关心，减轻焦虑及恐惧的心理。

3．注射局麻药前询问患者有无药物过敏史，并在测量血压正常后，协助患者签署麻醉知情同意书。

二、术中护理配合

1．麻醉　若为深龋则窝洞制备前需注射局麻药。麻醉药物核对无误后将麻醉药物安放好，传递碘伏棉签并安装好麻醉药物注射器。

2．窝洞制备　用凡士林棉签润滑口角，术前用0.1%氯己定含漱液漱口。

（1）协助医生安装橡皮障，根据龋洞的位置、大小、洞形分类及医生的习惯，装上合适的车针供备洞。

（2）操作轻巧，注意吸唾时不要损伤软组织。

（3）根据龋洞类型，更换制动车针，如医生需用到挖器，应手拿酒精棉球协助医生及时清洁挖器（图I-3）。

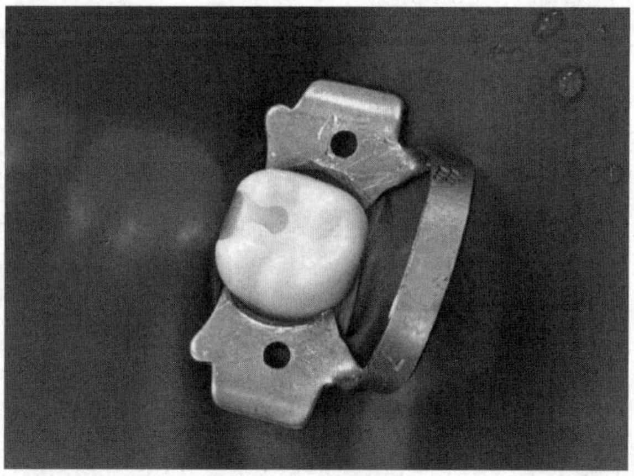

图I-3　窝洞制备

3．垫底

（1）隔湿：制洞完毕后，请患者漱口或用三用枪清洁口腔，及时吸干冲洗液，棉卷隔湿，吹干窝洞。

（2）垫底：递送充填器和垫底材料。

（3）修整：在垫底材料未干时，及时递挖器或雕刻刀修整外形，待固化后递牙科手机继续修整垫底部位，使之成为充填洞形。

4．玻璃离子水门汀调拌

（1）取粉、液按1平勺粉一滴液体取粉液。取粉前，粉末瓶倒置或者轻摇，使粉末均匀松散，用量勺取一平勺粉放于调拌纸上，取粉后立刻擦拭量勺。取液时，瓶身垂直倒置，平稳缓慢地挤出一滴无气泡液体，取液后用干纱布擦拭瓶口，拧紧瓶盖（图 I-4）。

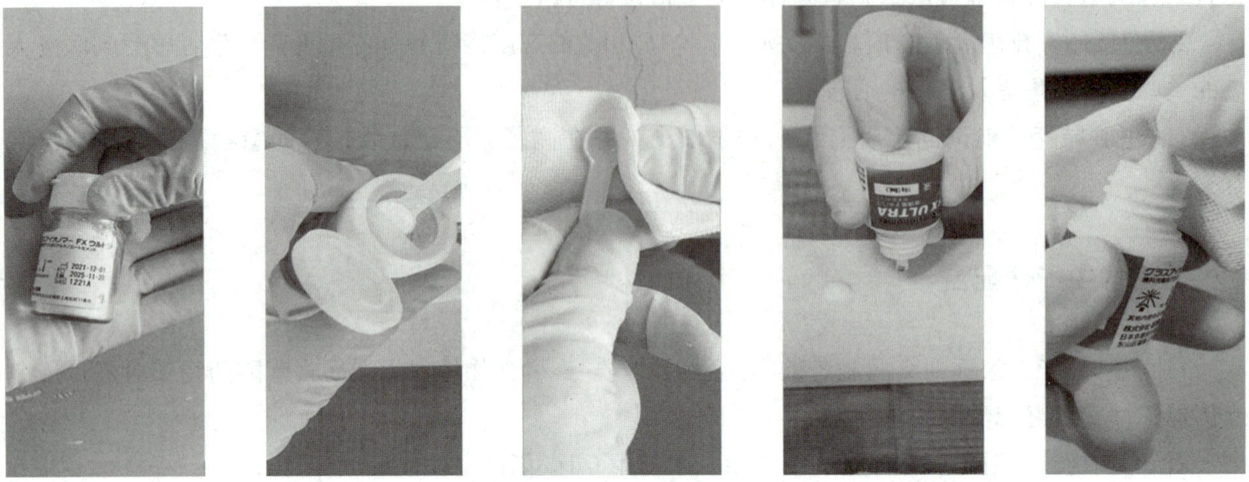

图 I-4　取粉取液

（2）混合调拌：混合时间不超过 45 秒。粉剂分两次混合到液体中，第一部分 10 秒，第二部分 20 ～ 35 秒。调拌手法：旋转、研磨（图 I-5、图 I-6）。

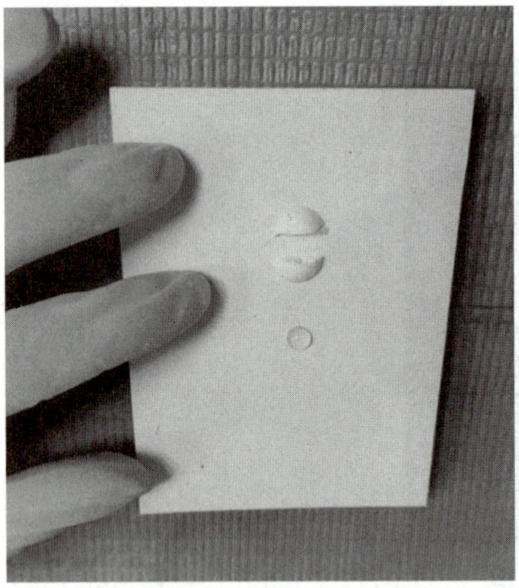

图 I-5　粉液比例

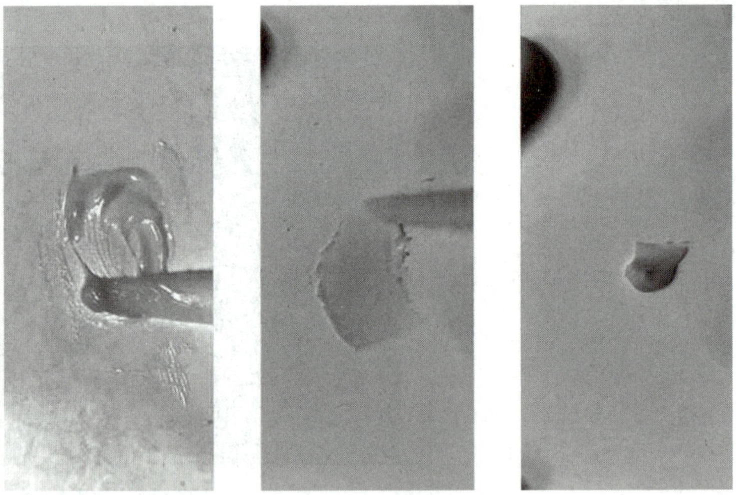

图 I-6　调拌手法（旋转、研磨）

5. 充填　遵医嘱递上调拌好的玻璃离子水门汀，供医生充填。

6. 修整外形、调和　充填完毕递凡士林，等待玻璃离子水门汀固化。递送咬合纸检查咬合情况，更换调𬌗车针进行调𬌗。

7. 打磨抛光　低速牙科手机装上抛光砂片或橡皮砂轮和打磨膏抛光。

8. 清理治疗单元　治疗完成后，清理用物，并进行分类消毒处理，消毒备用。

三、术后护理

1. 健康指导

（1）指导患者正确刷牙方式，向患者特别强调龋病的发生与患者口腔卫生状况密切相关，定期接受医生的检查和指导，才能巩固疗效，阻止龋病发展。

（2）尽量不要用治疗牙咬坚硬的食物。

（3）如有任何不适，请随时复诊。

2. 术后回访 术后当天及第二天均应该积极与患者沟通治疗后有无任何不适，并恰当处理患者的疑问及诉求。

3. 心理护理 龋病为慢性疾病，早期症状较轻，容易被患者忽视而得不到及时治疗，或由于惧怕口腔治疗的方法及惧怕传染上其他疾病而不愿到医院就诊。晚期由于牙体组织破坏严重，牙本质小管暴露，患者治疗后常有牙齿敏感的表现，因此患者认为治疗效果差，患者表现出对医生不信任、焦虑情绪。疼痛患者可出现烦躁、性格变化等。护士应掌握患者的情绪变化，积极反馈患者病情给医生，并给予患者恰当的鼓励和疾病知识，精心护理患者。

【注意事项】

1．取粉比例合适，及时盖盖。

2．取液比例合适，保持瓶口清洁。

3．调拌角度为调刀与纸板成5°夹角。

4．避免使用金属调拌刀。

5．粉、液放置距离1～2cm。

6．及时椅旁清洁，用物处理（调拌板、铺巾处理丢弃）。

7．患者对麻药的敏感程度不同，疼痛阈值也有所差异。因此，应全程关注患者的身体状况，以及患者是否有疼痛，并及时进行心理安抚，缓解患者紧张、焦虑的情绪。

【实习报告与评定】

1．评定学生制作的玻璃离子充填健康指导材料（评分占比：核心信息文字稿70%，讲解沟通技巧30%）。

2．评定学生玻璃离子充填术操作护理的完成情况（评分占比：四手操作50%，护理步骤50%）。

【思考题】

1．如何更好地向患者解释玻璃离子充填的操作护理流程？

2．如何更好地维护患者就诊期间的心理健康，避免医患纠纷？

【评分细则】

玻璃离子充填操作评分细则

项目	分值	护理要求	评分标准	得分
心理护理	5分	1. 使用通俗易懂的语言讲解玻璃离子水门汀充填的操作过程 2. 消除患者的顾虑，取得患者的信任 3. 告知患者在治疗中应配合医生的操作，如有不适可以举左手示意	少或错一项扣2分	
物品及器械准备	10分	一次性口腔器械盘、棉球、橡皮障、吸唾器、玻璃离子水门汀、调拌纸、调拌刀、专用量勺、充填器、成型片、楔子、咬合纸、高速牙科手机、低速牙科手机、车针、抛光轮等 检查器械、材料是否完好，并在有效期内	必备物品缺一个扣1分5分	
术前护理	15分	1. 诊室准备　整洁、明亮、舒适、安全，口腔综合治疗台功能正常 2. 个人防护　洗手、戴口罩帽子 3. 患者准备　询问病史及过敏史，为患者系好胸巾、戴护目镜，递漱口水给患者漱口 4. 调节椅位和灯光　调整合适的椅位，将光源移至治疗牙位相应的位置 5. 嘱患者签署《治疗知情同意书》	少或错一项扣3分	
术中护理	50分	1. 协助医生清洁术区 2. 协助医生去除龋坏组织，制备洞形 3. 隔湿、干燥　制动完成后嘱患者漱口，协助医生隔湿、干燥 4. 调拌材料　材料取用方法正确，用后及时盖好 5. 粉液比例1∶1，调拌角度调拌方法正确 6. 成品为面团状，粉液混合均匀，无气泡，无颗粒 7. 及时椅旁清洁，用物处理（调拌板、铺巾处理丢弃） 8. 窝洞充填　准备好并传递充填器给医生，传递凡士林 9. 修整外形　充填完成后，传递合适的车针给医生，修整外形，去除邻面悬突 10. 咬合抛光　传递咬合纸给医生，检查咬合情况。协助医生抛光充填体表面，使其光滑平整	少或错一项扣5分	
术后护理及健康宣教	20分	1. 患者护理　帮助患者清除面部污渍或血迹，协助患者整理容貌 2. 整理用物　污物弃入医疗垃圾桶。将器械整理分类，经酶清洗液浸泡，送消毒室清洗消毒。清洁吸唾器、痰盂，保持排水管通畅 3. 口腔综合治疗台清洁、消毒 4. 术后健康指导和交代注意事项	少或错一项扣5分	
总分				

实训I-2　金属预成冠修复的护理

视频：
金属预成冠修复术

实训目标

素质目标

（1）具有尊重患者、保护患者隐私、患者利益至上的服务精神。
（2）具有感染防控意识。
（3）具有良好的学习态度及严谨的临床思维能力。
（4）具有对就诊的患者的安全负责的责任心。

知识目标

（1）掌握：金属预成冠修复术的操作护理流程。
（2）熟悉：金属预成冠修复术的四手操作。
（3）了解：金属预成冠修复术的适应证。

能力目标

（1）能够配合医生完成金属预成冠修复。
（2）能够根据患儿病情进行医患沟通，协助患儿及家长理解并协助家长签署知情同意书。
（3）能够对患者进行术前、术中和术后的心理护理和健康指导。

【实训内容】

1. 金属预成冠修复的操作护理流程。
2. 金属预成冠修复的医患沟通及心理护理。

【实训器材】

电脑、投影等电教设备、牙齿模型等宣教用品、金属预成冠用品。

【实训方法】

1. 由教师讲授并演示学习金属预成冠修复的操作护理流程。
2. 3人一组，分别扮演医生、护士和患者，进行医护患沟通、护理配合、术后回访和健康指导。
3. 集中展示各小组的金属预成冠修复的操作护理流程，由教师和全体学生共同点评。

【实训步骤】

一、术前准备

（一）环境准备

口腔诊疗区域内部通风、采光良好、温度适宜，口腔综合治疗台、高、低速手机、吸唾器等手用器械能正常运行。

（二）物品准备

1. 基本器械　一次性口腔器械盘、吸唾器、棉卷、三用枪、一次性口杯、凡士林、棉签、护目镜、面罩、一次性防污膜、一次性乳胶手套、塑料调拌刀、调拌纸、比色板。

2. 麻醉用品　表面麻醉药品、局部麻醉药品、卡局式注射器或计算机程控麻醉仪、1% 碘伏、消毒棉签。

3. 橡皮障用品　橡皮布、橡皮障定位打孔模板、打孔器、橡皮障架、橡皮障夹、橡皮障钳、牙线、剪刀。

4. 窝洞预备及充填器械　排龈器、排龈线、高速及低速牙科手机、车针、挖匙、木楔、成形片、成形片夹、树脂或玻璃离子充填器、咬合纸、抛光杯、树脂抛光条。

5. 金属预成冠修复用品　乳磨牙金属预成冠（图 I-7）、金冠剪、缩颈钳、75% 酒精棉球、玻璃离子水门汀（图 I-8）、调拌刀和调拌纸、牙线（图 I-9）。

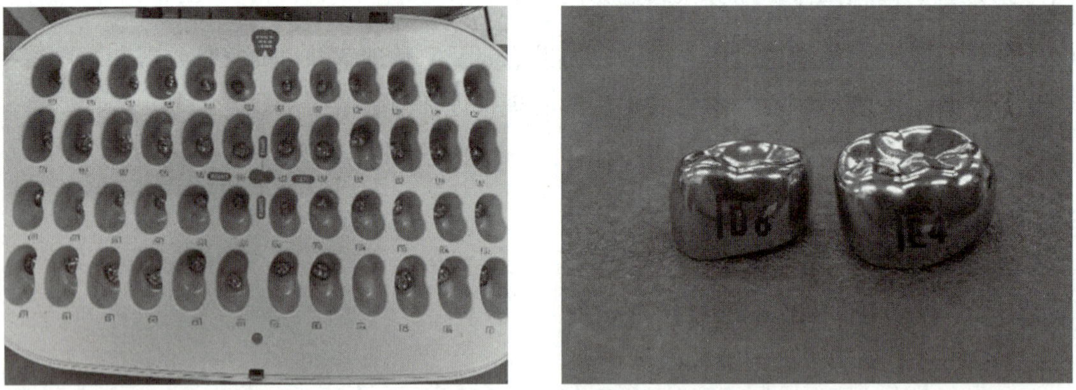

图 I-7　金属预成冠

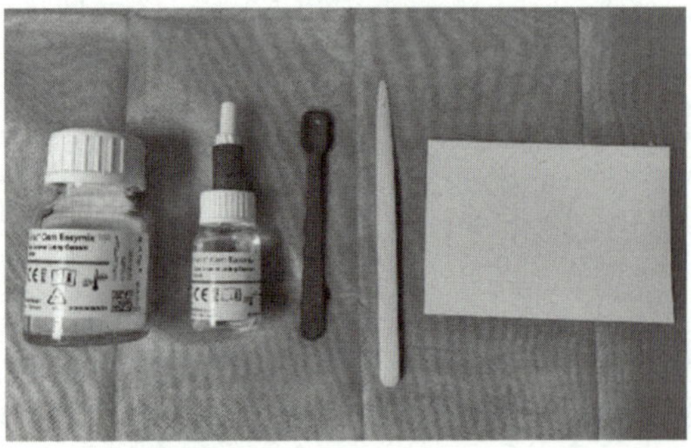

图 I-8　玻璃离子水门汀

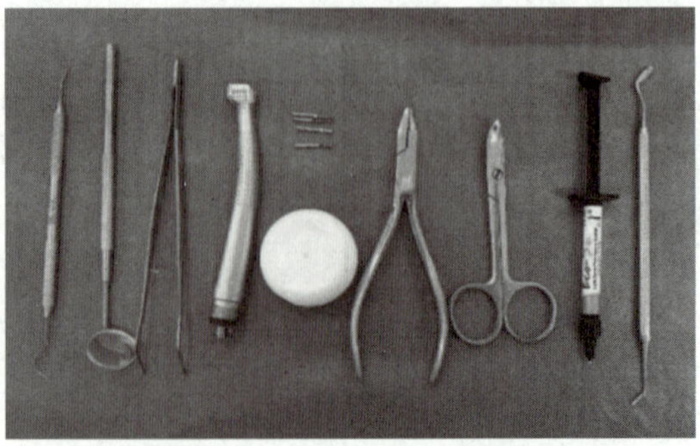

图 I-9　金属预成冠修复用物

（三）患儿准备

1．核对患者姓名、性别、病历和牙位，准备好患牙的 X 线片，安排患者坐在治疗椅上并帮助患者系好胸巾，准备漱口水嘱患者漱口，调整椅位等待医生指令。

2．在接待安排患者就诊时，以关心、理解、和蔼的态度接待每一位患者，让患者感受到医务人员的关心，减轻焦虑及恐惧的心理。

3．询问患者有无药物过敏史；协助患者签署麻醉知情同意书。

二、术中护理配合

1．局部麻醉 麻药核对无误后将麻药安放好，按要求连接无痛麻醉仪 / 卡局式注射器；蘸取适量的表面麻醉剂，传递给医生行患牙表面麻醉；将蘸有碘伏的消毒棉签传递给医生，局部消毒；协助医生局部麻醉，传递注射器时注意避开患者视线，以免引起患者恐慌。

2．安装橡皮障 橡皮障打孔，协助医生安装好橡皮障及开口器，注意软硬组织保护。

3．牙体预备 安装高、低速牙科手机及钻针；协助医生去腐，调拌玻璃离子水门汀，充填，牙体预备。

4．戴入预成冠 选择适合的预成冠，试戴，传递金冠剪修整冠边缘，传递缩颈钳修整冠形态（图 I-10、图 I-11）。将试好的金属预成冠用 75% 酒精棉球消毒，吹干；调和适量的玻璃离子水门汀，装进金属预成冠中（容量约为预成冠的 2/3）传递给医生。

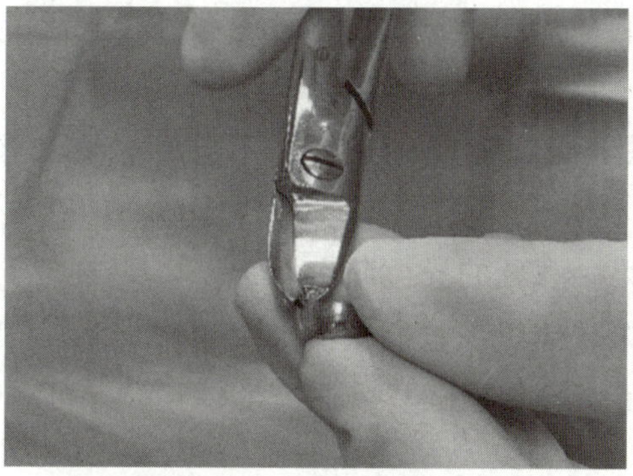

图 I-10 金冠剪修整冠边缘

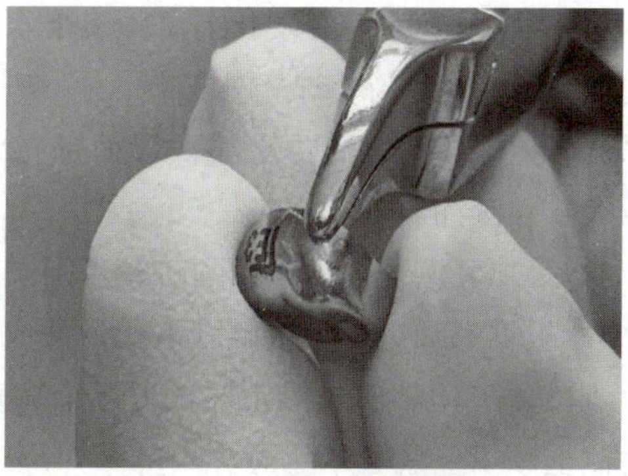

图 I-11 缩颈钳调整冠形态

5．调𬌗 预成冠粘接到预备好的基牙上后传递棉球让患者咬合固位，传递牙线、探针或挖匙，协助医生清洁患牙颈缘和邻面。粘接时注意咬合关系，避免咬合过高。

6．治疗结束 整理面部污物，协助患者下椅位，分类整理用物，消毒、整理诊疗单元。

三、术后护理

1．健康指导

（1）使用局麻药后，交代患者不要咬嘴唇，以免形成创伤性溃疡。

（2）指导患者正确刷牙方式。向患者特别强调龋病的发生与患者口腔卫生状况密切相关，定期接受医生的检查和指导，才能巩固疗效，阻止疾病发展。

（3）告知患者尽量少吃太黏的食物，如冠脱落、破损或冠边缘发生炎症需及时就诊。

（4）嘱患者 3 个月、6 个月复查。如有任何不适，请随时复诊。

2. 术后回访 术后当天及第二天均应该积极与患者沟通治疗后有无不适，并恰当处理患者的疑问及诉求。

【注意事项】

1. 使用玻璃离子水门汀粘接预成冠，要注意水门汀应全面覆盖预成冠内侧面，以避免因缺少水门汀形成空隙（图 I-12）。

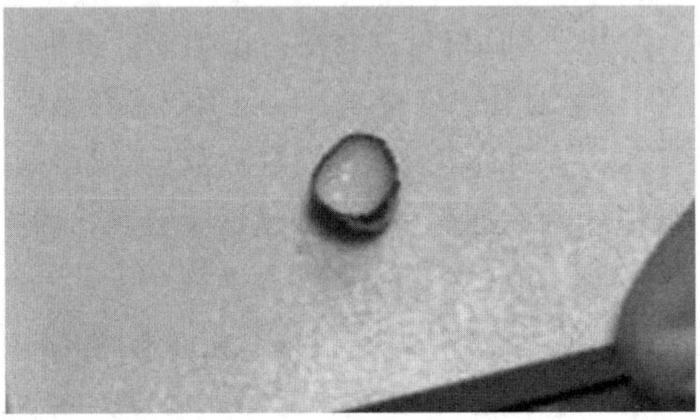

图 I-12 玻璃离子粘接预成冠

2. 一定要在水门汀硬化前清除多余水门汀，可使用酒精棉球、牙线，也可待水门汀半凝固状态时用探针或挖匙去除多余的水门汀。

3. 牙体预备的量要足够，邻面预备量为 1mm 或保证探针能顺利通过，不可有悬突和台阶，点、线、角圆润。

4. 第二乳磨牙冠中必须预备，否则预成冠可能导致第一磨牙的异位萌出。

5. 根据邻牙近远中接触点来测量预成冠的大小。如果牙体组织长期缺损导致间隙减小，会增加选冠难度，可用邻面成形钳调整近远中宽度，选择不同品牌的牙冠试戴，下颌第一乳磨牙可酌情试用对侧上颌第一乳磨牙牙冠。

6. 上颌牙冠从颊侧向舌侧试戴，下颌牙冠从舌侧向颊侧试戴。

7. 取冠时一定要防止患者误吞、误吸，可使用棉球或纱布抵住牙冠合面。

8. 患者对麻药的敏感程度不同，疼痛阈值也有所差异。因此，应全程关注患者的身体状况，以及患者是否有疼痛，并及时进行心理安抚，缓解患者紧张、焦虑的情绪。

【实习报告与评定】

1. 评定学生制作的冠修复健康指导材料（评分占比：核心信息文字稿 70%，讲解沟通技巧 30%）。

2. 评定学生金属预成冠修复术操作护理的完成情况（评分占比：四手操作 50%，护理步骤 50%）。

【思考题】

1．如何更好地向患者解释金属预成冠修复的操作护理流程？
2．如何更好地维护患者就诊期间的心理健康，避免医患纠纷？

【评分细则】

金属预成冠修复护理操作评分细则

项目	分值	护理要求	评分标准	得分
心理护理	5 分	1．使用通俗易懂的语言讲解金属预成冠修复的操作过程 2．消除患者的顾虑，取得患者的信任 3．告知患者在治疗中应配合医生的操作，如有不适可以举左手示意	少或错一项扣 2 分	
物品及器械准备	10 分	一次性口腔器械盘、局部麻醉用品、橡皮障、乳磨牙金属预成冠、金冠剪、缩颈钳、75% 酒精棉球、粘结用玻璃离子水门汀、玻璃离子水门汀、调拌纸、调拌刀、充填器、成型片、咬合纸、楔子、牙线等 检查器械、材料是否完好，并在有效期内	必备物品缺一个扣 1 分 5 分	
术前护理	15 分	1．诊室准备　整洁、明亮、舒适、安全，口腔综合治疗台功能正常 2．个人防护　洗手（按七步洗手法），戴口罩帽子 3．患者准备　询问病史及过敏史，为患者系好胸巾、戴护目镜，递漱口水给患者漱口 4．调节椅位和灯光　调整合适的椅位，将光源移至治疗牙位相应的位置 5．嘱患者签署《治疗知情同意书》	少或错一项扣 3 分	
术中护理	50 分	1．麻醉护理　若为深龋则窝洞制备前需注射麻药，注射麻药前询问患者有无药物过敏史，并在测量血压正常后，签署麻醉知情同意书。麻药核对无误后将麻药安放好，传递碘伏棉签和安装好碧兰麻的注射器 2．协助医生安装橡皮障，去除龋坏组织，及时吸唾 3．调拌玻璃离子水门汀，协助医生充填窝洞 4．牙体预备　安装牙科手机及金刚砂车针，牙体预备时协助吸唾。吸唾器置于患牙旁，同时牵拉软组织，保持视野的清晰 5．选冠　协助医生选择预成冠 6. 修整牙冠外形　使用钢丝剪修整冠时备好污物杯，收纳修剪下来的边缘碎屑；使用金刚砂钻针修整冠时安装金刚砂车针，打磨过程中防止碎屑溅入患者的眼睛。传递缩颈钳修整冠形态 7．传递 75% 酒精棉球清洁牙体和预成冠，用三用枪吹干牙面和冠 8．粘接预成冠：调拌粘接用玻璃离子水门汀，沿冠的边缘放入使之流入冠内，充填预成冠的 2/3，将冠送给医生，协助隔湿 9．预成冠粘接到预备好的基牙后传递棉球让患儿咬合固位 10．粘接后传递探针或挖匙及牙线，协助去除多余的粘接剂	少或错一项扣 5 分	
术后护理及健康宣教	20 分	1．患者护理　帮助患者清除面部污渍或血迹，协助患者整理容貌 2．整理用物　污物弃入医疗垃圾桶。将器械整理分类，经酶清洗液浸泡，送消毒室清洗消毒。清洁吸唾器、痰盂，保持排水管通畅 3．口腔综合治疗台清洁、消毒 4．术后健康指导和交代注意事项	少或错一项扣 5 分	
总分				

视频：乳牙根管治疗

实训 I-3　乳牙根管治疗术的护理

实训目标

素质目标

（1）具有尊重患者、保护隐私、患者利益至上的服务精神。

（2）具有感染防控意识。

（3）具有良好的学习态度及严谨的临床思维能力。

（4）具有对就诊的患者的安全负责的责任心。

知识目标

（1）掌握：乳牙根管治疗术的操作护理流程。

（2）熟悉：乳牙根管治疗术的四手操作。

（3）了解：乳牙根管治疗术的适应证。

能力目标

（1）能够配合医生完成乳牙根管治疗。

（2）能够根据患者病情进行医患沟通，协助患者及家长理解并协助家长签署知情同意书。

（3）能够对患者进行术前、术中和术后的心理护理和健康指导。

【实训内容】

1. 乳牙根管治疗术的操作护理流程。
2. 乳牙根管治疗术的医患沟通及心理护理。

【实训器材】

电脑、投影等电教设备、牙齿模型等宣教用品、根管治疗用品。

【实训方法】

1. 由教师讲授并演示学习乳牙根管治疗术的操作护理流程。
2. 3 人一组，分别扮演医生、护士和患者，进行医护患沟通、护理配合、术后回访和健康指导。
3. 集中展示各小组的乳牙根管治疗术操作护理流程，由教师和全体学生共同点评。

【实训步骤】

一、术前准备

（一）环境准备

口腔诊疗区域内部通风、采光良好、温度适宜，口腔综合治疗台、高速及低速手机、吸唾器等手用器械能正常运行。

（二）物品准备

1. 基本器械 一次性口腔器械盘、吸唾器、棉卷、三用枪、一次性口杯、凡士林、棉签、护目镜、面罩、一次性防污膜、一次性乳胶手套、塑料调拌刀、调拌纸。

2. 麻醉用品 碘伏、表面麻醉剂、局部麻醉药品、卡局式注射器或计算机控制无痛局麻注射仪（图 I-13）、一次性针头。

3. 橡皮障用品 橡皮布、橡皮障定位打孔模板、打孔器、橡皮障架、橡皮障夹、橡皮障钳、牙龈剥离器、牙线、剪刀。

4. 根管预备和根管充填用物 各型车针、挖匙、拔髓针、髓针柄、21mm H 型根管锉、机扩、根管冲洗器、吸潮纸尖、根管充填糊剂（Vitapex）、水门汀充填器、暂时封闭材料、根管冲洗液（图 I-14）。

5. 充填材料及充填器械 光固化复合树脂或玻璃离子、小棉棒、光固化灯、成形片、乳磨牙金属预成冠、金冠剪、缩颈钳、止血凝胶、75% 酒精棉球、玻璃离子水门汀。

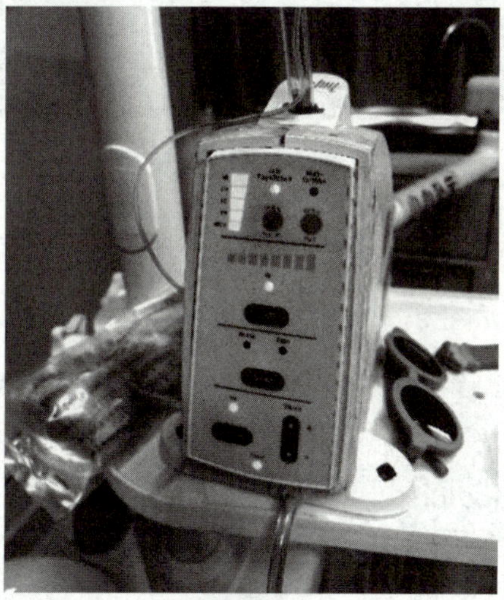

图 I-13 计算机控制无痛局麻注射仪

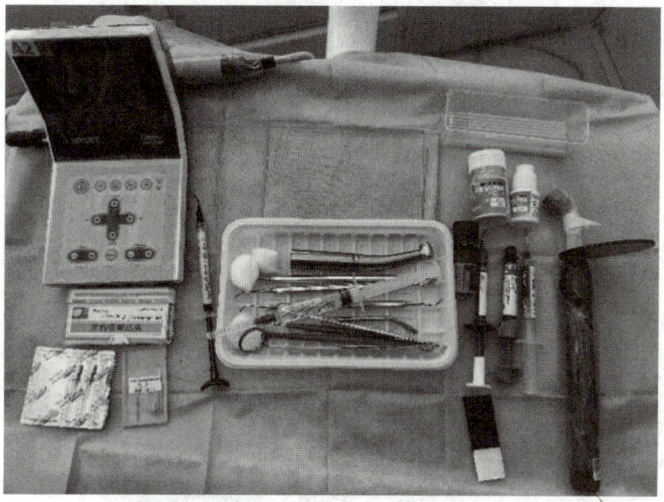

图 I-14 根管治疗物品

（三）患者准备

1. 核对患者姓名、性别、病历和牙位，准备好患牙的 X 线片，安排患者坐在治疗椅上并帮助患者系好胸巾，准备漱口水嘱患者漱口，调整椅位等待医生指令。

2. 在接待安排患者就诊时，以关心、理解、和蔼的态度接待每一位患者，让患者感受到医务人员的关心，减轻焦虑及恐惧的心理。

3. 注射麻醉药物前询问患者有无麻醉药物过敏史，并在测量血压正常后，协助患者签署麻醉知情同意书。

二、术中护理配合

1. 麻醉 麻醉药物核对无误后将麻醉药物安放好，传递碘伏棉签和安装好麻醉药物的计算机控制无痛局麻注射仪（STA）。

2. 安装橡皮障 协助医生安装好橡皮障，去除龋坏组织，及时吸唾。

3. 根管预备 安装车针，备洞开髓。将拔髓针，传递给医生。拔髓后选择合适的H型、K型挫针或机扩，传递给医生用于预备根管（图I-15、图I-16）；将1%次氯酸钠、生理盐水冲洗液依次传递给医生，交替冲洗，及时吸唾（图I-17）。

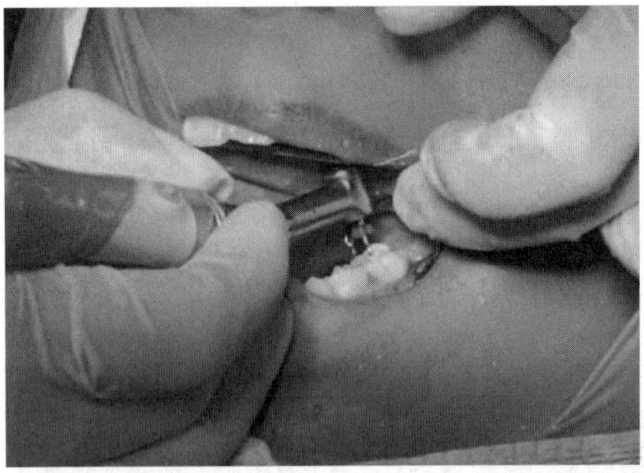

图I-15 根管预备

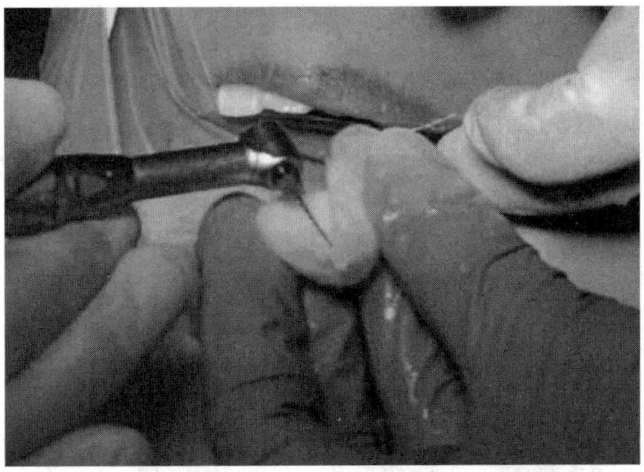

图I-16 清理扩锉针上碎屑

4. 根管充填 协助清洁并干燥备好的窝洞、纸尖干燥根管，将乳牙根管充填糊剂传递给医生行根管充填（图I-18）。

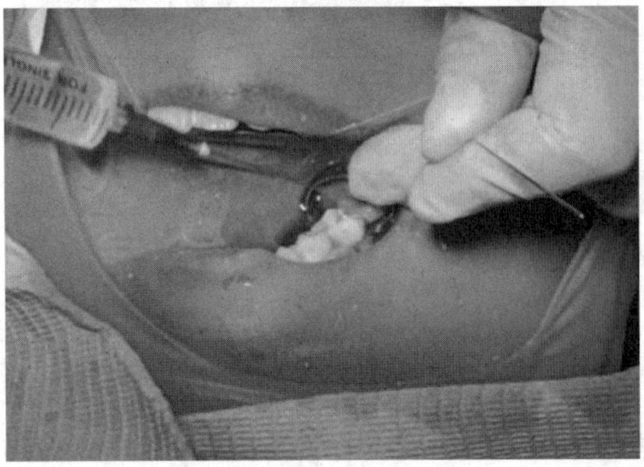

图I-17 根管冲洗

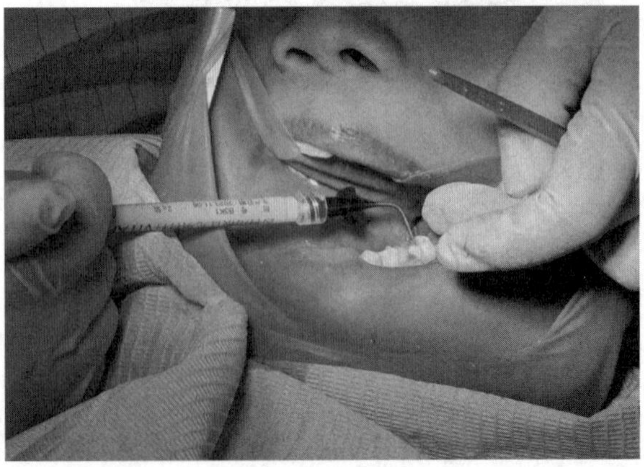

图I-18 根管充填

5. 冠方修复 调拌玻璃离子水门汀，递予医生垫底。光固化复合树脂充填，或玻璃离子水门汀充填后行乳牙金属预成冠修复（参见实训Ⅰ-2 乳牙金属预成冠修复术）。

6. 治疗结束 整理面部污物，协助患者下椅位，分类整理用物，整理诊疗单元。

三、术后护理

1. 健康指导 参见实训Ⅰ-2 金属预成冠修复的护理。

2. 术后回访 术后当天及第二天均应该积极与患者沟通治疗后有无不适，并恰当处理患者的疑问及诉求。

【注意事项】

1．术前拍摄X线片，若乳牙根吸收超过1/3或根尖炎症广泛病变波及恒牙胚，不适宜行根管治疗术。

2．乳牙慎用金属砷制剂失活，建议采用局部麻醉下摘除牙髓。

3．根管冲洗应做到大量充分地冲洗（每个根管5ml），目前选择较多的是1%次氯酸钠溶液，但次氯酸钠溶液有较强的刺激性味道，应在橡皮障隔离下使用。

4．如果拔髓成形且患者配合，可行一次性根管治疗；若是发生根管感染，则需采用封药的方法消毒根管，第二次复诊完成根管充填。

5．患者对麻药的敏感程度不同，疼痛阈值也有所差异，因此，应全程关注患者的身体状况及是否有疼痛，并及时进行心理安抚，缓解患者紧张焦虑。

【实习报告与评定】

1．评定学生制作的乳牙根管治疗术健康指导材料（评分占比：核心信息文字稿70%，讲解沟通技巧30%）。

2．评定学生乳牙根管治疗术操作护理的完成情况（评分占比：四手操作50%，护理步骤50%）。

【思考题】

1．如何更好地向患者解释乳牙根管治疗术操作护理流程？

2．如何更好地维护患者就诊期间的心理健康，避免医患纠纷？

【评分细则】

乳牙根管治疗护理操作评分细则

项目	分值	护理要求	评分标准	得分
心理护理	5分	1. 使用通俗易懂的语言讲解乳牙根管治疗的操作过程 2. 消除患者的顾虑，取得患者的信任 3. 告知患者在治疗中应配合医生的操作，如有不适可以举左手示意	少或错一项扣2分	
物品及器械准备	10分	一次性口腔器械盘、局部麻醉用品、橡皮障、高速牙科手机、低速牙科手机、车针、根管锉、拔髓针、根管冲洗液、根管冲洗器、根管充填糊剂（Vitapex）、充填器、成型片、咬合纸、光固化灯、楔子、调拌纸、树脂、酸蚀剂、黏结剂、吸潮纸尖、暂时封闭材料等 检查器械、材料是否完好，并在有效期内	必备物品缺一个扣1分 5分	
术前护理	15分	1. 诊室准备　整洁、明亮、舒适、安全，口腔综合治疗台功能正常 2. 个人防护　洗手（按七步洗手法），戴口罩、帽子 3. 患者准备　询问病史及过敏史，为患者系好胸巾、戴护目镜，递漱口水给患者漱口 4. 调节椅位和灯光　调整合适的椅位，将光源移至治疗牙位相应的位置 5. 嘱患者签署《治疗知情同意书》	少或错一项扣3分	
术中护理	50分	1. 麻醉护理　注射麻醉药物前询问患者有无药物过敏史，并在测量血压正常后，签署麻醉知情同意书。麻醉药物核对无误后将麻醉药物安放好，传递碘伏棉签和安装好麻醉药物的注射器 2. 协助医生安装好橡皮障，去除龋坏组织，及时吸唾 3. 根管预备　协助医生开髓、预备根管 4. 根管冲洗　将1%次氯酸钠、生理盐水冲洗液依次传递给医生，交替冲洗，及时吸唾 5. 根管充填　协助清洁并干燥备好的窝洞、纸尖干燥根管，将乳牙根管充填糊剂传递给医生行根管根充 6. 树脂修复　调拌玻璃离子水门汀垫底；将酸蚀剂递给医生，涂抹酸蚀剂30秒，冲洗，吸干。另取一小毛刷蘸粘接剂给医生涂抹5秒，光固化灯照射 7. 窝洞充填　准备好光固化树脂并传递充填器给医生分次充填，分层固化，直至窝洞充填完成 8. 清洁树脂充填器械，并整理物品 9. 修整外形　充填完成后，传递合适的车针给医生，修整外形，去除邻面悬突。然后传递咬合纸给医生，检查咬合 10. 抛光　安装低速牙科手机并传递矽粒子和抛光膏给医生，抛光牙面	少或错一项扣5分	
术后护理及健康宣教	20分	1. 患者护理　帮助患者清除面部污渍或血迹，协助患者整理容貌 2. 整理用物　污物弃入医疗垃圾桶。将器械整理分类，经酶清洗液浸泡，送消毒室清洗消毒。清洁吸唾器、痰盂，保持排水管通畅 3. 口腔综合治疗台清洁、消毒 4. 术后健康指导和交代注意事项	少或错一项扣5分	
总分				

实训Ⅰ-4　根尖诱导成形术的护理

视频：根尖诱导成形术

实训目标

素质目标

（1）具有尊重患者、保护患者隐私、患者利益至上的服务精神。
（2）具有感染防控意识。
（3）具有良好的学习态度及严谨的临床思维能力。
（4）具有对就诊的患者的安全负责的责任心。

知识目标

（1）掌握：根尖诱导成形术的操作护理流程。
（2）熟悉：根尖诱导成形术的四手操作。
（3）了解：根尖诱导成形术的适应证。

能力目标

（1）能够配合医生完成根尖诱导成形术。
（2）能够根据患者病情进行医患沟通，协助患者及家长理解并协助家长签署知情同意书。
（3）能够对患者进行术前、术中和术后的心理护理和健康指导。

【实训内容】

1．根尖诱导成形术的操作护理流程。
2．根尖诱导成形术的医患沟通及心理护理。

【实训器材】

电脑、投影等电教设备、牙齿模型等宣教用品、根尖诱导成形术用品。

【实训方法】

1．由教师讲授并演示学习根尖诱导成形术的操作护理流程。
2．3 人一组，分别扮演医生、护士和患者，进行医护患沟通、护理配合、术后回访和健康指导。

3. 集中展示各小组的根尖诱导成形术的操作护理流程，由教师和全体学生共同点评。

【实训步骤】

一、术前准备

（一）环境准备

口腔诊疗区域内部通风、采光良好、温度适宜，口腔综合治疗台、高速及低速手机、吸唾器等手用器械能正常运行。

（二）物品准备

1. 基本器械 一次性口腔器械盘、吸唾器、棉卷、三用枪头、一次性口杯、凡士林、棉签、护目镜、面罩、一次性防污膜、一次性乳胶手套、塑料调拌刀、调拌纸、75% 酒精棉球。

2. 麻醉用物 表面麻醉剂、局部麻醉药品、卡局式注射器或计算机控制无痛局麻注射仪、无菌棉签、碘伏棉签。

3. 橡皮障用物 橡皮布、橡皮障定位打孔模板、打孔器、橡皮障架、橡皮障夹、橡皮障钳、牙线、剪刀。

4. 根管预备用物 与洞形匹配的各型车针、拔髓针、髓针柄、挖匙、K 型根管锉、H 型根管锉、机扩、5ml 冲洗器、根管冲洗剂（1% ～ 5.25% 的次氯酸钠、生理盐水）、超声管荡洗器、荡洗针、消毒棉捻、氢氧化钙制剂、螺旋输送器、暂时封闭材料（图 I-19）。

5. 充填用物 光固化树脂或玻璃离子水门汀。

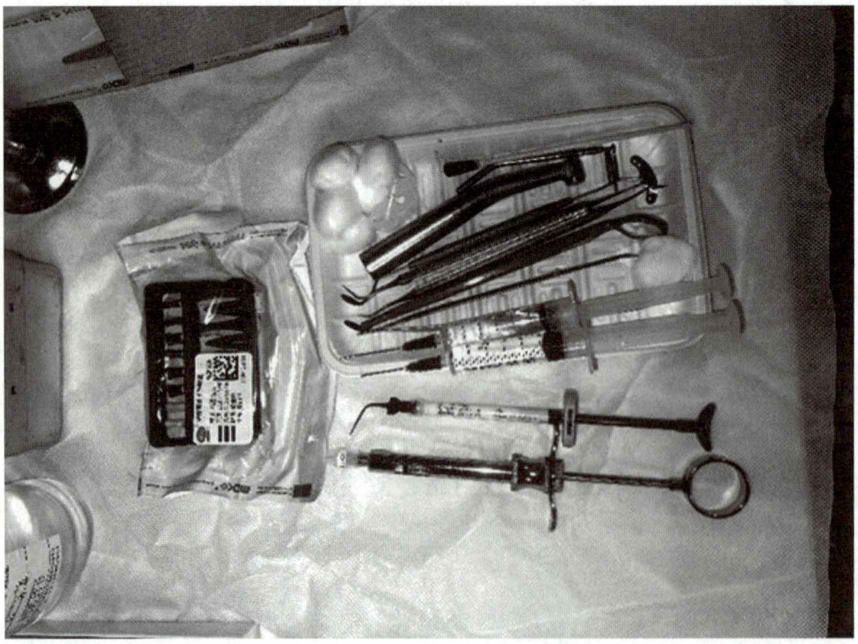

图 I-19 根尖诱导用物

（三）患者准备

1．核对患者姓名、性别、病历和牙位，准备好患牙的X线片（图I-20），安排患者坐在治疗椅上并帮助患者系好胸巾，准备漱口水嘱患者漱口，调整椅位等待医生指令。

2．在接待安排患者就诊时，以关心、理解、和蔼的态度接待每一位患者，让患者感受到医务人员的关心，减轻焦虑及恐惧的心理。

3．询问患者有无药物过敏史，并在测量血压正常后，协助患者签署麻醉知情同意书。

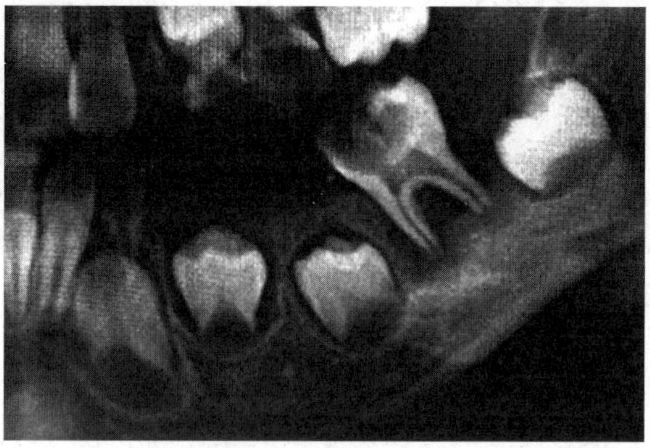

图I-20　术前X线片

二、术中护理配合

1．麻醉　麻醉药品核对无误后将麻醉药品安放好，传递碘伏棉签和安装好麻醉药品的注射器。

2．安装橡皮障　协助医生安装橡皮障，术中及时吸唾，保持术区清洁与隔湿完善（图I-21）。

3．根管预备　安装车针，备洞开髓。将拔髓针安装于拔髓针柄上，传递给医生。拔髓后选择合适的H型、K型扩挫针或机扩，传递给医生进行根管预备；1%次氯酸钠、生理盐水冲洗液传递医生，交替冲洗，及时吸干唾液及水分（图I-22、图I-23）。

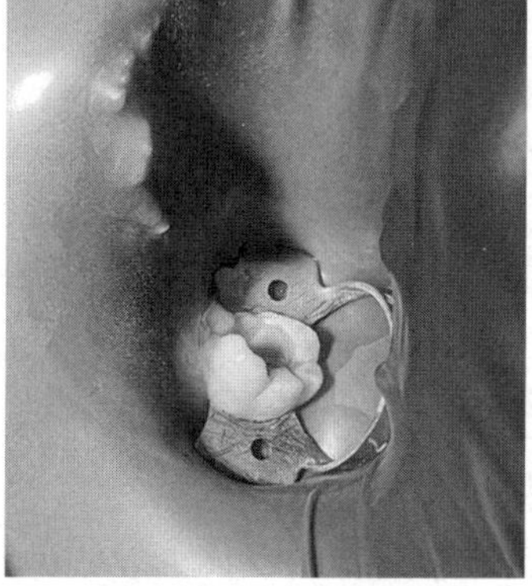

图I-21　安装橡皮障

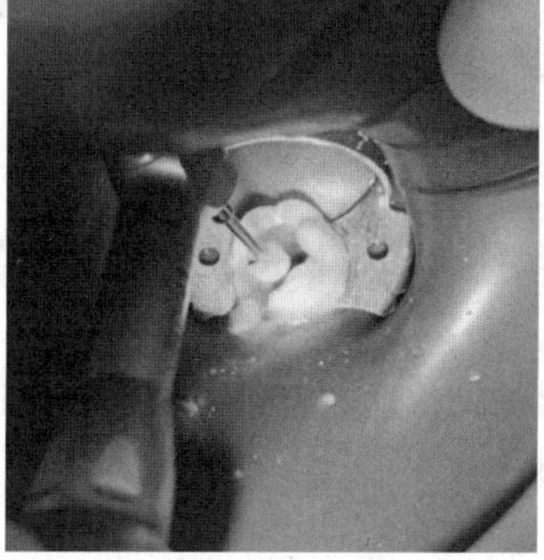

图I-22　根管预备

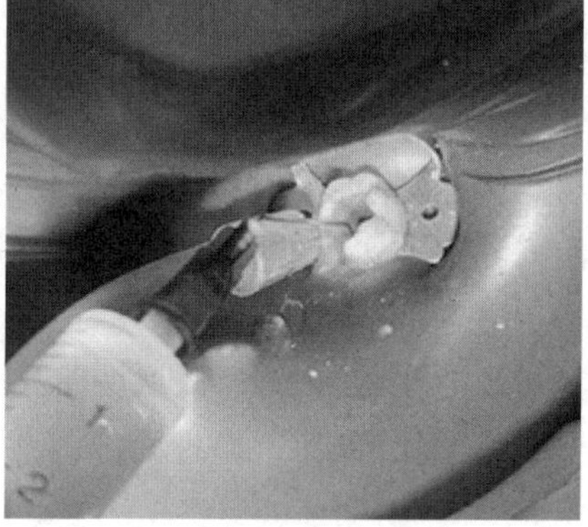

图I-23　根管冲洗

4．根管消毒及封药　吸干根管，封刺激性小的药物于根管内，如氢氧化钙制剂或抗生素糊剂等。调制适量玻璃离子水门汀严密封闭窝洞。根管封药时间为2～4周。对于急性根尖周炎的患牙，如渗出严重，可建立有效的引流，开放 1 ～ 2 天，待渗出控制后暂封。若患者伴有间隙感染，则需要全身抗感染治疗并适当延长开放时间，待患牙叩痛减轻、松动度减小、牙龈肿胀减轻后再行封药（图 I-24、图 I-25）。

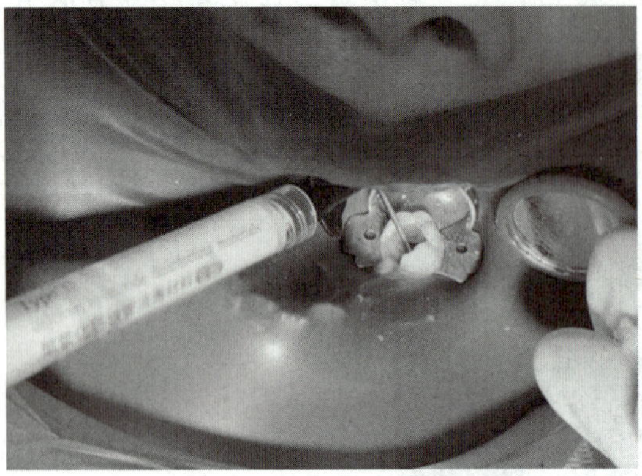

图 I-24　氢氧化钙封药

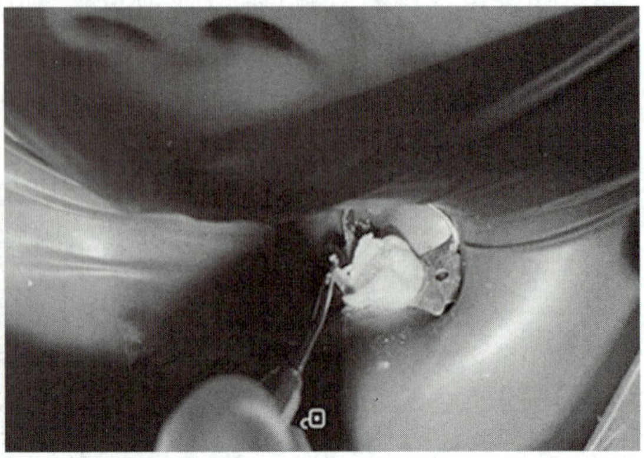

图 I-25　玻璃离子暂封

5. 药物诱导　待患牙无临床症状，根管内无渗出后，去除患牙冠方暂封物和根管内封药，再次进行根管冲洗。干燥根管后，根管内导入可以诱导根尖发育成形的药物，首选氢氧化钙制剂，临床上多使用氢氧化钙碘仿糊剂（图 I-26）。拍摄 X 线片以确定诱导药物的充填情况。

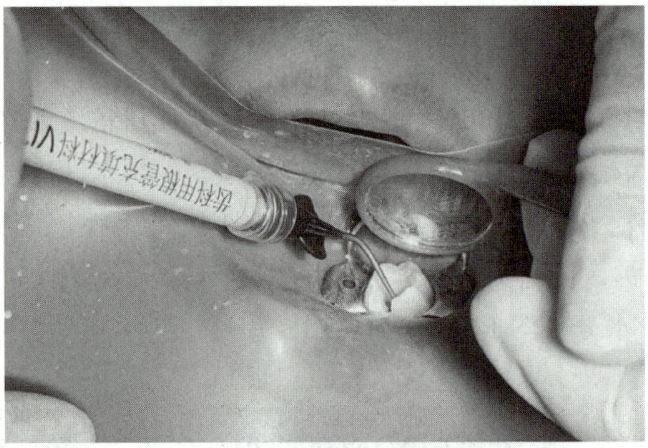

图 I-26　氢氧化钙碘仿糊剂根尖诱导

6. 垫底　调制适量玻璃离子水门汀，传递给医生，垫底。

7. 充填　传递树脂充填材料，行窝洞充填，协助固化照射。若牙齿缺损过大，可选择预成冠修复。

8. 调㼝、抛光　更换调㼝及抛光器械，传递咬合纸，协助打磨、抛光。

9. 治疗结束　整理面部污物，协助患者下椅位，分类整理用物，整理诊疗单元。

三、术后护理

1. 健康指导

（1）嘱患者尽量不要用治疗牙咬过硬、过黏的食物。

（2）嘱患者每 3 ～ 6 个月复查一次，复查时注意有无临床症状，常规拍摄 X 线片观察根尖周、根尖形成及药物吸收情况。

（3）嘱患者定期换药，直至根尖形成或根端闭合。当 X 线片显示根尖延长或钙化组织沉积并将根端闭合后，可进行常规根管充填。

2. 术后回访 术后当天及第二天均应该积极与患者沟通治疗后有无不适，并恰当处理患者的疑问及诉求。

3. 心理护理 护士应掌握患者的情绪变化，积极反馈患者病情给医生，并给予患者恰当的鼓励和疾病知识，精心护理患者。

【注意事项】

1. 彻底清除根管内感染物质是消除根尖周围炎症和促进根尖形成的重要治疗手段。一般使用 1% ～ 2.5% 次氯酸钠溶液反复冲洗，感染严重的根管可用 5.25% 次氯酸钠溶液。

2. 正确把握根尖工作长度，一般以 X 线片根尖末端 1 ～ 2mm 处为止点。注意保护根尖部残存的活牙髓及龈乳头。

3. 氢氧化钙制剂容易被吸收，需定期检查，及时加药。

4. 患者对麻药的敏感程度不同，疼痛阈值也有所差异，因此，应全程关注患者的身体状况及是否有疼痛，并及时进行心理安抚，缓解患者紧张焦虑。

【实习报告与评定】

1. 评定学生制作的根尖诱导成形术健康指导材料（评分占比：核心信息文字稿 70%，讲解沟通技巧 30%）。

2. 评定学生根尖诱导成形术操作护理的完成情况（评分占比：四手操作 50%，护理步骤 50%）。

【思考题】

1. 如何更好地向患者解释根尖诱导成形术的操作护理流程？
2. 如何更好地维护患者就诊期间的心理健康，避免医患纠纷？

【评分细则】

根尖诱导成形术护理操作评分细则

项目	分值	护理要求	评分标准	得分
心理护理	5 分	1. 使用通俗易懂的语言讲解根尖诱导成形术的操作过程 2. 消除患者的顾虑，取得患者的信任 3. 告知患者在治疗中应配合医生的操作，如有不适可以举左手示意	少或错一项扣 2 分	

续　表

项目	分值	护理要求	评分标准	得分
物品及器械准备	10 分	一次性口腔器械盘、局部麻醉药、高速牙科手机、低速牙科手机、车针、根管锉、机扩、5ml 冲洗器、根管冲洗剂（1% ～ 5.25% 的次氯酸钠、生理盐水）、氢氧化钙制剂、螺旋输送器、复合树脂、酸蚀剂、黏结剂、抛光膏、充填器、成型片、咬合纸、光固化灯、楔子、调拌纸、暂时封闭材料、抛光轮等 检查器械、材料是否完好，并在有效期内	必备物品缺一个扣 1 分 5 分	
术前护理	15 分	1. 诊室准备　整洁、明亮、舒适、安全，口腔综合治疗台功能正常 2. 个人防护　洗手，戴口罩、帽子 3. 患者准备　询问病史及过敏史，为患者系好胸巾、戴护目镜，递漱口水给患者漱口 4. 调节椅位和灯光　调整合适的椅位，将光源移至治疗牙位相应位置 5. 嘱患者签署《治疗知情同意书》	少或错一项扣 3 分	
术中护理	50 分	1. 麻醉护理　注射麻药前询问患者有无药物过敏史，并在测量血压正常后，签署麻醉知情同意书。麻药核对无误后将麻药安放好，传递碘伏棉签和安装好局部麻醉药品的注射器 2. 协助医生安装好橡皮障，去除龋坏组织，及时吸唾 3. 根管预备　协助医生开髓、预备根管 4. 根管消毒　吸干根管，封刺激性小的药物于根管内，如樟脑酚、木榴油、碘仿糊剂、抗生素糊剂等 5. 药物诱导　临床无症状，根管内无渗出后，协助清洁并干燥备好的窝洞、纸尖干燥根管，根管内导入可以诱导根尖发育成形的药物，首选氢氧化钙制剂 6. 树脂修复　调拌玻璃离子水门汀垫底。牙面酸蚀、粘接：将酸蚀剂递给医生，涂抹酸蚀剂 30 秒，冲洗，吸干。另取一小毛刷蘸粘接剂给医生涂抹 5 秒，光固化灯照射 7. 窝洞充填　准备好光固化树脂并传递充填器给医生分次充填，分层固化，直至窝洞充填完成 8. 随时清洁树脂充填器械，并整理物品 9. 修整外形　充填完成后，传递合适的车针给医生，修整外形，去除邻面悬突。然后传递咬合纸给医生，检查咬合情况 10. 抛光：安装低速牙科手机并传递矽粒子和抛光膏给医生，抛光牙面	少或错一项扣 5 分	
术后护理及健康宣教	20 分	1. 患者护理　帮助患者清除面部污渍或血迹，协助患者整理容貌 2. 整理用物　污物弃入医疗垃圾桶。将器械整理分类，经酶清洗液浸泡，送消毒室清洗消毒。清洁吸唾器、痰盂，保持排水管通畅 3. 口腔综合治疗台清洁、消毒 4. 术后健康指导和交代注意事项	少或错一项扣 5 分	
总分				

（管婷婷　刘泽念）

实训 J　口腔放射的护理

视频：
口腔放射操作护理

实训目标

素质目标

（1）具备良好的责任意识与职业道德，确保患者的隐私安全。

（2）具备良好的团队协作意识。

知识目标

（1）掌握：口腔放射操作中的护理要点。

（2）熟悉：口腔放射操作的工作流程以及口腔放射设备的使用方法。

（3）了解：口腔放射设备的设备构造。

能力目标

（1）能够独立完成口腔放射操作的各项步骤，包括设备设置、曝光、影像处理等。

（2）能够对患者进行有效的护理，减少放射操作过程中可能的不适和风险。

【实训内容】

1．口腔放射护理的基本概念。

2．曲面断层片、头颅侧位片、CBCT 等。

3．口腔放射护理中的作用与责任。

4．以小组为单位，制作一份口腔放射检查前后的护理要求与注意事项。

【实训器材】

1．放射设备　X 光机、CBCT 和数字化影像设备等。

2．防护用具　铅衣、铅围裙、铅帽等。

3．放射影像记录工具　图像接收板、记录单。

4．其他辅助工具　口腔内清洁工具、口腔消毒剂。

【实训方法】

1．由教师讲授并演示口腔放射的操作护理流程。

2．3 人一组，分别扮演医生、护士和患者，进行医护患沟通、放射护理配合和健康指导。

3．集中展示各小组的口腔放射操作的护理流程，由教师和全体学生共同点评。

【实训步骤】

一、放射前准备

1．物品准备

（1）准备好所有必要的放射设备和防护用具（如铅衣、铅围裙、铅帽等）。

（2）确保放射设备及记录工具准备完毕且处于工作状态。

（3）其他辅助工具（如口腔清洁工具、消毒剂等）检查齐全。

2．患者准备

（1）健康评估

1）在进行口腔放射检查前，护士需要详细询问患者是否存在放射性变态反应，是否处于孕期、哺乳期等禁忌证。确保其适宜接受放射检查。

2）评估患者的全身健康状况，详细询问患者病史，是否有不适症状或疾病（如颈部疾病、头痛等），以便在检查过程中采取相应的护理措施。

（2）口腔清洁：确保患者在放射检查前进行口腔清洁，去除口腔内可能影响影像质量的食物残渣和口腔分泌物。

（3）指导患者体位：指导患者正确的体位，尤其是在接受 X 线拍摄时，确保其头部、下颌、脖部的稳定，避免不必要的辐射。

（4）告知检查流程：详细向患者解释放射检查的目的、过程及可能产生的影像结果，缓解患者的焦虑情绪。

（5）获得知情同意：在确保患者了解放射检查风险和相关事项的基础上，协助患者签署知情同意书。

3．防护措施　为患者佩戴必要的防护装备（图 J-1），主要包括铅围裙、铅手套等，确保减少辐射暴露。对女性患者特别关注其腹部区域，确保铅围裙覆盖足够。

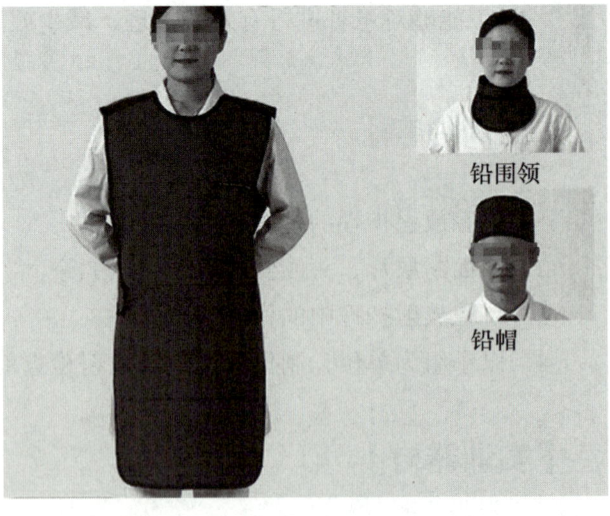

图 J-1　放射防护装备

二、拍摄中护理配合

1．操作人员应佩戴适当的防护装备，如铅衣、铅围裙等，并保持与放射设备的安全距离。

2．协助患者保持正确的体位，确保医生能够顺利进行放射学检查。

（1）曲面断层片的拍摄体位：患者的面中线必须落在中央定位线上，颈椎呈垂直状态或稍向前倾斜，下颌颏部置于颏托正中，头矢状面与地面垂直，听眶线与听鼻线的分角线与地面平行，用额托和头夹将头固定。

（2）头颅侧位片的拍摄体位：患者的面中线垂直于设备的中央定位线，头部矢状面与地面垂直。避免患者头部下倾或仰头过高，防止影响拍摄效果。患者外耳道口与耳塞相齐，将两侧耳塞放进外耳道口内，头部矢状面与探测器平行。

（3）CBCT 的拍摄体位（图 J-2）：患者通常需要保持站立或坐姿，确保脊柱挺直并固定身体，以防止在扫描过程中的移动。将患者头部放置于设备的定位器中，使其头颅矢状面垂直于地面。确保患者的面部中线与设备的中央定位线对齐，以确保图像的对称性和准确性。

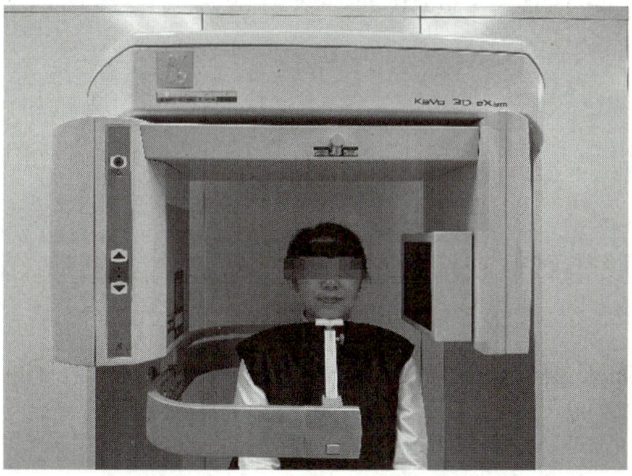

图 J-2　CBCT 拍摄体位

3．在操作过程中，实时观察患者的反应，确保患者舒适，避免辐射过量。

4．监控放射检查过程中的影像质量，确保影像资料准确完整。

三、拍摄后护理

1．观察患者反应　确保其没有出现辐射引起的不适症状（如头晕、恶心等）。对于有特殊反应的患者，应及时报告医生并采取适当措施。

2．记录与影像保存

（1）记录放射检查信息：将患者的基本信息、放射检查类型、操作人员、放射设备及影像结果等详细记录。确保影像资料被安全保存，并根据需要转交给相关科室或医生进行后续诊断。

（2）数据安全：确保所有影像数据和患者信息的安全性，遵循相关的隐私保护规定。

（三）健康指导

为患者提供适当的健康指导，强调定期放射检查的重要性，鼓励其保持良好的口腔卫生习惯。

嘱患者术后应注意保持口腔卫生，特别是进行X线检查后，患者可能会出现口腔内干燥或不适，应给予适当护理。

【注意事项】

1. 放射检查前必须确认患者病史，排除禁忌证。
2. 在进行放射检查时严格控制辐射剂量，遵守安全操作规程。
3. 注意防护设备的佩戴和使用，确保患者与医护人员的辐射安全。
4. 定期检查和维护放射设备，确保其正常运行。
5. 对于怀孕或可能怀孕的女性，放射检查需特别小心，除非绝对必要，否则应避免进行放射性检查。若检查无法避免，应加强防护措施，避免对腹部和盆腔的辐射暴露。
6. 对于儿童患者，应特别关注其体位稳定性，并尽量减少辐射剂量。可以考虑使用专用的儿童防护装备。
7. 对于易出现过敏或身体不适反应的患者，放射检查时应密切监测其状况，及时提供相应的护理支持。

【实习报告与评定】

1. 评定学生制作的口腔放射检查前后的护理要求与注意事项（评分占比：核心信息文字稿70%，讲解沟通技巧30%）。
2. 评定学生口腔放射护理操作的完成情况（评分占比：医患沟通与拍摄后指导30%，拍摄步骤70%）。

【思考题】

1. 如何确保口腔放射护理过程中患者的辐射安全？
2. 口腔放射检查前的患者准备中有哪些关键环节？

【评分细则】

口腔放射护理操作评分细则

项目	分值	护理要求	评分标准	得分
心理护理	5分	1. 使用通俗易懂的语言讲解口腔放射的操作过程 2. 消除患者的顾虑，取得患者的信任 3. 告知患者在治疗中应配合医生的操作，如有不适可以举左手示意	少或错一项扣2分	
参数设置及物品准备	10分	1. 检查放射设备处于正常工作状态 2. 根据拍摄要求正确设置拍摄参数 3. 准备好其他辅助工具（如口腔清洁工具、消毒剂等）等	参数设置错误一项扣1分	

续　表

项目	分值	护理要求	评分标准	得分
拍摄前护理	15分	1. 患者评估与筛查　详细询问患者的病史，特别是是否存在放射性变态反应，是否处于孕期、哺乳期等禁忌证 2. 口腔清洁　确保患者在放射检查前进行口腔清洁，去除口腔内可能影响影像质量的食物残渣和口腔分泌物 3. 详细向患者解释放射检查的目的、过程及可能产生的影像结果，缓解患者的焦虑情绪 4. 为患者佩戴必要的防护装备 5. 做好拍片登记	少或错一项扣3分	
拍摄中护理	50分	1. 根据患者的体型及拍片类型，适当调整拍摄参数，避免辐射过量 2. 对颏托等进行消毒，根据拍片类型进行正确的患者定位 3. 操作人员应佩戴适当的防护装备，并保持与放射设备的安全距离 4. 在操作过程中，实时观察患者的反应，确保患者舒适，避免辐射过量 5. 监控放射检查过程中的影像质量，确保影像资料准确完整	少或错一项扣10分	
拍摄后护理及健康指导	20分	1. 患者护理　观察患者的反应，确保其没有出现辐射引起的不适症状 2. 术后应确保患者的口腔卫生，特别是进行X线检查后，患者可能有口腔内干燥或不适，应给予适当护理 3. 确保影像资料被安全保存，并根据需要转交给相关科室或医生进行后续诊断 4. 为患者提供适当的健康指导，强调定期检查的重要性，鼓励其保持良好的口腔卫生习惯	少或错一项扣5分	
总分				

（李文杰　高秋爽）

实训 K　心脏复苏

视频：
胸外心脏
按压与人
工呼吸

实训目标

素质目标

（1）具有尊重患者、保护患者隐私、患者利益至上的服务精神。

（2）具有急救意识。

（3）具有对就诊的患者的安全负责的责任心。

知识目标

（1）掌握：心肺复苏的操作流程。

（2）熟悉：心肺复苏的健康指导。

（3）了解：心肺复苏的适应证与禁忌证。

能力目标

（1）能够独立正确完成心肺复苏操作流程。

（2）能够根据患者及家属进行心理护理和健康指导。

【实训内容】

1．心肺复苏的操作流程。

2．根据患者病情，制作一份心肺复苏健康教育材料（折页、海报、图文、幻灯、动画、视频等形式不限），或准备一次心肺复苏术健康科普演讲（5～8分钟）。

【实训器材】

电脑、投影等电教设备、CPR 人体模型等。

【实训方法】

1．由教师讲授并演示学习胸外心脏按压与人工呼吸的操作流程。

2．2 ～ 3 人一组，分别扮演护士和家属，轮流进行胸外心脏按压与人工呼吸急救操作和健康指导练习。

3．集中展示各小组的胸外心脏按压与人工呼吸的操作流程，由教师和全体学生共同点评。

【实训步骤】

一、物品准备

心肺复苏人体模型、胸表、呼吸膜 / 纱布、小电筒等。

二、操作流程

（一）评估现场和患者状况

1. 确认环境安全　在进行急救操作之前，首先要确保现场环境是安全的（图 K-1）。观察周围是否存在危险因素，如漏电、火灾、交通危险等。若现场环境不安全，需要将患者转移到安全地带，但要注意尽量减少对患者可能造成的二次伤害。

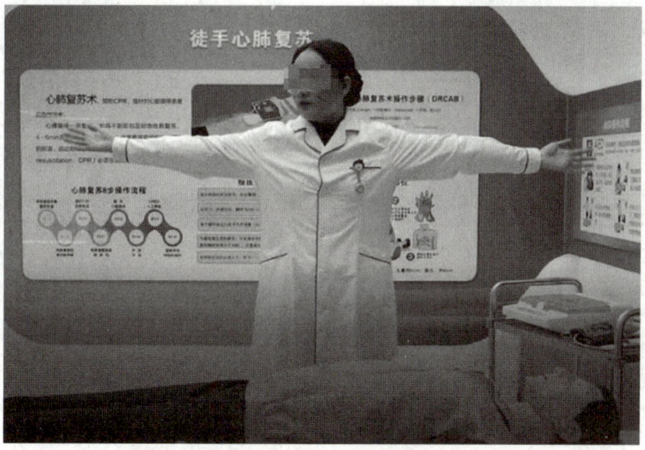

图 K-1　确认环境安全

2. 判断患者意识和呼吸　拍打并呼喊患者，如大声呼叫“你怎么了？”同时观察患者有无反应（图 K-2）。然后观察患者胸部有无起伏，听有无呼吸声音，感受口鼻有无气流，这个过程应在 10 秒内完成。若患者没有反应且没有呼吸或仅有濒死叹息样呼吸，就要立即呼叫急救人员并开始心肺复苏（图 K-3）。

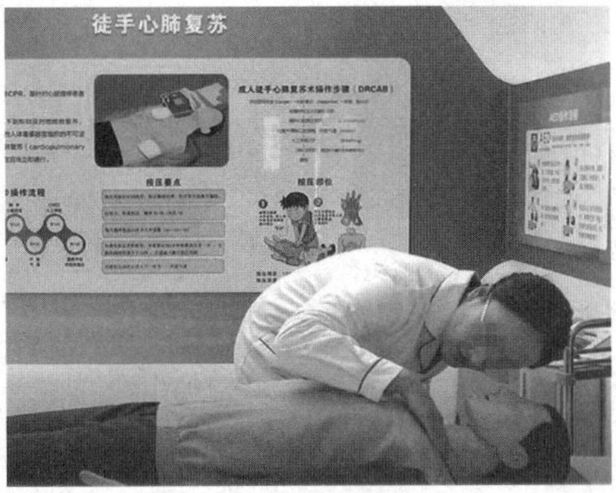

图 K-2　呼叫患者

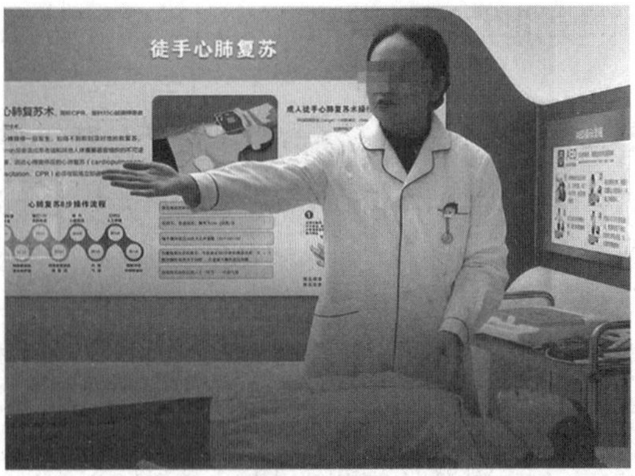

图 K-3　请他人拨打急救电话

（二）胸外心脏按压操作

1. 摆放正确体位　松解患者领口、领带、腰带等可能束缚胸廓运动的衣物（图 K-4）。将患者仰卧在坚实的平面上，如地面、硬板床等。若患者躺在软床上，要在患者背部垫一块硬板，保证按压的力量有效传递。患者头部、颈部、四肢、躯干均应位于同一轴线，双手位于身体两侧，身体无扭曲（图 K-5）。

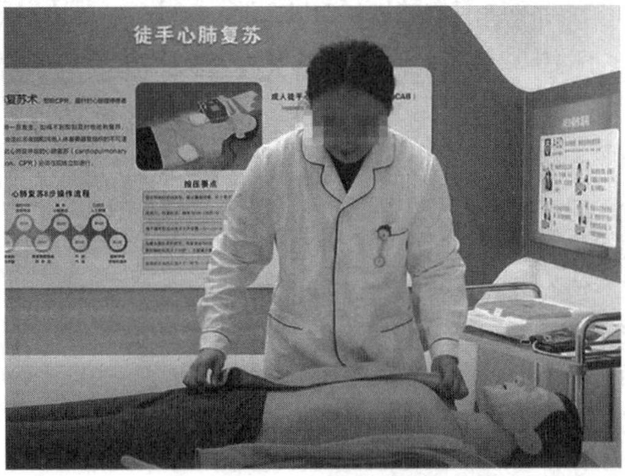

图 K-4　松解衣领

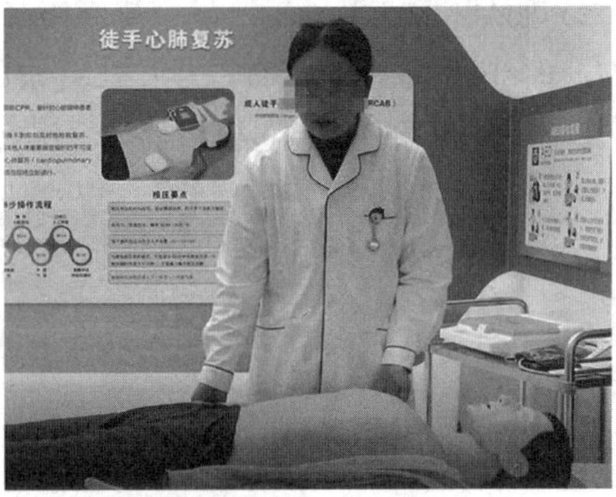

图 K-5　摆放患者体位

2. 确定按压部位　最常用的定位方法为用一只手的示指和中指沿患者肋弓下缘向上滑行至两侧肋弓交汇处，即胸骨下切迹，然后将另一只手的掌根紧贴示指放在胸骨上，胸外心脏按压的部位通常为两乳头连线中点。

3. 保持正确姿势　施救者跪或站在患者身旁，双脚与肩同宽，身体前倾，双臂伸直，肘关节不能弯曲，且要垂直于患者胸部。按压时利用上半身的重量和肩部、手臂的力量（图 K-6）。

4. 掌握按压参数

（1）按压深度：成人患者按压深度至少 5cm，但不超过 6cm（图 K-7）；对于儿童患者（1 ～ 8 岁），按压深度至少为胸廓前后径的 1/3，大约 5cm；婴儿患者（1 岁以下）按压深度至少为胸廓前后径的 1/3，约 4cm。

（2）按压频率：每分钟 100 ～ 120 次。按压过程中，按压与放松时间大致相等，并且放松时要让胸廓充分回弹，但是手掌根部不能离开按压部位。

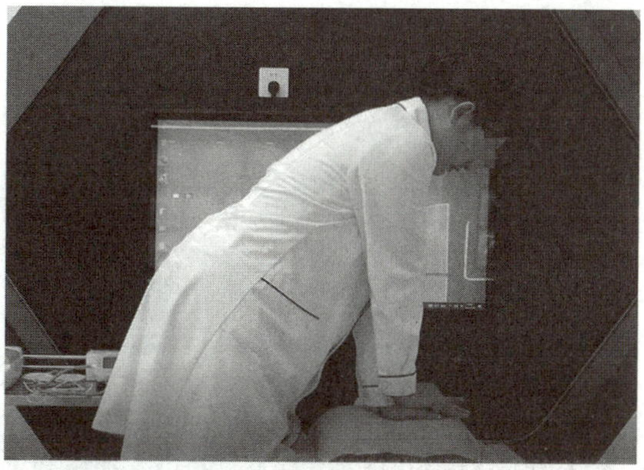

图 K-6　按压体位

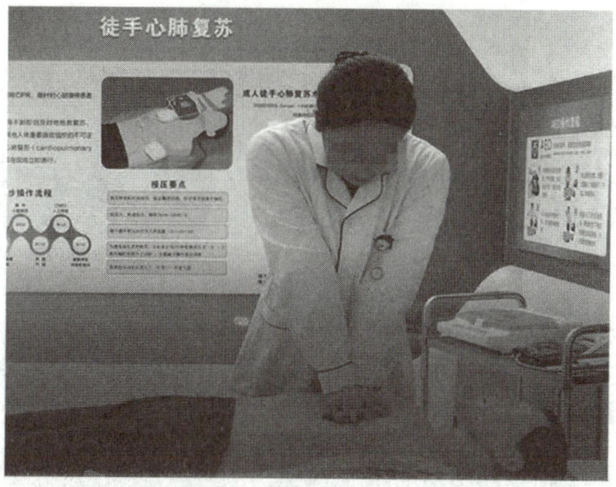

图 K-7　成人按压深度 5 ～ 6cm

（三）人工呼吸操作

1. 开放气道

（1）清理口腔异物：如患者口腔内有可见的异物，如呕吐物、痰液等，将患者头偏向一侧，用手指（或缠上纱布等）清除异物（图 K-8）。

（2）仰头抬颌法：施救者一只手放在患者前额，用力下压，另一只手放在下颌骨处，向上抬起下颌，使患者头部后仰，气道充分开放（图 K-9）。注意不要压迫患者颈部软组织，以免堵塞气道。

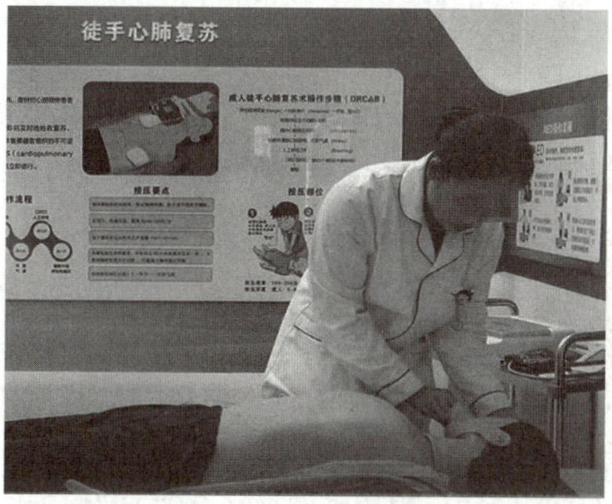

图 K-8　清理口腔异物

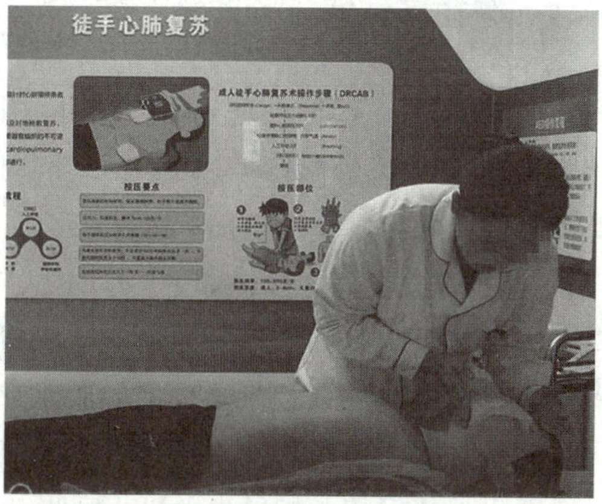

图 K-9　开放气道

2. 进行口对口呼吸（以成人患者为例）

（1）施救者用放在患者前额的手捏住患者的鼻翼，防止吹气时气体从鼻孔漏出（图 K-10）。

（2）施救者深吸一口气后，用自己的嘴严密地包住患者的嘴（要完全覆盖，不能有缝隙），然后缓慢而持续地吹气，吹气时间约 1 秒，观察到患者胸部有明显起伏说明吹气有效（图 K-11）。

（3）吹气完毕后，松开捏着鼻翼的手指，让患者胸廓自然回缩，排出肺部气体。然后再进行第二次吹气，如此反复进行。

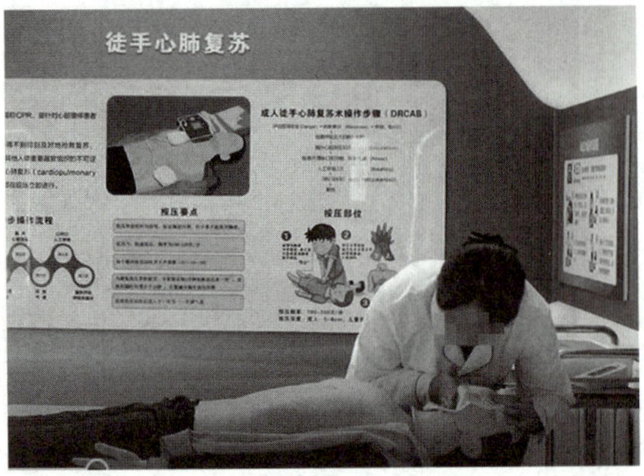

图 K-10　捏住患者鼻翼

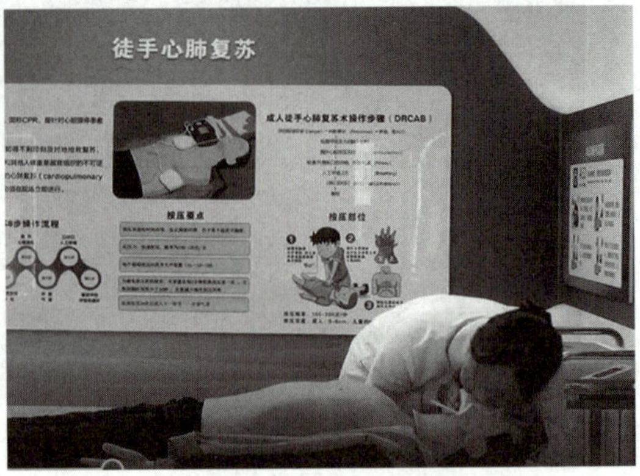

图 K-11　人工呼吸吹气

（四）心肺复苏循环操作

按照每进行 30 次胸外心脏按压后，进行 2 次人工呼吸的比例反复进行心肺复苏操作，直到急救人员到达现场或者患者恢复自主呼吸和心跳。在整个过程中，要尽量减少中断时间，保证心肺复苏操作的连续性和有效性。如果现场有自动体外除颤器，应该尽快获取并按照提示进行操作，以提高患者复苏的成功率。

三、操作后护理

1. 心理指导　医护人员要和患者耐心沟通，告知他们心肺复苏后的恢复是一个过程，大部分人在积极治疗后可以逐渐恢复正常生活。同时告知家属在患者恢复阶段保持积极心态的重要性，避免在患者面前表现出过度的担忧。

2. 身体恢复指导　具体如下。①休息与活动，要保证充足的休息来恢复体力和心脏功能。要根据患者的身体反应，如心率、血压、呼吸等指标来调整活动计划，注意避免疲劳。②饮食调整，应摄入富含营养的食物，包括蛋白质、碳水化合物、维生素和适量的脂肪。同时，要控制盐和液体的摄入，避免加重心脏负担。对于有吞咽困难的患者，可能需要调整食物的质地，如采用流食或半流食。③呼吸功能锻炼，指导患者进行呼吸功能锻炼，如深呼吸训练、缩唇呼吸等。④药物使用指导，按时服药，医护人员要详细告知患者药物的名称、剂量、服用时间和注意事项。注意药物不良反应，告知患者不要因为担心不良反应而自行减少药量。

3. 定期复查指导　定期进行复查，以监测身体恢复情况；如有异常情况及时就医。

【注意事项】

1. 胸外心脏按压时按压位置、姿势要正确，压深度和频率要合适，尽量减少中断胸外心脏按压的时间。
2. 人工呼吸注意开放气道要正确，口对口密封良好，要注意避免过度通气。

【实习报告与评定】

1．评定学生制作的心肺复苏操作流程图（评分占比：核心信息文字稿 70%，讲解沟通技巧 30%）。

2．评定学生胸外心脏按压与人工呼吸操作流程的完成情况（评分占比：操作流程 70%，沟通 30%）。

【思考题】

1．心肺复苏的适应证和禁忌证有哪些？

2．如何判断心肺复苏是否有效？

【评分细则】

心肺复苏操作评分细则

项目	分值	护理要求	评分标准	得分
仪表	2	仪表端庄、服装整洁，修剪指甲，自我介绍	少一项扣 0.5 分	
物品准备	3	CPR 人体模型、胸表、呼吸膜 / 纱布、呼吸气囊、血压计、听诊器、笔、护理记录单等。	少一项扣 0.5 分	
评估	10 分	1. 判断环境是否安全（口述） 2. 判断患者意识　凑近患者耳旁 / 双侧轻拍双肩，大声呼唤，“先生 / 女士，你怎么了？”（口述无意识） 3. 观察患者自主呼吸、颈动脉搏动情况，是否正常。通过眼看：胸部有无起伏，无起伏表示呼吸停止。推断呼吸同时，术者示指和中指指尖触及患者气管正中部（相当于喉结部位），旁开两指（或向同侧下方滑动 2—3 厘米），至胸锁乳突肌前缘凹陷处。（推断时间为＜ 10 秒） 4. 呼救　患者无意识，无脉搏，立即大声呼叫他人帮忙拨打 120 急救电话（指定人帮忙） 5. 看表记录抢救开始时间（有看表动作）	未呼救、未看环境、未拍肩、未呼喊、未判断意识、未判断呼吸、未看抢救时间各扣 1 分	
操作流程	75 分	一、胸外心脏按压：C 1. 体位放置　患者仰卧位坚实平面（外伤患者爱护颈椎），检查是否硬板床或硬地面，如为软床，胸下需垫胸外按压板，解开衣扣，腰带，暴露胸部，四肢无扭曲，去枕 2. 按压部位　胸骨中下 1/3 交界处或剑突上 2 指处；乳头连线与胸骨交叉点 3. 按压手法　一手掌根部放于按压部位，另一只手平行重叠于此手背上，手指上翘、并拢，只以掌根部接触按压部位，双臂位于患者胸骨的正上方，双肘关节伸直，利用上身重量垂直下压，抬起时胸壁充分回弹。 4. 按压幅度　5 ～ 6cm 5. 按压频率　100 ～ 120 次 / 分；按压 30 次后执行“A”	一、未置于硬板床或硬地面扣 2 分；未解开衣领腰带扣 0.5 分；未判断动脉搏动扣 2 分；定位错误扣 1 分；术者体位不当扣 0.5 分；定位错误扣 1 分；手法不当扣 0.5 分；按压深度不够扣 2 分；按压频率不当扣 1 分；按压与放松时间不当扣 0.5 分；放松时掌根部离开按压部位扣 0.5 分。	

续 表

项目	分值	护理要求	评分标准	得分
操作流程	75 分	二、开放气道：A 1. 如有呼吸道分泌物，应当清理呼吸道、口鼻部，取下活动义齿 2. 采纳仰头抬颏法开放气道。下颌、耳垂与身体长轴垂直 三、人工呼吸：B 口对口人工呼吸：压额、捏鼻、张口吹气（双唇包绕患者口部形成封闭腔，用力吹气，吹气时间 1 秒）。用眼睛余光观察患者胸廓是否抬起。吹气量 500 ～ 600ml。吹毕，松开鼻孔 1 ～ 2 秒，留意观察胸复原状况，见胸廓抬起即可。吹气两口后，马上进行胸外心脏按压	二、未清理呼吸道扣 0.5 分；手法不正确扣 0.5 分 三、气道开放不到位扣 1 分；口对口人工呼吸一处不当扣 1 分	
心肺复苏效果评估	7 分	1. 按胸外按压 呼吸比率 30：2，CAB 程序操作 5 个循环后，再次推断患者颈动脉搏动及呼吸< 10 秒，如已复原，进入下一步的生命支持，注意记录抢救结束时间。如颈动脉搏动及呼吸未复原，接上述操作 5 个循环后再次推断 2. 心肺复苏有效指征 自主呼吸恢复（检查并口述），颈动脉有搏动（检查并口述），瞳孔由大变小（检查并口述） 3. 复苏成功，妥善安置患者，帮助转医院/或接诊抢救，观察患者意识状态、生命体征。（评估时间< 10 秒）	少或错一项扣 1 分	
操作后	3 分	1. 复原患者体位，整理患者衣服 2. 整理用物 3. 洗手、记录、签字	少或错一项扣 1 分	
总分				

（李　莎　程丽何）

实训L　口腔诊疗中的感染防控护理技术

实训L-1　口腔诊室环境感染管理

视频：口腔诊室环境感染管理

实训目标

素质目标

（1）具有强烈的感染防控意识，确保在口腔诊疗过程中严格遵守感染防控规定。

（2）具有对患者安全负责的高度的责任心和职业道德。

知识目标

（1）掌握：口腔诊室环境感染管理的基本原则、方法和步骤。

（2）熟悉：口腔诊疗中常见的感染源和传播途径，以及感染防控的相关法律法规和标准。

（3）了解：口腔诊疗室环境管理的重要性。

能力目标

（1）能够独立完成口腔诊室环境的清洁、消毒和灭菌工作。

（2）能够正确识别和处理口腔诊疗中的感染风险，能够在紧急情况下采取适当的感染防控措施，确保患者和医护人员的安全。

【实训内容】

1. 口腔诊室环境感染管理的基本原则和重要性。
2. 口腔诊室环境的清洁、消毒和灭菌方法。
3. 口腔诊室环境感染管理的实际操作演练。
4. 口腔诊疗中常见的感染源和传播途径。
5. 口腔诊疗中感染防控的具体措施和操作规范。

【实训器材】

电脑、投影等电教设备、诊室消毒用品、防污膜、酒精湿巾、口腔综合治疗台、医生椅、护士椅、护士移动柜、医用口罩、乳胶手套、帽子、口腔模拟诊室。

【实训方法】

1. 教师讲授并演示口腔诊室环境清洁、诊疗前、中、后具体方法和步骤，并向学生介绍口腔诊室环境感染管理的基本知识和重要性。

2. 学生分组进行口腔诊室环境感染管理的实际操作演练，教师巡回指导。

3. 实训结束后，教师对学生的实训情况进行点评与总结，指出存在的问题和改进的方向。

【实训步骤】

一、物品准备

1. 消毒用品 消毒液、消毒棉球、消毒湿巾、防污膜、500mg/L 含氯消毒液。

2. 防护用品 口罩、手套、帽子、防护眼镜等。

二、操作步骤

1. 每日开诊前

（1）清洁擦拭口腔综合治疗台表面：①一椅一巾。②用消毒湿巾或含消毒剂的布巾擦拭。

每日工作开始前宜对口腔综合治疗台水路系统冲洗 2 ～ 3 分钟（图 L-1、图 L-2）以减少微生物数量。

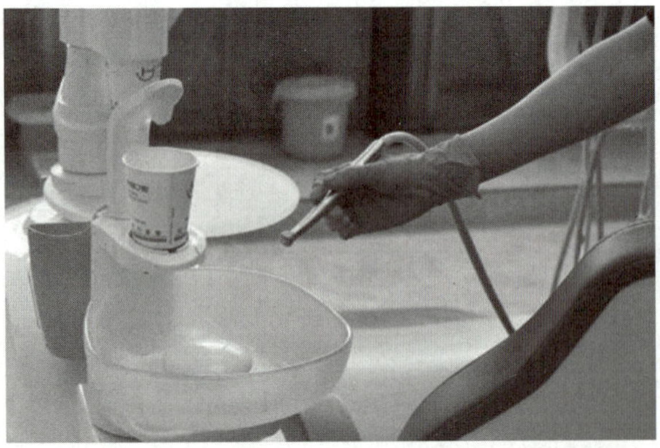

图 L-1 冲洗管路

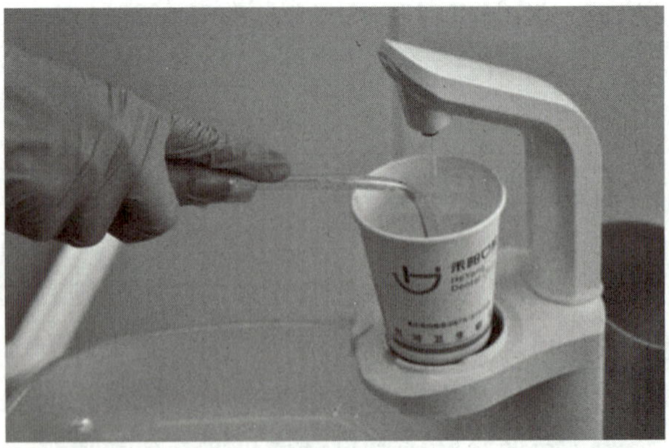

图 L-2 冲洗

（2）临床接触面覆盖一次性隔离屏障：包括防护膜、防护纸、透明塑料袋等，重点覆盖操作面板、灯柄、治疗台拉手、三用枪手柄、诊疗器械连接处等，开诊前台面铺设无菌单（图 L-3）。

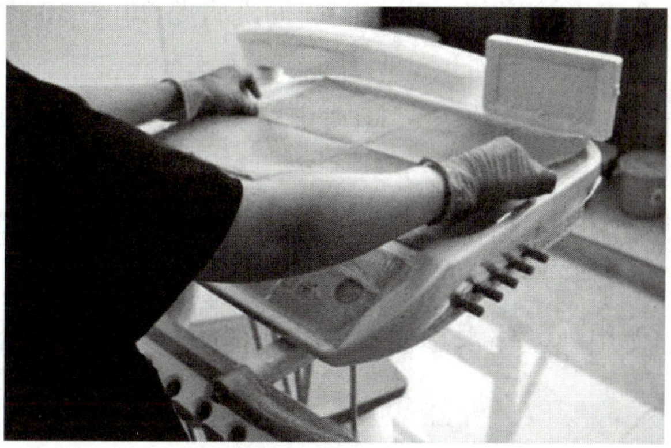

图 L-3　台面铺设无菌单

2. 诊疗中

（1）清洁口腔综合治疗台表面：①一人一用一清洁、消毒（图 L-4），使用消毒湿巾擦拭（图 L-5、图 L-6）。②如遇血液、体液污染，应立即用吸湿材料去除污染，再彻底清洁、消毒。③一次性隔离屏障破损、渗漏时，应及时更换。

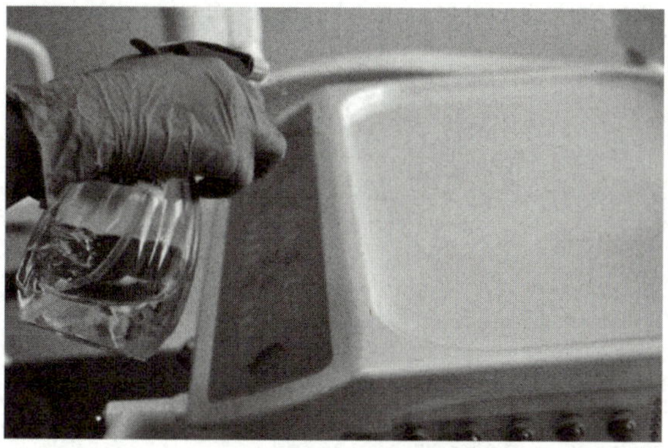

图 L-4　消毒台面

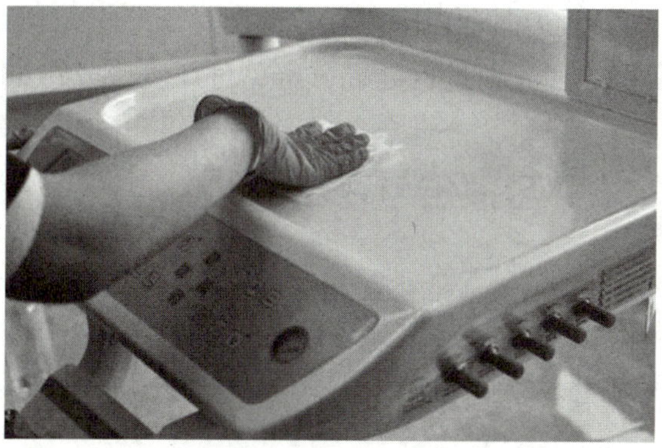

图 L-5　清洁台面

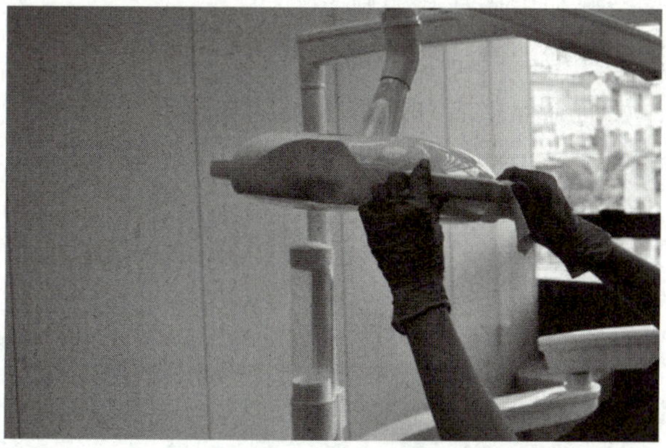

图 L-6　清洁灯柄

（2）清洁痰盂：①痰盂随时保持清洁，遇污染时立即清洁、消毒。②上、下午诊疗结束后用 500mg/L 含氯消毒剂刷洗消毒。

（3）冲洗管线水路：每个患者诊疗前、后均空踩冲洗管路 20 ～ 30 秒。

3. 每日诊疗结束后

（1）清洁口腔综合治疗台：①撕下一次性隔离屏障并按医疗废物处理；②按照先洁后污的顺序彻底清洁口腔综合治疗台所有表面。

（2）清洁痰盂：冲水或用清洗工具将痰盂清洗干净，再用 500mg/L 含氯消毒液或其他适宜的消毒液湿刷痰盂。

（3）清洁水路管线：如使用独立储水罐供水，使用时注入纯水或蒸馏水，用后及时清洗，干燥备用。

【注意事项】

1. 严格按照口腔诊室环境消毒、灭菌的标准操作流程进行实训。确保每个步骤都符合规范，避免操作失误导致感染风险。

2. 在实训过程中，要时刻注意个人防护。穿戴好防护服、口罩、手套等防护用品，降低感染风险。

3. 实训过程中产生的废物要按照相关规定进行分类处理。特别是感染性废物，要严格按照医疗废物处理流程进行处置，避免对环境造成污染。

【实习报告与评定】

1. 评定学生诊室环境管理掌握情况。
2. 完成实训报告。

【思考题】

1. 口腔诊疗中常见的感染源和传播途径有哪些？
2. 如何正确进行口腔诊室环境的清洁、消毒和灭菌工作？
3. 在口腔诊疗过程中，如何确保患者和医护人员的安全？
4. 如何提高自己的感染防控意识和专业素养？

【评分细则】

口腔诊室环境感染管理操作评分细则

项目	分值	护理要求	评分标准	得分
操作前准备	5 分	1. 检查个人防护用品是否齐全、完好 2. 检查清洁剂和消毒剂是否在有效期内 3. 检查口腔诊疗器械是否清洗干净、无损坏	少或错一项扣 2 分	

续　表

项目	分值	护理要求	评分标准	得分
物品及器械准备	10分	1. 消毒用品　消毒液、消毒棉球、消毒湿巾、防雾膜、500mg/L含氯消毒液 2. 防护用品　口罩、手套、帽子、防护眼镜等	必备物品缺一个扣1分	
操作前护理	15分	1. 诊室准备　整洁、明亮、舒适、安全，口腔综合治疗台功能正常 2. 个人防护　洗手（按七步洗手法），戴口罩	少或错一项扣3分	
操作中护理	50分	按照规定的步骤和流程进行操作；操作规范、动作熟练；注意个人防护和交叉感染风险	少或错一项扣5分	
操作后护理	20分	操作后整理　将使用过的清洁剂和消毒剂妥善处理；将口腔诊疗器械归位、妥善保存；对口腔诊室进行彻底清洁和消毒 1. 整理用物　污物弃入医疗垃圾桶。将器械整理分类，经酶清洗液浸泡，送消毒室清洗消毒。清洁吸唾器、痰盂，保持排水管通畅 2. 口腔综合治疗台清洁、消毒	少或错一项扣5分	
总分				

实训L-2　口腔器械的消毒灭菌

视频：口腔器械的消毒灭菌

实训目标

素质目标

（1）具有高度的责任心和严谨的工作态度，认识到口腔器械的消毒、灭菌在预防交叉感染中的重要性。

（2）具有无菌操作意识，确保在临床操作中始终遵循无菌原则，保障患者和医护人员的安全。

知识目标

（1）掌握：口腔器械消毒、灭菌的基本概念、原则和方法。

（2）熟悉：常用消毒、灭菌设备的操作方法和注意事项。

（3）了解：各类口腔器械的材质、结构和性能，以及其对消毒、灭菌方式的要求。

能力目标

（1）能够正确识别并分类口腔器械，选择合适的消毒、灭菌方法。

（2）能够熟练操作常用消毒、灭菌设备，完成口腔器械的消毒、灭菌工作。

（3）能够评估消毒、灭菌效果，及时发现并处理不合格情况。

【实训内容】

1．口腔器械消毒、灭菌的基本概念。
2．口腔器械的分类与消毒、灭菌要求。
3．常用消毒、灭菌设备及其操作方法。

【实训器材】

电脑、投影等电教设备、灭菌设备、手套、口腔器械、多酶清洗液、清洗台、清洁毛巾、消毒湿巾、注油机。

【实训方法】

1．教师讲授并演示口腔器械清洗、消毒、灭菌步骤。
2．学生分组进行操作演练，教师巡回指导。
3．实训结束后，教师对学生的实训情况进行点评总结，指出存在的问题和改进的方向。

【实训步骤】

一、物品准备

1. 基本器械 包括各类口腔诊疗所需的金属器械、非金属器械等。
2. 消毒灭菌设备 确保设备处于良好工作状态，并准备好所需的消毒剂或灭菌剂。
3. 防护用品 如手套、口罩、护目镜等，确保操作过程中的个人防护。

二、操作步骤

（一）回收

1. 个人防护 工作人员正确穿戴个人防护用品，准备盛装容器及硬质容器。
2. 器械分类放置 应根据器械材质、功能、处理方法的不同进行分类放置。
3. 湿式回收 结构复杂不易清洗的（如牙科小器械、刮匙、充填器等）器械宜用带盖的回收容器保湿放置，保湿液可选择生活用水或酶类清洁剂。
4. 干式回收 牙科手机、电动牙洁治器和电刀应初步去污后，放置于带盖干燥回收容器内。

（二）清洗

1. 冲洗 器械置于流动水下冲洗（图 L-7）。
2. 洗涤 将冲洗后的器械用酶清洁剂浸泡，再刷洗（图 L-8），刷洗应在水面下进行，以防止产生气溶胶。

3. 漂洗　用流动水漂洗洗涤后的器械。

4. 终末漂洗　用软水、纯化水或蒸馏水对漂洗后的器械进行最终处理。

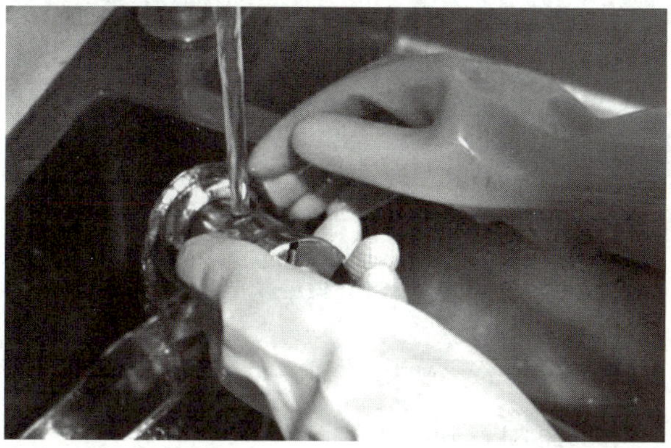

图 L-7　流动水冲洗

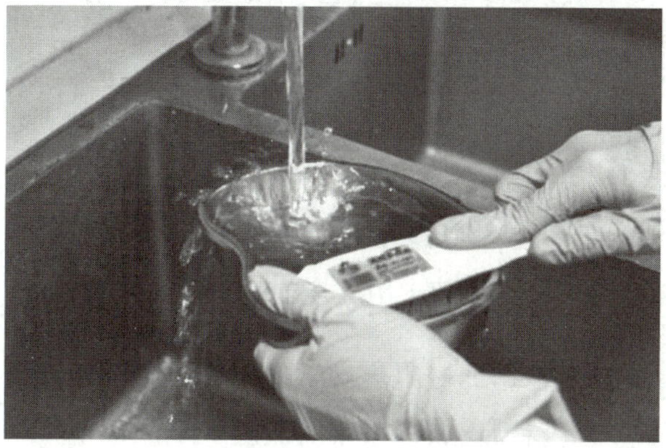

图 L-8　洗刷器械

（三）消毒

1. 化学消毒　该法对器械具有一定的腐蚀性，因此器械消毒时需要谨慎选用。应选用取得国家卫生行政部门许可的消毒药械或酸性氧化电位水。

2. 物理消毒　口腔器械首选湿热消毒法。

（四）干燥

1．干燥设备的使用，应遵循产品说明书和操作规程（图 L-9）。手工干燥适用于量少或表面光滑、结构简单的器械（图 L-10），手工擦布难以处理管腔器械和复杂的器械，可选用压力气枪辅助干燥处理（图 L-11）。

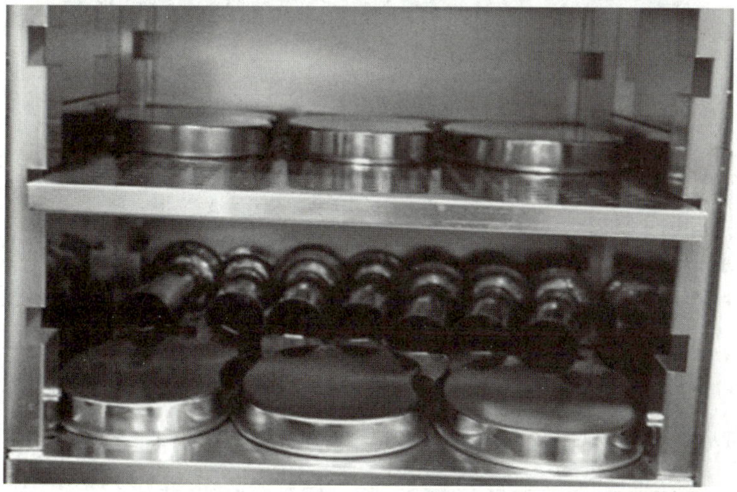

图 L-9　机械干燥

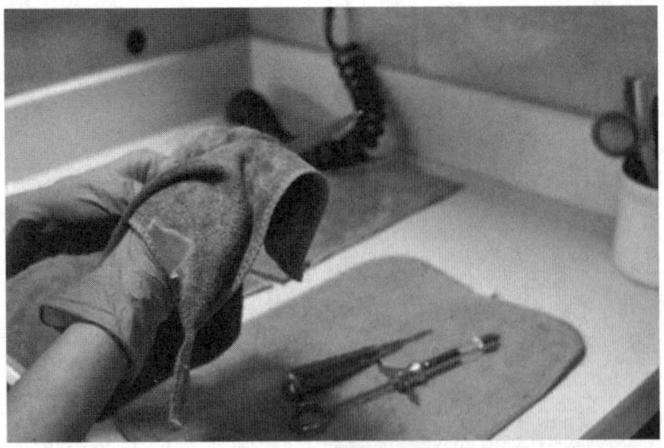

图 L-10 手工干燥

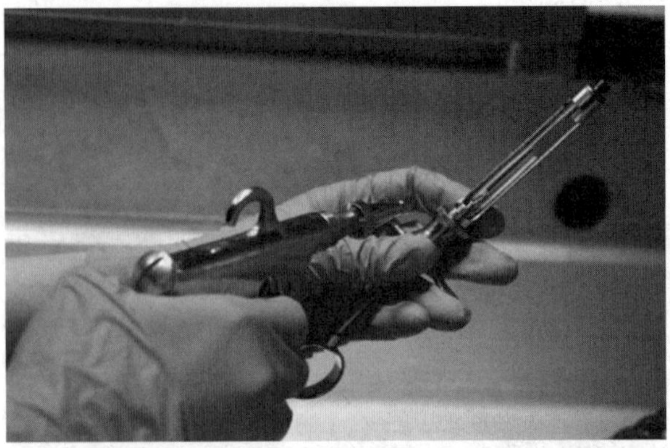

图 L-11 气枪干燥

2. 根据器械耐热材质的程度选择干燥温度，金属类 70 ～ 90℃，塑料类 65 ～ 75℃。

3. 器械应放置在器械篮筐中干燥，不堆积，保持一定的空隙，利于干燥。

4. 干燥结束卸载器械物品时，操作人员应注意防烫伤，应佩戴防烫手套，避免用裸手直接接触器械篮筐。

（五）检查与保养

1. 目测或采用带光源的放大镜对干燥后的口腔器械进行检查。

2. 清洗质量不合格的，应重新返回回收清洗区再次进行全流程处理。

3. 应使用润滑剂对关节轴节器械进行保养（图 L-12）。

4. 损坏或变形的器械应及时更换。

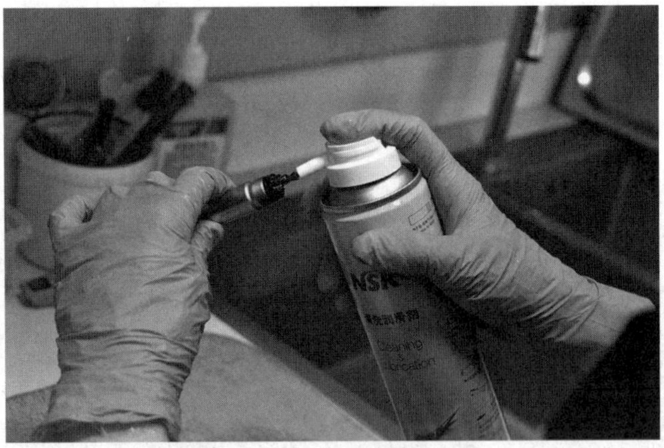

图 L-12 牙科手机保养

（六）包装

1. 应根据器械特点和使用频率选择包装材料。

2. 使用皱纹纸、无纺布、棉布等材料包装时，采用闭合式包装方法，由 2 层包装材料分 2 次包装。

3. 物品包装必须严密，捆扎松紧适度，每包外应贴灭菌包外化学指示物，应注明物品名称、包装者及核对者姓名、灭菌器锅号、灭菌批次、灭菌日期和失效日期，标识应具有可追溯性。

（七）灭菌

1．检查灭菌器柜门密封圈的平整性，有无损坏，腔壁是否清洁。

2．灭菌物品应使用灭菌专用篮筐或灭菌架装载，每个灭菌包之间留有间隙，以利于蒸汽穿透。

3．手术器械包、金属容器应平放，用物摆放完毕关好仓门；纸袋、纸塑包装应侧放并单层摆放，不可重叠，利于蒸汽的进入和冷空气的排出。

（八）储存

1．灭菌物品必须储存于灭菌物品存放区（图 L-13）。

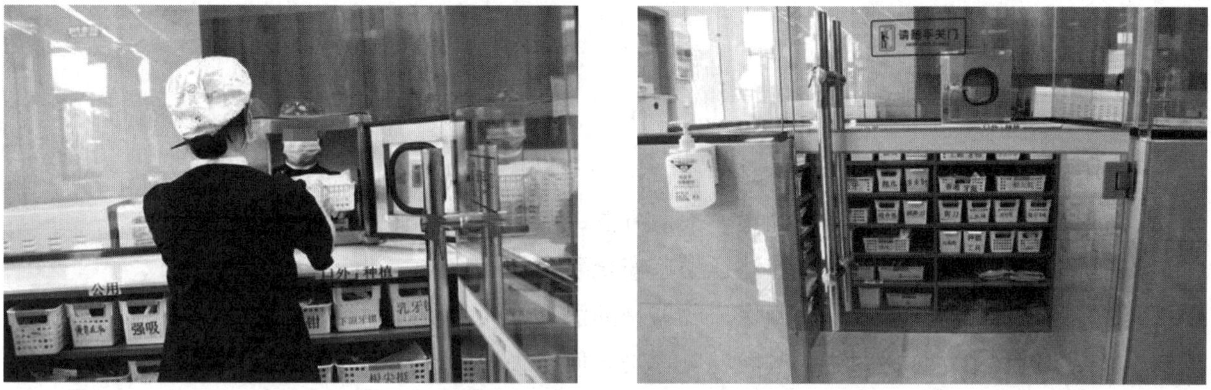

A　　B

图 L-13　储存于灭菌物品存放区

2．灭菌物品存放区环境洁净、干燥、温度＜ 24℃、湿度＜ 70%。

3．灭菌物品卸载时严格执行无菌操作规程；接触灭菌物品前应洗手或手消毒。

4．消毒后直接使用的物品应干燥、包装后专架（箱）存放（图 L-14）。

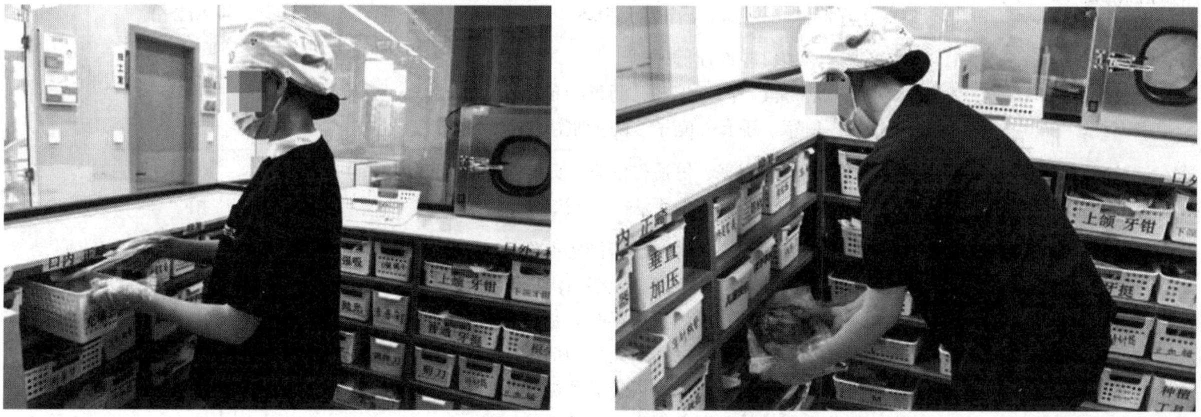

A　　B

图 L-14　专架（箱）存放

【注意事项】

1．在操作过程中，应严格遵守无菌原则，避免交叉感染的发生。

2．使用消毒灭菌设备时，应注意安全操作，避免烫伤或触电等意外事故的发生。

3．定期检查消毒灭菌设备的性能，确保其处于良好工作状态。

4．对不合格或损坏的口腔器械应及时更换或维修，避免使用存在安全隐患的器械。

【实习报告与评定】

1．评定学生掌握口腔器械消毒、灭菌操作步骤情况。

2．评定学生在实训过程中是否能够积极思考问题、提出解决方案，并表现出良好的职业素养和团队合作精神。

【思考题】

1．口腔器械消毒、灭菌的重要性是什么？

2．请列举几种常见的口腔器械消毒、灭菌方法，并说明其优缺点。

3．在操作消毒、灭菌设备时，应注意哪些安全事项？

4．如何评估消毒、灭菌效果，确保口腔器械的消毒、灭菌质量？

5．在实训过程中，你遇到了哪些问题？你是如何解决的？请分享你的经验和体会。

【评分细则】

口腔器械的消毒灭菌操作评分细则

项目	分值	护理要求	评分标准	得分
操作前准备	5分	检查个人防护用品是否齐全、完好；检查清洁剂和消毒剂是否在有效期内；检查口腔诊疗器械是否清洗干净、无损坏	少或错一项扣2分	
物品及器械准备	10分	1. 基本器械　常用口腔诊疗器械 2. 消毒用品　消毒液、消毒棉球、消毒纱布等 3. 防护用品　口罩、手套、帽子、防护眼镜等	必备物品缺一个扣1分	
操作前护理	15分	1. 诊室准备　整洁、明亮、舒适、安全，口腔综合治疗台功能正常 2. 个人防护　洗手（按七步洗手法），戴口罩	少或错一项扣3分	
操作中护理	50分	1. 预处理　器械表面血迹、污物是否彻底去除 2. 清洗　器械表面是否清洗干净，无残留污垢 3. 消毒　消毒剂选择是否正确，消毒时间是否足够 4. 干燥、保养　干燥充分，保养后无漏油情况 5. 灭菌　灭菌器操作是否正确，灭菌后器械是否达到无菌状态 6. 储存　灭菌后器械是否妥善保存，避免再次污染	少或错一项扣5分	
操作后护理	20分	1. 操作后整理　将使用过的清洁剂和消毒剂妥善处理；将口腔器械归位、妥善保存；对口腔清洗、消毒室进行彻底清洁和消毒 2. 在实训过程中是否遵守操作规范，如佩戴口罩、手套等	少或错一项扣5分	
总分				

实训L-3　牙科手机的清洗和保养

视频：牙科手机的清洗和保养

实训目标

素质目标

（1）具有严谨的医学态度，以及在实际操作中的耐心、细致的高度的责任心。

（2）具有团队合作精神和良好的职业道德。

知识目标

（1）掌握：牙科手机的结构和工作原理

（2）熟悉：牙科手机清洗与保养的标准流程，包括清洗剂的选择、清洗方法、润滑剂的使用、消毒和灭菌步骤等。

（3）了解：牙科手机清洗与保养在口腔诊疗中感染控制的作用和意义。

能力目标

（1）能够正确识别和分类牙科手机及其附件，按照标准流程进行清洗、润滑、消毒和灭菌操作。

（2）能够熟练使用牙科手机清洗与保养所需的设备和工具，如超压力蒸汽灭菌器等。

（3）能够判断牙科手机及其附件的清洗与保养质量，及时发现问题并采取措施解决。

【实训内容】

1. 牙科手机的基本构造、工作原理及各部件的功能和作用。
2. 牙科手机清洗、润滑、消毒和灭菌的步骤和方法，以及所需设备和工具的使用。
3. 牙科手机清洗与保养的实际操作。

【实训方法】

1. 教师首先进行理论讲解，介绍牙科手机的结构、工作原理及清洗与保养的标准流程。通过PPT、视频等多媒体手段辅助教学，使学生更加直观地了解相关知识。

2. 教师进行牙科手机清洗与保养的示范操作，边操作边讲解，强调关键步骤和注意事项。

3. 学生分组进行实际操作练习，每组配备一套牙科手机清洗与保养所需的设备和工具。教师巡回指导，及时纠正学生的错误操作，确保每位学生都能掌握正确的操作方法。

4. 实训结束后，教师组织学生进行点评总结，分享实训过程中的收获和体会。同时，对学生的操作进行评价和打分，指出存在的问题和改进的方向，具体点评内容见评分细则。

【实训步骤】

一、物品准备

1. **基本器械** 牙科手机、压力蒸汽灭菌器、清洗剂、润滑剂、灭菌袋、化学指示卡等。
2. **消毒用品** 消毒液、消毒棉球、消毒纱布等。
3. **防护用品** 口罩、手套、帽子、防护眼镜等。

二、操作流程

1. **预处理** 使用后的牙科手机放入专用的收集容器中，避免污染扩散。使用消毒湿巾擦拭牙科手机表面（图 L-15），去除大部分污物。

2. **清洗** 加入适量的清洗剂，在流动水下进行用软毛刷清洗牙科手机（图 L-16）。清洗时间一般为 5 ～ 10 分钟，确保牙科手机内、外表面彻底清洗干净。

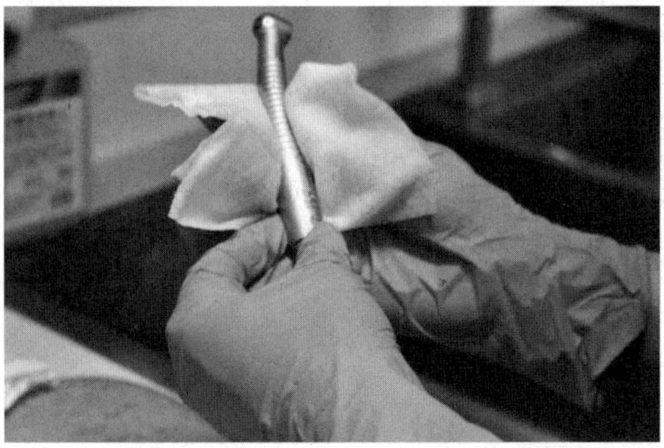

图 L-15　消毒湿巾擦拭牙科手机表面

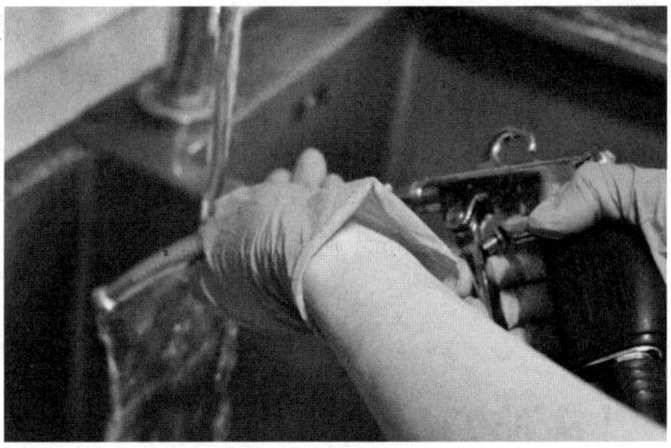

图 L-16　流动水清洗牙科手机

3. **润滑** 将清洗后的牙科手机取出，用干净的布擦干水并用气枪干燥（图 L-17）。然后，在牙科手机的关键部位涂抹适量的润滑剂，确保牙科手机运转顺畅。

4. **消毒和灭菌** 将涂抹润滑剂后的牙科手机放入压力蒸汽灭菌器中，按照设定的程序进行消毒和灭菌。灭菌温度一般为 134℃，时间不少于 15 分钟。灭菌结束后，待压力蒸汽灭菌器冷却后取出牙科手机。

5. **包装与标识** 将灭菌后的牙科手机放入灭菌袋中，用标签纸标明灭菌日期和有效期。然后，将灭菌袋密封保存，以备使用（图 L-18）。

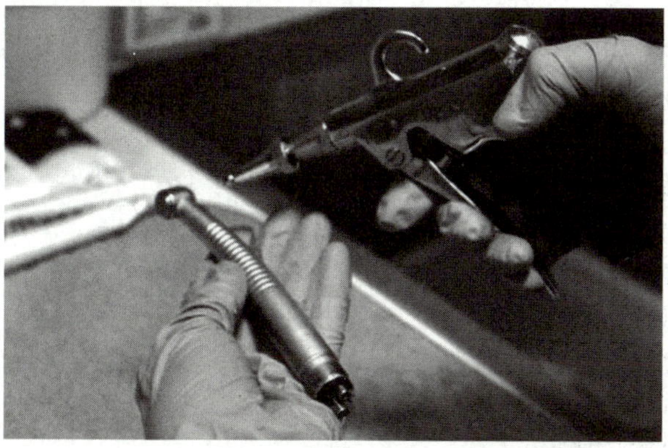

图 L-17　气枪干燥牙科手机

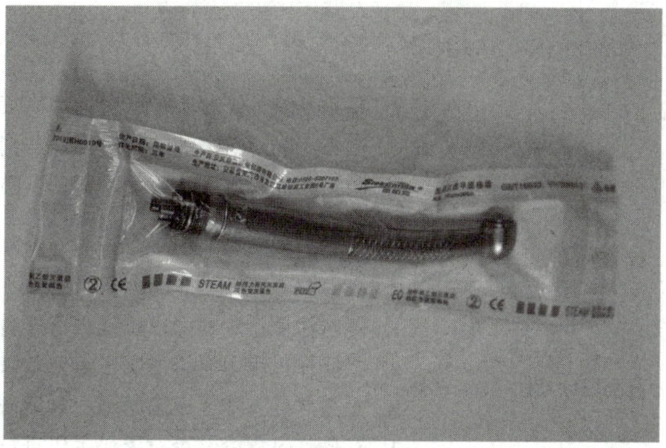

图 L-18　包装牙科手机

【注意事项】

1. 在操作过程中，要严格遵守无菌操作原则，避免交叉感染。
2. 清洗剂、润滑剂和灭菌剂的选择要符合要求，避免对牙科手机造成损害。
3. 在清洗、润滑、消毒和灭菌过程中，要注意牙科手机的保护，避免损坏其结构和功能。
4. 灭菌后的牙科手机要妥善保存，避免再次污染。

【实习报告与评定】

1. 评定学生牙科手机清洗与保养操作掌握情况。
2. 完成实训报告。

【思考题】

1. 牙科手机在使用中可能产生哪些污染和感染风险？如何有效预防和控制？
2. 牙科手机清洗与保养的标准流程是什么？每个步骤的作用和意义是什么？
3. 在牙科手机清洗与保养过程中，需要注意哪些事项？如何避免对牙科手机造成损害？
4. 灭菌后的牙科手机如何妥善保存？如何确保其在有效期内不被再次污染？

【评分细则】

牙科手机清洗与保养操作评分细则

项目	分值	护理要求	评分标准	得分
操作前准备	5 分	检查个人防护用品是否齐全、完好；检查清洁剂和消毒剂是否在有效期内；检查口腔诊疗器械是否清洗干净、无损坏	少或错一项扣 2 分	

续 表

项目	分值	护理要求	评分标准	得分
物品及器械准备	10分	1. 基本器械　牙科手机、压力蒸汽灭菌器、清洗剂、润滑剂、灭菌袋、化学指示卡等 2. 消毒用品　消毒液、消毒棉球、消毒纱布等 3. 防护用品　口罩、手套、帽子、防护眼镜等	必备物品缺一个扣1分	
操作前护理	15分	1. 消毒室准备　整洁、明亮、舒适、安全，消毒设备功能正常 2. 个人防护　洗手（按七步洗手法），戴口罩	少或错一项扣3分	
操作中护理	50分	1. 能否按照正确的操作流程进行牙科手机的清洗与保养 2. 在操作过程中是否遗漏了重要步骤或顺序错误 3. 是否严格遵守了无菌原则，如佩戴防护用品、避免污染等 4. 在操作过程中是否对牙科手机进行了适当的保护和隔离	少或错一项扣5分	
操作后护理	20分	1. 清洗后的牙科手机表面是否干净、无污渍和残留物 2. 保养后的牙科手机是否运转正常、无损坏和磨损现象	少或错一项扣5分	
总分				

（李　莎　程丽何）

参考文献

［1］李红玉，王研．护理心理学［M］．北京：中国协和医科大学出版社，2024．

［2］赵佛容，毕小琴．口腔护理学［M］．4 版．上海：复旦大学出版社，2022．

［3］王荃．口腔材料学［M］．4 版．北京：人民卫生出版社，2021．

［4］华泽乾，樊弘毅，吕汶諠．口腔诊所护理技术指南［M］．北京：中国医药科技出版社，2017．

［5］李秀娥，王春丽．实用口腔护理技术［M］．北京：人民卫生出版社，2016．

［6］冯希平．口腔预防医学［M］．7 版．北京：人民卫生出版社，2020．

［7］中华人民共和国卫生和计划生育委员会．口腔器械消毒灭菌技术操作规范 WS 506—2016［S］．中国感染控制杂志，2017，16（8）：784-792．

［8］中华人民共和国卫生部．医务人员手卫生规范 WS/T 313—2019［S］．中国感染控制杂志，2019，19（1）：93-98．

［9］吴宣．口腔专科临床护理常规及操作流程［M］．北京：中国协和医科大学出版社，2022．

［10］黄元清，黎祺编．口腔颌面外科学［M］．武汉：华中科技大学出版社，2021．

［11］刘俊江．口腔颌面外科学［M］．北京：中国医药科技出版社，2019．

［12］张志愿，口腔颌面外科学［M］．7 版．北京：人民卫生出版社，2015．

［13］张祖燕．口腔颌面医学影像诊断学［M］．7 版．北京：人民卫生出版社，2020．

［14］肖水清，郭泾．口腔正畸学［M］．北京：中国医药科技出版社，2019．

［15］丁文龙，刘学政．系统解剖学［M］．9 版．北京．人民卫生出版社．2018：100．

［16］张志愿．口腔科学［M］．9 版．北京．人民卫生出版社．2018：7．

［17］中华人民共和国国家卫生和卫生计划生育委员会．口腔器械消毒灭菌技术操作规范（WS 506—2016）［S］．2016-12-27．

［18］中华口腔医学会．口腔综合治疗台水路污染控制与管理指南 T/CHSA023—2023［S］．2023-05-19．

［19］中华人民共和国国家卫生和卫生计划生育委员会．口腔门诊医院感染管理标准 WS/842—2024［S］．2024-07-23．

［20］秦满．儿童口腔科临床操作教材一步一步教你做临床［M］．北京：人民卫生出版社，2017．

［21］葛立宏．儿童口腔医学［M］．5 版．北京：人民卫生出版社，2020．

［22］秦满．现代儿童口腔医学规范诊疗手册［M］．北京：北京大学医学出版社，2022．

［23］邓辉，王新祥．急危重症护理学［M］．北京：人民卫生出版社，2016．

［24］冯丽华，史铁英．内科护理学［M］．4 版．北京：人民卫生出版社，2018．

［25］张连辉，邓崔珍．基础护理学［M］．4 版．北京：人民卫生出版社，2019．

［26］熊云新，叶国英．外科护理学［M］．4 版．北京：人民卫生出版社，2019．

［27］吕波，隋红．口腔护理［M］．北京：人民卫生出版社，2017．